Die Hüftreifungsstörung Diagnose und Therapie

W. Konermann G. Gruber C. Tschauner (Hrsg.)

Die Hüftreifungsstörung

Diagnose und Therapie

Unter Mitarbeit von:

P. Arnold, A. Bernau, K. Buckup, H.-R. Casser, C. Czerny, G. U. Exner, U. Gembruch, R. Graf, G. Gruber, M. Hansmann, F. Hefti, N. M. Hien, S. Hofmann, L. Jani, W. Konermann, R. Krauspe, D. Lazović, A. Lorani, H.-D. Matthiessen, H. Mau, C. Melzer, F. U. Niethard, H. M. Overhoff, O. Rühmann, O. Schmitt, R. Stücker, D. Tönnis, C. Tschauner, U. A. Wagner

Mit einem Geleitwort von H.-H. Matthiaß

Mit 239 zum Teil farbigen Abbildungen
in 398 Teilabbildungen und 64 Tabellen

Springer-Verlag Berlin Heidelberg GmbH

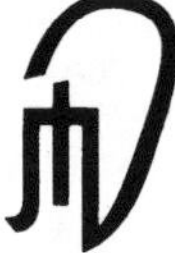

Priv.-Doz. Dr. med. Werner Konermann
Orthopädische Klinik Hessisch Lichtenau
Am Mühlenberg, 37235 Hessisch Lichtenau

Dr. med. Gerd Gruber
Orthopädische Klinik am Klinikum
der Justus-Liebig-Universität Gießen
Paul-Meimberg-Straße 3, 35392 Gießen

Priv.-Doz. Dr. med. Christian Tschauner
Allgemeines und Orthopädisches Landeskrankenhaus
Abteilung für Orthopädie, Department 1
A-8852 Stolzalpe

ISBN 978-3-642-63687-5

Die Deutsche Bibliothek - CIP-Einheitsaufnahme
Die Hüftreifungsstörung: Diagnose und Therapie; mit 64 Tabellen / W. Konermann ... (Hrsg.). Unter Mitarb. von P. Arnold ...
- Darmstadt: Steinkopff, 1999
ISBN 978-3-642-63687-5 ISBN 978-3-642-58695-8 (eBook)
DOI 10.1007/978-3-642-58695-8

Ursprünglich erschienen bei Steinkopff Verlag Darmstadt, 1999
Softcover reprint of the hardcover 1st edition 1999

Umschlaggestaltung: Erich Kirchner, Heidelberg
Hersteller: PRO EDIT GmbH, Heidelberg
Satz: K+V Fotosatz GmbH, Beerfelden

SPIN 10692312 105/7231-5 4 3 2 1 0 - Gedruckt auf säurefreiem Papier

Geleitwort

Die letzten 30 Jahre haben sowohl hinsichtlich der Diagnostik – insbesondere durch die Einführung der Ultraschalluntersuchung der Neugeborenen- und Säuglingshüfte durch Graf (1980) – als auch hinsichtlich der Therapie einen erheblichen Wandel gebracht. Deshalb erscheint es an der Zeit, jetzt in einer zusammenfassenden Darstellung das Thema aufzugreifen und zu bearbeiten. Ich bin froh darüber, daß dieses durch so viele erfahrene Fachleute geschehen ist.

Wir haben uns daran gewöhnt, mehr funktionelle Gesichtspunkte bei dieser ursprünglich rein mechanisch erklärten Situation der Hüftreifungsstörung in Betracht zu ziehen. Dies spielt vor allem auch eine Rolle bei der mechanischen Einwirkung auf die Wachstumsvorgänge im Bereich des Hüftkopfes, der Pfanne und der Wachstumsfuge. Diese Veränderungen sind besonders wichtig für das Verständnis des Verlaufes der Komplikationen der Hüftgelenksdislokation. Es wird einem dabei bewußt, daß auf diesem Gebiet, den histologischen Veränderungen unter Druck- und Spannungsbelastung, noch viele weiße Felder existieren. Wir wissen heute noch viel zu wenig über die Faktoren, die diese Entwicklung beeinflussen. Das ist sicher eine wichtige Aufgabe für die Grundlagenforschung in der Orthopädie, die sich u. a. mit der hypoxiebedingten Apoptosis sowie den Regulierungsvorgängen der Zytogenese befassen muß, denn diese Vorgänge spielen ganz offensichtlich in den Wachstumszonen eine entscheidende Rolle. Hier wird aufgezeigt, daß Form, Entwicklung und funktionelle Entwicklung sehr miteinander zusammenhängen.

Hans Blumenberg hat einmal (1997) gesagt, daß in der Welt nichts ist, was nicht fällt. Kein Geschehen im Körper ist völlig unbeeinflußt von mechanischen Einwirkungen. Aber diese mechanischen Einwirkungen kommen nur zustande, weil auch chemische Vorgänge durch mechanische Einflüsse reguliert werden.

Wir denken an Heraklits „panta rhei". Es fließt alles nur, weil es einer mechanischen Beeinflussung ausgesetzt ist, und wir verstehen auch die Vorgänge am Haltungs- und Bewegungsapparat nur, wenn wir sie physikalisch und chemisch begreifen.

Wir müssen uns immer darüber im klaren sein, daß wir durch alle unsere therapeutischen Maßnahmen immer in ein physikalisches und chemisches Geschehen eingreifen. Wir wissen, daß Therapie immer, auch wenn sie nicht operativ ist, ein Eingriff ist, aber wir müssen wissen, in welches Geschehen wir eingreifen. Ob das immer der Fall ist? Ich glaube, daß auf diesem Gebiet noch viel zu forschen ist, und das zeigen auch die zahlreichen Beiträge in diesem Buch.

Wir müssen wissen, daß wir mit der Spreizbehandlung nicht nur eine Art von Morphotherapie betreiben, sondern daß wir das Hüftgelenk und seine anteiligen

Elemente damit zwingen, sich in eine bestimmte Richtung zu entwickeln. Das war die Grundlage der Wirkung der Arbeiten von Becker, und das machen auch die Arbeiten von Pauwels und Kummer und von vielen anderen, die auf diesem Gebiet gearbeitet haben, so bedeutsam.

Alle diese Fragen werden in dem vorliegenden Buch bearbeitet und machen sie für jeden, der sich mit diesem speziellen Gebiet befaßt, bedenkenswert. Medizin ist ja, und das gilt auch für die Orthopädie, eine Wissenschaft, über die man nachdenken muß und die nicht immer so erfolgreich ist, wie sie sein möchte.

Es sind nicht immer nur die Fakten, sondern auch die Gedanken, die von den Fakten ausgelöst werden, die für die praktische Medizin von Bedeutung sind. In diesem Buch wird nicht nur kochbuchartig das zusammengestellt, was wichtig ist, es werden auch die Aspekte dargestellt, die darüber hinaus von Bedeutung sind.

So wünsche ich diesem Buch eine weite Verbreitung und allen Lesern ein gutes Nachdenken über das, was hier vermittelt wird.

Ich bin den Herausgebern und allen Autoren dankbar, daß sie das Problem der Hüftreifungsstörung so umfassend und dem heutigen Stand der Entwicklung entsprechend dargestellt haben.

Münster, im September 1998 *H.-H. Matthiaß*

Vorwort

Die vielschichtigen Probleme der „Hüftreifungsstörung" (Hüftdysplasie und -luxation) sind nicht zuletzt im Zuge der generellen sonographischen Vorsorgeuntersuchung (U3) in der Methode nach Graf im deutschsprachigen Raum wieder in den Mittelpunkt des wissenschaftlichen Interesses gerückt. Viele Kongresse und spezielle Symposien spiegeln diese Entwicklung wider.

Aktueller Anlaß und gleichzeitig Keimzelle des vorliegenden Buches war das vom Arbeitskreis „Stütz- und Bewegungsorgane" der Deutschen Gesellschaft für Ultraschall in der Medizin e.V. (DEGUM) im Oktober 1997 in Ulm veranstaltete und von den Herausgebern geleitete Symposium.

Bei diesem Symposium wurde von seiten der Teilnehmer immer wieder angeregt, das im Arbeitskreis erarbeitete Wissen in adäquater Form zu publizieren und es damit nicht nur den „Insidern", sondern auch der Mehrheit der klinisch tätigen Kolleginnen und Kollegen zugänglich zu machen.

Um das vielschichtige Thema der „Hüftreifungsstörung" inhaltlich abgerundet in einem speziellen Werk darzustellen, wurden neben den Referenten des Symposiums zusätzlich zahlreiche renommierte Autoren eingeladen, ihre reichhaltigen Erfahrungen und Ergebnisse zu präsentieren. So konnte ein großer Bogen von der sonographischen Vorsorge bis hin zu eventuell notwendigen operativen Endkorrekturen bei Wachstumsende geschlagen werden.

Unter all den vielen Autoren und Freunden gilt ganz besonderer Dank Herrn Professor Dr. med. Dietrich Tönnis, der mit vielen Tips und Anregungen aus seiner reichen Erfahrung den Herausgebern eine wertvolle Hilfe war und das Gesamtkonzept des Buches in die richtigen Bahnen gelenkt hat.

Unser besonderer Dank gilt Frau Dr. med. G. Volkert und Frau B. Riegel, Steinkopff-Verlag, für die hervorragende Betreuung in allen Phasen der Entstehung dieses Buches sowie für die großzügige Ausstattung und die Übernahme des umfangreichen Abbildungsmaterials. Daß in einer relativ kurzen Zeitspanne aus dem Manuskript ein Buch geworden ist, dafür danken wir auch Herrn K. Schwind, Pro Edit, Heidelberg.

Es bleibt zu wünschen, daß dieses Buch allen Kolleginnen und Kollegen, die an Diagnostik und Therapie der Hüftreifungsstörung interessiert sind, von Nutzen sein möge, und daß es dazu beiträgt, eine Hüftreifungsstörung innerhalb der ersten Lebenswochen zu diagnostizieren und somit einer optimalen sonographiegesteuerten Therapie zuzuführen.

Im September 1998

Werner Konermann, Hessisch Lichtenau
Gerd Gruber, Gießen
Christian Tschauner, Stolzalpe

Inhaltsverzeichnis

Einführung

Diagnostik

Therapie

Konservative Therapie

Operative Therapie

Autorenverzeichnis

Dr. med. Peter Arnold
Orthopädische Universitätsklinik Mannheim,
Theodor-Kutzer-Ufer 1–3, 68167 Mannheim

Prof. Dr. med. Andreas Bernau
Ulrichstr. 1, 72072 Tübingen

Dr. med. Klaus Buckup
Orthopädische Klinik,
Städtische Kliniken Dortmund,
Beurhausstr. 40, 44137 Dortmund

Prof. Dr. med. Hans-Raimund Casser
Orthopädische Klinik Staffelstein,
Am Kurpark 11, 96231 Staffelstein

Dr. med. Christian Czerny
Radiologische Univ.-Klinik Wien,
Währingergürtel 19, A-1090 Wien

Prof. Dr. med. G. Ulrich Exner
Orthopädische Klinik Balgrist,
Forchstr. 340, CH-8008 Zürich

Prof. Dr. med. Ulrich Gembruch
Abt. f. Pränatale Diagnostik u. Therapie,
Medizinische Univ.-Klinik Lübeck,
Ratzeburger Allee 160, 23538 Lübeck

Prof. Dr. med. Reinhard Graf
Allgemeines und Orthopädisches
Landeskrankenhaus, Abteilung für Orthopädie,
A-8852 Stolzalpe

Dr. med. Gerd Gruber
Orthopädische Klinik
der Justus-Liebig-Universität Gießen,
Paul-Meimberg-Str. 3, 35385 Gießen

Prof. Dr. med. Manfred Hansmann
Universitätsfrauenklinik Bonn,
Sigmund-Freud-Str. 25, 53105 Bonn

Prof. Dr. med. Fritz Hefti
Kinderorthopädische Univ.-Klinik, Kinderspital,
Römergasse 8, CH-4005 Basel

Dr. med. Norbert M. Hien
Friedrichshafener Str. 11, 81243 München

Dr. med. Siegfried Hofmann
Donauspital Wien, Orthopädische Abteilung,
Langobardenstr. 122, A-1220 Wien

Prof. Dr. med. Lutz Jani
Orthopädische Universitätsklinik Mannheim,
Theodor-Kutzer-Ufer 1–3, 68167 Mannheim

PD Dr. med. Werner Konermann
Orthopädische Klinik Hessisch Lichtenau,
Am Mühlenberg, 37235 Hessisch Lichtenau

Prof. Dr. med. Rüdiger Krauspe
Orthopädische Klinik, König-Ludwig-Haus,
Julius-Maximilian-Universität Würzburg,
Brettreichstraße 11, 97074 Würzburg

PD Dr. med. Djordje Lazović
Orthopädische Universitätsklinik
der Med. Hochschule Hannover,
Heimchenstr. 1–7, 30625 Hannover

Dr. med. Anette Lorani
Orthopädische Klinik der RWTH Aachen,
Pauwelsstr. 30, 52074 Aachen

Prof. Dr. med. H.-H. Matthiaß
emer. Ordinarius der Orthopädischen
Universitätsklinik Münster
Veghestr. 19, 48149 Münster

Dr. med. Hans-Dieter Matthiessen
Köln-Berliner-Straße 20, 44827 Dortmund

Prof. Dr. med. Hans Mau
emer. Ordinarius der Orthopädischen
Universitätsklinik Tübingen,
Burgholzweg 113, 72070 Tübingen

PD Dr. med. Christian Melzer
Orthopädische Klinik
der Justus-Liebig-Universität Gießen,
Paul-Meimberg-Str. 3, 35385 Gießen

Prof. Dr. med. Fritz Uwe Niethard
Orthopädische Universitätsklinik
der RWTH Aachen,
Pauwelsstr. 30, 52074 Aachen

Dipl.-Ing. Dr. med. Heinrich M. Overhoff
Institut für Med. Informatik,
Universität Hildesheim,
Marienburger Platz 22, 31141 Hildesheim

Dr. med. Oliver Rühmann
Orthopädische Universitätsklinik
der Med. Hochschule Hannover,
Heimchenstr. 1-7, 30625 Hannover

Prof. Dr. med. Ottmar Schmitt
Orthopädische Universitätsklinik Bonn,
Sigmund-Freud-Str. 25, 53105 Bonn

PD Dr. med. Ralf Stücker
Altonaer Kinderkrankenhaus,
Kinderorthopädische Abteilung,
Bleickenallee 38, 22763 Hamburg

Prof. Dr. med. Dietrich Tönnis
Syburger Str. 14, 44265 Dortmund

PD Dr. med. Christian Tschauner
Allgemeines und Orthopädisches
Landeskrankenhaus,
Abteilung für Orthopädie, Department 1,
A-8852 Stolzalpe

PD Dr. med. Ulrich A. Wagner
Orthopädische Universitätsklinik Bonn,
Sigmund-Freud-Str. 25, 53105 Bonn

Einführung

1 Historie, Epidemiologie, Ätiologie

F. Niethard, A. Lorani

Bereits Hippokrates (460–370 v. Chr.) stellte fest, daß diejenigen Personen „am stärksten verkrüppelt seien, die im Mutterleib eine Hüftluxation erlitten haben". Dupuytren, der 1826 schon über genaue anatomische Kenntnisse des Leidens verfügte, warnte vor jeglicher Behandlung, da die angeborene Hüftluxation unheilbar sei. Zu Beginn des 20. Jahrhunderts wurde die Hüftdysplasie wie eine traumatische Luxation behandelt. Sowohl bei Kleinkindern als auch bei Kindern wurde die Reposition „über den dorsalen Keil" nach Lorenz (1892) versucht. Die Resultate waren durch häufige Komplikationen, wie Hüftkopfnekrose und Einsteifung des Gelenkes, schlecht. Aufgrund der damaligen unbefriedigenden Behandlungsergebnisse setzte sich zunehmend die Auffassung durch, daß die Behandlung am erfolgreichsten sei, je frühzeitiger und funktioneller sie durchgeführt werde. Dies führte zur Forderung nach einer sicheren Frühdiagnostik als Voraussetzung für eine effektive Therapie.

Wandel von der klinischen zur morphologischen Diagnose

Bis Anfang des 20. Jahrhunderts wurde die Diagnose einer Hüftluxation nur anhand klinischer Befunde gestellt. Möglichkeiten zur apparativen Frühdiagnostik sowohl für die Hüftluxation als auch für die Hüftdysplasie existierten zum damaligen Zeitpunkt nicht. Bei der Hüftluxation waren klinisch im Säuglingsalter eine Bewegungsarmut des betroffenen Beinchens, eine Beinverkürzung und eine Faltenasymmetrie in der Inguinal- und/oder Glutealregion die einzig wegweisenden Merkmale. Mit Laufbeginn wurde häufig das durch eine Glutealinsuffizienz bedingte „Hüfthinken" auffällig, in der heutigen Zeit dem Trendelenburg-Zeichen und Duchenne-Hinken entsprechend. Die Frühdiagnostik der Hüftdysplasie erwies sich als noch problematischer, da diese in der Neugeborenenperiode nur sehr diskrete Symptome zeigt, während sie sich bei älteren Kindern anhand klinischer Zeichen wie der Abduktionshemmung deutlich auffälliger darstellt. Bedeutend für die Neugeborenenperiode wurde das sogenannte „Schnapp-Phänomen", welches von Roser (1897), Le-Damany (1910) und Ortolani (1937) beschrieben wurde.

Seit mindestens 50 Jahren sind Methoden zur Früherkennung der angeborenen Hüftluxation angegeben worden. Bereits 1926 legte Putti Resultate einer Früherkennung und Behandlung der Luxationshüfte vor. 1932 initiierte

Howorth das erste am Babies Hospital in New York durchgeführte Screening-Projekt bei Säuglingen in den USA.

Die von orthopädischer Seite eingeführte Einbeziehung der Hüftgelenke in die allgemeinen Vorsorgeuntersuchungen (U2–U5) machte es zunehmend offensichtlicher, daß der Aussagewert der klinischen Untersuchung von der Sorgfalt und Erfahrung des Untersuchers abhängig ist. Die klinischen Verdachtsmomente für eine Hüftdysplasie, wie die Faltenasymmetrie, Abduktionshemmung, Roser-, Ortolani-, Barlow-, Ludloff- und Glissementzeichen, haben unterschiedliche Sensitivität und Spezifität (Mau und Michaelis 1983). So gelangte man zu der Auffassung, daß die Überprüfung mehrerer Kriterien und die Kenntnis ihrer individuellen Wertigkeit eine realistische Beurteilung der Hüftgelenkverhältnisse beim Neugeborenen erlaubt (Koller und Michaelis 1983).

Die **apparative Frühdiagnostik** wurde durch die von Graf (1980, 1981) vorgestellte Hüftsonographie wesentlich verbessert. So gelang es erstmalig, anhand morphologischer Kriterien die Hüftgelenkverhältnisse zu beurteilen. Durch diese Art der Untersuchung können zudem klinisch „stumme Dysplasien" frühzeitig diagnostiziert und einer entsprechenden Therapie zugeführt werden. Ferner bietet der Ultraschall wesentliche Vorteile gegenüber der strahlenbelastenden Röntgenuntersuchung, da neben den knöchernen Strukturen auch knorpelige und bindegewebige Anteile sichtbar werden. Im Gegensatz zur Röntgenuntersuchung ist somit auch eine differenzierte Hüftgelenkbeurteilung beim Neugeborenen möglich. Die sogenannte Typeneinteilung nach Graf hat bis heute ihre Gültigkeit bewahrt und gehört routinemäßig zur U3-Vorsorgeuntersuchung in der Neugeborenenperiode.

Epidemiologie

In Hippokrates' berühmten Sammelwerk „Über die Einrenkung der Gelenke" ist bereits von der häufigsten angeborenen Skelettanomalie, der Hüftgelenkdysplasie, die Rede. Sie wird in Deutschland bei etwa 2 bis 4% aller Geburten beobachtet. Um manifeste Hüftgelenkverrenkungen handelt es sich jedoch nur in 0,2% der Fälle, was bei über 700 000 Geburten in Deutschland jährlich 30 000 Dysplasien und 1400 Hüftluxationen entsprechen würde, unter Ausschluß einer schwer abschätzbaren Dunkelziffer. Nach neueren Angaben kommt in Deutschland etwa eine komplette Hüftluxation auf 1000 Geburten.

Bei der Hüftgelenkverrenkung wird die Geschlechterverteilung, männlich zu weiblich, mit 1:5 bis 1:8 angegeben. Bei der Hüftdysplasie hingegen vermutet man eine annähernd gleichmäßig verteilte Sexualproportion. Die Luxationshüfte kann doppelseitig und einseitig auftreten. Das linke Hüftgelenk ist häufiger betroffen als das rechte.

Die Angaben über die Häufigkeit der Hüftgelenkdysplasie sind von der Definition abhängig, je nachdem, ob klinisch, sonographisch oder röntgenologisch untersucht wurde. Bei röntgenologischer Erfassung werden Hüftgelenkdysplasie und -luxation im europäischen und nordamerikanischen Raum durchschnittlich mit 2% angegeben (Tabelle 1.1, 1.2). Die klinische Untersu-

Tabelle 1.1. Häufigkeit von klinisch nachweisbarer Instabilität der Neugeborenenhüfte und spät erkannten Hüftdysplasien und -luxationen durch röntgenologische Untersuchung im 1. Lebensjahr

Autoren	Erfassungsjahr	Geburtenzahl	Ort/Land	Instabilität bei Geburt (%)	Später erkannte Hüftdysplasien und Luxationen (%)
v. Rosen u. Fredensborg	1956–72	58759	Malmö	0,93	0,007
Palmen	1963	110000	ganz Schweden	0,2–0,6	0,02
Almby et al.	1970–74	16274	Uppsala	1,16	0,092
Jones	1968–72	29366	Norwich District/GB	0,26	0,04–0,07
Ponsetti	1940–77	51359	Iowa/USA	0,14	0,007
Henßge et al.	1964–69	19112	Kiel	2,76	0,095
Ackermann et al.	1966–73	26621	Halle	4,96	0,07
Komprda	1971–75	5158	Tschechoslowakei	30,19	1,0

Tabelle 1.2. Häufigkeit der Luxationshüfte (Hüftdysplasien und -luxationen) durch Erfassung im 1. Lebensjahr und Röntgenaufnahme nachgewiesen

Autoren	Erfassungsjahr	Geburtenzahl	Ort/Land	Prozentsatz
Madalie et al.	1954–60	34956	Jerusalem	0,98
Weickert et al.	1955–67	73356	Dresden	6,77
Coleman	1956	3500	USA	0,9
Fleißner	1968	1096	Karl-Marx-Stadt	8,39
Grasshoff	1973	13750	Magdeburg	3,16

chung der Instabilität ergibt dagegen bei 0,1 bis 4% der Neugeborenen (im Extremfall sogar 30%) pathologische Befunde. Die Angaben sonographischer Studien sind wiederum vom Untersuchungszeitpunkt und der Definition der Dysplasie sowie von der Erfahrung des Untersuchers abhängig. Werden die „dysplasiegefährdeten“ Typ-IIa-Hüften nach Graf (plus und minus) miteinbezogen, so wären etwa 20% der Neugeborenen auffällig.

Die **Häufigkeitsverteilung** zeigt ausgeprägte geographische Unterschiede. In Tschechien, der Slowakei und regional in sogenannten „Luxationsnestern“ (Sachsen, Sudetenland, Hessen, Westfalen, Schwaben) werden besonders hohe Inzidenzen der Hüftgelenkluxation beobachtet (Tabelle 1.1, 1.2). In Japan verzeichnet man mit fast 10% die größte bekannte Häufigkeit, in China und Afrika sind Hüftluxationen dagegen extrem selten. Hierfür werden genetische Faktoren verantwortlich gemacht. Die Bedeutung exogener Faktoren für die Entwicklung der Hüftgelenkluxation wird durch die herausragenden Häufigkeiten von bis zu 40% bei Eskimos und Indianern in Nordamerika unterstrichen. Hier werden die Säuglinge unmittelbar nach der Geburt mit gestreckten Hüft- und Kniegelenken auf ein sogenanntes Wickelbrett gebunden.

In Deutschland wird die Hüftgelenkluxation im Rahmen der **Vorsorgeuntersuchungen für Kinder (U 1 bis U 7)** unter der Bezeichnung „Hüftgelenkanomalie" zusammengefaßt. Diese stellt bei den Früherkennungsuntersuchungen die häufigste Diagnose dar. Wurde noch bis Ende der 70er Jahre bei jedem siebten Kind eine Hüftgelenkanomalie diagnostiziert, so läßt sich seit einigen Jahren ein Rückgang der Diagnosezahlen auf derzeit 9 bis 10% verzeichnen. Der Anteil der sofortigen Behandlungseinleitung ist dagegen auf annähernd 100% gestiegen. Trotz der Sonographie als rascher Untersuchungsmöglichkeit werden immer noch zahlreiche Hüftgelenkluxationen relativ spät erkannt. Dem steht die Erkenntnis gegenüber, daß im Rahmen des Früherkennungsprogramms häufig falsch positive Fälle diagnostiziert werden und somit übertherapiert wird.

Die **sozialmedizinische Bedeutung** der Hüftdysplasie ergibt sich aus der Tatsache, daß sich ohne eine entsprechend frühzeitig eingeleitete Therapie im Säuglingsalter Gelenkdislokationen bis hin zur kompletten Luxation entwickeln können, welche zu schwerwiegenden Funktionsstörungen der Hüftgelenke und der Wirbelsäule führen, mit nachteiliger Auswirkung auf die Geh- und Stehfähigkeit während des gesamten Lebens. Die Hüftdysplasie kann als präarthrotische Deformität bereits im jungen Erwachsenenalter relevante Folgeerscheinungen zeigen mit zum Teil hochgradig schmerzhaften Arthrosen, welche sowohl zu einer Minderung der Lebensqualität als auch zu einer Minderung der Berufsfähigkeit führen (Katthagen et al. 1988).

Nach Stanisavlejevic (1963) kann ein um Wochen verzögerter Behandlungsbeginn der kongenitalen Hüftdysplasie die Therapiedauer um Monate verlängern und das Behandlungsergebnis erheblich verschlechtern. Die Rate anatomischer Heilungen bei Behandlungsbeginn vor dem 3. Lebensmonat beträgt 96%, während sich die Aussichten auf eine vollständige Ausheilung im Stadium der reinen Dysplasie auf 91,5%, bei Subluxationen auf 83,4% und bei Luxationen auf nur 70,5% verringern (Becker 1962; Schultheiss 1965).

Ätiologie

Die **Hüftdysplasie** ist eine angeborene Fehlanlage oder erworbene Fehlentwicklung des Hüftgelenkes, vorrangig eine zu flach ausgebildete Pfanne (Pfannendysplasie), mit begleitenden Fehlanlagen bzw. Fehlentwicklungen des koxalen Femurendes im Sinne einer Steilstellung und/oder Vorwärtsdrehung des Schenkelhalses (Coxa valga/antetorta). Bei der **Hüftgelenkluxation** liegt eine partielle (Subluxation) oder komplette (Luxation) Dislokation des Hüftkopfes aus der Hüftpfanne vor.

Die Dysplasie und die Luxation des Hüftgelenkes sind eine morphologische Entität und werden daher in der französischen Sprache gemeinsam als *maladie luxante de la hanche* und im englischen Sprachgebrauch als *congenital dislocation of the hip* bezeichnet.

Als teratologische bzw. kongenitale Hüftgelenkluxation (2% aller Hüftgelenkluxationen) werden Luxationen bezeichnet, die selten bereits während der embryonalen Phase, häufiger in der fetalen Phase entstehen und dann bereits bei der Geburt als Dislokation nachweisbar sind. Diese sind größtenteils mit anderen Fehlbildungen kombiniert (Arthrogryposis multiplex congenita, Chromosomenanomalie oder schweren Fehlbildungen wie der lumbosakralen Agenesie und der Myelomeningozele) und zeichnen sich durch eine relativ schlechte Prognose aus. Bei diesen Formen sind die adaptativen Veränderungen am Becken und Femurkopf bereits bei der Geburt stärker ausgeprägt. Hiervon abzugrenzen sind Luxationen, welche sich sekundär aus einer meist schon bei Geburt vorliegenden Instabilität des Gelenkes entwickeln. Lorenz (1892) prägte dafür den Begriff der „sogenannten angeborenen Hüftgelenkluxation", der im angloamerikanischen Bereich neuerdings als DDH (*developmental dysplasia of the hip*) bezeichnet wird. Diese typische Luxation tritt bei sonst gesunden Säuglingen unmittelbar vor oder nach der Geburt auf. Dabei finden sich bei der Geburt lediglich minimale Auffälligkeiten, die Röntgenuntersuchung ist häufig ohne Befund. Die Prognose ist als deutlich günstiger zu bewerten.

Am häufigsten handelt es sich jedoch um **multifaktoriell bedingte Dysplasien** des Hüftgelenkes, bei dem mechanische und funktionelle Faktoren des mütterlichen und des fetalen Organismus sowie mitunter auch postnatale exogene Einflüsse zusammenwirken und zur Instabilität des Hüftgelenkes und letztendlich zur Luxation führen. Die recht verschiedenartigen familienanamnestischen Tatsachen und morphologischen Befunde sprechen dafür, daß mehrere ursächlich differente Faktoren formal identische Gelenkveränderungen produzieren können (Phänokopie). Als prädisponierend wird die geringe knorpelig-knöcherne Formsicherung des Gelenkes während der zweiten Schwangerschaftshälfte angesehen (Abb. 1.1). Mechanische Faktoren vor und nach der Geburt können ebenso wie endogene Faktoren die Entwicklung einer Hüftgelenkluxation einleiten. Die Prognose ist ebenfalls als günstiger zu beurteilen, hängt jedoch davon ab, wie lange vor der Geburt die Faktoren eingewirkt haben.

Mechanische Faktoren vor der Geburt

Das Hüftgelenkwachstum kann vor allem im letzten Schwangerschaftstrimenon durch zunehmende **intrauterine Raumenge** erheblich beeinflußt werden. Je früher die Hüftgelenkbeweglichkeit des Fetus behindert ist, um so eher wird der Hüftkopf dauerhaft gegen den knorpeligen Pfannenrand gedrückt. Unter diesem Druck gibt der Hüftkopf nach und verformt sich. Aus der Tatsache, daß 60% aller betroffenen Kinder Erstgeburten sind, läßt sich ableiten, daß der Bewegungsspielraum des Feten durch die feste, noch nicht gedehnte Bauch- und Gebärmuttermuskulatur der Mutter eingeschränkt ist. Dadurch steckt der Fetus vermutlich so fest im mütterlichen Becken, daß er seine Lage nicht verändern und auch nicht strampeln kann, wodurch die physiologische Hüft- und Kniebeugung (Unterschlagen der Beine) unterbleibt.

Das Überwiegen der linken Seite (75%) ergibt sich aus der **ersten Hinterhauptslage** des Feten, wo das linke Hüftgelenk vor dem Promontorium der Mutter zum Liegen kommt. Dadurch sitzt das fetale Becken im mütterlichen

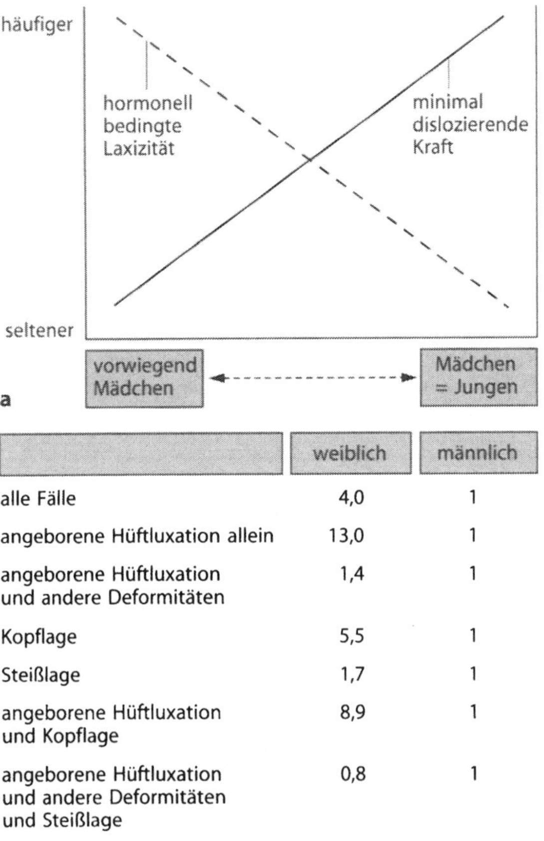

	weiblich	männlich
alle Fälle	4,0	1
angeborene Hüftluxation allein	13,0	1
angeborene Hüftluxation und andere Deformitäten	1,4	1
Kopflage	5,5	1
Steißlage	1,7	1
angeborene Hüftluxation und Kopflage	8,9	1
angeborene Hüftluxation und andere Deformitäten und Steißlage	0,8	1

b

Abb. 1.1. Bedeutung endogener Faktoren für die Entstehung einer Hüftgelenkdysplasie und -luxation. Die östrogen- und relaxinbedingte Auflockerung des fetalen Hüftgelenkes wirkt sich vor allem bei Mädchen, die intrauterine Raumnot vor allem bei Jungen aus (aus Niethard, Kinderorthopädie 1997).

Becken fest, und die Hüfte wird durch den gegen das mütterliche Kreuzbein drückenden Oberschenkel forciert flektiert und adduziert. In dieser Stellung wird der Femurkopf größtenteils von der Gelenkkapsel und nicht von der knöchernen Pfanne gesichert (Abb. 1.2). In 20% aller Fälle ist die rechte Hüfte luxiert; eine Doppelseitigkeit findet sich in 25%. Auch beim Oligohydramnion (Fruchtwassermangel) kommt es gehäuft zur Hüftgelenkdysplasie und -luxation mit dann häufig gleichzeitig bestehenden anderen Deformitäten (Siebener-Syndrom nach Mau 1965). Nach Dunn (1976) weist die Hüftgelenkluxation eine Assoziation zu Gesichts- und Schädeldeformitäten, zur Skoliose und zum Klumpfuß auf (Abb. 1.2). Ferner kann es bei Zwillings- oder Mehrlingsschwangerschaften und einer abnormen Lage der Plazenta zu einer intrauterinen Raumnot kommen.

Die **Beckenendlage** trägt sowohl durch mechanische als auch neuromotorische Störungen zur Entstehung einer Hüftgelenkluxation bei. Sie findet sich in der geburtshilflichen Anamnese bei nicht weniger als 30 bis 50% der be-

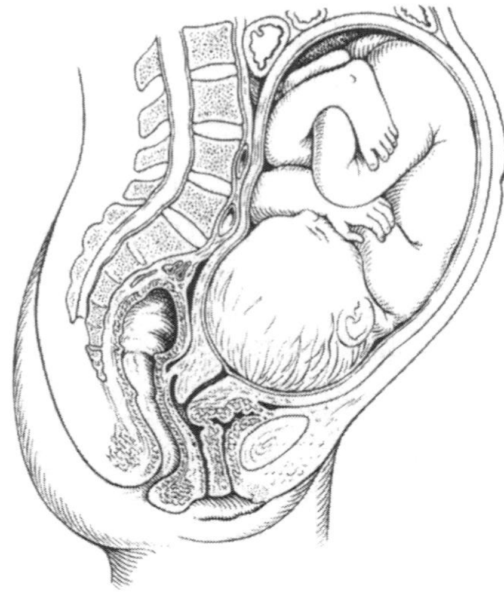

a

b

Schädel	< 0,0001 p
Gesicht	< 0,0001 p
Kiefer	< 0,0001 p
muskulärer Schiefhals	= 0,12 p
Säuglingsskoliose	< 0,0001 p
Klumpfüße	< 0,0001 p

c
- Erstschwangerschaft
- Steißlage
- Oligohydramnion
- mütterlicher Hochdruck
- fetale Wachstumsverzögerung

Abb. 1.2. Auswirkungen mechanischer Faktoren für die Hüftluxation und -dysplasie. **a** Die erste Hinterhauptslage führt dazu, daß die Hüftdysplasie – wegen der stärkeren Anspreizung des linken Beinchens – auf der linken Seite deutlich häufiger auftritt. Intrauterine Raumnot begünstigt die Entstehung der Hüftdysplasie. **b** Statistische Korrelation von intrauterin erworbenen Deformitäten mit der Hüftgelenkluxation. **c** Intrauterine Raumbeengung durch Risikofaktoren.

troffenen Kinder. Als ausschlaggebender Faktor gilt, daß bei Beckenendlagen durch die Streckung im Kniegelenk die Ischiokruralmuskulatur stärker angespannt wird, wodurch die Hüftgelenkinstabilität noch verstärkt wird. Auch beim angeborenen Genu recurvatum, bei Kniegelenkluxationen und bei anderen durch intrauterine Zwangshaltungen zustandekommenden Krankheitsbildern, darunter der angeborene muskuläre Schiefhals und der Metatarsus adductus, treten Hüftluxationen gehäuft auf. Neuromotorische Störungen werden diskutiert, weil die üblicherweise nach dem 5. Schwangerschaftsmonat stattfindende Anfaltung der Beinchen beim Feten mit Beckenendlage ausbleibt. Etwa 25% der aus Beckenendlage entbundenen Kinder weisen Hüftgelenkluxationen auf. Umgekehrt liegt eine Beckenendlage nur bei 5% aller Kinder ohne pathologischen Hüftbefund, aber bei 50% der Kinder mit Hüftgelenkluxation vor.

Nach Wilkinson (1992) nimmt der Fetus normalerweise vor Vollendung der 32. Woche eine Innenrotations-Beugestellung der Hüften ein. Im Falle einer gestörten Entwicklung des *leg folding mechanism* durch ein vorübergehendes oder persistierendes neurogenes Defizit, vergleichbar einer Myelomeningozele oder einer Myelodysplasie, kann es über eine muskuläre Imbalance des Fetus und Dauerkontraktion der Ischiokruralmuskulatur zu einer verlängerten oder persistierenden Außenrotationsstellung des fetalen Hüftgelenkes kommen.

Endogene Faktoren vor der Geburt

Die **mütterliche Östrogen- und Relaxinproduktion**, welche für den „Beckenaufschluß" verantwortlich ist, greift auch an der Hüftgelenkkapsel des Feten an und übt einen lockernden Einfluß (Elastizität der Gelenkkapsel) aus. Es wird angenommen, daß während des 2. und 3. Schwangerschaftsdrittels auf den Fetus übergegangene mütterliche Hormone von der Leber nicht entsprechend inaktiviert werden, so daß bei den Mädchen, die ohnehin in den ersten drei Lebensjahren niedrigere Östrogenspiegel (antagonistische Wirkung des Östrogens!) aufweisen, dementsprechend häufiger Kapsel-Band-Schwächen vorhanden sind. Die zur Luxation disponierende Laxität des fetalen Hüftgelenkes mit Bevorzugung des weiblichen Geschlechts (Mädchen zu Jungen 4:1) läßt sich dadurch erklären. Die Hüftgelenkluxation bei Mädchen ist sogar 13mal häufiger, wenn alle Schwangerschaften mit mechanisch verursachter Hüftgelenkluxation (Beckenendlage, begleitende andere Deformitäten) ausgeschlossen werden. Die Bedeutung des weiblichen Geschlechts für die hormonelle Komponente wird dadurch unterstrichen, die mechanische Komponente ist hingegen für beide Geschlechter von Bedeutung (Abb. 1.1).

Die in 20% aller Fälle beobachtete **familiäre Häufung** kann möglicherweise auf angeborene erbliche Östrogenstoffwechselfehler zurückgeführt werden. Für die familiäre Häufung finden sich bei bestimmten Navajo-Stämmen, bei den skandinavischen Lappen und in Norditalien eindrucksvolle Beispiele.

Nach Dunn (1976) kann durch die Kombination von exogenen und endogenen Faktoren vor der Geburt die Vererblichkeit der Hüftgelenkluxation erklärt werden. Eine familiär auftretende generalisierte Kapselbandlaxität gilt ebenfalls als prädisponierender Faktor. Nach Untersuchungen von Idelberger (1952) liegt die Wahrscheinlichkeit für eine Luxation bei eineiigen Zwillingen bei 43% und bei zweieiigen nur bei 3%.

Mechanische Faktoren nach der Geburt

Während der ersten Lebensmonate ist die Hüfte physiologischerweise flektiert und abduziert. Da das Hüftgelenk zum Zeitpunkt der Geburt noch unreif ist, erfordert die geringe knöchern-knorpelige Formsicherung und die erhöhte Laxität eine postnatale Nachreifung. Diese ist nur unter Fortsetzung der intrauterinen Beugestellung der Hüftgelenke möglich (*human position* nach Salter). Diese Nachreifung wird durch die bei ungestörter neuromotorischer Entwicklung bis zum 3. Lebensmonat vorhandene Beugestellung der Hüftgelenke begünstigt. Im Gegensatz dazu führt eine frühzeitige **Streckung der Hüftgelenke** zur Entstehung von Luxationen. Die hohe Luxationsrate bei Indianern und Eskimos kann dadurch erklärt werden, daß diese Völker die Kinder unmittelbar postpartal auf ein Wickelbrett binden, so daß die Hüftgelenke eine vorzeitige Streckstellung einnehmen. Ebenso scheint eine frühzeitig durchgeführte konsequente **Bauchlagerung** in der Säuglingsperiode zu einem Anstieg der Hüftgelenkluxationsrate zu führen. Im Gegensatz dazu gilt das Wickeln der Hüftgelenke in Beugestellung oder das Tragen der Säuglinge im Wickeltuch am Leib der Mutter, wie dies z.B. in Teilen Afrikas oder in Südostasien verbreitet ist, als beste Prävention. Dieses erklärt die extrem niedrige Rate an Hüftgelenkluxationen in diesen Regionen.

Der Einfluß **muskulärer Faktoren** für die Entstehung einer Hüftgelenkluxation ist weiterhin noch unklar. Bei hypotonen Kindern werden sekundäre Hüftdysplasien beobachtet, wenn eine einseitige Schlaflage bevorzugt wird, bei der das betroffene Bein in vermehrter Adduktion liegt und dadurch die Ausreifung des Hüftpfannenerkers verzögert wird.

Weiterführende Literatur

Dunn P.M.: Perinatal observations on the aetiology of congenital dislocation of the hip. Clin. Orthop. 119 (1976) 11-12

Dupuytren B.: Mémoire sur un déplacement originel ou congénital de la tête des fémurs. Rep. Ren. Anant. Physiol. Pathol. Clin. Chir. (Paris) 2 (1826) 82

Graf R.: The diagnosis of congenital hip-joint dislocation by the ultrasonic compound treatment. Arch. orthop. traum. Surg. 97 (1980) 117-133

Graf R.: The ultrasonic image of the acetabular rim in infants. An experimental and clinical investigation. Arch. orthop. traum. Surg. 99 (1981) 35

Idelberger K.: Die Erbpathologie der sogenannten angeborenen Hüftverrenkung. Brun's Beitr. klin. Chir. (suppl.) (1951)

Katthagen B.D., H. Mittelmeier, D. Becker: Häufigkeit und stationärer Behandlungsbeginn kindlicher Hüftgelenksluxationen in der Bundesrepublik Deutschland. Z. Orthop. 126 (1988) 475-483

Koller S., H. Michaelis: Zur Häufigkeit und Entwicklung auffallender Hüftbefunde (Dysplasiekomplex) bei Neugeborenen und Kleinkindern. Z. Orthop. 121 (1983) 608-612

LeDamany P., J. Saiget: Hanches subluxabilles et hanches luxées chez les nouveau-nés. Rev. Chir. Orthop. 42 (1910) 512-539

Lorenz A.: Operative Therapie der angeborenen Hüftverrenkung. Zbl. Chir. 19 (1892) 633, 1041

Mau H.: Zur Entstehung und Bauchliegebehandlung der sogenannten Säuglingsskoliose und der Hüftdysplasie im Rahmen des „Siebener-Syndroms". Z. Orthop. 100 (1965) 470-485

Mau H., H. Michaelis: Zur Häufigkeit und Entwicklung auffallender Hüftbefunde (Dysplasie-Komplex) der Neugeborenen und Kleinkinder. Z. Orthop. 121 (1983) 601-607

Niethard F. U.: Kinderorthopädie. Thieme, Stuttgart 1997 (S. 91-94)

Ortolani M.: Un segno poco noto es sua importanza per la diagnosi precoce de prelussazione congenita dell'anca. Pediatri 45 (1937) 129

Putti V.: Early treatment of congenital dislocation of the hip. J. Bone Jt. Surg. 17 (1929) 798

Roser W.: Ueber angeborene Hüftverrenkung. Langenbecks Arch. Chir. 24 (1879) 309-313

Stanisavlejevic S., C.L. Mitchell: Congenital dysplasia, subluxation and dislocation of the hip in stillborn and newborn infants. J. Bone Jt. Surg. A 45 (1963) 1147-1158

Wilkinson J.A.: Etiologic Factors in Congenital Displacement of the Hip and Myelodysplasia. Clin. Orthop. 281 (1992) 75-83

2 Morphologie, Pathomorphologie, Biomechanik, Klassifikation

C. Tschauner

Der mechanische Fehlbau ist nicht die einzige, aber die häufigste und wichtigste Teilursache für einen vorzeitigen Gelenkverschleiß. Es sollen daher zuerst überblickartig die für das Verständnis von Klinik und Therapie wichtigen morphologischen und biomechanischen Grundlagen des Fehlbaugelenkes erörtert werden, da sie für eine differenzierte Operationsindikation und rationale Operationsplanung unerläßlich sind.

Definitionen

Restdysplasie: persistierendes Fehlbaugelenk nach nicht ausgeheilter Hüftreifungsstörung

- Unter **Restdysplasie** versteht man einen bei Wachstumsabschluß von der Norm abweichenden Fehlbau auf der Grundlage einer Hüftreifungsstörung. Es handelt sich also um das Endergebnis eines kontinuierlichen Prozesses, der in utero beginnt und während des gesamten Wachstumsalters – zumindest theoretisch – beeinflußt werden kann. Gelingt dies durch eine pathomorphologiegerechte biomechanische Frühestbehandlung (siehe Kapitel 17) während der ersten Lebenswochen, kann eine Restitutio ad integrum eintreten. Wird die Therapie zu spät begonnen, inadäquat durchgeführt oder überwiegt eine sogenannte „endogene" Dysplasiekomponente (siehe Kapitel 3), sind Reifungsdefizite oft nicht mehr aufzuholen.

Präarthrose: erhöhtes vorzeitiges Verschleißrisiko aufgrund des mechanischen Fehlbaues

- Der Begriff **Präarthrose** oder „präarthrotische Deformität" wurde geprägt aus der Erfahrung, daß mechanische Fehlbaugelenke frühzeitiger verschleißen. Trotzdem sollte man aber nicht außer acht lassen, daß der Faktor „mechanischer Fehlbau" nicht die einzige (wohl aber wichtigste) Ursache für die vorzeitige Abnützung darstellt: wie früh der mechanische Risikofaktor Fehlbau zum Tragen kommt, wird unter anderem auch von der ererbten Materialqualität (d.h. der Gewebequalität der Gelenkkörper und der periartikulären Gewebe) und vom Lebensstil (Beruf, Sport, Übergewicht, Fehlernährung, ...) mitbeeinflußt.

Dysplasie-Koxarthrose: sekundäre Koxarthrose bei Restdysplasie

- Unter **Sekundärarthrose** versteht man einen Gelenkverschleiß aufgrund bekannter („primärer") Ursachen. Die häufigste und wichtigste Form der sekundären Koxarthrose, nämlich die **Dysplasie-Koxarthrose**, ist die Folgeerscheinung einer nicht bzw. zu spät erkannten oder erfolglos gelenkerhaltend behandelten Restdysplasie. Die Behandlung sekundärer Koxarthrosen zielt zunächst auf die Ausschaltung der jeweils zugrundeliegenden pathogenetischen (primären) Ursachen, d.h. im speziellen Fall der Restdysplasie auf die Korrektur des mechanischen Fehlbaues durch Osteotomien. Erst sekundär (wenn eine Behandlung der Ursache nicht möglich ist oder wenig erfolgversprechend erscheint) kommt eine symptomatische Therapie in Betracht, deren wirkungsvollste und erfolgreichste heute der künstliche Gelenkersatz darstellt.

Morphologie und Pathomorphologie

Damit am Ende der Wachstumsphase ein **sphärisch-kongruentes und voll überdachtes Hüftgelenk** steht, ist während des gesamten Wachstums ein zeitlich und räumlich fein aufeinander abgestimmtes (synchronisiertes) Zusammenspiel aller Wachstumsfugen im Bereich aller gelenkbildenden Anteile notwendig: Man spricht von der **„umwegigen" Entwicklung der Gelenkkörper** und beschreibt damit das Phänomen, daß sich Hüftkopf und Hüftpfanne morphogenetisch wechselseitig beeinflussen. Je nachdem, wie, wann und wo dieser differenzierte Wachstums- und Reifungsprozeß gestört wird, gibt es verschiedene Schädigungsmuster und damit korrelierende Deformitäten.

Femurale Wachstumsstörungen werden kombiniert vaskulär und biomechanisch beeinflußt

Am **koxalen Femurende** wurden diese Deformitäten bisher vorwiegend als Folge einer avaskulären Nekrose interpretiert. Neuere Untersuchungen (Crerand u. O'Brien 1996) legen jedoch nahe, daß es sich meist um eine Kombination vaskulärer und mechanischer Ursachen handelt und empfehlen deshalb statt „avaskuläre Hüftkopfnekrose" den allgemeineren Terminus „Wachstumsstörungen" (engl. *growth disturbance syndrome of the proximal femur*, Crerand u. O'Brien 1996; Tschauner u. Hofmann 1997) für diese Gruppe von Deformitäten zu verwenden: Je nach Zeitpunkt und Ort der Schädigung tritt eine wechselnde Kombination folgender Komponenten auf: Kopfdeformierung, Trochanterhochstand, Verplumpung und Verkürzung des Schenkelhalses, Beinverkürzung (Graf et al. 1992).

Die fehlorientierte Dysplasiepfanne ist das Endprodukt eines jahrelangen pathologischen Entwicklungsprozesses aufgrund von (mechanisch-plastischer) Deformation und (biomechanisch beeinflußter) Wachstumsstörung

Am **Azetabulum** wird bei zu spät entdeckter oder inadäquat behandelter Hüftreifungsstörung im Säuglingsalter das hyalinknorpelig präformierte Pfannendach (d.h. die dreidimensional gekrümmte Pfannendachepiphyse) zweifach geschädigt: einerseits wird es mechanisch-plastisch deformiert, andererseits kommt es durch vermehrte Scherspannungen (Matthiessen 1993) zu einer globalen Wachstumsverzögerung (siehe Kapitel 3). Unbehandelt, d.h. ohne konsequente konzentrisch-tiefe Kopfeinstellung und dadurch bedingte Pfannendachentlastung (Scherspannungsentlastung nach Matthiessen 1993), verschlimmert sich dieses progrediente Fehlwachstum und endet zu Wachstumsabschluß in der typischen ventro-kranio-lateral geneigten und häufig in ihrer Konkavität stark abgeflachten und elliptisch ausgezogenen **Dysplasiepfanne.**

Komplexe kombinierte Deformitäten sind das Produkt einer gestörten „umwegigen" Entwicklung von Hüftkopf und Hüftpfanne

Die kombinierte präarthrotische Deformität an Kopf und Pfanne wurde in der älteren Literatur gerne als **Luxationsperthes** bezeichnet und stellt eine große Herausforderung an die komplexe gelenkerhaltende Hüftchirurgie dar, da das Hüftgelenk als Ganzes im Raum dreidimensional reorientiert werden muß (Tschauner u. Hofmann 1997).

Morphologie der normalen Hüftpfanne

Die Gelenkfläche (Facies lunata) umfaßt den Hüftkopf wie ein Hufeisen von dorsal-kranial-ventral mit einer Anteversion von 15 bis 20 Grad

Die Hüftpfanne (Azetabulum) besteht aus der mit hyalinem Gelenkknorpel überzogenen Gelenkfläche (Facies lunata) und der mit Bindegewebe und dem Lig. capitis femoris ausgefüllten Fossa acetabuli. Die Hüftpfanne wird nach peripher hin durch das **Labrum acetabulare** (kaudal ergänzt durch das Lig. transversum acetabuli) abgeschlossen. Die Fossa acetabuli bildet die mediale Wand des Azetabulums und ist in ihrer Gesamtausrichtung vertikal orientiert. Die eigentliche hyalinknorpelig überzogene **Gelenkfläche (Facies lunata)** liegt annähernd in der Sagittalebene (mit einer Anteversion von durchschnittlich 15° (Ogata et al. 1990), d.h. von dorsal-lateral nach ventral-medial) und umgreift den Hüftkopf von ventral (-medial), kranial und dorsal (-lateral) wie ein Hufeisen (Abb. 2.1).

Die „Tragfläche" entspricht (als radiologisches Summationsphänomen der subchondralen Knochenarchitektur) dem kranialen Anteil der Facies lunata auf einer a.p.-Beckenübersichtsröntgenaufnahme und überdacht den Hüftkopf im Normalfall horizontal-symmetrisch

Der kraniale Anteil stellt sich auf dem Summationsbild einer Beckenübersichtsröntgenaufnahme als gleichmäßig schmale, horizontal (Bombelli 1993; Tschauner 1995) orientierte Verdichtungszone der subchrondralen Spongiosa dar. Pauwels (1973) hat dieses Phänomen als *sourcil* („Augenbraue"), Bombelli (1993) als *weight bearing surface* bezeichnet; ich bevorzuge die treffende und anschauliche deutsche Bezeichnung **Tragfläche** (Tschauner 1995).

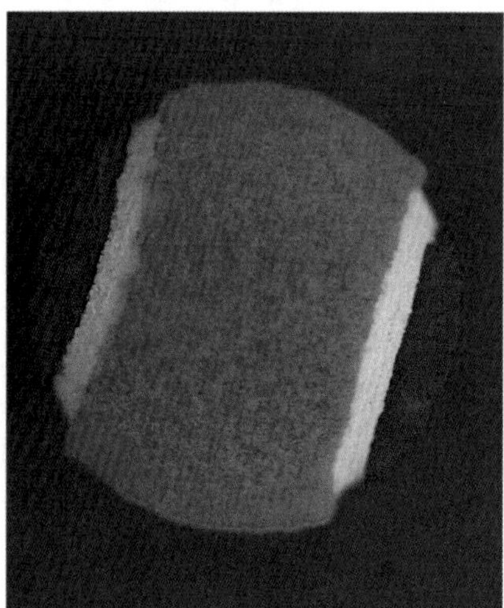

Abb. 2.1. „Tönnis-Ball" zur Veranschaulichung der dreidimensionalen räumlichen Orientierung der Facies lunata beim Normalgelenk: Blick entlang der kranio-kaudal gerichteten Vertikalachse von oben auf ein linkes Hüftgelenk (oben im Bild = ventral, links im Bild = lateral); die grüne Fläche entspricht dem kranialen Anteil des Hufeisens der Facies lunata; die rote Fläche rechts dem Areal der Fossa acetabuli; die weiße Linie links dem Labrum acetabulare; die rote Fläche links dem nur von Gelenkkapsel bedeckten am weitesten lateral gelegenen Anteil des Hüftkopfes. Die im Normalfall exakte Zentrierung der Facies lunata über dem Rotationszentrum des Hüftkopfes und ihre physiologische Anteversion von 15 bis 20° sind deutlich erkennbar.

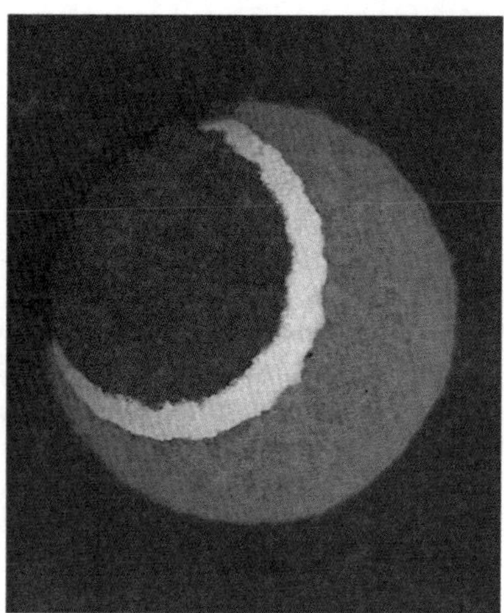

Abb. 2.2. „Tönnis-Ball" zur Veranschaulichung der dreidimensionalen räumlichen Orientierung der Facies lunata beim fehlorientierten Hüftgelenk einer Restdysplasie: Gleiche Blickrichtung entlang der kranio-kaudal gerichteten Vertikalachse von oben auf ein linkes Hüftgelenk (oben im Bild = ventral, links im Bild = lateral) entsprechend der Abb. 2.1; die grüne Fläche entspricht wieder dem kranialen Anteil des Hufeisens der Facies lunata; die rote Fläche rechts (dem Areal der Fossa acetabuli entsprechend) ist hier nicht mehr sichtbar; die weiße Linie links symbolisiert wieder das Labrum acetabulare; die rote Fläche links entspricht dem nur von Gelenkkapsel bedeckten Anteil des Hüftkopfes. Die im Falle der Restdysplasie exzentrische Lage der Facies lunata, die Lage des Labrum acetabulare in der Hauptbelastungszone am ventrokranialen Hüftkopfpol und dessen unvollständige Überdachung durch die Facies lunata sind klar erkennbar.

Pathomorphologie der dysplastischen Hüftpfanne

Beim dysplastischen Gelenk hat sich im Laufe des Wachstums aus der Verknöcherungsstörung des Erkerbereiches eine nach ventro-kranio-lateral gerichtete **Dysplasierinne** entwickelt: Die Facies lunata ist dadurch stärker nach ventral-kranial-lateral geöffnet, ihr kranialer Anteil ist nun nicht mehr symmetrisch-horizontal über dem Hüftkopf zentriert.

Die Tragfläche bei der Restdysplasie sieht wie eine nach kranio-lateral hin geneigte und verbreiterte schiefe Ebene aus

Durch diese exzentrische Lage der Facies lunata ist das *Containment* des Hüftkopfes gestört: Er wird ventro-lateral nur noch unvollständig überdacht, und es besteht daher eine latente Instabilität des Hüftkopfes, der entlang der zwar in sich noch konkaven, aber nach ventro-kranio-lateral geneigten Facies lunata gegen deren kranialen Pol und damit zum Erkerbereich gedrängt wird (Abb. 2.2). Daraus resultiert biomechanisch eine Streßkonzentration im Erkerbereich und am Ursprung des Labrum acetabulare, das dadurch zu einem sekundären Stabilisator umfunktioniert wird (siehe Kapitel 15).

Bei der Restdysplasie wirkt das Labrum acetabulare als Gelenkstabilisator und „Fangnetz" für den nach kranio-lateral drängenden Hüftkopf

Röntgenologisch entwickelt sich im Laufe der Jahre als Reaktion auf diese pathologische Streßkonzentration im Erkerbereich eine sich zum Erker hin verbreiternde **Sklerosezone** (die dreieckige *sourcil* nach Pauwels).

Biomechanik und Pathobiomechanik

Größe und Richtung der Resultierenden sowie Größe und räumliche Orientierung der Kontaktflächen beeinflussen die Gelenkbeanspruchung

Bei der Betrachtung des Hüftgelenkes aus biomechanischem Blickwinkel muß man sich primär von der idealisierten Vorstellung lösen, die Hüfte sei ein Kugelgelenk mit gleichmäßig über die ganze Oberfläche übertragenen Kräften. Vielmehr hängt die Verteilung des Kraftflusses beim aufrecht stehenden und gehenden Menschen von der **Richtung der resultierenden Gelenkkraft R und ihrer Komponenten** und von der **räumlichen Orientierung der kraftübertragenden Gelenkflächenanteile (Facies lunata)** ab (Tschauner 1995; Tschauner u. Hofmann 1997; Tschauner et al. 1997).

Mit Größe und Richtung der resultierenden Gelenkkraft R hat sich Pauwels in seinen klassischen Arbeiten beschäftigt (Pauwels 1973; Legal 1984). Obwohl Pauwels von vereinfachenden Annahmen ausging und nur zweidimensional rechnete, konnten die grundlegenden Aussagen seines „Hebelmodells" durch modernste 3D-Simulationsmethoden (Steffan et al. 1997) im wesentlichen bestätigt werden. Mit der räumlichen Orientierung der Facies lunata und deren Konsequenzen für das Wirksamwerden der Hüftresultierenden R an den kraftübertragenden Kontaktflächen hat sich Bombelli (Bombelli 1981, 1993; Bombelli et al. 1991) besonders eingehend beschäftigt. Er beobachtete durch Analyse der Röntgenmorphologie, daß Pauwels' *sourcil* beim gesunden Hüftgelenk horizontal den Hüftkopf überdacht und entwickelte differenzierte mathematische Berechnungsmodelle zur Erklärung, warum dies so sein müsse. Diese zuerst nicht unumstrittenen (Kummer 1985, 1986) Beobachtungen und Berechnungen Bombellis haben sich mittlerweile in ihrem Kern sowohl durch Befunde der modernen digitalen Bildgebungsverfahren (CT, MRT) mit all ihren Möglichkeiten der **3D-Rekonstruktionen** (Kim u. Wenger 1997) als auch durch die Ergebnisse der **Pfannenreorientierungsosteotomien** (in ihren verschiedenen technischen Modifikationen nach Ganz, Kotz, Tönnis, Wagner,...) bestätigt (Tönnis et al. 1994; Tschauner 1995).

Biomechanische Fragestellungen können dreidimensional berechnet und simuliert werden

Mit einer interaktiven 3D-Stimulationssoftware (Breitenhuber et al. 1996; Sodia et al. 1996; Steffan et al. 1997), die auf der Vermessung einer kompletten unteren Extremität mittels Dünnschicht 3D-MRT basiert, konnten nicht nur die klassischen zweidimensionalen Modelle von Pauwels und Bombelli überprüft werden, sondern sind auch alle nur denkbaren Positionen und Bewegungszustände interaktiv simulier- und damit berechenbar geworden:

- Beim Säugling können die Größe und die dreidimensionale Richtung der Hüftgelenksresultierenden in allen nur erdenklichen Positionen bestimmt werden. Dadurch kann die individuell optimale Repositions-Retentions-Stellung ermittelt werden. Die Ergebnisse dieser interaktiven Simulationsberechnungen haben die Gültigkeit der „Sitzhockstellung" (Fettweis 1968) für eine sichere und komplikationsarme Frühbehandlung einer Hüftreifungsstörung eindrucksvoll bestätigt (siehe Kapitel 17).
- Beim Erwachsenen kann mittels interaktiver Operationsplanung die Größenauswahl und Positionierung des Schaftimplantates eines künstlichen Hüftgelenkersatzes auf den individuellen anatomischen Befund hin bereits präoperativ optimiert werden (Graf 1997).

Die Ergebnisse der verschiedenen modernen dreidimensionalen Simulations- und Berechnungsmodelle konnten auch zeigen, daß eine erstaunliche **Lagekonstanz** (Engelbert u. Witte 1998) **der Hüftgelenksresultierenden** beim Stehen und Gehen zu beobachten ist, so daß die vereinfachenden Berechnungen des Pauwelsschen Hebelmodells und des Bombellischen Konzeptes von der horizontalen Tragfläche trotz deren vereinfachender Voraussetzungen die komplexe Dreidimensionalität erstaunlich gut wiedergeben: sie sind daher in der klinischen Praxis für einfache Berechnungen von Beanspruchung bzw. Fehlbeanspruchung aus zweidimensionalen Standard-Röntgenbildern meist ausreichend, während komplexe wissenschaftliche Fragestellungen heute nurmehr dreidimensional analysiert werden sollten.

Die aus den dreidimensionalen Untersuchungen bestätigte Lagekonstanz der Resultierenden erlaubt die Weiterverwendung der klassischen zweidimensionalen Berechnungsmodelle für einfache klinische Fragestellungen

Für die **vektorgraphische Analyse von Röntgenbildern** werden im folgenden die wichtigsten Beziehungen in der Frontalebene (Beckenübersichtsröntgenaufnahmen) beschrieben. Sie basieren auf einem von Tschauner (1995) optimierten vektorgraphischen Modell, das die klinisch relevanten Aspekte von Bombelli und Pauwels in sich vereinigt und speziell zur **Operationsplanung und Ergebnisanalyse von Pfannenreorientierungsosteotomien** entwickelt wurde (Tschauner 1995; Tschauner u. Hofmann 1997; Tschauner et al. 1997).

Vektorgraphische Kräfteverhältnisse bei normaler Pfannenmorphologie

Bei normal ausgebildeter horizontal übergreifender Tragfläche wird die gelenksresultierende Vertikalkomponente P vollkommen **konzentrisch** (orthograd) in die Tragfläche eingeleitet und beansprucht diese daher ausschließlich auf Druck (Abb. 2.3). Da der Knorpel zwar in der Lage ist, Druckkräfte auszugleichen, aber auf Scherkräfte mit strukturellen Änderungen, die bis zur Degeneration des Knorpels führen, reagiert, ist die orthograde Kraftein-

Die normale Facies lunata wird konzentrisch-orthograd gleichmäßig auf Druck beansprucht

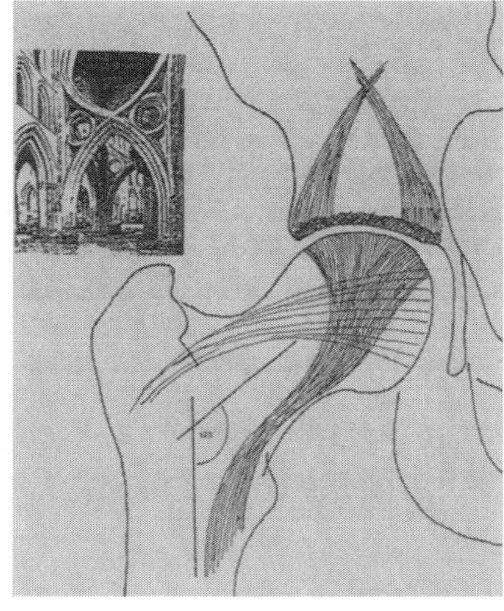

Abb. 2.3. Schemazeichnung der Morphologie eines normalen Hüftgelenkes auf einer a.p.-Beckenübersichtsröntgenaufnahme (aus Tschauner 1995): Die Sklerosezone („*sourcil*" nach Pauwels) bedeckt den Hüftkopf vollständig und „horizontal" und ist gleichmäßig breit: stabile Situation des „gotischen Bogens" (Bombelli 1981).

leitung von entscheidender praktischer Bedeutung. Bei einer normal gebauten Hüftpfanne mit horizontaler Tragfläche der Facies lunata verteilt sich die **Druckbeanspruchung gleichmäßig** innerhalb der Tragfläche und des sie lateral begrenzenden Kapsel-Labrum-Komplexes. Es tritt keine Streßkonzentration im Erker auf und das Labrum wird nicht auf Zug und Scherung beansprucht.

Vektorgraphische Kräfteverhältnisse bei dysplastischer Pfannenmorphologie

Die fehlorientierte Facies lunata bei der Restdysplasie wird asymmetrisch-schräg beansprucht mit Streßkonzentration am kraniolateralen Rand (*acetabular rim syndrome* nach Klaue et al. 1991)

Bei einer dysplastischen Pfanne dagegen mit ihrer typischerweise ventro-kranio-lateral gerichteten Tragfläche trifft die Vertikalkomponente P **exzentrisch** („schräg") auf die Tragfläche. Da nach Pauwels (1973) die „Längskomponente... den Schenkelkopf... in vertikaler Richtung nach aufwärts zu verschieben trachtet", entsteht hier ein „Problem der schiefen Ebene" (Tschauner 1995; Tschauner u. Hofmann 1997; Tschauner et al. 1997): Den Gesetzen der graphischen Statik entsprechend wird die nun auf die geneigte Tragfläche schräg einwirkende Vertikalkomponente in eine orthograd wirkende **Normalkomponente (=Druck)** und eine parallel wirkende **Tangentialkomponente (=Scherung)** zerlegt. Je steiler die Tragfläche um so größer die Tangentialkomponente, die den Kopf entlang der Tragfläche nach ventro-kranio-lateral zu verschieben trachtet (Abb. 2.4). Sie ist somit jene Kraftkomponente, die nach Dekompensation der den Gelenkschluß sichernden Strukturen (Labrum, Kapsel, Unterdruck) die zunehmende Dezentrierung des Hüftkopfes bewirkt. Aber schon im Stadium des makromorphologisch noch erhaltenen Gelenkschlusses tritt bei jedem Schritt durch eine gewisse elastische Federung der Gelenkkapsel tendenziell eine scherende Mikrobewegung des Hüftkopfes auf, die bewirkt, daß es zu einer Streßkonzentration im Erkerbereich und zu **Labrumschäden** kommt. Des weiteren können sich intra- und ex-

Labrumschäden und Ganglien sind ein Symptom der chronischen Mikroinstabilität und Fehlbeanspruchung bei Restdysplasie

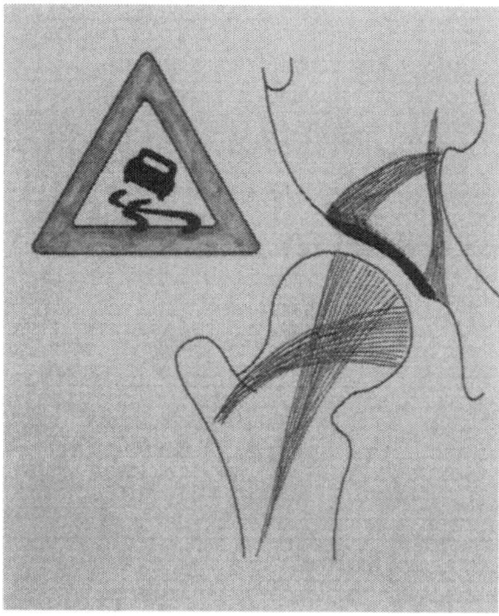

Abb. 2.4. Schemazeichnung der Morphologie eines dysplastischen Hüftgelenkes auf einer a.p.-Beckenübersichtsröntgenaufnahme (aus Tschauner 1995): Die Sklerosezone („*sourcil*" nach Pauwels) bedeckt den Hüftkopf unvollständig und „schräg" und ist nach kranio-lateral hin verbreitert: instabile Situation der „schiefen Ebene" mit „Schleudergefahr" (Tschauner 1995).

traossäre **Ganglien** entwickeln, die entweder als Gelenkaussackung durch das abgerissene Labrum hindurch außerhalb des Knochens oder als mit dem Gelenk kommunizierende Pfannendachzyste innerhalb des knöchernen Azetabulums liegen (siehe Kapitel 15).

Die Hypothese von der „Elastizität" des Hüftgelenkes

Basierend auf dem Konzept der **kongruenten Inkongruenz** (Greenwald u. Haynes 1972) des Hüftgelenkes (das heißt: der Radius des Hüftkopfes ist auch beim Normalfall des „sphärisch kongruenten" Gelenkes geringfügig größer als jener der Hüftpfanne), interpretieren neueste biomechanische Arbeiten (Eisenhart-Rothe et al. 1997; Engelbert u. Witte 1998; Müller-Gerbl et al. 1992, 1993; Putz u. Müller-Gerbl 1992) die C-Form der Facies lunata als evolutiven Anpassungsvorgang an den aufrechten (bipeden) Gang: Bei jedem Schritt werde die resultierende Hüftgelenkkraft R annähernd vertikal kranialwärts in das nach kaudal offene C der Facies lunata eingeleitet, welche kaudal durch das Lig. transversum acetabuli quasi „zuggegurtet" sei. Dadurch werde die Facies lunata bei jedem Schritt elastisch aufgeweitet, wobei durch die „kongruente Inkongruenz" zuerst die Flanken (d.h. Vorder- und Hinterhorn) und erst bei höherer Belastung auch die kraniale Tragfläche der Facies lunata beansprucht würden (Abb. 2.5). Durch diese „kongruente Inkongruenz" und die elastische Zuggurtung der Facies lunata sowie durch die elastische Dreipunktlagerung der Hüftpfanne im Beckenring würden Spannungs-

Das nach kaudal offene C der Facies lunata kann als elastische Konstruktion, die durch das Ligamentum transversum „zuggegurtet" wird und im Becken in Dreipunktlagerung aufgehängt ist, interpretiert werden

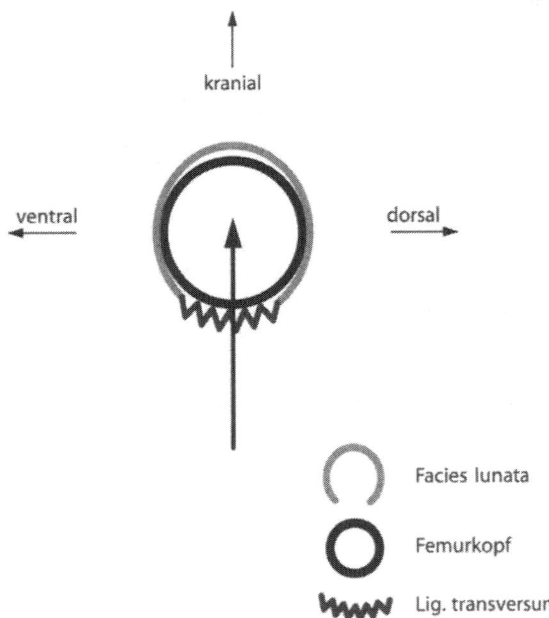

Abb. 2.5. Schematische Darstellung des Konzeptes des „elastischen" Hüftgelenkes mit „kongruenter Inkongruenz" und „Zuggurtung" der Facies lunata durch das Lig. transversum (modifiziert nach Engelbert u. Witte 1998).

spitzen vermieden und der Gelenkknorpel der gesamten Facies lunata bei jedem Schritt „durchgewalkt" (Engelbert u. Witte 1998).

Bei der Restdysplasie kann das fehlorientierte C der Facies lunata wegen des gestörten *Containments* seine abfedernde Funktion nicht mehr erfüllen

Diese grundsätzlichen Überlegungen eines „elastischen Hüftgelenkes" (Engelbert u. Witte 1998) korrelieren sehr gut mit den klinischen Befunden und den vektorgraphischen Analysen bei fehlorientierter Hüftpfanne im Rahmen einer Restdysplasie: Bei der Restdysplasie ist das C der Facies lunata nicht mehr über dem Hüftkopf zentriert, die Facies lunata umfaßt den Hüftkopf nur noch unvollständig und „schräg", so daß das normale *Containment* des Hüftkopfes gestört ist, welches aber für das Funktionieren der Hypothese einer elastischen Verformung der Facies lunata unverzichtbar ist. Im Falle der Restdysplasie wird der Hüftkopf nicht mehr bei jedem Schritt von den Flanken des Vorder- und Hinterhorns der Facies lunata abgefangen (= elastisch gedämpft), sondern gleitet ungedämpft auf der „schiefen Ebene" der dysplastischen Tragfläche direkt auf den Erker zu, so daß die Tragfläche im Erkerbereich ebenso wie der Labrum-Kapsel-Komplex so lange chronisch fehlbeansprucht werden, bis sie schießlich versagen (Labrumläsionen und Ganglien oder Dysplasie-Koxarthrose sind die Folge).

Fehlstellungen in der Horizontalebene

Schenkelhalstorsion und Pfannenversion sind nur mittels CT (Schichten durch Hüftgelenk und distales Femur) exakt beurteilbar

Die Problematik von Deformitäten in der Horizontalebene wurde lange Zeit wenig beachtet, weil sie mit den konventionellen Röntgenmethoden nur ungenau zu erkennen und zu quantifizieren war. Erst die modernen dreidimensionalen bildgebenden Verfahren (CT, MR) haben uns die Fehlstellungen und Deformitäten in der Horizontal- (Transversal-) Ebene zugänglich gemacht. Es sind einzeln und kombiniert sowohl **Fehlstellungen des Schenkelhalses** (Ante- bzw. Retro-Torsion) als auch **der Hüftpfanne** (Ante- bzw. Retro-Version) (Abb. 2.6) möglich. Dabei können sich beide Komponenten sowohl gegenseitig verstärken als auch gegenseitig ganz oder teilweise kompensieren: Ein Maß dafür ist der sogenannte **Instabilitätsindex** nach McKibbin und seine Abweichungsgrade (Tönnis u. Heinecke 1997). Stark verringerte Instabilitätsindices gehen häufig mit Bewegungseinschränkung, stark erhöhte Instabilitätsindices mit vermehrter Instabilität einher. Beide Extremvarianten stellen nach Tönnis eine präarthrotische Deformität dar und sind daher korrekturbedürftig (Tabelle 2.11, S. 31). Schmerzen, auffällige Verschiebungen der Rotationsmittellage und eine oft weitgehend unauffällige a.p.-Beckenübersichtsröntgenaufnahme sollten die Anfertigung eines CTs veranlassen, das oft erstaunliche Fehlstellungen zutagefördern kann. Die Korrekturbedürftigkeit richtet sich nach dem Ort und dem Grad der Fehlstellung. Intertrochantäre Rotationsosteotomien und/oder azetabuläre Dreifachbeckenosteotomien sind kausale Behandlungsmethoden (Tönnis u. Heinecke 1997).

Starke Abweichungen des Instabilitätsindex (McKibbin) stellen präarthrotische Deformitäten dar

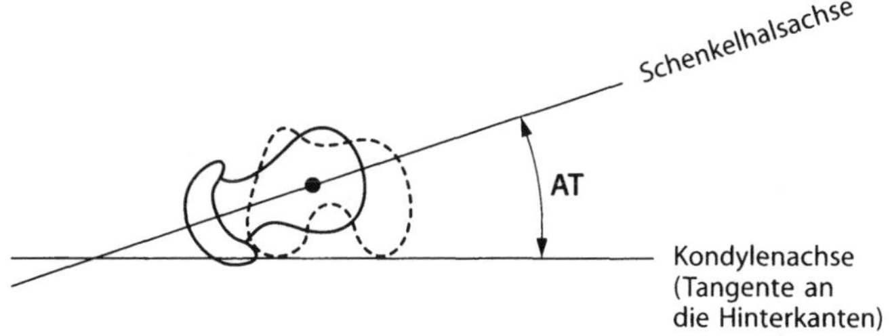

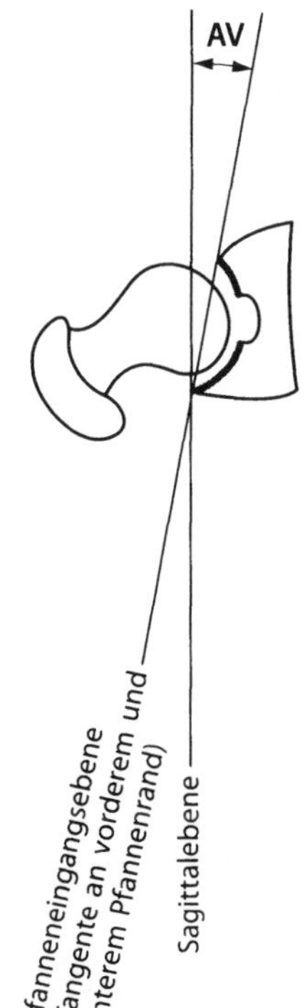

Abb. 2.6. Schematische Darstellung der Definition von Schenkelhals-Torsion (AT) und Pfannen-Version (AV) auf CT-Schnittbildern (modifiziert nach Tönnis u. Heinecke 1997).

Biomechanische Überlegungen zur Indikation korrektiver Osteotomien

Jede operative Korrektur zielt auf die möglichst weitgehende Annäherung an die normale dreidimensionale Anatomie

Ausgehend von der Analyse der bestehenden Pathomorphologie und ihrer biomechanischen Gesetzmäßigkeiten lassen sich klare Konsequenzen für gelenkerhaltende Korrektureingriffe ableiten: Ziel jedes Korrektureingriffes ist immer die weitestgehende Annäherung an die normale dreidimensionale Anatomie des Hüftgelenkes.

Die Lokalisation der Pathologie bestimmt den Ort der Korrektur

An der Hüftpfanne können durch eine dreidimensionale reorientierende Operation die Stabilität, das morphologische *Containment* und die möglichst gleichmäßige großflächige Kraftübertragung wiederhergestellt werden. Am koxalen Femurende können durch eine operative Änderung der Hebelverhältnisse Größe und Richtung der resultierenden Gelenkkraft R beeinflußt werden: Damit kann man die vertikale Druckbelastung senken, die Zentrierung des Hüftkopfes verbessern und Fehlstellungen im Sinne der Ante- bzw. Retrotorsion korrigieren. Hochgradige kombinierte Deformitäten beider Gelenkpartner erfordern einen komplexen korrigierenden Kombinationseingriff zur Wiederherstellung einer regelrechten Morphologie.

Biomechanische Korrekturmöglichkeit an der Hüftpfanne

Die räumliche Orientierung der Facies lunata und ihrer kranial gelegenen Tragfläche bestimmt, in welcher Weise die Vertikalkraft P wirksam wird: physiologisch als reine Druckkraft oder pathologisch als Druck- und Scherkomponente mit kranio-lateraler Luxationstendenz, Erkerüberlastung und Labrumläsion. Die Ausprägung dieser Pathologie spiegelt sich im Tragflächenwinkel TF wider und kann kausal nur durch eine pfannenreorientierende Operation normalisiert werden.

Unterschiede kausale (=korrektive) und symptomatische (=palliative) Korrekturprinzipien

Grundsätzlich lassen sich nach ihrer Zielsetzung und Prognose zwei Gruppen gelenkerhaltender Operationen am Becken unterscheiden (Millis et al. 1995), die je nach Ausgangsbefund in ihrer Indikation differenziert betrachtet werden sollten:

- **Kausale (=korrektive) Eingriffe:**
  Ihr Ziel ist die möglichst vollständige Wiederherstellung der normalen Morphologie unter Benutzung des körpereigenen hyalinen Gelenkknorpels (chirurgische Heilung).. Unter der Prämisse „normale Form = normale Funktion" kann mittel- bis langfristig eine zufriedenstellende Funktion und Lebensdauer des rekonstruierten Gelenkes erwartet werden (Tönnis et al. 1994). Zu dieser Gruppe gehören die **periazetabulären Osteotomien** (Macnicol 1996) in ihren verschiedenen technischen Variationen (Ganz, Kotz, Tönnis, Wagner).
- **Symptomatische (=palliative) Eingriffe:**
  Ihr Ziel ist die Verbesserung der Gelenkfunktion und Verzögerung des Verschleißprozesses bei jungen Erwachsenen, wenn eine volle anatomische Wiederherstellung der normalen Morphologie aufgrund hochgradiger Deformitäten und Degenerationen nicht mehr möglich ist und gleichzeitig der Wunsch nach einer Hinauszögerung des definitiven künstlichen Gelenkersatzes besteht. Prototyp dieser Gruppe ist die **Bekkenosteotomie nach Chiari** (Hoegh u. Macnicol 1987; Macnicol 1996).

Biomechanische Korrekturmöglichkeit am proximalen Femurende

Auch am proximalen Femurende ermöglicht die Analyse einer Fehlstellung und ihres Ausprägungsgrades die Indikationsstellung für Art und Ausmaß einer korrektiven Osteotomie (Varisation/Valgisation, Flexion/Extension und ihre Kombinationen). Außerdem sind am proximalen Femurende Korrekturen am Muskelhebelarm (Trochanterversetzung), an der Beinlänge (Keilentnahme/Keilinterposition) und an der Torsion des Schenkelhalses (Rotationsosteotomie) isoliert oder in Kombination möglich (Graf et al. 1992).

Normwerte, Befunddokumentation und Ergebnisbewertung

Definierte Normwerte und Normbereiche sind unerläßlich, um den Schweregrad einer Deformität oder die Funktionseinschränkung objektiv beurteilen und nachvollziehbar dokumentieren zu können (Abweichgrade vom Normalen nach Tönnis 1984 und Tönnis u. Heinecke 1997, siehe Kapitel 19). Eine im weitesten Sinne **standardisierte Befunddokumentation** (Krämer u. Maichl 1993) ist auch die Basis, auf der die Ausgangssituation und das Ergebnis einer Behandlung (nicht nur für den ärztlichen Sachverständigen und den Richter) nachvollziehbar und reproduzierbar beurteilt werden können.

So wichtig die Erfassung „objektiver" Daten für die Beurteilung eines Operationserfolges auch sein mag, so treten in letzter Zeit immer mehr Bestrebungen in den Vordergrund, die versuchen, die „subjektive" Zufriedenheit des Patienten zu erfassen und bei der Interpretation des Gesamtergebnisses mitzuberücksichtigen: Der Slogan „Der Patient bestimmt den Erfolg" soll hervorheben, daß bei dieser Art der **Ergebnisbewertung** (dem sogenannten *outcomes research*) nicht nur die technische Perfektion des chirurgischen Eingriffes, sondern auch individuelle Patientenbedürfnisse (z. B. Schmerzfreiheit oder häufige und wichtige Alltagsfunktionen) Anliegen jedes Chirurgen sein sollen, der ein optimales Behandlungsergebnis erzielen möchte (Schwarz 1997; Tschauner 1997).

Objektive *scores* und subjektive *outcomes* research gemeinsam ermöglichen eine realitätsnahe Beurteilung von Ausgangslage und Behandlungsergebnis

Klinische Scores und Normwerte

Bei der klinischen Beurteilung haben neben der Erfassung des Schmerzgrades die Beurteilung von Bewegungsausmaß, Gehvermögen und Alltagsfunktionen die größte praktische Bedeutung.

- Neutral-Null-Methode
- Trendelenburg-Zeichen
- Visuelle Analog-Skala zur Schmerzgraduierung
- Klinische Funktionsbeurteilung nach Tönnis und Tschauner
- Harris-Hip-Score.

Neutral-Null-Methode

Die Neutral-Null-Methode ist die international am häufigsten verwendete Art der Dokumentation des **Bewegungsausmaßes eines Gelenkes** (Baumgartner et al. 1986; Debrunner 1978; Ryf u. Weymann 1995) (Tabelle 2.1):

Die Neutral-Null-Methode zur Dokumentation des Bewegungsumfanges

Tabelle 2.1. Normalwerte der Beweglichkeit in Graden nach der Neutral-Null-Methode

Bewegungsebene	°Grad	°Null	°Grad
AB/AD (Frontalebene)	30–50	0	20–30
EX/FL (Sagittalebene)	10–12	0	130–140
AR/IR (Rotation)	40–50	0	30–45

AB: Abduktion (Abspreizen); AD: Adduktion (Anspreizen); EX: Extension (Streckung); FL: Flexion (Beugung); AR: Außenrotation (Auswärtsdrehung) in 90° Beugung; IR: Innenrotation (Einwärtsdrehung) in 90° Beugung

Beispiel. Eine Beugefehlstellung von 30°

(Prüfung mit dem „Thomas-Handgriff" in Rückenlage: Bein der Gegenseite wird maximal an die Brust angezogen, um die Verschleierung der Beugekontraktur durch die Hyperlordose der LWS zu demaskieren: Der Winkel des betroffenen Oberschenkels zur Horizontalen entspricht dem Winkel der Beugefehlstellung.)

hat gegenüber der Norm ein Streckdefizit von 40 bis 42°, d.h. weist keinen Nulldurchgang mehr auf und wird nach der Neutral-Null-Methode folgendermaßen dokumentiert: EX/FL = 0/30/130.

Trendelenburg-Zeichen

Das Trendelenburg-Zeichen zur Graduierung des Insuffizienzhinkens

Ein positives Trendelenburg-Zeichen als Ausdruck einer Abduktoreninsuffizienz (der wichtigste und kräftigste Abduktor ist der M. glutaeus medius) äußert sich in einem Absinken des Beckens auf der Spielbeinseite: **Trendelenburg-Hinken** oder „Watschelgang" bei der Abduktoren-Insuffizienz (Tabelle 2.2).

Tabelle 2.2. Graduierung des Trendelenburg-Zeichens nach Hoppenfeld (1982)

–/–	negativ	Das Becken auf der Spielbeinseite kann kraftvoll angehoben werden.
–/+	schwach positiv	Das Becken auf der Spielbeinseite kann gerade noch gehalten, aber nicht mehr angehoben werden.
+/+	positiv	Das Becken auf der Spielbeinseite sinkt ab.

Visuelle Analog-Skala

Die Visuelle Analog-Skala zur Graduierung des Schmerzes durch den Patienten

Zur Graduierung von Schmerzen kann der Patient auf der Vorderseite einer Schiebeskala (= Patientenseite) seine aktuelle Schmerzintensität zwischen Null (= schmerzfrei) und Maximum (= unerträglich) einstellen. Auf der Rückseite des Schiebers (= Arztseite) entspricht dieser vorderseitigen kontinuierlichen linearen Steigung der Intensität eine entsprechende Graduierung zwischen 0 und 100 Prozent. Das heißt, der Patient kann subjektiv unbeeinflußt von Prozentwerten seine aktuelle **Schmerzintensität** stufenlos zwischen Null und Maximum einstellen, und der Arzt kann diese Schmerzintensität durch Ablesen des Prozentwertes auf der Rückseite objektivieren.

Klinische Funktionsbeurteilung nach Tönnis

Tönnis hat eine einfache Abstufung und Graduierung objektiver und subjektiver klinischer Basisparameter (Beweglichkeit, Trendelenburg, Gehvermögen, Schmerz, Patientenurteil) als **Grundlage für Nachuntersuchungen** vorgeschlagen (Tschauner et al. 1992) (Tabellen 2.3–2.8):

Aufbauend auf diesen Basisparametern hat Tschauner eine Graduierung der **klinischen Gesamtbewertung** entwickelt (Tschauner et al. 1992; Tönnis et al. 1994):

Die kombinierte klinische Gesamtbewertung nach Tönnis und Tschauner

Nach dieser Graduierung kann eine klinische Gesamtbewertung „sehr gut" nur dann erreicht werden, wenn der Patient unbegrenzt gehfähig, vollkommen schmerzfrei und subjektiv vollständig zufrieden ist.

Tabelle 2.3. Beweglichkeit (Neutral-Null-Methode)

Grad	Definition
0	frei
1	Flexion bis 110° Abduktion und Rotation bis 30°
2	Flexion bis 90° Abduktion 10°, Innenrotation 0°
3	Flexion < 90° Außenrotations-Adduktions-Kontraktur
4	Kontrakte Fehlstellung, Ankylose

Tabelle 2.4. Trendelenburg-Zeichen

Grad	Definition
0	negativ
1	verminderte Kraft, aber kein wesentliches Absinken; Ermüdungshinken bei längerem Gehen
2	mäßiges Absinken und deutliche Standunsicherheit
3	starkes Absinken mit Schwerpunktverlagerung des Oberkörpers über das Standbein (Duchenne-Zeichen); Einbeinstand nicht möglich

Tabelle 2.5. Gehvermögen

Grad	Definition
0	unbegrenzt
1	bis zu 1 Stunde
2	bis zu 15 Minuten
3	keine schmerzfreie Gehstrecke

Tabelle 2.6. Schmerz

Grad	Definition
0	schmerzfrei
1	Schmerzen bei Gehstrecke > 1 Stunde
2	Schmerzen bei Gehstrecke < 1 Stunde
3	Dauerschmerz

Tabelle 2.7. Patientenurteil

Grad	Definition
1	voll zufrieden
2	bedingt zufrieden
3	nicht zufrieden

Tabelle 2.8. Klinische Gesamtbewertung

	„sehr gut"	„gut"	„befriedigend"	„nicht befriedigend"
Gehvermögen	0	1	2	3
Schmerz	0	1	2	3
Patientenurteil	1	2	2	3
Summe	**1**	**2–4**	**5–6**	**7–9**

Harris-Hip-Score (HHS)

Der Harris-Hip-Score (HHS) ist der weltweit am weitesten verbreitete klinisch-funktionelle Score

Der HHS ist das international am weitesten verbreitete Bewertungsschema für die **funktionelle Beurteilung des Hüftgelenkes** (Krämer u. Maichl 1993) (Tabelle 2.9a–e). Es handelt sich um einen klinisch-funktionellen Score mit 91% subjektiven und 9% objektiven Anteilen an der Gesamtpunktezahl von 100.

Die Kriterien 1 bis 8 sind „subjektiver" (91%), die Kriterien 9 und 10 „objektiver" (9%) Art. Die subjektiven Kriterien 1 bis 8 können in Schmerz (1) (Tabelle 2.9a) und Funktion (2 bis 8) (Tabelle 2.9b) untergliedert werden: Die Punkte 2 bis 5 sind Parameter für die Gehfähigkeit, die Punkte 6 bis 8 für die Fähigkeit zu Alltagsaktivitäten und zur Selbstversorgung. Die objektiven Kriterien 9 und 10 umfassen das Fehlen von Deformitäten (9) (Tabelle 2.9c) und das Bewegungsausmaß (10) (Tabelle 2.9d), dokumentiert in Graden nach der Neutral-Null-Methode. Im klinischen Alltag nachteilig ist die umständliche Berechnung der Punktewerte der Beweglichkeit durch Umrechnungsfaktoren (vgl. Tabelle 2.9d).

Tabelle 2.9. Die Kriteriengewichtung im Harris-Hip-Score verteilt sich folgendermaßen auf die 100 erreichbaren Punkte

Kriterium	Prozent (%)	Maximal mögliche Punkte
1. Schmerz	44	44
2. Hinken	11	11
3. Gehhilfen	11	11
4. Gehstrecke	11	11
5. Treppensteigen	4	4
6. Schuhe und Socken	4	4
7. Sitzen	5	5
8. Öffentliche Transportmittel	1	1
9. Deformität	4	4
10. Bewegungsausmaß	5	5
Summe	**100%**	**100 Punkte**

Tabelle 2.9a. Harris-Hip-Score – 1. Kriterium: Schmerz (max. 44 Punkte)

Punkte	Definition
44	**schmerzfrei**
40	gelegentliche/leichte Schmerzen ohne Beeinträchtigung alltäglicher Aktivitäten
30	wie vor, aber manchmal mäßiger Schmerz bei ungewohnten Tätigkeiten, gelegentlich ASS nötig
20	Schmerz mäßig, erträglich, aber bei Alltagsaktivität/Arbeit bereits deutlich schmerzbeeinträchtigt, gelegentlich stärkere Analgetika/NSAR nötig
10	stark, massive Beeinträchtigung von Alltagsaktivitäten
0	Dauer-/Ruheschmerz, totale Behinderung, bettlägerig

Tabelle 2.9b. Harris-Hip-Score – 2.–8. Kriterium: Funktion (max. 47 Punkte)

Punkte	Definition	Parameter
11	**kein**	**2. Hinken (max. 11 Punkte)**
8	gering	
5	mäßig	
0	stark	
11	**keine**	**3. Gehhilfen (max. 11 Punkte)**
7	1 Stock für lange Strecken	
5	1 Stock	
4	1 Krücke	
2	2 Stöcke	
0	2 Krücken oder gehunfähig	

Tabelle 2.9b (Fortsetzung)

Punkte	Definition	Parameter
11	**unbegrenzt**	**4. Gehstrecke (max. 11 Punkte)**
8	6 Häuserblocks (USA)	
5	2–3 Häuserblocks	
2	in der Wohnung	
0	Bett und Sessel	
4	**normal, ohne Geländer**	**5. Treppensteigen (max. 4 Punkte)**
2	normal, mit Geländer	
1	mit Hilfe	
0	unmöglich	
4	**unbehindert**	**6. Schuhe und Socken (max. 4 Punkte)**
2	mühsam	
0	unmöglich	
5	**normal, > 1 Stunde**	**7. Sitzen (max. 5 Punkte)**
3	hoher Sessel, 1/2 Stunde	
0	unmöglich	
1	**möglich**	**8. Öffentliche Transportmittel (max. 1 Punkt)**
0	unmöglich	

Tabelle 2.9c. Harris-Hip-Score – 9. Kriterium: Fehlen von Deformitäten (max. 4 Punkte)

Punkte	Definition
1	< 30° Beugekontraktur
1	< 10° Adduktionskontraktur
1	< 10° Innenrotationskontraktur in Streckung
1	< 3,2 cm Beinlängendifferenz

Tabelle 2.9d. Harris-Hip-Score – 10. Kriterium: Bewegungsausmaß (max. 5 Punkte)

°Grad	Index	Parameter
< 45	1,0	Flexion
45–90	0,6	
90–110	0,3	
> 110	0,0	
jede	0,0	Extension
< 15	0,8	Abduktion
15--30	0,3	
> 30	0,0	
0–15	0,2	Adduktion
< 30	0,4	Außenrotation in Streckung
> 30	0,0	
jede	0,0	Innenrotation in Streckung

(Gesamtpunkte = Summe der Index-Werte × 0,05)

Tabelle 2.9e. Harris-Hip-Score – Gesamtbeurteilung

Punkte	Definition
90–100	„excellent" (sehr gut)
80–89	„good" (gut)
70–79	„fair" (mäßig)
< 70	„poor" (schlecht)

Röntgendokumentation: Normwerte und Abweichgrade

- Normalwerte und Abweichgrade Winkelparameter (LCE, ACE, TF, AT, AV)
- Arthrosegrade nach Tönnis
- Luxationsgrade nach Tönnis
- Nekrosegrade nach Tönnis.

Normalwerte und Abweichgrade mit Winkeldefinitionen

Normalwerte und Abweichungsgrade (Tönnis 1984) der röntgenmorphologischen Winkelparameter

Für die in der klinischen Praxis wichtigsten Winkelparameter (Abb. 2.7) hat der Arbeitskreis Hüftdysplasie (AKH) der Deutschen Gesellschaft für Orthopädie und Traumatologie (DGOT) **Referenzbereiche** ermittelt und festgelegt. Um nicht immer mit Absolutwerten arbeiten zu müssen, wurden aufgrund von Nachuntersuchungsergebnissen und statistischen Berechnungen sogenannte „Abweichgrade" vom Normalen (Tönnis 1984; Tönnis u. Heinecke 1997) definiert, um Ausgangssituation und Korrekturergebnisse einfacher vergleichen zu können (Tabellen 2.10, 2.11, siehe Kapitel 17).

Arthrosegrade nach Tönnis (1984)

Die röntgenologischen Arthrosegrade nach Tönnis (1984)

Tönnis (1984) unterteilt die zunehmenden arthrotischen Veränderungen des Hüftgelenkes im Verlauf des Abnützungsprozesses in vier Arthrosegrade (Tabelle 2.12).

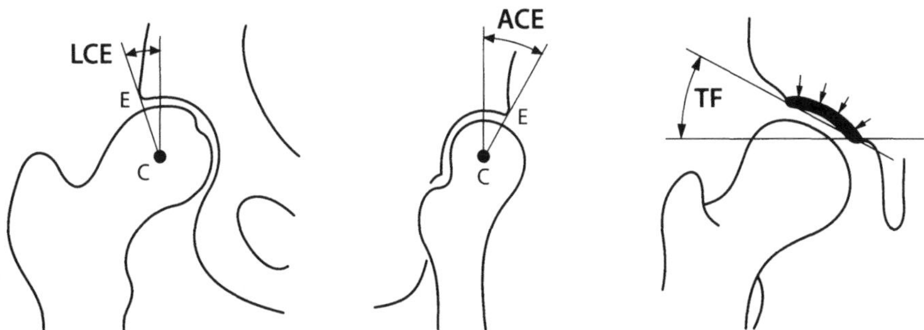

Abb. 2.7. Schematische Darstellung der Definition der verwendeten Röntgen-Winkelparameter: lateraler und vorderer Zentrumeckenwinkel (LCE, ACE) sowie Tragflächenwinkel (TF) (modifiziert nach Tschauner 1995).

Tabelle 2.10. Normalwerte und Abweichgrade der wichtigsten Röntgenmeßparameter (zusammengestellt nach Engelhardt 1988, Tönnis 1984)

Abweichgrad	1	2	3	4
LCE, ACE (früher: VCA)				
Jugendliche (< 18 Jahre)	> 25°	20–24°	5–19°	< 5°
Erwachsene (> 18 Jahre)	> 30	20–29°	5–19°	< 5°
TF	0±9°	10–15°	16–25°	> 25°
Interpretation		mäßig	stark	extrem
	normal		**pathologisch**	

Tabelle 2.11. Normalwerte und Abweichgrade von AT (Antetorsion) und AV (Anteversion) (nach Tönnis und Heinecke 1997)

AT-/AV-Winkel	Abweichgrad	Definition
< 10°	–3	stark verringert
10°–14°	–2	mäßig verringert
15°–20°	**1**	**Normbereich**
21°–25°	+2	gering erhöht
> 25°	+3	stark erhöht

Tabelle 2.12. Arthrosegrade nach Tönnis (1984)

Arthrosegrade	Definition
Grad 0	keine Arthrosezeichen
Grad 1	vermehrte Sklerosierung von Kopf oder Pfanne geringe Gelenkspaltverschmälerung geringe Randwulstbildung
Grad 2	kleine Zysten in Kopf oder Pfanne zunehmende Gelenkspaltverschmälerung mäßige Kopfentrundung
Grad 3	große Zysten in Kopf oder Pfanne starke Gelenkspaltverschmälerung bis zum völligen Verschwinden starke Kopfentrundung Nekrosen

Luxationsgrade nach Tönnis (1984)

Die röntgenologischen Luxationsgrade nach Tönnis (1984)

Auf a.p.-Beckenübersichtsröntgenaufnahmen werden je nach Lage des Hüftkopfkernes nach der Definition des „Arbeitskreis für Hüftdysplasie“ der DGOT (Tönnis 1984) vier röntgenologische Luxationsgrade unterschieden (Tabelle 2.13, Abb. 2.8).

Tabelle 2.13. Luxationsgrade nach Tönnis

Luxationsgrade	Definition
Grad 1	Kopfkern medial der Senkrechten durch den Pfannenerker (= Ombrédanne- bzw. Perkins-Linie)
Grad 2	Kopfkern lateral der Senkrechten durch den Pfannenerker und kaudal des Pfannenerkers
Grad 3	Kopfkern in Höhe des Pfannenerkers
Grad 4	Kopfkern kranial des Pfannenerkers

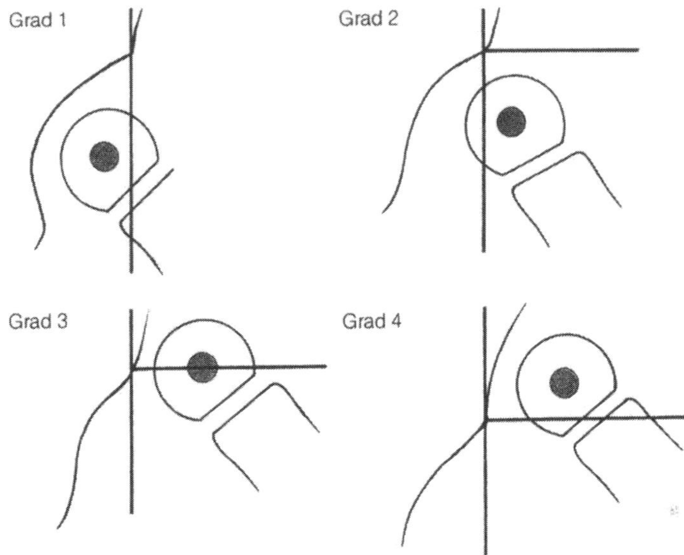

Abb. 2.8. Schematische Darstellung der Definition der Luxationsgrade nach Tönnis auf der Beckenübersichtsröntgenaufnahme (nach Tönnis 1984).

Nekrosegrade nach Tönnis (1984)

Die röntgenologischen Nekrosegrade nach Tönnis (1984)

Im deutschen Sprachraum hat sich die Einteilung nach Tönnis und Kuhlmann (1968) durchgesetzt, die auch der Sammelstatistik des „Arbeitskreis für Hüftdysplasie" der DGOT zugrundeliegt (Tönnis 1984) (Tabelle 2.14).

Eingehende Besprechungen der vielschichtigen Problematik „Hüftkopfnekrose" und „Wachstumsstörung" im Rahmen von Hüftreifungsstörungen finden sich in der Monographie von Tönnis (1984) und in der Arbeit von Crerand und O'Brien (1996).

Tabelle 2.14. Nekrosegrade nach Tönnis

Nekrosegrade	Definition
Grad 1	geringster Grad, gering unscharfe Berandung, leicht körnige und etwas unregelmäßige Struktur des Hüftkopfkernes; im allgemeinen reversibel mit restitutio ad integrum
Grad 2	stärker unregelmäßige Berandung und stärker aufgelockert-körnige Struktur des Hüftkopfkernes mit eventueller Zystenbildung; oder ausgestanzte Teildefekte; häufig weitgehend reversibel oder leichte Kopfabplattung
Grad 3	scholliger Zerfall oder Reduktion auf einzelne Fragmente oder flache Streifen; primäre Kopf- und Schenkelhalsdeformierungen können sich rückbilden, wenn die Wachstumsfuge unversehrt blieb
Grad 4	zusätzliche Beteiligung der Epiphysenfuge und damit schwere Wachstumsstörungen

Ergebnisbewertung (*outcomes research*)

Outcomes research heißt „Messung" der Lebensqualität des Patienten

Der unter dem Terminus *patient oriented outcome* laufende Ansatz in der Evaluation von Behandlungsergebnissen geht von der berechtigten Annahme aus, daß der Patient selbst am besten den Erfolg einer therapeutischen Maßnahme im Hinblick auf seine gesamte **Lebensqualität** beurteilen kann (Schlagwort: „Der Patient bestimmt den Erfolg"). Konsequenterweise soll deshalb der Arzt die „objektiven" Parameter erfassen, während der Patient die Evaluation des „subjektiven" Resultates selbst durchführt.

Das methodische Problem dabei ist die Schaffung wissenschaftlich validierter und standardisierter „Meßinstrumente", die so eindeutig und einfach formuliert sind, daß Patienten jeder Intelligenz- und Bildungsstufe problemlos und reproduzierbar damit umgehen können (Schwarz 1997, 1998).

In der Praxis kommen immer wieder Diskrepanzen zwischen subjektiver (Patienten) und objektiver (Arzt) Beurteilung vor, so daß die Einbeziehung patientenorientierter subjektiver Parameter in klinische Scores realitätsnähere Beurteilungen erreichen läßt, wie folgendes klinisches Beispiel illustriert:

Die Einbeziehung subjektiver Beurteilungsparameter kann die Aussagekraft klinischer Scores verbessern

In einer eigenen Nachuntersuchung (Tschauner 1991) konnte gezeigt werden, daß die Einbeziehung von subjektiven Maßstäben (im speziellen Fall der „Schulnoten" 1 bis 5 für die subjektive Gesamtzufriedenheit) in ein objektives Nachuntersuchungsschema (Merle-D'Aubigné-Score) die Sensitivität für drohende Prothesenlockerungen steigern kann: Im Vergleich zum objektiven Score allein zeigte der subjektiv-erweiterte Score bereits sehr früh eine um durchschnittlich eine Stufe schlechtere Beurteilung bei jenen Patienten, die im weiteren Verlauf eine Prothesenlockerung entwickelten.

In der Schlußfolgerung von Wright et al. (1994) in einer Studie über die Gründe, warum sich Patienten zum Hüftgelenkersatz entschließen, ist die gesamte Philosophie des *outcomes research* in einem Satz zusammengefaßt:

„Ein Bewertungssystem, das individuelle Wünsche übersieht, könnte nicht in der Lage sein, die *für den Patienten* wichtige Ergebnisqualität zu bewerten."

(„A rating method that omits individual preferences may fail to measure outcomes that are important to patients.“ Wright et al. 1994).

Weiterführende Literatur

Baumgartner R., P.E. Ochsner, A. Schreiber: Checkliste Orthopädie, 2. Auflage. Thieme, Stuttgart 1986

Bombelli R.: Radiological Pattern of the Normal Hip Joint and its Biomechanical Meaning. In: Draenert K., A. Rütt (Hrsg.): Morphologie und Funktion der Hüfte, Histo-Morph Bewegungsapp 1. Art and Science, München 1981 (S. 113–138)

Bombelli R., N. Kuller, M. Bombelli: A new look at the forces acting on the hip joint. Hip International, vol 1, no. 1. Wichtig Editore 1991 (S. 7–16)

Bombelli R.: Structure and Function in Normal and Abnormal Hips, How to Rescue Mechanically Jeopardized Hips. Springer, Berlin Heidelberg 1993

Bradham D.D.: Outcomes Research in Orthopaedics – History, Perspectives, Concepts, and Future. Arthroscopy 10 (1994) 493

Breitenhuber W., H. Steffan, C. Tschauner, R. Graf, F. Sodia, R. Reimann: 3D-Computermodell zur Berechnung von Muskelgleichgewichtszuständen und den resultierenden Reaktionskräften im Hüftgelenk. Biomed. Techn. 40 (suppl. 2) (1995) 81–83

Crerand S., T.M. O'Brian: Complications of the hip dysplasia: Growth disturbance of the proximal femur (AVN). Baillières Clin. Orthop. 328 (1996) 15–30

Czerny C., S. Hofmann, A. Neuhold, C. Tschauner, A. Engel, M.P. Recht, J. Kramer: Lesions of the Acetabular Labrum: Accuracy of MR Imaging and MR Arthrography in Detection and Staging. Radiology 200 (1996) 225–230

Debrunner H.U.: Orthopädisches Diagnostikum, 3. Auflage. Thieme, Stuttgart 1978

Dihlmann S.W., W. Dihlmann: The supercilium acetabuli score: An additional criterion for estimating the biomechanics of the hip joint. Z. Rheumatol. 53 (1994) 351–356

Eckstein F., B. Merz, P. Schmid, R. Putz: The influence of geometry on the stress distribution in joints – a finite element analysis. Anat. and Embryol. 189 (1994) 545–552

Eisenhart-Rothe R., F. Eckstein, M. Müller-Gerbl, J. Landgraf, C. Rock, R. Putz: Direct comparison on contact areas, contact stress and subchondral mineralization in human hip joint specimens. Anat. and Embryol. (1997)

Engelbert S., H. Witte: Morphologie und Biomechanik des Hüftgelenks unter Berücksichtigung der perinatalen Entwicklung. In: Grifka J., J. Ludwig (Hrsg.): Kindliche Hüftdysplasie. Thieme, Stuttgart 1998 (S. 29–41)

Engelhardt P.: Die Bedeutung des Zentrumeckenwinkels zur Prognose der Dysplasiehüfte 50 Jahre nach Erstbeschreibung durch G. Wiberg. Orthopäde 17 (1988) 463–467

Fettweis E.: Sitz-Hock-Stellungsgips bei Hüftgelenksdysplasien. Arch. orthop. traum. Surg. 63 (1968) 38–51

Ganz R., K. Klaue, T.S. Vinh, J.W. Mast et al.: A new periacetabular osteotomy for the treatment of hip dysplasia. Clin. Orthop. 232 (1988) 26–36

Graf R.: Endoprothetik. In: Tschauner C. (Hrsg.): Die Hüfte. Enke, Stuttgart 1997 (S. 224–236)

Graf R., C. Tschauner, W. Klapsch: Dreifachosteotomie des proximalen Femurrandes bei Coxa vara mit Hochstand des Trochanter major und Beinverkürzung. Operat. Orthop. Traumatol. 4 (1992) 50-62

Greenwald A.S., D.W. Haynes: Weight bearing areas in the human hip joint. J. Bone Jt. Surg. B 54 (1972) 157-163

Harris H. W.: Traumatic arthritis of the hip after dislocation and acetabular fractures. An end result study using a new method of result evaluation. J. Bone Jt. Surg. A 51 (1969) 737-755

Hodler J., S.J. Yu, D. Goodwin, P. Haghighi, D. Trudell, D. Resnick: MR Arthrography of the Hip: Improved Imaging of the Acetabular Labrum with Histologic Correlation in Cadavers. AJR 165 (1995) 887-891

Hoegh J., M.F. Macnicol: The Chiari Pelvic Osteotomy - A Long-Term Review of Clinical and Radiographic Results. J. Bone Jt. Surg. B 69 (1987) 365-373

Hoppenfeld S.: Klinische Untersuchung der Wirbelsäule und der Extremitäten. G. Fischer, Stuttgart 1982

Kapandji I. A.: Funktionelle Anatomie der Gelenke, Bd. 2: Untere Extremität. Enke, Stuttgart 1985

Katthagen B.D., H. Spies, G. Bachmann: Die arterielle Durchblutung der knöchernen Hüftgelenkspfanne. Z. Orthop. 133 (1995) 7-13

Kim H.T., D.R. Wenger: The Morphology of Residual Acetabular Deficiency in Childhood Hip Dysplasia: Three-Dimensional Computed Tomographic Analysis. J. Pediatr. Orthop. 17 (1997) 637-647

Klaue K., A. Wallin, R. Ganz: CT-Evaluation of Coverage and Congruency of the Hip prior to Osteotomy. Clin. Orthop. 232 (1988) 15-25

Klaue K., C. Durnin, R. Ganz: The Acetabular Rim Syndrome. A Clinical Presentation of Dysplasia of the Hip. J. Bone Jt. Surg. B 73 (1991) 423-429

Klaue K., R. Ganz: Pelvic Osteotomies in the Adult. In: Chapman M.W. (ed.): Operative Orthopaedicis, 2nd ed, vol 3. J.B. Lippincott, Philadelphia 1993 (S. 1835-1844)

Kotz R., T. DàVid, D. Uyka: Polygonale Pfannenschwenkosteotomie - eine Möglichkeit im Behandlungsplan der Hüftdysplasie. Orthop. Prax. 25 (1989) 147-152

Kotz R., T. DáVid, U. Helwig, D. Uyka, A. Wanivenhaus, R. Windhager: Polygonal triple osteotomy of the pelvis. A correction for dysplatic hip joints. Int. Orthop. 16 (1992) 311-316

Krämer K.L., F.P. Maichl: Scores, Bewertungsschemata und Klassifikation in Orthopädie und Traumatologie. Thieme, Stuttgart 1993

Krepler P, H.P. Kutschera, R. Kotz: Mittelfristige Ergebnisse nach polygonaler Beckenosteotomie. öGO-Wissenschaftliche Sitzungen. Abstract 33 (1996)

Kummer B.: Einführung in die Biomechanik des Hüftgelenks. Springer, Berlin Heidelberg 1985

Kummer B.: Biomechanische Grundlagen der Statik des Hüftgelenks. Kritische Stellungsnahme zu einer neuen Theorie. Z. Orthop. 124 (1986) 179-187

Legal H.: Einführung in die Biomechanik des Hüftgelenks. In: Tönnis D.: Die angeborene Hüftdysplasie und Hüftluxation im Kindes- und Erwachsenenalter. Springer, Berlin Heidelberg 1984 (S. 26-59)

Lieberman J.R., F. Dorey, P. Shekelle, L. Schumacher, B.J. Thomas, K.J. Kilgus, G.A. Finerman: Differences between Patient's and Physicians' Evaluation of Outcome after Total Hip Arthroplasty. J. Bone Jt. Surg. A 78 (1996) 835

Lin C.J., B. Romanus, D.H. Sutherland, K. Kaufman, K. Campbell, D.R. Wenger: Three-Dimensional Characteristics of Cartilaginous and Bony Components of Dysplastic Hips in Children: 3D-CT Quantitative Analysis. J. Pediatr. Orthop. 17 (1997) 152-157

Löhe F., F. Eckstein, R. Putz: Die Beanspruchung des Ligamentum transversum acetabuli unter physiologischer Belastung des Hüftgelenkes. Unfallchirurg 97 (1994) 445-449

Macnicol M.F.: Osteotomy of the Hip, Color Atlas and Textbook. Mosby-Wolfe, London 1996

Matthiessen H.D.: Dynamik des Wachstums im Pfannendach. In: Schilt M., C. Lüdin (Hrsg.): Angeborene Hüftdysplasie und -luxation vom Neugeborenen bis zum Erwachsenen, Proceedings Symposium Uni Zürich 1993. SGUMS-SVUPP-Eigenverlag, Zürich 1993

Millis M.B., S.B. Murphy, R. Poss: Osteotomies about the Hip for the Prevention and Treatment of Osteoarthrosis. J. Bone Jt. Surg. A 77 (1995) 626–647

Millis M.B. et al.: Middle Term Results of Periacetabular Osteotomy (PAO) for Acetabular Dysplasia in the Adolescent and Young Adult (Abstracts). J. Pediatr. Orthop. 15 (abstracts) (1995) 840

Müller-Gerbl M., R. Putz, R. Kenn: Demonstration of Subchronical Bone Density Patterns by Three-Dimensional CT Osteoabsorptiometry as a Noninvasive Method for In Vivo Assessment of Individual Long-Term Stresses in Joints. J. Bone Mineral. Res. 7 (suppl. 2) (1992) 411–418

Müller-Gerbl M., R. Putz, R. Kenn, R. Kierse: People in different age groups show different hip-joint morphology. Clin. Biomech. 8 (1993) 66–72

Murray D.W.: The Definition and Measurement of Acetabular Orientation. J. Bone Jt. Surg. A 75 (1993) 228-232

Niethard F.U., J. Pfeil: Orthopädie. Hippokrates, Stuttgart 1989

Nishina T., S. Saito, K. Ohzono, N. Shimizu, T. Hosoya, K. Ono: Chiari Pelvic Osteotomy for Osteoarthritis: The Influence of the Torn and Detached Acetabular Labrum. J. Bone Jt. Surg. B 72 (1990) 765-769

Ogata S., H. Moriya, K. Tsuchiya, T. Akita, M. Kamegaya, M. Someya: Acetabular Cover in Congenital Dislocation of the Hip. J. Bone Jt. Surg. B 72 (1990) 190-196

Pauwels F.: Atlas zur Biomechanik der gesunden und kranken Hüfte. Springer, Berlin Heidelberg 1973

Pitto R.P., K. Klaue, R. Ganz: Labrumläsionen und acetabuläre Dysplasien bei Erwachsenen. Z. Orthop. 134 (1996) 452-456

Putz R., M. Müller-Gerbl: Morphologische Aspekte der Aspekte der Spannungsverteilung in den grossen Gelenken. Med. orth. Techn. 112 (1992) 309-317

Ryf C., A. Weymann: The Neutral Zero Method - A Principle of Measuring Joint Function. Injury 26 (suppl. 1) (1995) A1-A11

Schulitz K.P., G. Roggenland: Die Dreifach-Osteotomie des Beckens bei dysplastischen Hüftpfannen im Kindes- und Erwachsenenalter. Z. Orthop. 129 (1991) 209-216

Schwarz N.: Outcomes Research: Der Patient bestimmt den Erfolg. CliniCum 1 (1997) 18-20

Schwarz N.: Das Ergebnis ist entscheidend. CliniCum 1/2 (1998) 20-22

Sodia F., R. Reimann, W. Breitenhuber, H. Steffan, C. Tschauner, R. Graf: Ermittlung von Krafteinflussgrössen des menschlichen Hüftgelenks. Biomed. Techn. 40 (suppl. 2) (1995) 72-74

Steffan H., W. Breitenhuber, F. Sodia, R. Reimann, A. Moser: Angewandte Biomechanik - Dreidimensionale Kräfteanalyse und interaktive Operationsplanung. In: Tschauner C. (Hrsg.): Die Hüfte. Enke, Stuttgart 1997

Steinberg M.E.: The Hip and its Disorders. Saunders, Philadelphia-London 1991

Swiontkowski M.F.: Outcomes Measurement in Orthopaedic Trauma Surgery. Injury 26 (1995) 653

Tönnis D., K. Behrens, F. Tscharani: A Modified Technique of the Triple Pelvic Osteotomy, Early Results. J. Pediatr. Orthop. 1 (1981) 241-249

Tönnis D.: Die angeborene Hüftdysplasie und Hüftluxation im Kindes- und Erwachsenenalter. Springer, Berlin/Heidelberg 1984

Tönnis D., W.J. Kasperczyk, K. Kalchschmidt: Hüftdysplasie im Jugendlichen- und Erwachsenenalter: dreifache Beckenosteotomie. Orthop. Prax. 24 (1988) 225-229

Tönnis D., K. Kalchschmidt: Die Hüftpfannenschwenkosteotomie nach Tönnis: In: Hackenbroch M.H., J. Rütt (Hrsg): Die Behandlung der Hüftdysplasie durch Beckenosteotomien, Symposium Köln 1990. Thieme, Stuttgart 1991

Tönnis D.: Treatment of Residual Dysplasia After Developmental Dysplasia of the Hip as a Prevention of Early Coxarthrosis. J. Pediatr. Orthop. Part B, 2 (1993) 133-144

Tönnis D., A. Arning, M. Bloch, A. Heinecke, K. Kalchschmidt: Triple Pelvic Osteotomy. J. Pediatr. Orthop. Part B, 3 (1994) 54-67

Tönnis D., A. Heinecke: Verringerte oder vermehrte Antetorsion und Anteversion - präarthrotische Deformitäten in der dritten Dimension. In: Tschauner C. (Hrsg.): Die Hüfte. Enke, Stuttgart 1997 (S. 112-122)

Tschauner C.: Neues Bewertungsschema für die standardisierte Nachuntersuchung von Hüftgelenkstotalendoprothesen. Med.-orth. Techn. 111 (1991) 93-95

Tschauner C., W. Klapsch, W. Kohlmaier, R. Graf: Der Stellenwert der dreifachen Beckenosteotomie nach Tönnis im Rahmen der Spätdysplasie und frühen Sekundärarthrose des Hüftgelenkes. Orthop. Prax. 28 (1992) 225-263

Tschauner C.: Die operative Therapie der Dysplasiehüfte unter besonderer Berücksichtigung der Spätkorrekturen bei Wachstumsende. In: Schilt M., C. Lüdin (Hrsg.): Angeborene Hüftdysplasie und -luxation vom Neugeborenen bis zum Erwachsenen. Proceedings Symposium Uni Zürich 1993. SGUMS-SVUPP-Eigenverlag, Zürich 1993 (S. 137-161)

Tschauner C.: Neues optimiertes biomechanisches Konzept zur Wirkungsweise der operativen Reorientierung der dysplastischen Hüftpfanne unter besonderer Berücksichtigung der Dreifachbeckenosteotomie nach Tönnis. Habilitationsschrift, Berlin 1995

Tschauner C.: Befunddokumentation und Ergebnisbewertung. In: Tschauner C. (Hrsg.): Die Hüfte. Enke, Stuttgart (S. 32–40)

Tschauner C., S. Hofmann: Restdysplasie und Dysplasiecoxarthrose – Biomechanische Prinzipien und Entscheidungshilfen zur gelenkerhaltenden orthopädisch-chirurgischen Behandlung. In: Tschauner C.: Die Hüfte, Enke, Stuttgart 1997a (S. 92–112)

Tschauner C., S. Hofmann, C. Czerny: Hüftdysplasie, Morphologie, Biomechanik und therapeutische Prinzipien unter Berücksichtigung des Labrum acetabulare. Orthopäde 26 (1997) 89–108

Wagner H.: Prinzipien der Korrekturosteotomie am Bein. Orthopäde 6 (1977) 145–177

Wagner H., M. Wagner: Sphärische Pfannenosteotomie. In: Bauer R., F. Kerschbaumer, S. Poisel (Hrsg.): Orthopädische Operationslehre, Band II/1: Becken und untere Extremität, Teil 1. Thieme, Stuttgart 1994 (S. 82–92)

Windhager R., N. Pongracz, W. Schönecker, R. Kotz: Chiari Osteotomy for Congenital Dislocation and Subluxation of the Hip. J. Bone Jt. Surg. B 73 (1991) 890–895

Wolff J.: Das Gesetz von der Transformation der Knochen. Reprint 1992 hrsg. v. D. Wessinghage

Wright J.G., S. Rudicel, A.R. Feinstein: Ask the patients what they want. J. Bone Jt. Surg. B 76 (1994) 229–236

Zippel H.: Orthopädie systematisch. Uni-Med, Lorch 1996

3 Wachstum, Reifung und Dynamik im Säuglingshüftpfannendach – Experimentelle Untersuchungen an Wachstumsfugen

H.-D. Matthiessen

Erst nachdem Graf 1978 begonnen hatte, experimentell Säuglingshüftgelenke sonographisch darzustellen, und eine Klassifizierung des pathoanatomischen und pathomorphologischen Entwicklungszustandes erarbeiten konnte, ließ sich die entscheidend wichtige postpartale Formdifferenzierung des Säuglingshüftpfannendaches einsehen und beschreiben. Für die defizitäre Entwicklung führte Graf den Begriff „Verknöcherungsverzögerung" ein. Die postpartal bestehende „physiologische Verknöcherungsverzögerung" ist entwicklungsgeschichtlich bedingt.

Die experimentellen sonographischen Untersuchungen von Graf haben „Licht" in das „Dunkel" des postpartalen physiologischen und pathophysiologischen Hüftwachstums gebracht

Enchondrale Ossifikation und Dynamik des Pfannendachwachstums

Enchondrale Ossifikation des Pfannendaches

Während Gelenkkörper, Gelenkhöhle und intraartikuläre Strukturen bereits am Ende der Embryonalperiode (8. Woche) ausgebildet sind, ist die Fetalperiode durch Wachstum der Gelenkkörper und die damit funktionell zusammenhängende Vaskularisation des Knorpelgewebes sowie durch die Knochenbildung im Azetabulum gekennzeichnet (Tillmann 1990). Die chondrogenen Schichten (Ausbildung der Gelenkhöhle) haben in ihren Wachstumszonen durch apositionelles Wachstum Anteil an der Gestaltbildung der knorpelig präformierten Gelenkkörper. Die Knochenkernbildung im Os ilium erscheint bereits im 3. Schwangerschaftsmonat und nimmt zum Ende der Fetalzeit im Rahmen der Osteogenese zu. Die enchondrale Ossifikationsfront mit ihrer unipolaren Wachstumsfuge ist dabei auf das am weitesten lateral gelegene Labrum acetabulare sowie auf die kaudal gelegene Y-Fuge gerichtet, so daß erst am Schluß der Rand des kranialen Pfannendaches verknöchert. Die „fließende" Verknöcherung des Pfannendaches aus dem ursprünglichen Knochenkern des Os ilium konnte Schilt (1993) in einer Zeichnung eindrucksvoll darstellen (Abb. 3.1).

Vom Knochenkern des Os ilium ausgehend „fließt" die enchondrale Ossifikationsfront in die Richtung des Labrum acetabulare und zur Y-Fuge

Die Entwicklung des Säuglingshüftgelenkes wird demnach von der Aktivität der unipolar wachsenden, dreidimensional gekrümmten Pfannendachwachstumsfuge einerseits und der bis zur Hüftkopfkernbildung unipolar wachsenden proximalen Femurwachstumsfuge andererseits bestimmt. Zwischen beiden Gelenkpartnern bestehen im weiteren Wachstum Kontrollmechanismen im Sinne eines direkten gegenseitigen Modellierens, um die sphä-

Die Entwicklung des Hüftgelenkes wird von der Aktivität der Pfannendachwachstumsfuge einerseits und der proximalen Femurwachstumsfuge andererseits bestimmt. Um die sphärische Kongruenz während des Wachstums zu garantieren, bestehen Kontrollmechanismen

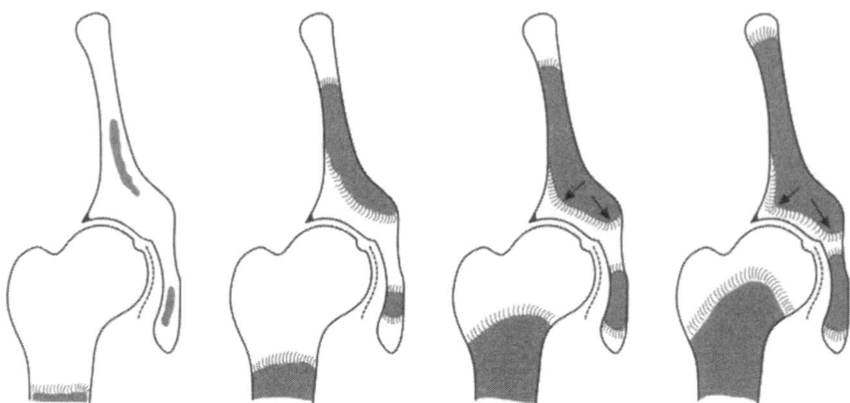

Abb. 3.1. Enchondrale Ossifikation des Hüftpfannendaches (nach M. Schilt 1993). Der Verlauf der Pfannendachwachstumsfuge (/////) wurde zusätzlich eingefügt. Die „fließende" Verknöcherung zum lateralen knorpeligen Pfannendach wird deutlich. Die Wachstumsfuge verlängert sich in das laterale Pfannendach hinein.

rische Kongruenz beider Gelenkkomponenten nicht zu gefährden. Nach Engelbert u. Witte (1998) korrelieren Veränderungen in Form und Ausrichtung des koxalen Femurendes grundsätzlich mit denen des artikulierenden Gelenkpartners Hüftgelenkpfanne.

Das Wachstum des Neugeborenenhüftgelenkes zeigt bei hoher Wachstumsgeschwindigkeit bis zum Ende des 3. Lebensmonats die entscheidend wichtige Formdifferenzierung (Entwicklungsphase) mit fließendem Übergang zu einer Reifungsphase jenseits des 3. Lebensmonats mit proportionalem Größenwachstum von Hüftkopf und Pfanne

Wachstum, Entwicklung und Reifung

Diese drei Begriffe wurden von Matthiaß (1980) definiert.

- Unter „Wachstum" wird die meßbare Zunahme der physischen Masse des Körpers oder seiner Teile verstanden. Es handelt sich um einen rein quantitativen Begriff.
- Der Begriff „Entwicklung" wird gebraucht, um die zunehmende skeletogene Differenzierung in Form und Funktion zu beschreiben, in ihr wird die Erfüllung des genetisch festgelegten Planes gesehen.
- Mit „Reifung" wird der Prozeß der Annäherung an den genetisch und umweltlich bestimmten Endzustand der Entwicklung bezeichnet.

Dynamik des Wachstums im Pfannendach

Die Dynamik der Formdifferenzierung wird von der genetisch bestimmten Planung, den anatomischen Strukturen (knorpeliges und knöchernes Pfannendach, koxales Femurende) sowie von der biologischen Antwort des wachsenden Gewebes auf „exogen" einwirkende Kräfte von den beteiligten Wachstumsfugen gesteuert.

Reguläres Wachstum setzt empfindliche Rückkopplungsmechanismen voraus, die die Formdifferenzierung und das „integrierte" Wachstum zwischen Hüftkopf und Pfanne garantieren. Eine einmal eingetretene Desintegration

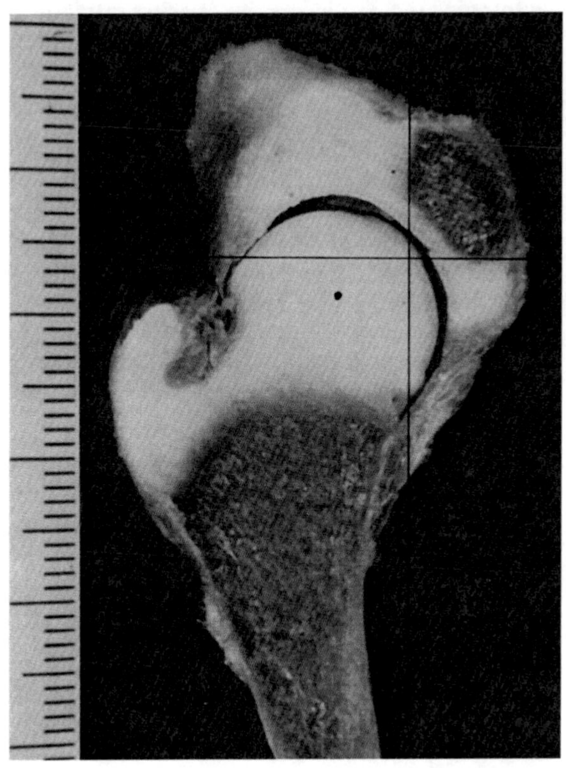

Abb. 3.2. Dezentrierendes, dysplastisches Neugeborenenhüftgelenk. Der Hüftkopfmittelpunkt liegt im äußeren unteren Quadranten. (Für die freundliche Überlassung des Hüftpräparates danke ich Herrn Prof. Dr. med. Manfred Immenkamp, Markgröningen).

des Hüftgelenkwachstums durch „endogene“ Faktoren oder „exogene“ Fehlbelastung kann nur im Rahmen des „Remodeling“ durch biomechanische Wachstumslenkung korrigiert werden (Tschauner 1997).

Mechanisch, „exogen“ bedingtes Fehlwachstum ist gut zu beeinflussen. Fehlwachstum infolge Beeinträchtigung des Biomaterials, „endogene“ Faktoren, sind – durch welche Therapiemaßnahmen auch immer – kaum zu verbessern (Niethard 1997)

Abb. 3.2 zeigt eine dezentrierende dysplastische Neugeborenenhüfte. Der knorpelige, weiche Pfannenerker ist breit übergreifend und kranialisiert. Das knöcherne, harte Pfannendach ist deutlich defizitär entwickelt. Der Hüftkopfmittelpunkt befindet sich bereits im unteren äußeren Quadranten. Ohne eine biomechanisch-korrigierende Wachstumslenkung wäre im Rahmen der DDH (*developmental dysplasia of the hip*) (Klisic 1989) die weitere Hüftgelenkdezentrierung (Graf 1997, 1998) unausweichliche Folge.

Da die Formdifferenzierung des Säuglingshüftgelenkes neben der periostalen und interossalen Ossifikation (Oelkers 1981) im wesentlichen von der unipolar wachsenden Pfannendachwachstumsfuge ausgeht, sollen die Gesetzmäßigkeiten des regulären Wachstums vorangestellt werden. Die zur Dysplasie führenden „exogen“ einwirkenden Fehlbelastungen werden im Rahmen der Ergebnisse experimenteller Untersuchungen ausführlich dargestellt und diskutiert.

Histologie und Funktion der Wachstumsfuge, experimentelle Untersuchungen

Histologie und Funktion der Wachstumsfuge

Die histologische Aufbereitung von Wachstumsfugen zeigt spezies- und lokalisationstypische Unterschiede. Der prinzipielle Aufbau und das physiologische Wachstum sind jedoch einheitlich

Der mikroskopische Aufbau der Wachstumsfugen ist bei den verschiedenen Spezies recht einheitlich. Durch genetisch determinierte, unterschiedliche Wachstumsgeschwindigkeiten ergeben sich spezies- und lokalisationstypische Unterschiede. Die relative Höhenausbildung der einzelnen Zonen zeigt in Abhängigkeit von der Wachstumsintensität Veränderungen, die jedoch für eine spezifische Fuge zu einem bestimmten Zeitpunkt konstante Verhältnisse aufweist (Abb. 3.3). Hierauf basiert auch die Skelettalterbestimmung nach Greulich u. Pyle (1959). So kann über das Skelettalter das Reifungsalter analysiert werden.

Nach histologischen, elektronenmikroskopischen und morphometrischen Befunden läßt sich im Rahmen der Enddifferenzierung der Chondrozyten von der Germinativ- bis zur Eröffnungszellzone eine ortsständige Zellstruk-

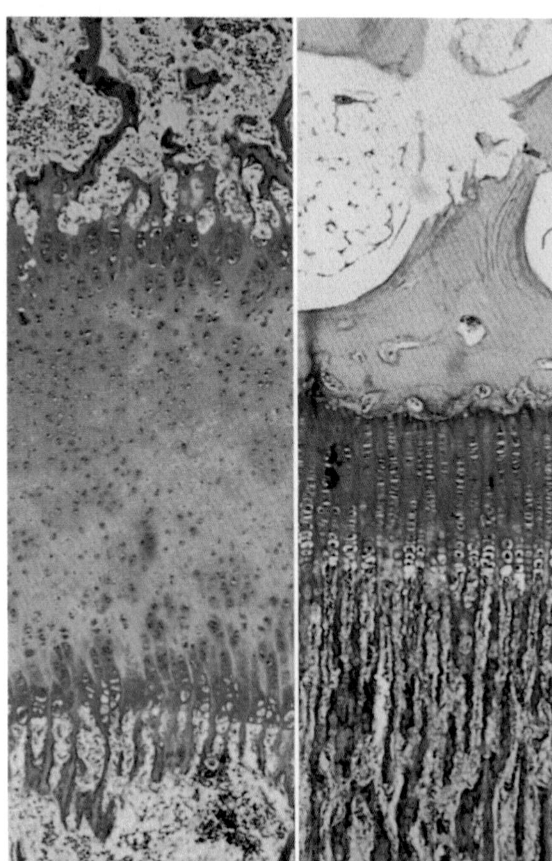

Abb. 3.3. Unter Modifikation der Gesamtfugenhöhen sowie der einzelnen Zellzonenhöhen bestehen spezies- und lokalisationstypische Unterschiede bei prinzipiell gleichem Aufbau (Alcianblau-pH 7-van-Gieson-Färbung). **a** bipolare, proximale Ulnawachstumsfuge des deutschen Landschweins mit metaphysärer und epiphysärer Wachstumsfront; **b** unipolare, proximale Tibiawachstumsfuge der Wistar-Ratte.

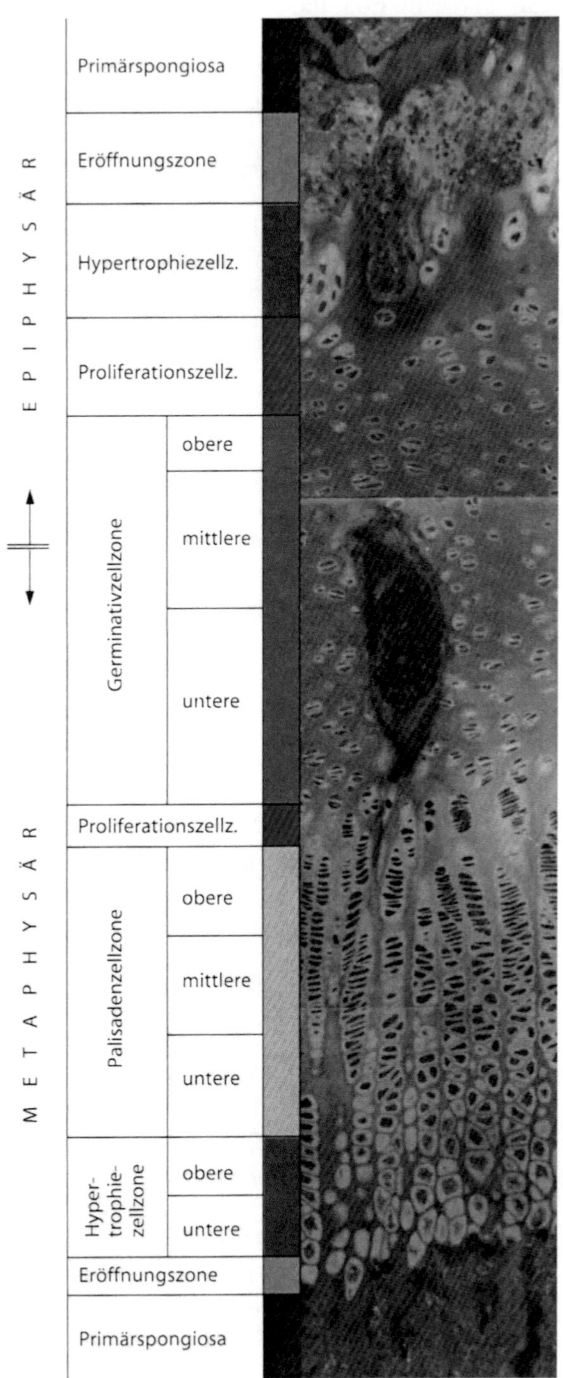

Abb. 3.4. Zoneneinteilung der bipolaren proximalen Ulnawachstumsfuge des deutschen Landschweins nach morphometrischen, histologischen und elektronenoptischen Befunden.

Nach histologischen, elektronenoptischen und biochemischen Befunden lassen sich in den Wachstumsfugen im Rahmen der Enddifferenzierung der Chondrozyten mehrere Zonen mit unterschiedlicher Stoffwechselfunktion und Aufgabe unterscheiden. Das Knorpelwachstum als Funktion der Wachstumsfuge erfolgt in ortsständiger Zellstruktur- und Stoffwechselveränderung, Interzellularsubstanzsynthese und provisorischer Verkalkung. Als Funktion der metaphysären Primärspongiosa wird die Kompartimentierung der Eröffnungsvorgänge sowie die Bereitstellung lytischer Enzyme zur Chondroneröffnung in der Eröffnungszellzone angesehen

tur- und Funktionsänderung aufzeigen (Kember 1960; Scott 1967; Schenk et al. 1967, 1968, 1978; Hansson 1967; Thyberg u. Friberg 1973a; Thyberg et al. 1975; Thyberg 1975; Matthiessen et al. 1976, 1980; Rodegerdts 1976; Rodegerdts u. Matthiessen 1976, 1979; Rodegerdts et al. 1977) (Abb. 3.4).

Die Germinativzellzone stellt als „Pool" differenzierungsfähiger Zellen, die einzeln oder paarig vorliegen, ein Zellreservoir dar. In der perilakunären Knorpelmatrix finden sich Glykosaminoglykane. Darauf folgt nach peripher ein Filz aus Kollagenfibrillen (Typ II), die – assoziiert mit Proteoglykanen – ein interfibrilläres Netzwerk bilden. Das Verhältnis von Zellen zur Interzellularsubstanz beträgt 25:75%.

Mit Beginn der Proliferationszellzone wird eine stark zunehmende Zellteilungsrate beobachtet (^{3}H-Thymidin), die Matrixsynthese sowie der Proteoglykan-Turnover vermindern sich (^{3}S-Sulfat). In der oberen Palisadenzellzone kommt es zu weiterer Zellteilung ohne Zellvergrößerung. In der unteren Palisadenzellzone vermindert sich die Zellteilungsrate bei zunehmender Matrixsynthese. Vermehrt auftretendes granuläres endoplasmatisches Reticulum ist für die Kollagensynthese verantwortlich. Stärkere Entwicklung des Golgi-Apparates garantiert die Produktion der Glykosaminoglykane.

Die Reifungsphase beginnt in der Hypertrophiezellzone, die durch Wachstum unter Flüssigkeitsaufnahme und Zellvergrößerung gekennzeichnet ist. Das Verhältnis von Zellen zur Interzellularsubstanz beträgt dann 60:40%. Die Chondrone erreichen eine Größe von 25 μm. Der unteren Hypertrophiezellzone folgt die Eröffnungszellzone, in der die eigentliche enchondrale Ossifikation durch aktives Knochenwachstum unter Beteiligung der Perivaskularzellen stattfindet.

Experimentelle Untersuchungen zu Bau und Funktion der Eröffnungszellzone

Zur Untersuchung des aktuellen Zellstoffwechsels in der Eröffnungszellzone wurde HRP als Tracer eingesetzt

Obwohl eine Vielzahl fundierter Untersuchungen zur Zelldifferenzierung und zum Modus der Eröffnungsvorgänge im Rahmen der enchondralen Ossifikation vorliegen (Kember 1960; Scott 1967; Schenk et al. 1967, 1968; Hansson 1967; Thyberg et al. 1973, 1975) war die Beurteilung des aktuellen Zellstoffwechsels mangels geeigneter Untersuchungsverfahren bisher nicht möglich. Zur Untersuchung der rasch ablaufenden Eröffnungsvorgänge wurde daher Horseradishperoxidase (HRP) als Tracer eingesetzt, der über ein histochemisches Verfahren morphologisch die Beurteilung der Transitstrecke von Nährsubstanzen sowie deren unterschiedliche zelluläre Aufnahme und Utilisation pro Zeiteinheit erlaubt (histochemische Aufarbeitung siehe Abb. 3.5).

Unter Verwendung der Perfusionsinkubation mit Diaminobenzidin (DAB) konnte der physiologisch wichtige Transport kleiner lipoidunlöslicher Moleküle sowie der meisten Plasmaproteine durch Markierung mit HRP morphologisch dargestellt werden. Die Untersuchungen wurden an Wachstumsfugen der Wistar-Ratte durchgeführt (Matthiessen 1980, 1993).

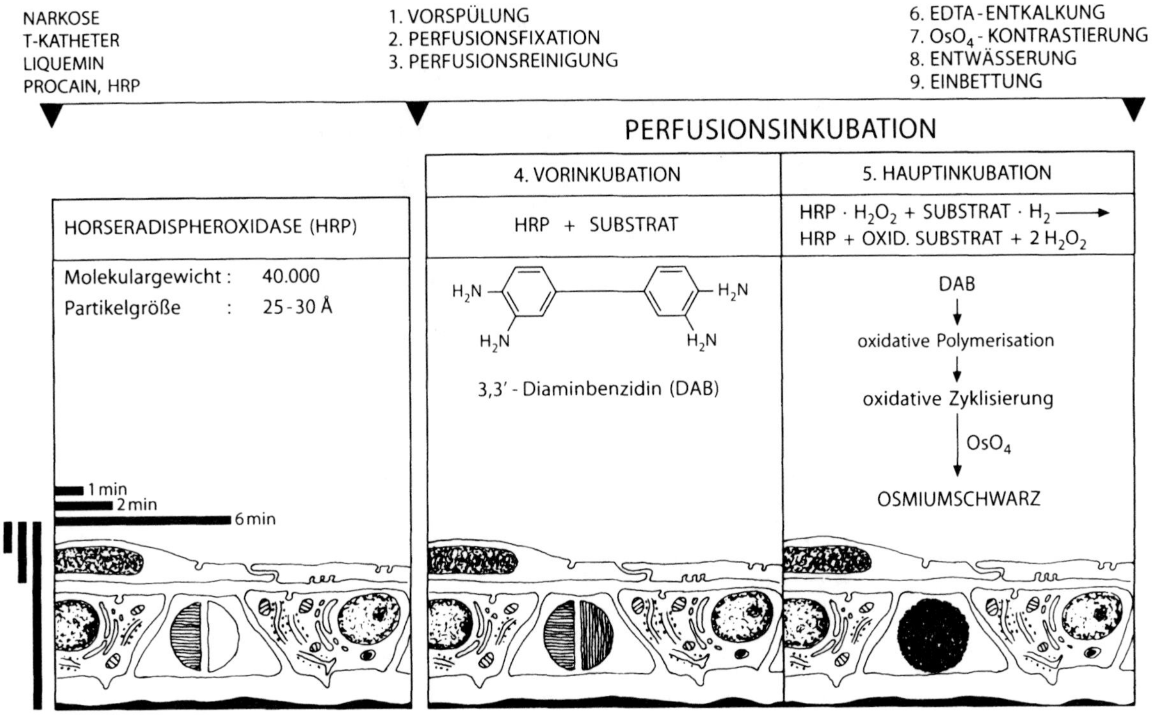

NARKOSE
T-KATHETER
LIQUEMIN
PROCAIN, HRP

1. VORSPÜLUNG
2. PERFUSIONSFIXATION
3. PERFUSIONSREINIGUNG

6. EDTA-ENTKALKUNG
7. OsO_4-KONTRASTIERUNG
8. ENTWÄSSERUNG
9. EINBETTUNG

PERFUSIONSINKUBATION

HORSERADISPHEROXIDASE (HRP)

Molekulargewicht : 40.000
Partikelgröße : 25-30 Å

4. VORINKUBATION

HRP + SUBSTRAT

3,3'-Diaminbenzidin (DAB)

5. HAUPTINKUBATION

$HRP \cdot H_2O_2$ + SUBSTRAT $\cdot H_2 \longrightarrow$
HRP + OXID. SUBSTRAT + $2\,H_2O_2$

DAB
oxidative Polymerisation
oxidative Zyklisierung
OsO_4
OSMIUMSCHWARZ

1 min
2 min
6 min

Abb. 3.5. Perfusion und Inkubation des mit HRP markierten Gewebes der Wachstumsfuge. Nach Einlage eines T-Katheters in die Aorta abdominalis wurde HRP über den T-Katheter appliziert, so daß eine physiologische Verteilung mit dem Blutstrom für 1, 2, 4 bzw. 6 min. erfolgen konnte. Der Applikationsdauer bis zum Zeitpunkt der Perfusionsfixation ist die Eindringtiefe in das Gewebe direkt proportional, wobei quantitative und qualitative Unterschiede in der Einbaurate als Ausdruck unterschiedlicher Stoffwechselaktivität zu werten sind. Nach Vorspülung mit Ringer-Lactat-Lösung und Perfusionsfixation mit 1,5%iger Glutaraldehydlösung in Na-Phosphat-Puffer für 2 Stunden bei einem Druck von 100 mmHg schloß sich die Reinigung des Gewebes von Glutaraldehyd mit osmotisch korrigiertem Na-Kakodylat-Puffer für weitere 2 Stunden an. Danach erfolgte die Perfusionsinkubation mit DAB für eine halbe Stunde, um für die histochemische Reaktion einen ausreichend hohen Substratspiegel zu erhalten. Während der darauffolgenden Hauptinkubation wurden DAB und H_2O_2 für eine weitere Stunde perfundiert, wobei die zunehmende Schwarzfärbung des Tieres die abgelaufene Reaktion anzeigte. Die im Gewebe gelegene Peroxidase katalysiert dabei die Oxidation von DAB, so daß über eine oxidative Polymerisation und Zyklisierung ein polymerer Farbstoff entsteht, der später – nach zwei- bis dreiwöchiger EDTA-Entkalkung mit Osmiumsäure – intensiv reagiert und eine hohe Elektronendichte zeigt. Nach Inkubation wurden die relativ dünn geschnittenen Gewebeblöckchen in einer Pufferlösung im Durchlicht fotografiert und befundet. Daran schloß sich die weitere Aufbereitung des Gewebes für die Elektronenmikroskopie an. Aufarbeitungstechnik: Matthiessen et al. (1973).

Die perfusionsfixierten Wachstumsfugen der Ratte zeigen nach Ablauf einer Perfusionsdauer von 20 Minuten sehr gut ausgewaschene Kapillarschlaufen und -sprossen mit guter Gewebefixation (Abb. 3.6).

Zur vergleichenden Beurteilung wurden Weichteilgewebe mituntersucht. Grundsätzlich liegt die Konzentration des Tracers, z. B. am retrograd perfundierten Rechtsherz, höher als im Knochen. Kontrastausgleich stellt sich bereits nach 1 Minute Applikationsdauer ein.

Die Chondroneröffnung konnte nach Befunden der HRP-Markierung in Anlehnung an die Berechnungen von Schenk (1968) (Ratte) sowie nach histomorphometrischen Befunden eigener Untersuchungen (Rodegerdts et al. 1977) in vier Phasen eingeteilt werden.

Experimentell gelang eine sehr gute Perfusion, Inkubation und Perfusionsfixation des Gewebes. Die unterschiedliche Stoffwechselaktivität verschiedener Gewebe wurde zur vergleichenden Beurteilung (Rechtsherz, Arteriolen, Kapillaren sowie Blutbildungsareale) mituntersucht

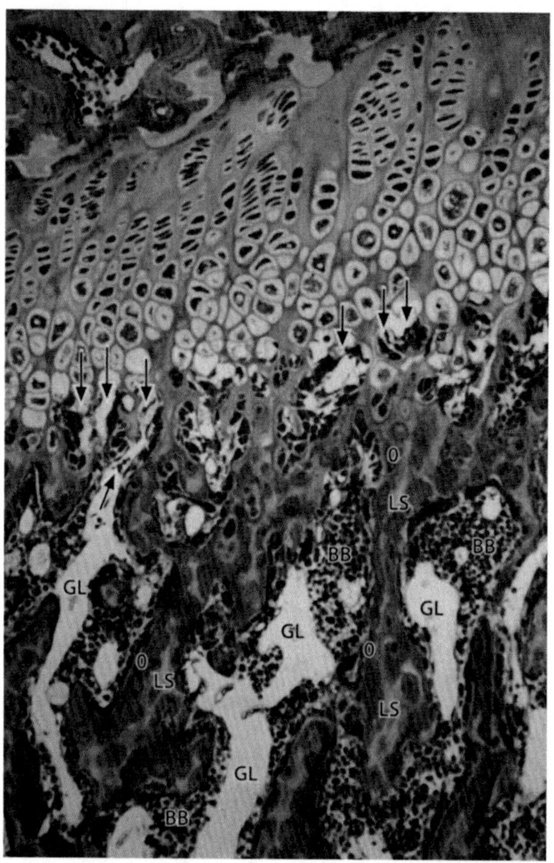

Abb. 3.6. Wachstumsfuge der Wistar-Ratte nach Perfusion mit „ausgewaschenen" Gefäßen, Gefäßlumen (GL). Neben den größeren Markhöhlengefäßen sind auch die sinusoidalen Kapillarschlaufen und Kapillarsprossen (→) blutfrei. In der Nachbarschaft Blutbildungsareale (BB) sowie Osteoblastensäume (O) an zentral verbliebenen mineralisierten Knorpelsepten (LS). (Semidünnschnitt, Toluidinblau-Färbung).

Die Eröffnung der letzten hypertrophierten Chondrone läßt sich in vier Phasen einteilen. Der Eröffnungsvorgang wiederholt sich pro Tag je nach Wachstumsgeschwindigkeit der jeweiligen Fuge etwa sechs- bis achtmal, so daß eine erhebliche Stoffwechsel- und Zellaktivität besteht

Die halbschematische Zeichnung (Abb. 3.7) verdeutlicht den zeitlichen Ablauf der Eröffnungsvorgänge nach HRP-Applikation und Perfusionsinkubation mit DAB in der metaphysären Primärspongiosa und faßt die experimentell gewonnenen Ergebnisse synoptisch zusammen.

Die Zeichnung zeigt den basalen Teil der Hypertrophiezellzone sowie die metaphysäre Primär- und Sekundärspongiosa. Zur Chondroneröffnung sprießen aus den Kapillarschlaufen Endothelien bis an das letzte Transversalseptum heran und werden dabei von sogenannten Perivaskularzellen Typ A und Typ B begleitet. Ultrastrukturell lassen sich beide Zelltypen im wesentlichen durch ihren unterschiedlichen Gehalt an endoplasmatischem Reticulum und cytoplasmatischen *dense bodies* unterscheiden, wobei die Typ-A-Zellen mehr im Dienst der Synthese stehen und als Vorläufer der Osteoblasten angesehen werden. Die Typ-B-Zellen stehen im Dienst resorptiver Prozesse und gelten als Vorläufer der Chondroklasten. Die Zellen sollen durch mitotische Teilung

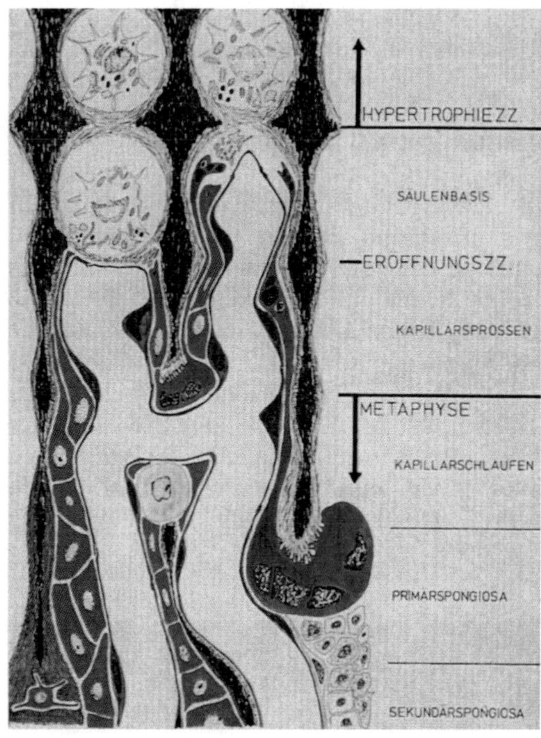

Abb. 3.7. Halbschematische Zeichnung der Eröffnungsvorgänge in der metaphysären Primärspongiosa (Erläuterung siehe S. 44).
gelb/braun: Endothelzellen
rot: Perivaskularzellen Typ A, Vorläufer der Osteoblasten
blau: Perivaskularzellen Typ B, Vorläufer der Chondroklasten
schwarz: mineralisierte Knorpelsepten.

aus undifferenzierten Mesenchymzellen oder monozytären Vorläufern aus den Blutarealen hervorgehen.

Die elektronenmikroskopische Befunddokumentation kann aus Platzgründen leider nicht dargestellt werden.

Fugenwachstum

Zwischen der knorpeligen Wachstumsfuge und der knöchernen metaphysären Primärspongiosa bestehen Synchronisationsvorgänge, die in der Eröffnungszellzone aktiv werden und ein physiologisches Wachstum garantieren

Die histogenetischen Prozesse – Zellproliferation, Matrixsynthese, Zelldifferenzierung, Mineralisation sowie enchondrale Ossifikation in der Eröffnungszellzone – setzen allgemeine und lokale Regulationsmechanismen voraus, die für ein harmonisches Wachstum entscheidend sind. Die Regulation und Synchronisation des Knorpelwachstums als Funktion der Wachstumsfuge einerseits sowie die Eröffnungsvorgänge als Funktion der metaphysären Primärspongiosa andererseits stehen physiologisch im Gleichgewicht. Die Veränderung der Wachstumsrate (= Wachstumsgeschwindigkeit) ist daher als Variation des zeitlichen Ablaufes sowie der Intensität beider Teilprozesse anzusehen. Die wesentliche Kinetik der enchondralen Ossifikation erfolgt in der Eröffnungszellzone.

Wachstumsgeschwindigkeit

In der Wachstumsfuge eines 3 Monate alten Säuglings besteht eine Wachstumsgeschwindigkeit von etwa 40 μm pro Tag

Aus den histomorphometrischen Untersuchungen nach polychromer Sequenzmarkierung mit Tetracyclin ließ sich an der proximalen Ulnawachstumsfuge des sechs Wochen alten Landschweines eine Wachstumsrate von 140 bis 180 μm pro Tag errechnen. Dies entspricht einer Eröffnung von sechs bis acht Chondronen pro Tag. Bei einer Gesamtfugenhöhe von 560 μm wird daher pro Tag ein Drittel der Gesamtfugenhöhe als neues Gewebe in der metaphysären Primärspongiosa aufgebaut. Nach den Berechnungen von Schenk (1968) erfolgt bei der Ratte etwa alle drei Stunden eine Chondroneröffnung. Nach Umrechnung der Wachstumsfugenhöhe sowie der Größe der Chondrone in der Hypertrophiezellzone besteht in der Wachstumsfuge der Pfanne eines 3 Monate alten Säuglings eine Wachstumsgeschwindigkeit von etwa 40 μm pro Tag (Abb. 3.8).

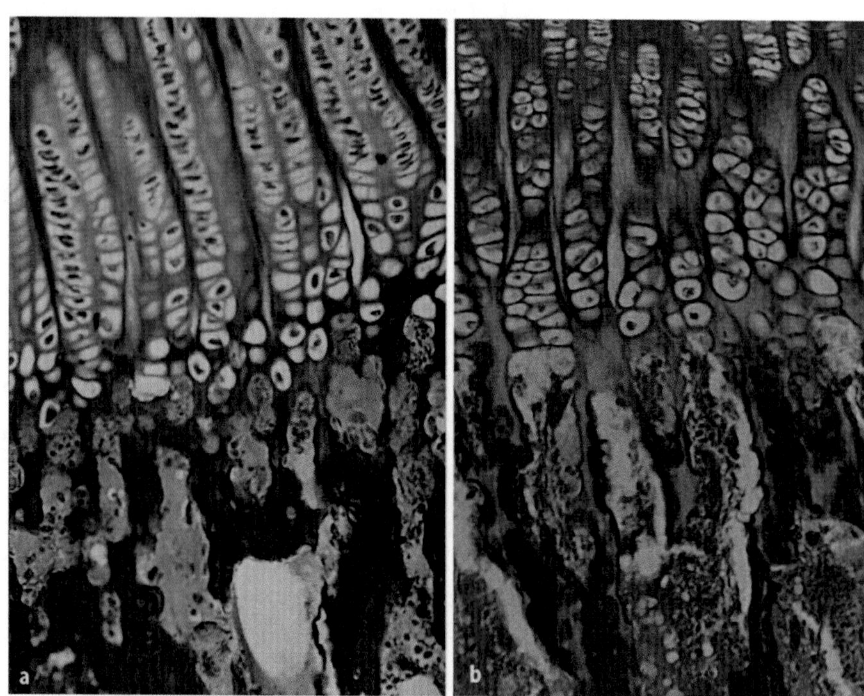

Abb. 3.8. Metaphysärer Anteil der Wachstumsfuge mit Hypertrophiezellzone und metaphysärer Primärspongiosa (Hale-Rinehart-Färbung). **a** Proximale Ulnawachstumsfuge eines 6 Wochen alten Landschweins. Wachstumsleistung: 160 μm/Tag. **b** Pfannendachwachstumsfuge eines 3 Monate alten Säuglings. Wachstumsleistung: 40 μm/Tag. Bei gleicher Struktur und Größe der Eröffnungschondrone, der mineralisierten Longitudinalsepten und des osteoblastisch angelagerten, nicht mineralisierten Osteoids besteht eine deutlich höhere Hypertrophie- und Palisadenzellzone in der Wachstumsfuge des Schweines.

Mikrobiomechanische Stabilisierung

Zur mechanischen Stabilisierung des Übergangs zwischen weicher Wachstumsfuge und harter metaphysärer Primärspongiosa erfolgt unter Ausbildung von Longitudinal- und Transversalsepten und beginnend in der Proliferationszellzone (Schlüter 1978) eine „provisorische" Verkalkung der Wachstumsfuge. Die mineralisierten Longitudinalsepten reichen zur Stabilisierung und Kompartimentierung der Eröffnungsvorgänge (Schenk 1978) sowie als Leitschiene für die nachfolgende Ossifikation in die metaphysäre Primärspongiosa hinein und werden metaphysenwärts osteoklastisch abgebaut (Abb. 3.9).

Die mikrobiomechanische Stabilisierung des Knorpel--Knochen-Übergangs garantiert die Kompartimentierung der Eröffnungsvorgänge, dient als Leitschiene für Kapillarschlaufen und Sprossen und sorgt im Rahmen der Osteogenese für gerichteten Osteoblastenanbau und chondroklastischen Abbau

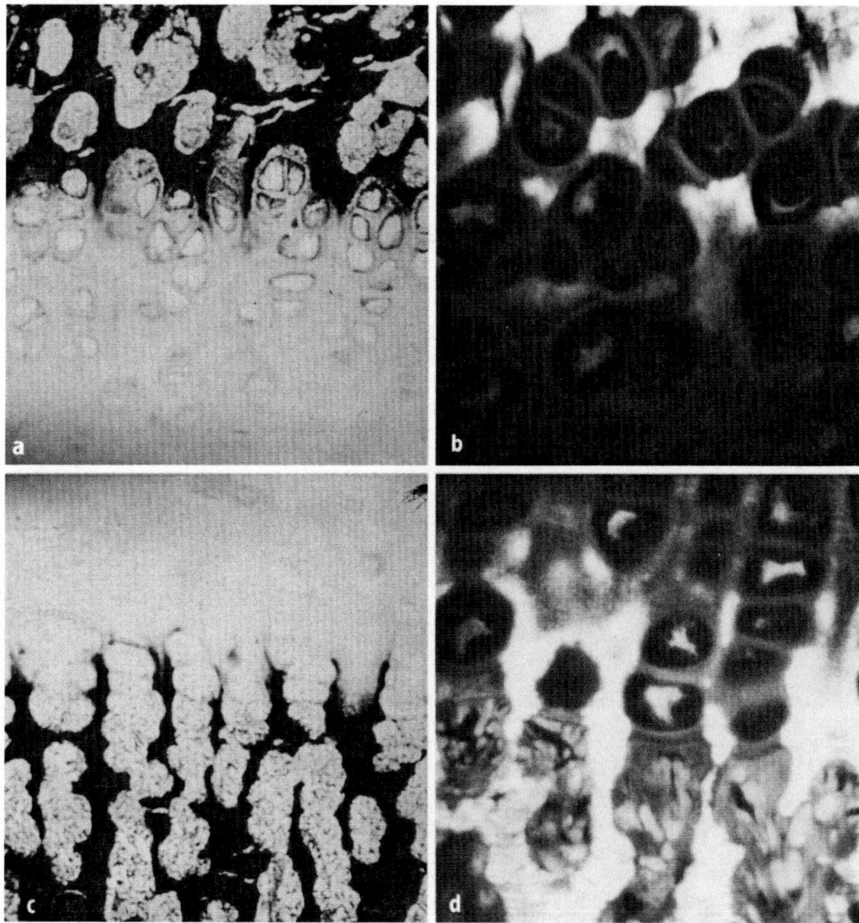

Abb. 3.9. Mikrobiomechanische Stabilisierung. **a, b** Epiphysäre und **c, d** metaphysäre Eröffnungszellzone (proximale Ulna, Schwein). In der Von-Kossa-Färbung (linkes Bild) ist der mineralisierte Knorpel dunkelbraun bis schwarz dargestellt. Die histochemische, fluoreszenzoptische Darstellung des Calciums mit Morin nach Pearse (rechtes Bild) läßt die Unterscheidung neu gebildeten Osteoids von bereits stabil eingelagertem Osteoid zu. Zur Stabilisierung des Überganges zwischen „weicher" Wachstumsfuge und „harter" Primärspongiosa wird ein wabenartiges Stützgerüst ausgebildet: „provisorische" (Schenk 1978) oder „präparatorische" Knorpelmineralisation (Matthiessen et al. 1980).

Behandlungsergebnisse, eigenes Krankengut

Behandlungsergebnisse unter sonographiegesteuerter Verlaufskontrolle

Seit Einführung der Sonographie konnten nach subtiler Klassifizierung des Dysplasiegrades bei Frühestdiagnose und Frühesttherapie faszinierende Behandlungserfolge erzielt werden.

Beispiel 1: „Euphorisierender Behandlungserfolg" bei einem 3,1 Monate alten Mädchen. Abb. 3.10 a–c zeigen die Röntgenaufnahmen eines 3,1 Monate alten Mädchens, das wegen einer auffälligen rechtsseitigen Abduktionshemmung vorgestellt wurde. Sonographisch bestand ein Hüfttyp III a, röntgenologisch eine Luxation mit einem AC-Winkel von 43°. Nach konsequenter Luxationsbehandlung mit einer modifizierten Hoffmann-Daimler-Luxationsbandage konnte bereits nach sechs Wochen im Alter von 4,3 Monaten ein Hüfttyp II b, röntgenologisch ein AC-Winkel von 27° erreicht werden. Bei stabilen Hüftge-

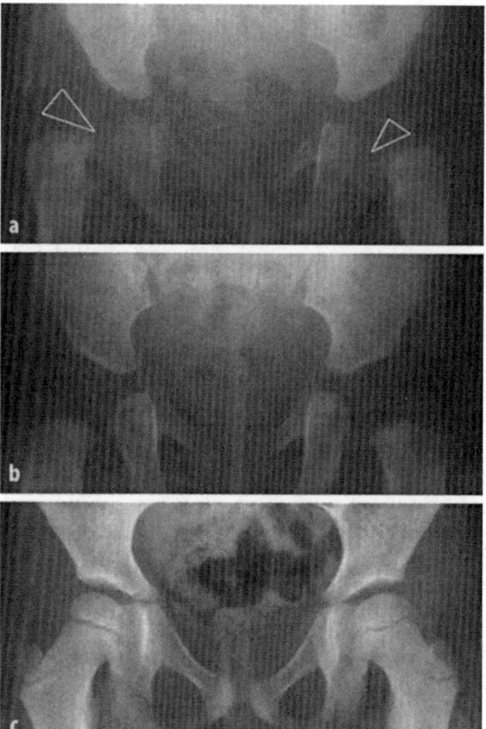

Abb. 3.10 a–c. „Euphorisierender" Behandlungserfolg bei einem 3,1 Monate alten Mädchen (S.S. geb. 03.09.87). **a** 3,1 Monate, Hüftluxation rechts, AC-Winkel rechts 43°, links 28°. Konservative Behandlung mit modifizierter Hoffmann-Daimler-Luxationsbandage. **b** 4,3 Monate, nach nur 6 Wochen Behandlungszeit AC-Winkel rechts 27°, links 22°. Verstärkte Mineralisation des lateralen knöchernen Pfannenerkers als Ausdruck gesteigerter enchondraler Ossifikation mit hoher Osteoblastenaktivität und Osteoideinlagerung. **c** 2,11 Jahre, leichte Coxa valga mit guten AC-Winkeln von 20° beidseits.

lenken schloß sich eine Spreizhosenbehandlung im Rahmen der Retentionsphase bis zur vollständigen Ausheilung an, so daß im Alter von 6 Monaten sonographisch ein Hüfttyp Ia dokumentiert werden konnte. Die Nachuntersuchung im Alter von 2,11 Jahren zeigte eine leichte Coxa valga mit guten AC-Winkeln von 20° beidseits.

Der Vielzahl derartiger fast „euphorisierender" Behandlungserfolge in den frühen 80er Jahren – gemessen an früheren Behandlungsresultaten – standen jedoch „schleppende" Behandlungs(miß!)erfolge gegenüber, bei denen trotz intensiver und korrekter biomechanischer Wachstumslenkung der erwünschte Therapieerfolg primär ausblieb oder nach erfolgter Ausheilung erneut eine Verschlechterung offenkundig wurde.

Beispiel 2: „Schleppender Behandlungsverlauf" bei verminderter Wachstumsrate („endogene" Dysplasie?). In Abb. 3.11a–h ist der Verlauf bei einem Mädchen dargestellt, das postpartal einen Hüfttyp IIa (rechts) sowie Ib (links) zeigte. Das Kind wurde mit Moltontucheinlage nach Vorschrift breit gewikkelt und bot im Alter von 6 Wochen einen altersentsprechenden Hüfttyp IIa mit einem α-Winkel von 59° beidseits (Abb. 3.11a). Breites Wickeln während der Nacht schloß sich an. Da bei der Kontrolluntersuchung in der 13. Lebenswoche ein Hüfttyp Ia mit einem α-Wert von 65° nachweisbar war, zudem stabile Hüftgelenke ohne anamnestische Risikofaktoren bestanden, wurde den Eltern lediglich empfohlen, das Kind bei Laufbeginn nochmals vorzustellen. Im Alter von 11,2 Monaten stellte sich völlig überraschend ein Hüfttyp IIb beidseits heraus, mit einem α-Winkel von 58° rechts und 56° links. (Abb. 3.11b). Die Röntgenaufnahme vom gleichen Tage zeigte einen AC-Winkel von 30° rechts und 32° links (Abb. 3.11c). Nach ausführlicher Erörterung der nun erforderlichen weiteren Therapiemaßnahmen lehnten die Eltern eine stabile Fixierung im Gips ab, so daß eine Behandlung mit der Düsseldorfer Spreizschiene eingeleitet und bis zum Alter von 1,8 Jahren durchgeführt wurde. Die Schienenbehandlung verlief glücklicherweise vollständig problemlos. Im Alter von 1,3 Jahren verbesserte sich der AC-Winkel auf 27° beidseits (Abb. 3.11d). Mit 1,8 Jahren zeigte sich am Behandlungsende eine weitere Verbesserung des AC-Winkels auf 25° beidseits (Abb. 3.11e). Ohne weiterführende Therapie kam es im Alter von 2,2 Jahren erneut zu einer leichten Verschlechterung mit einem AC-Winkel von 27° beidseits mit deutlicher Hüftkopflateralisation gegenüber dem Vorbefund (Abb. 3.11f). Im Alter von 3 Jahren bestand ein AC-Winkel von 26° beidseits bei noch bestehender Hüftkopflateralisation, die rechts stärker war als links (Abb. 3.11g). Der CE-Winkel war deutlich verkleinert, zudem entwickelte sich rechtsseitig ein Pfannenerkerdefekt. Im weiteren Verlauf kam es zu einer kontinuierlichen Gelenkverbesserung. Die Aufnahme im Alter von 10 Jahren (Abb. 3.11h) zeigte glücklicherweise gute AC-Winkel (rechts 18°, links 22°) mit jedoch noch verminderten CE-Winkeln. Die Pfannen sind zu kurz (Kurzpfanne nach Mau), erscheinen jedoch ausreichend belastungsfähig.

Bei „schleichend" verminderter Ossifikation zwischen dem 3. und 11. Lebensmonat vermochte die daraufhin eingeleitete Abspreizbehandlung mit der Düsseldorfer Spreizschiene für 9 Monate bis zum Alter von 1,8 Jahren gerade eben Schlimmeres zu verhindern!

Beispiel 3: „Erneute Verschlechterung" nach erfolgreicher Dezentrierungsbehandlung. Dieser Verlauf entspricht einer „endogenen" Dysplasie mit primär gestörter Biomaterialqualität, die zu einer verminderten Wachstumsrate führt.

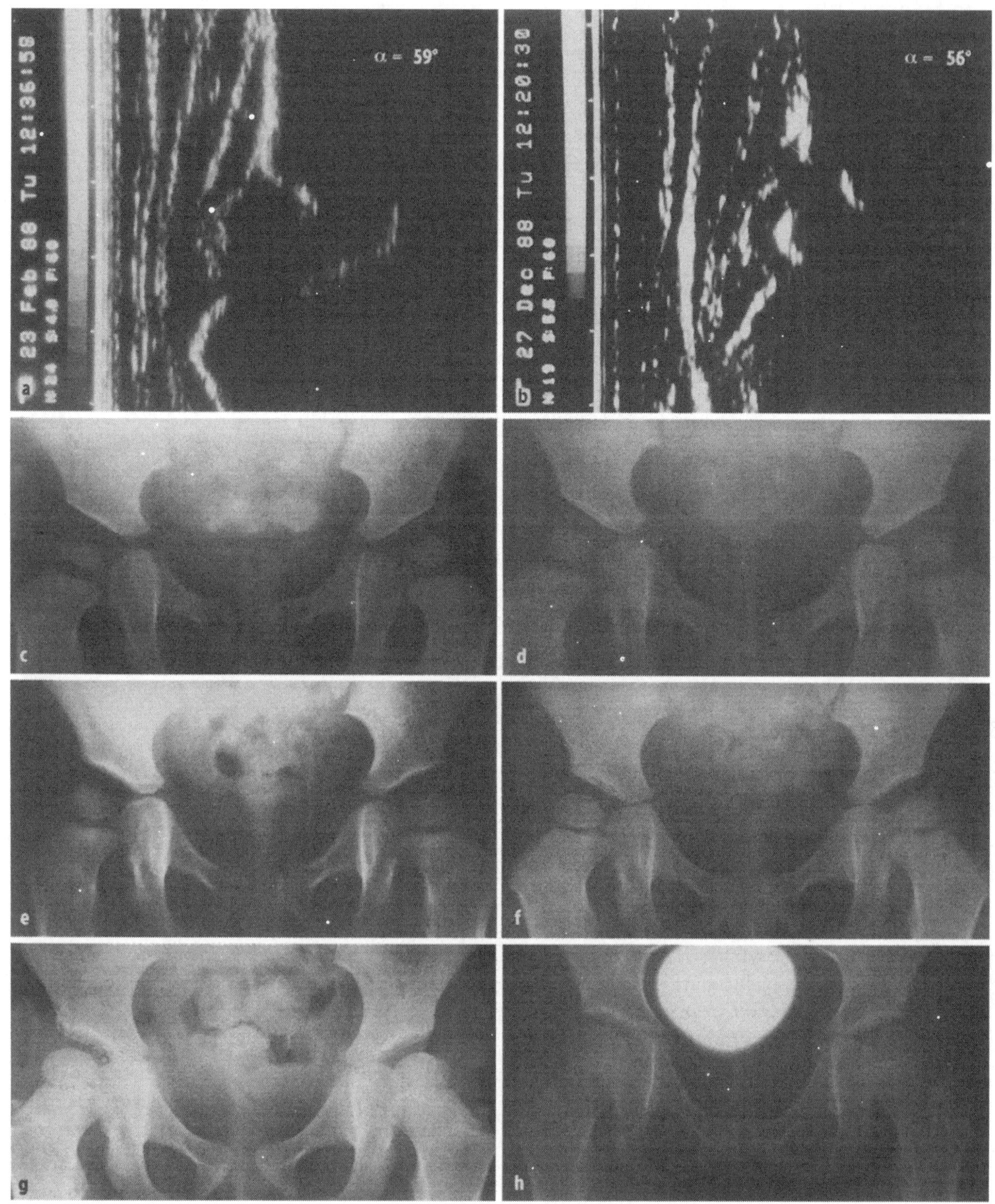

α = 59°
α = 56°
a
b
c
d
e
f
g
h

Bei diesem Mädchen wurde 2 Tage post partum eine stark dezentrierte Hüfte vom Typ IIIa diagnostiziert. Das Sonogramm der rechten Hüfte zeigt in der funktionellen Untersuchung unter kraniolateralem Druck die hohe Instabilität. Die Lage des dezentrierten Hüftkopfes wird durch Ausbildung der Kapselhaube angezeigt (Abb. 3.12a). Bis zum Alter von 10 Wochen wurde die Behandlung mit einer modifizierten Hoffmann-Daimler-Luxationsbandage durchgeführt. Bei stabilen Hüftgelenken schloß sich die Behandlung im Rahmen der Retentionsphase mit einer Spreizhose (1986!) an. Das Sonogramm (Abb. 3.12b) im Alter von 3 Monaten zeigt mit einem Hüfttyp IIb (α-Winkel 53°) ein gutes Ergebnis. Die Weiterbehandlung in der Spreizhose wurde bei Erreichen eines Hüfttyp Ia im Alter von 5,2 Monaten beendet. Im Alter von 8 Monaten bestanden sonographisch stabile Hüftgelenke, die abschließende Röntgenaufnahme (Abb. 3.12c) zeigt AC-Winkel von 23° beidseits. Während der Behandlung des Kindes klagte die Mutter über belastungsabhängige Knieschmerzen. Bei der Untersuchung stellte sich eine Coxa valga et antetorta beidseits mit 2/3 Hüftkopfüberdachung und beginnenden arthrotischen Veränderungen heraus. Da nun bei dem Kind von einer möglichen „endogenen" Dysplasie ausgegangen werden mußte, wurden Nachuntersuchungen in jährlichen Abständen empfohlen. Das Kind wurde erst im Alter von 3,1 Jahren wegen eines innenrotierten Gangbildes erneut vorgestellt. Die Röntgenaufnahme (Abb. 3.12d) dokumentiert neben einer Steilstellung der Schenkelhälse eine erneute Verschlechterung mit AC-Winkeln von 30° rechts und 28° links. Die Pfannen sind zu kurz. Bei regelrechtem Größenwachstum des koxalen Femurendes besteht eine relative Lateralisationsstellung des Hüftkopfes. Da konservative Maßnahmen infolge des geringeren Pfannendachwachstums pro Zeiteinheit nicht mehr erfolgversprechend waren, wurde der weitere Verlauf im Alter von 3,7 Jahren mit verstärkter „Sklerose" des Pfannendaches und Erkerdefekt (Abb. 3.12e), im Alter von 4,8 Jahren mit einem AC-Winkel von 28° (Abb. 3.12f) sowie im Alter von 6,1 Jahren mit leichter Konsolidierung des AC-Winkels auf 25° verfolgt (Abb. 3.12g). Im Bereich des Erkerdefektes ist der Versuch einer sekundären Überdachung durch initialen lateralen Pfannenrandosteophyten dargestellt. Da bei weiterem dysplastischen Verlauf keine befriedigende Belastbarkeit der Hüftgelenke nach Wachstumsabschluß wahrscheinlich erschien, wurde das „endogene" Fehlwachstum durch Azetabuloplastik operativ im Alter von 6,9 Jahren beendet (Abb. 3.12h).

Abb. 3.11 a–h. „Schleppender" Behandlungsverlauf bei „endogener" Dysplasie (S.V. geb. 11.01.88). **a** Mädchen, 6 Wochen, sonographischer Hüfttyp IIa, α-Winkel 59° beidseits. Kontrolluntersuchung mit 3,1 Monaten: Typ Ia beidseits, α-Winkel 65° beidseits. **b** 11,2 Monate, schleichend verminderte Ossifikation mit Hüfttyp IIb beidseits, α-Winkel rechts 58°, links 56°. **c** 11,2 Monate, Rippstein I: AC-Winkel rechts 30°, links 32°. Behandlung mit Düsseldorfer Spreizschiene bis zum Alter von 1,8 Jahren. **d** 1,3 Jahre, AC-Winkel 27° beidseits. **e** 1,8 Jahre, AC-Winkel 25° beidseits. **f** 2,2 Jahre, beginnende Coxa valga mit relativer Hüftkopflateralisation, AC-Winkel 27° beidseits. **g** 3 Jahre, AC-Winkel 26° beidseits, CE-Winkel verkleinert, kleiner Pfannenerkerdefekt rechts. Im weiteren Verlauf ohne jegliche Therapiemaßnahmen kontinuierliche Gelenkverbesserung, so daß eine Azetabuloplastik nicht erforderlich erschien. **h** 10 Jahre, gute AC-Winkel, rechts 18°, links 22°, mit jedoch noch verminderten CE-Winkeln. Die Pfannen sind zu kurz!

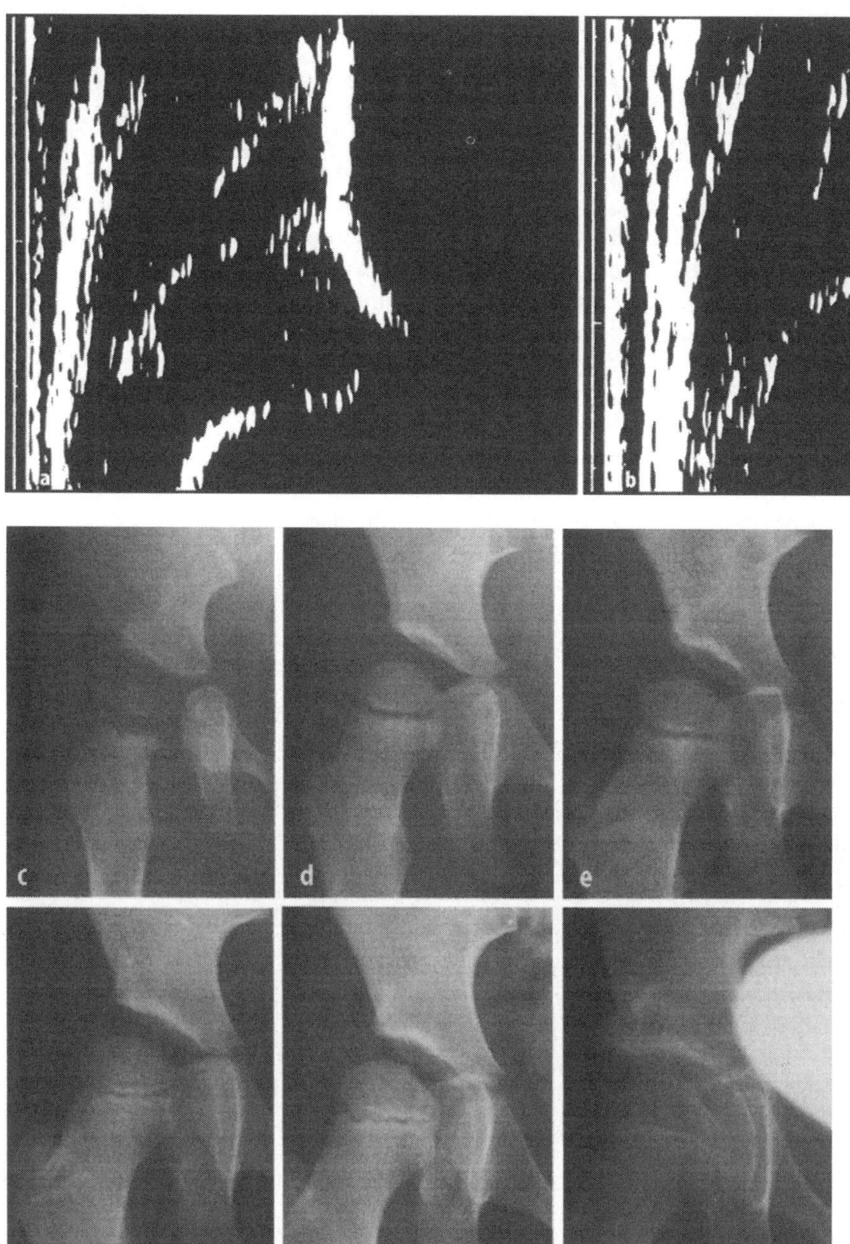

Abb. 3.12 a–h. „Erneute Verschlechterung" nach erfolgreich behandelter Hüftluxation. Das Wachstum des rechten Hüftgelenkes ist im Verlauf dargestellt (L. N. geb. 08. 02. 86). **a** Mädchen, 2 Tage alt, Sonogramm, dezentrierte Hüfte Typ III a, Instabilität bei dynamischer Untersuchung durch Ausbildung der „Kapselhaube" dargestellt. **b** 3 Monate, Sonogramm, sehr gutes Ergebnis unter Behandlung mit einer modifizierten Hoffmann-Daimler-Luxationsbandage zum Typ II b. **c** 8 Monate, Rippstein I: AC-Winkel 23° beidseits. Behandlungsende. **d** 3,1 Jahre, Coxa valga mit „erneuter Verschlechterung" des AC-Winkels auf 30° rechts. **e** 3,7 Jahre, „Sklerose" des Pfannendaches, Erkerdefekt, AC-Winkel 28°. **f** 4,8 Jahre, AC-Winkel 28°. **g** 6,1 Jahre, AC-Winkel 25°. Pfanne zu kurz, beginnende Ausbildung eines lateralen Pfannenrandosteophyten. **h** 7,1 Jahre, Zustand nach Azetabuloplastik im Alter von 6,9 Jahren, AC-Winkel 16°.

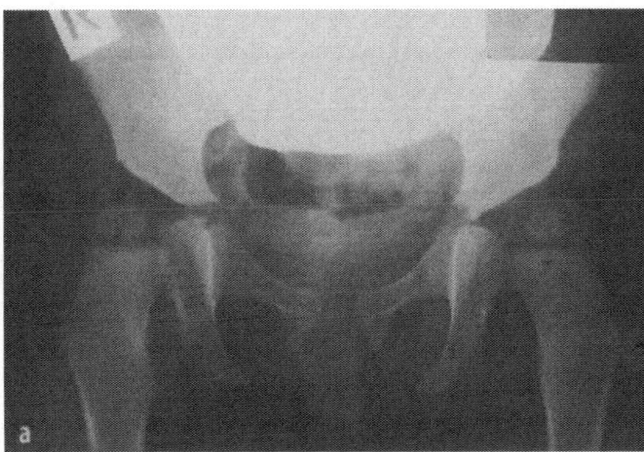
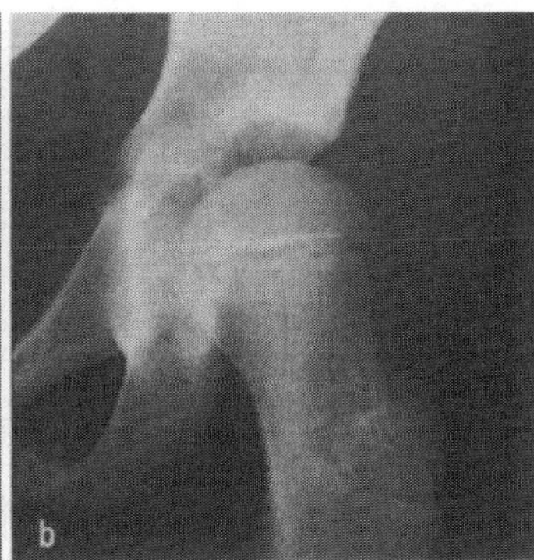

Abb. 3.13 a, b. Spontanverlauf (B. R. geb. 13.08.78). **a** Mädchen, 1,2 Jahre alt, hochdysplastische Hüftgelenke, AC-Winkel rechts 32°, links 34°. **b** 8,5 Jahre, ohne jegliche Behandlung spontane Verbesserung! Trotz Ausbildung einer Coxa valga et antetorta mit extrem innenrotiertem Gangbild kein Nachweis einer „sekundären" Dysplasie. Es besteht eine belastungsfähige Hüftkopfüberdachung.

Andererseits gibt es sehr wohl Beispiele für Spontanverbesserungen, ohne daß jemals eine Behandlung durchgeführt wurde.

Beispiel 4: „Spontanverbesserung" ohne jegliche Behandlung mit ausgeprägter Coxa valga, aber belastungsfähigen Hüftgelenken! Bei diesem Mädchen wurde im Alter von 1,2 Jahren ein AC-Winkel rechts von 32° und links von 34° festgestellt. Ohne jegliche Therapiemaßnahmen kam es unter Ausbildung einer Coxa valga et antetorta im Alter von 8,5 Jahren zu einer belastungsfähigen Hüftkopfüberdachung (Abb. 3.13 a, b).

Eigenes Krankengut

Um unerwünschte Verknöcherungsverzögerungen analysieren zu können, wurden im eigenen Krankengut 8738 Kinder im Zeitraum von 1985 bis 1992 nachuntersucht (Hopf u. Matthiessen 1994). Bei den Kindern handelte es sich um ein heterogenes Krankengut, da einerseits Kinder aus dem postpartalen klinischen Screening stammten, andererseits wurden vom Kinderarzt überwiesene Fälle – damals meist noch in höherem Alter – untersucht. Diese Tatsache erklärt die hohe Anzahl der Typ-IIb-Hüftgelenke (n = 897 bei insgesamt 7920 Typ-Ia-, -Ib- und -IIa-Gelenken) im eigenen Krankengut. Von 535 Kinder liegen die Karteikarten nicht vollständig vor. Unter den 8738 Kindern fanden sich 283 Kinder mit Typ-IIc- bis Typ-IV-Hüftgelenken (Abb. 3.14 a–d).

Im genannten Zeitraum wurden 7524 Fälle ausgewertet; die Kinder waren bei der Erstuntersuchung nicht älter als 3 Monate. Bei 250 Kindern fanden wir die Hüfttypen IIc bis IV; darunter waren 179 Kinder mit Typ-IIc- bis Typ-D, 65 Kinder mit Typ-IIIa-, 2 Kinder mit Typ-IIIb- und 4 Kinder mit Typ-IV-Hüftgelenken (Abb. 3.14 b). In Abhängigkeit von der eingeschlagenen Therapie wurden die Behandlungsdauer, der Zeitraum bis zur Befundnorma-

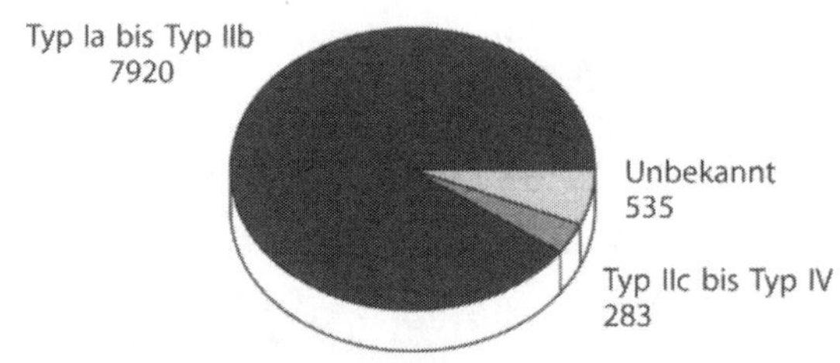

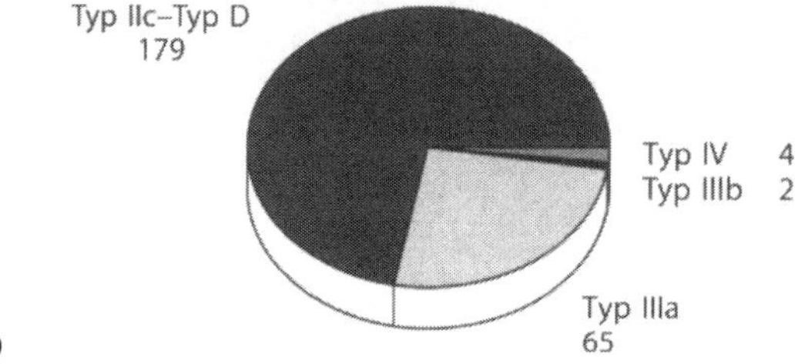

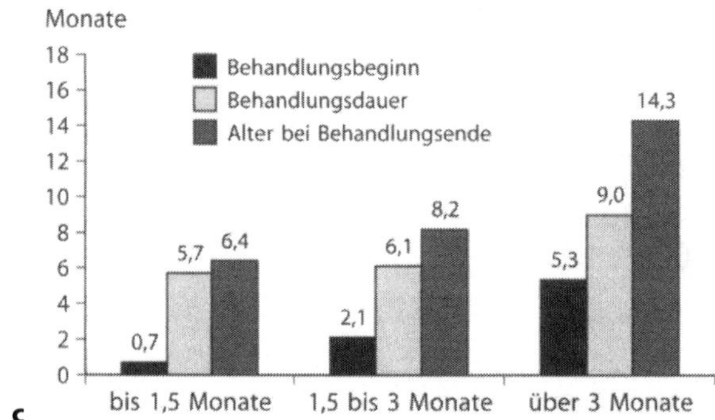

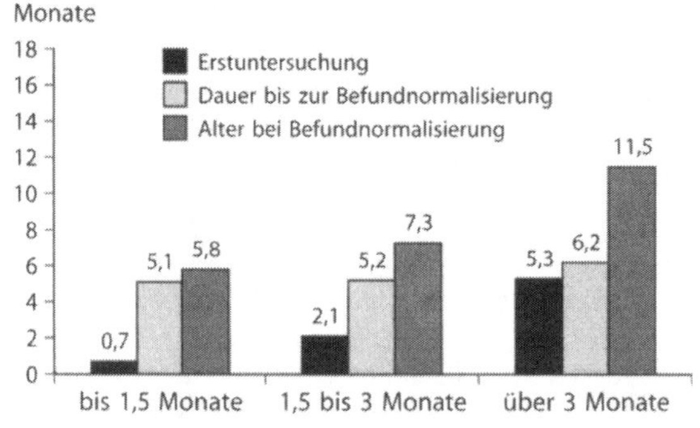

Abb. 3.14 a–d. Eigenes Krankengut, statistische Auswertung (Untersuchungszeitraum Februar 1985 bis März 1992). **a** Typenverteilung nach Graf (n = 8738). **b** Kinder mit Typ IIc–Typ IV (n = 250). **c** Einfluß des Lebensalters auf die Behandlungsdauer bei Typ-III a-Hüftgelenken (n = 65). **d** Einfluß des Lebensalters auf den Zeitraum der Befundnormalisierung bei Typ-III a-Hüftgelenken (n = 65).

lisierung sowie der Einfluß des Lebensalters auf die Behandlungsdauer ausgewertet. Die Untersuchungsergebnisse ergaben bei Typ-IIIa-Hüftgelenken, daß die Behandlungsdauer weitgehend unabhängig von der Art der eingeschlagenen Therapie war, jedoch wesentlich vom Lebensalter bei Behandlungsbeginn abhing. Jenseits des 3. Lebensmonats war eine mehr als doppelt so lange Behandlungsdauer erforderlich (Abb. 3.14c). Der Einfluß des Lebensalters auf den Zeitraum der Befundnormalisierung bei Typ-IIIa-Hüftgelenken zeigte entsprechende Ergebnisse (Abb. 3.14d). Bei Diagnose einer Typ-IIIa-Hüfte und Einleitung der Therapie bis zur 6. Lebenswoche trat eine Befundnormalisierung bis zum 6. Lebensmonat ein, bei Therapiebeginn zwischen 6. und 12. Lebenswoche bis zum 8. Lebensmonat und bei Therapiebeginn jenseits des 3. Lebensmonats jeweils zwei Wochen vor Beginn des Laufalters im 12. Lebensmonat.

Innerhalb der statistisch gewonnenen Behandlungsergebnisse fanden sich jedoch mehrere Kinder, deren Befunde sich zeitlich nicht erwartungsgemäß verbesserten. Eine „persistierende" Hüftdysplasie mit „endogenem Dysplasiefaktor" war offenkundig. Bei schnellem Wachstum bis zum 3. Lebensmonat ist die biomechanische Wachstumslenkung hoch erfolgreich. Bei primär langsamem Wachstum infolge gestörter Biomaterialqualität ist der Therapieerfolg erheblich vermindert. Die immer wiederkehrende Frage der Eltern nach der Therapiedauer setzt Kenntnis und Klassifizierung dieser unliebsamen Verläufe voraus und sollte Anlaß ausführlicher Beratung sein, um später unnötigen Schriftverkehr mit den Gutachterkommissionen vermeiden zu können!

Für den Behandlungserfolg ist die altersabhängige Wachstumsgeschwindigkeit besonders bei formdifferenzierendem Wachstum von hervorragender Bedeutung. Bei hoher Wachstumsgeschwindigkeit der Hüftgelenke bis zum 3. Lebensmonat ist die biomechanische Wachstumslenkung so früh als möglich zu fordern. Auch „endogene" Dysplasien entwickeln sich bei frühester Wachstumslenkung gut (Matthiessen 1997), müssen jedoch wegen der ihnen „eigentümlich innewohnenden stark pathologischen Fehlwachstumstendenz" (Schlegel u. Chicote 1977) länger behandelt und unbedingt nachkontrolliert werden!

Die Unterscheidung zwischen „endogenen" und „exogenen" Dysplasieverläufen wurde erforderlich und hat sich für das Behandlungskonzept bereits bewährt.

Dysplasieverläufe – therapeutische Konzepte

Endogene und exogene Zytodifferenzierung

Gegenstand wissenschaftlicher Diskussion ist die relative Bedeutung „endogener" und umweltbedingter, „exogener" Faktoren hinsichtlich der Zytodifferenzierung. Die Kenntnis der Rolle induktiver Interaktionen und biomechanischer Aktivität haben die Ansicht verstärkt, daß genetische Faktoren das Knochengewebe und die Knorpelproliferation insofern primär regulieren, als sie die Potenz der skeletogenen Differenzierung festlegen. Bei höheren Organisationsstufen der skeletären Organe überwiegt mit großer Wahrscheinlichkeit die biomechanische Rolle umweltbedingter Faktoren (Matthiaß 1980). So hat u.a. Moss (1972) die Hypothese unterstützen können, wonach umweltbedingte biomechanische Faktoren bei der Wachstumsregulation langer Röhrenknochen eine große Rolle spielen.

Epidemiologisch bestehen hinsichtlich der Häufigkeitsverteilung zum Teil erhebliche geographische Unterschiede. Für regionale Häufungen werden genetische Faktoren diskutiert. Bei röntgenologischer Erfassung im 1. Lebensjahr wird die Hüftgelenkdysplasie und -luxation im europäischen und nordamerikanischen Raum durchschnittlich mit 2% angegeben (Niethard 1997). Das Verhältnis der Mädchen zu Jungen beträgt 4:1. Bei Angabe der Behandlungsrate liegt die Gesamtdysplasiequote großer zentraleuropäischer Studien im Mittel bei 4,69% (Grill u. Müller 1995)

Das Wesen der „endogenen Dysplasie" ist in einer primär verzögerten Wachstumsgeschwindigkeit zu finden und entspricht der genetisch determinierten verminderten Wachstumspotenz („Biomaterialqualität" nach Niethard 1997). Bei „exogenen" Dysplasien bestehen prä- oder postpartal mechanisch bedingte Störfaktoren

Vererblichkeit bei Dysplasiebelastung

Für die endogene Steuerung sprechen die klinischen Untersuchungen von Wynne-Davies (1970), der anhand einer eingehenden Studie folgende Verhältnisse aufzeigen konnte. Bei gesunden Eltern mit einem betroffenen Kind besteht für ein weiteres Kind ein Dysplasierisiko von 6%, bei einem betroffenen Elternteil bereits von 12% und bei einem betroffenen Elternteil und einem erkrankten Kind sogar von 36%.

Eigene Beobachtungen sonographiegesteuerter Hüftdysplasieverläufe zeigen eine hohe Dysplasierate bei bekannter familiärer Belastung. Bei Müttern mit Hüftluxationen oder Dysplasien bestehen bei den Kindern jedoch unterschiedliche „Dysplasiegrade" mit deutlichem Überwiegen bei den Mädchen. Umgekehrt werden bei Müttern mit bekannter leichter Pfannendachdysplasie gehäuft Hüftluxationen entdeckt. Allen Dysplasien mit familiärer Belastung gemein ist eine verzögerte Ausheilung unter biomechanischer Behandlung (Dysplasiefaktor!). Offenbar wird der „Dysplasiefaktor", nicht jedoch der „Dysplasiegrad", vererbt.

Differenzierung „endogener" von „exogenen" Dysplasieverläufen

In der Literatur beschriebene Ursachen der Hüftdysplasie grenzen „exogene" (mechanische, prä- und postportale) von „endogenen" Faktoren ab, die als primäre Entwicklungshemmung beschrieben werden (Literatur bei Tönnis 1984). Niethard (1997) sieht in „endogenen" Faktoren primär eine Beeinträchtigung des „Biomaterials", so daß infolge endogen verminderten Wachstums kaum eine Wachstumslenkung möglich ist. Die Gesamtheit aller Hemmfaktoren wird von Immenkamp (1978) treffend als „Dysplasiefaktor" beschrieben. Es hat sich jedoch bewährt, den Begriff des „Dysplasiefaktors" ausschließlich für die im Verlauf einer Behandlung nachgewiesene „endogene" Dysplasie zu reservieren.

Bei der „endogenen" Dysplasie besteht infolge primär verzögerter Wachstumsgeschwindigkeit (verminderte Chondroneröffnung, Proliferation und Mineralisation) eine schleichend fortschreitende geringere Formdifferenzierung der knöchernen Pfanne, dies entspricht der in der Literatur bekannten primären Entwicklungshemmung. Die Wachstumspotenz der Fugen ist „endogen" primär vermindert!

Verlaufskategorien nach Mau

Dysplasieverläufe mit „persistierender Pfannendachdysplasie" sowie die „sekundäre Abflachung" der Hüftpfanne (sekundäre Dysplasie) veranlaßten Mau (1988) zu einer Nachuntersuchung. Den Verläufen entsprechend arbeitete er drei Verlaufskategorien heraus:

1. Kategorie: Sie beinhaltet die primäre „idiopathische" Pfannendachdysplasie bei Luxatio coxae congenita (klassischer Hüftluxations-Dysplasiekomplex).
2. Kategorie: Sie umfaßt sekundär (symptomatische!?) ätiologisch nicht eindeutig zu bestimmende Fälle, bei denen primär gute Pfannendächer bestehen, sich später aber eine Dysplasie ausbildet, wie dies auch von Ilfeld et al. (1986) beschrieben wurde. In der gleichen Gruppe finden sich primär dysplastische Gelenke, die trotz intensiver Behandlungsmaßnahmen therapieresistent im dysplastischen Bereich verbleiben.
3. Kategorie: Zu ihr zählen Mischbilder mit primärer Dysplasie, behandlungsbedingtem Wiederaufbau und sekundärer Abflachung (Rezidiv!). Zusätzlich treten Zweitkrankheiten oder besondere Faktoren zum klassischem Dysplasie-Luxationskomplex hinzu (sekundär symptomatisch?).

Die „Mischbilder" der 3. Kategorie nach Mau erlauben, unter Berücksichtigung endogener und exogener Dysplasieverläufe, eine saubere Trennung.

Therapeutische Konzepte im Literaturvergleich

Als Becker 1949 die Spreizhosentherapie einführte, stieg die Rate anatomischer Ausheilungen bei Behandlung vor dem 3. Lebensmonat erheblich an. Becker erläutert, daß dem Gelenk durch frühzeitige Zentrierung des Kopfes in der Pfanne die Gelegenheit gegeben wird, zu einer Zeit größter Wachstumspotenz die zurückgebliebene Entwicklung nachzuholen (Becker 1962, 1980). Schultheiß (1965) wies bereits darauf hin, daß es bei Therapieeinleitung auf jede Woche ankommt, da die Ergebnisse um so besser sind, je früher die Behandlung einsetzt. Schlegel u. Puhlvers (1987) bemerken, daß nach dem 1. Lebensjahr die therapeutische Wirkung zunehmend unsicher wird (Wachstumsreserve vermindert), da sich die Pfannendachwinkel kaum noch ändern. Dies entspricht dem verminderten Ossifikationspotential im Bereich des „proportionalen Größenwachstums" von Hüftkopf und Pfanne jenseits des 3. Lebensmonats (Matthiessen 1997) gegenüber einem höheren Ossifikationspotential im früheren „formdifferenzierenden Wachstum" der Entwicklungsphase mit hoher Wachstumsreserve.

Da die Wachstumsreserve im formdifferenzierenden Wachstum bis zum Ende des 3. Lebensmonats besonders hoch ist (siehe Parametrisierung der Reifungskurve) sollte möglichst frühzeitig therapiert werden!

Erfahrungen mit unerwünschten Behandlungsfolgen haben mehrere Autoren mitgeteilt: Jani (1990) und Lindstrom (1979) sprechen ebenfalls von „persistierender" Pfannendachdysplasie, Niethard (1990) von einer trotz Behandlung verbliebenen „Restdysplasie". Casser (1992) weist darauf hin, daß die Abschlußbefunde bei Therapieende insbesondere bei schweren dysplastischen Ausgangsbefunden nicht als endgültiges Ergebnis zu werten sind, da einerseits Restdysplasien eine gute Spontanheilungsrate aufweisen können, aber auch Verschlechterungen nicht auszuschließen sind (Heimkes et al. 1989). Felske-Adler u. Sellier (1990) berichten, daß unerwünschte Behandlungsergebnisse hervorgerufen wurden durch:

Trotz Einführung der Sonographie nach Graf mit der Möglichkeit, bei Frühestdiagnostik auch frühzeitig biomechanische Behandlungen einzuleiten, wird in der Literatur zunehmend über Erfahrungen mit „unerwünschten" Behandlungsfolgen berichtet

- verfrühte Behandlungsausleitung aufgrund einer Fehlinterpretation sonographischer Befunde,
- Therapieresistenz trotz konsequenter Frühestbehandlung, bei der auch langfristig kein Erfolg mit konservativen Maßnahmen erzielt werden konnte sowie
- Rezidivbildung trotz Nachweis eines korrekten Zeitpunktes der Behandlungsausleitung.

Tschauner et al. (1990) berichten ebenfalls über Fälle, bei denen es nach korrekter Behandlungsausleitung zu einer sekundären Pfannendachverschlechterung gekommen war. Tschauner diskutiert eine primäre Dysplasie, wobei der „endogene“ Faktor nach Beendigung der biomechanischen Behandlung wieder zum Vorschein kommt bzw. die nachholende Pfannendachentwicklung, wie sie ansonsten bei stabilen zentrierten, aber verknöcherungsverzögerten Hüftgelenken beobachtet wird, aus „irgendwelchen“ Gründen nicht stattfindet.

Graf (1997, 1998) diskutiert, daß nach heutiger Erkenntnis eine dauerhafte Verschlechterung primär reifer Gelenke (Typ I a) nur auf einer der vier folgenden Ursachen beruht:

- primär falsche Klassifikation (=häufigste Ursache!)
- neuromuskuläre Dysbalance, (z. B. spastische Diplegie, Myelomeningozele)
- im Rahmen einer septischen Koxitis (Distensionsluxation)
- bei primär dezentrierten Gelenken

Die aus der Literatur bekannten Daten sowie eigene Verlaufsbeobachtungen haben sicher zeigen können, daß sich die Behandlungsverläufe hinsichtlich „endogener“ und „exogener“ Ursachen unterscheiden lassen. Dies ist insbesondere bei dysplastischen oder dezentrierten, zuvor behandelten Hüftgelenken auffällig. Bei primär schlechter Biomaterialqualität (vermindertes Fugenwachstum pro Zeiteinheit) ist auch nach frühester Behandlung später immer mit einer Verschlechterung zu rechnen, da die Pfannen nach erfolgter Therapie im-

Schlegel u. Chicote wiesen bereits 1977 in einem ausführlichen Gutachten darauf hin, daß offenbar „eine dem Hüftgelenk innewohnende endogene, stark pathologische Fehlwachstumstendenz“ besteht.

Auf die Möglichkeit einer Restdysplasie weist auch Graf (1998) hin: „Eventuell bestehende Restdysplasien werden bei Reifungsstillstand entsprechend den allgemein gültigen Indikationen mit Azetabuloplastiken versorgt.“ Was aber ist die Ursache für derartige Reifungsstillstände?

Löwe et al. (1996) beobachteten bei Kindern, die postnatal bis zum Typ I a (α-Winkel 63°) behandelt worden waren, Verschlechterungen der Reifung bei röntgenologischen Nachuntersuchungen, die 1,5 bis 2,5 Jahre später durchgeführt wurden. Grenzwertige oder pathologische Pfannendachwinkel zeigten sich in Form von 14% Typ-II a-, 10% Typ-II c-, 8% Typ-D- sowie 6% Typ-III- bzw. Typ-IV-Hüftgelenken.

Falliner et al. 1998 konnten bei 6 von 22 kontrollierten Mädchen bei röntgenologischer Jahreskontrolle Verschlechterungen der Pfannensituation feststellen, obwohl alle Hüftgelenke sowohl sonographisch als auch röntgenologisch bei Therapieende Normwerte gezeigt hatten. Die Autoren sind der Ansicht, daß auch mittel- und langfristig röntgenologische Verlaufskontrollen notwendig sind, um Verschlechterungen rechtzeitig zu erkennen und die Kinder ggf. einer erneuten Spreizbehandlung oder einer operativen Pfannendachplastik zuzuführen. In diesem Zusammenhang wird auf Tönnis (1984, die Ergebnisse stammen nicht aus dem Zeitalter der Sonographie!) verwiesen, der ebenfalls bei 20% der behandelten dezentrierten Hüftgelenke Verschlechterungen fand, so daß im Einzelfall eine erneute Spreizbehandlung in Erwägung gezogen werden mußte. Leider werden die Ursachen einer durchaus möglichen Verschlechterung, z. B. bei „endogenen“ Dysplasien, nicht diskutiert!

Demgegenüber berichten Braukmann u. Halbhübner (1998), daß alle Kinder des nachuntersuchten Jahres 1993 mit Typ-II c- bis Typ-III a-Hüftgelenken durch konsequente Behandlung mit der Tübinger Beugebandage in den Hüfttyp I a überführt werden konnten. Wenn die Autoren mitteilen, daß bei 36 000 Kindern kein forensisches Problem aus dem Screening- oder Behandlungsprogramm entstanden ist, bedeutet dies nicht, daß es nicht doch Kinder gab, die später, nach Abschluß der Behandlung, eine (unbemerkte?) Restdysplasie aufwiesen (nullo actore, nullus iudex!) (siehe Kapitel 21). Die guten Behandlungserfolge sind durch unmittelbar postpartale Behandlung zu erklären. Im Krankengut der 80er Jahre wurden die meisten Kinder jedoch jenseits des 3. Lebensmonats erstmalig mit einem Hüfttyp IIb und schlechter diagnostiziert. Bei vermindertem Ossifikationspotential jenseits des 3. Lebensmonats war daher die Behandlungsdauer verlängert, und es kam häufiger zu Restdysplasien.

mer zu kurz sind. Deshalb ist die möglichst frühe Erkennung eines „endogenen" Dysplasieverlaufes von erheblicher Bedeutung! Die „protrahierte Hüftentwicklungsverzögerung" sollte erkannt und als Warnhinweis verstanden werden!

In der verfügbaren Literatur wurden bisher keine Erklärungen für sogenannte „therapieresistente Fälle" bei „persistierender Dysplasie" beschrieben. Hinter dem Begriff „teratologischer Fall" verbirgt sich häufig auch die ohnmächtige Situation des Behandlers, der eine Erklärung für den therapeutischen Mißerfolg sucht.

Erklärungsmodelle für „therapieresistente" Fälle bei „persistierender Dysplasie" sind in der verfügbaren Literatur kaum beschrieben

Für die tägliche Praxis ergibt sich hieraus eine sehr wichtige Frage: Wann und bei welcher Verlaufsform kann ich – nach abgeschlossener Dysplasiebehandlung und altersentsprechendem Entwicklungsbefund – den Eltern sicher mitteilen, daß mit einer weiteren Verzögerung der Hüftreifung (erneute Verschlechterung bei positivem Dysplasiefaktor, sekundäre Dysplasie) nicht zu rechnen ist und somit weitere Kontrolluntersuchungen nicht mehr notwendig erscheinen? Diese von den Eltern immer wieder gestellte Frage ist aus forensischen Gründen von höchster Brisanz! Braukmann u. Halbhübner (1998) weisen auf weitere typische Fragen der Eltern hin, die der Behandler überzeugend beantworten sollte.

Erhebliche praxisrelevante Bedeutung gewinnt die Frage nach dem Zeitpunkt des Behandlungsabschlusses

Zur Differenzierung des Einflusses exogener Faktoren auf die Formdifferenzierung des frühkindlichen Hüftgelenkes konnten experimentelle Untersuchungen an Wachstumsfugen Erklärungsmodelle liefern.

Experimentelle Untersuchungen an Wachstumsfugen

Im Rahmen des Sonderforschungsbereiches 88, Münster (Matthiaß, Buddekke, Themann, Rodegerdts, Matthiessen, Henning 1971 bis 1980), konnten Fragen der Wachstumskinetik unter experimentellen Bedingungen aufgeklärt werden, die zur prognostischen Einschätzung des Therapieverlaufes bei Hüftdysplasien von grundsätzlicher Bedeutung sind. Durch mechanische Beeinflussung (Druck- und Zugkräfte) läßt sich die Wachstumsgeschwindigkeit der Wachstumsfugen verändern (Hueter-Volkmannsches Gesetz 1862).

Der Wechsel zwischen Druck- und Zugbelastung (biomechanischer Faktor) gilt als Stimulus für die physiologische Aktivität. Zur Stimulation von Wachstumsfugen mußte daher die Größenordnung der Kräfte, die maximal oder minimal auf die Fuge einwirken dürfen, bekannt sein. Die Intensität von Druck und Zug muß in physiologischen Grenzen liegen, da zu starker Druck einen Funktionsverlust, zu starker Zug eine Distraktionsepiphyseolyse nach sich zieht. Die „Schwellenspannung" bei der eine Wachstumsrate gerade noch bzw. gerade nicht mehr nachweisbar ist, mußte daher zuerst ermittelt werden.

Zur Stimulation von Wachstumsfugen wurde die „Schwellenspannung", bei der eine Wachstumsrate gerade noch bzw. gerade nicht mehr nachweisbar ist, ermittelt

Kompressionsversuche

In Zusammenarbeit mit der TH Twente (Holland) wurde zunächst ein sogenanntes „Epimeter" entwickelt, das die applizierte Kraft über jeweils einen epiphysär und metaphysär eingebrachten Kirschner-Draht auf die Fuge übertrug (Abb. 3.15).

Die applizierte Kraft wurde, um korrekte reproduzierbare Werte zu erhalten, auf die tatsächliche Fugenfläche umgerechnet und in Druckspannung (N/mm^2) angegeben.

Die über nur zwei Kirschner-Drähte auf die Wachstumsfuge einwirkende Kraft (Epimeter) führte zu starker Spannungsschwankung, so daß keine reproduzierbaren Ergebnisse hinsichtlich der Wachstumsrate (Calceinbande) sowie der Proliferationsprozesse erreicht werden konnten

In mehreren Pilotversuchen (Langzeitsedierung der Tiere, OP-Manipulation, unterschiedliche Druckapplikation, Druckentlastung nach erfolgter Druckapplikation) war keine Interpretation der makroskopischen und morphologischen Befunde hinsichtlich der Wachstumsrate sowie der Proliferationsprozesse in Abhängigkeit von der applizierten Kraft möglich. Bei Kraftapplikation über nur zwei Kirschner-Drähte konnte keine gleichmäßige Belastung der Wachstumsfuge erreicht werden. Die Abb. 3.19 a, b (S. 65) zeigen die in diesen Versuchen gewonnenen Druckverteilungskurven, wobei unterschiedliche Kräfte auf benachbarte Bereiche der Fuge einwirken und Scherspannungen in horizontale Richtung induzieren, die zu typischen morphologischen Veränderungen führen.

In Einzelpräparaten ließen sich jedoch – abhängig von der applizierten Kraft und der Spannungsverteilung – reproduzierbare Ergebnisse darstellen wie z. B. bei der „spannungsinduzierten" Epiphyseolyse. Alle normalerweise zeitlich nacheinander auftretenden morphologischen Veränderungen der Epiphyseolyse konnten im Präparat nebeneinander gezeigt werden. Die „spannungsinduzierte" Epiphyseolyse erfolgt in der „biomechanischen Neutralebene"

In dieser Versuchsreihe wurde auch ein transfixierender Kirschner-Draht dorsalseitig exzentrisch eingebracht (Abb. 3.16 a). Unter Kompression der Kirschner-Drähte mit einer Druckspannung von 0,5 bis 0,6 N/mm^2 für eine Zeit von drei Tagen verminderte sich die Wachstumsfugenhöhe direkt zwischen beiden Kirschner-Drähten erheblich. Eine Wachstumsrate war mit der Calceinbande kaum nachweisbar. Interessanterweise zeigten sich in diesen Präparaten – ausgehend vom Bereich der höchsten Druckspannung zwischen beiden Kirschner-Drähten in die Richtung der Peripherie mit verminderter Scherspannung – alle morphologischen Veränderungen im histologischen Präparat nebeneinander, wie sie sonst in den Stadien der Epiphyseolyse zeitlich nacheinander nachweisbar sind (Abb. 3.22 a–d, S. 68). Im Bereich deutlicher Druckdifferenz zwischen zwei Punkten auf der Druckverteilungskurve

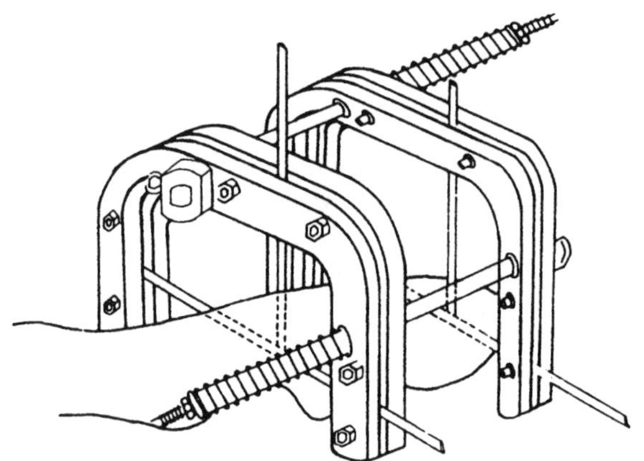

Abb. 3.15. Epimeter

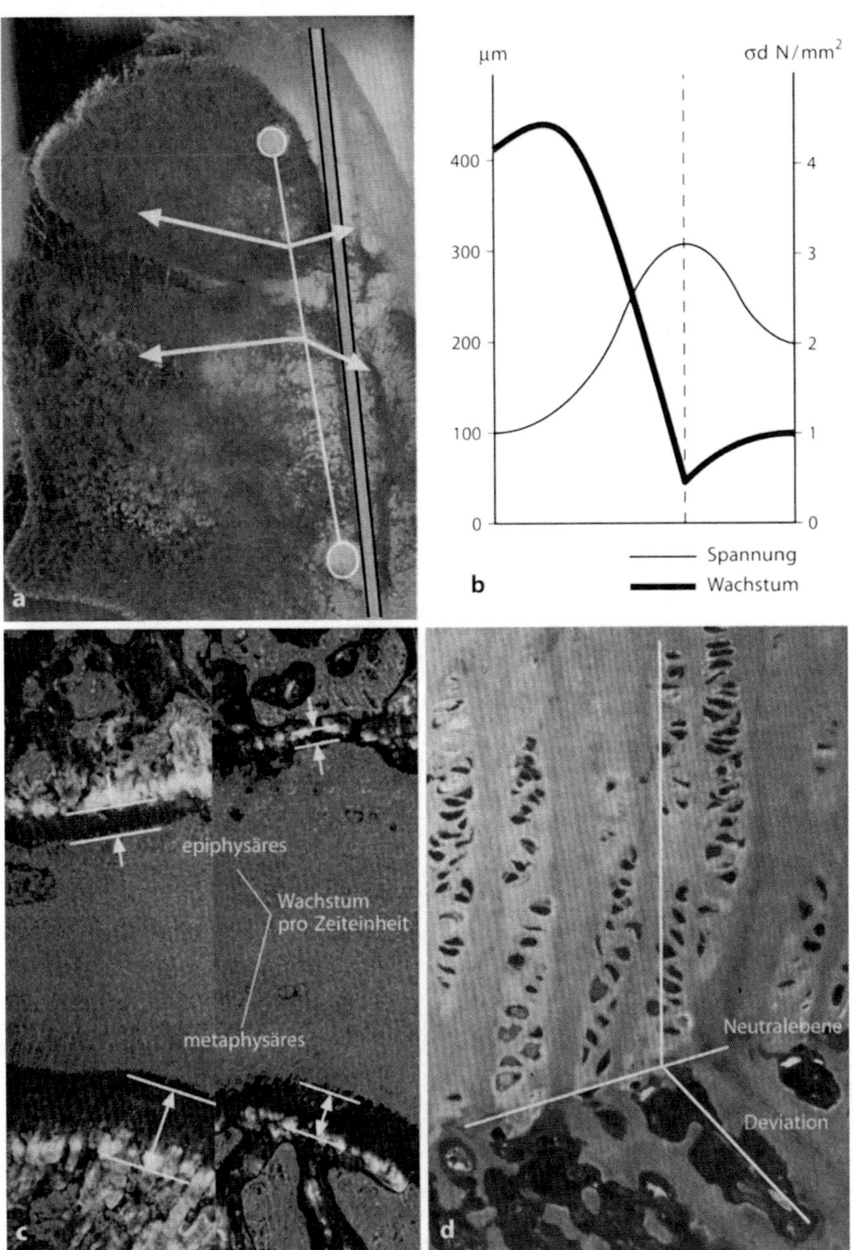

Abb. 3.16 a–d. Experimentelle Untersuchungen. Reaktion der Wachstumsfuge auf Druckapplikation am Beispiel eines exzentrisch eingebrachten Kirschner-Drahtes. **a** Originalschnittpräparat. Zur Vaskularisationsuntersuchung wurde mit Mikrofil perfundiert. Exzentrisch eingebrachter Kirschner-Draht, Spannungsverteilung (→) zwischen den komprimierenden Kirschner-Drähten. **b** Spannung und Fugenwachstum wurden nach Tetracyclinmarkierung bestimmt. **c** Epiphysäres und metaphysäres Wachstum pro Zeiteinheit durch fluoreszensoptischen Nachweis der Calceinbande (links: peripher gesteigertes Wachstum, rechts: zentral geringeres Wachstum). **d** Deviation in der „biomechanischen Neutralebene" in Höhe der unteren Hypertrophiezellzone (Toluidinblau gefärbter Semidünnschnitt).

(Abb. 3.19a, S. 65) fand sich spannungsinduziert eine „Deviation" der unteren Hypertrophiezellzone und der metaphysären Primärspongiosa in Höhe der „biomechanischen Neutralebene" (Abb. 3.16d, 3.20b) gegenüber der Säulenstruktur der Wachstumsfuge.

Im Bereich höchster Spannung besteht die geringste Wachstumsrate

Nach Tetracyclinmarkierung (Calceinbande) wurde im Bereich der höchsten Spannung die geringste Wachstumsrate gemessen, der sich nach peripher eine sich normalisierende, sich der linken Kontrollseite angleichende Wachstumsrate, nachweisen ließ. In weiteren peripheren Bereichen – kam es vor allem bei Präparaten mit transfixierendem Kirschner-Draht zur Distraktionsepiphyseolyse mit nachweisbar erhöhter Wachstumsrate (Abb. 3.16b).

Die Homogenisierung der Spannungsverteilung unter Verwendung des Variometers ergab bei Steigerung der Druckspannung von 0,3 auf 1,0 N/mm^2 reproduzierbare Ergebnisse mit typischen histologischen Reaktionen

Um eine gleichmäßige Spannungsverteilung in der Fuge zu gewährleisten und um die applizierten Kräfte kontrollieren und korrigieren zu können, wurde ein „Variometer" konstruiert. Die Kraft wurde über zwei jeweils epiphysär und metaphysär eingebrachte Kirschner-Drähte wirksam. Die Registrierung erfolgte mit Hilfe von zwei *load-cells* und wurde über einen Schreiber laufend dokumentiert, so daß eine ständige Kontrolle und Korrektur der von außen applizierten Kraft möglich war (Abb. 3.17a, b). Abb. 3.16a dokumentiert die Spannungsverteilung im Originalschnittpräparat zwischen den komprimierenden Kirschner-Drähten.

In weiteren Versuchsreihen wurde die applizierte Kraft von 25 N auf 300 N gesteigert, was einer Druckspannung von 0,3 bis 1,0 N/mm^2 entspricht.

Während im Normalkollektiv zwischen Wachstumsrate und Zellproliferation ein Gleichgewicht besteht, stellte sich bei kontinuierlicher Spannungserhöhung auf bis zu 0,6 N/mm^2 eine Zunahme der Gesamtfugenhöhe zu Gunsten der Proliferationszellzone bei reziproker Verminderung der Wachstumsrate ein. Die auffällige Erhöhung der Gesamtfugenhöhe wird durch die noch be-

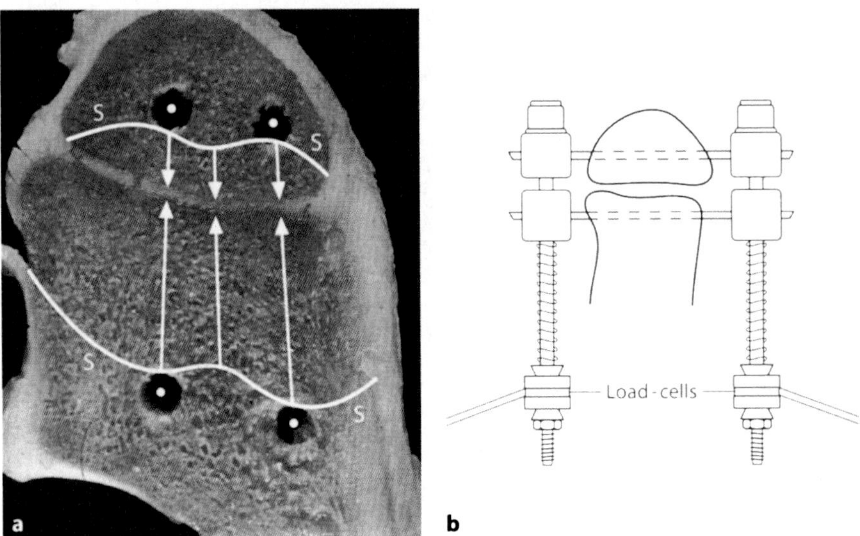

Abb. 3.17 a, b. Variometer mit *load-cells*. Die Spannungsverteilung (S) über der Wachstumsfuge bei 4 eingebrachten Kirschner-Drähten zeigt geringere Spannungsschwankungen.

stehende Proliferationsaktivität der Zellen bei gleichzeitiger Verminderung der enchondralen Ossifikation hervorgerufen. Bei Spannungserhöhung über 0,6 N/mm^2 hinaus ist zusätzlich zur fehlenden Wachstumsrate ein Sistieren der Proliferationsaktivität nachweisbar, die Fuge verschmälert sich. Unter dieser Spannung kommt es zu Einblutungen in die metaphysäre und epiphysäre Ossifikationsfront, insgesamt stellt sich das Bild einer Epiphyseolyse mit irreversibler Schädigung dar.

Entlastung, Unterbrechung der Gefäßversorgung, fugennahe Doppelosteotomie

Die Wachstumsrate der entlasteten Tiere beträgt grundsätzlich ein Drittel der physiologischen Wachstumsrate. Gleichzeitig tritt eine erhebliche Verminderung der Anzahl der Primärspongiosabälkchen ein, die zentralen Knorpelsepten in der Primärspongiosa sind ausgedünnt, der Osteoblastensaum reduziert, so daß eine verminderte Ossifikation in der metaphysären Primärspongiosa besteht. Im Markraum befinden sich erweiterte Blutbildungsareale, die sinusoidale Vaskularisation ist gesteigert, die Endgefäße stellen sich erweitert dar. Die Kompartimentierung der Eröffnung an der metyphären Primärspongiosa ist gestört. Mehrere Zellsäulen werden durch ein erweitertes sinusoidales Gefäß tangiert.

Unter Entlastung der Tiere im Tragegurt vermindert sich das Wachstum auf ein Drittel der normalen Wachstumsrate mit typischen histologischen Adaptationsmechanismen

Bei normaler Gesamtfugenhöhe ist die Relation der Säulenknorpelzellzone zur Germinativzellzone deutlich zugunsten der Germinativzellzone verschoben. In der Säulenknorpelzellzone zeigt sich eine vermindert ausgebildete Zelldifferenzierung von der Germinativzellzone bis hin zur Eröffnungszellzone. Die Longitudinalsepten erscheinen verbreitert mit teilweiser Demaskierung des Kollagen.

Nach Unterbrechung der metaphysären Gefäßversorgung konnten Farine (1966), Yabsley u. Harris (1965), Heikel (1960) sowie besonders Trueta u. Amato (1960) eine deutliche Erhöhung der gesamten Wachstumsfuge mit der metaphysären Säulenknorpelzellzone als verantwortlicher Einzelstruktur nachweisen. Nach fugennaher Doppelosteotomie (Rodegerdts 1976) war die lokale Erhöhung der Säulenknorpelstruktur infolge Reorganisation der metaphysären Gefäße bereits nach 8 bis maximal 14 Tagen nicht mehr nachweisbar. Trueta (1963) diskutiert eine beschleunigte enchondrale Ossifikation und Eröffnung nach Unterbrechung der metaphysären Gefäße.

Nach temporärer Gefäßunterbrechung erhöht sich die Wachstumsfuge zugunsten der metaphysären Säulenstruktur

Rodegerdts (1976) konnte nach fugennaher Doppelosteotomie einen statistisch gesicherten Stimulationseffekt an der proximalen Ulnawachstumsfuge des deutschen Landschweins mit einem Längengewinn von durchschnittlich 0,35 cm (bei einem Gesamtwachstum von 1,1 cm) nach epiphysär sowie bis zu 0,5 cm (bei einem Gesamtwachstum von 1,7 cm) nach metaphysär nachweisen. Bei allen Tieren der Versuchsreihen war eine signifikante Erhöhung der Wachstumsfuge zugunsten der Germinativzellzone parallel zu einer erhöhten Wachstumsrate bis zu 24 Wochen post operationem nachweisbar. Bei gleichbleibender Zelldichte vermehrte sich der Bestand differenzierungsfähiger Zellen in der Germinativzellzone. Da sich keine signifikante Differenz in der Zellzahl pro Säule sowie in der Anzahl und Größe der Chondrone der

Nach fugennaher Doppelosteotomie wurde ein statistisch signifikanter Stimulationseffekt mit einem Längengewinn von insgesamt 0,75 cm nachgewiesen (Rodegerdts 1976)

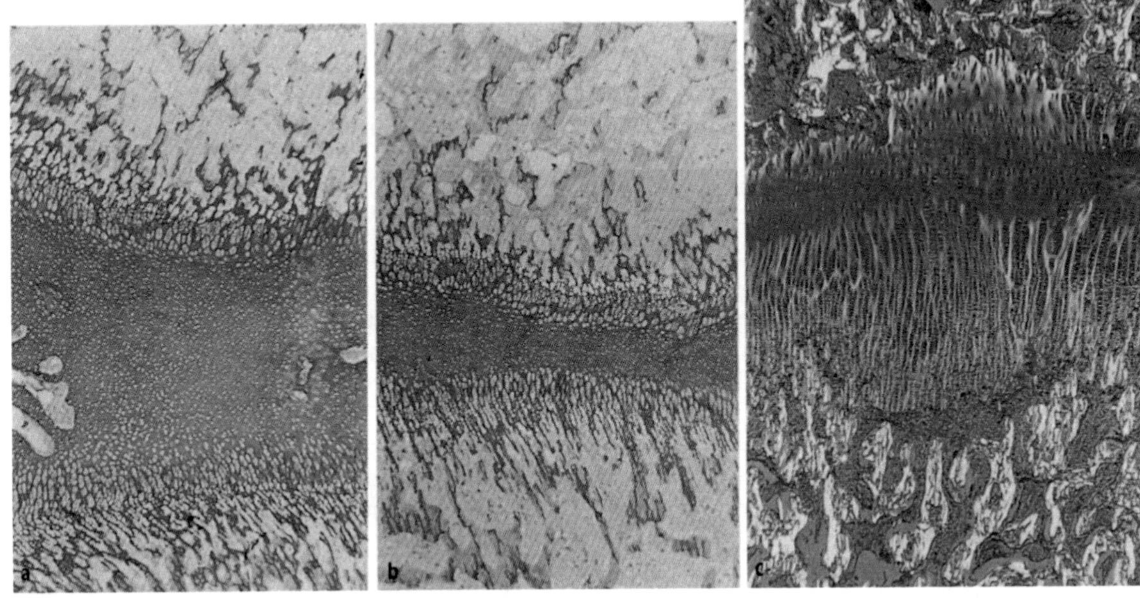

Abb. 3.18. **a** Wachstumsfuge eines 12 Wochen alten Schweines, 6 Wochen nach Doppelostetomie. Erhöhung der Wachstumsfuge zugunsten der Germinativzellzone parallel zu einer signifikanten Erhöhung der Wachstumsrate (gemessen nach Tetracyclinmarkierung). **b** Rechte, nicht operierte Kontrollseite. **c** Störung in der Eröffnungszellzone mit starker Ausziehung und Verlängerung der Säulenformation, Polarisationsoptische Darstellung der Longitudinalsepten (Befund und Dokumentation: Prof. Dr. med. Udo Rodegerdts, Hamburg).

metaphysären Eröffnungszellzone nachweisen ließ, muß aus dem größeren Zellreservoir der Germinativzellzone ein beschleunigter Durchlauf der Zellen durch die Säulenstruktur mit rascher Eröffnung in der Mineralisationsfront angenommen werden. Hierin besteht der Stimulationseffekt! (Abb. 3.18).

Als Stimulationseffekt wird ein beschleunigter Durchlauf der Zellen in der Säulenstruktur mit rascherer Eröffnung in der Mineralisationsfront diskutiert. Der „Schwellenspannung" von 0,3 bis 0,42 N/mm^2 entspricht im morphologischen Bild die beginnende Mineralisationsstörung bei noch fortschreitender Proliferationsaktivität

Zusammenfassend läßt sich aus den experimentellen Untersuchungen feststellen, daß ein Stimulationseffekt mit temporär beschleunigtem Wachstum gegenüber der endogen vorbestimmten Wachstumsgeschwindigkeit erzielt werden kann. Die Kompressionsversuche zeigen typische morphologische Veränderungen der Zellproliferation, der Mineralisation und der daraus resultierenden Wachstumsrate, die den über das Variometer applizierten Kräften proportional zuzuordnen sind.

Die beginnende Mineralisationsstörung bei noch fortschreitender Proliferationsaktivität entspricht morphologisch der „Schwellenspannung", bei der eine Wachstumsrate gerade noch bzw. gerade nicht mehr nachweisbar ist. Die „Schwellenspannung" in der Wachstumsfuge beträgt 0,3 bis 0,42 N/mm^2.

Diese an der proximalen Ulnawachstumsfuge des Schweines experimentell gewonnene „Schwellenspannung" gilt universell und ist somit auch für die menschliche Pfannendachwachstumsfuge relevant. Rhythmische Be- und Entlastung bis maximal zum Schwellenspannungswert (z. B. Strampeln der Säuglinge) gilt als Stimulus für die enchondrale Ossifikation.

Synopsis morphologisch-histologischer Veränderungen bei Druckbelastung

Druckbelastung zwischen zwei Kirschner-Drähten

Beispielhaft werden die Veränderungen der Wachstumsfuge bei Druckbelastung zwischen zwei Kirschner-Drähten dargestellt (Abb. 3.19 a, b). Abb. 3.20 a, b zeigt die scherkraftinduzierten histologischen Veränderungen in einem dysplastischen Gelenk.

Beispielhaft werden die von außen auf die Wachstumsfuge angelegten Kräfte, Druckverteilungskurven sowie die sich entwickelnde Spannung im Gewebe gezeigt. Bei unterschiedlicher Gewebssteifigkeit (knorpelige Fuge, knöcherne metaepiphysäre Primärspongiosa) liegt die „biomechanische Neutralebene" in der unteren Hypertrophiezellzone. Hier erfolgt die spannungsinduzierte „Deviation" wie die Lyse bei der Epiphyseolyse

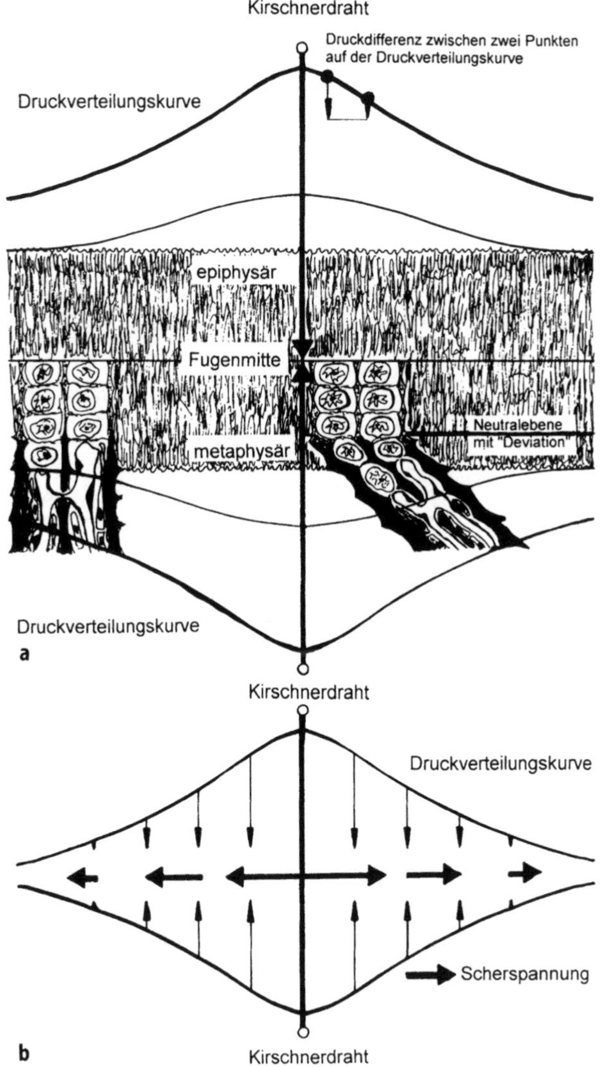

Abb. 3.19. Druck- und Spannungsverhältnisse von histologischen Wachstumsfugenpräparaten. Die halbschematische histologische Zeichnung ist vergrößert gezeichnet (Erläuterung siehe Text). Effekt bei Drucksteigerung: Wachstumsstimulation → Wachstumsminderung → Wachstumsstopp. Effekt bei Scherspannungssteigerung: Strukturverlust der Zellarchitektur in der Eröffnungszellzone, Funktionsverlust der metaphysären Eröffnungszellzone, Funktionsverlust der metaphysären Eröffnung durch „Deviation".

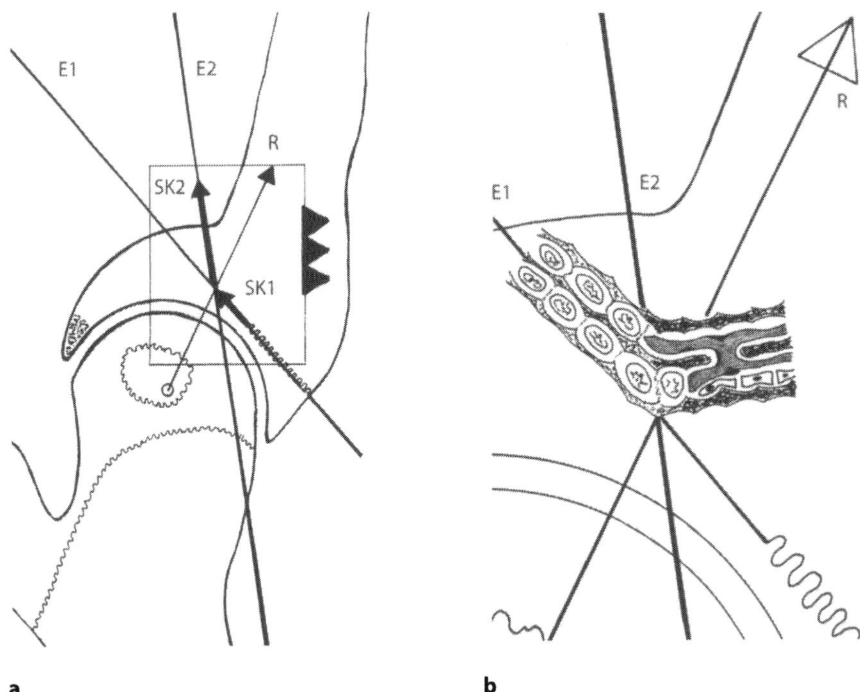

Abb. 3.20. a Scherkräfte sowie **b** histologische Veränderungen in einem dysplastischen Hüftgelenk. Die halbschematische histologische Darstellung ist vergrößert gezeichnet. Gegenüber höherer Steifigkeit des Gewebes in der metaphysären Primärspongiosa wird die Säulenstruktur mit Beginn in der unteren Hypertrophiezellzone spannungsinduziert in die Richtung der Scherkraft „verschoben". Die Ossifikation sistiert („DDH").

Bei Belastung der epiphysär und metaphysär eingebrachten Kirschner-Drähte konnten Druckverteilungskurven approximiert werden. Der maximale Druck besteht zwischen den Kirschner-Drähten, er vermindert und neutralisiert sich im Gewebe nach peripher. Zwischen zwei angenommenen Punkten auf der Druckverteilungskurve besteht eine Druckdifferenz. Deshalb wirken unterschiedliche Kräfte auf benachbart gelegene Bereiche der Wachstumsfuge ein und induzieren Scherspannungen in horizontaler Richtung, die im Druckmaximum am höchsten sind und sich gleichfalls nach peripher vermindern (Abb. 3.19b). Nach Cochran (1988) entspricht die Spannung einer gewebsinternen Kraft, die der von außen einwirkenden Kraft zu widerstehen versucht. Das Maximum der Scherspannung liegt in der „Neutralebene", das Minimum an der Oberfläche (Abb. 3.21). Diese Dehnungen können bildhaft mit der Biegung einer nicht gebundenen laminierten Struktur, z.B. mit den Seiten eines Telefonbuches, verglichen werden. Bei der Biegung rutschen die Seiten aneinander vorbei, die Scherspannung ist klein. Werden z.B. zwei Seiten zusammengeklebt, entwickelt sich zwischen diesen Seiten eine erhebliche Scherspannung.

Als morphologische Antwort druckbelasteter Wachstumfugen zeigen sich neben Adaptationsmechanismen und Umbauvorgängen zwischen Germinativ- und Hypertrophiezellzone elastisch-plastische Deformierungen des hyalinen

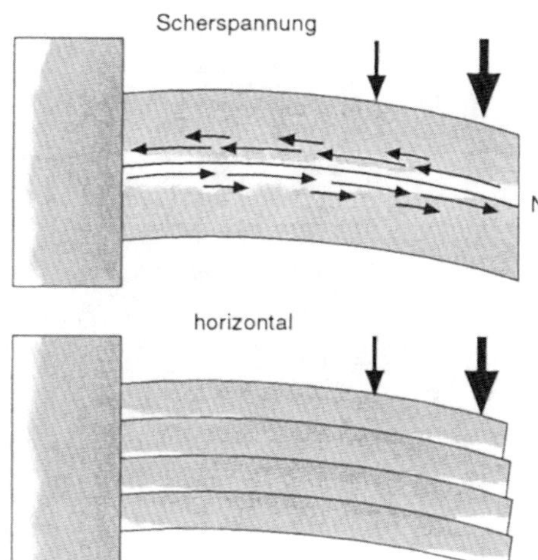

Abb. 3.21. Die Scherspannung entspricht einer gewebsinternen Kraft, die der von außen einwirkenden Kraft zu widerstehen versucht. Das Maximum der Scherspannung liegt in der Neutralebene (N), das Minimum an der Oberfläche (nach Cochran, 1988).

Knorpelgewebes sowie eine Verminderung der Wachstumsrate (Calceinmarkierung) mit Maximum im Bereich höchsten Druckes zwischen den Kirschner-Drähten (Abb. 3.16c, S. 61). Da die Wachstumsfuge unterschiedliche „Gewebssteifigkeit“ aufweist (starres, mineralisiertes, hartes Wabengerüst der unteren Hypertrophie- und Eröffnungszellzone gegenüber weichem, hyalinen Knorpel der Fuge), liegt die biomechanische „Neutralebene“ mit maximaler Scherspannung nicht in der Mitte der Wachstumsfuge, sondern an der Grenze zwischen diesen beiden Zonen in der Ebene der unteren Hypertrophiezellzone (Abb. 3.19a). Diese Ebene entspricht im Telefonbuch-Beispiel den verklebten Seiten. Die Säulenstruktur der Fuge mit geringerer Steifigkeit erfährt unter Druckbelastung gegenüber der unteren Hypertrophiezellzone und dem metaphysären Gewebe mit höherer Steifigkeit eine spannungsinduzierte „Deviation“ (Abb. 3.20).

Im histologischen Befund (Abb. 3.16d, S. 61) scheint eine „Deviation“ des metaphysären Gewebes in die Peripherie vorzuliegen. Der primäre Effekt besteht jedoch immer in einer Verschiebung des Gewebes geringerer Steifigkeit gegenüber dem Gewebe mit höherer Steifigkeit.

In der dreidimensional gekrümmten unipolaren Wachstumsfuge einer dysplastischen Hüftpfanne verschiebt sich dementsprechend die obere Hypertrophiezellzone einschließlich der Säulenformation gegenüber der unteren Hypertrophiezellzone, der Eröffnungszellzone, den mineralisierten Septen sowie den Kapillarsprossen und -schlaufen in die Richtung der einwirkenden Scherkraft nach kranio-lateral (Abb. 3.20b). Die metaphysär folgende Chondroneröffnung wird durch die Umbauvorgänge gestört, das Wachstum sistiert.

Da die Scherkräfte zum lateralen dysplastischen Pfannenrand hin zunehmen, zeigen sich, wie bei experimentell zunehmender Druckapplikation, typische morphologische Veränderungen bis hin zur Epiphyseolyse (in der Neutralebene, nicht an der Knorpel-Knochen-Grenze!) mit vollständigem Wachstumsverlust (Abb. 3.22a–d).

Die zunehmende Drucksteigerung führt über eine Wachstumsstimulation zur Wachstumsminderung bis hin zum Wachstumsstopp

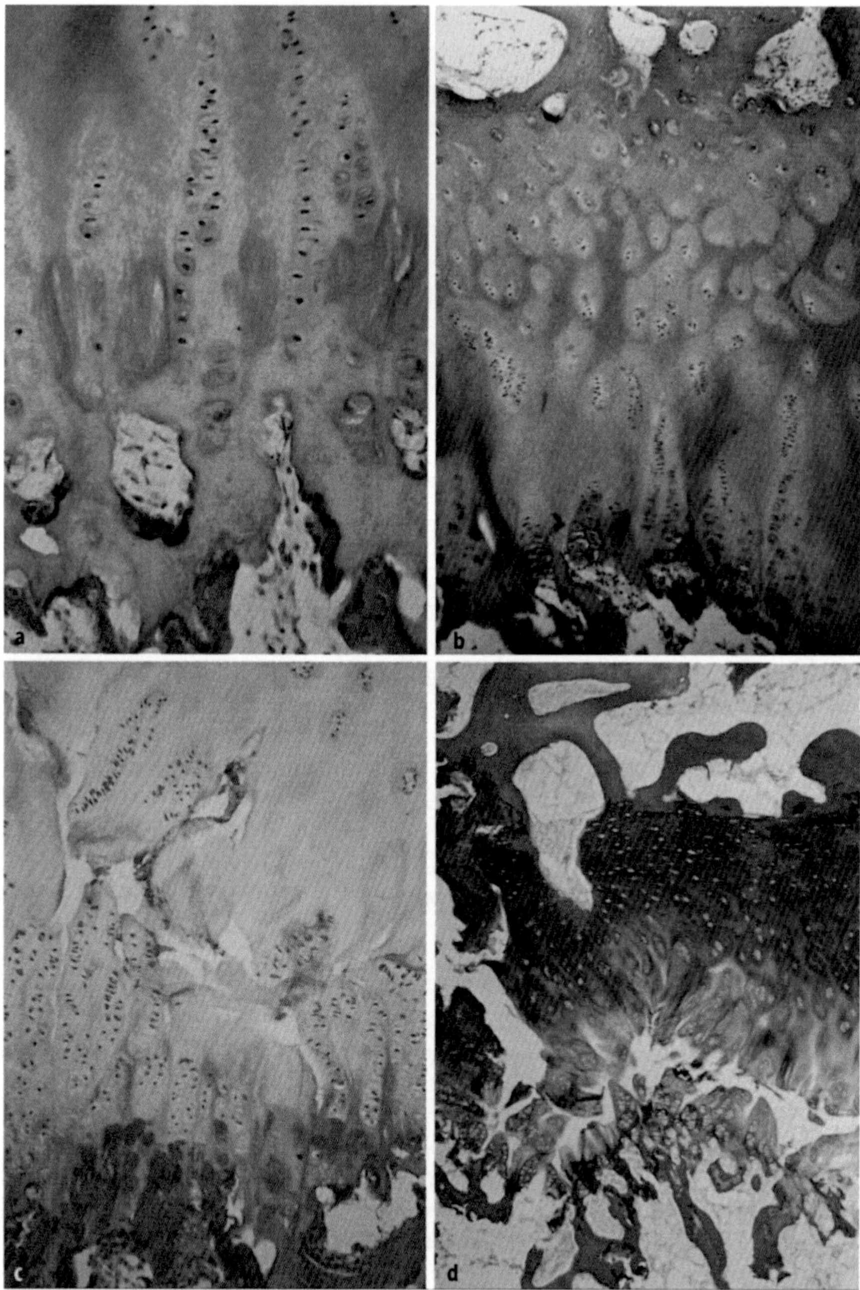

Abb. 3.22 a–d. Histologische Veränderungen unter Druck- und Spannungsbelastung (Erläuterung siehe Text). **a** Alcianblau pH 7 – van-Gieson-Färbung, **b** Alcianblau pH 7 – van-Gieson-Färbung, **c** Haematoxilin-Eosin-Färbung **d** Alcianblau pH 7 – van-Gieson-Färbung.

- Der Effekt bei Drucksteigerung besteht in: Wachstumsstimulation → Wachstumsminderung → Wachstumsstopp.
- Der Effekt bei Scherspannungssteigerung besteht in: Strukturverlust der Zellarchitektur in der Eröffnungszellzone, Funktionsverlust der metaphysären Eröffnung durch „Deviation".

Aus der entsprechend ansteigenden Scherspannung ergibt sich ein Strukturverlust der Zellarchitektur sowie ein Funktionsverlust der metaphysären Eröffnung durch „Deviation"

Histologische Veränderungen bei zunehmender Druckapplikation

Unter zunehmender Druckapplikation wird zunächst der Verlust der regulären Säulenstruktur bei gleichzeitiger Elongation der Palisaden- und Hypertrophiezellzone als Ausdruck der noch aktiven Proliferation aus dem „Pool" differenzierungsfähiger Zellen der Germinativzellzone deutlich. Gegenüber der perilakunären Matrix sind die Chondronhöfe mit verstärkter perizellulärer Glykosaminoglykan- und Proteoglykananhäufung alcianblau positiv angefärbt. Die Knorpelzellen selbst sind dichter und stärker angefärbt, was im elektronenmikroskopischen Bild einer starken Ansammlung von Glykogen als Ausdruck des „Ruhestoffwechsels" entspricht. Innerhalb der Palisadenzellzone imponieren Zellnester ähnlich der „Clusterbildung" in degenerativ verändertem Knorpelgewebe. Im Interzellularraum tauchen büschelförmige Auffaserungen mit Demaskierung des Kollagens auf, zudem bestehen Umverteilungen in der Glykosaminoglykan-Proteoglykanstruktur der interzellulären Matrix. Die Kompartimentierung der Eröffnungsvorgänge wird primär gestört, mineralisierte knorpelige Longitudinalsepten sind aufgebrochen, es kommt zudem zu einer Umverlagerung der sinusoidalen Kapillarschlaufen und -sprossen mit Einblutungen in den Bereich der Eröffnungszellzone. Daraus resultieren Quer- und Längsspalten, wobei die Querspalten vornehmlich im Bereich der mittleren und unteren Hypertrophiezellzone auftreten. Schließlich zeigt sich das Bild einer vollständigen Epiphyseolyse in der „biomechanischen" Neutralebene zwischen oberer und unterer Hypertrophiezellzone (siehe Abb. 3.22a–d).

Bei zunehmender Druckbelastung zeigen sich typische histologische Veränderungen bis hin zur Epiphyseolyse

Bei einer einmal eingetretenen Desintegration des sich gegenseitig lenkenden Wachstums von Hüftkopf und Pfanne kann nur die biomechanische Entlastung (Scherspannungsentlastung) insbesondere im lateralen Pfannendach, nach einer den Umbauvorgängen adäquaten histologischen Reorganisationszeit erneut zu aktivem Pfannendachwachstum führen

Biomechanik, Beanspruchung und Belastung der Neugeborenenhüfte

Biomechanik des Neugeborenenhüftgelenkes

Da über die Entwicklung des Neugeborenenhüftgelenkes in der verfügbaren Literatur wenig bekannt ist, wurde der Versuch unternommen, die Befunde aus der Wachstumsfugenforschung (histologischer, elektronenmikroskopischer Aufbau, Stoffwechselfunktion, gewonnene Befunde zur Stimulation der Wachstumsfuge durch fugennahe Doppelosteotomie sowie aus Kompressionsversuchen mit Nachweis druckabhängig unterschiedlicher Wachstumsraten) mit den biomechanisch bekannten Daten ausgewachsener Hüftgelenke synoptisch zusammenzufassen.

In der verfügbaren Literatur ist wenig über die Biomechanik des Neugeborenenhüftgelenkes bekannt. Es wurde daher versucht, die Befunde aus der Wachstumsfugenforschung mit bekannten biomechanischen Daten ausgewachsener Hüftgelenke synoptisch zusammenzufassen

Alle vom Pauwelschen Modell (1973) durchgeführten Belastungsberechnungen (Kummer 1968, 1969, 1974a, b; Legal 1984; Debrunner 1975, Brinckmann et al. 1980, 1981) beziehen sich auf ausgewachsene Hüftgelenke und gehen zudem von reibungsfreien Kugelgelenken aus. Greenwald u. O'Connor (1971) sowie Brinckmann et al. (1980) berücksichtigen zwischen starren Oberflächen von Hüftkopf und Pfanne den Gelenkknorpel als kompressible Zwischenschicht. Greenwald u. O'Connor (1971) folgern daraus rechnerisch, daß der Druck auf der Gelenkoberfläche mit dem Cosinus des Winkels zwischen dem Punkt maximalen Drucks (P_{max}) und dem Aufpunkt abnimmt (Abb. 3.23 a–c). Tschauner (1995) veranschaulicht die sphärische Kongruenz zwischen Hüftkopf und der hufeisenförmigen Facies lunata anhand des „Tennisball-Modells" und führt für die belastete Verdichtungszone der subchondralen Spongiosa den Begriff der „Tragfläche" ein. Analog zum „Problem der schiefen Ebene" werden die auf die Pfanne einwirkenden Kräfte in

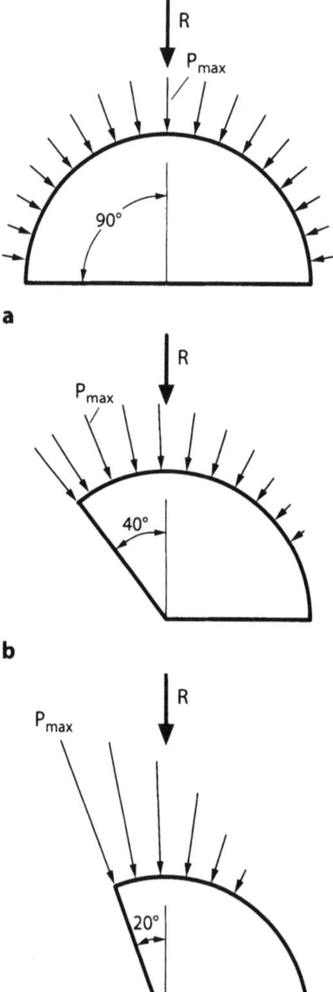

Abb. 3.23. Druckverteilung **a** über einem vollständig sowie **b, c** über einem unvollständig überdachten Kugelgelenk. Bei unvollständig überdachten Kugelgelenken ist das Maximum der Cosinusverteilung (P_{max}) von der Richtung der Kraft (R) zum Pfannenerker hin verschoben (nach Brinckmann P. et al. 1980).

Druck- und Scherkomponenten zerlegt. Die Tangentialkomponente (Scherkraft) wird bei zunehmender Pfannendachdysplasie als wesentliche Kraft beschrieben, die den Hüftkopf entlang der Tragfläche nach ventro-kranial-lateral zu verschieben trachtet. Die konsekutiv auf den lateralen Anteil der Pfannendachwachstumsfuge einwirkenden exzentrischen Kräfte sind in der Abb. 3.20 a, b, 3.24 a–d, 3.25 a, b dargestellt.

Da die Gesamtüberdachung des Neugeborenenhüftgelenkes aus einem kleineren, knöchernen, festen sowie einem größeren, knorpeligen, weichen Pfannendach besteht, müssen biomechanische Berechnungen Gewebe mit unterschiedlicher Elastizität berücksichtigen, die völlig verschieden auf von außen applizierte Kräfte reagieren. Rheologische Modelle des Verhaltens viskoelastischer Materialien, wie Knorpel oder Knochen, sind außerordentlich komplex und derzeit noch Gegenstand weiterer Forschungsarbeiten. Zudem ist die einzigartige Fähigkeit lebenden Gewebes hinsichtlich Selbstadaptation und Selbstreparatur besonders in der Pfannendachwachstumsfuge und Eröffnungszellzone der Primärspongiosa zu berücksichtigen. Dennoch sind die Ergebnisse der experimentellen Wachstumsfugenforschung sowie die biomechanischen Grundlagen für die Interpretation der Wachstums- bzw. Fehlwachstumsvorgänge im kindlichen Hüftpfannendach unverzichtbar. Obwohl Untersuchungen an der bipolaren Ulnawachstumsfuge des Schweines durchgeführt wurden, gelten die Gesetzmäßigkeiten auch für die dreidimensional gekrümmte unipolare Pfannendachwachstumsfuge des Säuglings. Da zudem die Knorpeldicke der Pfannendachwachstumsfuge nach lateral zum knorpeligen Pfannenerker stark zunimmt, kommen die Effekte der Scherspannung besonders stark zum Tragen.

Zur Beurteilung des Fehlwachstums kindlicher Hüftpfannendächer sind die in der Wachstumsfugenforschung gewonnenen Ergebnisse unverzichtbar

Beanspruchung des Neugeborenenhüftgelenkes

Um eine zuverlässige Berechnung der Beanspruchung des Hüftgelenkes durchzuführen, haben Brinckmann et al. (1980, 1981) ein Meß- und Rechenverfahren entwickelt, mit dessen Hilfe bei Kenntnis der Richtung der Resultierenden die tragende Fläche des Hüftgelenkes direkt aus der im a.p.-Röntgenbild sichtbaren knöchernen Berandung von Kopf und Pfanne bestimmt werden kann. Die Ergebnisse dieser Berechnung veranschaulichen die Druckverteilung über einem vollständig sowie über unvollständig überdachten Kugelgelenken (Abb. 3.23 a–c).

Das Druckmaximum der Cosinusverteilung ist bei verminderter Überdachung des Hüftkopfes stark zum lateralen Pfannenerker hin verschoben

Bei einem vollständig überdachten Kugelgelenk liegt das Druckmaximum (P_{max}) beim Durchstoßpunkt der Kraft (R) und vermindert sich peripher auf der Kugel. Bei einem unvollständig überdachten Kugelgelenk ($\alpha = 40°$), ist das Druckmaximum der Cosinusverteilung um etwa 20° von der Richtung der Kraft zum Pfannenerker hin verschoben. Bei einem Winkel α von 20° ist das Druckmaximum der Cosinusverteilung um über 50° gegen die Richtung der Kraft verschoben und liegt damit außerhalb der tragenden Gelenkfläche.

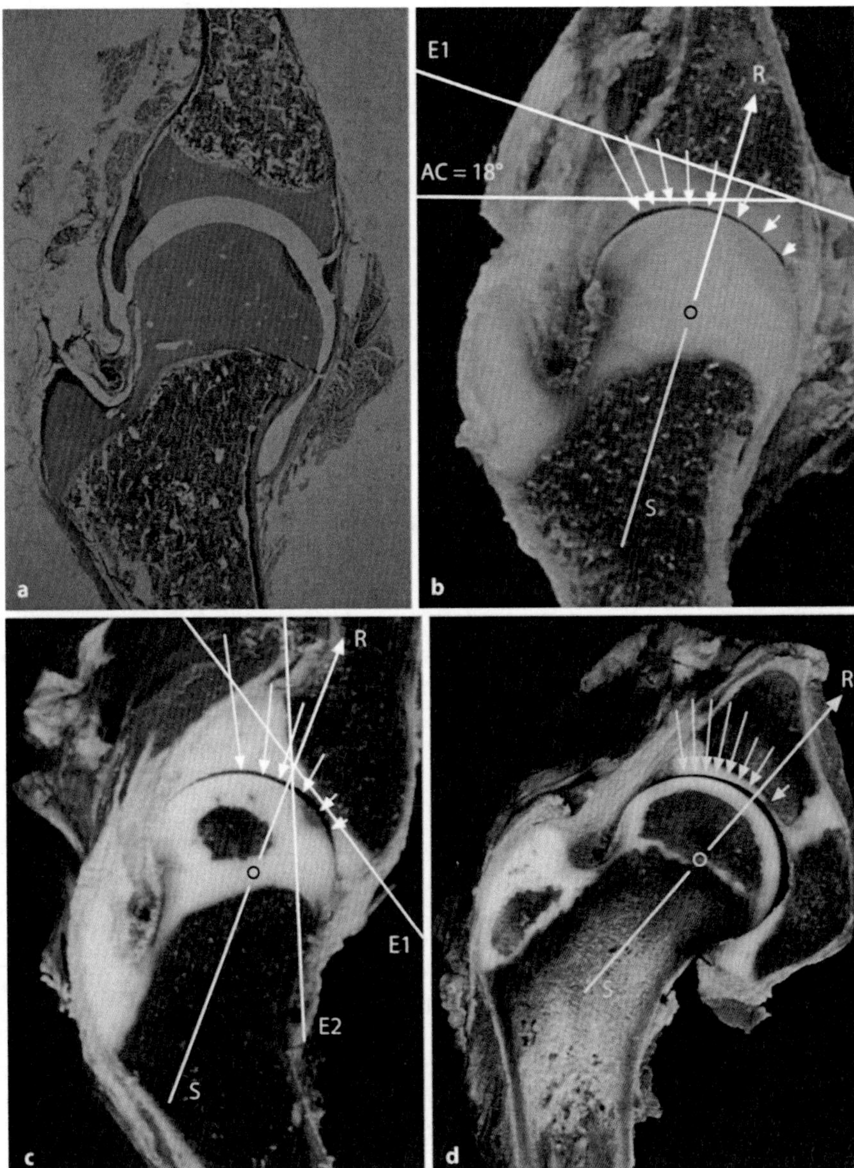

Abb. 3.24 a–d. Konstruktion der Cosinusdruckverteilung. **a, b** Optimale Entwicklung der Hüfte eines 8 Wochen alten Säuglings. **a** Histologischer Schnitt (Alcianblau pH 7 – van-Gieson-Färbung) des makroskopischen Bildes in Abb. 3.24 b. **b** Das Druckmaximum der Cosinusverteilung (→) ist zum Pfannenerker hin verschoben. Resultierende (R), Schenkelhalsachse (S), Hüftkopfzentrum (O). E 1: „gedachte Ebene" in der dreidimensional gekrümmten Pfannendachwachstumsfuge. **c** Unvollständig überdachtes dysplastisches Hüftgelenk. Zur Beschreibung des dysplastischen knöchernen Pfannenrandes wird neben der Ebene (E1) eine weitere „gedachte" Ebene (E2) erforderlich, die in der dreidimensional gekrümmten Pfannendachwachstumsfuge die laterale dysplastische Überdachung bezeichnet. Das Druckmaximum der Cosinusverteilung (→) wirkt maximal auf den breit übergreifenden „weichen" knorpeligen Pfannenerker ein. **d** Regulär entwickelte Hüfte eines 6 jährigen Kindes. Das Druckmaximum der Cosinusverteilung (→) ist im wesentlichen auf das knöcherne Pfannendach gerichtet. Leichter lateraler Pfannenerkerdefekt.

Biomechanische Belastung des Neugeborenenhüftgelenkes

Zur Konstruktion der auf ein dysplastisches Gelenk einwirkenden Kräfte sind vektorgraphisch zwei gedachte Ebenen (E 1, E 2) durch die dreidimensional gekrümmte Pfannendachwachstumsfuge erforderlich

Zur Darstellung der biomechanischen Belastung der Pfannendachwachstumsfuge wird eine „gedachte Ebene" (E 1) in die dreidimensional gekrümmte Wachstumsfuge gelegt. Selbst bei einer optimal entwickelten Neugeborenenhüfte, bei der die Schenkelhalsachse (Rippstein 1, Femurkondylen angelegt) senkrecht auf die knöcherne Pfanneneingangsebene (AC-Winkel) gerichtet ist, wird deutlich, daß das Druckmaximum zum Pfannenerker hin verschoben ist und somit im lateralen, „weichen" knorpeligen Pfannenerker wirkt. Deshalb ist die Neugeborenenhüfte gegenüber exogen-mechanischen Kräften sehr empfindlich, weshalb postpartum die physiologische Beuge- und Abduktionseinstellung unbedingt erhalten bzw. gefördert werden sollte (Abb. 3.24 a, b).

Bei einem unvollständig überdachten dysplastischen Hüftgelenk (Abb. 3.24 c) ist das Druckmaximum der Cosinusverteilung noch weiter zum lateralen, breit übergreifenden knorpeligen Pfannenerker hin verschoben, so daß sich ohne Einleitung einer biomechanischen Behandlung ein weiterer dysplastischer Verlauf bis hin zur Dezentrierung und Luxation ergibt. „DDH" (*developmental dysplasia of the hip*) (Klisic 1989) anstelle „CDH" (*congenital dislocation of the hip*).

Die Hüfte eines 6jährigen Kindes wird vornehmlich vom knöchernen Pfannendach gebildet. Das Druckmaximum der Cosinusverteilung liegt dann

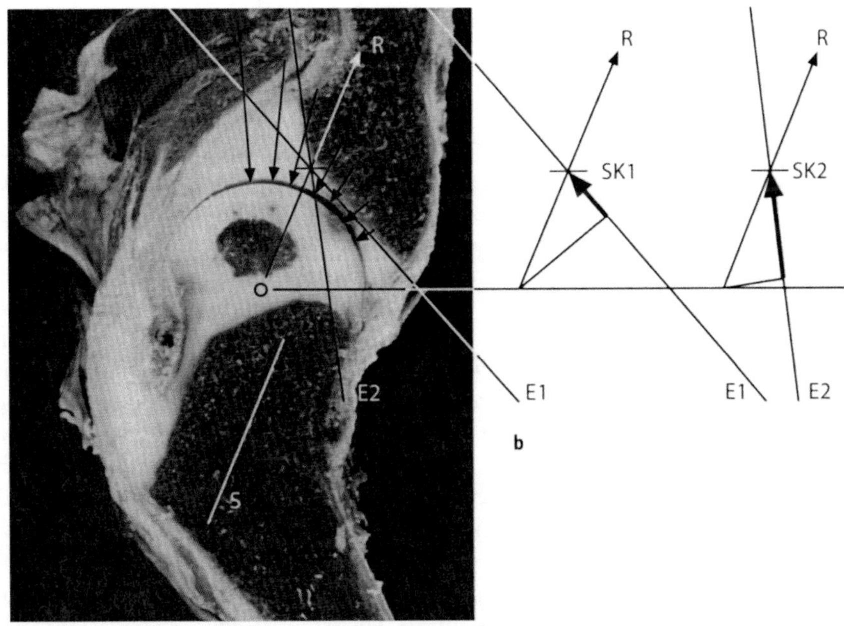

Abb. 3.25 a, b. Konstruktion der einwirkenden Scherkräfte in einem dysplastischen Hüftgelenk. **a** Makroskopisches Bild. **b** Scherkraftkomponente (SK 1) von R in der gedachten Ebene E 1 sowie Scherkraftkomponente (SK 2) von R in der gedachten dysplastischen Ebene E 2. Bei unveränderter Größe der Resultierenden (R) erhöht sich die Scherkraft (SK 2) im lateralen dysplastischen Pfannendach erheblich gegenüber der Scherkraft (SK 1).

im knöchernen Pfannendach. Die Abb. 3.24d zeigt wegen eines Erkerdefektes eine noch verminderte laterale Überdachung.

Bei unvollständig überdachten Hüftgelenken ist das Druckmaximum zum breiten knorpeligen Pfannenerker verschoben. Die druckinduziert additiv wirkende Scherkraft führt unter Ossifikationsverlust der Pfannendachwachstumsfuge zu fortschreitender Pfannendachabflachung bis hin zur Dezentrierung und Luxation („DDH")

Bei Wachstumsverzögerung (Typ-IIa- bis Typ-IV-Hüftgelenke) mit primärer Entwicklungshemmung oder sekundärer Verformung des knöchernen Pfannenerkers (sonographisch: rund, flach) ergibt sich neben der Ebene (E1) eine weitere Ebene (E2), die die laterale knöcherne dysplastische Überdachung bezeichnet. Bei unveränderter Größe der Resultierenden (R) erhöht sich additiv zur Cosinusdruckverteilung die Scherkraft (SK2) im lateralen Anteil der Pfannendachwachstumsfuge erheblich gegenüber der Scherkraft (SK1) (Abb. 3.25). Zur Ausschreibung des dysplastischen knöchernen Pfannenrandes wird neben der Ebene (E1) eine weitere „gedachte" Ebene (E2) erforderlich, die in der dreidimensional gekrümmten Pfannendachwachstumsfuge die laterale dyplastische Überdachung beschreibt.

Druck- und scherspannungsinduzierte pathomorphologische Veränderungen sind die weitere Folge und führen über einen Wachstumsstopp zu fortschreitender Pfannendachabflachung. Durch einseitige Verknöcherungsverzögerung der Pfanne entwickelt sich im Rahmen der Desintegration eine Dysbalance zwischen Hüftkopf und Pfanne, so daß infolge „exogen-mechanischer", additiver Druckbelastung eine weitere Reduzierung der tragenden knöchernen Pfanne resultiert. Unter weiterer Deformierung des verformbaren knorpeligen Pfannendaches tritt die Dezentrierung des Hüftkopfes unausweichlich ein.

Postpartale Pfannenentwicklung

Wachstumskurven

Graf hat im Sonometer optimale und minimale „lineare" Wachstumsmittelwerte beschrieben. Tschauner konnte eine Wachstumskurve spontan ausheilender, unbehandelter Hüftgelenke erstellen

Unter der Voraussetzung eines Mindestmaßes der enchondralen Ossifikation entwickelt sich unter hoher Wachstumsgeschwindigkeit in der postpartalen Phase nach Sonometerwerten von Graf (1995) eine lineare Reifung, ausgehend von der Geburt mit einem α-Winkel von 50,8° bis zum 3. Lebensmonat mit einem α-Winkel von minimal 60°. Statistische Untersuchungen von Graf (1995) haben gezeigt, daß der α-Mittelwert bei Typ-I-Hüftgelenken im 3. Lebensmonat optimalerweise 64,46° beträgt. Unter der Voraussetzung einer linearen Reifung errechnet sich daraus der optimale α-Wert bei der Geburt mit 55,1°. Tschauner (1994) konnte durch retrospektive Auswertung nicht behandelter, als gesund klassifizierter Säuglinge eine Reifungskurve des sonographischen α-Winkels erstellen. Der Mittelwert, einfache und doppelte Standardabweichung wurden monatlich registriert. Die Mittelwerte sind in die Kurve eingetragen. Dabei zeigt sich, daß der Mittelwert spontan ausreifender unbehandelter Hüftgelenke in der 4. Lebenswoche bereits 59,7° erreicht. Zwischen 4. und 16. Lebenswoche steigen die Mittelwerte sowie die Standardabweichung nur um 4° an. Nach dem 4. Lebensmonat zeigt sich das typische „Tschauner-Plateau" zwischen 64 und 65°, welches bis zum 11. Lebensmonat verbleibt. Bis zum 13. Lebensmonat steigt der α-Mittelwert auf 66°. Die weitere Reifung des Pfannendaches wird danach durch den röntgenologischen AC-Winkel von Tönnis (1984) beschrieben (Abb. 3.26).

Für die Formdifferenzierung der Hüftpfanne ergibt sich ein exponentieller Bereich der optimalen Hüftentwicklung. Wie die Parametrisierung der Wachstumskurve zeigt, wird beim Pfannendachwachstum eine „formdifferenzierende Entwick-

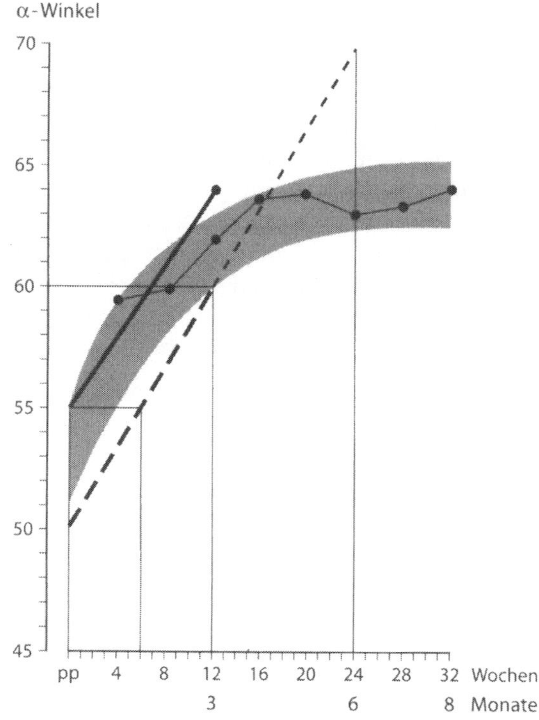

Abb. 3.26. Wachstumskurven von Graf und Tschauner sowie „exponentieller Bereich" der optimalen Hüftentwicklung nach Matthiessen.

„lineare" Reifungskurve nach Sonometerwerten von Graf
optimale Reifung nach Graf
Mittelwertkurve der Reifungskurve nach Tschauner
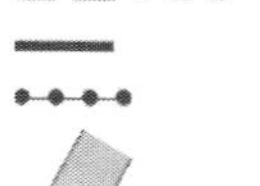
„exponentieller Bereich" der optimalen Hüftenwicklung nach Matthiessen

Durch Integration der linearen Hüftreifung nach Graf, der Reifungskurve nach Tschauner sowie eigener Wachstumsbeobachtungen ergibt sich für die Formdifferenzierung des Neugeborenenpfannendaches ein exponentieller Bereich der optimalen Hüftentwicklung. Bei hoher Wachstumspotenz ist die Formdifferenzierung in den ersten Lebenswochen sehr hoch, flacht bereits bis zur 12. Lebenswoche ab und pendelt sich mit der 16. Lebenswoche auf ein proportionales Größenwachstum von Hüftkopf und Pfanne ein.

lungsphase" mit exponentiellem Wachstum bis zum 3. Lebensmonat von einer „Reifungsphase" mit proportionalem Größenwachstum von Hüftkopf und Pfanne jenseits des 3. Lebensmonats unterschieden

Parametrisierung der Entwicklungs- und Reifungskurve

Um über einen naturwissenschaftlich-mathematischen Ansatz weitere Wachstumsgesetzmäßigkeiten eruieren zu können, wurden die Mittelwerte des exponentiellen Bereiches der optimalen Hüftentwicklung parametrisiert (Matthiessen u. Heinzmann 1997). Dabei ergibt sich eine *e*-Funktion, die in der

Mathematisch zeigt sich im Bereich des optimalen Wachstums eine e-Funktion, die in der Natur alle Wachstums- und Zerfallsprozesse beschreibt. Prototyp der e-Funktion ist der radioaktive Zerfall

Natur alle Wachstums- und Zerfallsprozesse beschreibt. Charakteristisch für diese Funktion ist, daß sich die Änderung einer Größe stets proportional zum momentanen Wert dieser Größe verhält.

Als Prototyp eines so ablaufenden Zerfallsprozesses sei der radioaktive Zerfall genannt. Die Stoffmenge radioaktiven Materials nimmt mit der Zeit immer mehr ab. Die Abnahmegeschwindigkeit wird proportional zur gerade vorhandenen Stoffmenge immer kleiner. Die Entwicklungs- und Reifungskurve des α-Winkels orientiert sich am hereditär-endogen vorbestimmten Endwert (Zielwert) E, so daß sich der Zuwachs des α-Winkels pro Zeiteinheit $\Delta\alpha/\Delta t$ stets proportional zur Entfernung des momentanen α-Winkels vom Zielwert E gemäß Gleichung (1) verhält.

$$\frac{\Delta\alpha}{\Delta t} = \frac{E - \alpha}{\tau} \qquad \text{Gleichung (1)}$$

Dabei stellt $1/\tau$ mit τ als charakteristischer Zeit in Wochen eine feste Proportionalitätskonstante dar, um in Gleichung (1) die Dimensionen des Winkelzuwachses pro Zeiteinheit festzulegen.

Um einen endogen von der Natur vorgegebenen Zielwert zu erreichen, muß das, was noch „klein" ist, schneller wachsen als das, was bereits „groß" ist, oder: Je weiter die Formdifferenzierung der Pfanne zeitlich von der Enddifferenzierung entfernt ist, um so schneller muß das Wachstum erfolgen. Je näher sich die Formdifferenzierung zeitlich an der Enddifferenzierung befindet, desto geringer ist das Wachstum.

Die mathematische Lösung dieser Differentialgleichung (1) ist die Exponentialfunktion (e-Funktion), da die Ableitung einer Exponentialfunktion erneut die Exponentialfunktion ergibt. Die konkrete Lösung der Gleichung (1) lautet daher:

$$\alpha = A + (E - A) \cdot (1 - e^{-\frac{t}{\tau}}) = A + B \qquad \text{Gleichung (2)}$$

mit dem Anfangswert A zum Zeitpunkt $t=0$ plus einem Zuwachswert $B = (E - A) \cdot (1 - e^{-\frac{t}{\tau}})$, der maximal E-A beträgt - mathematisch nach beliebig langer Zeit -, wenn der Endwert E erreicht ist.

Es bleibt besonders zu erwähnen, daß im Gegensatz zum endogen vorgegebenen Endwert E und der festen charakteristischen Zeit τ, die die Schnelligkeit des Wachstums bemißt, der Wert A keine natürliche Anfangsgröße darstellt, sondern lediglich den τ-Wert des Winkels α zu einem beliebigen Zeitpunkt $t=0$ verkörpert.

Gleichung (2) gilt für beliebige Zeitachsen mit willkürlichen Nullpunktfestlegungen, da in der Fundamentalgleichung (1) nur die Größen E und τ, also Endwert (Zielwert) und charakteristische Wachstumszeit beschrieben werden, nicht jedoch der Anfangswert A. Obwohl nicht zwingend notwendig, ist es sinnvoll, den α-Wert zum Termin der ersten Ultraschalluntersuchung nach der Geburt, gleich zu welchem Zeitpunkt, $t=0$ zuzuordnen. Dann bezeichnet der Anfangswert A den bei der ersten Messung erreichten α-Wert.

Im konkreten Fall beträgt der Anfangswert $A = 53 \pm 2°$, der Endwert $E = 64{,}5 \pm 1{,}5°$, der maximale Zuwachswert also $11{,}5 \pm 0{,}5°$.

Die Zeitfunktion, die den Zuwachswert

$$B = (E - A) \cdot (1 - e^{-\frac{t}{\tau}}) \qquad \text{(Gleichung 3)}$$

zum Zeitpunkt t beschreibt, wird durch die Exponentialfunktion $e^{-\frac{t}{\tau}}$ und maßgeblich durch die charakteristische Zeit $\tau = 8{,}66$ Wochen bestimmt. Die charakteristische Zeit τ unterscheidet sich von der Halbwertzeit t_{HW} nur durch den festen Zahlenwert ln 2 (Logarithmus naturalis).

$$t_{HW} = 8{,}66 \text{ Wochen} \cdot \ln 2 = 6 \text{ Wochen} \qquad \text{(Gleichung 4)}$$

Die Halbwertzeit beträgt rechnerisch 6 Wochen und beschreibt immer diejenige Zeit, nach der das Wachstumsziel halb erreicht worden ist, wobei immer zum von der Natur vorgegebenen Zielwert gemessen wird. Diese Gesetzmäßigkeit gilt für jeden Punkt auf der Kurve, so daß jeweils 6 Wochen nach Erstbefund eine pathologische Entwicklungsabweichung ersichtlich wird. Die Proportionalitätskonstante von 6 Wochen entspricht darüber hinaus den von Graf empirisch gefundenen Nachuntersuchungsintervallen, d.h. den in den Nachuntersuchungsintervallen gemessenen α-Winkeldifferenzen, die sich immer identisch zur Entfernung vom Zielwert verhalten.

Erstaunlich ist, daß die rechnerisch ermittelte Halbwertzeit von 6 Wochen den von Graf empirisch gefundenen Nachuntersuchungsintervallen entspricht

Die rechnerische Auflösung der Frage, wann die exponentielle Kurve vor der Geburt die 0-Grad-Achse schneidet, ergibt einen Wert von minus 15 Wochen, also die 23. Schwangerschaftswoche post conceptionem. Zeitgleich konnte Wagner (1994, 1996) infolge beginnender knöcherner Formgebung seine intrauterinen sonographischen Untersuchungen beginnen.

Therapeutische Konsequenz

Aus den Ergebnissen der Parametrisierung der Wachstumskurve ergeben sich folgende Untersuchungs- und Therapiekonzepte:

- Der α-Wert sollte zweimal in zeitlichem Abstand von sechs Wochen gemessen werden, das erste Mal möglichst unmittelbar nach der Geburt.
- Die anläßlich der zweiten Untersuchung ermittelte α-Winkeldifferenz wird dem Meßergebnis der ersten Untersuchung hinzuaddiert und ergibt den von der Natur geplanten Endwert.
- Ist der errechnete vorgesehene Endwert zu klein ($\alpha < 65°$), sind therapeutische Konsequenzen dringend erforderlich.
- Bei primär dysplastischen und behandlungsbedürftigen Hüftgelenken werden Kontrolluntersuchungen in Abständen von zwei Wochen empfohlen, bis nach einer histologischen Aufbauphase (Reorganisationszeit der gestörten Eröffnungsvorgänge) die Wachstumsgeschwindigkeit im Rahmen der Nachverknöcherung stark ansteigt, um den exponentiellen Kurvenverlauf der Wachstumskurve wieder aufzunehmen. Die endogen vorbestimmte Formdifferenzierung kann unter der Therapie erreicht werden, denn das, was „klein" ist, muß schneller wachsen als das, was bereits „groß" ist!

Der „exponentielle Formdifferenzierungsbereich" innerhalb der ersten 3 Lebensmonate sollte für die Behandlung genutzt werden. Die therapeutischen Maßnahmen – biomechanisch korrekte Einstellung – eliminieren mechanische Störfaktoren (Scherkräfte) und leiten zu individuell unterschiedlicher, endogener Wachstumsgeschwindigkeit zurück

Bei hoher Wachstumsgeschwindigkeit bis zum Ende des 3. Lebensmonats ist die biomechanische Wachstumslenkung wesentlich erfolgreicher als jenseits des 3. Lebensmonats. Als Ausdruck stark gesteigerten Wachstums wird die im lateralen knöchernen Pfannendach röntgenologisch sichtbare verstärkte Osteoidbildung gewertet

Als morphologischer Ausdruck einer raschen Nachverknöcherung wird die im lateralen knöchernen Pfannendach sichtbare starke Mineralisation gewertet. So kann im Röntgenbild die temporäre Aktivität der Ossifikation direkt gesehen werden und gibt zudem wertvolle prognostische Hinweise. Diese verstärkte Osteoblastenaktivität mit Osteoidbildung darf nicht mit der druckinduziert vermehrten „Sklerose", z.B. bei Ausbildung einer Sekundärpfanne, verwechselt werden (Abb. 3.27 a–d).

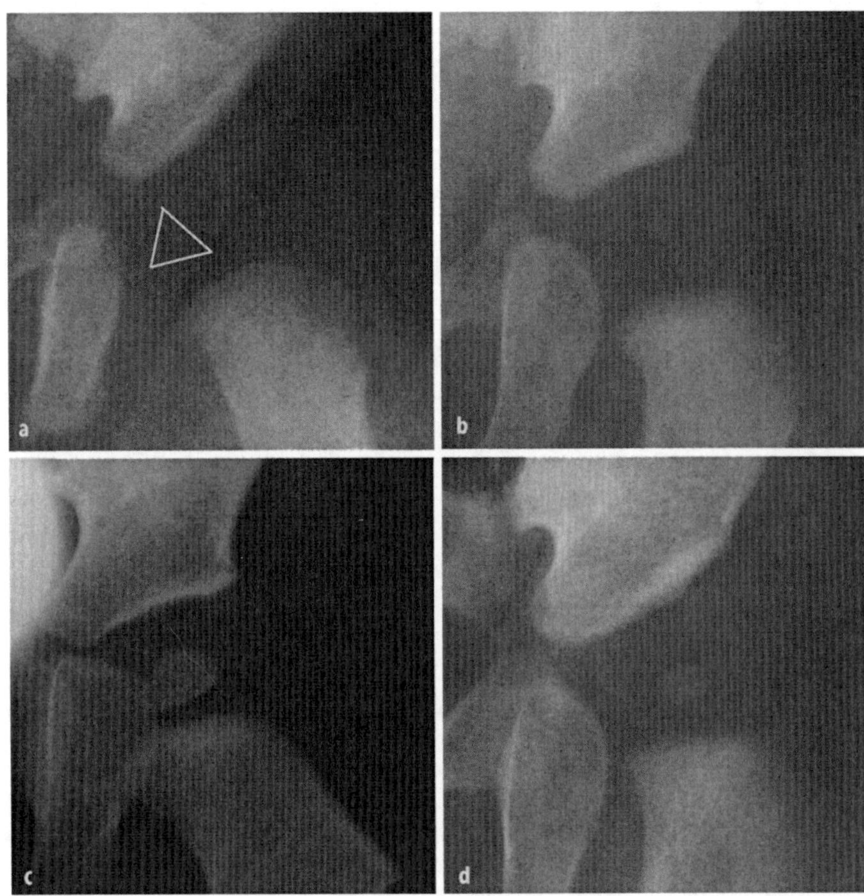

Abb. 3.27 a–d. Vermehrte Osteoblastenaktivität mit gesteigerter Osteoidbildung und Osteoidmineralisation in der metaphysären Primärspongiosa des lateralen Pfannendaches. Die nach biomechanischer Behandlung einer dezentrierten Hüfte (Scherkraftentlastung!) eintretende verstärkte Mineralisation mit hoher Osteoblastenaktivität wird als röntgenologisches Zeichen einer hohen temporären Wachstumsgeschwindigkeit gewertet und gibt wertvolle prognostische Hinweise. Entwicklung der Osteoblastenaktivität (K. C. geb. 01.03.96). Das Wachstum der linken Hüfte ist dargestellt. Im Alter von 2 Wochen dezentrierte Hüfte Typ IIIa beidseits. Behandlungsbeginn mit modifizierter Luxationsbandage nach Hoffmann-Daimler. **a** Im Alter von 2 Monaten ausgeprägte Osteoblastenaktivität im lateralen noch hoch dysplastischen Pfannenrand. Nach Stabilisierung Beginn der Retentionsbehandlung im Alter von 9 Wochen. **b** Im Alter von 5,2 Monaten deutlich verstärkte Mineralisation des Pfannenrandes. **c** Im Alter von 2 Jahren altersentsprechende Hüftreifung mit regulärem Kalkgehalt der Hüftpfanne. **d** (H. E. geb. 18.05.89). Verkalktes Osteoid im Bereich einer Sekundärpfanne als Ausdruck einer druckinduzierten „Sklerose".

Diskussion der Multicenterstudie (Tönnis 1997) unter dem Aspekt des „exponentiellen Formdifferenzierungswachstums"

Die Ergebnisse einer Multicenterstudie des Arbeitskreises für Hüftdysplasie der DGOT hat Tönnis (1997) zusammengestellt und über vergleichende Untersuchungen der Wirksamkeit von Orthesen und Gipsverbänden bei Hüftdysplasie referiert (siehe Kapitel 19).

Das „exponentielle Formdifferenzierungswachstum" konnte auch in dieser Arbeit belegt werden. Die Verbesserung des α-Winkels unter Spreizhosentherapie bei Behandlungsbeginn im 1. Lebensmonat zeigt bei unterschiedlich pathologischen Ausgangswerten des Dysplasiegrades typische Entwicklungen. Das schnellere Wachstum der α-Mittelwerte (Anstieg der Geraden) in den Gruppen 1 bis 4 (α zwischen 45 und 59°) beweist das exponentielle Wachstum unter der Therapie, denn, das was „klein" ist, muß schneller wachsen als das, was bereits „groß" ist. Die Gruppe 5 (α zwischen 59 und 63°) zeigt deshalb einen vergleichsweise geringen Anstieg der Geraden, weil post partum bereits eine altersentsprechende Entwicklung der Pfanne bestand und daher auch unter der Therapie kein schnelleres Wachstum erforderlich ist, um zeitentsprechend (siehe Wachstumskurve Abb. 3.26) die Normentwicklung zu erreichen. Wenn der Anstieg der Geraden der Gruppe 1 (α unter 45°) geringer ausfällt, so ist bei reiner Spreizhosentherapie eine unzureichende biomechanisch korrekte Einstellung zu diskutieren, da in der Spreizhose generell keine suffiziente Beugung erreicht wird. Eigene Untersuchungen der α-Mittelwerte instabiler Typ-D-Hüftgelenke (n = 42) zeigen unter der Therapie mit der Tübinger Beugebandage nach A. Bernau ein der exponentiellen Funktion zeitentsprechendes Ausheilungsergebnis. Nach histologischer Reorganisationszeit von 3 bis maximal 4 Wochen besteht ein hohes Ossifikationspotential mit rapidem Anstieg der Wachstumskurve bis zur 16. Lebenswoche, wobei allerdings über einen Typ IIb jenseits des 3. Lebensmonats in der 17. Lebenswoche Normgrenzwerte erzielt werden. Nach Erreichen des exponentiellen Bereiches des optimalen Hüftwachstums vermindert sich der Anstieg der Kurve bis zum Einmünden in das altersentsprechende Normwachstum. Die „Idealkurve" (nach Integration und Glättung und unter Herausnahme „endogener" Verläufe) der in zweiwöchigem Abstand gemessenen α-Mittelwerte ist in Abb. 3.28 neben den Werten der Multicentergeraden dargestellt.

Die Entwicklung der α-Mittelwerte unter Spreizhosentherapie bei Behandlungsbeginn im 1. Lebensmonat haben die Erkenntnisse zum „exponentiellen Formdifferenzierungswachstum" unterstützt. Das, was „klein" ist, muß schneller wachsen als das, was bereits „groß" ist. Unter biomechanisch korrekter Beugebehandlung erreichten die α-Mittelwerte von Typ-D-Hüftgelenken unter „exponentieller" Nachreifung im Alter von 4,1 Monaten zeitentsprechende Normalwerte

Auch Tönnis (1997) bestätigt in der Multicenterstudie, daß bei allen Orthesen und Gipsverbänden das Alter bei Beginn der Behandlung für das Erzielen von Normalwerten von erstrangiger Bedeutung ist. Dies konnte auch in Untersuchungen von Hopf u. Matthiessen (1994) bestätigt werden, die unabhängig von der eingeleiteten Therapieart eine um so schnellere Ausheilung sahen, je eher die Behandlung begonnen wurde. Engelbert u. Witte (1998) behaupten, daß es keinen „Goldstandard" in der Behandlung der Hüftdysplasie gebe, und beziehen sich auf Tönnis (1984). „Vom theoretischen Ansatz führen differente Therapiemaßnahmen cum grano salis zu vergleichbaren Therapieerfolgen!" (Engelbert u. Witte 1998). Um für die Ausreifung eines „normalen" Hüftgelenkes die geeignete Form- und Lastsituation herbeizuführen, werden eine pessimistische sowie eine optimistische Interpretation angeboten:

Das Alter bei Behandlungsbeginn ist von erstrangiger Bedeutung! Die Art der ausgewählten Beugebehandlung ist unter der Voraussetzung einer sicheren Zentrierung des Hüftkopfes in der Primärpfanne zweitrangig!

Engelbert u. Witte (1998) beziehen sich auf die Literatur von Tönnis (1984) und behaupten, daß es keinen „Goldstandard" in der Behandlung der Dysplasie gebe. In der heutigen sono-

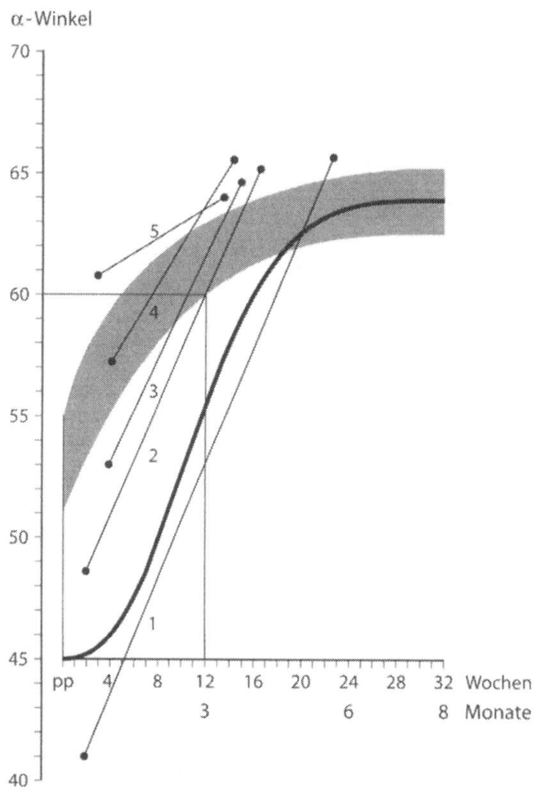

Abb. 3.28. Die Verbesserung des α-Winkels unter Spreizhosentherapie (Geraden der Gruppen 1–5) bei Behandlungsbeginn im 1. Lebensmonat sind entsprechend der Multicenterstudie von Tönnis (1997) in die Kurve der „exponentiellen" Hüftentwicklung eingetragen. Eigene Untersuchungen der α-Mittelwerte instabiler Typ-D-Hüftgelenke (n = 42) zeigen unter der Therapie mit der Tübinger Beugebandage nach A. Bernau ein der exponentiellen Funktion zeitentsprechendes Ausheilungsergebnis (Exponentialkurve stärker ausgezogen) (Erläuterungen siehe Text).

graphischen Ära und unter Einbeziehung der Kenntnisse des postpartalen Hüftpfannenwachstums besteht glücklicherweise (mit größtem Dank an Reinhard Graf) ein bestechender „Goldstandard" therapeutischer Prinzipien. Behandlungsmißerfolge sind nur in verschiedenen Ursachen der Dysplasie oder Dezentrierung zu suchen und werden im Verlauf der Behandlung offenkundig

- Pessimistisch: Wenn therapeutisch auch nur die Minimalbedingungen einer Änderung der Reifungssituation herbeigeführt werden, holt der Körper an Reifung nach, was noch nachzuholen ist (siehe Parametrisierung!). Damit wäre die Hauptstrategie eine möglichst frühzeitige Therapie. „Dies entspricht der endogenen Wachstumspotenz im Rahmen des exponentiellen Wachstums!" (Matthiesen, 1997).
- Optimistisch: Wenn gemäß den (unbewiesenen!) Rouxschen und Wolffschen Prinzipien adäquate mechanische Reize gesetzt werden, reagiert der Körper mit Formanpassung.

Wenn diese Interpretation der Autoren auch überspitzt erscheint, so sind die therapeutischen Ansätze zur Aufrechterhaltung einer „zyklischen Hüftgelenkskraft" sicherlich in biomechanischen Gesetzmäßigkeiten zu finden und haben bisher gegenüber einer „Nichtbehandlung" zu deutlich verbessertem

Pfannendachwachstum geführt! Die Ergebnisse sonographiegesteuerter Dysplasiebehandlungen mehrerer Autoren beweisen diese Tatsache: Unter biomechanischer Behandlung ist die Rückführung der pathoanatomischen Veränderungen im Sinne einer Wachstumslenkung in den altersentsprechenden Normalzustand durchaus möglich. Dank des sonographischen Befundes und in Kenntnis der Wachstumsvorgänge in der Pfannendachwachstumsfuge ist derzeit sehr wohl ein „Goldstandard" therapeutischer Prinzipien gegeben (Graf 1997).

Die Erfolge biomechanischer Behandlungen werden durch weitere Kurven von Tönnis (1997) erhärtet. Jenseits des exponentiellen Wachstums innerhalb der ersten 3 Lebensmonate verlaufen die Kurven daher flacher, fast unabhängig von der eingeschlagenen Therapieform. Bei Behandlungsbeginn jenseits des 3. Lebensmonats erreichen die α-Mittelwerte zum Teil keine Normgrenzwerte mehr, so daß daraus eine Restdysplasie resultiert.

Tönnis (1997) schließt folgerichtig, daß Mißerfolge konservativer Therapien nicht nur in inadäquaten, zu spät begonnenen oder zu früh beendeten Behandlungsmaßnahmen zu suchen sind, sondern auch im vermeintlichen „Rettungsanker" (Tönnis 1997) der „endogenen" Dysplasie. Als Unterscheidungskriterium behandelter „endogener" von „exogenen" Dysplasien läßt sich die Entwicklung des AC- und des CE-Winkels anführen. Bei „endogenen" Dysplasien ist der AC-Winkel nach der Behandlung befriedigend, der CE-Winkel immer zu klein. Die Pfannen sind für das nachfolgende Größenwachstum des Hüftkopfes zu kurz.

„Exogene" und „endogene" Dysplasieverläufe lassen sich nach erfolgter Behandlung in der Entwicklung des AC- und des CE-Winkels unterscheiden. Der CE-Winkel ist bei „endogenen" Verläufen immer verkleinert, die Pfannen sind zu kurz!

Klassifizierung der Dysplasieverlaufsformen

Zur Beurteilung und prognostischen Einschätzung individueller Dysplasieverläufe, vor allem derjenigen, die bei verminderter Wachstumspotenz (Biomaterialqualität!) unter der Therapie eine verzögerte Entwicklung aufweisen, sollte unbedingt nach der möglichen Ursache gefahndet werden. Insbesondere anamnestische Daten oder auch die kurze Untersuchung der Mutter (Innen-Außenrotation der Hüftgelenke) sind dabei wichtige Daten.

Nach Vereinigung der haploiden Chromosomensätze zur diploiden Zygote ist die Phase der „genetischen", „vererbten" oder **„endogenen" Ursachen** einer Dysplasie bereits abgeschlossen. Der chromosomal festgelegte individuelle Bauplan wird dann programmgemäß realisiert. Die „familiäre Dysplasie-Anamnese" kommt bei den Nachkommen zwar individuell unterschiedlich zum Vorschein, ist aber häufigste Ursache verzögerter Hüftentwicklungen! Weitere Ursachen genetisch bedingter Störungen sind Mutation eines Gens, dominante oder rezessive Vererbungen, Chromosomenanomalien, homeotische Gene sowie Fehlbildungssyndrome verschiedener Organsysteme (Marfan-, Down- oder Turnersyndrom).

Innerhalb der **Embryonalphase** (Blastogenese, Organogenese) gibt es „Zeitfenster", sensible Phasen der Organogenese, in denen exogene Einflüsse (z.B. Arzneimittel, Strahlenschädigung) zu echten teratologischen Hüftluxationen führen können. Die morphologischen Fehlentwicklungen imponieren

Bei der Klassifizierung der Verlaufsformen sollte zur Beurteilung und prognostischen Einschätzung die kausale Genese der Entwicklungsstörung berücksichtigt werden. Dies sollte auch für alle „Nachuntersucher" gelten, die zum Teil ohne Kenntnis der Genese lediglich Winkelwerte miteinander vergleichen! Genetisch bedingte Faktoren, insbesondere die familiäre Dysplasie-Anamnese, Störungen in der Embryonalentwicklung (teratologische Hüftluxationen), vornehmlich exogene Faktoren in der Fetalentwicklung sowie exogen schädigende Einflüsse in der postnatalen Entwicklung und im Vertikalisierungsalter sind bezüglich therapeutischer Erfolge zu unterscheiden

als „Malformationen“ und sind therapeutisch konservativ kaum zu verbessern.

Die **Fetalperiode** ist durch rapides Wachstum gekennzeichnet, die ontogenetisch nachvollzogene Phylogenese der Organentwicklung ist bereits abgeschlossen. Die zunehmende Raumnot betrifft nicht mehr die morphologische Ausgestaltung, sondern eher die zelluläre Differenzierung. „Exogene“, mechanisch bedingte Störungen sind dann für die Fehlbildungen („Deformationen“) verantwortlich.

In der **postnatalen Phase** sind exogene Faktoren bekannt, die das Hüftpfannenwachstum nachweisbar schädigen (Indianer, die ihre Kinder auf einem Wickelbrett lagern, oder Chinesen, die ihre Kinder eng wickeln). Demgegenüber sind Hüftluxationen bei Afrikanern, die ihre Kinder vornehmlich in Spreizposition am Körper tragen, kaum bekannt.

In der **Vertikalisierungsphase** wird die phylogenetische Entwicklung des Menschen als „Aufrichtung gegen die Schwerkraft“ deutlich. Daraus ergibt sich ein Zusammenspiel exogener und endogener Kräfte, die modulierend auf das Wachstum einwirken (Niethard 1997).

Echte teratologische Hüftluxationen haben eine schlechte Prognose und müssen vornehmlich operativ korrigiert werden. Für die konservative Behandlung von Hüftdysplasien oder Luxationen sind daher „endogene“ Dysplasien mit verminderter Wachstumspotenz von „exogenen“ Dyplasien mit in der Regel guten Behandlungserfolgen zu unterscheiden. Demnach lassen sich abgesehen von teratologischen Luxationen in der täglichen Praxis zwei Verlaufsformen unterscheiden. Zusätzlich besteht bei neuromuskulären Dysbalancen und weiteren Erkrankungen mit exogenen oder primär endogenen (Beeinträchtigung des Biomaterials) Faktoren eine dritte (Sonder-)Verlaufsform.

Die ätiologisch unterschiedlichen Ursachen von Dysplasien sind insbesondere zur prognostischen Beurteilung des Therapieerfolges von großer Bedeutung.

Nach kausaler Genese und praxisrelevanten Gesichtspunkten lassen sich drei unterschiedliche Verlaufsformen beschreiben

1. Verlaufsform. „Sekundäre Dysplasie“ durch „exogene“ Störfaktoren (vornehmlich in der Fetalzeit), z. B. Beckenendlage, vorzeitiger Blasensprung, intrauterine Lageanomalie, Hydramnion etc. Diese Dysplasieformen verbessern sich rasch nach Einleitung der biomechanischen Behandlung. Im weiteren Verlauf bleibt keine Restdysplasie zurück. Diese Verlaufsform wird als erste genannt, da sie glücklicherweise die weitaus häufigste ist.

2. Verlaufsform. „Primäre Dysplasie“ aufgrund endogen-hereditärer Faktoren mit „Dysplasiefaktor“ (genetisch bedingt). Bei dieser Verlaufsform verbleibt trotz intensiver und korrekter biomechanischer Therapiemaßnahmen bereits primär eine Restdysplasie. Bei Frühestdiagnostik und Frühesttherapie kann bei noch hoher Wachstumsgeschwindigkeit innerhalb der ersten drei Monate eine Verbesserung der Formdifferenzierung bis hin zum altersentsprechenden Normalbefund erfolgen. Nach Therapieausleitung kehrt die Fuge zu ihrer endogen verminderten Wachstumspotenz zurück. Meist kommt es schleichend erneut zu einer Wachstumsverzögerung bis hin zu pathologischen Überdachungsverhältnissen. Diese Behandlungsverläufe geben Anlaß für forensische Auseinandersetzungen mit den Gutachterkommissionen! (Matthiessen 1996, 1997; siehe Kapitel 21).

3. Sonderverlaufsform. Alle Erkrankungen, die über endogene oder exogen-mechanische Ursachen vornehmlich im Kleinkind- und Kindesalter Reifungsverzögerungen induzieren, werden hier subsummiert. Diese Dysplasien betreffen primär nicht immer die Neugeborenenhüftgelenke.

- Neuro-muskuläre Dysbalancen:
  - Arthrogryposis multiplex congenita, kongenitales Kontraktursyndrom,
  - Myelomeningozele, Myelodysplasie (Schwächung der Abduktoren), Zerebralparese (Überwiegen der Adduktoren) mit Coxa valga spastica (Abb. 3.29), sensible Neuropathie mit Hüftluxation ohne wesentliche Pfannendachdysplasie (Störung der Afferenzen insbesondere der Tiefensensibilität, Abb. 3.30; Störung in der embryonalen Phase),
  - Muskelhypotonie mit oder ohne schlaffe Lähmung,
  - Muskelhypertonie, Poliomyelitis,
  - Bindegewebserkrankung mit lockeren Gelenken oder Instabilitäten,
  - M. Down mit Hypotonie und Gelenküberdehnbarkeit (Abb. 3.31) (Gendefekt).
- Weitere Erkrankungen mit exogenen Faktoren:
  Fehlstatik, einseitige Hüftversteifung, enchondrale Dysostose, Entzündung, Folge von Knochenerkrankungen etc.

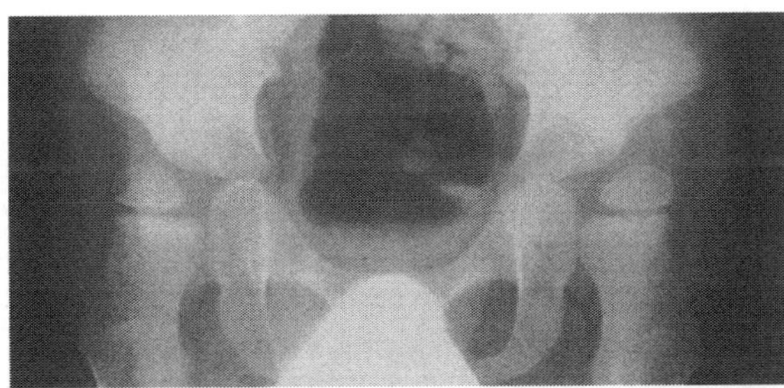

Abb. 3.29. Coxa valga spastica mit sekundärer Pfannendachdysplasie bei einem 9jährigen Mädchen mit Tetraspastik. Beginnender „Hüftkopf in Nackenlage" der rechten Hüfte mit Divergenz der Pfanneneingangsebene (AC-Winkel) und der Ebene durch die proximale Femurwachstumsfuge (Meßpunkte: medialer und lateraler epiphysärer Hüftkopfrand).

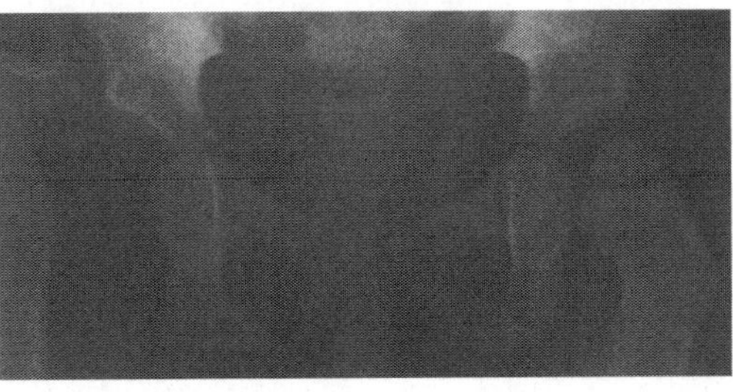

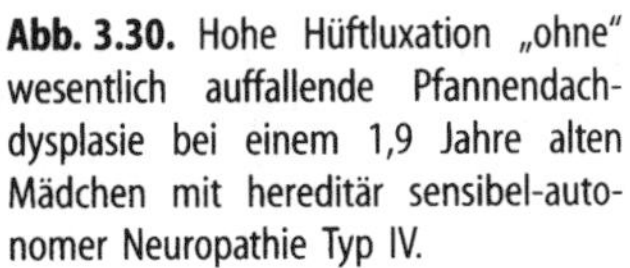

Abb. 3.30. Hohe Hüftluxation „ohne" wesentlich auffallende Pfannendachdysplasie bei einem 1,9 Jahre alten Mädchen mit hereditär sensibel-autonomer Neuropathie Typ IV.

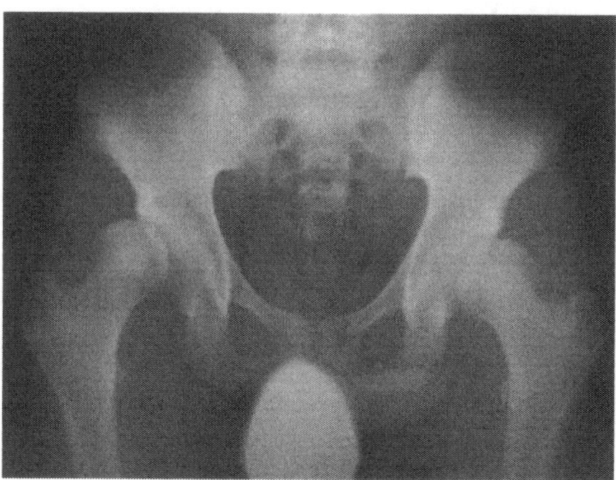

Abb. 3.31. M. Down, Trisomie 21. Hüftgelenke eines 16 Jahre alten Jungen. Obwohl im Säuglings- und Kleinkindesalter eine überaus gute Verknöcherung des Pfannendaches besteht (kleiner AC-Winkel, hoher α-Wert, „Mongolenbecken" entwickelt sich bei bestehendem Bindegewebsdefekt („lockere" Gelenke nach Mau 1988) „sekundärsymptomatisch" eine starke Lateralisation mit resultierender, additiv scherkraftinduzierter, sekundärer Pfannendachabflachung. Beide Hüftköpfe sind nur zur Hälfte überdacht.

Die unter der Sonderverlaufsform angegebenen Zweiterkrankungen können die unter der 1. und 2. Verlaufsform genannten Dysplasieverläufe zusätzlich erheblich negativ beeinflussen. Hier sind besonders Hypotonien mit Instabilitäten oder Hypertonien im Säuglings- bzw. Kleinkindesalter zu nennen.

Behandlungsstrategie bei „endogenen" Dysplasien

Für eine optimale Behandlungsstrategie ist die gedankliche Trennung in den „Dysplasiefaktor" (verminderte Wachstumsrate) und den „Therapiefaktor" (maximal möglicher Behandlungserfolg) sinnvoll

Zur Differenzierung der Behandlungsverläufe sowie zur prognostischen Einschätzung wird dem „Dysplasiefaktor", der die verminderte Wachstumsrate bei „endogenen" Dysplasien ausdrückt, gedanklich der „Therapiefaktor" als maximal möglicher Behandlungserfolg gegenübergestellt.

Ist der Therapieerfolg im Verlauf einer Behandlung verzögert, wird zunächst eine „protrahierte Hüftentwicklungsverzögerung" diagnostiziert. In diesem Fall sind folgende Fragen zu klären:

- Wie ist die Compliance der Eltern?
- Wurden bei ambulanter Therapie die empfohlenen Maßnahmen exakt durchgeführt?
- Liegt eine insuffiziente Hüfteinstellung, z.B. bei Instabilität, vor?
- Bestehen anamnestische Hinweise auf eine familiäre Dysplasie?

Non-Compliance der Eltern sowie insuffiziente Behandlung können erkannt, umgestellt und behandelt werden. Bei „endogener" Dysplasie gibt es keine ursächliche Behandlungsmöglichkeit! Ist der Therapieerfolg nach Umstellung der Behandlungsmaßnahmen weiterhin verzögert, so ist der „Dysplasiefaktor" nachgewiesen. Die endogene Verlaufsform erscheint dann gesichert (Abb. 3.32).

"Therapieerfolg" ↓

* Non-Compliance? (Eltern?)
* Insuffiziente biomechanische Behandlung (Therapeut?)
„endogene" Dysplasie?
→ DIAGNOSE: protrahierte Hüftentwicklungsverzögerung

"Therapieerfolg weiterhin" ↓

* Dysplasiefaktor +
→ „endogene" Verlaufsform gesichert!

Abb. 3.32. Behandlungserfolge bei „endogener" Dysplasie.

"Endogene" Dysplasie (Wachstumsrate ↓)

Früher Behandlungsbeginn
Therapiefaktor > Dysplasiefaktor
▸ Ausheilung möglich
WR konstant ↓ ▸ "Restdysplasie"
AC ∢ gut
CE ∢ kleiner

Später Behandlungsbeginn
Therapiefaktor < Dysplasiefaktor
WR ↓ ▸ protrahierte Hüftentwicklungsverzögerung
WR weiterhin ↓ ▸ "Restdysplasie" = "endogene" Dysplasie
AC ∢ mäßig
CE ∢ kleiner

Abb. 3.33. Verzögerte Hüftentwicklung unter konsequenter Therapie, Diagnostik des „Dysplasiefaktors".

Bei frühem Behandlungsbeginn einer endogenen Dysplasie kann eine Verbesserung der Formdifferenzierung des Pfannendaches erreicht werden, bei spätem Behandlungsbeginn verbleibt immer eine Restdysplasie mit vermindertem CE-Winkel (Kurzpfanne nach Mau)

Bei frühem Behandlungsbeginn kann der „Dysplasiefaktor" erst im Verlauf der Dysplasiebehandlung erkannt werden, wenn der erwartete Therapieerfolg ausbleibt. Dem „Dysplasiefaktor" wird gedanklich der „Therapiefaktor" entgegengehalten, der ausgehend vom Ausgangsbefund und der Art der durchgeführten Behandlung dem Therapieerfolg entspricht. Ist der Therapieerfolg im Verlauf einer Behandlung vergleichsweise verzögert, wird zunächst eine „protrahierte Hüftentwicklungsverzögerung" diagnostiziert. Ist der Therapieerfolg weiterhin verzögert, so ist der „Dysplasiefaktor" nachgewiesen. Die endogene Verlaufsform erscheint dann gesichert. Bei frühem Behandlungsbeginn ist der „Therapiefaktor" aufgrund der noch hohen Wachstumsgeschwindigkeit größer als der „Dysplasiefaktor" einzuschätzen, so daß eine Verbesserung der Pfannendachossifikation erfolgt. Da die Wachstumsrate jedoch endogen vermindert bleibt, muß mit einer Restdysplasie gerechnet werden.

Bei spätem Behandlungsbeginn und altersentsprechend verminderter Wachstumsgeschwindigkeit ist der „Therapiefaktor" kleiner als der „Dysplasiefaktor" zu werten, so daß mit einer zeitlich verzögerten Ausheilung zu rechnen ist. Über eine „protrahierte Hüftentwicklungsverzögerung" verbleibt immer eine Restdysplasie mit mäßigem AC-Winkel und generell kleinerem CE-Winkel (Abb. 3.33).

Fazit

Zusammenfassend ist festzustellen, daß postpartal erkannte Hüftdysplasien oder Dezentrierungen auf dem Boden „exogener" Faktoren bei früh einsetzender biomechanischer Behandlung vollständig zur Ausreifung geleitet werden können.

„Endogenen" Dysplasien liegt eine verminderte Formdifferenzierung des knöchernen Pfannendaches zugrunde (Dysplasiefaktor!). Konsequente und adäquate konservativ-orthopädische Therapiemaßnahmen können, besonders bei Behandlungsbeginn jenseits des 3. Lebensmonats, keinen ausreichenden Therapieeffekt erzielen. Die Weiterbeobachtung ist zunächst bis zum Vorschulalter zwingend geboten, um vor dem Schluß der Y-Fuge die Azetabuloplastik als dann erforderliches operatives Behandlungskonzept nicht zu versäumen. Weitere Kontrolluntersuchungen sind in der 3. Wachstumsphase (Krisenzeit der Skelettentwicklung), vor Beginn des präpuberalen Wachstumsschubes und zum Wachstumsabschluß zu empfehlen, um Korrekturen der eventuell vorhandenen Restdysplasie vornehmen zu können.

Weiterführende Literatur

Becker F.: Über zehnjährige Erfahrungen mit der Spreizbehandlung der sogenannten kongenitalen Hüftluxation im Säuglings- und Kleinkindesalter. Z. Orthop. 95 (1962) 194–202

Becker F.: Prävention im Kindes- und Jugendalter: In: Witt A.N., H. Rettig, K.F. Schlegel, M. Hackenbroch, W. Hupfauer (Hrsg): Orthopädie in Praxis und Klinik, Band I, Allgemeine Orthopädie, 2. Auflage. Thieme, Stuttgart 1980

Brauckmann K., K. Halbhübner: Das ABC der konservativen ambulanten Therapie der Hüftgelenksdysplasie. In: Grifka J., J. Ludwig (Hrsg): Kindliche Hüftdysplasie. Thieme, Stuttgart 1998 (S. 83–96)

Brinckmann P., W. Frobin, E. Hierholzer: Belastete Gelenkfläche und Beanspruchung des Hüftgelenkes. Z. Orthop. 118 (1980) 107–115

Brinckmann P., W. Frobin, E. Hierholzer: Stress on the articular surface of the hip joint in healthy adults and persons with idiopathic osteoarthrosis of the hip joint. J. Biomech. 143 (1981) 149–156

Casser H.R.: Sonographiegesteuerte Behandlung der dysplastischen Säuglingshüfte, Bücherei des Orthopäden, Band 59. Enke, Stuttgart 1992

Cochran van B.: Orthopädische Biomechanik, Bücherei des Orthopäden, Band 51. Enke, Stuttgart 1988

Debrunner H.U.: Studien zur Biomechanik des Hüftgelenkes, I. Ein neues Modell für die Berechnung der Hüftbelastung. Z. Orthop. 113 (1975) 377–388

Engelbert S., H. Witte: Morphologie und Biomechanik des Hüftgelenks unter Berücksichtigung der perinatalen Entwicklung. In: Grifka J., J. Ludwig (Hrsg): Kindliche Hüftdysplasie. Thieme, Stuttgart 1998 (S. 29–39)

Falliner A., H.J. Hahne, J. Hassenpflug: Verlaufskontrollen und sonographisch gesteuerte Frühbehandlung der Hüftgelenksdysplasie. Z. Orthop. 136 (1998) 18–25

Farine J.: Etude experimental de la transplantation du cartilage conjugal. Rev. Chir. Orthop. 52 (1966) 669–680

Felske-Adler C., T. Sellier: Fehlschläge trotz Frühbehandlung der Hüftdysplasie. Vortr. 76. DGOT Kongreß, Zürich 1990

Graf R., I. Heuberer: Zur Problematik der Hüftsonographie. Z. Orthop. 123 (1985) 127–135

Graf R.: Sonographie der Säuglingshüfte und therapeutische Konsequenzen, Ein Kompendium, Bücherei des Orthopäden, Band 43, 4. Auflage. Enke, Stuttgart 1993

Graf R.: Kursus der Hüftsonographie beim Säugling. G. Fischer, Stuttgart 1995

Graf R.: Von der sonographischen Frühestdiagnostik zur sonographiegesteuerten Therapie. In: Tschauner C. (Hrsg): Die Hüfte. Enke, Stuttgart 1997 (S. 57–78)

Graf R.: Klinische Untersuchung – Hüftsonographie – derzeitiger Stand und Ausblicke. In: Grifka J., J. Ludwig (Hrsg): Kindliche Hüftdysplasie. Thieme, Stuttgart 1998 (S. 43–81)

Greenwald A.S., J.J. O'Connor: The transmission of load through the human hip joint. J. Biomech. 4 (1971) 507

Greulich W.W., S.I. Pyle: Radiographic atlas of skeletal development of the hand and wrist, 2nd edition. Stanford University Press, Stanford California 1959

Grill F., D. Müller: Ergebnisse des Hüftultraschall-Screenings in Österreich. Orthopäde 26 (1997) 25–32

Hansson L.I.: Daily growth in length of diaphysis measured by oxytetracycline in rabbit normaly and after medullary plugging. Acta orthop. scand. (suppl. 101) 1967

Heikel H.: Experimental epiphyseal transplantation, Part I: Roentgenographic observations on survival growth of epiphyseal transplants, Part II: Histological observations, Part III: The influence of age. Orthop. Hosp. Inval. Found Hebsingtors 1960

Heimkes B., S. Stotz, R. Lutz, H. Posel: Der Wandel der konservativen Repositionsmethoden in der Therapie der kongenitalen Hüftluxation im Zeitraum von 1955 bis 1987. Orthop. Prax. 25 (1989) 343–353

Hopf W., H.D. Matthiessen: Ergebnisse der Behandlung von dezentrierten Hüftgelenken. Eine Studie verschiedener Methoden. Orthop. Prax. 30 (1994) 89–92

Ilfeld F.W., G.W. Westin, M. Myrer: Missed or developmental dislocation of the hip. Clin. Orthop. and Rel. Res. 203 (1986) 276

Immenkamp M.: Die operative Behandlung der sogenannten angeborenen Hüftluxation mit Berücksichtigung der Indikation, Methodik und Langzeitergebnisse der operativen Hüftgelenksreposition. Habilitationsschrift, Münster 1978

Jani L.: Die konservative Behandlung der Hüftgelenksdysplasie/Hüftluxation im Säuglingsalter. Z. Orthop. 128 (1990) 361–364

Kember N.F.: Cell division in enchondral ossification, a study of cell proliferation in rat bones by the method of tritiated thymidine autoradiography. J. Bone Jt. Surg. B 42 (1960) 824–839

Klisic P.J.: Congenital dislocation of the hip – a misleading term: brief report. J. Bone Jt. Surg. B 71 (1989) 136

Kummer B.: Die Beanspruchung des menschlichen Hüftgelenkes, I. Allgemeine Problematik. Z. Anat. Entwickl.-Gesch 127 (1968) 277–285

Kummer B.: Die Beanspruchung der Gelenke, dargestellt am Beispiel des menschlichen Hüftgelenkes, 55. DGOT Kongreß, Kassel. Enke, Stuttgart 1969 (S. 301–311)

Kummer B.: Grundlagen der Biomechanik des Hüftgelenks. Med. orthop.-Tech 5 (1974a) 118–124

Kummer B.: Biomechanik der Gelenke (Diarthrosen). 7. Wissenschaftliche Konferenz Deutscher Naturforscher und Ärzte. Springer, Berlin/Heidelberg 1974b (S. 19–26)

Legal H.: Einführung in die Biomechanik des Hüftgelenkes. In: Tönnis D.: Die angeborene Hüftdysplasie und Hüftluxation im Kindes- und Erwachsenenalter. Springer, Berlin Heidelberg 1984 (S. 26–59)

Lindstrom I.R., I.V. Ponsetti, R. Wenger: Acetabular development after reduction in congenital dislocation of the hip. J. Bone Jt. Surg. A 61 (1979) 112–118

Löwe A, K., K. Küllmer, P. Eysel: Hüftdysplasierezidive nach konservativer Behandlung im Neugeborenenalter und Erfahrungen in der Behandlung dezentrierter Neugeborenenhüften ohne Gipsretention. Vortr. DGOT-Kongreß, Wiesbaden 1996

Matthiass H.H., E. Buddecke, U. Rodegerdts, H.D. Matthiessen, W. Henning: Funktion und Biochemie der Wachstumsfuge in ihrer Bedeutung für die Therapie von Wachstumsstörungen, Arbeits- und Ergebnisbericht 1974–1976. SFB 88 der WWU Münster, Teratologische Forschung und Rehabilitation Mehrfachbehinderter. Münster 1977 (S. 157–184)

Matthiass H. H., E. Buddecke, U. Drews, U. Rodegerdts, H. D. Matthiessen, A. Schmidt, K. H. Denkler, D. Oosterhoff: Funktion und Biochemie der Wachstumsfugen in ihrer Bedeutung für die Therapie von Wachstumsstörungen. Arbeits- und Ergebnisbericht 1977–1979, SFB 88 der WWU Münster, Teratologische Forschung und Rehabilitation Mehrfachbehinderter. Münster 1980 (S. 297–371)

Matthiass H. H.: Entwicklung, Wachstum und Reifung des Haltungs- und Bewegungsapparates. In: Witt A. N., H. Rettig, K. F. Schlegel, M. Hackenbroch (Hrsg): Orthopädie in Praxis und Klinik, Band I: Allgemeine Orthopädie. 2. Auflage. Thieme, Stuttgart 1980

Matthiessen H. D., H. Wolschner, U. Rodegerdts, H. Themann: Die Ultrastruktur der Wachstumsfuge. II. Symposium des SFB 88, Teratologische Forschung und Rehabilitation Mehrfachbehinderter der WWU Münster, vol. 2. Münster 1976 (S. 545–550)

Matthiessen H. D., E. Schlüter, H. Themann, U. Rodegerdts: Elektronenmikroskopische Befunde zur Mineralisation der Wachstumsfuge. In: Tünte W., G. Schellong (Hrsg): Entstehungsbedingungen und Konsequenzen von Fehlbildungen und Wachstumsstörungen. Symposium des SFB 88, Teratologische Forschung und Rehabilitation Mehrfachbehinderter. Aschendorff Verlag, Münster 1980

Matthiessen H. D.: Transport von Nährsubstanzen im Rahmen der enchondralen Ossifikation. Z. Orthop. 118 (1980) 656

Matthiessen H. D.: Dynamik des Wachstums im Pfannendach. In: Schilt M., C. Lüdin (Hrsg): Angeborene Hüftdysplasie und -luxation vom Neugeborenen bis zum Erwachsenen, Proceedings Symposium Uni Zürich 1993. SGUMB-SVUPP-Eigenverlag, Zürich 1993, S. 19–46

Matthiessen H. D., U. Heinzmann: Die Parametrisierung der Hüftentwicklungs- und Reifungskurve. In Vorbereitung

Matthiessen H. D.: Dysplasie- und Therapiefaktor bei der Hüftreifungsstörung. Z. Orthop. 135 (1997) 0a 12–13

Mau H.: Sekundäre Abflachung der Hüftpfannen bei Kindern. Z. Orthop. 126 (1988) 377–386

Moss M.: The regulation of skeletal growth. In: Gross R. (Hrsg): Regulation of Organ and Tissue Growth. Academic Press, New York 1972

Niethard F. U.: Röntgenologische Untersuchung der Säuglings- und Kleinkinderhüfte. Z. Orthop. 128 (1990) 357–360

Niethard F. U.: Kinderorthopädie. Thieme, Stuttgart 1997

Oelkers H.: Histologischer und röntgenologischer Vergleich zwischen einem dysplastischen Becken (Luxationsbecken) und Normalbefund. Orthop Prax. 8 (1981) 614–616

Pauwels F.: Atlas zur Biomechanik der gesunden und kranken Hüfte. Springer, Berlin/Heidelberg 1973

Rodegerdts U.: Die Wachstumsfuge, Morphologie, Histomorphometrie, Stoffwechsel und Funktion nach fugennaher Doppelosteotomie. Habilitationsschrift, Münster 1976

Rodegerdts U., H. D. Matthiessen: Wachstumskinetik und Histomorphometrik der Wachstumsfuge, II. Symposium des SFB 88, Teratologische Forschung und Rehabilitation Mehrfachbehinderter der WWU Münster, vol. 2. Münster 1976 (S. 551–556)

Rodegerdts U., H. D. Matthiessen, W. Henning: Wachstumsleistung – Ausdruck in Morphologie, Zellkinetik und Stoffwechsel der Wachstumsfuge. Z. Orthop. 115 (1977) 570–571

Rodegerdts U., W. Henning, H. D. Matthiessen: Experimentelle Wachstumsfugenbeeinflussung der Ulnafuge des Schweines. Z. Orthop. 115 (1977) 573

Rodegerdts U., H. D. Matthiesen: Die Wachstumsfugenstimulation bis zum Wachstumsabschluß. Z. Orthop. 117 (1979) 607

Schenk, R. K., D. Spiro, J. Wiener: Cartilage resorption in the tibial epiphyseal plate of growing rats. J. Cell. Biol. 34 (1967) 275–291

Schenk R. K., J. Wiener, D. Spiro: Fine structural aspects of vascular invasion of the tibial epiphyseal plate of growing rats. Acta anat. 69 (1968) 1–17

Schenk R. K.: Histomorphologische und physiologische Grundlagen des Skelettwachstums. In: Weber, Brunner, Freuler (Hrsg): Die Frakturbehandlung bei Kindern und Jugendlichen. Springer, Berlin/Heidelberg 1978

Schilt M.: Das Entstehen der angeborenen Pfannendachdysplasie und Luxation (Morphogenese). In: Schilt M., C. Lüdin (Hrsg): Angeborene Hüftdysplasie und -luxation vom Neugeborenen bis zum Erwachsenen, Proceedings Symposium Uni Zürich 1993. SGUMS-SVUPP-Eigenverlag, Zürich 1993 (S. 13–16)

Schlegel K.F., E. Puhlvers: Dysplasie und sogenannte angeborene Hüftluxation. In: Witt A.N., H. Rettig, K.F. Schlegel (Hrsg): Orthopädie in Praxis und Klinik, Band VII. Spezielle Orthopädie, 2. Auflage. Thieme, Stuttgart 1987

Schultheiß H.: Die Frühbehandlung der Hüftdysplasie durch atraumatische Spreizung. Z. Orthop. 100 (1965) Beilage

Scott B.L.: Thymidine 3H electron microscope radioautography of osteogenetic cells in the fetal rat. J. Cell. Biol. 35 (1967) 115–126

Schlüter E.: Die Ultrastruktur der Knorpelmineralisation am Beispiel der bipolaren proximalen Ulnawachstumsfuge des Hausschweines. Inauguraldissertation, Münster 1978

Thyberg J., U. Friberg: Electron microscopic demonstration of proteoglycans in guenea pig epiphyseal cartilage. J. Ultrastruc. Res. 45 (1973) 407–427

Thyberg J., S. Nilsson, U. Friberg: Electron microscopic and enzyme cytochemical studies on the guinea pig metaphysis with special reference to the lysosomal system of different cell types. Cell. Tiss. Res. 156 (1975) 273–299

Thyberg J.: Electrone microscopic studies on the uptake of exogeneous marker particles by different cell types in the guinea pig metaphysis. Cell. Tiss. Res. 156 (1975) 301–315

Tönnis D.: Die angeborene Hüftdysplasie und Hüftluxation. Springer, Berlin/Heidelberg 1984

Tönnis D.: Vergleichende Untersuchungen der Wirksamkeit von Orthesen und Gipsverbänden bei Hüftdysplasie – Multicenterstudie des Arbeitskreises Hüftdysplasie der DGOT, Vortr. 21. Dreiländertreffen der DEGUM, OEGUM und SGUMB. Ulm 1997

Trueta J., V.P. Amato: The vascular contribution to osteogenesis, III Changes in the growth cartilage caused by experimentally induced ischaemia. J. Bone Jt. Surg. B 42 (1960) 571–587

Trueta J.: The role of the vessels in osteogenesis. J. Bone Jt. Surg. B 45 (1963) 402–418

Tschauner C., W. Klapsch, R. Graf: Wandel der Behandlungsstrategien und Behandlungsergebnisse im Zeitalter des sonsographischen Neugeborenenscreenings. Orthop. Prax. 26 (1990) 693–698

Tschauner C., W. Klapsch, A. Baumgartner, R. Graf: „Reifungskurve" des sonographischen Alpha-Winkels nach Graf unbehandelter Hüftgelenke im ersten Lebensjahr. Z. Orthop. 132 (1994) 502–504

Tschauner C.: Neues optimiertes biomechanisches Konzept zur Wirkungsweise der operativen Reorientierung der dysplastischen Hüftpfanne unter besonderer Berücksichtigung der Dreifachbeckenosteotomie nach Tönnis. Habilitationsschrift, Berlin 1995

Wagner U.A., U. Gembruch, O. Schmitt, U. v. Deimling, M. Hansmann: Sonographische Untersuchung des fetalen Hüftgelenkes. Z. Orthop. 132 (1994) 497–501

Wagner U.A., U. Gembruch, O. Schmitt, M. Hansmann: Sonographische Normwerte für die intrauterine Hüftentwicklung. Z. Orthop. 134 (1996) 337–340

Wynne-Davies R.: Acetabular dysplasia and familial joint laxity: two etiological factors in congenital dislocation of the hip. J. Bone Jt. Surg. B 52 (1970) 704–716

Yabsley R.H., W.R. Harris: The effect of shaft fractures and periostal stripping on the vascular supply to epiphyseal plates. J. Bone Jt. Surg. A 47 (1965) 551–566

Diagnostik

4 Klinische Untersuchung des Hüftgelenkes

G. Gruber

Bei der klinischen Untersuchung der Hüftgelenkluxation unterscheidet man sichtbare, hörbare und fühlbare Untersuchungsphänomene

Die klinische Untersuchung der Hüftgelenke gibt beim Neugeborenen meist wenig verläßliche Hinweise auf das Vorliegen einer Hüftgelenkluxation oder einer Hüftgelenkdysplasie. Eventuell berichten die Eltern davon, daß ihr Kind beim Strampeln das betroffene Bein schone. Die klinischen Zeichen einer Hüftgelenkreifungsstörung beschränken sich im Säuglingsalter auf das schwerste Erscheinungsbild dieser Erkrankung, die Hüftgelenkluxation. Dabei werden die der Inspektion und Palpation zugänglichen Auffälligkeiten, wie die Glutealfaltenasymmetrie und die Beinlängendifferenz, von Untersuchungen der Hüftgelenkstabilität (Roser-Ortolani-Zeichen und Barlow-Test) unterschieden. Bei den inspektorisch erkennbaren Zeichen handelt es sich um generell unsichere Zeichen einer Hüftgelenkluxation. Bei der klinischen Untersuchung des Säuglingshüftgelenkes kann der Untersucher lediglich zwischen luxierten und nicht luxierten Hüftgelenken differenzieren. Eine graduelle Abstufung der Dysplasieformen, wie sie von Graf für die sonographische Untersuchung festgelegt wurde, ist aufgrund der alleinigen klinischen Untersuchung nicht möglich.

Die Validität der inspektorischen Hinweise auf eine Hüftgelenkreifungsstörung verhält sich direkt proportional zum Schweregrad des Krankheitsbildes

Bei der schonend durchzuführenden klinischen Untersuchung eines Säuglings ist eine optimale, ruhige Umgebung mit ausreichender Temperatur des Untersuchungsraumes (Säuglinge kühlen entkleidet aufgrund des ungünstigen Verhältnisses zwischen Körpergewicht und -größe rasch aus) eine Grundvoraussetzung. Die Untersuchung sollte gezielt, aber nicht hektisch ablaufen. Wenn ein Kind schreit oder sich verspannt, so kann dies das Ergebnis der körperlichen Untersuchung ungünstig beeinflussen. Die klinische Untersuchung ist hinsichtlich Sensitivität und Spezifität der Ultraschalluntersuchung eindeutig unterlegen, gehört jedoch nach Erhebung der Familien- und der Schwangerschaftsanamnese auch heutzutage noch zur Basisdiagnostik, da nur hierdurch Symptome wie z. B. eine Abspreizhemmung erkannt werden können. Im Zusammenhang mit der Ultraschalluntersuchung, auf die als bildgebende Basisdiagnostik in keinem Fall verzichtet werden darf, können bei Vorliegen eines pathologischen Befundes unverzüglich die erforderlichen therapeutischen Maßnahmen in die Wege geleitet werden.

Bleibt eine Hüftgelenkreifungsstörung unerkannt, so fallen diese Kinder nicht selten durch das verspätete Erlernen des Gehens auf. Die klinischen Zeichen einer Hüftgelenkdysplasie sind bei älteren Kindern vor allem vom Ausmaß der Gelenkerkrankung abhängig. Handelt es sich um eine Restdysplasie, so können diese Gelenke bei der klinischen Untersuchung vollkommen unauffällig sein, da Beschwerden typischwerweise erst im Erwachsenenalter auftreten. Liegt jedoch eine gravierende Gelenkschädigung vor, so werden diese Kinder aufgrund der bestehenden Beinverkürzung und eines positiven Trendelenburg-Zeichens bei Insuffizienz der pelvitrochanteren Muskulatur meist dann klinisch auffällig, wenn sie gehen lernen. Bei den klinischen Hinweisen auf eine Luxation unterscheidet man inspektorisch erkennbare Seitendifferenzen, wie z.B. das Vorliegen einer Glutealfaltenasymmetrie oder einer Beinlängendifferenz, und tastbare Abweichungen von der Norm von Auffälligkeiten der Gelenkfunktion, wie z.B. das Vorliegen einer Abduktionshemmung oder einer Gelenkinstabilität.

Der Inspektion zugängliche Zeichen

Bei der Inspektion der Beinchen wird auf folgende Veränderungen geachtet:
- Gluteal- und Adduktorenfaltenasymmetrie
- Verziehung der Analfurche und ggf. der Schamfalte
- Beinlängendifferenz

Handelt es sich um eine beidseitige Hüftgelenkluxation, so sinkt die Validität der inspektorischen Zeichen.

Gluteal- und Adduktorenfaltenasymmetrien sind unsichere klinische Zeichen einer Hüftgelenkreifungsstörung

Gluteal- und Adduktorenfaltenasymmetrie, Verziehung der Analfurche und ggf. der Schamfalte. Die inspektorische Beurteilung der Gluteal- und Adduktorenfalten stellt kein ausreichend verläßliches Kriterium dar, da auch bei gesunden Kindern mit einer Häufigkeit von 30 bis 56% Faltenasymmetrien vorkommen. Tritt der Femurkopf aus der Hüftpfanne heraus, so nimmt die Faltenasymmetrie zu, weil sich auf der betroffenen Seite die Weichteile entsprechend verziehen. Zusätzlich zur bestehenden Gluteal- und Adduktorenfaltenasymmetrie kann die Analfurche - bei Mädchen auch die Schamfalte - zur betroffenen Seite hin verzogen sein.

Eine Beinlängendifferenz kann als richtungsweisendes Zeichen gewertet werden

Beinlängendifferenz. Die Untersuchung wird in Rückenlage durchgeführt. In 90°-Beugestellung des Hüft- und Kniegelenkes läßt sich die Beinlängendifferenz an der Position der Kniegelenke erkennen (Abb. 4.1). Die Spezifität dieses klinischen Zeichens ist gering, denn bei Vorliegen einer beidseitigen Hüftgelenkluxation tritt unter Umständen keine Beinlängendifferenz auf, so daß dieser Untersuchungsbefund falsch negativ ausfallen würde. Differentialdiagnostisch müssen folgende Diagnosen berücksichtigt werden:
- proximaler Femurdefekt
- septische Koxitis
- echte Beinlängendifferenz
- scheinbare Beinlängendifferenz

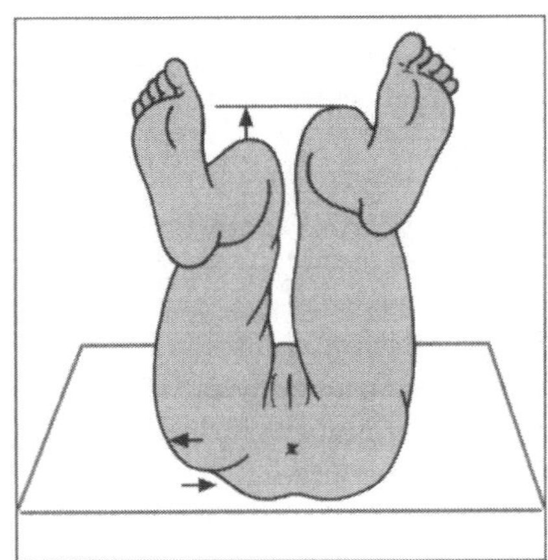

Abb. 4.1. Die Beinlängendifferenz wird bevorzugt in Rückenlage und bei rechtwinklig gebeugten Hüft- und Kniegelenken erfaßt.

Der Palpation zugängliche Zeichen

Bei der Palpation der Hüftgelenkregion können folgende Zeichen festgestellt werden:

- leere Hüftpfanne
- tastbare Vertiefung zwischen dem Trochanter major und dem Os ischii
- Unterbrechung der Roser-Nelaton-Linie

Tastbare Vertiefung zwischen dem Trochanter major und dem Os ischii. Die Dislokation des Femurkopfes nach kranial und dorsal führt in maximaler Hüftgelenk-Beugestellung zu einer tastbaren Vertiefung der Weichteilstrukturen zwischen dem Trochanter major und dem Os ischii. Dieses klinische Zeichen kann auch bei Bestehen einer beidseitigen Hüftgelenkluxation verwertet werden.

Tastbare Hinweise auf eine Hüftgelenkluxation:

- leere Hüftpfanne
- Vertiefung zwischen Trochanter major und Os ischii
- pathologischer Verlauf der Roser-Nelaton-Linie am Trochantermasiv

Roser-Nelaton-Linie. Beim gesunden Neugeborenen befinden sich die tastbaren anatomischen knöchernen Referenzpunkte bei 90°-Hüftgelenk-Beugestellung auf einer Linie (Abb. 4.2): Es sind dies die Spina iliaca anterior superior, das

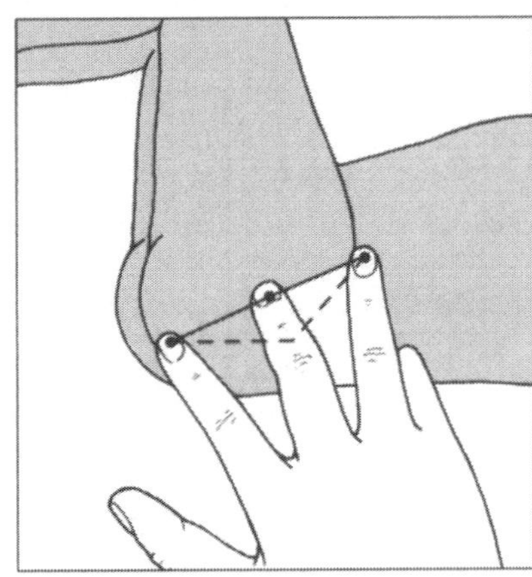

Abb. 4.2. Roser-Nelaton-Linie (Normalbefund: durchgezogene Linie, pathologischer Befund: unterbrochene Linie).

Tuberculum innominatum des Femur und das Os ischii. Bei der Diagnose einer Hüftgelenkluxation ist diese Linie unterbrochen, da das Tuberculum innominatum weiter nach dorsokranial eingestellt ist.

Prüfung der Gelenkbeweglichkeit

Auf pathologische Gelenkbeweglichkeiten im Knie- und Hüftgelenk achten

Bei der Überprüfung der Gelenkbeweglichkeit achtet man sowohl auf pathologische Bewegungsmuster des Hüftgelenkes als auch des Kniegelenkes:
- Abspreizhemmung im Hüftgelenk
- Ludloff-Hohmann-Zeichen (Hüft- und Kniegelenk)
- Spontanmotorik

Beim Neugeborenen ist die Abspreizhemmung eine Rarität

Beim Neugeborenen besteht eine physiologische Beugekontraktur in den Hüft- und Kniegelenken

Ab dem 2. Lebensmonat gewinnt die Abspreizhemmung als klinisches Zeichen an Bedeutung

Abspreizhemmung im Hüftgelenk. Die Bewegungsprüfung des Hüftgelenkes sollte beim Neugeborenen am rechtwinklig gebeugten Hüft- und Kniegelenk erfolgen, da die Prüfung in Streckstellung aufgrund der beim Neugeborenen bestehenden Beugekontraktur nicht ausreichend zuverlässig ist. Die Hüftgelenkbeweglichkeit des gesunden Neugeborenen ist in allen drei Freiheitsgraden außerordentlich gut. Eine Abspreizhemmung läßt sich in der Regel beim Neugeborenen - auch bei Vorliegen einer Hüftgelenkluxation nicht nachweisen. Lediglich bei Vorliegen einer teratologischen Hüftgelenkluxation können klinisch relevante Abspreizhemmungen auffallen. Ab dem 2. Lebensmonat gewinnt dieses klinische Zeichen jedoch an diagnostischer Bedeutung. Ein pathologisch erhöhter Adduktorentonus führt zu einer Abduktionseinschränkung des Hüftgelenkes. Hierdurch imponiert bei der Untersuchung eine vermehrte Außenrotations- und Adduktionsstellung des Beinchens (Abb. 4.3). Die Innenrotations- und die Abduktionsfähigkeit ist eingeschränkt. Haas und Mitarb. (1973 in Tönnis 1984) ermittelten bei einer Untersuchung folgende Werte:

Innenrotation	62,9 °±12,9 ° (35–100 °)
Außenrotation	89,1 °±14,3 ° (45–110 °)
Abduktion	76,4 °±11,5 ° (50–90 °)
Beugekontraktur	27,9 °±8,2 ° (10–75 °)

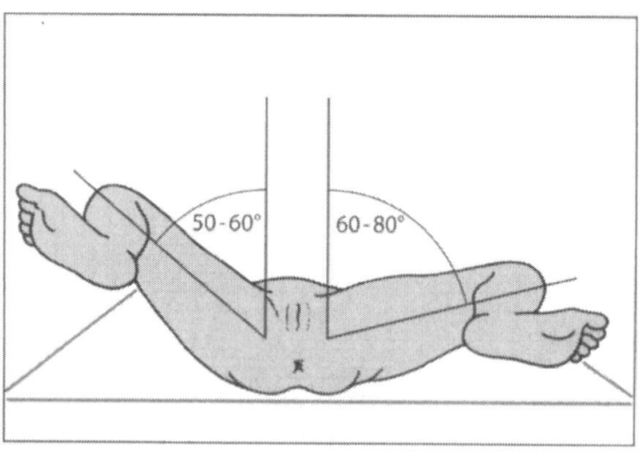

Abb. 4.3. Abspreizhemmung auf der hier betroffenen rechten Seite.

Ludloff-Hohmann-Zeichen. Besteht eine Hüftgelenkluxation, so kann bei 90°-Hüftbeugestellung und in 70°-Abspreizstellung aufgrund einer relativen Verkürzung des Oberschenkels mit konsekutiver Lockerung der ischiokruralen Muskelgruppe das Kniegelenk in maximale Steckung überführt werden. Dies ist beim gesunden Neugeborenen nicht möglich.

Manuelle Stabilitätsuntersuchungen des Hüftgelenkes

Als klinische Hinweise auf eine Instabilität des Hüftgelenkes gelten folgende manuell durchführbaren Stabilitätsuntersuchungen des Hüftgelenkes:

- Roser-Ortolani-Zeichen (differentialdiagnostisch: *dry hip click*)
- Barlow-Test
- Hilgenreiner-Zeichen
- Glissement nach Dupuytren

Die beiden letztgenannten Untersuchungsverfahren werden auch von sehr erfahrenen Orthopäden als schwierig eingestuft, wobei sowohl falsch positive als auch falsch negative Befunde nicht selten sind.

Das Zeichen nach Roser-Ortolani und der Barlow-Test sind die klinischen Untersuchungszeichen mit der größten Validität

Als klinisches Zeichen mit der größten Validität bei einer Hüftgelenkluxation gilt beim Neugeborenen das sogenannte **Schnapp-Phänomen** (Roser-Ortolani, Barlow). Dieses sehr sichere Zeichen einer Hüftgelenkinstabilität kann jedoch nur in den ersten Lebenstagen nachgewiesen werden. Das wiederholte Ein- und Ausrenken des Femurkopfes bei Überprüfung des Roser-Ortolani-Zeichens oder bei Durchführung des Barlow-Tests muß jedoch unbedingt vermieden werden, da dies zu einer unnötigen vermehrten Druckbelastung des Gelenkknorpels führt und darüber hinaus auch eine Minderdurchblutung des Femurkopfes resultieren kann.

Roser-Ortolani-Zeichen

Das Zeichen nach Roser-Ortolani ist nur in den ersten Lebenstagen verläßlich auslösbar

Das Schnappzeichen nach Roser-Ortolani gilt als wichtigstes klinisches Zeichen zur Beurteilung einer Hüftgelenkinstabilität. Das Kind befindet sich in Rückenlage auf der Untersuchungsliege. Der Untersucher umfaßt jeweils mit einer Hand den ventralen Oberschenkel nahe des Kniegelenkes, so daß der Mittelfinger über dem Trochanter major zu liegen kommt. In 90°-Hüft- und Kniegelenk-Beugestellung und Innenrotationsstellung werden die sich zunächst berührenden Beinchen nun abduziert und außenrotiert. Gleichzeitig wird ein axialer Druck auf das proximale Femur ausgeübt (Abb. 4.4). Wird hierbei der Femurkopf aus der Luxations- oder Subluxationsstellung in das Azetabulum reponiert, so führt dies zu einem hörbaren, schnappenden Geräusch. Darüber hinaus kann der Untersucher das Repositionsereignis auch an seinem Mittelfinger unmittelbar spüren. Es handelt sich um eine kombinierte Abduktions-Außenrotations-Bewegung des Femur gegenüber der Hüftgelenkpfanne und wurde bereits im Jahre 1864 von Roser bzw. im Jahre 1937 durch Ortolani beschrieben. Es kann jedoch nur während der ersten Lebens-

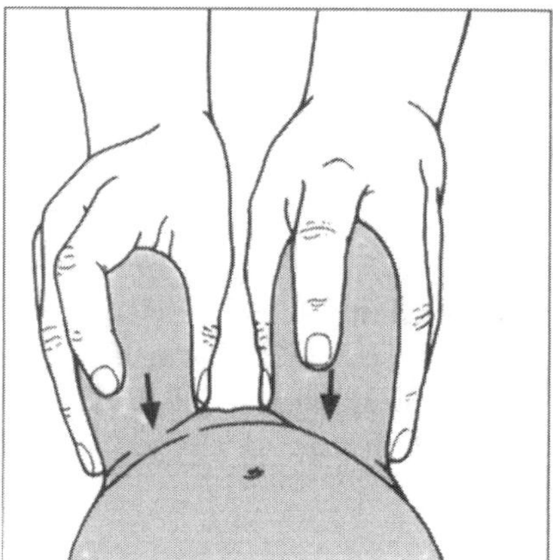
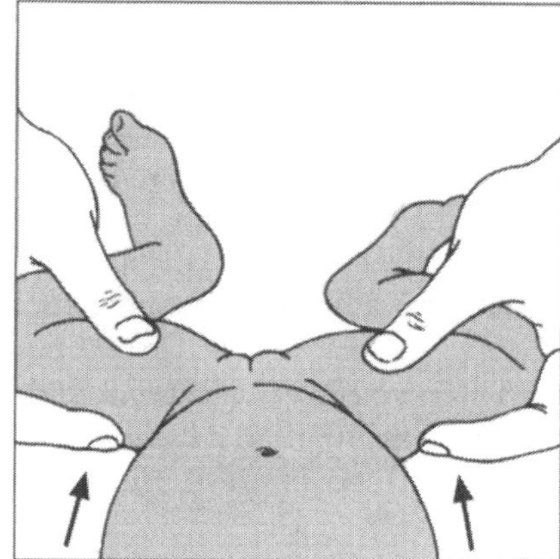

Abb. 4.4. Roser-Ortolani-Zeichen: In 90°-Hüft- und Kniegelenk-Beugestellung werden die sich zunächst berührenden Beinchen abduziert und zusätzlich axialer Druck auf die proximalen Femora ausgeübt. Mit einem hör- und tastbaren Schnappen wird der Femurkopf in das Azetabulum reponiert.

tage verläßlich nachgewiesen werden, da sich das Labrum acetabulare, die knorpelige Randbegrenzung der Hüftgelenkpfanne, durch die Bewegung des Femur in der Hüftgelenkpfanne glättet. Das charakteristische Schnappgeräusch wird durch das Ein- bzw. Ausrenken des Femurkopfes verursacht. Es kann sowohl bei Vorliegen einer Hüftgelenkluxation als auch bei Subluxation des Hüftgelenkes sowie beim Aufeinandertreffen von dysplastischen Gelenkverhältnissen mit einer lockeren Gelenkkapsel auftreten. Die Ursache des schnappenden Geräusches wird von Tönnis dadurch erklärt, daß der Hüftkopf beim Roser-Ortolani-Zeichen duch die lockere Gelenkkapsel lediglich an den Rand der Pfanne geschoben wird und beim Abspreizen wieder tief in das Azetabulum hineingleitet. Erheblich häufiger (6- bis 7 mal häufiger als das Roser-Ortolani-Zeichen) tritt das sogenannte **Dry-hip-click-Phänomen** auf. Es handelt sich hierbei um ein bei passiven Bewegungen des Hüftgelenkes ohne sicheres Luxationsphänomen auftretendes feines Klicken.

Nach Tönnis (1984) beinhaltet die alleinige Diagnose „positiver" oder „negativer Ortolani" keine ausreichende Information hinsichtlich der Instabilitätsursache. Er schlägt folgende Einteilung vor:

Einteilung der Hüftgelenkinstabilität in vier Stadien (Tönnis 1984)

Stadieneinteilung der Hüftgelenkinstabilität nach Tönnis

1. Das **leicht instabile Hüftgelenk**
   Es handelt sich hierbei um ein Gelenk mit lockerer Kapsel, bei dem der Hüftkopf beim Stauchen nach Bragard noch innerhalb des Gelenkes und bis zum Pfannenrand eine gewisse Beweglichkeit zeigt.
2. Das **subluxierte Hüftgelenk**
   Das Gelenk läßt sich bei alleiniger Abspreizbewegung mit einem Schnappgeräusch reponieren (Roser-Ortolani-Zeichen).
3. Das **dislozierbare und reponible Hüftgelenk**
   Der Femurkopf kann bei Adduktionsbewegung unter gleichzeitigem nach dorsal gerichtetem Druck vollständig über das Labrum disloziert werden

und verbleibt auch ohne die Ausübung weiteren Druckes in dieser luxierten Stellung. Es läßt sich oft kein Schnappgeräusch provozieren, da der Femurkopf lediglich partiell reponiert werden kann und in einer nicht ganz tiefen Einstellung verbleibt. Man spürt dann aber das Hineingleiten beim Abduzieren in Beugestellung von 110 bis 120°.

4. Das **dislozierte, nicht reponible Hüftgelenk**
Der Femurkopf läßt sich in dorsokranialer Lage palpieren. Bei dem Versuch einer Hüfteinstellung in Beuge-Spreizstellung ist kein Hineingleiten zu tasten. Der Hüftkopf bewegt sich um den verengten Pfanneneingang herum und steht oft dahinter.

Barlow-Test

Dieser Untersuchungsvorgang verursacht beim Aus- und Einrenkversuch des Hüftgelenkes unterschiedliche Geräusche. Der Untersucher umfaßt die 90°-gebeugten Kniegelenke von vorn, die Finger 2 bis 5 liegen seitlich dem Oberschenkel an, der Daumen an der Innenseite. In Adduktionsstellung des Oberschenkels wird nun durch leichten Druck der Femurkopf nach dorsal aus der Hüftgelenkpfanne luxiert und anschließend durch Abduktion wieder reponiert. Auch der Barlow-Test ist nur während einer begrenzten Zeitspanne durchführbar: Bei ca. 80% aller instabilen Hüftgelenke kann dieses Phänomen nur während der ersten zwei Lebensmonate ausgelöst werden.

Der Barlow-Test ist nur während der ersten zwei Lebensmonate durchführbar

Hilgenreiner-Zeichen

Die beim Roser-Ortolani-Zeichen und beim Barlow-Test durchgeführte Einbzw. Ausrenkung des Femurkopfes verursacht bei ausgeprägten Fällen einer Hüftgelenkluxation aufgrund der massiven Dislokation des Femurkopfes ein deutlich hör- und tastbares Schnappen, das sogenannte Hilgenreiner-Zeichen. Es handelt sich hierbei um den Maximalbefund eines positiven Roser-Ortolani- bzw. eines positiven Barlow-Zeichens. Die sichere Differenzierung zwischen dem Hilgenreiner-Zeichen und den beiden vorgenannten Untersuchungsverfahren ist klinisch schwierig.

Das Hilgenreiner-Zeichen entspricht dem Maximalbefund des Zeichens nach Roser-Ortolani und nach Barlow

Glissement nach Dupuytren

Bereits im Jahre 1826 beschrieb Dupuytren das Gleiten des Femurkopfes nach kranial als „Glissement" (franz.: „Rutschen"). Hiermit bezeichnet man bei luxierten Hüftgelenken das nachweisbare Gleiten des Femurkopfes entlang der Darmbeinkante ohne das Auftreten eines Schnapp-Phänomens bei Längsextension oder bei axialer Stauchung des Oberschenkels.

Beim Glissement nach Dupuytren gleitet der Femurkopf am Darmbein entlang.
Das Hüftgelenk ist irreponibel luxiert

Fazit

Nach Erhebung der Familien-, der Schwangerschafts- und der speziellen Anamnese muß die klinische Untersuchung mit Inspektion, Palpation und Überprüfung der Gelenkbeweglichkeit und -Stabilität als eine Säule der Basisdiagnostik des Säuglingshüftgelenkes auch weiterhin Bestand haben, obwohl die Relevanz der klinischen Untersuchung durch die glücklicherweise rasche Verbreitung der sonographischen Untersuchung in der Methode nach Graf relativiert wurde. Die klinische Untersuchung ist hinsichtlich Sensitivität, Spezifität, positivem und negativem prädiktiven Wert der Ultraschalluntersuchung weit unterlegen, wird jedoch seitens der Kassenärztlichen Vereinigung bei Durchführung der U2 als Basisdiagnostik empfohlen. Bei jedem Säugling, ob ein Verdacht auf eine Hüftgelenkreifungsstörung besteht oder nicht, ist eine obligate sonographische Untersuchung zu fordern. Dies wird in Deutschland derzeit als generelles Screening bei der U3 sowie als Risikoscreening und bei vorliegenden klinischen Verdachtsmomenten bei der U2 durchgeführt. Nur hierdurch ist bei sicherer Diagnose einer Hüftgelenkreifungsstörung (Typologie nach Graf) eine stadiengerechte therapeutische Konsequenz möglich.

Weiterführende Literatur

Barlow T. G.: Early diagnosis and treatment of congenital dysplasia of the hip. J. Bone Jt. Surg. B 44 (1962) 292–301

Brückl R.: Angeborene Deformitäten im Bereich des Hüftgelenks. In: Jäger A., C.J. Wirth (Hrsg): Praxis der Orthopädie, 2. Auflage. Thieme, Stuttgart 1992

Debrunner A.M.: Orthopädie, Orthopädische Chirurgie, 3. Auflage. Hans Huber, Stuttgart 1994

Dörr W.M.: Zur Frühest- und Frühdiagnose der sogenannten angeborenen Hüftgelenksluxation. Dtsch. med. Wschr. 91 (1966) 168–173

Graf R.: Sonographie der Säuglingshüfte, Ein Kompendium, 4. Auflage. Enke, Stuttgart 1993

Grifka J., J. Ludwig: Kindliche Hüftdysplasie. Thieme, Stuttgart 1998

Hilgenreiner H.: Zur Frühdiagnose der angeborenen Hüftgelenksverrenkung. Med. Klin. 21 (1935) 1385–1388, 1425–1429

Niethard F.U.: Kinderorthopädie. Thieme, Stuttgart 1997

Ortolani M.: Un segno poco noto es sua importanza per la diagnosi precoce de prelussazione congenita dell'anca. Pediatri 45 (1937) 129–134

Rosen S. von : Early diagnosis and treatment of congenital dislocation of the hip joint. Acta orthop. scand. 26 (1956) 695–700

Roser W.: Die Lehre von den Spontanluxationen. Arch. Heilk. 5 (1864) 542–545

Roser, W.: Ueber angeborene Hüftverrenkung. Langenbecks Arch. Chir. 24 (1879) 309–313

Tönnis D.: Die angeborene Hüftdysplasie und Hüftluxation. Springer, Berlin/Heidelberg 1984

Tschauner C.: Die Hüfte. Enke, Stuttgart 1997

5 Hüftsonographie

R. Graf

Die verschiedensten klinischen Zeichen können auf eine Hüftluxation hinweisen, wobei deren Wert in Abhängigkeit vom Alter und vom Schweregrad der Dislokation gesehen werden muß. Alle klinischen Untersuchungstechniken beschränken sich aber im wesentlichen auf das Erkennen von Stellungsveränderungen des Hüftkopfes zur Hüftgelenkpfanne; den Pfannenfehlbau bei zentriertem Hüftgelenk können sie nicht erkennen. Es muß daher festgehalten werden, daß es keine klinischen Untersuchungstechniken zur Diagnostik des Pfannenfehlbaues gibt, so daß der Pfannenfehlbau, der für den Betroffenen unter Umständen auch dramatische Folgen hat, durch eine klinische Untersuchung allein nicht entdeckt werden kann (Tschauner 1997) (siehe Kapitel 4). Als bildgebende Diagnosemittel stehen, neben der Sonographie, das Röntgenbild, die Computertomographie und MRT, die letzteren kombiniert mit Kontrastmitteldarstellungen, zur Verfügung. Hinsichtlich der Gewichtung steht die Sonographie im 1. Lebensjahr zur Diagnostik von Hüftreifungsstörungen als reproduzierbares, beliebig oft einsetzbares und nichtinvasives Verfahren ohne jegliche Strahlenbelastung an erster Stelle (Niethard 1997).

Eine Hüftreifungsstörung kann durch eine klinische Untersuchung nicht sicher erkannt werden

Das Säuglingshüftgelenk ist vorwiegend hyalinknorpelig präformiert und nur zum kleinen Teil aus knöchernen Strukturen aufgebaut, die auch im Röntgen sichtbar sind. Vor allem die für die Pathologie wesentlichen Strukturen, wie die Deformierungen des hyalinknorpelig präformierten Pfannendaches beim Luxationsvorgang, sowie das Verhalten des Labrum acetabulare und die Stellung des hyalinknorpelig präformierten Hüftkopfes können sonographisch eindeutig diagnostiziert werden.

Die Sonographie ist die Methode der Wahl zum Erkennen von Hüftreifungsstörungen im 1. Lebensjahr

Problemstellung

Prinzipiell unterscheidet man zwischen Ultraschalldurchstrahlungsverfahren und dem Ultraschallimpulsechoverfahren, wobei letzteres heute im Routinebetrieb angewandt wird. Ein Hauptproblem ergibt sich dadurch, daß versucht wird, mit einem oder wenigen Schnitten, also mit einem 2-dimensionalen Verfahren, ein 3-dimensionales Gebilde, wie es das Hüftgelenk darstellt, abzubilden. Zwar sind die Interpretationsschwierigkeiten, die sich durch die Schnittbildtechnik gegenüber dem Röntgenprojektionsverfahren ergeben, durch den routinemäßigen Einsatz und die Erfahrung mit CT und MRT ausgeräumt. Es genügt aber nicht, ein Hüftgelenk einfach sonographisch „darzustellen", der sonographische Schnitt muß an genau definierter Stelle durch das Gelenk gelegt werden, will man nicht Fehldiagnosen mit katastrophalen Folgen Tür und Tor öffnen.

Der Ossifikationszustand des Hüftgelenkes (und nicht das Alter) limitiert die Anwendbarkeit der Sonographie am Säuglingshüftgelenk

Neben der Schwierigkeit der topographischen Zuordnung der sonographischen Schnitte kann die Echogebung selbst die Methode limitieren: Der hyaline Knorpel als echoarme Struktur kann meist nur indirekt abgegrenzt und identifiziert werden, knöcherne Strukturen werden nur durch Totalreflexion und durch oberflächliche Kontur- und Echobildung erkannt, dahinterliegende Strukturen liegen im Schallschatten und sind nicht darstellbar. Aus diesen Gründen ist die Anwendung der Hüftsonographie zur Dysplasie- und Luxationsdiagnostik vom Ossifikationszustand des Hüftgelenkes abhängig.

Fragen der Terminologie

Hüftreifungsstörung ist der Überbegriff für eine Hüftgelenkdysplasie (= Verknöcherungsdefizit der Pfanne) und eine Hüftgelenkluxation (= Dezentrierung des Hüftkopfes)

Da die sonographische Diagnostik eine Analyse der anatomischen bzw. pathoanatomischen Veränderungen des Hüftgelenkes darstellt, sind exakte anatomische Kenntnisse und eine präzise Terminologie erforderlich. Entsprechend dem verbesserten Verständnis der Pathogenese hat sich aufgrund von klinischen und sonographischen Reihenuntersuchungen gezeigt, daß Hüftgelenkdysplasie und -luxation eine morphologische Entität bilden und ein dynamischer Prozeß sind, so daß sich der Überbegriff **„Hüftreifungsstörung"** eingebürgert hat. Demzufolge ist eine Hüftgelenkdysplasie eine Störung der Verknöcherung des Pfannendaches (Ossifikationsstörung, Verknöcherungsdefizit). Eine Hüftgelenkluxation ist eine Dezentrierung des Hüftkopfes aus der Gelenkpfanne.

Folgende Sprachregelung bürgert sich mehr und mehr ein: Man unterscheidet zentrierte (nicht luxierte) von dezentrierten (luxierten) Hüftgelenken. Die Verknöcherungsverzögerung des Pfannendaches (Pfannendysplasie) mit zunehmender mechanischer Instabilität ist somit eine wesentliche Voraussetzung für eine Dezentrierung (Luxation). Der Begriff **„Subluxation"** sollte in einer modernen Terminologie, die sich die Analyse des pathoanatomischen Zustandes zum Ziel gesetzt hat, nicht mehr verwendet werden. Der Begriff „subluxiert" ist bestenfalls bei einer klinischen Untersuchung noch zulässig, ein einheitliches pathoanatomisches Bild, das diesem Begriff zuzuordnen ist, läßt sich nicht definieren.

Der Begriff „Limbus" ist nicht einheitlich definiert! Es ist zwischen Labrum acetabulare, hyalinknorpelig präformiertem Pfannendach und knöcherner Pfanne zu unterscheiden

Ebenso sollte der Begriff **„Limbus"** in einer modernen Terminologie nicht mehr verwendet werden. Einerseits wird dieser Begriff für das Labrum acetabulare verwendet, andererseits nur für das hyalinknorpelig präformierte Pfannendach. Nicht selten werden aber beide Strukturen, nämlich Labrum und hyalinknorpelig präformiertes Pfannendach als „Limbus" bezeichnet. Beide Strukturen verhalten sich aber während des Dezentrierungsprozesses völlig verschieden. Aufgrund der nachfolgenden Überlegungen wird folgende Differenzierung vorgeschlagen:

Der Hüftkopf wird von der Hüftgelenkpfanne überdacht. Die Hüftgelenkpfanne besteht aus einem knöchernen und einem knorpeligen Anteil. Der knorpelige Anteil besteht aus dem faserknorpeligen Labrum acetabulare, das peripher dem noch nicht ossifizierten hyalinknorpelig präformierten Pfannendach aufsitzt. Da es beim Luxationsprozeß durch den luxierenden Hüftkopf zu charakteristischen Deformierungen des hyalinknorpelig präformierten Pfannendaches kommt, wobei je nach Typ verschieden große Anteile des hyalinknorpelig präformierten Pfannendaches nach kranial oder nach kaudal in Richtung der Urpfanne **gepreßt** werden, sollten diese deformierten Knorpeldachanteile nicht als „**eingeschlagener Limbus**" bezeichnet werden.

Methodik

Grundsätzliche Überlegungen

Da die Diagnose keinen Selbstzweck haben kann, sondern nur die Voraussetzung für eine adäquate Therapie darstellt, wäre grundsätzlich abzuklären, nach welchen anatomischen Strukturen und nach welchen pathoanatomischen Veränderungen sonographisch gefahndet werden soll, um ein möglichst optimales Bild des normalen bzw. pathologisch veränderten Zustandes des Hüftgelenkes zu erhalten.

Der Luxationsprozeß ist ein dynamischer, fließender Vorgang, der in entsprechende Stadien (sonographische Typen) eingeteilt werden kann

Kommt es aufgrund von „zuwenig" belastbarer knöcherner Hüftkopfüberdachung zu einer Dezentrierung des Hüftkopfes, weil der hyalinknorpelig präformierte Pfannendachanteil den Hüftkopf nicht mehr in der Urpfanne halten kann, so entstehen am Pfannendach charakteristische Deformierungen (**Schleifspuren**). Gelingt es, diese Schleifspuren an der knöchernen, aber noch viel mehr an der knorpeligen Pfanne entsprechend zu typisieren, erhält man ein charakteristisches Bild des pathoanatomischen Status, der während des Gleitprozesses des Hüftkopfes aus der Pfanne entsteht (Abb. 5.1, 5.2). Der an und für sich dynamische Luxationsprozeß kann also in entsprechende Stadien eingeteilt werden, die ihren Ausdruck in der sonographischen Typologie finden. Die sonographische Diagnostik ist daher eine Analyse des anatomischen bzw. pathoanatomischen Zustandes sowohl der knöchernen, als noch viel mehr der knorpeligen Hüftgelenkanteile und deren Veränderungen.

Sonographische Identifizierung anatomischer Strukturen

Die sonographische Identifizierung der anatomischen Strukturen ist der erste und wichtigste Schritt bei der Beurteilung eines Hüftsonogrammes

Eine besondere Bedeutung kommt der Zuordnung der Echos zu den anatomischen Strukturen des Säuglingshüftgelenkes zu. Erfahrungsgemäß liegt der erste Schritt zur Fehldiagnose in einer falschen anatomischen Identifizierung der Echos.

Die Echogebung am koxalen Femurende

Auch das koxale Femurende ist weitgehend hyalinknorpelig präformiert (Abb. 5.3a–c). Der Hüftkopf, der Trochanter major und der kraniale Anteil des Schenkelhalses bestehen aus hyalinem Knorpel. Diese Anteile werden von den knöchernen Anteilen durch die Knorpel-Knochen-Grenze getrennt. An

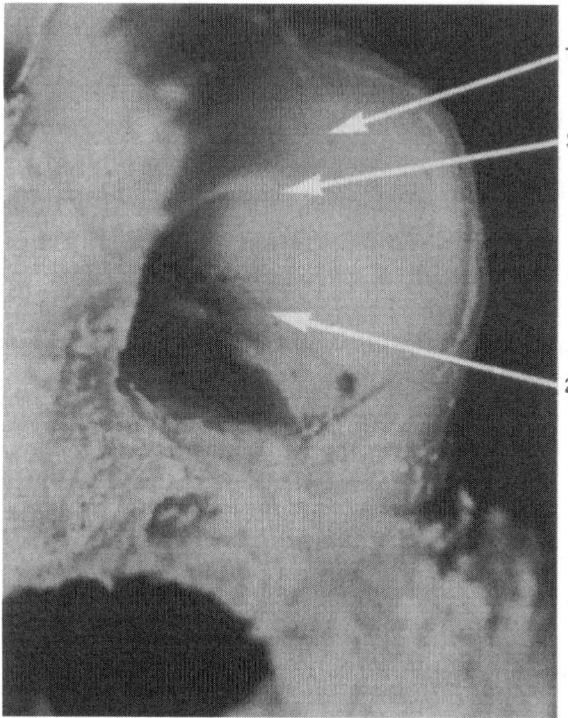

Abb. 5.1. Li. Hüftgelenk mit Dysplasierinne (1) und Urpfanne (2), 3 „Neolimbus" nach Ortolani („Hypomochlion"). (Aus: Graf, R.: Sonographie der Säuglingshüfte und therapeutische Konsequenzen. Enke, Stuttgart, 1993).

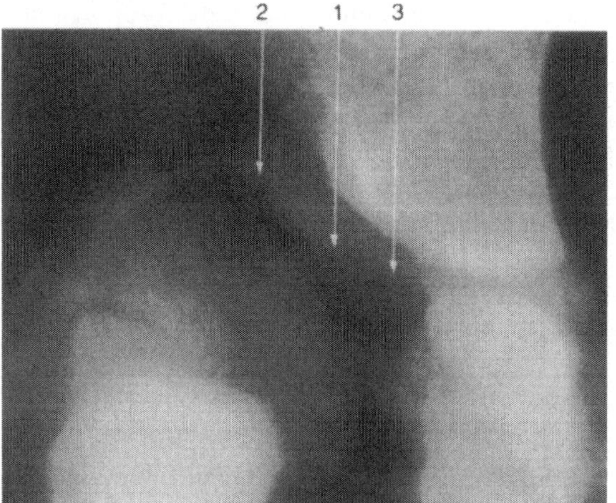

Abb. 5.2. 1 Nach kaudal gepreßter Pfannendachanteil („Neolimbus" nach Ortolani) 2 Spitze des nach kranial verdrängten und ausgewalzten Labrum acetabulare 3 Urpfanne. (Aus: Graf, R.: Sonographie der Säuglingshüfte und therapeutische Konsequenzen. Enke, Stuttgart, 1993).

dieser findet eine Totalreflexion des von lateral eingestrahlten Schallstrahles statt. Der **Knorpel-Knochen-Grenze** kommt somit als starker Echostruktur eine Leitfunktion bei der anatomischen Identifizierung der Strukturen am koxalen Femurende zu. Je nach Alter und Reifungsgrad sind die Verhältnisse verschieden. Im wesentlichen können der Knorpel-Knochen-Grenze **drei stadienhafte Echomuster** zugeordnet werden:

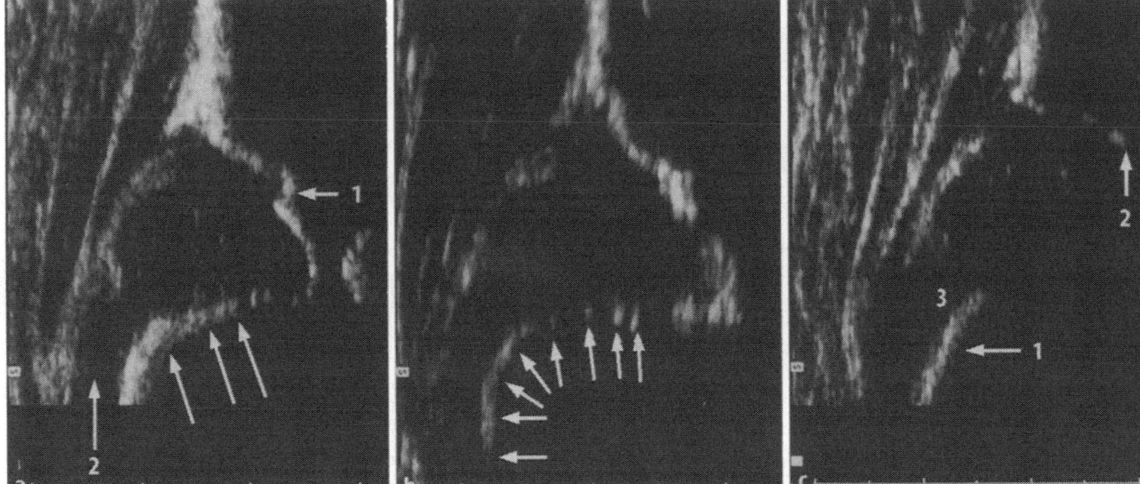

Abb. 5.3. a Hüftgelenk eines 2 Wochen alten Säuglings, die Knorpel-Knochen-Grenze am koxalen Femurende ist bogenförmig und mit Pfeilen markiert.
1 Unterrand des Os ilium
2 hyalinknorpelig präformierter Anteil des Schenkelhalses mit Trochanterbasis
b Die Knorpel-Knochen-Grenze beginnt sich zunehmend abzuwinkeln, die Schallpalisaden sind mit Pfeilen markiert.
c Es ist nurmehr der laterale Anteil der Knorpel-Knochen-Grenze als starkes Echo zu erkennen (1)
2 Unterrand des Os ilium
3 hyalinknorpelig präformierter Anteil des Schenkelhalses

- Bei Neugeborenen und kleinen Kindern nimmt sie einen etwas bogenförmigen Verlauf, so daß die Echos bis weit in die Tiefe der Fossa acetabuli sichtbar sind.
- Im Laufe der Zeit winkelt sie sich zunehmend ab, so daß ein lateraler und ein medialer Schenkel entsteht. Am lateralen Schenkel bildet sie die Trennlinie zwischen dem Trochanter und dem kranialen Anteil des Schenkelhalses und gibt aufgrund ihrer Verlaufsrichtung starke Echos. Im medialen Anteil bildet sie die Trennlinie zwischen dem Hüftkopf und dem Schenkelhals und liegt somit mehr oder weniger in Verlaufsrichtung des eingestrahlten Schallstrahles. Dadurch verschlechtern sich die Reflexionsverhältnisse, so daß nur mehr einzelne Echostreifen sichtbar werden („Schallpalisaden").
- Bei älteren Kindern verkleinert sich der Winkel zwischen lateralem und medialem Anteil der Knorpel-Knochen-Grenze weiter, so daß die medialen Anteile zunehmend in den Schallschatten des davorliegenden knöchernen Anteiles des Schenkelhalses geraten. Dadurch ist nur mehr der laterale Anteil der Knorpel-Knochen-Grenze als starke reflexreiche Linie zu erkennen.

Die Knorpel-Knochen-Grenze stellt sich sonographisch bogenförmig, mit Schallpalisaden oder nur mit dem lateralen Anteil am Sonogramm dar

Der Hüftkopf. Der Hüftkopf imponiert als mehr oder weniger runde echoarme Zone. Die zarten Echos, die fallweise bei guter Geräteauflösung im Hüftkopf sichtbar sind, entsprechen Gefäßechos (Abb. 5.4), die Oberfläche des Hüftkopfes ist aufgrund geänderter histologischer Strukturierung auch im Sonogramm echofrei (Abb. 5.5).

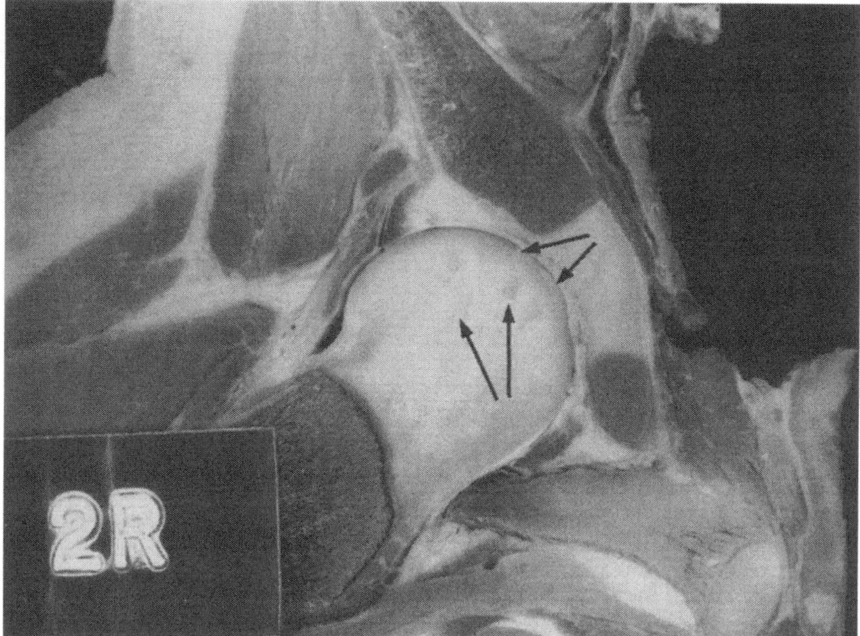

Abb. 5.4. Die Gefäßkanälchen im hyalinen Knorpel sowie die ringförmige Anordnung der oberflächlichen Fasern am Hüftkopf sind deutlich zu erkennen.

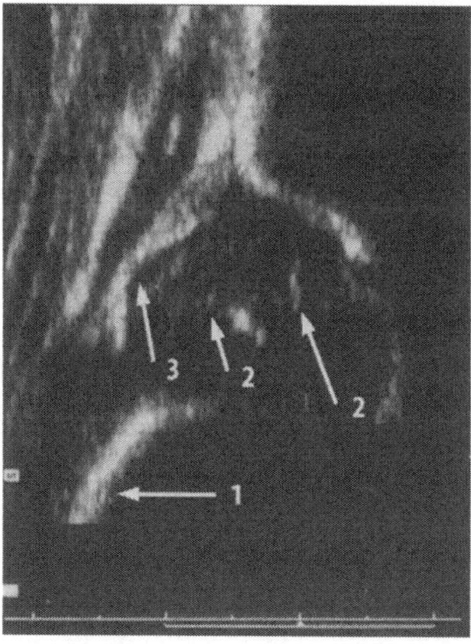

Abb. 5.5. (vgl. Abb. 5.4)
1 Knorpel-Knochen-Grenze
2 Gefäßechos
3 echoarme Zone an der Oberfläche des Hüftkopfes, entsprechend der blutkanälchenfreien Zone

Wichtig ist festzustellen, daß der Hüftkopf nicht rund, sondern mehr oder weniger oval ist, und das Hüftgelenk somit kein reines Kugelgelenk, sondern eher ein Nußgelenk darstellt. Dieser Umstand hat ein wesentliches Merkmal, das vor allem bei dynamischer Untersuchung festzustellen ist, zur Folge:

Der Hüftkopf ist beim Säugling nicht rund und für das Phänomen der elastischen Federung mitverantwortlich

Wird bei der sonographischen Untersuchung der Hüftkopf bewegt, so läßt sich beobachten, daß das hyalinknorpelig präformierte Pfannendach mit dem Labrum acetabulare kleine **Ausgleichsbewegungen** durchführt. Diese Minimalbewegungen sind Anpassungsvorgänge an die physiologischen Inkongruenzen des Gelenkes, bedingt durch die Eiform des Hüftkopfes. Man nennt diesen Adaptationsvorgang am knorpeligen Pfannendach „elastische Federung". Dieses Phänomen darf nicht mit der echten (pathologischen) Instabilität verwechselt werden.

Der Hüftkopfkern. Weder der Hüftkopf noch der Hüftkopfkern ist rund. Der Hüftkopfkern hat oft eine ovale Struktur, fallweise auch amöbenartige Ausziehungen, und liegt nicht im Zentrum des Hüftkopfes. Da im Sonogramm bereits das Kondensationsstadium mit einer Echogebung verbunden ist, ist der Hüftkopfkern sonographisch in der Regel bereits vier bis acht Wochen früher sichtbar als im dazugehörigen Röntgenbild. Generell ist davon abzuleiten, daß Ossifikationen im Frühstadium im Sonogramm zu erkennen sind und somit früher als im Röntgenbild sichtbar werden. Daraus folgt, daß ein Sonogramm wegen der Zeitdifferenz von vier bis acht Wochen nicht mit einem Röntgenbild vom selben Tag verglichen werden darf.

Der Hüftkopfkern ist nicht rund und liegt nicht im Zentrum des Hüftkopfes. Er ist 4 bis 8 Wochen früher im Sonogramm sichtbar als im Röntgenbild. Ein Sonogramm und ein Röntgenbild vom selben Tag dürfen nicht miteinander verglichen werden, ohne die Zeitdifferenz mit einzukalkulieren. Große Hüftkopfkerne führen zum Halbmondphänomen. Das verleitet zur Fehldiagnose „Lateralisation"

Wird der Hüftkopfkern größer, so durchdringt die Schallwelle diesen immer weniger, so daß nur die laterale Zirkumferenz sichtbar ist (**Halbmondphänomen**). Dieses Halbmondphänomen verleitet quasi durch eine optische Täuschung dazu, den Hüftkopfkern in toto weiter lateral außerhalb des Ombredanne-Lotes anzusiedeln, so daß häufig fälschlicherweise die Fehldiagnose „Subluxation" oder „Lateralisation" gestellt wird. Keinesfalls darf das sonographische Schnittbild mit dem radiologischen Projektionsbild verwechselt werden. Da der Hüftkopfkern weder rund ist, noch automatisch im Zentrum des Hüftkopfes liegt, kann er durch die Schallwelle nicht an reproduzierbarer Stelle getroffen werden. Es erübrigen sich dadurch auch sonographische Größenbestimmungen! Große Hüftkopfkerne blockieren die Penetration der Schallwelle, so daß der Unterrand des Os ilium als absolut wichtigste *„Landmark"* zur Orientierung der Schnittebene im Hüftgelenk nicht mehr einsehbar ist. Daher limitieren große Hüftkopfkerne die Anwendbarkeit der Methode!

Zusammenfassend kann festgestellt werden:
- Große Hüftkopfkerne führen zum Halbmondphänomen.
- Der Hüftkopfkern darf nicht wie im Röntgenbild zur Diagnose herangezogen werden.
- Die Größe des Hüftkopfkernes läßt sich sonographisch nicht reproduzierbar bestimmen.
- Große Hüftkopfkerne limitieren die Methode.

Die Pfanne

Der knöcherne Erker ist der Umschlagpunkt der Pfannenkonkavität in die Gegenkrümmung (Umschlagpunkt „Konkavität – Konvexität")

Das Azetabulum besteht beim Säugling aus knöchernen und knorpeligen Anteilen. Sonographisch begrenzt der sogenannte Unterrand des Os ilium die knöchene Pfanne medio-kaudal, die laterale Begrenzung der knöchernen Pfanne bildet der knöcherne Erker. Dieser ist sonographisch definiert durch den Umschlagpunkt der Pfannenkonkavität in die Gegenkrümmung (Umschlagpunkt „Konkavität – Konvexität"). Sehr oft findet sich latero-kaudal des Unterrandes des Os ilium eine dreischichtige Echogenität:

Das starke Echo des Unterrandes des Os ilium wird lateral begrenzt durch die schwächeren Echos des Fett- und Bindegewebes, welches die Fossa acetabuli auskleidet. Lateral von diesen Echos sind die Anteile des Ligamentum capitis femoris bzw. die Fovea centralis zu erkennen. Direkt kaudal des Unterrandes des Os ilium findet sich die echoarme Zone der Y-Fuge, bei hochauflösenden Geräten sind feine Echos, die den Blutgefäßen zuzuordnen sind, zu erkennen (Abb. 5.6).

Das proximale Perichondrium besteht aus dem Perichondrium, Gelenkkapselanteilen und dem Caput reflexum des M. rectus femoris

Das Knorpeldach. Lateral der knöchernen Pfanne ist die mehr oder weniger dreieckige, echoarme Struktur des hyalinknorpelig präformierten, noch nicht ossifizierten Pfannendaches zu erkennen. Lateral kaudal davon wird das hyaline Pfannendach durch das faserknorpelige, echogebende Labrum acetabulare begrenzt. Das Perichondrium – sonographisch unterteilt in das proximale Perichondrium und das Perichondriumloch – stellt die laterale Begrenzung des hyalinknorpelig präformierten Pfannendaches dar. Bei hochauflösenden Geräten ist das **proximale Perichondrium**, entsprechend der differenzierten Anatomie in diesem Bereich, weiter zu unterteilen:

Das Echo des proximalen Perichondriums besteht aus dem zarten Echo des Perichondriums, dem lateral davon liegenden zarten Gewebsanteil der

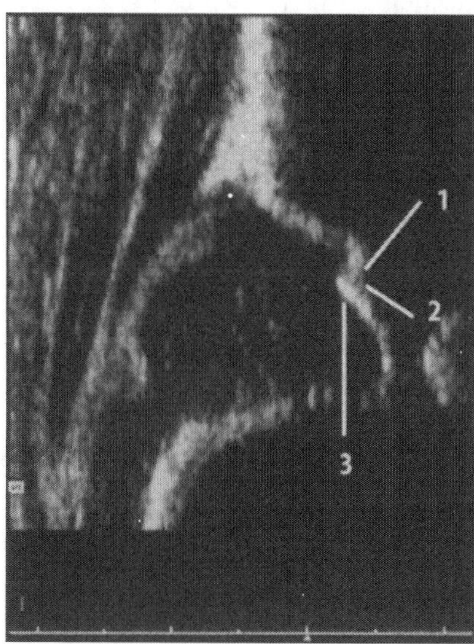

Abb. 5.6. Die 3-schichtige Echogenität in der Tiefe der Fossa acetabuli ist deutlich zu erkennen.
1 Unterrand des Os ilium
2 das im Vergleich zum Unterrand des Os ilium und dem starken Echo des Ligamentum capitis femoris (3) zartere Echo des Fettgewebes in der Fossa acetabuli

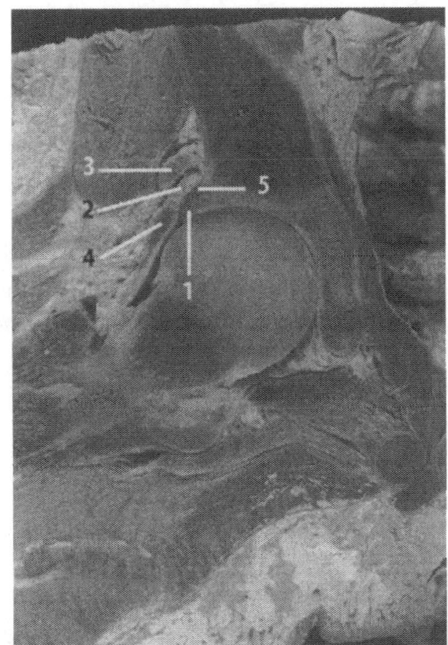

Abb. 5.7.
1 Labrum acetabulare
2 zarter Gelenkkapselanteil
3 Caput reflexum des M. rectus femoris
4 Ligamentum ischiofemorale
5 Perichondrium des hyalinknorpelig präformierten Pfannendachanteils

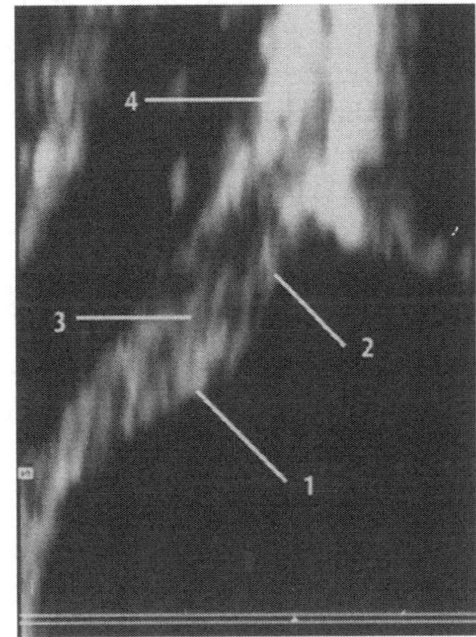

Abb. 5.8. Großaufnahme des Pfannendachbereiches.
1 Labrum acetabulare
2 Perichondrium des hyalinknorpelig präformierten Pfannendaches
3 Gelenkkapsel, die sich nach proximal verdünnt, von einem kleinen Fettpolster umhüllt ist und daher nach proximal hin eine zunehmend geringere Echogenität aufweist
4 Caput reflexum des M. rectus femoris

Gelenkkapsel und - auf diesen Strukturen lateral proximal aufliegend - dem Echo des Caput reflexum des Musculus rectus femoris (Abb. 5.7, 5.8).

Proximales Perichondrium, Perichondriumloch, Labrum acetabulare und Umschlagfalte sind wesentliche Strukturen bei der Identifizierung der Echos

Das **Perichondriumloch** als echoarme Struktur entsteht aus dem dünnen Perichondrium und dem dünnen Anteil der Gelenkkapsel. Optisch imponiert es als echoärmere Struktur zwischen dem starken Echo des proximalen Perichondriums einerseits und andererseits dem starken Echo des Labrum acetabulare und dem stärkeren Echo des ischiofemoralen Bandes, das in die Gelenkkapsel eingewebt ist.

Das Echo der Gelenkkapsel umhüllt den Hüftkopf lateral, schmiegt sich nach distal an den Schenkelhals an und zieht als Echo des Perichondriums nach der Umschlagfalte am Trochanter major weiter.

Grundprinzipien der Schnittebenentechnik

Drei „Landmarks": Unterrand des Os ilium, mittlerer Schnittebenenbereich am Pfannendach, Labrum acetabulare

Das dreidimensionale Gebilde des Hüftgelenkes kann durch beliebige Schnittebenen dargestellt werden. Allerdings kommt es je nach Schnittebene auch verschieden zur Ansicht (Graf 1993). Aus Gründen der Reproduzierbarkeit muß eine standardisierte Ebene, die sowohl die knöchernen als auch die knorpeligen Verhältnisse darstellt, durch das Gelenk gelegt werden (Graf 1995):

Eine Raumebene wird durch drei *„Landmarks"* bestimmt (Abb. 5.9a). Die erste und wichtigste für die Hüftgelenksonographie relevante Struktur ist der Unterrand des Os ilium in der Fossa acetabuli. Diese Struktur liegt annähernd in der Mitte des Azetabulums und signalisiert bei Darstellung als scharfes, kräftiges Echo, daß die Schnittebene durch das „Zentrum" der Pfanne gelegt wurde. Die zweite *Landmark* ist der Schnittebenenbereich in der Mitte des tragenden Pfannendachanteiles. Schnittebenen im ventralen oder dorsalen Anteil dürfen aufgrund ihrer individuell unterschiedlichen Ausprägung des knorpeligen und knöchernen Pfannendaches nicht zur Diagnose herangezogen werden. Um zu vermeiden, daß das Hüftgelenk schräg angeschallt wird, muß das Labrum acetabulare als dritte *Landmark* dargestellt werden. Das Labrum ist aber nur zu erkennen, wenn es annähernd senkrecht vom Ultraschallstrahl getroffen wird. Dadurch werden Verkippungseffekte vermieden. Fehlt nur eine der drei *Landmarks*, so darf das Sonogramm für eine Beurteilung nicht herangezogen werden. **Prinzipiell dürfen Hüftgelenke nur im Standardschnitt (=Meßebene) beurteilt werden** (Abb. 5.9a–d).

Die drei „Landmarks" müssen immer dargestellt werden. Nur bei dezentrierten Gelenken kann und darf der Unterrand des Os ilium fehlen

Dieses Prinzip wird nur bei dezentrierten Gelenken durchbrochen. Bei diesen ist es für die Therapie wichtig zu wissen, ob der Hüftkopf das knorpelige Pfannendach nach kranial oder nach kaudal verdrängt hat. In diesen Fällen hat der Hüftkopf meist das Azetabulum so weit verlassen, daß er außerhalb der Standardebene liegt. In der Standardebene selbst kommt das Hüftkopf-Pfannensystem daher meist nicht mehr gänzlich und aussagekräftig zur Darstellung. Um die Beziehung des luxierten Hüftkopfes zur bereits deformierten Pfanne zu klären, muß man dem luxierten Hüftkopf mit der Schallebene (meist mehr oder weniger nach dorsal) folgen. Dadurch verläßt man automatisch den Standardbereich (Abb. 5.10). Dieser ist bei luxierten Gelenken auch nicht relevant, weil die Diagnose nun durch die Verdrängungsrichtung des Pfannendachknorpels und nicht durch eine Messung in der Standardebene festgelegt wird.

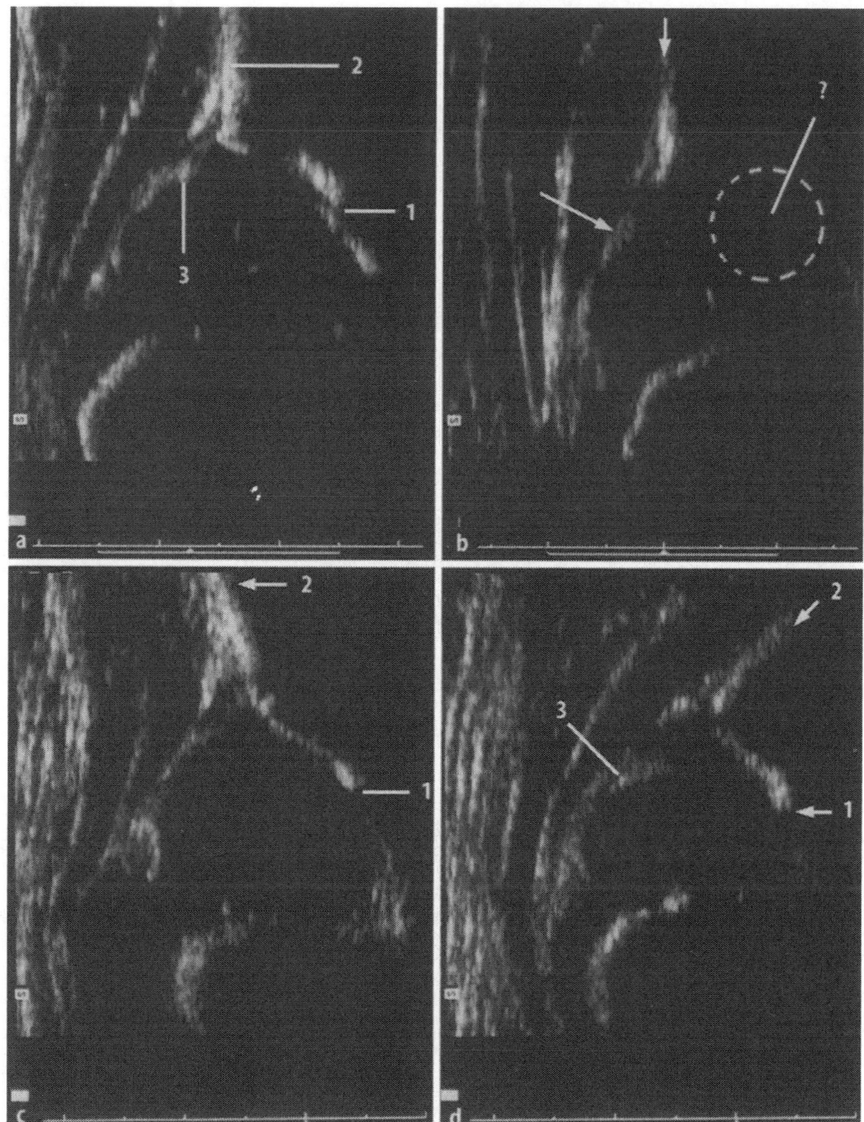

Abb. 5.9. a Die drei *Landmarks* sind korrekt dargestellt.
1 Unterrand des Os ilium
2 der Schnittebenenbereich
3 das Labrum acetabulare
b Der Unterrand des Os ilium fehlt. Obwohl die Schnittebene korrekt und das Labrum acetabulare sichtbar ist, darf das Sonogramm nicht verwertet werden.
c Obwohl der Unterrand des Os ilium (1) deutlich zu sehen ist, wurde das Pfannendach zu weit ventral, erkennbar an der ventral gelegenen (sich dem Schallkopf nähernden) Darmbeinsilhouette (2) geschnitten. Das Labrum acetabulare ist ebenfalls ungenügend dargestellt. Das Sonogramm darf nicht verwertet werden.
d Das Pfannendach wurde dorsal angeschnitten, erkennbar an der sich vom Schallkopf entfernenden Darmbeinsilhouette (2). Obwohl der Unterrand des Os ilium (1) und das Labrum acetabulare ausreichend dargestellt sind, darf das Sonogramm nicht verwertet werden.

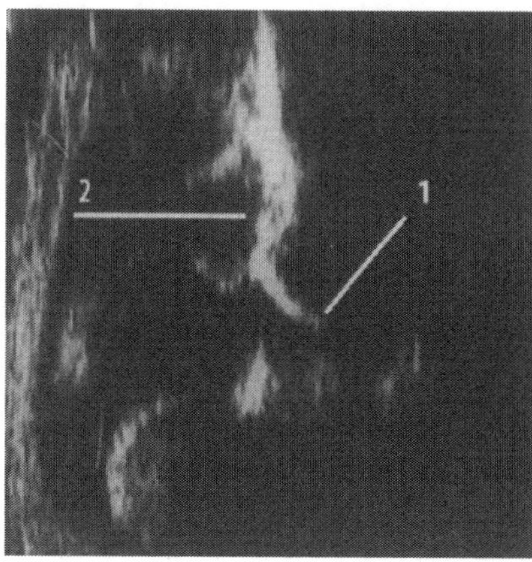

Abb. 5.10. Typ-IV-Gelenk: der Unterrand des Os ilium (1) „verflattert" und ist nicht exakt dargestellt, da der dezentrierte Hüftkopf die Standardebene nach dorsal verlassen hat. Dadurch kommt auch die dorsale Schnittebene, erkennbar an der muldenförmigen Darmbeinsilhouette (2), zur Darstellung. Das Sonogramm darf nicht ausgemessen, aber beurteilt werden.

Sonographische Identifizierung und Brauchbarkeitsprüfung

Sonographische Identifizierung und Brauchbarkeitsprüfung müssen vor jeder sonographischen Typisierung durchgeführt werden

Bevor ein Hüftsonogramm einer Bewertung unterzogen wird, empfiehlt es sich, das Sonogramm nach bestimmten Gesichtspunkten einer kritischen Analyse zu unterziehen. Neben formalen Kriterien, wie Name, Alter, Aufnahmedatum, Seitenbezeichnung, sollten die Echos systematisch den entsprechenden anatomischen Strukturen zugeordnet werden. Insbesondere ist die Reihenfolge der zu identifizierenden Strukturen strikt einzuhalten, um Fehlinterpretationen möglichst zu vermeiden.

Identifizierung in folgender Reihenfolge: Knorpel-Knochen-Grenze, Hüftkopf, Umschlagfalte, Gelenkkapsel, Labrum, Knorpel, Knochen, knöcherner Erker

Brauchbarkeitsprüfung: Unterrand, Schnitt, Labrum

Die folgende Vorgehensweise wird dringendst empfohlen:

- Identifizierung der Knorpel-Knochen-Grenze,
- Identifizierung des Hüftkopfes,
- Identifizierung der Umschlagfalte,
- Identifizierung der Gelenkkapsel,
- Identifizierung des Labrum acetabulare, falls notwendig unter Zuhilfenahme der sogenannten Labrum-Definitionen (Graf 1993).
- Die Standardsituation: Vom Labrum ausgehend, der Oberfläche des Hüftkopfes nach medial hin folgend, ist als nächste Struktur das hyalinknorpelig präformierte Pfannendach, gefolgt vom knöchernen Pfannendach, zu identifizieren (Reihenfolge: Labrum-Knorpel-Knochen).
- Identifizierung des knöchernen Erkers (Umschlagpunkt der Pfannenkonkavität in die Gegenkrümmung „Konkavität - Konvexität").

Erst wenn die anatomische Identifizierung abgeschlossen ist, sollte das Sonogramm hinsichtlich der drei bildwichtigen *Landmarks* (Unterrand des Os ilium, Schnittebenenbereich in der Mitte des Pfannendaches, Labrum acetabulare) überprüft werden. Sind die Bildkriterien nicht erfüllt, darf das Sonogramm keinesfalls zur Beurteilung herangezogen werden. Lediglich bei dezentrierten Gelenken, bei denen der Hüftkopf nicht mehr in der Standardebene (=Meßebene) steht, müssen und können die Bildkriterien hinsichtlich Unterrand des Os ilium und Schnittebenenbereich nicht mehr erfüllt sein. In diesen Fällen ist zwar eine Beurteilung hinsichtlich des Typs, allerdings keine meßtechnische

Auswertung möglich. Letztere ist auch nicht notwendig, da die Differenzierung in Typ III und Typ IV eine morphologische, aber keine meßtechnische ist.

Befunderhebung

Die Befunderhebung gliedert sich in eine **Deskription** der den Hüftkopf überdachenden Strukturen unter Berücksichtigung der Stellung des Hüftkopfes und eine Quantifizierung der knöchernen und knorpeligen Pfanne mittels des **Knochenwinkels** α und des **Knorpelwinkels** β.

Die Deskription

Die Beschreibung der knöchernen Pfanne, des knöchernen Erkers und des knorpeligen Pfannendaches hat im Laufe der Zeit einen deutlichen Bedeutungswandel durchgemacht. Durch die immer besser und präziser werdende Meßtechnik verlor die Deskription deutlich an Bedeutung, sollte aber auch heute noch unbedingt durchgeführt werden (Tabelle 5.1). Trotz der Abnahme

Die Deskription umfaßt folgende Strukturen:
die knöcherne Pfanne (knöcherne Formsicherung),
den knöchernen Erker,
das knorpelige Pfannendach

Tabelle 5.1. Die deskriptiven Begriffe für die knöcherne Formgebung, den knöchernen Erker und das knorpelige Pfannendach („Knorpelerker")

Typ		Knöcherne Formgebung	Knöcherner Erker	Knorpeliger Erker
I a (jedes Lebensalter)	ausgereifte Hüfte	gut	eckig	übergreifend
I b (jedes Lebensalter)	ausgereifte Hüfte	gut	meist geschweift („stumpf")	übergreifend
Physiologische Verknöcherungsverzögerung altersgemäß	II a plus	ausreichend	rund	übergreifend
II a mit Reifungsdefizit (bis 3. Lebensmonat)	II a minus	mangelhaft	rund	übergreifend
II b Verknöcherungsverzögerung (ab 3. Lebensmonat)		mangelhaft	rund	übergreifend
II c gefährdete oder kritische Hüfte (jedes Lebensalter)		mangelhaft	rund bis flach	noch übergreifend
D Hüfte am Dezentrieren (jedes Lebensalter)		hochgradig mangelhaft	rund bis flach	verdrängt
Dezentrierte Gelenke				
III a		schlecht	flach	nach kranial verdrängt, ohne Strukturstörung
III b		schlecht	flach	nach kranial verdrängt, mit Strukturstörung
IV		schlecht	flach	nach kaudal verdrängt

ihrer Bedeutung hat die Beschreibung eine Präzisierung erfahren, auch wenn sie letztlich immer bis zu einem gewissen Maß subjektiv ist und bleibt. Sie zwingt aber den Untersucher, sich präzise mit den einzelnen Strukturen, nämlich der knöchernen Pfanne, dem Wachstumsbereich der Pfanne (Erkerbereich) und der Form und Ausprägung des knorpeligen Pfannendaches auseinanderzusetzen. Nur wenn die im einzelnen erhobenen Befunde logisch zusammenpassen, ist letztendlich mit einer schlüssigen und korrekten Gesamtbefundung zu rechnen. Deskriptive Ausreisser sollten den Untersucher zumindest auffordern, seine Befundung nochmals zu überprüfen. Lautet die Beschreibung für ein Hüftgelenk: knöcherne Pfanne gut, knöcherner Erker stumpf, knorpeliges Pfannendach den Hüftkopf übergreifend, so ist die Beschreibung stimmig und der Schluß: Typ I. Lautet die Beschreibung: knöcherne Pfanne ist gut, der knöcherne Erker ist rund und das knorpelige Pfannendach vom Hüftkopf verdrängt, so wäre diese Deskription eine Aufforderung an den Untersucher seinen Befund schleunigst zu überprüfen. Die Deskription ist daher auch in Zeiten verbesserter Meßtechnik von großem didaktischen Wert und sollte nicht geopfert werden.

Die Meßtechnik

Prinzipiell dürfen nur Hüftgelenke, die die Kriterien der Meßebene (=Standardebene) erfüllen, meßtechnisch verwertet werden. Die Definition der **drei Meßlinien** ist der täglichen sonographischen Praxis angepaßt; es handelt sich nicht um mathematisch definierte Strecken oder Linien.

Die Pfannendachlinie wird vom Unterrand des Os ilium als Drehpunkt tangential an die knöcherne Pfanne gelegt

Die Pfannendachlinie (Abb. 5.11). Sie wird vom Unterrand des Os ilium, der als Drehpunkt fungiert, von kaudal her berührend (=„tangential") an die

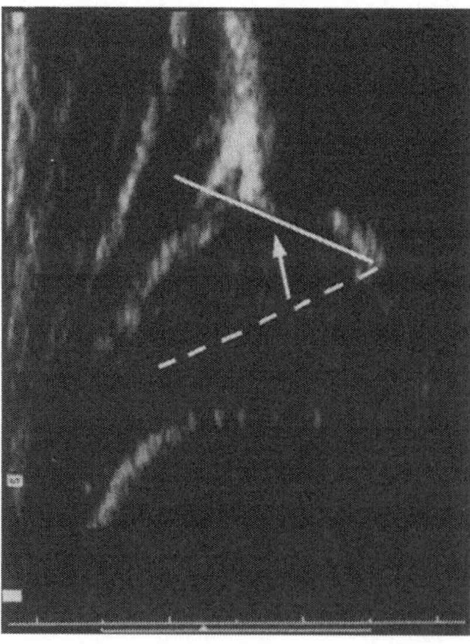

Abb. 5.11. Die Pfannendachlinie wird vom Unterrand des Os ilium als Drehpunkt tangential an die knöcherne Pfanne angelegt.

knöcherne Pfanne angelegt. Wichtig ist, daß tatsächlich der Unterrand des Os ilium klar dargestellt ist und keine Verwechslung mit dem Gewebe der Fossa acetabuli oder der Fovea centralis vorliegt. An der knöchernen Pfanne lautet die Definition: tangential an die knöcherne Pfanne und nicht tangential an den knöchernen Erker! Dies ist ein Zugeständnis an die sonographische Bildgebung und „Unschärfe". Es ist dabei darauf zu achten, daß sogenannte „Erkerartefakte" durch die Meßlinie abgeschnitten werden.

Die Grundlinie (Abb. 5.12). Sie wird vom sogenannten obersten Erkerpunkt, der wiederum als Drehpunkt fungiert, von lateral her an das Os ilium angelegt. Der oberste Erkerpunkt ist jener Punkt, wo sich das proximale Perichondrium an das Os ilium anlegt. Anatomisch entspricht dieser Punkt dem Ansatzpunkt des Caput reflexum am Os ilium. Die Hilfslinie durch die dorsale Schallauslöschung (Graf 1993) liegt parallel zur Originalgrundlinie und wird benützt, wenn die Originalgrundlinie nicht sicher eingezeichnet werden kann.

Die Grundlinie wird vom obersten Erkerpunkt von lateral her an das Os ilium angelegt

Die Ausstellinie (Abb. 5.13 a). Sie wird auch manchmal Knorpeldachlinie genannt. Sie verbindet die Mitte des Labrum acetabulare mit dem knöchernen Erker. Der knöcherne Erker ist der Umschlagpunkt der Pfannenkonkavität in die Gegenkrümmung und nicht automatisch der Schnittpunkt zwischen Grund- und Pfannendachlinie!

Die Ausstellinie verbindet die Mitte des Labrums mit dem knöchernen Erker

Der **Knochenwinkel** α befindet sich zwischen Grund- und Pfannendachlinie, der **Knorpelwinkel** β zwischen Grund- und Knorpeldachlinie (Abb. 5.13 b). Typische Meßfehler werden in Abb. 5.14 demonstriert.

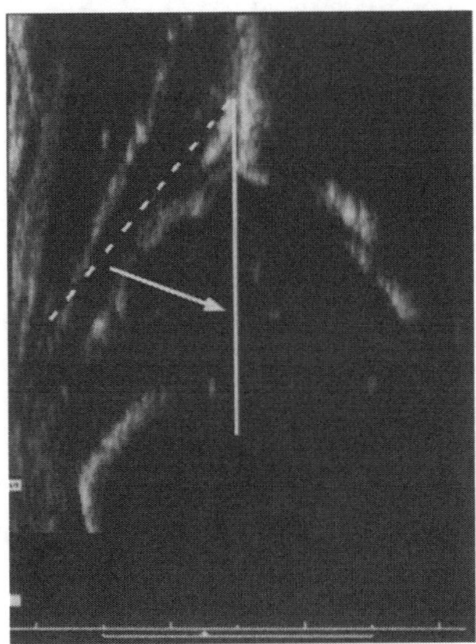

Abb. 5.12. Die Grundlinie. Sie wird vom „obersten Erkerpunkt" tangential an das Os ilium angelegt.

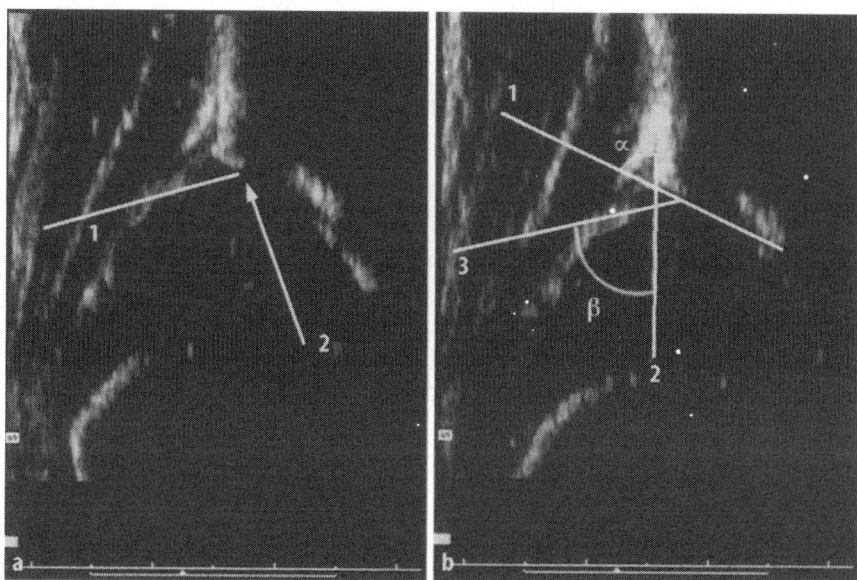

Abb. 5.13. a Die Knorpeldach- oder Ausstellinie (1) verbindet den knöchernen Erker (2) mit der Mitte des Labrum acetabulare. **b** Die Pfannendachlinie (1), die Grundlinie (2) und die Ausstellinie (3) sind eingezeichnet, ebenso der Knochenwinkel α und der Knorpelwinkel β. Die Meßlinien schneiden sich nicht automatisch in einem Punkt! Das Gewebe der Fossa acetabuli wurde durch die Pfannendachlinie korrekt „abgeschnitten".

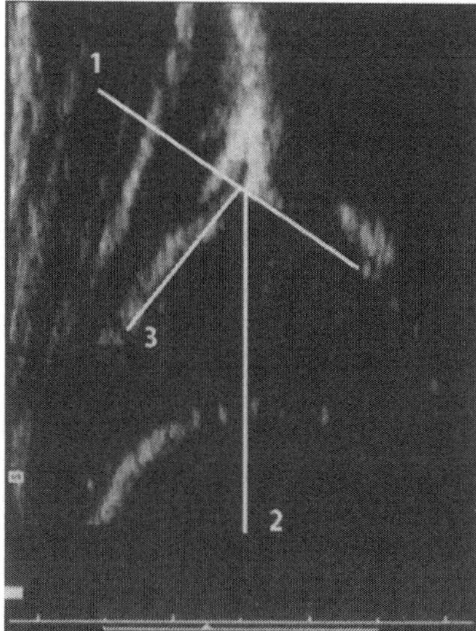

Abb. 5.14. Typische Meßfehler: die Pfannendachlinie (1) beginnt nicht am Unterrand des Os ilium, sondern fälschlicherweise beim Gewebe der Fossa acetabuli. Die Grundlinie (2) ist korrekt eingezeichnet, die Ausstellinie (3) wurde in den Schnittpunkt von Grund- und Pfannendachlinie verlegt und geht nicht durch den knöchernen Erker (vgl. Abb. 5.13 b). Außerdem geht die Ausstellinie nicht durch die Mitte des Labrums, sondern fälschlich durch die Umschlagfalte!

Ergebnisse

Sonographische Typisierung

Die Einteilung in die sonographischen „Hüfttypen" ist historisch gewachsen. Sie erscheint auf den ersten Blick ziemlich kompliziert und wird deshalb - gerade auch im angloamerikanischen Sprachraum - häufig (zu Unrecht!) kritisiert und als nicht praktikabel abgelehnt. Diese formale „Kompliziertheit" und scheinbare „Unlogik" erweist sich bei näherer Betrachtung als historisch gewachsenes Ergebnis einer ständigen Suche nach noch genauerer Beurteilung von Morphologie, Stabilität und therapeutischer Prognose im fließenden Spektrum aller Grade von Hüftreifungsstörungen - vom sogenannten „Normgrenzbefund" bis zum vollständig dezentrierten Gelenk. Diese Typeneinteilung hat sich in der klinischen Praxis als so praktikabel erwiesen, daß die Therapie heute folgerichtig auf dem vorliegenden Hüfttyp - d. h. auf der *sonographischen Diagnose* - aufgebaut werden kann. Damit können Therapieprinzipien nachvollziehbar angewandt und ihre Ergebnisse vergleichend beurteilt werden (Qualitätskontrolle) (Graf 1993).

Sonometer (Abb. 5.15)

Grundlage der Typeneinteilung ist die genaue Kenntnis und morphologische Analyse der vorliegenden **Sono-Anatomie** und, wenn diese einen kritischen Grad an knöcherner Unreife aufweist, die zusätzliche Beurteilung der **sonographischen In-/Stabilität** durch einen Streßtest („dynamische Untersuchung") (Graf 1993). Neben der Beurteilung von Morphologie und Stabilität fließt auch noch die meßtechnische Absicherung der Befunde in die Typeneinteilung mit ein: Das von uns entwickelte **Sonometer** ist ein Hilfsmittel für die Praxis, mit dem die Winkelmessungen einfach und rasch durchgeführt und die einzelnen Hüfttypen direkt abgelesen werden können; außerdem erleichtern es die auf dem Sonometer graphisch-schematisiert abgebildeten Hüftsonogramme, den Konnex zwischen Morphologie und Meßtechnik herzustellen.

Auf dem Sonometer werden alle Typen und Reifungsgrade anhand der Winkel α und β tabellarisch zusammengefaßt

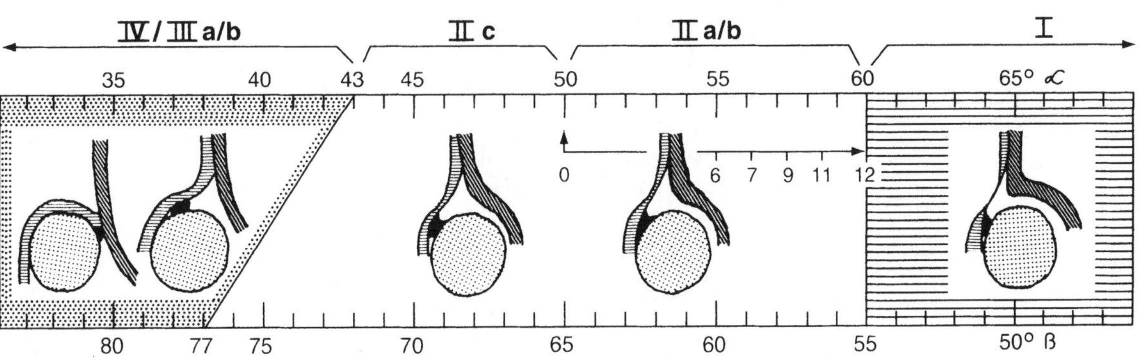

Abb. 5.15. Sonometer: tabellarische Anordnung der Winkel α und β und Zuordnung zu den einzelnen sonographischen Typen.

Dieses Sonometer läßt bereits rein optisch die Winkelbereiche der klassischen vier sonographischen Grundtypen erkennen:

Links den Bereich der dezentrierten Gelenke (Typ III und IV), rechts den der reifen Gelenke (Typ I), dazwischen den breiten Bereich von zentrierten, aber verschieden stark verknöcherungsgestörten (radiologisch „dysplastischen") Gelenken (Typ II). Dies war, historisch gesehen, die erste Einteilung: Durch den Vergleich mit experimentell-anatomischen Befunden, Röntgenbildern und Arthrogrammen wurde die sonographische Morphologie „gesunder" (d. h. reifer) Gelenke und „kranker" (d. h. vollständig luxierter) Gelenke definiert (Graf 1982).

Reifungsgrade

Der zwischen den reifen (Typ I) (Abb. 5.16) und den luxierten (Typ III und IV) Hüftgelenke liegende breite Bereich war in den frühen Jahren der Sonographie noch eine Art „Niemandsland"; er wurde als **Typ II** (Abb. 5.17) bezeichnet und konnte mit wachsender Erfahrung Schritt für Schritt genauer definiert und differenziert werden:

Physiologische Unreife, Reifungsverzögerung (Typ IIa, IIb)

Typ-IIa-Gelenke sind physiologisch unreife Gelenke von Kindern unter 3 Monaten. Typ-IIb-Gelenke sind echte Dysplasien bei Kindern, die älter als 3 Monate sind

Man fand, als man immer mehr Neugeborene und ganz junge Säuglinge untersuchen konnte, daß ein auffallend hoher Prozentsatz unter ihnen Hüftgelenke mit einer sonographisch nicht wirklich normalen „reifen" Morphologie (Typ I) aufwies: Sie sahen aus wie Typ-II-Gelenke und sollten deshalb eigentlich nach alter Vorstellung als „dysplastisch" und damit behandlungsbedürftig beurteilt werden; das stand im Widerspruch zu aller früheren klinisch-orthopädischen Erfahrung! Allerdings zeigten Verlaufskontrollen, daß fast

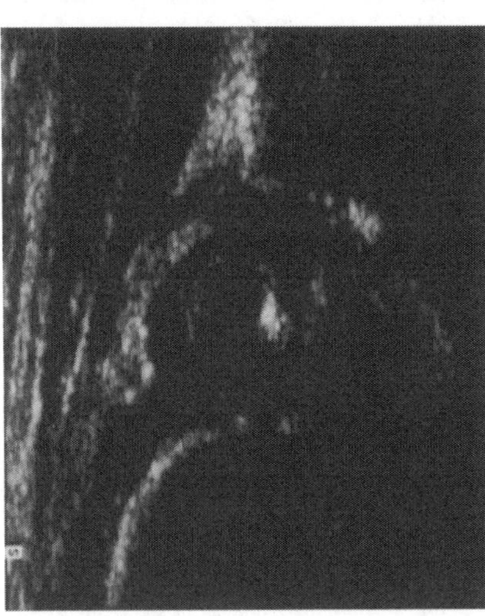

Abb. 5.16. Hüfttyp I. Die knöcherne Pfanne ist gut, der knöcherne Erker ist stumpf, das knorpelige Pfannendach übergreift den Hüftkopf.

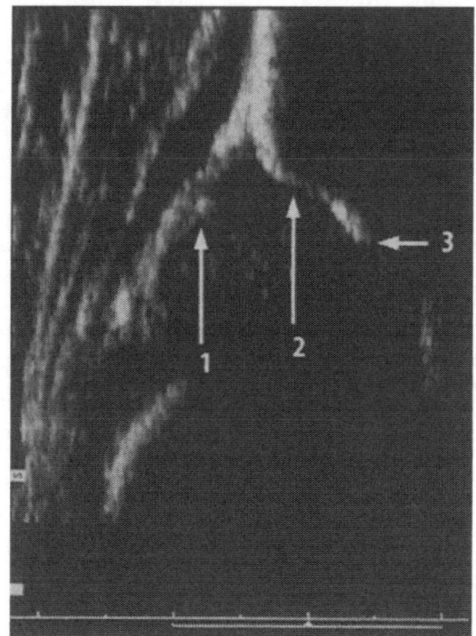

Abb. 5.17. 4 Wochen altes Hüftgelenk: die knöcherne Pfanne ist ausreichend, der knöcherne Erker ist rund, das knorpelige Pfannendach übergreift den Hüftkopf: Hüfttyp II. Aufgrund des Alters ist der Hüfttyp mit Typ II a, mit einem α-Winkel von 58° als Typ II a plus zu klassifizieren.
1 Labrum
2 Umschlagpunkt
3 Unterrand des Os ilium

alle diese Gelenke „spontan ausheilten". Aus dieser Erkenntnis heraus wurde erstmals der Faktor „Zeit" (Lebensalter) in die sonographische Typisierung miteinbezogen: Hüftgelenke im Typ-II-Bereich, die jünger als 3 Monate waren, wurden als **physiologisch unreif (Typ II a)** klassifiziert, Hüftgelenke mit der gleichen sonographischen Morphologie jenseits des ersten Lebensquartals als **verknöcherungsverzögert (Typ II b)**. Typ-II a-Hüften sind keine „Dysplasien", die „spontan ausheilen", sondern morphologische Varianten, die im Rahmen der normalen biologischen Streubreite noch nicht alle Formkriterien ideal reifer Gelenke erfüllen, aber in der Regel ganz normal weiterreifen und innerhalb weniger Wochen die sonomorphologischen Kriterien reifer Gelenke (Typ I) erreicht haben. Typ-II b-Gelenke dagegen korrelieren mit den typischen röntgenologischen Kriterien der „Dysplasie" und werden deshalb auch wie diese biomechanisch behandelt.

Typ II a plus, Typ II a minus

In Längsschnittstudien fand man, daß manche Gelenke bereits innerhalb des Typ-II a-Bereiches reifungsmäßig stehenblieben oder zurückfielen. Obwohl formal nur „physiologisch unreif", hinkten sie doch der in Korrelation zum Lebensalter zu erwartenden Mindestreifung hinterher: sie wurden deshalb als **physiologisch unreif mit Reifungsdefizit** oder **Typ II a minus** klassifiziert. Die überwiegende Mehrzahl der Typ-II a-Gelenke wies jedoch Winkel über der zu erwartenden Mindestreifung auf und wurde deshalb als **physiologisch unreif altersentsprechend** oder **Typ II a plus** bezeichnet. In der praktischen klinischen Routine ist diese Unterscheidung aus methodischen und organisatorischen Gründen erst um die **6. Lebenswoche** herum möglich und sinnvoll: Findet sich zu diesem Zeitpunkt allerdings eine eindeutige Typ-II a-minus-

Typ-II a-plus-Gelenke sind altersentsprechende, aber physiologisch noch unreife Gelenke von Kindern unter 3 Monaten.

Typ-II a-minus-Gelenke weisen gegenüber Typ-II a-plus-Gelenken ein zusätzliches Reifungsdefizit auf

Hüfte, so sollte die Behandlung sofort begonnen werden! Abwarten bis in den 4. Lebensmonat (Typ IIb bzw. „Dysplasie") würde in diesem Fall wertvolle Zeit ungenützt verstreichen lassen. Bei Behandlungsbeginn in der 6. Lebenswoche erfolgt die Ausheilung rascher und vollständiger als bei Behandlungsbeginn jenseits des ersten Lebensquartals.

Gefährdungsbereich (Typ II c), kritische Hüfte (*critical range*)

Typ-II-c-Gelenke entsprechen einer schweren Dysplasie. Sie gibt es in jedem Alter. Sie sollten sofort behandelt werden

In der Frühzeit der Hüftsonographie stieß man immer wieder auf die anfänglich erschreckende Tatsache, daß sich primär als Typ II (=verknöcherungsgestört, aber zentriert) klassifizierte Hüftgelenke bei Verlaufskontrollen deutlich verschlechtert hatten oder sogar bereits dezentriert waren. Die retrospektive Analyse dieser Gelenke zeigte, daß es sich hierbei um Hüftgelenke mit einer primär hochgradig mangelhaften knöchernen Formsicherung (korreliert mit α-Winkeln kleiner als 50°) handelte. Damit war eine weitere wichtige Differenzierung innerhalb des Typ-II-Bereiches notwendig geworden: unabhängig vom Lebensalter werden Hüftgelenke mit einem α-Winkel unter 50° dem **Gefährdungsbereich** (=***critical range***=**Typ II c**) zugeordnet und müssen sofort behandelt werden, weil sie sich unbehandelt nicht weiterentwickeln oder sogar dezentrieren; ein Abwarten kann aufgrund dieses Wissens heute ethisch nicht mehr vertreten werden. **Hüften im II c-Bereich sind in der Regel klinisch stumm; sie können nur sonographisch festgestellt werden!**

Streßtest und Instabilität („dynamische Untersuchung")

Typ-II c-Gelenke werden unterteilt in Typ II c stabil und Typ II c instabil

Bei einer hochgradig mangelhaften knöchernen Formsicherung, wie sie im II c-Bereich immer vorliegt, ist grundsätzlich die Möglichkeit einer **sonographischen Instabilität** gegeben. Dabei steigt die Wahrscheinlichkeit ihres Vorliegens mit abnehmendem Knochenwinkel α. Diese potentielle sonographische Instabilität muß durch ein Provokationsmanöver, den sogenannten **Streßtest** verifiziert oder ausgeschlossen werden (Abb. 5.18). In diesem Bereich gewinnt der Knorpelwinkel β entscheidende Bedeutung: Bleibt er unter Streß unterhalb von 77° (d. h. läßt sich das knorpelig präformierte Pfannendach mit dem Labrum acetabulare nicht über dieses definierte Maß hochdrängen), so liegt eine **Typ-II c-stabil-Hüfte** vor. Steigt β dagegen unter Streß deutlich über 77° an (als Ausdruck der Verdrängung des verformbaren Pfannendachknorpels nach kranial), so wird das Gelenk als **Typ II c instabil** klassifiziert. Es sieht im Augenblick des Stresses morphologisch wie ein Typ-D-Gelenk aus - mit anderen Worten: es wechselt unter Streß den Typ. Der Knorpelwinkel β ist in diesem speziellen Fall typenbestimmend, weil er die Verformung des Pfannendachknorpels unter Streß ausdrückt und quantifiziert (Graf 1993) (siehe Abb. 5.20).

Hüfte am Dezentrieren (Typ D)

Typ D ist der 1. Grad einer Dezentrierung

Besitzt ein Hüftgelenk mit einem α-Winkel zwischen 43 und 49° (Gefährdungsbereich) bereits ohne Streß einen β-Winkel über 77° (Dezentrierungs-

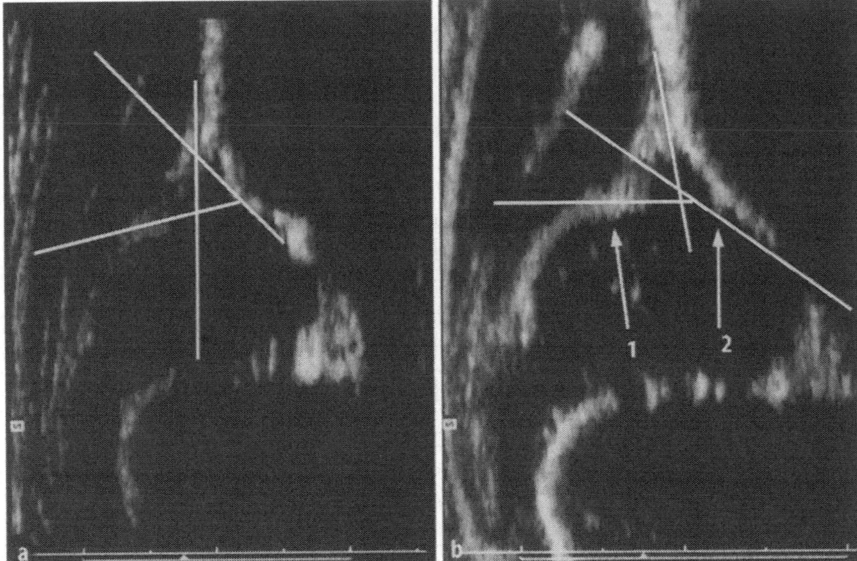

Abb. 5.18. a α-Winkel 47°, β-Winkel 70°: Hüfttyp II c (mit der Pfannendachlinie wurden die zarten Echos des Fettgewebes kaudal des Unterrandes des Os ilium abgeschnitten). **b** Dasselbe Hüftgelenk wie in **a** unter Druck. Der Hüftkopf dezentriert deutlich, bei gleichem α-Winkel (47°) verändert sich der β-Winkel auf 105°: Hüfttyp D. Das Einzeichnen der Pfannendachlinie ist bereits etwas problematisch, da der Unterrand des Os ilium nicht mehr eindeutig zur Ansicht kommt.
1 Labrum
2 Umschlagpunkt

bereich), so wird dieses Gelenk als **Typ D** oder **am Dezentrieren** bezeichnet. Selbstverständlich ist solch ein Gelenk als Ausdruck des ersten Stadiums einer Dezentrierung sonographisch instabil, denn das knorpelige Pfannendach ist bereits gering- bis mäßiggradig verdrängt. Ein spezieller Streßtest ist daher zur Verifizierung einer sonographischen Instabilität nicht mehr nötig. Führt man einen solchen dennoch durch, wird der Knorpel noch mehr verdrängt, d. h. der Winkel β noch größer; von der Klassifizierung her bleibt das Gelenk jedoch ein Typ-D-Gelenk, da sich an der knöchernen Formgebung (Knochenwinkel α) selbstverständlich auch unter Streß nichts ändert! Funktionell und damit für die therapeutische Konsequenz wichtig, wird die Typ-D-Hüfte bereits dem Bereich der „Dezentrierung" zugerechnet. Der Typ D füllt in der Systematik somit als zwitterhafter Grenzgänger das Niemandsland zwischen den hochgradig reifungsgestörten, aber ohne Streß noch zentrierten Typ-II c-Gelenken und den massiv dezentrierten Typ-III- und Typ-IV-Hüften. **Typ D ist der erste Grad einer Dezentrierung.**

Dezentrierte Hüfte (Typ III/IV)

Wesentlich einfacher und übersichtlicher sind die Verhältnisse in den beiden Randbereichen des Sonometers:

Links der Bereich der **dezentrierten** Gelenke, die mit α-Winkeln unter 43° korrelieren. In diesem Bereich ist eine weitere Ausmessung der knöchernen Formgebung mittels des α-Winkels nicht mehr sinnvoll. Entscheidend für die Therapie und die Prognose ist in diesem Bereich das **Verhalten des knorpelig präformierten Pfannendaches**, das auf Röntgenbildern nicht beurteilbar ist:

Bei Typ III ist der Großteil des Knorpels nach kranial verdrängt

Typ III (Abb. 5.19a). Wird das knorpelig präformierte Pfannendach lediglich vom dezentrierten Hüftkopf nach kranial „vor sich hergeschoben" (**Typ IIIa**; sonographisch erkennbar am aufwärts verlaufenden Perichondrium), gelingt (bei früher Diagnose!) die konzentrische Reposition meist problemlos unter adäquater konservativer Therapie. Durch langfristige pathologische Druck- und Scherkräfte hervorgerufene pathologische Strukturstörungen des Knorpels (**Typ IIIb**) werden heute, im Zeitalter des Neugeborenen-Screenings, kaum mehr beobachtet. (Es sei denn als Folge einer inadäquaten Therapie durch die falsch indizierte Spreizhose!)

Bei Typ IV ist der gesamte Pfannendachknorpel nach kaudal verdrängt. Kranial des Hüftkopfes ist kein Pfannendachknorpel mehr sichtbar. Sonographisch unterscheidet sich Typ III von Typ IV durch den Verlauf des Perichondriums (Graf 1995)

Typ IV (Abb. 5.19b). Wurde der Pfannendachknorpel jedoch zwischen Kopf und Os ilium in Richtung der ehemaligen Urpfanne „eingequetscht", sonographisch erkennbar an einer muldenförmigen Einziehung des Perichondriums,

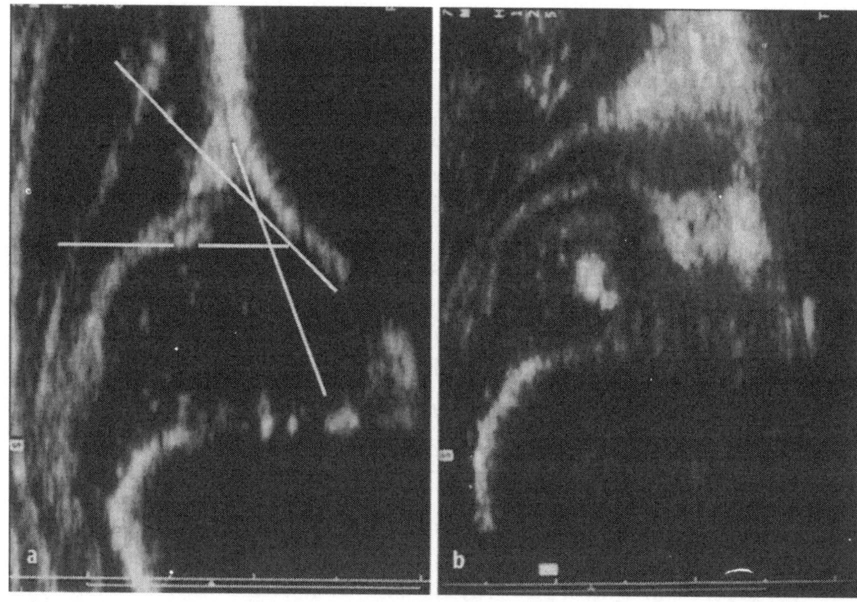

Abb. 5.19. a Die knöcherne Pfanne ist schlecht, der knöcherne Erker ist abgeflacht, das knorpelige Pfannendach ist nach kranial verdrängt und noch echoarm: Hüfttyp IIIa. Der Unterrand des Os ilium ist in diesem Fall ebenso wie der korrekte Schnittebenenbereich und das Labrum acetabulare sichtbar, so daß sich der dezentrierte Kopf in der Meßebene befindet und daher auch dieses Sonogramm ausgemessen werden kann. **b** Die knöcherne Pfanne ist schlecht, der knöcherne Erker ist abgeflacht, der Einblick in die Urpfanne ist nicht mehr möglich, das knorpelige Pfannendach wurde vom Hüftkkopf Richtung Urpfanne verdrängt, kranial des Hüftkopfes befindet sich nur mehr der M. minimus.

so liegt häufig außerhalb des Neugeborenenalters bereits ein konservativ kaum zu bewältigendes Repositionshindernis vor. In unserem Patientengut wurde dieser Hüfttyp in der Pionierzeit der Hüftsonographie bei älteren Säuglingen oft gefunden und jenseits des 6. Lebensmonates ausschließlich operativ offen eingerichtet. Typ-IV-Gelenke, postpartal diagnostiziert, gelten heute als Rarität. In unserem eigenen Screening-Kollektiv fand sich unter über 10000 Neugeborenen zum Zeitpunkt der Geburt keine einzige Typ-IV-Hüfte: **Die frühe sonographische Diagnose von „kritischen" Vorläuferstadien (Typ IIc, Typ D) gleich nach der Geburt verhindert die postpartale Entwicklung derselben zum Vollbild der Typ-IV-Hüfte!** Sporadisch auftretende echte „teratologische" Luxationen ändern nichts an der Erkenntnis, daß die überwiegende Mehrzahl der schweren Luxationen in der Vorsonographie-Ära nicht „kongenital", sondern „hausgemacht" war und sich postpartal mangels geeigneter Diagnosemethoden stillschweigend entwickeln konnte (neuer Terminus: **DDH** = ***d****evelopmental* ***d****islocation of the* ***h****ip*).

Die Wertigkeit von Knochenwinkel α und Knorpelwinkel β

α legt den Typ fest, β macht innerhalb des Typs die Feindifferenzierung. Ausnahme: Wenn α im IIc-Bereich liegt, unterscheidet β, ob ein Typ IIc oder ein Hüfttyp D vorliegt

Geht man von der Vorstellung aus, daß die knöcherne Pfanne als festes belastbares Pfannendach im Vergleich zum weichen verbiegbaren Knorpeldach für die Zentrierung des Hüftkopfes von größerer Bedeutung ist, so kommt auch dem Knochenwinkel α eine größere Bedeutung zu. Innerhalb eines Typs bestimmt aber die Ausprägung des knorpelig präformierten Pfannendaches, das bei identischen knöchernen Verhältnissen verschieden sein kann, letzten Endes die Gesamtüberdachung des Hüftkopfes. So kann bei Hüftgelenken, die durch den α-Winkel als Typ I festgelegt sind, die knorpelige Überdachung durchaus unterschiedlich ausfallen: einmal den Hüftkopf mit relativ großem Knorpel weit übergreifend als Typ-Ia-Gelenk ($\beta < 55°$) oder mit relativ kurzem Knorpel als Typ-Ib-Gelenk ($\beta \geq 55°$). Nach heutigem Wissensstand entsprechen beide Gelenke einem normalen gesunden Gelenk. Welche von beiden Varianten letztlich möglicherweise das vom biomechanischen Standpunkt

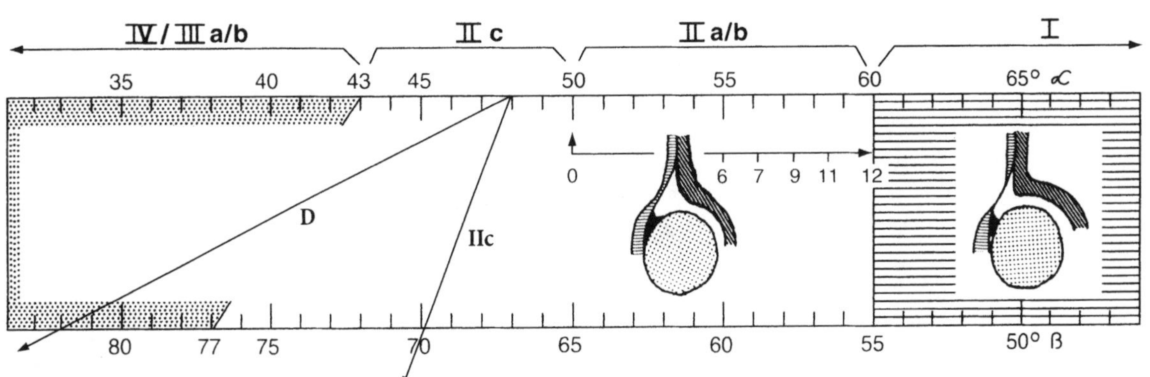

Abb. 5.20. Sonometer mit eingezeichnetem Beispiel: Typ IIc–Typ D. Bei α-Winkeln im Typ-IIc-Bereich entscheidet der β-Winkel (Trennwert 77°), ob es sich um einen Hüfttyp IIc oder einen Hüfttyp D handelt.

aus gesehen bessere Gelenk ist, wird erst die Zukunft erweisen. Lediglich wenn der α-Winkel im Typ-II c-Bereich liegt, entscheidet der β-Winkel, ob es sich tatsächlich um einen Typ II c oder um einen Hüfttyp D handelt. Man muß zur Kenntnis nehmen, daß unter der Voraussetzung, daß die knöcherne Pfanne relativ schlecht ist, d.h. der α-Winkel bereits im II c-Bereich liegt, einerseits noch ein zentriertes Gelenk möglich ist (Typ II c), aber auch aufgrund der verhältnismäßig schlechten knöchernen Überdachung des Hüftkopfes auch ein dezentriertes Gelenk (Hüfttyp D) vorliegen kann. Dieser Wechsel von einerseits zentriertem Gelenk zu dezentriertem Gelenk und die meßtechnische Erfassung desselben mit Hilfe des β-Winkels ermöglicht erstmals die Instabilität meßtechnisch und unabhängig vom subjektiven klinischen Untersucherbefund zu erfassen. Nur unter Zuhilfenahme des Winkels β ist die Unterteilung der Hüfttypen in Typ II c stabil, II c instabil und Hüfttyp D möglich (Abb. 5.20).

Reifungskurve

Typ I a und Typ I b sind Formvarianten eines gesunden Hüftgelenkes

Am rechten Ende des Sonometers liegen die reifen **Typ-I**-Hüftgelenke mit einem α-Winkel über 60°. Die primär als Arbeitshypothese getroffene Unterteilung in zwei morphologische Varianten (I a = mit weit übergreifendem knorpeligen Pfannendach, Knorpelwinkel $\beta < 55°$; I b = mit relativ schmal aufsitzendem knorpeligen Pfannendach, $\beta \geq 55°$) bei gleich guter Ausformung der knöchernen Pfanne wird möglicherweise erst in der Zukunft Bedeutung erlangen. Vielleicht ergeben sich daraus verschiedene, für die Präarthrose bedeutende Pfannendachformen. Praktisch bedeutsamer ist die Tatsache, daß der Mittelwert des Knochenwinkels α in vielen großen Meßserien ausgereifter Hüftgelenke bei knapp 65° liegt; Hüftgelenke mit einem α-Winkel von etwa 60° werden deshalb als „grenzwertig" eingestuft. Mit Hilfe der spontanen **Reifungskurve** des α-Winkels kann altersabhängig der Bereich solcher **Grenzbefunde** genauer abgegrenzt werden (Abb. 5.21).

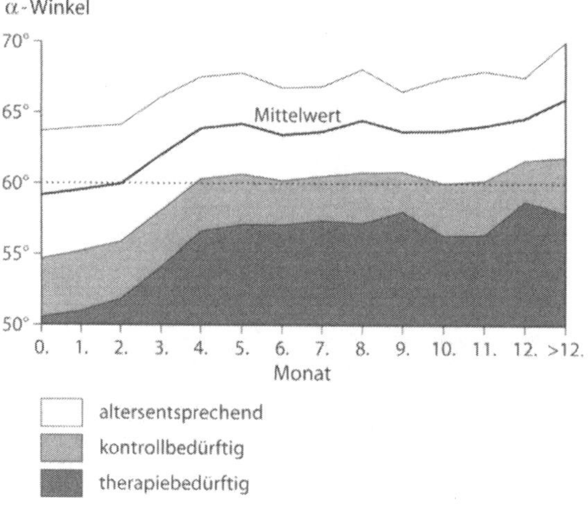

Abb. 5.21. Reifungskurve (Tschauner et al. 1992, zitiert nach Graf 1993). α-Winkel-Längsschnittuntersuchung bei gesunden Säuglingen, der Kontrollbereich liegt in der einfachen, der Therapiebereich in der doppelten Standardabweichung.

Allerdings darf der unterste Wert des Normalen ($\alpha = 60°$) nicht mit dem Mittelwert (α ca. 65°) verwechselt werden. Hüftgelenke mit α-Winkeln von 60° und mehr gelten als ausgereift und können therapeutisch („biomechanische Nachhilfe") nicht beeinflußt werden:

Therapiert oder nicht therapiert entwickeln sie sich weiter oder bleiben im Grenzbereich stehen.

Nachträgliche Verschlechterung

Von schweren Hüftdysplasien, insbesondere von dezentrierten Gelenken, ist bekannt, daß sich die Gelenke nach anfänglich guten Behandlungserfolgen im Laufe der Jahre wieder verschlechtern - zum Teil bis zur höhergradigen Dysplasie - und dann eventuell operativ nachkorrigiert werden müssen. Es wird daher dringend empfohlen, Hüftgelenke mit Hüftreifungsstörungen, insbesondere aber ehemals dezentrierte Gelenke, die unter der Primärbehandlung Typ I geworden sind, auch später in regelmäßigen Abständen **bis zum Wachstumsende** wegen möglicher neuerlicher Verschlechterungstendenz **nachzukontrollieren.**

Ein Typ I kann sich verschlechtern:
- bei neuromuskulärer Imbalance,
- bei einer Koxitis,
- bei einer Fehldiagnose,
- bei Störungen der Wachstumszone, bei primär dezentrierten Gelenken

Untersuchungen an der Wachstumszone des Pfannendaches haben gezeigt, daß diese Wachstumszone insbesondere bei dezentrierten Gelenken durch den Luxationsprozeß verschieden schwer in Mitleidenschaft gezogen wurde. Es gelingt bei diesen Gelenken zwar, den Hüftkopf zu reponieren und eine Nachossifikation des knorpeligen Pfannendaches zu erreichen, offensichtlich kommt es aber doch zu Schädigungen in der Wachstumszone, so daß deren Potenz bis zum Wachstumsende oft nicht ausreicht, um eine korrekte Pfannenüberdachung zu gewährleisten. Dieses Phänomen würde die Verschlechterungstendenz bei primär sehr gut ausbehandelten Hüftgelenken nach Dezentrierungen und somit das Phänomen einer Sekundärdysplasie erklären.

Nach heutiger Erkenntnis kann eine dauerhafte „Verschlechterung" primär reifer Gelenke (Typ I) nur auf einer der vier folgenden Ursachen beruhen:
- primär falsche Klassifikation (die häufigste Ursache!),
- neuromuskuläre Dysbalance (z. B. spastische Diplegie, Myelomeningozele, ...),
- im Rahmen einer septischen Koxitis („Distensionsluxation"),
- bei ehemals dezentrierten Gelenken.

Interpretation

Fehlermöglichkeiten und deren Vermeidung

Anatomische Identifizierungsfehler

Identifizierungsfehler kommen nicht nur durch mangelnde anatomische Kenntnisse, sondern auch durch schlechte Bildqualität zustande. Die häufigsten Fehler sind:

- Verwechslung des Labrum acetabulare mit der Umschlagfalte bzw. mit dem proximalen Perichondrium,
- Unkenntnis der sogenannten Standardsituation mit konsekutiver Fehlinterpretation des hyalinknorpelig präformierten Pfannendaches,
- fehlerhafte Identifizierung des knöchernen Erkers,
- mangelnde Abgrenzung des Unterrandes des Os ilium vom Fett- und Bindegewebe und Verwechslung dieser Strukturen mit dem Ligamentum teres bzw. der Fovea centralis,
- Verwechslung von Strukturstörung und Nachverknöcherung,
- Unkenntnis der Differenzierungskriterien zwischen Typ III und Typ IV,
- falsche Meßtechnik.

Die drei „Landmarks"

Es dürfen nur Sonogramme verwendet werden, die die folgenden drei Kriterien in absteigender Wertigkeit erfüllen, um der Forderung nach einer reproduzierbaren Abbildung in der **Standardschnittebene** gerecht zu werden:
1. klar und eindeutig sichtbares Echo des Unterrandes des Os ilium in der Fossa acetabuli,
2. korrekter Schnittebenenbereich in der Mitte des Azetabulum,
3. Labrum acetabulare.

Meßtechnisch auswertbar sind nur Sonogramme in dieser sogenannten Standardebene. Ausgenommen von dieser Regel sind lediglich Sonogramme bei schwer dezentrierten Hüftgelenken, bei denen die Morphologie des deformierten hyalinknorpelig präformierten Pfannendaches über den Typ entscheidet (Differenzierung Typ III, Typ IV).

Verkippungseffekte (Graf 1997)

Verkippungseffekte entstehen durch schräg einfallende Schallstrahlen und können zu Fehldiagnosen führen

Kippung in ventro-dorsaler Richtung (Abb. 5.22a, b). Bei dieser Einstrahlrichtung wird zwar ein hüftähnliches Sonogramm produziert, eine korrekte Beurteilung des Erkers bzw. ein Einzeichnen der Grundlinie ist durch die Verbreiterung des Perichondriums und des Os iliums kaum möglich. Gleichzeitig kann der Unterrand des Os ilium nicht scharf dargestellt werden, ein „Verflattern" führt zu falsch eingezeichneten Grundlinien.

Kippung in dorso-ventraler Richtung (Abb. 5.23a, b). Bei dieser Einstrahlrichtung wird eine scheinbar dorsale Schnittebene dargestellt. Zur Verwunderung der Untersucher verschwindet diese scheinbar dorsale Schnittebene auch dann nicht, wenn der Schallkopf am Pfannendach weiter nach ventral gedreht wird. Da sich die Krümmung der Os-ilium-Kontur in diesem Fall nicht ändert, wird schlußendlich eines dieser Bilder verwertet, weil sich eben keine bessere Schnittebene einstellen ließ. Fälschlicherweise nimmt der Untersucher an, daß hier eine Normvariante mit der typischen rabenschnabelartigen Ausziehung des Erkers (die es ja auch gibt) vorliegt.

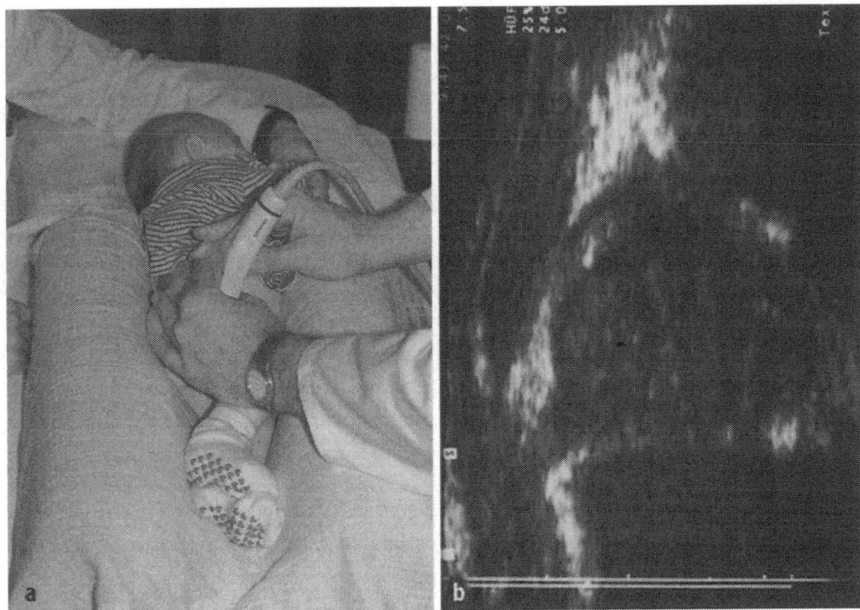

Abb. 5.22. a Verkippung in ventro-dorsaler Richtung. **b** Verkippung, entsprechend der Schallkopfhaltung in Abb. 5.22 a, in ventro-dorsaler Richtung. Erkenntlich an der Verbreiterung des proximalen Perichondriums mit konsekutiver „Unschärfe" und „Verflattern" des Unterrandes des Os ilium.

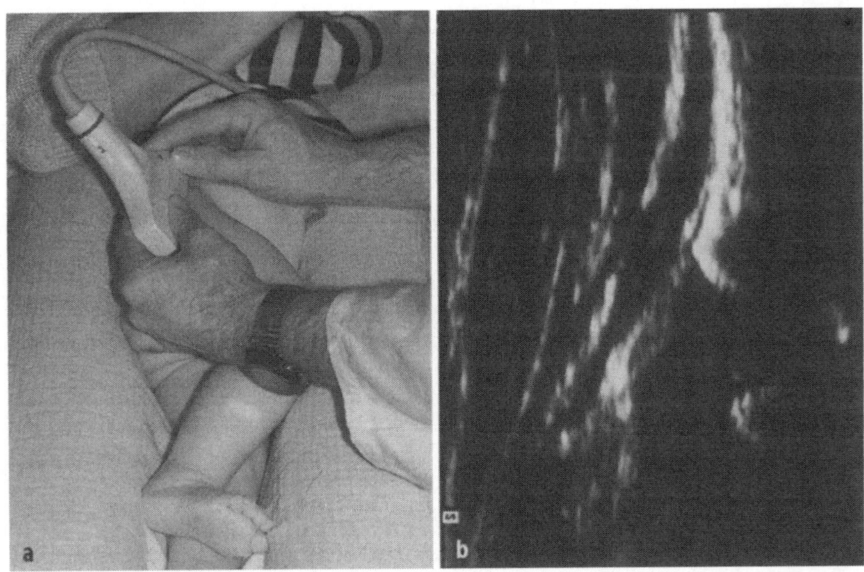

Abb. 5.23. a Verkippung des Schallkopfes in dorso-ventraler Richtung. **b** Verkippungseffekt, entsprechend der Schallkopfhaltung in Abb. 5.23 a mit scheinbar dorsaler Schnittebene, allerdings verschwindet durch den Verkippungseffekt auch das Labrum acetabulare.

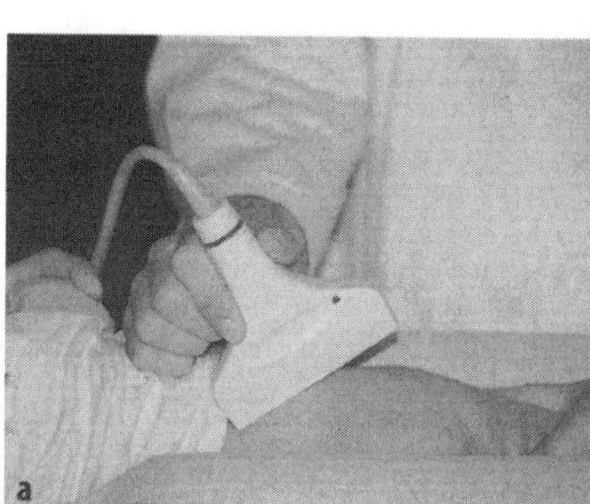

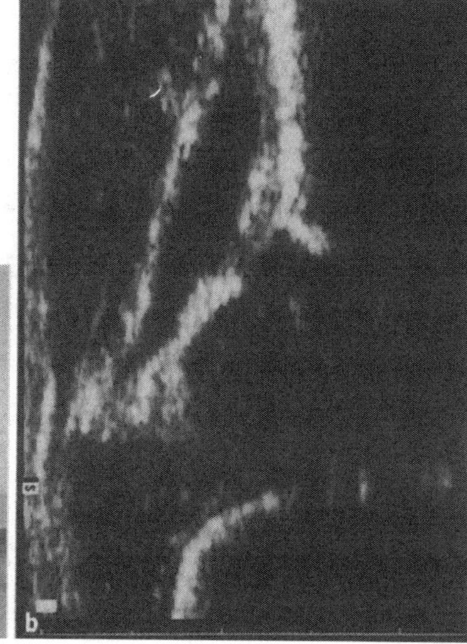

Abb. 5.24. a Verkippung des Schallkopfes in kranio-kaudaler Richtung. **b** Sonogramm, entsprechend der Schallkopfverkippung in kranio-kaudaler Richtung. Durch die schräge Schallkopfpositionierung wird der Schallstrahl am knöchernen Pfannendach blockiert, so daß der Unterrand des Os ilium in den Schallschatten desselben tritt und nicht mehr sichtbar ist oder „verflattert".

Kippung in kranio-kaudaler Richtung (Abb. 5.24a, b). Bei dieser Einstrahlrichtung kann meist der Unterrand des Os ilium nicht scharf dargestellt werden. Es kommt zu unscharfer ausgefranster Echogebung, der Unterrand „verflattert".

Kippung in kaudo-kranialer Richtung (Abb. 5.25 a, b). Dies ist wohl der schwerwiegendste aller Fehler. Dadurch, daß der Schallstrahl in diesem Fall eine lange Strecke durch knorpelig präformierte Strukturen zurücklegt, kommt es zu erheblicher Bildverzerrung mit Darstellung einer scheinbar pathologischen Hüfte. Bei einer Schallkopfkippung bis ca. 10° kommt zunehmend ein scheinbar dysplastisches Gelenk zur Darstellung. Wird der Schallkopf ca. 20° gekippt, so kann sogar ein scheinbar dezentriertes Gelenk dargestellt werden.

Anwendung

Abtasttechnik (Abb. 5.26a, b)

Fehler in Haltung und Bewegungsablauf während des Abtastvorganges können die Bildqualität entscheidend verschlechtern. Die Untersuchung sollte nicht im Sitzen durchgeführt werden. Ein der Größe des Untersuchers angepaßter Tisch mit darauf liegender Lagerungsschale ermöglicht auch bei unru-

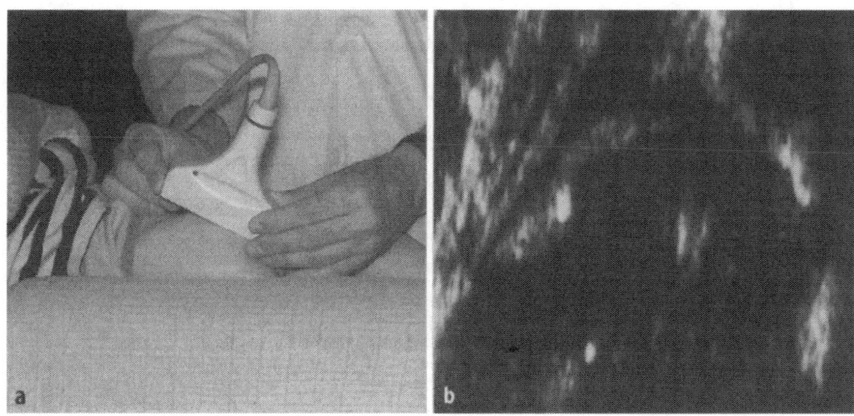

Abb. 5.25. **a** Einstrahlrichtung in kaudo-kranialer Richtung. **b** Sonogramm, entsprechend kaudo-kranialer Einstrahlrichtung, scheinbar pathologisches Hüftgelenk. Die Verkippung ist daran zu erkennen, daß der Hüftkopf eiförmig in die Länge gezogen erscheint.

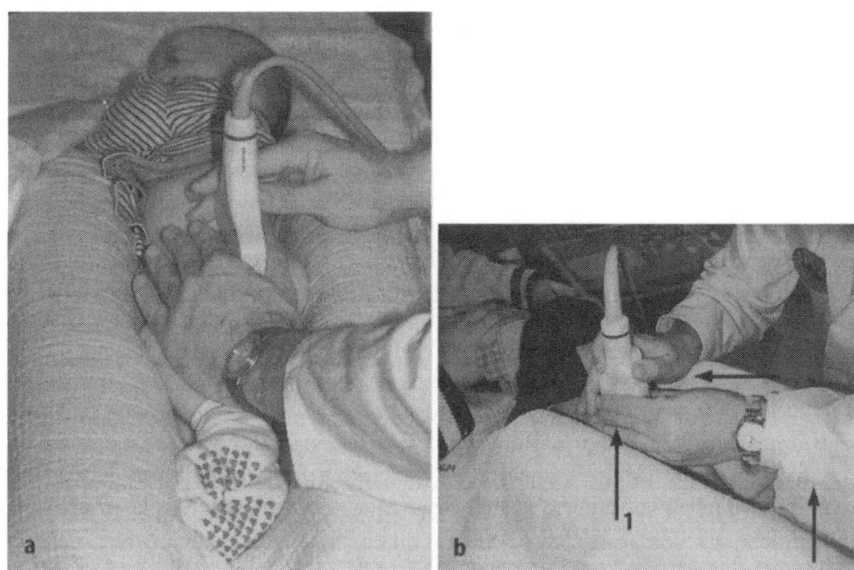

Abb. 5.26. **a** Korrekte Untersuchungstechnik des linken Hüftgelenkes: der Schallkopf wird ohne zu verkippen im Gebiet des Trochanter major aufgesetzt. Der Schallkopf wird mit beiden Händen geführt, die linke Hand provoziert eine leichte Innenrotation des Beinchens, um den Trochanter major in die Frontalebene zu rotieren und dadurch den Untersuchungsvorgang zu erleichtern. **b** Untersuchung des rechten Hüftgelenkes in der Lagerungsschale. Beide Hände sollten auf der Lagerungsschale zur sicheren Führung des Schallkopfes abgestützt werden. Um den Schallkopf exakt über dem Unterrand des Os ilium zu positionieren, ist eine sichere Schallkopfführung notwendig, die durch die parallele Fingerposition (1) erreicht werden kann.

Erst muß der Unterrand des Os ilium dargestellt werden, anschließend die korrekte Schnittebene und das Labrum acetabulare. Untersuchungstisch, Lagerungsschale, eventuell eine entsprechende Schallkopfführungsapparatur minimieren Fehler im Untersuchungsablauf

higen Säuglingen eine standardisierte Lagerung und Abtasttechnik. Das Kind sollte in Spontanhaltung gelagert werden, die Beinchen können ruhig flektiert bleiben, sollten jedoch leicht nach innen rotiert werden. Dadurch wird die Antetorsion des Femurs aufgehoben, der Trochanter major rotiert annähernd in die Frontalebene, so daß direkt darunter das Azetabulum sonographisch zu finden ist. Der Trochanter major eignet sich daher bei dieser Technik hervorragend als Ankoppelungspunkt für den Schallkopf! Eine korrekte Handhaltung des Untersuchers mit orthograd aufgesetztem Transducer ist, um Verkippungseffekte zu vermeiden, unabdingbar. Ein exaktes und schrittweises Vorgehen bei der Darstellung der drei bildwichtigen „Landmarks" ermöglicht auch in ungeübten Händen reproduzierbare und korrekte Standardsonogramme (Graf 1995).

Apparative Ausrüstung

Linear-Transducer mit 5 bzw. 7,5 MHz sind für die Hüftsonographie erforderlich. Sectorscanner dürfen nicht verwendet werden. Zur Dokumentation müssen 2 Sonogramme im Standardbereich angefertigt werden

Es sind unbedingt Linear-Transducer zu verwenden, da ein möglichst parallel einfallender Schallstrahl, der möglichst senkrecht zur Körperachse verläuft, gefordert werden muß. Da ein Sektor- oder Ringschallkopf diese Bedingungen nicht erfüllt, sollten beide grundsätzlich nicht verwendet werden. Eindringtiefe und Auflösungsvermögen verhalten sich umgekehrt proportional zueinander, daher ist bei Neugeborenen mit kleinen Strukturen eine höhere Auflösung bei geringer notwendiger Eindringtiefe erforderlich. Für diese Zwecke eignet sich ein 7,5-MHz-Transducer. Demgegenüber wird man größere Kinder mit größeren anatomischen Strukturen im Hüftgelenkbereich, die allerdings tiefer unter der Haut liegen als bei Neugeborenen, mit einem 5-MHz-Transducer untersuchen müssen. Ein Neugeborenen-Screening mit einem 5-MHz-Transducer wird daher den heutigen Präzisionsansprüchen nicht mehr gerecht. Zur Dokumentation müssen mindestens zwei Sonogramme je Hüftgelenk im Standardbereich vorliegen. Eines davon sollte mit Meßlinien versehen sein. Fakultativ notwendige Stabilitätstests sind mit und ohne Streß zu dokumentieren. Als Zusatzausrüstung, die bei den heutigen Präzisionsansprüchen nahezu unabdingbar ist, wird eine geeignete Lagerungsschale dringend empfohlen. In Kombination mit dieser hat sich mittlerweile eine eigens für die Hüftsonographie konstruierte Schallkopfführungsapparatur hervorragend bewährt (Abb. 5.27). Diese erleichtert die Abtasttechnik wesentlich und macht sie faktisch von der Geschicklichkeit des Untersuchers unabhängig. Durch die Schallkopfführungsvorrichtung werden jene Bewegungen blockiert, die ein Verkippen und somit eine schräge Schallkopfeinstrahlung verhindern.

Die Bildprojektion

Die Projektion der Hüftsonogramme sollte ähnlich einem rechten Hüftgelenk in einer a.p.-Röntgen-Aufnahme sein („rechtsstehendes Hüftgelenk")

In der Sonographie, so wie bei anderen Schnittbildverfahren, gilt die Regel, daß bei liegenden Patienten am Monitor kranial am linken Bildrand, kaudal am rechten Bildrand dargestellt wird. Diese Darstellungsart würde beim Hüftgelenk ein linkes Hüftgelenk in liegender Projektion liefern. Diese Pro-

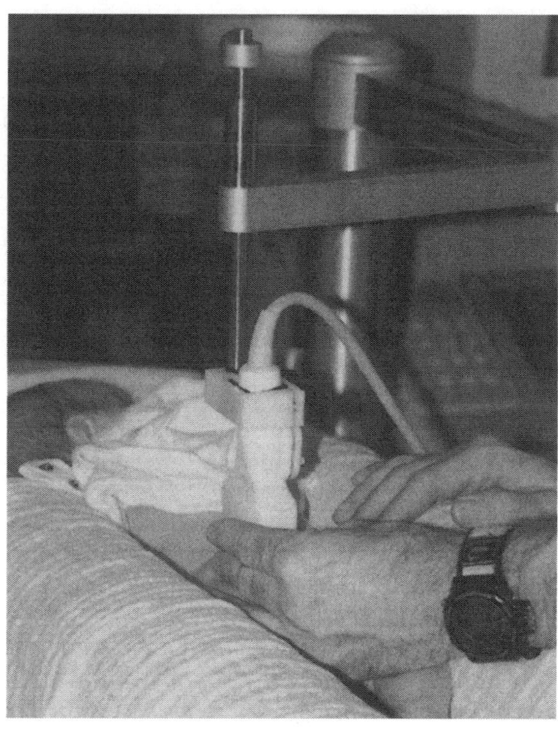

Abb. 5.27. Neu konstruierte Führungsapparatur. Sie gewährleistet ein völlig verkippungsfreies und schnelles Schallen und vereinfacht den Abtastvorgang wesentlich (Patent angemeldet, Herstelleradresse beim Autor).

jektion ist im Vergleich zu Röntgenaufnahmen ungewöhnlich und auch für viele Untersucher trotz Gewöhnung schwerer blickmäßig zu erfassen als eine Darstellungsart, die ähnlich einem a.p.-Röntgenbild des Hüftgelenkes ist. Die Bevorzugung von rechten Bildhälften hängt mit der Halbseitendominanz der Gehirnhälften zusammen und hat somit hirnphysiologische Hintergründe. Dieses Phänomen der Bevorzugung der rechten Körperseite bei der Betrachtung eines Bildes und deren hirnphysiologische Hintergründe wurde in der Literatur hinlänglich und plausibel erklärt (Fischer 1985; Engelen 1996). Empfohlen wird daher, die Hüftsonogramme so zu drehen, daß sie einem rechten Hüftgelenk auf einer a.p.-Röntgen-Aufnahme ähnlich sind. Manche Ultraschallgeräte können mittlerweile die Bildprojektion elektronisch per Knopfdruck in diese Darstellungsart bringen. Ist dies nicht möglich, empfiehlt es sich, einen Zusatzmonitor über den Videoausgang des Ultraschallgerätes anzuschließen und durch Kippen des Monitors um 90° die entsprechende „aufrechte" Projektion einzurichten.

Andere sonographische Untersuchungstechniken

Methode nach Harcke

Die Untersuchung des Säuglingshüftgelenkes (Harke 1984) erfolgt mit einem Sektorschallkopf (Abb. 5.28). Das Hauptaugenmerk gilt der Gelenkbeweglich-

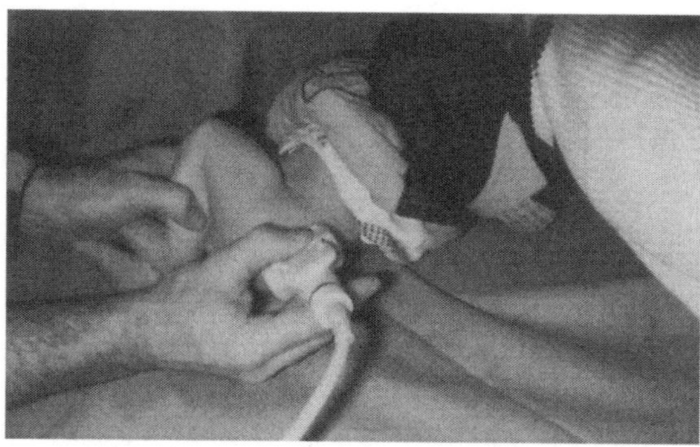

Abb. 5.28. Untersuchungstechnik nach Harcke: Man begnügt sich im wesentlichen auf die Darstellung des Hüftkopfes und seiner Position zur Pfanne. Eine exakt definierte Meßebene existiert nicht.

keit, insbesondere der Unterscheidung zwischen stabilen und instabilen Gelenken (sogenannte **dynamische Untersuchung**). Das Kind liegt in Rückenlage und wird mit einem lateralen Zugang geschallt. Prinzipiell werden zwei Schnitte angegeben: der erste ist der Transversal-Neutralschnitt bei Neutralstellung im Hüftgelenk, der zweite der Koronar-Flexionsschnitt, der dem von uns durchgeführten lateralen Zugang entspricht. Die nicht konzentrische Lage des Femurkopfes in bezug zur Y-Fuge des Azetabulums im Transversal-Neutralschnitt ist ein Indikator für die Dezentrierung des Gelenkes. Ausgehend vom Transversal-Neutralschnitt wird der Schallkopf um 90° in den Koronar-Flexionsschnitt gedreht und das Hüftgelenk bei 90°-Beugung untersucht. Die Einstrahlrichtung und die dabei erhaltene sonographische Ebene entsprechen in etwa den Verhältnissen bei einer Standardebene, auch wenn auf die Darstellung der drei „Landmarks“ kein Wert gelegt wird. Zur quantitativen Evaluation der Gelenkverhältnisse führte Harcke die prozentuale Femurkopfüberdachung (**Femoral Head Coverage**) ein. Die für diesen Index notwendigen Meßlinien beziehen allerdings den lateralen Hüftkopfanteil mit ein. Da dieser Meßpunkt aufgrund der nicht exakt definierten Ebene von der Stellung des Hüftkopfes abhängt und daher sehr variabel ist, sind die Streubreiten zwischen „normal“ und „krank“ sehr weit. Bei Kindern mit gesunden, ausgereiften Hüftgelenken soll die Überdachung größer als 50% sein, kleiner als 40% ist der *Femoral-Head-Coverage*-Index bei dysplastischen bzw. subluxierten Gelenken. Unabhängig von diesen Problemen der Harckeschen Meßtechnik, die durch die Anatomie begründet ist, kommt es zusätzlich noch zur Verzerrung durch den Sektorschallkopf. Zur verläßlichen Aufzeichnung anatomischer Strukturen verlangen die physikalischen Brechungsgesetze einen weitgehend konstanten Eindringwinkel der Schallwellen. Dieser ist jedoch nur bei der Verwendung eines Linearschallkopfes annähernd gegeben. Aus diesem Grund konnte sich diese Methode in den zentraleuropäischen Ländern nicht durchsetzen.

Modifizierte Harcke-Technik nach Terjesen

Terjesen (1992) trachtete die mangelnde Präzision der Harcke-Methode durch die Verwendung eines 5-MHz-Linearschallkopfes zu eliminieren. Da bei der

Harcke-Technik der laterale Meßpunkt am seitlichen Anteil des Femurkopfes aufgrund anatomischer und stellungsbedingter Varianten einer Variabilität unterliegt, wird der Meßpunkt auf die lateralen Kapselanteile verlegt. Terjesen bezeichnet den Grad der Überdachung des Hüftkopfes als **Bony Rim Percentage.** Ebenso wie bei Harcke erfolgt die Untersuchung in einem Transversal- und in einem Koronarschnitt, wobei der koronare Schnitt ähnlich der von uns propagierten Standardebene im wesentlichen in der Frontalebene verläuft, wobei auf eine punktgenaue Zuordnung der Schallebene ebenfalls verzichtet wird. Auch bei dieser prozentualen Hüftkopfüberdachung wird nur zwischen „sicher pathologisch" und „gesund" unterschieden. Eine Analyse der pathoanatomischen Veränderungen im Hüftgelenk erfolgt nicht. So kann Holen (1994) lediglich die untere Grenze des Normbefundes mit einem *Bony-Rim-Percentage*-Index von 44% angeben, während Morin (1985) den Grenzwert zwischen physiologischer und pathologischer Entwicklung mit einem *Bony-Rim-Percentage*-Wert von 50% angibt und sich mit einer Differenzierung in „gesund" und „krank" ohne weitere Differenzierung zufriedengibt.

Methode nach Suzuki

Suzuki (1987) versucht ebenfalls, die Dislokation des Hüftkopfes prozentual zu erfassen. Bei in Rückenlage liegendem Kind und 35° adduzierten Hüftgelenken wird ein Linearschallkopf von ventral auf die Hüftgelenke aufgesetzt, so daß beide Hüftgelenke gleichzeitig geschallt werden können (Abb. 5.29). Die Einstrahlrichtung ist eine ventro-dorsale. Bei seinem Meßsystem muß allerdings der Hüftkopfkern zu Hilfe genommen werden; der als Meßindex verwendete Wert ist der **Dislocation-Index.**

Zusammenfassende Beurteilung der Methoden nach Harcke, Terjesen und Suzuki

Alle genannten Untersuchungstechniken beschränken sich auf die Diagnose der Stellungsänderung des Hüftkopfes in bezug zur Hüftgelenkpfanne. Suzuki bedient sich dabei noch des Epiphysenkernes, dessen im Sonogramm sichtbarer Anteil jedoch nicht notwendigerweise auch der Mittelpunkt des Hüftkopfes ist. Bei all den genannten Techniken besteht der wesentliche Nachteil

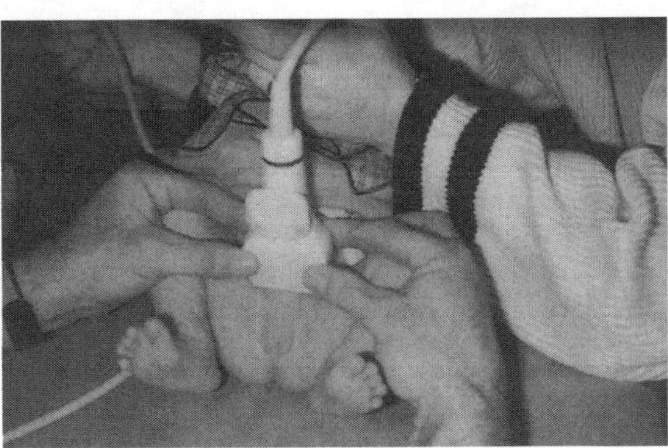

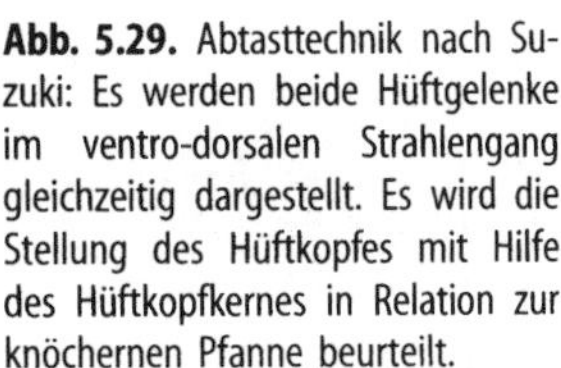

Abb. 5.29. Abtasttechnik nach Suzuki: Es werden beide Hüftgelenke im ventro-dorsalen Strahlengang gleichzeitig dargestellt. Es wird die Stellung des Hüftkopfes mit Hilfe des Hüftkopfkernes in Relation zur knöchernen Pfanne beurteilt.

darin, daß die pathologische Identifizierung und Feindifferenzierung der Deformierung des knorpeligen und des knöchernen Pfannendaches nicht berücksichtigt wird. Alle zitierten Techniken beschränken sich auf die Frage: *Luxation – ja oder nein*?

Eine Reifungsbestimmung erfolgt nicht. So kann es natürlich vorkommen, daß grenzwertige Gelenke (z. B. Typ-IIc-Gelenke), weil nicht luxiert, als gesund eingestuft werden. Luxationen, die sich nun zwangsweise und nach unseren Erfahrungen aus diesem Typ entwickeln können (DDH!), werden nicht der mangelhaften Typisierung, sondern der Unsicherheit der Ultraschallmethode zugeschrieben. Bei sämtlichen meßtechnischen Evaluationen aller beschriebenen Methoden wird keine Standardebene im üblichen Sinne angegeben. Die anatomisch bedingte unterschiedliche Hüftkopfüberdachung im ventralen, mittleren und dorsalen Pfannendachanteil wird bei keiner meßtechnischen Evaluation berücksichtigt.

Fazit

- Die Hüftsonographie ist postpartal zum Erkennen von Hüftreifungsstörungen einsetzbar.
- Falls erforderlich, sollte eine sofortige Behandlung einsetzen. Der sofortigen Post-partum-Hüftsonographie sind leider finanzielle und organisatorische Grenzen gesetzt.
- Apparative Voraussetzung: 5-MHz- bzw. 7,5-MHz-Linearschallköpfe, schräg einfallende Schallstrahlen sollten wegen Beugungs- und Brechungsartefakten mit konsekutiven Fehldiagnosen vermieden werden.
- Um Verkippungen des Schallkopfes zu vermeiden ist eine exakte standardisierte Abtasttechnik notwendig. Schallkopfverkippungen mit brechungsartefaktbedingten Fehldiagnosen können durch Lagerungsschalen und eventuell Schallkopfführungsapparaturen vermieden werden.
- Aus methodischen Gründen müssen zwei Sonogramme je Hüftgelenk im Standardbereich vorliegen. Eines sollte mit Meßlinien versehen sein, eines bleibt meßlinienfrei.
- Die Sonogramme sollten stehend in einem rechten Hüftgelenk – ähnlich einer a.p.-Röntgenaufnahme – dokumentiert werden. Der jeweilige vorgeschriebene Abbildungsmaßstab sollte unbedingt eingehalten werden.
- Sonogramme dürften nur zur Diagnose herangezogen werden, wenn die Bildkriterien durch die drei „Landmarks" (Unterrand des Os ilium, korrekter Schnittebenenbereich am Pfannendach und Labrum acetabulare) erfüllt sind. Fehlt nur eine der genannten „Landmarks", darf das Sonogramm nicht verwertet werden.
  Ausnahme: Bei dezentrierten Gelenken kann der Unterrand des Os ilium fehlen, der Hüftkopf liegt auch nicht immer im Standardbereich. Diese Sonogramme dürften zwar beurteilt, aber nicht ausgemessen werden, da sie sich nicht in der Meßebene befinden.
- Bei jedem Sonogramm ist zuerst die anatomische Identifizierung, anschließend die Brauchbarkeitsprüfung durchzuführen.

- Die Befundung erfolgt durch Deskription und Meßtechnik. Erst wenn die Termini der Befundung und die Winkel logisch zusammenpassen und schlüssig sind, gilt die Befundung als abgeschlossen. Widersprüche sollten abgeklärt werden, die Fehler liegen bei der Deskription meist in der falschen Identifizierung der Echos, oder sind in Meßtechnikfehlern zu suchen.
- Die Definitionen der Meßlinien sind den Sonogrammen angepaßt und entsprechen nicht den in der Mathematik üblichen Linien- oder Streckendefinitionen.
- Der Winkel α legt den Typ fest, der Winkel β definiert innerhalb des Hüfttyps den Feinbau des Gelenkes.
  Ausnahme: Wenn das Gelenk nach seinem α-Winkel Typ IIc ist, entscheidet der β-Winkel, ob es sich um einen Typ IIc oder um einen Hüfttyp D handelt.
- Elastische Federung und Instabilität dürfen nicht verwechselt werden.
- Bei Hüftgelenken im kritischen Bereich und schlechter sollte der Streßtest durchgeführt und dokumentiert werden.
- Die Hüftsonographie ist prinzipiell eine dynamische Untersuchung, die es ermöglicht, mit Schnittbildern tomogrammartig den gesamten Pfannendachbereich darzustellen. Aus Gründen der Reproduzierbarkeit wird nur eine genau definierte Ebene (=Standard-Meßebene) als Referenzebene dokumentiert. Ein Streßtest unter Druck dokumentiert die Instabilität, ein Streßtest unter Zug kann eine Reposition eines dezentrierten Kopfes nachweisen.

Weiterführende Literatur

Engelen H.: Die Evolution der Liebe. GEO 1 (1997) 34–36

Exner G.U.: Ultrasound screening for hip dysplasia in neonates. J. Pediatr. Orthop. 8 (1988) 656–660

Fischer E.P.: Die Welt im Kopf. Fande, 1985

Graf R.: The Diagnosis of congenital hip-joint dislocation by the ultrasonic compound treatment. Arch. orthop. traum. Surg. 97 (1980) 117–133

Graf R.: The ultrasonic image of the acetabular rim in infants. An experimental and clinical investigation. Arch. orthop. traum. Surg. 99 (1981) 35–41

Graf R.: Classification of the hip joint dysplasie by means of sonography. Arch. orthop. traum. Surg. 102 (1984) 248–255

Graf R.: Sonographie der Säuglingshüfte und therapeutische Konsequenzen, Ein Kompendium, Bücherei des Orthopäden, Band 43, 4. Auflage. Enke, Stuttgart 1993

Graf R.: Sonographie der Säuglingshüfte, Ein Kompendium, Bücherei des Orthopäden. Enke, Stuttgart 1995a

Graf R.: Kursus der Hüftsonographie beim Säugling. G. Fischer, Stuttgart 1995b

Graf R., K. Lercher: Erfahrung mit einem 3D Sonographiesystem am Säuglingshüftgelenk. Ultraschall Med. (1996) 218–224

Graf R.: Hüftsonographie – Fortbildung. Päd. 3 (1997a) 238–247

Graf R.: Die sonographiegesteuerte Therapie. Orthopäde 26 (1997b) 33–42

Harcke H.T., N.M.P. Clarke, M.S. Lee, P.F. Borns, G.D. MacEwen: Examination of the infant hip with realtime ultrasonography. J. Ultrasound Med. 3 (1984) 131–137

Holen K.J., T. Terjesen, A. Tegnander, T. Bredland, O.D. Saether, S.H. Eik-Nes: Ultrasound screening for hip dysplasia in newborns. J. Pediatr. Orthop. 14 (1994) 667–673
Morin C., H.T. Harcke, G.D. MacEwan: The infant hip: real-time US-assessment of acetabular development. Radiology 157 (1985) 673–677
Niethard F., J. Pfeil: Orthopädie. Hippokrates, Stuttgart 1997
Suzuki S., G.A. Awaya, S. Wakita, M. Maekawa, T. Ikeda: Diagnosis by Ultrasound on Congenital Dislocation of the Hip Joint. Clin. Orthop. 217 (1987) 172–178
Terjesen T.: Femoral head coverage evaluated by ultrasonography in infants and children. Mapfre Medicina 3 (suppl 1) (1992) 41–48
Tschauner C.: Die Hüfte. Enke, Stuttgart 1997

6 Sonographisches Hüftgelenk-Screening

W. Konermann

Ein Neugeborenen-Screening ist eine Vorsorgemaßnahme zur Früherkennung von Krankheiten. Durch ein Screening soll eine flächendeckende und vollständige Erfassung mit ggf. sofort einzuleitender Frühesttherapie ermöglicht werden.

Vor Einführung eines Neugeborenen-Screenings muß sichergestellt sein, ob

- Diagnoseverfahren bekannt sind, mit denen die Erkrankung sicher diagnostiziert werden kann,
- entsprechende Therapieverfahren vorliegen, die die Morbidität verringern,
- die aus einer Erkrankung resultierenden Gesundheitsprobleme und Krankheitskosten hoch genug sind, daß sie Präventivmaßnahmen rechtfertigen.

Unter medizinischen und gesundheitspolitischen Gesichtspunkten wird eine Kosten-Nutzen-Analyse aufgestellt und geklärt, ob

- der erwartete medizinische Nutzen den Einsatz dieser Diagnose- und Therapieverfahren rechtfertigt,
- der notwendige finanzielle Einsatz in ausreichendem Maße zur Kostendämpfung in der Behandlung der Erkrankung (unmittelbare Therapiekosten, Erwerbsausfälle, Invalidisierung) führt.

Das seit vielen Jahren in Deutschland bestehende **Krankheitsfrüherkennungsprogramm** soll eine vollständige und frühzeitige Erfassung aller Neugeborenen mit behandelbaren endokrinen und metabolischen Erkrankungen ermöglichen. Mit den Vorsorgeuntersuchungen, die im Regelfall zwischen dem 4. bis maximal 7. Lebenstag stattfinden, sollen folgende Erkrankungen diagnostiziert werden:

- Hypothyreose (Frequenz 1:3200)
- Phenylketonurie (Frequenz 1:12000)
- Galaktosämie (Frequenz 1:58000)
- Biotinidasemangel (Frequenz 1:100000–200000)

Neugeborenen-Screening auf Stoffwechselerkrankungen:

- Phenylketonurie
- Galaktosämie
- Hypothyreose
- Biotinidasemangel

Um einen Fall zu diagnostizieren, müssen bei der Hypothyreose 32000 DM aufgewendet werden, bei der Phenylketonurie 60000 DM, bei der Galaktosämie 290000 DM und beim Biotinidasemangel ca. 100000 DM. Die Kosten für ein zeitlebens zerebral geschädigtes Kind sind mindestens zehnmal höher. Kinder mit einer Galaktosämie können auch akut versterben.

Entwicklung bis zum heutigen sonographischen Hüftscreening

Pravaz beschrieb 1836 die erste geschlossene Reposition einer Hüftluxation

Ende des 19. Jahrhunderts Beschreibung der operativen Behandlung der Hüftluxation von Guerin, Paci, König und Hoffa

Lorenz weist 1895 auf die erforderliche lange Retention nach Reposition hin

Ein entscheidender prognostischer Faktor ist das Alter zu Therapiebeginn

Einführung klinischer Screeninguntersuchungen von Putti, Ortolani und Frejka gefordert

Roser-Ortolani-Barlow-Zeichen

Seit 1973 ist in Deutschland die klinische Untersuchung der Hüftgelenke Bestandteil der Vorsorgeuntersuchungen

Bereits zur Zeit von Hippokrates war die Hüftluxation bekannt, wobei dieser als Ursache ein Geburtstrauma oder eine intrauterine Schädigung annahm. Erst Mitte des 19. Jahrhunderts wurden Verfahren zur Behandlung der Hüftdysplasie entwickelt. Pravaz (1836) gelang eine geschlossene Reposition durch mehrmonatige Extension bei einem 7jährigen Jungen mit einseitiger Hüftluxation. Zu dieser Zeit wurde die Behandlung nicht vor dem 4 bis 12. Lebensjahr begonnen, wobei die Ergebnisse eher entäuschend waren. Ende des 19. Jahrhunderts erfolgten die **ersten Versuche der operativen Behandlung** durch Guerin, Paci (1888), König (1891) und Hoffa (1897). Da hierbei die Zahl der Komplikationen in keinem Verhältnis zum Erfolg standen, setzte sich in der Folgezeit bis heute die geschlossene Reposition durch, nicht zuletzt auch durch die Feststellung von Lorenz (1895), daß sich die Reluxation nur durch eine lange Retention vermeiden läßt. Lorenz (1920) sah die besten Resultate bei einem Behandlungsalter von 2 bis 3 Jahren. Hilgenreiner (1935) gab als optimales Behandlungsalter den 4. bis 6. Lebensmonat an, sein jüngster Patient war 2 Monate alt. Putti (1929) berichtete über 119 behandelte Fälle, das jüngste Kind war 34 Tage alt. Bereits frühzeitig erkannte man, daß das Alter zu Therapiebeginn ein entscheidender Faktor für die Prognose des Hüftgelenkes ist.

Eine **klinische Screeninguntersuchung** wurde von Putti (1927), Ortolani (1935) und Frejka (1941) gefordert. Ortolani beschrieb das heute allgemein bekannte Schnapp-Phänomen, in der Regel nach den Autoren „Roser-Ortolani-Barlow-Zeichen“ genannt. Ortolani empfahl, systematisch und wiederholt nach dem Zeichen zu suchen. Zur Erfassung von Hüftgelenkluxationen gründete er in seinem Kinderkrankenhaus in Ferrara ein „diagnostisches und prophylaktisches Zentrum“. Die Überprüfung des Zeichens beim Neugeborenen erfolgte durch Pädiater, Pflegerinnen und Hebammen. Ortolani konnte mit dieser klinischen Screeninguntersuchung die Therapierate schwerer Hüftgelenkverrenkungen in der Provinz Ferrara verringern. Von Rosen (1957) und Barlow (1962) wiesen darauf hin, daß durch eine konsequente Früherfassung von Hüftreifungsstörungen in den ersten Lebenswochen mit entsprechender Therapie eine fast 100%ige anatomische Ausheilung möglich ist. 1973 wurde in Deutschland die orthopädische Untersuchung in die gesetzlichen Vorsorgeuntersuchungen (U 2: Prüfung des Ortolani-Zeichens, U 3 und U 4: Untersuchung des Hüftgelenkes auf Dysplasie- oder Luxationszeichen) aufgenommen.

In einigen Ländern (u.a. frühere DDR, frühere CSSR) wurde zur Diagnostik der Hüftdysplasie eine **Röntgen-Screeninguntersuchung** im Alter von 3 Monaten durchgeführt. Wegen der unzumutbaren Strahlenbelastung der Geschlechtsorgane wurde eine generelle Röntgen-Screeninguntersuchung der Säuglingshüftgelenke von der Röntgenkommission der Deutschen Röntgengesellschaft abgelehnt. Eine Röntgenuntersuchung erfolgte in Abhängigkeit vom klinischen Befund und den anamnestischen Risikofaktoren.

Röntgen-Screening-Untersuchungen wurden in Deutschland abgelehnt

Während die Diagnose „Hüftgelenkluxation" in der Regel durch die klinische Untersuchung gestellt werden kann, bleiben gerade die leichteren Formen der Hüftdysplasie auch bei wiederholten Untersuchungen in der Mehrzahl der Fälle klinisch unerkannt (siehe Kapitel 4). Ein nicht geringer Anteil der Hüftdysplasien führt nicht zur Luxation, bleibt somit klinisch unerkannt und endet häufig im mittleren Erwachsenenalter in einer sekundären Koxarthrose (ca. 6 bis 10% aus dem Gesamtkollektiv aller Koxarthrosen), die zu einer entsprechenden Beeinträchtigung der allgemeinen Lebensqualität und der Berufsfähigkeit führt und oftmals eine endoprothetische Versorgung erfordert.

Im Gegensatz zur Hüftdysplasie kann eine Hüftluxation durch die klinische Untersuchung oftmals diagnostiziert werden

6–10% aller Koxarthrosen sind Dysplasie-Koxarthrosen

Erst die sonographische Untersuchung – in der von Graf eingeführten standardisierten Untersuchungstechnik – ermöglicht eine lückenlose Früherkennung von Hüftreifungsstörungen auch bei klinisch stummen Hüftgelenken. Seit dieser Zeit werden **sonographische Hüftgelenk-Screeninguntersuchungen** vielerorts – hauptsächlich von Orthopäden, Pädiatern und Radiologen – mit Erfolg durchgeführt. Gerade durch diese **Frühestdiagnostik** mit anschließender **Frühesttherapie** konnten die Behandlungszeiten verkürzt, die Behandlungserfolge verbessert, die Komplikationsraten vermindert und die Restdysplasieraten sowie die operativen Eingriffe verringert werden.

Durch die sonographische Untersuchung mit der Methode nach Graf ist eine lückenlose Früherkennung von Hüftreifungsstörungen möglich

Durch die sonographische Frühdiagnose sind die Behandlungserfolge verbessert, Komplikations- und Restdysplasierate sowie die Zahl der operativen Eingriffe vermindert

In einer bundesweiten Sammelstatistik über die Häufigkeit stationär behandelter Hüftgelenkluxationen des Jahrgangs 1983 berichten Katthagen u. Mitarb. (1988), daß trotz der Vorsorgeuntersuchungen noch 1171 Kinder stationär behandelt werden mußten: drei Viertel der Kinder hatten eine Hüftluxation, ein Viertel eine Hüftdysplasie. Die Behandlung wurde durchschnittlich erst im 9. Lebensmonat begonnen, ca. 70% wurden konservativ und 30% operativ therapiert. Die Autoren folgern aus ihrer Studie, daß ein flächendeckendes generelles sonographisches Hüftscreening in der 1. Lebenswoche etabliert werden muß, da die zum Zeitpunkt der Untersuchung geltenden gesetzlichen klinischen Vorsorgeuntersuchungen bei weitem nicht ausreichen, schwere Hüftdysplasien und Hüftluxationen lückenlos zu erkennen.

1983 wurden trotz der klinischen Vorsorgeuntersuchungen 1171 Kinder mit einer Hüftreifungsstörung stationär behandelt, davon 70% konservativ, 30% operativ. Als Konsequenz wird ein flächendeckendes hüftsonographisches Neugeborenenscreening gefordert

Allgemeine Anforderungen an ein sonographisches Hüftscreening

Bevor ein hüftsonographisches Screening regional oder überregional flächendeckend eingeführt wird, müssen bestimmte Anforderungen erfüllt sein:

- Es muß ein standardisiertes, sicheres und zuverlässiges Untersuchungsverfahren zur Verfügung stehen.
- Es muß genügend kompetente, exzellent ausgebildete Ärzte geben.
- Die Untersuchungstechnik muß flächendeckend zur Verfügung stehen.

- Es muß ein ausreichender Qualitätsstandard vorliegen.
- Das Screening und die Behandlung müssen praktikabel und „bezahlbar" sein.
- Die Behandlung muß bei pathologischen Fällen unverzüglich erfolgen.

Selektives Screening: Nur die Kinder mit auffälligem klinischen Befund oder mit Risikoanamnese werden sonographisch untersucht

Generelles Screening: Alle Kinder werden sonographisch untersucht

Weiterhin muß definiert sein, welche Kinder sonographisch untersucht werden. Zwei unterschiedliche Screeningkonzepte werden diskutiert: das selektive, an Risikofaktoren orientierte Screening und das generelle Screening. Hier stellt sich die Frage, ob ein selektives sonographisches Hüftscreening – d.h. die sonographische Untersuchung wird nur bei Kindern mit anamnestischen Risikofaktoren und/oder auffälligem klinischen Befund durchgeführt – ausreichend ist, alle Hüftreifungsstörungen zu erfassen, oder ob ein generelles Ultraschall-Hüftscreening erforderlich ist.

Klinisches versus generelles hüftsonographisches Screening

Vergleich klinisches versus sonographisches Hüftscreening: Durch den Einsatz der Sonographie wurde das Alter zu Behandlungsbeginn deutlich gesenkt, die Raten primärer und sekundärer Operationen sowie die Zahl der Hüftkopfnekrosen wurden reduziert. Die Kosten für die Screening-Jahrgänge betrugen 60% der nichtgescreenten Jahrgänge.

Die weitreichenden Vorteile eines sonographischen Neugeborenen-Hüftscreenings im Vergleich zu klinischen Vorsorgeuntersuchungen der „Vorsonographiezeit" wurden u.a. von Tschauner u. Mitarb. (1993) analysiert. Die Autoren verglichen Patienten mit stationär therapierten Hüftreifungsstörungen aus zwei Vergleichszeiträumen: die Jahrgänge 1977 bis 1979 aus der sogenannten Vorsonographiezeit mit den Jahrgängen 1986 bis 1988 aus dem sonographischen Screeningprogramm. In den 70er Jahren lag der stationäre Behandlungsbeginn bei 10,5 Monaten, bei den gescreenten Kindern im 1. Lebensmonat. Die Kinder der Jahrgänge 1977 bis 1979 konnten zu 40% konservativ behandelt werden, bei 15% erfolgte eine sekundäre Operation nach erfolgter konservativer Therapie und bei 45% eine primäre operative Therapie. 95% der Kinder aus dem Screeningprogramm konnten konservativ behandelt werden, bei 5% erfolgte eine sekundäre Operation, eine primäre Operation mußte nicht durchgeführt werden. Im Gegensatz zu 30,2% Hüftkopfnekrosen (22% Grad 2, 8,2% Grad 3 und 4) der Kinder der Vorsonographiezeit hatte kein Kind aus der gescreenten Gruppe eine Hüftkopfnekrose. Betrachtet man die ökonomischen Aspekte, so zeigt sich, daß die Kosten für Screening und Therapie für die Jahrgänge 1986 bis 1988 nur 60% der Ausgaben für die Behandlung der Kinder der Jahrgänge 1977 bis 1979 ausmachte. Tschauner u. Mitarb. konnten anhand dieser Studie eindeutig die Vorteile eines sonographischen Hüftscreeningprogramms im Vergleich zur ausschließlichen klinischen Vorsorgeuntersuchung aufzeigen.

Generelles hüftsonographisches Screening in Deutschland

Seit 1996 ist in Deutschland ein generelles hüftsonographisches Screening etabliert

Das Krankheitsfrüherkennungsprogramm im Kindesalter wurde zum 1.1.1996 um das generelle hüftsonographische Screening in der Methode nach Graf erweitert. Das Früherkennungsprogramm sieht vor, daß Neugeborene mit anamnestischen oder klinischen Risikofaktoren unmittelbar nach der Entbindung sonographisch untersucht werden. Bei allen übrigen Säuglingen soll in der 4. bis 5. Lebenswoche, zum Zeitpunkt der Vorsorgeuntersuchung U3, eine Hüftultraschalluntersuchung erfolgen. In der „Leitlinie" sind die Anforderungen an die Aus-, Fort- und Weiterbildung sowie die Maßnahmen zur Qualitätssicherung und die Dokumentation klar definiert. Die Dokumentation muß folgende Bereiche abdecken:

Nur Neugeborene mit auffälligem klinischen Befund oder Risikoanamnese sollen zum Zeitpunkt der U2 sonographisch untersucht werden
Alle Säuglinge sollen zum Zeitpunkt der U3 sonographisch untersucht werden

Richtlinien zur Dokumentation

1. **Risiken aus Anamnese und allgemeinem Befund:**
   - Geburt aus Beckenendlage
   - Hüftgelenkluxation/-dysplasie in der Herkunftsfamilie
   - Stellungsanomalien bzw. Fehlbildungen (insbesondere der Füße)
2. **Klinische Zeichen:**
   - Instabilität des Hüftgelenkes (Grad 1 bis 4 nach Tönnis)
   - Abspreizhemmung
3. **Hüftsonographische Befunde:**
   - Hüfttyp nach Graf
   - α-Winkel auf jeder Gelenkseite
4. **Diagnostische bzw. therapeutische Konsequenzen:**
   - sonographische Kontrolle
   - breit Wickeln
   - Krankengymnastik
   - Spreizbehandlung.

Vorgehen im Neugeborenenalter. Bei allen Kindern, die zum Zeitpunkt der U2 (1. Lebenswoche) anamnestische oder klinische Risikofaktoren aufweisen, sollte unverzüglich eine sonographische Untersuchung der Hüftgelenke erfolgen. Unter Berücksichtigung der erhobenen anamnestischen, klinischen und sonographischen Befunde gelten die Therapieempfehlungen von Tabelle 6.1.

Selektives U2-Screening

Bei altersentsprechendem Ultraschallbefund ($\alpha > 51°$) ist eine weitere sonographische Kontrolle zum Zeitpunkt der U3 erforderlich, bei gleichzeitiger Instabilität sollte als Therapie „breit Wickeln" erfolgen. Bei einem sonographisch eindeutig pathologischen Befund ($\alpha < 51°$) ist unverzüglich eine entsprechende Therapie einzuleiten, eine Ultraschallkontrolle sollte zum Zeitpunkt der U3 erfolgen.

Therapieempfehlungen

Tabelle 6.1. Vorgehen im Neugeborenenalter unter Berücksichtigung des anamnestischen, klinischen und sonographischen Befundes

Anamnestisches Risiko	±	±	±	±	±	±
Instabilität und/oder Abspreizhemmung	–	–	–	+	+	+
Sonographie (α-Winkel in Grad)	>56°	51–56°	<51°	>56°	51–56°	<51°
(entspricht derzeit Hüfttyp nach Graf*)	Ia/b; IIa	IIa	IIc; D; IIIa/b; IV	Ia/b; IIa	IIa	IIc; D; IIIa/b; IV
Diagnostische und therapeutische Konsequenzen	Sonokontrolle U3	Sonokontrolle U3	Spreizbehandlung**; Sonokontrolle U3	Sonokontrolle U3	breit Wickeln; Sonokontrolle U3	Spreizbehandlung**; Sonokontrolle U3

* Die Abweichungen gegenüber den bei Graf (1993) genannten Winkelgrenzwerten ergeben sich aufgrund anderer statistischer Berechnungsmethoden.

** Unter „Spreizbehandlung" sind die dem Einzelfall angepaßten therapeutischen Maßnahmen zu verstehen.

Tabelle 6.2. Vorgehen bei U3 unter Berücksichtigung des anamnestischen, klinischen und sonographischen Befundes

Anamnestisches Risiko	±	±	±	±	±	±	±	±
Instabilität	–	±	±	–	–	–	+	+
Abspreizhemmung	–	–	–	+	+	+	+	+
Sonographie (α-Winkel in Grad)	>56°	51–56°	<51°	>56°	51–56°	<51°	51–56°	<51°
(entspricht derzeit Hüfttyp nach Graf*)	I a/b; II a	II a	II c; D; III a/b; IV	I a/b; II a	II a	II c; D; III a/b; IV	II a	II c; D; III a/b; IV
Diagnostische und therapeutische Konsequenzen	keine	breit Wickeln; Sonokontrolle nach 4 Wochen	Spreizbehandlung**	Sonokontrolle nach 4 Wochen	breit Wickeln; Sonokontrolle nach 4 Wochen	Spreizbehandlung**	breit Wickeln; Sonokontrolle nach 4 Wochen	Spreizbehandlung**

* Die Abweichungen gegenüber den bei Graf (1993) genannten Winkelgrenzwerten ergeben sich aufgrund anderer statistischer Berechnungsmethoden.

** Unter „Spreizbehandlung" sind die dem Einzelfall angepaßten therapeutischen Maßnahmen zu verstehen.

Generelles U3-Screening

Vorgehen bei in der Neugeborenenphase unauffälligen Säuglingen. Bei allen Säuglingen sollte zum Zeitpunkt der U3 – unabhängig von vorausgegangenen Sonographien – eine Ultraschalluntersuchung der Hüftgelenke erfolgen, um eine klinisch stumme Hüftreifungsstörung zu diagnostizieren bzw. auszuschließen. Der Zeitpunkt der U3 wurde gewählt, damit sichergestellt ist, daß eine mögliche Therapie auf jeden Fall vor Beginn der 6. Lebenswoche erfolgen kann. Unter Berücksichtigung der erhobenen anamnestischen, klinischen und sonographischen Befunde gelten folgende Therapieempfehlungen (Tabelle 6.2).

Therapieempfehlungen

Bei altersentsprechendem Ultraschallbefund ($\alpha > 56°$), d.h. Typ I und Typ IIa plus nach Graf, ohne die klinischen Zeichen einer Instabilität oder einer Abspreizhemmung ist eine weitere sonographische Kontrolle nicht mehr erforderlich. Ausnahme bilden die Hüftgelenke mit gleichzeitig vorliegender Abspreizhemmung, hier sollte nach vier Wochen eine Ultraschallkontrolle erfolgen. Bei grenzwertigem Befund (α 51 bis 56°), d.h. Typ IIa minus nach Graf, sollte nach vier Wochen eine sonographische Kontrolle erfolgen, als Therapie wird „breit Wickeln" empfohlen. Bei eindeutig pathologischem sonographischen Befund ($\alpha < 51°$), d.h. Typ IIc bis IV nach Graf, ist unverzüglich eine entsprechende Therapie einzuleiten.

Generelles hüftsonographisches Screening in Österreich

Seit 1992 ist in Österreich ein generelles hüftsonographisches Neugeborenenscreening etabliert

In Österreich wird seit dem 1.4.1992 ein generelles sonographisches Neugeborenen-Hüftscreening als Bestandteil der staatlichen Gesundheitsvorsorge („Mutter-Kind-Paß") angeboten. Neben der klinischen und sonographischen Untersuchung der Hüftgelenke der Neugeborenen in der Geburtsabteilung erfolgt eine weitere klinische und sonographische Kontrolluntersuchung in der 12. bis 14. Lebenswoche. In den Geburtsabteilungen werden durch dieses

Screening ca. 80% aller Neugeborenen erfaßt; Ausnahme bilden die ambulanten Entbindungen und die Hausgeburten. Durch die Einführung des generellen sonographischen Hüftscreenings konnte die Rate konservativer Therapien halbiert werden (1985: 13,16%, 1994: 6,57%). Ebenfalls rückläufig war die Anzahl offener Repositionen und sekundärer Operationen. Bei der Kostenanalyse geben Grill und Müller (1997) einen Mehraufwand von 100000 öS pro 1000 Neugeborene für das generelle Screening im Vergleich zu 1985 an, jedoch bleiben die anfallenden Folgekosten für Dysplasie-Koxarthrosen mit erforderlichen Rehabilitationsmaßnahmen, Berentungen und Krankenhausaufenthalten, möglichen Operationen unberücksichtigt, so daß sich insgesamt langfristig eine Kostenreduktion ergibt.

80% aller Neugeborenen werden mit dem Neugeborenenscreening erfaßt. Die Rate an konservativen Therapien wurde halbiert (keine Übertherapie durch Sonographie!), offene Repositionen und sekundäre Operationen gingen stark zurück

Literaturübersicht zum sonographischen Neugeborenen-Hüftscreening

Die Ergebnisse von sonographischen Neugeborenen-Hüftscreening-Untersuchungen verschiedener Arbeitsgruppen seit 1982 sind in Tabelle 6.3 zusammengestellt. Auch wenn viele dieser Untersuchungen, besonders jene aus den frühen und mittleren 80er Jahren, aufgrund noch nicht optimaler methodischer Standardisierung große Schwankungsbreiten aufweisen, sind sie doch als wichtige historische Meilensteine und Pionierleistungen auf dem Wege zu einem generellen sonographischen Screening zu betrachten.

Insgesamt wurden in der hier angeführten Literatur 100008 Neugeborenenhüften sonographisch untersucht. Bei der Gesamtbetrachtung dieser Neugeborenen entsprachen 67,2% dieser Hüftgelenke dem Hüfttyp I, 31,1% dem Hüfttyp IIa und 1,7% dem Hüfttyp IIc bis IV. Bei dem Vergleich der Studien liegt die Schwankungsbreite für die sonographisch ausgereiften Hüfttypen I zwischen 25,34 und 84,36%, für die physiologisch unreifen Hüften vom Typ IIa zwischen 13,7 und 73,9%. Die Inzidenz für die Hüftreifungsstörung liegt bezogen auf die Anzahl der Hüftgelenke zwischen 0,57 und 3,0%. Diese Unterschiede können entweder mit der unterschiedlichen geographischen Herkunft der Studien erklärt werden (und daß die Grenzfälle unterschiedlich beurteilt wurden und in einigen Studien eher zum schlechteren Typ gezählt wurden) oder damit, daß die Studien aus verschiedenen Zeiträumen stammen und daher auch eine Art *learning curve* der sonographischen Methodik und Meßtechnik widerspiegeln. Auffallend ist bei allen Studien die hohe Zahl der klinisch stummen Hüftgelenke mit 46 bis 93% trotz eindeutiger sonographisch diagnostizierter Hüftreifungsstörung. Aufgrund der zunehmenden Instabilität nimmt die Zahl der klinisch auffälligen Hüftgelenke bei Verschlechterung des sonographischen Hüfttyps zu. Jedoch hatten beim Hüfttyp IIIa immerhin noch 18 bis 41% einen klinisch unauffälligen Befund. Auch hier zeigt sich deutlich, daß die klinische Untersuchung für eine vollständige Dysplasieerfassung nicht ausreichend ist. Trotz dieser hohen Rate klinisch stummer pathologischer Hüften bleibt die klinische Untersuchung ein wichtiges Diagnostikum gerade für die klinische Erfassung einer Instabilität. Die klinische Untersuchung ist im Hinblick auf die einzuschlagende Therapie neben dem sonographischen Befund von entscheidender Bedeutung.

Analyse von 100008 Hüften:
Typ I: 67,2%
Typ IIa: 31,1%
Typ IIc–IV: 1,7%

Hohe Schwankungsbreite bei den Hüfttypen:
Typ I: 25,34–84,36%
Typ IIa: 13,7–73,9%
Typ IIc–IV: 0,57–3,0%
Inzidenz der Hüftreifungsstörung: 0,57–3,0%

46–93% der sonographisch pathologischen Hüftgelenke sind klinisch stumm

Die klinische Untersuchung ist neben der Sonographie von entscheidender Bedeutung

Tabelle 6.3. Ergebnisse von 13 Ultraschallscreening-Studien bei insgesamt 50 004 Neugeborenen

Autor	Jahrgänge	Tag der Untersuchung	Anzahl der Kinder	Hüfttypen-Verteilung	Kinder mit sono.-patholog. Hüften n	Kinder mit sono.-patholog. Hüften %	sono.-patholog. Hüften n	sono.-patholog. Hüften %	Risikofaktoren (RF)	Auffälliger klinischer Befund	Sono positiv, Klinik negativ (klin. stumme Hüftdysplasie)	erkannt durch selektives Screening	Therapiedauer	Therapieergebnis z.B. 100%
Becker u. Mitarb.	1990–1992	während der ersten Lebenstage	2852	Typ I 61,22% Typ II a plus 28,8% Typ II a minus 8,69% Typ II c 0,98% Typ D 0,26% Typ III a 0,05%			74	1,29%	570 Hüften, 76% der II a minus–IV hatten keinen RF	244 Hüften: 35% Typ I 34% Typ II a plus 31% Typ II a minus, II c, D, III a	86,8%			
Deimel u. Mitarb.	1985–1990	während der ersten Lebenstage	2317	Typ I 71,3% Typ I a 16,3% Typ I b 55% Typ II a 26,5% Typ II c 1,2% Typ D 0,6% Typ III a 0,4%	82	3,54%	104	2,2%	104mal Beckenendlage	754 Kinder	46,3%		4,3 Mo.	40% verfolgt, davon 100% Typ I
Dorn Hattwich	1984–1986	1.–5. Lebenstag	3047	Typ I 74,41% Typ II a 24,13% Typ II c, D 1,29% Typ III a 0,14%			88	1,43%		328 Hüftgelenke 5,38%	60% Typ II c: 64% Typ III a: 22%			
Dorn	1984–1988	1.–5. Lebenstag	8221	Typ I 72,52% Typ II a 25,64% Typ II c, D 1,67% Typ III a 0,16% Typ IV 0,01%			303	1,84%		5,97% der Hüftgelenke	72% Typ II c: 77,48% Typ D: 59,09% Typ III a: 40,74%			Typ III a: 66% nach 6 Monaten o.B.; 1 Hüfte mit Restdyspl. nach 1 Jahr
Hauck u. Seyfert	1985–1988	1.–5. Lebenstag	1500	Typ I 68% Typ II a 29% Typ II c, D, III a 3%			90	3%	200	6 Hüftgelenke	93,3%	51%		
Konermann u. Vitek	1993–1995	98,4% innerhalb 1.–7. Lebenstag, durchschnittlich 3. Lebenstag	2878	Typ I 81,25% Typ I a 16,17% Typ I b 65,08% Typ II a 18,17% Typ II c 0,28% Typ D 0,19% Typ III a 0,09% Typ III b 0,02%	28	0,97%	33	0,57%	719	54 Hüftgelenke von 41 Kindern	60% Typ II c: 75% Typ D: 54% Typ III a: 33,3%	75%	max. 3,5 Monate	100% verfolgt 75% nach 6 Wochen Typ I 100% nach 14 Wochen Typ I

Lazovic u. Mitarb.	1987–1994	1.-19. Lebenstag 96% innerhalb 1.–5. Lebenstag	3739	Typ I 60,4% Typ I a 5,9% Typ I b 54,5% Typ II a 37,14% Typ II c 1,55% Typ D 0,64% Typ III a 0,20% Typ III b 0,04% Typ IV 0,03%	140	3,7%	184	2,46%	1235 Beckenendlage, Zwilling, Frühgeb., Spätgeb., Sectio, familiäre Belastung	84 Hüftgelenke	68,6%		durchschnittl. 5 Monate	63% der Hüften verfolgt, davon 97% Typ I
Mellerowicz	1984–1990	1.–4. Lebenstag	5076	Typ I 25,34 Typ II a 73,9% Typ II c 0,29% Typ D 0,11% Typ III a 0,26% Typ III b 0,06% Typ IV 0,04%			76	0,76%						
Oberthaler u. Mitarb.	1985–1986	1.–5. Lebenstag	1020	Typ I 56% Typ II a 41% Typ II c, D 2% Typ III a, IV 1%			61	3%		4% der Kinder, 65% hiervon sind Typ I oder II a	ca. 66%			
Pauer u. Mitarb.	1982–1987	1.–56. Lebenstag	7399	Typ I 84,36% Typ I a 6,45% Typ I b 77,91% Typ II a 13,7% Typ II c 1,18% Typ III a 0,41% Typ IV 0,01%				1,6%				46,43%	5 Monate bei Therapiebeginn in 1. Lebenswoche	
Riebel u. Mitarb.	über 3 Jahre (vor 1995)	99% innerhalb 1.–7. Lebenstag, durchschnittlich 3. Lebenstag	8824	Typ I 69,5% Typ I a 5,2% Typ I b 64,3% Typ II a 28,7% Typ II c 1,1% Typ D 0,5% Typ III a 0,2% Typ IV 0,02%			324	1,8%	49% der sonogr. patholog. Hüften hatten einen RF; 23% aller Kinder hatten RF		56,8%	77,4%		

Tabelle 6.3 (Fortsetzung)

Autor	Jahrgänge	Tag der Untersuchung	Anzahl der Kinder	Hüfttypen-Verteilung	Kinder mit sono.-patholog. Hüften		sono.-patholog. Hüften		Risikofaktoren (RF)	Auffälliger klinischer Befund	Sono positiv Klinik negativ (klin. stumme Hüftdysplasie)	erkannt durch selektives Screening	Therapiedauer	Therapieergebnis z. B. 100%
					n	%	n	%						
Sellier u. Mutschler	1985–1986	Neugeborenen-Screening	544	Typ I 68,1% Typ I a 5,0% Typ I b 63,1% Typ II a 29,4% Typ II c 0,7% Typ D 1,8% Typ III a–IV 0%	23	4,3%	28	2,52%					3,4 Monate	75% verfolgt, davon 100% Typ I
Tönnis u. Mitarb.	1985–1987	Neugeborenen-Screening	2587	Typ I 67,3% Typ I a 1,2% Typ I b 66,1% Typ II a 30,0% Typ II c 1,2% Typ D 0,9% Typ III a 0,5% Typ IV 0,04%			136	2,64%		424 Hüften: dry hip click 0,4%; mildly unstable hip 7,2%; subluxatable 0,2%; dislocated 0,1%	52,25% Typ II c: 65,6% Typ D: 57,1% Typ III a: 18,5%			

Eigene Ergebnisse eines generellen sonographischen Neugeborenen-Hüftscreenings

Von Juli 1993 bis Dezember 1995 wurde im Rahmen eines generellen Neugeborenen-Hüftscreenings bei 2878 Neugeborenen nach Anamneseerhebung und klinischer Befundung eine Hüftgelenksonographie nach Graf durchgeführt. Durch das Screening konnten ca. 80% aller Geburten erfaßt werden. Ausgenommen blieben ambulante Geburten, Kinder, die nicht auf der Neugeborenenstation lagen, sowie Kinder, die vorzeitig vor den jeweiligen Screeningterminen aus der Geburtsklinik entlassen wurden. In diesen Fällen wurde jeweils vom Kinderarzt während der U2-Vorsorgeuntersuchung auf die Notwendigkeit einer sonographischen Untersuchung der Hüftgelenke hingewiesen.

80% aller Geburten in der Klinik sonographisch untersucht (2878 Neugeborene)

Das durchschnittliche Lebensalter bei der Untersuchung betrug 3 Tage. 92,7% der Untersuchungen wurden innerhalb der ersten 5 Lebenstage, 98,4% innerhalb der ersten 7 durchgeführt. 719 Risikofaktoren bei 688 Kindern (23,9%) konnten erhoben werden: Beckenend- und Querlage (21,1%), Zwillingsgeburt (6,5%), positive Familienanamnese (27,8%), Fußdeformität (43,8%), Wirbelsäulendeformität (0,8%). Bei der klinischen Untersuchung (Instabilität und Abspreizhemmung) waren 54 Hüftgelenke von 41 Kindern (1,4%) auffällig. Bei der sonographischen Untersuchung ergab sich ein durchschnittlicher α-Winkel von 63,9° (α-Winkel bei Jungen 2° größer als bei Mädchen) und ein β-Winkel von 62,15° (β-Winkel bei Jungen 2° kleiner als bei Mädchen). Folgende Hüfttypen (Typologie nach Graf) wurden ermittelt: Typ Ia 16,17%, Typ Ib 65,08%, Typ IIa 18,17%, Typ IIc 0,28%, Typ D 0,19%, Typ IIIa 0,09%, Typ IIIb 0,02%. Eine Typ-IV-Hüfte wurde nicht diagnostiziert. Bezüglich der pathologischen Hüften fand sich ein Überwiegen des weiblichen Geschlechts mit einem Verhältnis von ca. 8:1, das linke Hüftgelenk war zu 70% betroffen, bei 5 Kindern lag eine beidseitige Hüftreifungsstörung vor. Unmittelbar nachdem eine pathologische Hüfte diagnostiziert war, wurde die Therapie mit einer Tübinger-Hüftbeugeschiene oder einer Spreizhose eingeleitet. Bei der Analyse der 54 klinisch pathologischen Hüftgelenke fiel auf, daß diese Hüftgelenke nicht zwangsweise mit einem auffälligen sonographischen Befund korrelierten, nur 13 der 54 Hüftgelenke hatten eine sonographisch nachgewiesene Hüftreifungsstörung.

Screening durchschnittlich am 3. Lebenstag
Ergebnisse:
- 688 Kinder mit einem Risikofaktor
- 41 Kinder hatten 54 klinisch auffällige Hüftgelenke
- durchschnittlicher α-Winkel: 64°
  durchschnittlicher β-Winkel: 62°
- Typ I: 81,25%
  Typ IIa: 18,17%
  Typ IIc–IIIb: 0,58%
- Verhältnis:
  weiblich : männlich = 8 : 1
  links : rechts = 2,3 : 1
  einseitig : beidseitig = 5,6 : 1
- 13 von 54 klinisch auffälligen Hüftgelenken hatten einen sonographisch pathologischen Befund

Selektives versus generelles hüftsonographisches Screening

Kinder mit positiver Familienanamnese und aus Beckenendlage entbundene Neugeborene leiden häufiger an einer Hüftreifungsstörung als Neugeborene, die aus anderen Lagen entbunden werden oder keine positive Familienanamnese aufweisen (siehe Kapitel 7).

Eine selektive Neugeborenen-Hüftuntersuchung, d.h. nur die Neugeborenen mit klinisch auffälligem Befund oder bei Vorliegen von Risikozeichen werden sonographisch untersucht, erfaßt nur einen Teil der Hüftreifungsstörungen. Die klinisch stummen reifungsgestörten Hüftgelenke mit negativer Risikoanamnese bleiben unerkannt.

Im Vergleich zur klinischen Vorsorgeuntersuchung werden durch ein generelles Screening deutlich bessere Behandlungsergebnisse erreicht:

- 100% anatomische Ausheilung bis zum Aufstehalter
- Nekroserate 0%
- keine operative Therapie nötig

Unter diesem Aspekt verglichen Tschauner u. Mitarb. (1991) zwei Geburtenjahrgänge miteinander: 1982 wurden Kinder aus dem sogenannten „Risikopool" sonographisch untersucht, 1987 war bereits ein regionales generelles sonographisches Neugeborenen-Screening etabliert. Bei der Gegenüberstellung der beiden Kollektive wurden Parameter wie Behandlungsbeginn, Behandlungsende, CE-Winkel im Röntgenbild und Hüftkopfnekroserate untersucht und verglichen. Aufgrund des generellen sonographischen Neugeborenen-Screenings konnte zu 100% eine anatomische Ausheilung erreicht werden, das Alter zu Behandlungsbeginn wurde halbiert, bis zum Aufstehalter trat fast 100%ige Ausheilung ein, die Nekroserate lag bei 0%, und in keinem Fall war eine operative Therapie erforderlich.

25% der diagnostizierten Hüftreifungsstörungen wären durch ein selektives Screening übersehen worden

In der eigenen Studie hatten bei der Analyse der Patienten mit sonographisch nachgewiesener Hüftreifungsstörung 75% der Neugeborenen entweder einen Risikofaktor und/oder einen pathologischen klinischen Befund. 25% der kleinen Patienten wiesen weder einen Risikofaktor noch einen auffälligen klinischen Befund auf. Somit wäre bei diesen Kindern die Hüftreifungsstörung mit einem selektiven hüftsonographischen Screening zum Neugeborenenzeitpunkt nicht diagnostiziert und keine Therapie eingeleitet worden. Dies unterstreicht die Forderung nach einem generellen sonographischen Hüftscreening. Durch die frühzeitige Diagnosestellung (durchschnittlich am 3. Lebenstag) mit sofort einsetzender Therapie konnte bei allen pathologischen Hüftgelenken innerhalb von maximal 14 Wochen eine anatomische Ausheilung erreicht werden.

Alle pathologischen Hüften waren nach maximal 14 Wochen Therapie anatomisch ausgeheilt

Aufgrund der seit Jahren in vielen (hauptsächlich deutschsprachigen) Studien nachweisbaren massiven Verbesserung der Ausheilungsergebnisse durch eine Frühestdiagnose mit entsprechender sonographiegesteuerter Therapie erscheint die hauptsächlich in der angloamerikanischen Literatur noch heute geübte Kritik an einem generellen hüftsonographischen Screening unverständlich (Tschauner 1993; Graf 1998). In diesen Ländern wird in der Regel sonographisch nur zwischen stabilen und instabilen Hüftgelenken differenziert, Reifungsstörungen bei einem stabilen Hüftgelenk werden nicht unbedingt als therapiepflichtig angesehen.

Hüftsonographisches Neugeborenen-Screening versus U 3-Screening

Mit einem Neugeborenen-Screening gelingt eine anatomische Ausheilung in kürzester Therapiezeit, 75% der anfangs pathologischen Hüftgelenke waren bereits zum Zeitpunkt der U 3 anatomisch ausgeheilt

Eindeutiger Vorteil des hüftsonographischen Neugeborenen-Screenings sind die ausgezeichneten Therapieergebnisse mit extrem hoher anatomischer Ausheilungsrate in kürzester Therapiezeit. So waren in der eigenen Studie 75% der anfangs diagnostizierten reifungsgestörten Hüftgelenke bereits in der 6. bis 7. Lebenswoche physiologisch entwickelt, zu dem Zeitpunkt, bei dem die Therapie im Rahmen eines U 3-Screenings erst beginnt. In der 14. Lebenswoche wiesen alle primär reifungsgestörten Hüftgelenke einen Hüfttyp I nach Graf auf. Hier läßt sich deutlich der entscheidende Vorteil für das Modell eines Neugeborenen-Screenings ableiten.

Demgegenüber steht die hohe Anzahl von kontrollbedürftigen Typ-IIa-Hüftgelenken im Neugeborenen-Screeningpool. Es ist vorstellbar, daß die

Rate kontrollbedürftiger Hüftgelenke durch das Verschieben zum Zeitpunkt der 4. bis 5. Lebenswoche reduziert werden kann, da man nach der Reifungskurve von Tschauner u. Mitarb. (1994) davon ausgehen muß, daß die Anzahl an Typ-IIa-Hüften zum Zeitpunkt der U3 geringer ist. Zu diesem Problem äußert sich auch das Zentralinstitut für die kassenärztliche Versorgung in der Bundesrepublik Deutschland und die Kassenärztliche Bundesvereinigung in der **Leitlinie für das hüftsonographische Screening** im Rahmen des Programms „Krankheitsfrüherkennung im Kindesalter". Durch die Verschiebung des Zeitpunktes der sonographischen Untersuchung aus der 1. Lebenswoche in die 4. bis 5. Lebenswoche erhofft man eine deutliche Abnahme der Zahl kontroll- und behandlungsbedürftigen Hüftgelenke. Da keine ausreichenden Erfahrungen mit einem U3-Screening vorliegen, muß die Effektivität dieses Screening-Modells evaluiert werden. Hierzu schreiben die Autoren der Leitlinie: „Mehrere Studien sprechen für die diagnostische Effektivität eines hüftsonographischen Screenings im frühen Neugeborenenalter. Da die Wirksamkeit eines hüftsonographischen Screenings zum Zeitpunkt der U3 empirisch noch nicht belegt worden ist, erscheint es dringend erforderlich, die Wirksamkeit der Maßnahme einschließlich ihrer weiteren Folgewirkungen durch eine differenzierte Routinedokumentation und durch die Initiierung einer sorgfältig zu planenden Evaluationsstudie zu überprüfen. Die Sachverständigen erwarten, daß die Kostenträger hierfür entsprechende Ressourcen zur Verfügung stellen."

Hoher Anteil Typ-IIa-Hüften beim Neugeborenen-Screening

Durch ein U3-Screening wird die Rate kontrollbedingter Hüften reduziert

Viel diskutiert und noch nicht abschließend geklärt ist die Frage, welche Hüftgelenke sonographisch kontrolliert werden müssen und ob eine einmalige Untersuchung der Hüftgelenke ausreichend ist, um den dynamischen Entwicklungsprozeß des Hüftgelenkes sicher zu beurteilen (*developmental displacement of the hip*). Bei entsprechender Berücksichtigung der Typologie nach Graf empfehlen Grill und Müller (1997) für Österreich bei Vorliegen eines normalen Hüftgelenkes zum Zeitpunkt der 4. bis 6. Lebenswoche keine weitere Kontrolle, bei grenzwertigem Befund eine klinische und sonographische Kontrolle nach sechs Wochen sowie bei Vorliegen einer Hüftreifungsstörung eine sofortige Therapieeinleitung.

Welche Hüftgelenke müssen sonographisch kontrolliert werden?

Grill und Müller (1997): Normale Hüftgelenke in der 4.–6. Woche müssen nicht kontrolliert werden

Grenzwertige Befunde müssen nach 6 Wochen kontrolliert werden

Graf (1998) weist darauf hin, daß sich eine primär reife Hüfte (Typ I) nur aufgrund einer neuromuskulären Dysbalance, im Rahmen einer septischen Koxitis oder bei primär falscher Klassifikation verschlechtern kann. Dorn (1987) konnte anhand von Nachuntersuchungen von 652 Typ-I-Hüften keine Verschlechterung erkennen. Ein Problem stellt die Typ-IIa-Hüfte dar, da sich 10% dieser Hüften - nach der Literatur - nicht verbessern, sondern sich zur therapiebedürftigen Typ-IIb-Hüfte bzw. in 0,3% der Fälle zum Hüfttyp IIc oder schlechter entwickeln (Grill u. Müller 1997). In einer Studie von Pauer u. Mitarb. (1988) reifte der Hüfttyp IIa plus in 93,3% zwischen dem 4. und 6. Lebensmonat anatomisch aus. In 6,7% der Fälle ergab sich jedoch eine Verschlechterung des Typs IIa plus in der 8. und 12. Lebenswoche mit Übergang in die Hüfttypen IIa minus bis IIIa. Deimel u. Mitarb. (1994) sahen bei 4% der Neugeborenen-Typ-IIa-Hüften eine Verschlechterung zum Typ IIc und D; unter Therapie erfolgte nach durchschnittlich 3,8 Monaten eine anatomische Ausheilung.

Graf (1998): Eine „echte" Typ-I-Hüfte bleibt eine Typ-I-Hüfte

10% der Typ-IIa-Hüften verbessern sich nicht und entwickeln sich zur Typ-IIb- oder in 0,3% zur Typ-IIc-Hüfte

Typ-IIa-Hüften sollten bis zur anatomischen Ausreifung (Typ I) kontrolliert werden

Diese Studien unterstreichen deutlich die Forderung, daß zusätzlich zu den Kindern mit pathologischen Hüften zumindest die Typ-IIa-Hüften nach Graf bis zur anatomischen Ausreifung kontrolliert werden müssen, damit eine eventuelle Befundverschlechterung unmittelbar diagnostiziert und therapiert werden kann. Unter diesem Gesichtspunkt war die ursprüngliche Empfehlung von Graf, Typ-IIa-minus-Gelenke solange zu kontrollieren bis sie den Typ I erreicht haben, „sicherer" als die aktuelle Empfehlung der „Leitlinie" (1996), die auch die Typ-IIa-plus-Gelenke ($\alpha > 56°$) bereits zu den „normalen" Gelenken zählt und daher als nicht mehr kontrollbedürftig klassifiziert.

Das generelle bundesweite U2/U3-Screening ist eine entscheidende Erweiterung des Vorsorgeprogramms

Trotzdem stellt das seit dem 1.1.96 geltende generelle U2/U3-Screening, im Vergleich zu früheren Zeiten mit ausschließlich klinischen Vorsorgeuntersuchungen, einen erheblichen Zugewinn in der Diagnostik von Hüftreifungsstörungen dar. Hierdurch werden auch die klinisch stummen Hüftdysplasien zum Zeitpunkt der U3 sonographisch erfaßt und einer adäquaten Therapie zugeführt. Jedoch wären in unserer Studie bei diesem Vorgehen im Neugeborenenalter 25% der Hüftreifungsstörungen nicht diagnostiziert und somit erst im Alter von ca. 6 Wochen einer entsprechenden Therapie zugeleitet worden. Dies hat unter Umständen eine längere Therapiezeit mit schlechteren Ergebnissen und höheren Kosten zur Folge. Aus diesem Grunde sollte, wenn es möglich ist, als Optimallösung ein generelles hüftsonographisches Neugeborenen-Screening in der 1. Lebenswoche mit entsprechenden Kontrolluntersuchungen durchgeführt werden.

Die Optimallösung aus klinischer Sicht ist ein generelles U2-Screening mit weiteren entsprechenden sonographischen Kontrollen

Fazit

Das generelle sonographische Neugeborenen-Hüftscreening hat sich zur Frühdiagnose von Hüftreifungsstörungen bewährt. In unserer Studie wären durch ein selektives sonographisches Screening 25% der im generellen Screening diagnostizierten Hüftreifungsstörungen nicht erkannt worden. Durch die Einleitung der Therapie zum frühestmöglichen Zeitpunkt führte die Behandlung innerhalb von maximal 14 Wochen in 100% der Fälle zum Erfolg.

1. Das generelle hüftsonographische Neugeborenen-Screening in Verbindung mit der klinischen Untersuchung in der 1. Lebenswoche stellt die beste Methode dar, um Hüftreifungsstörungen frühzeitig zu diagnostizieren und eine entsprechende Frühesttherapie einzuleiten.
2. Durch ein selektives Screening (Risikofaktorenanalyse und klinische Untersuchungskriterien) lassen sich nicht alle Hüftreifungsstörungen diagnostizieren. Nur durch ein generelles klinisches und hüftsonographisches Screening können alle Hüftreifungsstörungen, also auch die klinisch stummen Hüftgelenke, lückenlos erfaßt werden.
3. Die therapiebedürftigen Hüftgelenke müssen unbedingt sofort einer optimalen, sonographiegesteuerten Therapie zugeleitet werden.
4. Kontrollsonographien sind insbesondere beim Hüfttyp IIa unbedingt spätestens nach sechs Wochen zur Beurteilung der weiteren Hüftreifung erforderlich. Bei allen pathologischen Hüften sind regelmäßige Kontrollen während der Therapie notwendig.

Durch ein generelles hüftsonographisches Screening

5. wird die Rate spät erkannter schwerer Hüftreifungsstörungen mit hochgradigen Dezentrierungen reduziert,
6. wird die Therapiezeit verkürzt, während sich gleichzeitig die Ausheilungsergebnisse verbessern,
7. kommen fast ausschließlich mildere Therapieformen ohne stationäre Behandlung zur Anwendung,
8. ist die Behandlungsrate im Vergleich zur „Vorsonographie-Ära" gesunken, teilweise halbiert worden,
9. sind die Behandlungskosten pro Patient im Vergleich zur Vorsonographiezeit gesunken,
10. wird die Rate der Spätdysplasien mit all ihren Folgeerscheinungen erheblich gesenkt,
11. ist die Rate an notwendigen primären und sekundären Operationen drastisch gesunken,
12. werden die therapiebedingten Hüftkopfnekrosen durch den Einsatz schonender Therapieverfahren nahezu nicht mehr beobachtet.

Zur flächendeckenden lückenlosen Erkennung von Hüftreifungsstörungen steht uns mit der standardisierten sonographischen Untersuchungsmethode nach Graf ein effektives Verfahren zur Verfügung, so daß gemäß Rosers Gedanken bei allen Neugeborenen mit einer Hüftreifungsstörung die optimale Therapie so früh wie möglich eingeleitet werden kann.

W. Roser, at the German conference of surgeons in 1878:
„Early treatment of hip joint dislocation is the main prerequisite of successful correction. I believe that many of these cases could be restored to normal if the condition were discovered neonatally and immediately treated with an abduction splint."

Weiterführende Literatur

Arbeitsgemeinschaft für Pädiatrische Stoffwechselstörungen (APS) der Deutschen Gesellschaft für Kinderheilkunde: Richtlinien zur Organisation und Durchführung des Neugeborenen-Screenings auf angeborene Stoffwechselstörungen und Endokrinopathien in Deutschland. Der Frauenarzt 38 (1997) 1180–1184

Aronsson D.D., M.J. Goldberg, T.F. Kling, D.R. Roy: Developmental dysplasia of the hip. Pediatrics 94 (1994) 201–208

Barlow T.G.: Early diagnosis and treatment of congenital dislocation of the hip. J. Bone Jt. Surg. B 44 (1962) 292–301

Becker R., M. Bayer, D. Wessinghage, G. Waertel: Hüftsonographie: Luxus oder Notwendigkeit? Dtsch. Ärztebl. 91-B (1994) 1404–1411

Bennet G.C.: Screening for congenital dislocation of the hip. J. Bone Jt. Surg. B 74 (1992) 643–644

Casser H.R.: Sonographiegesteuerte Behandlung der dysplastischen Säuglingshüfte, Bücherei des Orthopäden, Band 59. Enke, Stuttgart 1992

Castelein R.M., A.J.M. Sauter: Ultrasound screening for congenital dysplasia of the hip in newborns: its value. J. Pediatr. Orthop. 8 (1988) 666–670

Castelein R.M., A.J.M. Sauter, M. de Vlieger, B. de Linge: Natural history of ultrasound hip abnormalities in clinically normal newborns. J. Pediatr. Orthop. 12 (1992) 423-427

Clarke N.M.P., J. Clegg, A.N. Al-Chalabi: Ultrasound screening for hips at risk for CDH: failure to reduce the incidence of late cases. J. Bone Jt. Surg. B 71 (1989) 9-12

Catterall A.: The early diagnosis of congenital dislocation of the hip. J. Bone Jt. Surg. B 76 (1994) 515-516

Deimel D., D. Breuer, H. Alaiyan, H. Mittelmeier: Verlaufsbeobachtung eines hüftsonographischen Screeningprogrammes zur Früherkennung angeborener Hüftreifungsstörungen an der Orthopädischen Universitätsklinik Homburg/Saar im Zeitraum von 1985-1990. Z. Orthop. 132 (1994) 255-259

Dorn U.: Hüftscreening bei Neugeborenen, Klinische und sonographische Ergebnisse. Beilage zur Wien. Klin. Wschr. 993 (1987) 1-22

Dorn U., M. Hartwich: Sonographisches Hüftscreening bei Neugeborenen. Ultraschall Klin. Prax. 2 (1987) 159-164

Exner G.U., S.M. Kern: Spontanverlauf milder Hüftdysplasien vom Kleinkindes- bis ins Erwachsenenalter. Orthopädie 23 (1994) 181-184

Exner G.U., D. Mieth: Sonographisches Hüftdysplasiescreening beim Neugeborenen. Schweiz. med. Wschr. 117 (1987) 1015-1020

Frejka B.: Prävention der angeborenen Hüftgelenksluxation durch das Abduktionspolster. Wien. med. Wschr. 91 (1941) 523

Graf R.: Hüftsonographie beim Neugeborenen. Gynäkol. Prax. 13 (1989) 435-443

Graf R., C. Tschauner: Sonographie der Säuglingshüfte. Radiologe 34 (1994) 30-38

Grill F., D. Müller: Ergebnisse des Hüftultraschallscreenings in Österreich. Orthopäde 26 (1997) 25-32

Harcke H.T.: Screening newborns for developmental dysplasia of the hip: the role of sonography. AJR 162 (1994) 395-397

Hauck W., U.T. Seyfert: Die Ultraschalluntersuchung der Neugeborenenhüfte: Ergebnisse und Konsequenzen. Z. Orthop. 128 (1990) 570-574

Hernandez R.J., R.G. Cornell, R.N. Hensinger: Ultrasound diagnosis of neonatal congenital dislocation of the hip. J. Bone Jt. Surg. B 76 (1994) 539-543

Holen K.J., T. Terjesen, A. Tegnander, T. Bredland, O.D. Saether, S.H. Eik-Nes: Ultrasound screening for hip dysplasia in newborns. J. Pediatr. Orthop. 14 (1994) 667-673

Jones D.A., N. Powell: Ultrasound and neonatal hip screening. J. Bone Jt. Surg. B 72 (1990) 457-459

Katthagen B.D., H. Mittelmeier, D. Becker: Häufigkeit und stationärer Behandlungsbeginn kindlicher Hüftgelenksluxationen in der Bundesrepublik Deutschland. Z. Orthop. 126 (1988) 475-483

Klapsch W., C. Tschauner, R. Graf: Führt die Vorverlegung des Diagnosezeitpunktes der Hüftdysplasie zu merkbar besseren Behandlungsergebnissen? Vergleichsstudie aus den Jahren 1986 bis 1988. Orthop. Prax. 26 (1990) 401-405

Klapsch W., C. Tschauner, R. Graf: Kostendämpfung durch die generelle sonographische Hüftvorsorgeuntersuchung. Mschr. Kinderheilk. 139 (1991) 141-143

Klapsch W., C. Tschauner, R. Graf: Sonographisches Neugeborenenscreening. Analyse der Jahre 1986-1988 mit dem Zeitraum 1977-1979. Z. Orthop. 130 (1992) 512-514

Mellerowicz H., A. Kefenbaum, K. Haenselt-Beilfuss, C. Schulz, S. Mauz, T. Meyer, A. Johanngieseker, S. Radmer, T. Pomsel: Wertigkeit ambulanter Hüftsonographie im 1. Lebensjahr. Berl. Ärztebl. 103 (1990) 996-1002

Oberthaler W., W. Heinzle, E. Cziudaj: Ist die Hüftsonographie als Screening zur Früherkennung von Hüftdysplasien im peripheren Krankenhaus durchführbar? In: Frank W., R. Eyb (Hrsg.): Die Sonographie in der Orthopädie. Springer, Wien 1988 (S. 111-115)

Ortolani M .: Un segno poco noto es sua importanza per la diagnosi precoce de prelussazione congenita dell'anca. Pediatri 45 (1937) 129-134

Palmen K.: Prevention of congenital dislocation of the hip. Acta orthop. Scan. 208 (1984) 13-107

Pauer M., K. Rossak, J. Meilchen: Hüftscreening der Neugeborenen. Z. Orthop. 126 (1988) 260-265

Putti V.: Diagnosi precoce de trattamento della lussazione congenita dell'anca. Chir. Organi. mov. 13 (1927) 529-536

Riebel T., R. Nasie, M. Käding, L. Eckart: Befundverschlechterung bei der Verlaufsbeobachtung von Hüftgelenken aus einem neonatalen Screening. Mschr. Kinderheilk. 138 (1990) 664-669

Riebel T., N. Herzig, N. Nasir: Neonatales Hüft-Screening. Mschr. Kinderheilk. 143 (1995) 268-273

Riebel T., N. Herzig, N. Nasir: Prognostische Wertigkeit klinischer, anamnestischer und sonographischer Risikofaktoren im Hinblick auf den Verlauf primär physiologischer Hüften (Typ 1 und 2a). Mschr. Kinderheilk. 143 (1995) 358-364

Rosen S. von : Early diagnosis and treatment of congenital dislocation of the hip joint. Acta orthop. scand. 26 (1956) 57 136-140

Schilt M., R. Joller: Die sonographische Diagnose der angeborenen Hüftdysplasie und -luxation. Schweiz. Ärzteztg 77 (1996) 701-705

Schuler P., E. Veltes, P. Griss: Ist die Hüftsonographie als Screeninguntersuchung sinnvoll? RöFo 148 (1988) 319-321

Sellier T., B. Mutschler: Erfahrungen und Ergebnisse mit dem sonographischen Hüftscreening von 4555 Neugeborenen. In: Frank W., R. Eyb (Hrsg.): Die Sonographie in der Orthopädie. Springer, Wien 1988. (S. 103-110)

Stein V., H. Merck, H. Weickert: Neugeborenen Hüftscreening mit Hilfe der Sonographie. Beitr. Orthop. Traumatol. 35 (1988) 137-143

Tönnis D.: Frühdiagnose der angeborenen Hüftluxation durch Ultraschalluntersuchung. Dtsch. med. Wschr. 110 (1985) 881-882

Tönnis D., K. Storch, H. Ulbrich: Results of newborn screening for CDH with and without sonography and correlation of risk factors. J. Pediatr. Orthop. 10 (1990) 145-152

Tschauner C., W. Klapsch, R. Graf: Das sonographische Neugeborenenscreening des Hüftgelenkes - Luxus oder Notwendigkeit? Mschr. Kinderheilk. 138 (1990) 429-433

Tschauner C., W. Klapsch, R. Graf: Wandel der Behandlungsstrategien und Behandlungsergebnisse im Zeitalter des sonographischen Neugeborenenscreenings. Orthop. Prax. 26 (1990) 693-698

Tschauner C., W. Klapsch, R. Graf: Ermöglicht das sonographische Neugeborenenscreening merkbar bessere Behandlungsergebnisse? Vergleich der Jahre 1982 und 1987. Orthop. Prax. 27 (1991) 351-352

Tschauner C., W. Klapsch, R. Graf: Einfluss der sonographischen Neugeborenenhüftvorsorge auf die Hüftkopfnekroserate und die Rate an operativen Interventionen. Orthopäde 22 (1993) 268-276

Walter R.S., J.S. Donaldson, C.L. Davis, A. Shkolnik, H.J. Binns, N.C. Carroll, R.T. Brouillette: Ultrasound screening of high-risk infants. AJDC 146 (1992) 230-234

Zabransky S.: Datenerhebung der Deutschen Gesellschaft für das Neugeborenenscreening auf endokrine und metabole Störungen für das Jahr 1996. Screening Journal (1997) 6-13

Zentralinstitut für die kassenärztliche Versorgung in der Bundesrepublik Deutschland, Kassenärztliche Vereinigung: Leitlinie für das hüftsonographische Screening im Rahmen des Programms „Krankheitsfrüherkennung im Kindesalter". Dtsch. Ärztebl. 93 (1996) B-49-52

7 Korrelation von anamnestischen Risikofaktoren und sonographischem Hüfttyp

O. Rühmann, D. Lazović, W. Konermann

Abhängigkeit der Hüftreifungsstörung von anamnestischen Risikofaktoren: familiäre Belastung, Geburt aus Beckenendlage, per Sectio, Früh-, Spätgeburt, Zwillinge

Die Sonographie des Säuglingshüftgelenkes nach Graf (1986a,b,c) ist eine etablierte Methode zur Früherkennung von Hüftreifungsstörungen und seit dem 1. Januar 1996 in der Bundesrepublik Deutschland in das Screeningprogramm der Krankenkassen bei der U3 integriert. Die seit langem diskutierte Abhängigkeit der Hüftreifungsstörung von diversen anamnestischen und klinischen Risikofaktoren hat unter anderem dazu geführt, daß manche Autoren, vornehmlich aus dem angloamerikanischen Raum, die sonographische Untersuchung der Neugeborenenhüftgelenke vom Vorhandensein solcher Risikofaktoren abhängig machen und ein generelles Screening für nicht erforderlich halten (Clarke u. Mitarb. 1989; Jones 1989; Jones u. Mitarb. 1990). Die im Hüftgelenk-Screening an zwei Universitätskliniken gewonnenen Daten einer großen Anzahl Neugeborener ermöglichen die Überprüfung der Korrelation von Hüftreifungsstörung und den anamnestischen Risikofaktoren: familiäre Belastung, Geburt aus Beckenend- oder Steißlage bzw. per Sectio, Früh- oder Spätgeburt und Zwillingsgravidität.

Familiäre Belastung: 12,5 bis 30% bei Hüftreifungsstörung

Beckenend-/Steißlage: 6,1 bis 50% bei Hüftreifungsstörung

Bezüglich der Heredität wurden zum Anteil familiär vorbelasteter Neugeborener, die eine Hüftreifungsstörung aufweisen, Werte zwischen 12,5% (Jaros 1959) und 30% (Vogel 1905) angegeben. Durch klinische Studien (Storck 1940; Record u. Edwards 1958; Carter u. Wilkinson 1964; Torklus 1967; Fettweis 1973; Dunn 1976) wurde die intrauterine Beckenend- bzw. Steißlage schon frühzeitig als dominanter Risikofaktor für die Ausbildung einer Hüftreifungsstörung erkannt. Sonographische Untersuchungen (Borchert u. Mitarb. 1987; Exner u. Mieth 1987; Langer 1987; Pauer u. Mitarb. 1988; Stein u. Mitarb. 1988; Jones 1989; Dorn 1990; Jones u. Mitarb. 1990; Psenner u. Mitarb. 1990; Tönnis u. Mitarb. 1990; Fettweis 1992; Holen u. Mitarb. 1994, 1996; Weitzel u. Mitarb. 1994) konnten diesen Zusammenhang bestätigen. Der Pathomechanismus liegt im erhöhten Druck, der durch diese besondere Lage auf die Gelenkpfanne ausgeübt wird (extreme Beugestellung, Außenrotation und Adduktion bei reinen Steißlagen führen mechanisch dazu, daß der Femurkopf gegen den hinteren oberen Pfannenrand gedrückt wird). Der durchschnittliche Anteil von Geburten aus Beckenend- und Steißlagen beträgt 2 bis 4% (Tönnis 1984). Für Kinder mit Hüftluxation und Anomalien der Poleinstellung bei Geburt schwanken die Angaben zwischen 12,3% (Torklus 1967) und 50% (Dunn 1976). In sonographischen Untersuchungen wurden bei Kindern in Beckenend- und Steißlage für auffällige Hüftgelenke Anteile zwischen 6,1 und 30% ermittelt (Dorn 1987; Luterkort u. Mitarb.

1986; Schuler 1988; Schwaberger u. Mitarb. 1988; Dorn 1990; Merk 1992; Holen u. Mitarb. 1996).

Roth (1961) formulierte, daß 21% aller Zwillinge aus einer Beckenendlage geboren werden, und von Morgan u. Kane (1964) wurde ermittelt, daß 5,8% aller Geburten aus Beckenendlage Zwillingsgeburten sind. Aus der engen Beziehung von Zwillingen zur Beckenendlage und der intrauterinen Enge wurde indirekt abgeleitet, daß Mehrlinge vermehrt pathologische Hüftgelenkbefunde aufweisen.

Zwillinge: 21% werden aus Beckenendlage geboren, intrauterine Enge

Nach Aussage einiger Autoren handelt es sich bei Frühgeburten nicht um eine eindeutige Risikogruppe (Dorn 1990; Langer 1987; Pauer u. Mitarb. 1988; Pfeil u. Mitarb. 1988), weil zwar eine höhere Rate an unreifen Hüftgelenken, jedoch keine erhöhte sonographische Pathologie gefunden wurde. Vielmehr wird ein negativer Einfluß auf die Hüftentwicklung in den letzten Schwangerschaftswochen durch mechanische und hormonelle Veränderungen diskutiert. Dunn (1976) kommt nach seinen Untersuchungen bezüglich der mechanischen Ursachen zu dem Schluß, daß insbesondere der relative Fruchtwassermangel und eine zunehmende Enge den Druck auf den Fetus erhöhen. So zeigten sechs von elf Kindern bei vorzeitigem Blasensprung eine Hüftluxation.

Frühgeburt: erhöhte Rate physiologisch unreifer Typ-IIa-Gelenke

Spätgeburt: negativer Einfluß durch hormonelle und mechanische Veränderungen

Geburten per Sectio gelten als Risikofaktor, weil ein Teil der Sectiones wegen einer bestehenden Beckenend- oder Steißlage durchgeführt werden und sich somit eine erwartete erhöhte Dysplasierate bei Geburt per Sectio indirekt ableiten läßt.

Sectio: Beziehung zur Beckenendlage

Methodik

Von Juli 1987 bis Oktober 1994 bzw. von Juli 1993 bis Dezember 1995 wurde an der Medizinischen Hochschule Hannover und der Universitätsklinik Mannheim bei insgesamt 6617 Neugeborenen eine Hüftgelenksonographie (Screening) durchgeführt.

Ultraschall-Screening an zwei Universitätskliniken, Methode nach Graf

Es handelte sich um 3253 (49,2%) weibliche und 3364 (50,8%) männliche Säuglinge. 94,6% der Untersuchungen erfolgten innerhalb der ersten 5 Lebenstage mit einer Spannbreite vom Tag der Geburt bis zum 19. Lebenstag.

6617 Neugeborene, 3253 weiblich, 3364 männlich

Die Sonographie und Beurteilung mit Einteilung der Hüfttypen erfolgte in der von Graf (1986 a, b, c) angegebenen Technik. In Hannover kam bis Februar 1991 ein 5-MHz-Linearschallkopf und danach, wie auch bei allen Untersuchungen in Mannheim, ein 7,5-MHz-Linearschallkopf zur Anwendung.

Retrospektiv wurden die im genannten Zeitraum durchgeführten Untersuchungen anhand der vorliegenden Dokumentationsbögen mit den Daten des Neugeborenen, der Anamnese, dem klinischen und sonographischen Untersuchungsbefund sowie der ggf. eingeleiteten Therapieform und dem vorgeschlagenen Prozedere ausgewertet. Die statistische Aussagekraft der Ergebnisse wurde durch Anwendung des Chi-Quadrat-Tests mit einer Irrtumswahrscheinlichkeit von $p = 0{,}05$ überprüft.

Retrospektive Analyse

Statistik: Chi-Quadrat-Test

Vom Hüfttyp IIc bis III nach Graf wurde in beiden Kliniken eine Abspreizbehandlung eingeleitet. In Hannover wurden vor allem in der Anfangsphase

Abspreizbehandlung: Hüfttyp IIc bis zum Typ III

zum Teil auch Hüfttypen IIa mit einem α-Winkel <55° behandelt, z.B. bei klinischer Instabilität und dem Vorliegen von Risikofaktoren. Die Behandlung erfolgte in Hannover mit der „Optimal"-Spreizschale (nach Mittelmeier und Hildebrandt), in Mannheim mit der Tübinger Hüftbeugeschiene oder der „Aktiv"-Spreizhose (nach Becker und Mittelmeier). Von den Hüfttypen her überlappend (Typ IIc instabil, D, IIIa/b, IV nach Graf) wurden in Hannover andere Therapieformen gewählt. Dabei kamen insbesondere die stationäre Behandlung mit Pavlik-Bandage und begleitender krankengymnastischer Übungsbehandlung auf entwicklungsphysiologischer Basis und Extensionsbehandlungen zur Anwendung.

Andere Therapieformen: überlappend (Typ IIc instabil, D, IIIa/b, IV)

Ergebnisse

Gesamtverteilung der Hüfttypen

424 Kinder (6,4%) mit kontroll- bzw. therapiebedürftigen Hüften: Typ IIa (α < 55°) und schlechter

Bei den untersuchten 6617 Neugeborenen fielen unter die nicht engmaschig (zwei Wochen) kontroll- bzw. therapiebedürftigen Hüfttypen Ia, Ib und IIa ($\alpha \geq 55°$) 6388 rechte (96,5%) und 6305 linke Hüftgelenke (95,3%). Die Hüfttypen IIa ($\alpha < 55°$) bis IV fanden sich rechts 229mal (3,5%) und links 312mal (4,7%).

Gesamtverteilung:
n = 13 234 Hüften
Ia 1369 (10,4%)
Ib 7823 (59,1%)
IIa ($\alpha \geq 55°$) 3501 (26,5%)
IIa ($\alpha < 55°$) 324 (2,5%)
IIc 132 (1,0%)
D 59 (0,5%)
IIIa 20 (0,2%)
IIIb 4 (<0,1%)
IV 2 (<0,1%)

Verteilung der Neugeborenen mit Typ IIa ($\alpha \geq 55°$) bis Typ IV, Therapieeinleitung

Die Zahl der Kinder, die einen Hüfttyp IIa (α<55°) und schlechter aufwiesen betrug insgesamt 436 (6,6% der Gesamtzahl). Dabei handelte es sich um 113 (1,7%) männliche und 323 (4,9%) weibliche Säuglinge. Die Gesamtzahl therapiebedürftiger Kinder betrug 220 (3,3%), davon 52 (23,6%) Jungen und 168 (76,4%) Mädchen. 217 von 13 234 (1,64%) einzelnen Hüftgelenken zeigten die therapiebedürftigen Hüfttypen IIc bis IV.

Statistisch besteht für den Seitenvergleich ein signifikantes ($p < 0{,}001$) Überwiegen der linken Seite für die Häufigkeit der Hüfttypen IIa ($\alpha < 55°$) bis IV. Gleiches gilt im Vergleich der Geschlechter zueinander für die weiblichen Neugeborenen ($p < 0{,}001$).

Hüftverteilung in Abhängigkeit von anamnestischen Risikofaktoren

Bezüglich der anamnestischen Risikofaktoren ergab sich folgende Verteilung: familiäre Belastung 502 (7,6% der Gesamtzahl), Beckenend-/Steißlage 295 (4,5%), Zwillinge 120 (1,8%), Frühgeburt 338 (5,1%), Spätgeburt 285 (4,3%), Sectio 854 (12,9%).

Familiäre Belastung: signifikant häufiger Hüfttypen IIa (α < 55°)–IV

Familiäre Belastung. Bei den 502 Kindern mit familiärer Belastung fand sich insgesamt 54mal (10,8%) ein engmaschig kontroll- bzw. therapiebedürftiger

Tabelle 7.1. Verteilung der einzelnen Hüfttypen (rechts/links) in der Gesamtgruppe sowie bei männlichen und weiblichen Neugeborenen

Hüfttyp	Gesamtgruppe, n=6617		männlich, n=3364		weiblich, n=3253	
	rechts	links	rechts	links	rechts	links
Ia	724 (10,9%)	645 (9,8%)	448 (13,3%)	407 (12,1%)	276 (8,5%)	238 (7,3%)
Ib	3931 (59,4%)	3892 (58,8%)	2145 (63,8%)	2147 (63,8%)	1786 (54,9%)	1745 (53,6%)
IIa (≥55°)	1733 (26,2%)	1768 (26,7%)	714 (21,2%)	730 (21,7%)	1019 (31,3%)	1038 (31,9%)
Ia–IIa (≥55°)	6388 (96,5%)	6305 (95,3%)	3307 (98,3%)	3284 (97,6%)	3081 (94,7%)	3021 (92,9%)
	gesamt: 6181 (93,4%)					
IIa (<55°)	143 (2,2%)	181 (2,7%)	37 (1,1%)	46 (1,4%)	106 (3,3%)	135 (4,2%)
IIc	55 (0,8%)	77 (1,2%)	10 (0,3%)	20 (0,6%)	45 (1,4%)	57 (1,8%)
D	20 (0,3%)	39 (0,6%)	7 (0,2%)	10 (0,3%)	13 (0,4%)	29 (0,9%)
IIIa	9 (0,1%)	11 (0,2%)	3 (0,1%)	3 (0,1%)	6 (0,2%)	8 (0,3%)
IIIb	1 (<0,1%)	3 (<0,1%)	0 (0,0%)	1 (<0,1%)	1 (<0,1%)	2 (<0,1%)
IV	1 (<0,1%)	1 (<0,1%)	0 (0,0%)	0 (0,0%)	1 (<0,1%)	1 (<0,1%)
IIa (<55°)–IV	229 (3,5%)	312 (4,7%)	57 (1,7%)	80 (2,4%)	172 (5,3%)	232 (7,1%)
	gesamt: 436 (6,6%)		gesamt: 113 (3,4%)		gesamt: 323 (9,9%)	
Therapie	gesamt: 220 (3,3%)		gesamt: 52 (0,8%)		gesamt: 168 (2,5%)	
Statistik	linke Hüftgelenke zeigen signifikant häufiger		weibliche Neugeborene zeigen signifikant häufiger			
	Hüfttyp IIa ($\alpha < 55°$) bis IV	($p < 0{,}001$)	Hüfttyp IIa ($\alpha < 55°$) bis IV		($p < 0{,}001$)	
	Hüfttyp IIc bis IV	($p < 0{,}01$)	Hüfttyp IIc bis IV		($p < 0{,}001$)	
	und bedürfen signifikant häufiger einer Therapie	($p < 0{,}001$)	und bedürfen signifikant häufiger einer Therapie		($p < 0{,}001$)	

Tabelle 7.2. Verteilung der einzelnen Hüfttypen (rechts/links) in der Gesamtgruppe sowie bei männlichen und weiblichen Neugeborenen

Hüfttyp	keine familiäre Belastung	familiäre Belastung
gesamt	6115 (92,4%)	502 (7,6%)
Ia–IIa (≥55°)	5733 (93,8%)	448 (89,2%)
IIa (<55°)–IV	382 (6,2%)	54 (10,8%)
IIc–IV	138 (2,3%)	30 (6,0%)
Therapie	184 (3,0%)	36 (7,2%)
Statistik	familiär belastete Neugeborene zeigen signifikant häufiger	
	Typ IIa (<55°)–IV	($p < 0{,}001$)
	Typ IIc–IV	($p < 0{,}001$)
	und bedürfen signifikant häufiger einer Therapie	($p < 0{,}001$)

Hüfttyp IIa ($\alpha < 55°$) bis IV, 30mal (6,0%) ein Hüfttyp IIc bis IV. Bei 36 Kindern (7,2%) war eine Abspreizbehandlung indiziert.

Neugeborene mit familiärer Belastung zeigten signifikant häufiger ($p < 0{,}001$) engmaschig kontroll- bzw. therapiebedürftige Hüfttypen mit entsprechender Therapieeinleitung.

Beckenend-/Steißlage: signifikant häufiger Hüfttypen IIa ($\alpha < 55°$)–IV

Beckenend- oder Steißlage. Von den 295 Säuglingen mit Geburt aus Beckenend- oder Steißlage zeigten 41 Säuglinge (13,9%) einen Hüfttyp IIa ($\alpha < 55°$) bis IV, 20 (6,8%) einen Hüfttyp IIc bis IV, in 23 Fällen (7,8%) wurde eine Therapie eingeleitet. Bei den 6322 Neugeborenen, die aus einer Hinterhauptslage heraus geboren wurden, fanden sich im Vergleich dazu in weniger als der Hälfte der Fälle die Hüfttypen IIa ($\alpha < 55°$) bis IV (6,2%) und IIc bis IV (2,3%); 197 (3,1%) Kinder waren therapiebedürftig.

Statistisch läßt sich eine signifikante Erhöhung der Anzahl engmaschig kontroll- bzw. therapiebedürftiger Hüfttypen bei Beckenend- und Steißlage feststellen ($p < 0{,}001$).

Zwillinge: nicht signifikant häufiger Hüfttypen IIa ($\alpha < 55°$)–IV

Zwillinge. Von den 120 Zwillingskindern der Gesamtgruppe waren 2 (1,7%) therapiebedürftig, 3mal (2,5%) zeigten sich Hüfttypen IIa ($\alpha < 55°$) bis IV und 2mal (1,7%) ein Typ IIc bis IV.

Bei Zwillingsgeburten läßt sich statistisch keine signifikante Zunahme der Hüfttypen IIa ($\alpha < 55°$) bis IV ($p > 0{,}05$) nachweisen.

Früh-/Spätgeburten: nicht signifikant häufiger Hüfttypen IIa ($\alpha < 55°$)–IV

Früh- und Spätgeburten. Insgesamt wurden 338 Kinder (5,1%) vor der 38. Schwangerschaftswoche geboren. Ein Hüfttyp IIa ($\alpha < 55°$) bis IV fand sich bei 16 (4,7%), ein Typ IIc bis IV bei 7 (2,1%) Kindern. Die Einleitung einer Therapie erfolgte bei 10 (3,0%) der vor der 38. Schwangerschaftswoche geborenen Kinder.

Bei 285 Kindern (4,3%) der Gesamtgruppe erfolgte die Geburt nach der 41. Schwangerschaftswoche. Davon wurde bei 9 Kindern (3,2%) eine Ab-

Tabelle 7.3. Verteilung unauffälliger und therapie- bzw. kontrollbedürftiger Hüfttypen sowie eingeleitete Therapie bei Geburt aus Beckenend- oder Steißlage bzw. Hinterhauptslage

Hüfttyp	Hinterhauptslage	Beckenend- oder Steißlage
gesamt	6322 (95,5%)	295 (4,5%)
Ia–IIa (≥55°)	5927 (93,8%)	254 (86,1%)
IIa (<55°)–IV	395 (6,2%)	41 (13,9%)
IIc–IV	148 (2,3%)	20 (6,8%)
Therapie	197 (3,1%)	23 (7,8%)
Statistik	Geburten aus Beckenend- oder Steißlage zeigen signifikant häufiger	
	Typ IIa (<55°)–IV	($p < 0{,}001$)
	Typ IIc–IV	($p < 0{,}001$)
	und bedürfen signifikant häufiger einer Therapie	($p < 0{,}001$)

Tabelle 7.4. Verteilung unauffälliger und therapie- bzw. kontrollbedürftiger Hüfttypen sowie eingeleitete Therapie bei Zwillingen und Einlingen

Hüfttyp	Einling	Zwilling
gesamt	6497 (98,2%)	120 (1,8%)
Ia–IIa (≥55°)	6064 (93,3%)	117 (97,5%)
IIa (<55°)–IV	433 (6,7%)	3 (2,5%)
IIc–IV	166 (2,6%)	2 (1,7%)
Therapie	218 (3,4%)	2 (1,7%)
Statistik	Zwillinge zeigen *nicht* signifikant häufiger	
	Typ IIa (<55°)–IV	($p>0{,}05$)
	Typ IIc–IV	($p>0{,}1$)
	und bedürfen *nicht* signifikant häufiger einer Therapie	($p>0{,}1$)

Tabelle 7.5. Verteilung unauffälliger und therapie- bzw. kontrollbedürftiger Hüfttypen sowie eingeleitete Therapie bei Geburt vor und ab der 38. Schwangerschaftswoche (SSW)

Hüfttyp	Geburt ab 38. SSW	Geburt vor 38. SSW
gesamt	6279 (94,9%)	338 (5,1%)
Ia–IIa (≥55°)	5859 (93,3%)	322 (95,3%)
IIa (<55°)–IV	420 (6,7%)	16 (4,7%)
IIc–IV	161 (2,6%)	7 (2,1%)
Therapie	210 (3,4%)	10 (3,0%)
Statistik	Frühgeborene zeigen *nicht* signifikant häufiger	
	Typ IIa (<55°)–IV	($p>0{,}1$)
	Typ IIc–IV	($p>0{,}1$)
	und bedürfen *nicht* signifikant häufiger einer Therapie	($p>0{,}1$)

Tabelle 7.6. Verteilung unauffälliger und therapie- bzw. kontrollbedürftiger Hüfttypen sowie eingeleitete Therapie bei Geburten nach und bis zu der 41. Schwangerschaftswoche (SSW)

Hüfttyp	Geburt bis 41. SSW	Geburt nach 41. SSW
gesamt	6332 (95,7%)	285 (4,3%)
Ia-IIa (≥55°)	5931 (93,7%)	270 (94,7%)
IIa (<55°)–IV	401 (6,3%)	15 (5,3%)
IIc–IV	163 (2,6%)	5 (1,8%)
Therapie	211 (3,3%)	9 (3,2%)
Statistik	Spätgeborene zeigen *nicht* signifikant häufiger	
	Typ IIa (<55°)–IV	($p>0{,}1$)
	Typ IIc–IV	($p>0{,}1$)
	und bedürfen *nicht* signifikant häufiger einer Therapie	($p>0{,}1$)

Tabelle 7.7. Verteilung unauffälliger und therapie- bzw. kontrollbedürftiger Hüfttypen sowie eingeleitete Therapie bei Geburt per Sectio (gesamt, mit oder ohne gleichzeitiger Beckenendlage) und Spontangeburt

Hüfttyp	Spontangeburt	Sectio-Geburt *insgesamt*	Sectio-Geburt *ohne* Beckenendlage	Sectio-Geburt *plus* Beckenendlage
gesamt	5763 (87,1%)	854 (12,9%)	685 (80,2%)	169 (19,8%)
Ia–IIa (≥55°)	5402 (93,7%)	779 (91,2%)	639 (93,3%)	140 (82,9%)
IIa (<55°)–IV	361 (6,3%)	75 (8,8%)	46 (6,7%)	29 (17,2%)
IIc–IV	133 (2,3%)	35 (4,1%)	20 (2,9%)	15 (8,9%)
Therapie	181 (3,1%)	39 (4,6%)	21 (3,1%)	18 (10,7%)

Statistik	per Sectio Geborene *insgesamt* zeigen signifikant häufiger		per Sectio Geborene *ohne Beckenendlage* zeigen *nicht* signifikant häufiger	
	Typ IIa (<55°)–IV	(p<0,001)	Typ IIa (<55°)–IV	(p>0,1)
	Typ IIc–IV	(p<0,001)	Typ IIc–IV	(p>0,1)
	und bedürfen signifikant häufiger einer Therapie	(p<0,05)	und bedürfen *nicht* signifikant häufiger einer Therapie	(p>0,1)

spreizbehandlung eingeleitet. 15 (5,3%) respektive 5 (1,8%) Kinder wiesen die Hüfttypen IIa ($\alpha < 55°$) bis IV bzw. IIc bis IV auf.

In der statistischen Berechnung läßt sich weder bei Frühgeburten noch bei Spätgeburten eine signifikant höhere Häufigkeit engmaschig kontroll- bzw. therapiebedürftiger Hüftgelenke feststellen (jeweils $p > 0,1$).

Sectio: signifikant häufiger Hüfttyp IIa ($\alpha < 55°$)–IV, entscheidend beeinflußt durch den Anteil an Sectiones bei Beckenendlage

Sectio caesarea. Bei den insgesamt 854 (12,9%) per Sectio geborenen Säuglingen kam es zu folgenden Ergebnissen: 75mal (8,8%) Hüfttyp IIa ($\alpha < 55°$) bis IV, 35mal (4,1%) Typ IIc bis IV, 39mal (4,6%) Therapieeinleitung. Diese Werte liegen statistisch signifikant ($p < 0,01$) höher als bei Spontangeburten. Es ist allerdings zu berücksichtigen, daß 169 (19,8%) der Sectiones bei oder wegen bestehender Beckenend- oder Steißlage erfolgten. Für die isoliert betrachtete Gruppe der 685 (80,2%) Sectiones ohne diese Risikolage läßt sich kein signifikant ($p > 0,01$) häufigeres Auftreten der Hüfttypen IIa ($\alpha < 55°$) bis IV (46 oder 6,7%) und IIc bis IV (20 oder 2,9%) nachweisen. Der Anteil der Neugeborenen aus Beckenendlage bei Sectio an der Gesamtzahl therapierter Kinder beträgt 18 (8,2%).

Interpretation

Hüftreifungsstörung häufigste Fehlbildung des muskuloskeletalen Systems

Mit einer Inzidenz von bis zu 7,7% (Stöver u. Mitarb. 1993) gehört die Hüftreifungsstörung zu den häufigsten Fehlbildungen des muskuloskeletalen Systems. Mit der Einführung der Sonographie der Säuglingshüfte wurde es erstmals möglich, die pathologischen Veränderungen der Hüftreifungsstörung von Neugeborenen nicht invasiv oder strahlenbelastend darzustellen (Graf 1993). Die seit langem geforderte Frühestbehandlung (Roser 1864; Hilgenreiner 1925; Ortolani 1937; v. Rosen 1956) kann somit bei allen erforderlichen Fällen durchgeführt werden. Inwieweit die sonographische Untersuchung der Hüftgelenke bei Neugeborenen als generelle Screeninguntersuchung sinnvoll ist, oder ob die Hüftsonographie vielmehr nur bei Vorliegen von Risikofaktoren durchgeführt werden sollte, wird im weiteren anhand der von uns erhobenen Daten im Vergleich mit der Literatur diskutiert.

Häufigkeit der Hüftreifungsstörung

Die Inzidenz für dysplastische und luxierte Säuglingshüften liegt in Mitteleuropa bei 0,9 bis 7,7% (v. Rosen 1962; Hiertonn u. James 1968; Batory 1982; Mau u. Michaelis 1983; Gekeler 1988; Katthagen u. Mitarb. 1986; Jones 1989; Tönnis u. Mitarb. 1990; Rosendahl u. Mitarb. 1992; Ulveczki 1992; Stöver u. Mitarb. 1993; Curro u. Mitarb. 1994).

Inzidenz der Hüftreifungsstörung in Mitteleuropa: 0,9–7%

Von den insgesamt 6617 Neugeborenen der hier untersuchten Gesamtgruppe wurden 436 Kinder als engmaschig kontroll- bzw. behandlungsbedürftig eingestuft, entsprechend einer Inzidenz von 6,6%. Dieser im oberen Bereich der Durchschnittswerte der Literaturangaben liegende Wert wird durch den Anteil an IIa-Hüften mit einem α-Winkel von weniger als 55° beeinflußt. Die Anzahl der therapierten Kinder, also vornehmlich der Hüfttypen mit α-Werten unterhalb des *critical range* von 50° (Typ IIc bis IV), lag mit 220 (3,3%) deutlicher tiefer.

Verteilung reifungsgestörter Hüftgelenke

Der Literatur nach liegt bei den Kindern mit pathologischem Hüftgelenkbefund die Geschlechtsverteilung mit 2,4 bis 9,2:1 auf der Seite des weiblichen Geschlechts (Tönnis 1984). Innerhalb unserer Gesamtgruppe liegt das Verhältnis bei 323 weiblichen und 113 männlichen Patienten mit 2,86:1 im unteren Bereich. Dunn (1969, 1976) begründet das Überwiegen des weiblichen Geschlechts mit den bänderrelaxierenden Hormonen der Mutter, die vermehrt auf weibliche Individuen übertragen werden.

Weibliches Geschlecht mit 2,4 bis 9,2:1 häufiger betroffen

Des weiteren beschrieb Dunn (1969, 1976), daß das Verhältnis von einseitig zu beidseitig pathologischen Hüftgelenken in etwa ausgeglichen ist und bei den einseitig pathologischen Hüftgelenken das Seitenverhältnis mit 1 bis 2:1 auf der linken Seite liegt. Durch Röntgenaufnahmen stellte er fest, daß der Fetus häufig mit dem Rücken der linken Seite der Mutter zugewandt liegt und so bei normaler Schädellage der linke Oberschenkel vor der mütterlichen Wirbelsäule verstärkt in die Adduktion gegen den äußeren Pfannenrand gedrückt werden kann. Bei den von uns untersuchten Neugeborenen liegt das Verhältnis zwischen einseitig und beidseitig betroffenen Hüftgelenken mit 336 zu 100 Fällen (Verhältnis 3,36:1) im Gegensatz zu Dunns (1969, 1976) Ergebnissen eindeutig auf seiten der einseitig betroffenen Hüftgelenke.

Linke Seite mit 1 bis 2:1 häufiger betroffen

Verteilung der Hüfttypen und der therapiebedürftigen Hüftgelenke

Innerhalb der Untersuchungsreihen der verschiedenen Autoren treten bezüglich der Verteilung der Hüfttypen teilweise erhebliche Unterschiede auf. Für die Typen Ia und Ib wurden Werte zwischen 56% und 81,1% ermittelt (Rabenseifner u. Mitarb. 1987; De Jong u. Van Moppes 1987; Schuler 1988; Knapp-Birzle 1989; Graf 1990). Die Angaben für das Verhältnis von Ib- zu Ia-Hüften schwanken zwischen 7,4:1 und 12,6:1 (Sellier u. Mutschler 1987; Graf 1987a; Pauer u. Mitarb. 1988). Unter den 13234 einzelnen Hüftgelenken unserer Gruppe befinden sich 9192 Ia- und Ib-Hüften, entsprechend einem Anteil von 69,5%. Das Verhältnis von Ib- (7832 bzw. 59,1%) zu Ia-Hüften (1369 bzw. 10,4%) liegt bei 5,7:1. Merk (1992) fand in einer Untersuchung, daß 2,53% aller Hüftgelenke behandlungsbedürftig waren. Der Anteil therapiebedürftiger Kinder in unserer Gesamtgruppe liegt mit 3,3% im von Exner u. Mieth (1987) angegeben Bereich von 3%. Dabei ist zu berücksichtigen, daß nach dem Mannheimer Therapiekonzept eine Abspreizbehandlung bei Typ IIc und schlechter eingeleitet wurde, in Hannover die Indikation zur Abspreizbehandlung teilweise bereits beim Hüfttyp IIa ($\alpha < 55^\circ$) gestellt wurde. Dementsprechend wurden 1,0% der Kinder in Mannheim und 5,1% in Hannover als therapiebedürftig eingestuft.

Abhängigkeit der Hüftreifungsstörung von anamnestischen Risikofaktoren

Das Risiko für eine Hüftreifungsstörung steigt, wenn Eltern und Geschwister betroffen sind

Familiäre Belastung. Für den Fall, daß mindestens ein Elternteil an einer Hüftreifungsstörung erkrankt ist, liegt das Risiko für das Neugeborene, ebenfalls zu erkranken, zwischen 2,1% (Bjerkheim u. Van der Hagen 1974) und 3,4% (Hayashi u. Matsuoka 1913). Wynne-Davies (1970) gab ein Erkrankungsrisiko von 6% für Kinder an, die gesunde Eltern, aber ein bereits betroffenes Geschwisterkind haben. Ist ein Elternteil betroffen, liegt das Risiko bei 12%, bei bestehender Hüftreifungsstörung bei einem Elternteil und einem Geschwisterkind steigt das Risiko auf 36%.

Schuler (1988) konnte die Erblichkeit der angeborenen Hüftreifungsstörung bzw. Hüftluxation als einen Hauptfaktor nachweisen. Er gab an, daß von den Kindern mit familiärer Belastung 17% einen pathologischen Hüftgelenkbefund aufwiesen. Rabenseifner u. Mitarb. (1987) sowie Schwaberger u. Mitarb. (1988) kamen auf ähnliche Ergebnisse.

Die 502 Neugeborenen unserer Gesamtgruppe mit anamnestisch familiärer Belastung zeigten 54mal (10,8%) die Hüfttypen IIa ($\alpha < 55^\circ$) bis IV, 36mal (7,2%) wurde eine Therapie eingeleitet. Die Werte liegen somit niedriger als von Schuler (1988) angegeben.

Beckenend-/Steißlage: mechanische Hauptursache für Hüftreifungsstörung

Beckenend- oder Steißlage. Tönnis (1984) beziffert den Anteil von Beckenend- und Steißlagen entsprechend klinischen Untersuchungen auf 2 bis 4%. Dieser Anteil steigt bei Kindern mit Hüftluxation und liegt zwischen 12,3% (Torklus 1967) und 50% (Dunn 1976).

Bei den von uns untersuchten Kindern wiesen 4,5% (295 von 6617) eine Beckenend- oder Steißlage auf, bei 41 (13,9%) dieser 295 Neugeborenen bestand ein Typ IIa ($\alpha < 55°$) und schlechter. Dieses Ergebnis bestätigt die Anomalie der Poleinstellung als mechanische Ursache der Hüftreifungsstörung und muß damit als Risikofaktor angesehen werden.

Zwillinge. Bei Zwillingsschwangerschaften besteht eine enge Beziehung zur Beckenendlage (Morgan u. Kane 1964; Roth 1961) und zudem eine intrauterine Enge, woraus teilweise abgeleitet wurde, daß als Zwilling geborene Kinder ein erhöhtes Risiko für die Ausbildung einer Hüftreifungsstörung haben (Borchert u. Mitarb. 1987; Dorn 1990).

Morgan u. Kane (1964) ermittelten, daß 5,8% aller Geburten aus Beckenendlage Zwillingsgeburten sind, und Roth (1961) stellte fest, daß 21% aller Zwillinge aus einer Beckenendlage zur Welt kommen. Idelberger (1951) untersuchte 138 Zwillingspaare und fand heraus, daß bei eineiigen Zwillingen mit Hüftreifungsstörung bei einem Zwillingskind die Wahrscheinlichkeit für ein Auftreten der Erkrankung beim anderen Zwilling 42,7% beträgt. Bei zweieiigen Zwillingen hingegen liegt die Wahrscheinlichkeit mit 2,8% im Durchschnittsbereich.

Zwillinge: Kein vermehrtes Auftreten des Hüfttypen IIa ($\alpha < 55°$)-IV

Vorherrschen der für die Hüften nicht so belastenden Fußsteißlage bei Zwillingen

Witt u. Woltersdorf (1986) sowie Fettweis (1992) konnten diese Wahrscheinlichkeiten und Ergebnisse jedoch nicht bestätigen. In unserer Gruppe lag bei 120 Zwillingen der Anteil engmaschig kontroll- bzw. therapiebedürftiger Hüftgelenksbefunde mit 2,3% unter dem Durchschnitt des Gesamtkollektivs. Fettweis (1992) vermutet, daß die bei Zwillingen vorherrschende Fußsteißlage, bei der die Beine mit parallel nebeneinander stehenden Füßen angehockt sind (entsprechend einer Beinhaltung wie bei der Schädellage), mechanisch für die Hüftgelenke keine so große Belastung darstellt. Er stützt sich dabei auf die Arbeit von Wilkinson (1972), der Neugeborene in unmittelbarem Anschluß an die Geburt untersucht hat. Bei Einlingen hingegen besteht meistens eine reine Steißlage mit im Knie gestreckten und an der Bauchseite des Kindes hochgeschlagenen Beinen. Die dabei im Hüftgelenk bestehende Außenrotation und Adduktion führen bei Spannung der ischiokruralen Muskulatur mechanisch dazu, daß der Femurkopf gegen den hinteren oberen Pfannenrand gedrückt wird. Dies kann je nach Art und Dauer der räumlichen Enge zur Hüftreifungsstörung führen. Außerdem nehmen Einlinge ihre Beckenendlageposition früher ein als Zwillinge, so daß die mechanische Belastung der Hüftgelenke länger andauert (Fettweis 1992; Rühmann u. Mitarb. 1996).

Früh- und Spätgeburten. Bei Kindern, die frühzeitig geboren wurden (vor der 38. Schwangerschaftswoche), liegt der Anteil der therapie- bzw. engmaschig kontrollbedürftigen Hüftgelenke in unserem Kollektiv bei 4,7% (16 von 338). Rode u. Träger (1987) sowie Handel (1988) fanden bei ihren Untersuchungen ebenfalls keine vermehrten pathologischen Befunde. Graf (1993) erklärte dieses Phänomen damit, daß unter den Frühgeborenen die Rate physiologisch unreifer Gelenke erhöht ist, jedoch nicht die Pathologie.

Früh-/Spätgeburten: kein vermehrtes Auftreten der Hüfttypen IIa ($\alpha < 55°$)–IV

Der Grund hierfür liegt darin, daß die typologische Einteilung nach dem Kalenderalter erfolgt. Dagegen ist für die Therapie das Gestationsalter maßgebend. Weiterhin wurde beschrieben, daß unter den spätgeborenen Säuglingen der Anteil pathologischer Hüftgelenksbefunde ansteigt (Dorn 1990). Grund dafür ist die relative Enge im Uterus, durch die der intrauterine Druck steigt und vermehrt Druck auf die Hüftpfanne des Fetus ausgeübt wird. Der Anteil therapiebedürftiger Kinder, die nach der 41. Schwangerschaftswoche zur Welt kamen, beträgt in unserer Gruppe 3,2% und liegt damit in Höhe des Gesamtdurchschnitts. Die Aussage von Dorn (1990) wird somit nicht bestätigt.

Sectio ohne gleichzeitige Beckenendlage: kein vermehrtes Auftreten der Hüfttypen IIa ($\alpha < 55°$)–IV

Sectio caesarea. Die Indikation zur Sectio ist insgesamt vielfältig und nicht nur kindsabhängig. Bei Betrachtung der Gesamtzahl von 854 (12,9%) Sectiones ist ein signifikant vermehrtes Auftreten der engmaschig kontroll- bzw. therapiebedürftigen Hüfttypen IIa ($\alpha < 55°$) bis IV (78 bzw. 9,1%) zu verzeichnen. Anders verhält es sich bei ausschließlicher Betrachtung der 80,2% Sectiones ohne gleichzeitiges Vorliegen einer Beckenendlage. In diesen Fällen finden sich diese Hüfttypen nicht signifikant häufiger.

Die statistische Signifikanz für die Gesamtgruppe der Sectiones hängt in entscheidendem Maße vom Anteil der gleichzeitig bestehenden Beckenend- bzw. Steißlage ab.

Statistik und Gesamtbetrachtung

Unsere Ergebnisse decken sich mit denen weiterer Untersucher, die in der positiven Familienanamnese und der Beckenend- bzw. Steißlage die Hauptgruppen der anamnestischen Risikofaktoren sahen (Walter u. Mitarb. 1992; Graf 1993; Falliner u. Hassenpflug 1994; Holen u. Mitarb. 1994).

Aufgrund der großen Patientenzahl ergibt sich bei den Gruppen, die eine hochsignifikante Erhöhung der Rate reifungsgestörter Hüftgelenke bei gleichzeitigem Vorliegen der Risikofaktoren zeigen, keine direkte klinische Konsequenz. Im Vergleich zur Gesamtzahl der Patienten ist die Zahl pathologischer Fälle relativ gering (6,4%). So verhält es sich ebenfalls mit den Zahlen einzelner Risikofaktoren. Für die jeweiligen Risikogruppen kann sich somit schnell eine hohe Signifikanz ergeben. Betrachtet man jedoch die Gesamtgruppe, bleibt die Wahrscheinlichkeit für das Auftreten einer Hüftreifungsstörung eher gering. Die Wichtigkeit eines jeden Risikofaktors ergibt sich somit erst aus einer Gesamtbetrachtung von klinischer und statistischer Signifikanz.

Kombination aus anamnestischen Risikofaktoren und klinischem Befund reicht für die Erkennung einer Hüftreifungsstörung nicht aus

Die alleinige Betrachtung der anamnestischen Risikofaktoren und des klinischen Untersuchungsbefundes reicht somit zur Erkennung der Hüftreifungsstörung nicht aus. Durch die frühestmögliche Diagnose der Hüftreifungsstörung und die sofortige Therapieeinleitung sinken die Zahlen operativer Repositionen (Graf 1990a,b; Tschauner u. Graf 1992; Tschauner u. Mitarb. 1993; Rombouts u. Rombouts-Godin 1993; Falliner u. Hassenpflug 1994; Graf u. Tschauner 1994; Lazović u. Rühmann 1998), die Behandlungsdauer wird kürzer und die Anzahl von Hüftkopfnekrosen kann reduziert werden

(Graf 1990a). Ein generelles Screening ist der selektiven Ultraschalluntersuchung von sogenannten Risikokindern deshalb überlegen und vorzuziehen.

Fazit

Neugeborene mit familiärer Belastung sowie nach Geburt aus Beckenend- oder Steißlage zeigten im Screening signifikant häufiger einen Typ IIa ($\alpha < 55°$) und schlechter. Mädchen und die linke Seite waren häufiger engmaschig kontroll- und therapiebedürftig als Jungen und die rechte Seite. Ein Zusammenhang zwischen Zwillingsschwangerschaft, Geburt vor der 38. oder nach der 41. Schwangerschaftswoche und dem Auftreten der Hüfttypen IIa ($\alpha < 55°$) bis IV zeigte sich nicht.

Die Geburt per Sectio stellt für die Fälle einen Risikofaktor dar, in denen die Kaiserschnittgeburt wegen bestehender Beckenendlage erfolgt. Bei den Sectiones ohne gleichzeitiges Vorliegen einer Beckenendlage sind engmaschig kontroll- und therapiebedürftige Hüfttypen nicht signifikant häufiger aufgetreten.

Statistisch ist die Korrelation zwischen anamnestischen Risikofaktoren und dem tatsächlichen sonographischen Befund gering. Nur wenn die Hüftsonographie zum frühestmöglichen Zeitpunkt erfolgt, können nahezu lückenlos alle Hüftreifungsstörungen frühzeitig erkannt und unmittelbar einer adäquaten Behandlung zugeführt werden. Deshalb ist ein generelles sonographisches Neugeborenen-Screening bereits unmittelbar nach der Geburt zu fordern.

Weiterführende Literatur

Batory I.: Beiträge zur Aetiologie der angeborenen Hüftgelenksdysplasie bzw. -luxation und der Dysplasia epiphysialis capitis femoris. Z. Orthop. 120 (1982) 40–47

Bjerkreim I., C.B. van der Hagen: Congenital dislocation of the hip joint in Norway, V. Evaluation of genetic and environmental factors in the etiology of congenital dislocation of the hip. Clin. Genet. 5 (1974) 433–448

Borchert F., R. Grote, R. Scheele, H. Knotterus-Meyer, F. Gross: Ultraschall-Screening der Hüftgelenke von Neugeborenen. Niedersächs. Ärztebl. 15 (1987) 25–26

Carter C.O., J.A. Wilkinson: Genetic and environmental factors in the etiology of congenital dislocation of the hip. Clin. Orthop. 33 (1964) 119–128

Clarke N.M.P., J. Clegg, A.N. Al-Chalabi: Ultrasound screening for hips at risk for CDH: failure to reduce the incidence of late cases. J. Bone Jt. Surg. B 71 (1989) 9–12

Curro V., P. Belli, A. Bianchi, R. Giovanelli, M.R. Marchili, M. Procaccini: The early diagnosis of congenital hip dysplasia: a proposal for a differentiated echographic screening. Pediat. med. Chir. 16 (1994) 353–357

Dorn U.: Erste Erfahrungen mit der routinemässig durchgeführten Hüftsonographie bei Neugeborenen. Wien. Klin. Wschr 99 (1987) 92–95

Dorn U.: Hüftscreening bei Neugeborenen, klinische und sonographische Ergebnisse. Beilage zur Wien. Klin. Wschr. 993 (1990) 1–22

Dunn P.M.: Congenital dislocation of the hip (CDH), necropsy studies at birth. Proc. R. Soc. Med. 62 (1969) 1035–1037

Dunn P.M.: Congenital postural deformities. Br. Med. Bull. 32 (1976) 71–76

Exner G.U., D. Mieth: Sonographisches Hüftreifungsstörungscreening beim Neugeborenen. Schweiz. med. Wschr. 117 (1987) 1015–1020

Fallinger A., J. Hassenpflug: Der Einfluss der Sonographie auf Diagnose und Behandlung der sogenannten angeborenen Hüftluxation. Z. Orthop. 132 (1994) 505–511

Fettweis E.: Das Hüftluxationsleiden bei in Beckenendlage geborenen Kindern. Z. Orthop. 111 (1973) 168–187

Fettweis E.: Das kindliche Hüftluxationsleiden, Die Behandlung in Sitz-Hock-Stellung, Fortschritte in Orthopädie und Traumatologie, 3. Auflage. Ecomed, Landsberg/Lech 1992

Gekeler J.: Zur Frühbehandlung der angeborenen Hüftreifungsstörung und Hüftluxation. Orthop. Prax. 224 (1988) 216–220

Graf R.: Probleme und Neuerungen in der Hüftsonographie. Med. orthop.-Techn. 2 (1986a) 34

Graf R.: Sonographie der Säuglingshüfte – ein Kompendium, 2. Auflage, Bücherei des Orthopäden, Band 43. Enke, Stuttgart 1986b

Graf R.: Kann die Sonographie die an sie gestellten Anforderungen erfüllen? Ultraschall Klin. Prax. 1 (1986c) 62–68

Graf R.: Die sonographische Diagnose von Hüftreifungsstörungen. Ultraschall 8 (1987a) 2–8

Graf R.: Beurteilung und Klassifikation der Säuglingshüfte im Hüftsonogramm. In: Stuhler T., A. Feige: Ultraschalldiagnostik des Bewegungsapparates. Springer, Berlin/Heidelberg 1987b (S 195–199)

Graf R.: Messverfahren, Fehlermöglichkeiten und Verlaufsbeobachtungen bei Hüftreifungsstörungen im Sonogramm: In: Stuhler T., A. Feige: Ultraschalldiagnostik des Bewegungsapparates. Springer, Berlin/Heidelberg 1987c (S 228–233)

Graf R.: Sonographie der Säuglingshüfte – ein Kompendium, 3. Auflage, Bücherei des Orthopäden, Band 43. Enke, Stuttgart 1989

Graf R.: Die Hüftsonographie beim Neugeborenen. Pädiat. Prax. 39 (1990a) 611–619

Graf R.: Sonographie der Säuglingshüfte. Z. Orthop. 128 (1990b) 355–356

Graf R.: Sonographie der Säuglingshüfte und therapeutische Konsequenzen, Ein Kompendium, Bücherei des Orthopäden, Band 43, 4. Auflage. Enke, Stuttgart 1993

Graf R., C. Tschauner: Sonographie der Säuglingshüfte, Fehlerquellen, Fortschritte und aktuelle klinische Relevanz. Radiologe 34 (1994) 30–38

Handel B.: Ultraschalldiagnostik an der Hüfte von Frühgeborenen. Dissertation, Magdeburg 1988

Hayashi K., M. Matsuoka: Über die Erblichkeit der angeborenen Hüftgelenksverrenkungen. Z. Orthop. 31 (1913) 400

Hiertonn T., U. James: Congenital dislocation of the hip. J. Bone Jt. Surg. 50 B (1968) 542–545

Hilgenreiner H.: Zur Frühdiagnose der angeborenen Hüftgelenksverrenkung. Med. Klin. 21 (1925) (25) 1385–1388, 1425–1429

Holen K.J., T. Terjesen, A. Tegnander, T. Bredland, O.D. Saether, S.H. Eik-Nes: Ultrasound screening for hip dysplasia in newborns. J. Pediatr. Orthop. 14 (1994) 667–673

Holen K.J., A. Tegnander, T. Terjesen, O.J. Johansen, S.H. Eik-Nes: Ultrasonic evaluation of breech presentation as a risk factor for hip dysplasia. Acta paediat. (Norway) 85 (1996) 225–229

Idelberger K.: Die Erbpathologie der sogenannten angeborenen Hüftverrenkung. Urban und Schwarzenberg, München 1951

Jaros M.: Etiologie vrozeného vymknuti kycli. Acta Chir. Orthop. Traumatol. Cech. 26 (1959) 353–362

Jones D.A.: Importance of the clicking hip in screening for congenital dislocation of the hip. Lancet (England) 18 (1989) 599–601

Jones D.A., N. Powell: Ultrasound and neonatal hip screening. J. Bone Jt. Surg. B 72 (1990) 457–459

Jong R.O. de, F.I. van Moppes: A preliminary evaluation of sonographic efficancy in neonatal hip dysplasia. J. Med. Imaging 1 (1987) 131–134

Katthagen B.D., H. Mittelmeier, D. Becker: Häufigkeit und stationärer Behandlungsbeginn veralteter Luxationshüften in der Bundesrepublik Deutschland. Orthop. Prax. 22 (1986) 887–888

Knapp-Birzle P.: Der Einfluss der Sonographie auf Diagnose, Therapie und Verlauf der angeborenen Hüftreifungsstörung und Hüftluxation. Dissertation, München 1989

Langer R.: Hüftultraschall bei Neugeborenen zur Diagnose der Hüftreifungsstörung-Klassifikation und Ergebnisse eines Screeningprogrammes. Röntgenpraxis 40 (1987) 252–259

Lazović D., O. Rühmann: Sonographische Diagnostik und Abspreizbehandlung – Verlaufskontrollen und Ergebnisse. In: Griffka J., J. Ludwig: Kindliche Hüftreifungsstörung. Thieme, Stuttgart 1998

Luterkort M., P.H. Persson, S.T. Polberger, I. Bjerre: Hip joint instability in breech pregnancy. Arch paediat. scand. 75 (1986) 860–863

Mau H., H. Michaelis: Zur Häufigkeit und Entwicklung auffallender Hüftbefunde (Dysplasie-Komplex) der Neugeborenen und Kleinkindern. Z. Orthop. 121 (1983) 601–607

Merk H.: Experimentelle und klinische Untersuchungen zur altersspezifischen Quantifizierung von Hüftsonogrammen unter Berücksichtigung von Risikogruppen. Habilitationsschrift, Magdeburg 1992

Morgan H.S., S.H. Kane: An analysis of 16327 breech births. J. Amer. med. Ass 187 (1964) 262–264

Ortolani M.: Un segno poco noto es sua importanza per la diagnosi precoce de prelussazione congenita dell'anca. Pediatri 45 (1937) 129–134

Pauer M., K. Rossak, J. Meilchen: Hüftscreening der Neugeborenen. Z. Orthop. 126 (1988) 260–265

Pfeil J., K. Rohe, G. von Hagens: Darstellung des neonatalen Hüftgelenkes in der anatomischen Frontalebene und im Ultraschallbild. Z. Orthop. 126 (1988) 188–191

Psenner K., P. Ortore, G. Fodor, J. Stuefer: Echography of the hip of the newborn infant. Radiol. Med. (Torino) 79 (1990) 575–581

Rabenseifner L., F. Gohlke, T. Feige: Prospektive Studie zur Aetiologie und Frühdiagnostik der Hüftdysplasie. In: Henche H.R., W. Hey: Sonographie in der Orthopädie und Sportmedizin. M. L.-Verlag., Uelzen 1987, (S. 161–164)

Record R.G., J.H. Edwards: Environmental influences related to the etiology of congenital dislocation of the hip. Brit. J. prev. soc. Med 12 (1958) 8

Rode P., D. Träger: Entwicklung der Frühgeborenenhüfte – sonographische Untersuchungen. In: Stuhler T., A. Feige: Ultraschalldiagnostik des Bewegungsapparates. Springer, Berlin/Heidelberg 1987 (S 228–233)

Rombouts J.J., V. Rombouts-Godin: Delayed detection of the hip dislocation: is the physician to blame? Pediatrie (Bucur) 48 (1993) 327–334

Rosen S. von: Early diagnosis and treatment of congenital dislocation of the hip joint. Acta Orthop. Scand. 26 (1956) 136–155

Rosen S. von: Diagnosis and treatment of congenital dislocation of the hip joint in the newborn. J. Bone Jt. Surg B 44 (1962) 284–291

Rosendahl K., T. Markestad, R.T. Lie: Congenital dislocation of the hip: a prospective study comparing ultrasonic and clinical examination. Acta Paediat. (Norway) 81 (1992) 177–181

Roser W.: Die Lehre von den Spontanluxationen. Arch. Heilk. 5 (1864) 542–545

Roth F.: Statistische Auswertung von über 1000 Beckenendlagegeburten. Schweiz. med. Wschr. 91 (1961) 1337–1343

Rühmann O., D. Lazović, P. Bouklas: Ergebnisse des sonographischen Hüftgelenk-Screenings bei neugeborenen Zwillingen. Ultraschall in Med. (1 Suppl.) (1996) 35

Schuler P.: Sonographische Diagnostik der Hüftdysplasie und Hüftluxation. Dtsch. Med. Wschr. 113 (1988) 428–431

Schwaberger F., A. Lechner, M. Krismer: Diskrepanzen zwischen klinischem und sonographischem Befund der Säuglingshüftdiagnostik in Tirol. In: Frank W., R. Eyb (Hrsg): Die Sonographie in der Orthopädie. Springer, Wien 1988 (S. 117–121)

Sellier T., B. Mutschler: Sonographische Hüftscreening bei Neugeborenen. Ergebnisse, Verlaufsbeobachtungen und therapeutische Konsequenz. Ultraschall Klin Prax. 261 (Suppl. 1) (1987)

Stein V., H. Merk, J.H. Weicker: Neugeborenen-Hüftscreening mit Hilfe der Sonographie. Beitr. Orthop. Traumatol. 35 (1988) 137–143

Stöver B., R. Brägelmann, A. Walter, F. Ball: Development of late congenital hip dysplasia: significance of ultrasound screening. Pediat. Radiol. 23 (1993) 19–22

Storck H.: Die angeborene Hüftverrenkung als geburtshilflich-orthopädisches Problem. Enke, Stuttgart 1940

Tönnis D.: Die angeborene Hüftdysplasie und Hüftluxation im Kindes- und Erwachsenenalter. Springer, Berlin/Heidelberg 1984

Tönnis D., K. Storch, H. Ulbrich: Results of newborn screening for CDH with and without sonography and correlation of risk factors. J. Pediatr. Orthop. 10 (1990) 145–152

Torklus D.: Die familiäre Hüftdysplasie bei Hüftluxationen. Thieme, Stuttgart 1967

Tschauner C., R. Graf: Sonographische Diagnostik von Hüftreifungsstörungen – derzeitiger Stand und Zukunftsperspektiven. Pädia. u. Pädol. 27 (1992) A19–A22

Tschauner C., W. Klapsch, R. Graf: Einfluss der sonographischen Neugeborenenhüftvorsorge auf die Hüftkopfnekroserate und die Rate an operativen Interventionen. Orthopäde 22 (1993) 268–276

Ulveczki E.: Ultrasound screening for congenital hip dysplasia. Orv. Hetil. 133 (1992) 1481–1483

Vogel K.: Zur Aetiologie und pathologischen Anatomie der Luxatio coxae congenita. Z. Orthop. Chir. 14 (1905) 132

Walter R.S., J.S. Donaldson, C.L. Davis, A. Shkolnik, H.J. Binns, N.C. Carroll, R.T. Brouillette: Ultrasound screening of high-risk infants. A method to increase early detection of congenital dyplasia of the hip. Am. J. Dis. Child. 146 (1992) 230–234

Weitzel D., R. Schneider, B. Obermann: Sonographische Befunde in einem flächendeckenden neonatalen Hüftscreening. Ist die Graf-Typeneinteilung der Hüftsonogramme korrekturbedürftig? Mschr. Kinderheilk. 142 (1994) 425–431

Wilkinson J.A.: A postnatal survey for congenital displacement of the hip. J. Bone Jt. Surg. B 54 (1972) 40–49

Witt H.-J., J. Wolterdorf: Zwillingsuntersuchungen zur Luxationshüfte. Dissertation, Magdeburg 1986

Wynne-Davies R.: Acetabular dysplasia and familial joint laxity: two etiological factors in congenital dislocation of the hip. J. Bone Jt. Surg. B 52 (1970) 704–716

8 Korrelation zwischen Sonographie- und Röntgenbefund

C. Melzer

Bei der Röntgenaufnahme handelt es sich um ein „Summationsbild", bei der Sonographie um ein „Schnittbild". Diskrepante Befunde in der Diagnostik finden sich in 6%. Welcher Methode kommt die größere Bedeutung zu?

Da sichere klinische Zeichen für das Vorliegen einer Hüftgelenkdysplasie fehlen, kann auf die Anwendung eines bildgebenden Verfahrens nicht verzichtet werden (Brückl 1992; Dorn u. Hattwich 1987; Exner u. Mieth 1987; Langer 1987; Sellier et al. 1986). Vor der Einführung der Sonographie galt die konventionelle Röntgendiagnostik als Methode der Wahl. Beim Vorliegen eines Verdachtes auf Hüftgelenkdysplasie wurde die Anfertigung einer Röntgenaufnahme ab der 9. Lebenswoche als sinnvoll, ab der 12. Lebenswoche als indiziert und ab der 16. Lebenswoche als obligat angesehen.

Der röntgenologischen Beurteilung des Hüftgelenkes liegen meist eine subjektive Einschätzung und langjährige Beobachtungen zugrunde. Es erschien daher notwendig, zusätzlich Meßparameter zu erstellen, die eine Abgrenzung des „Normalen" vom „Pathologischen" ermöglichen. Der Azetabulum-Winkel schien als röntgenologische Meßgröße besonders geeignet zu sein (Hilgenreiner 1925; Sharp 1961; Ullmann 1939; Tönnis u. Brunken 1968). Von diesem gibt es Tabellen mit einfacher und doppelter Standardabweichung.

Auch wenn die röntgenologische Diagnostik der Hüftgelenkdysplasie und -luxation im ersten Lebensjahr erheblich an klinischer Bedeutung verloren hat, so darf nicht außer acht gelassen werden, daß dieses bildgebende Verfahren jahrzehntelang die einzige Methode darstellte und deshalb reichhaltige Erfahrungen, auch über Langzeitverläufe, vorliegen. Bei der Bewertung neuerer bildgebender Verfahren ist daher ein Vergleich mit der bisherigen diagnostischen Methode unverzichtbar. Die Beschäftigung mit der konventionellen Röntgendiagnostik stellt deshalb eine Grundvoraussetzung für andere bildgebende Verfahren dar, die in ihrer Genauigkeit mit dieser zu vergleichen sind (Melzer 1994).

Sonographisch läßt sich der Azetabulum-Winkel nicht bestimmen. Zur metrischen Auswertung werden zwei andere Parameter, der α- und der β-Winkel, herangezogen. Der α-Winkel stellt ein Maß für die knöcherne Überdachung des Hüftgelenkes dar und wird daher auch Knochenwinkel genannt. Die Konstruktionsmerkmale des β-Winkels kennzeichnen diesen als Maß der knorpeligen Ausbildung des Azetabulums (Graf 1993; Melzer 1992).

Da es sich bei der Röntgenaufnahme um ein „Summationsbild" und bei der Sonographie um ein „Schnittbild" handelt, sind die beiden bildgebenden Methoden grundsätzlich nicht miteinander vergleichbar.

Im Zeitraum von 1984 bis 1987 führten wir bei 2112 Säuglings- und Kleinkinderhüftgelenken eine sonographische Diagnostik durch (Fricke-Custodis

1996). Von 550 Hüftgelenken aus der Anfangszeit unserer sonographischen Tätigkeit lagen sowohl sonographische als auch röntgenologische Bilder des gleichen Individuums vor (Abb. 8.1). Unter Beachtung der Normbereiche ergaben sich in 6% der Fälle diskrepante Befunde (Fricke-Costodis 1997). In solchen Situationen ist die Frage unvermeidbar, welchem Diagnoseverfahren der höhere und damit therapieentscheidende Stellenwert zukommt. Die klinische Bedeutung des bisher ungeklärten Zusammenhanges veranlaßte uns zur Durchführung von vergleichenden sonographisch-morphologischen und röntgenologisch-morphologischen Untersuchungen des Säuglingshüftgelenkes.

Methodik

Es wurden vergleichende sonographisch-morphologische und röntgenologisch-morphologische Untersuchungen an insgesamt 14 Säuglingshüftgelenken im Alter zwischen der 36. SSW und einem postpartalen Alter von 12,5 Monaten durchgeführt

Zur Verfügung standen die Becken-Hüftgelenk-Präparate von sieben Individuen aus dem Sektionsgut des Pathologischen Institutes der Medizinischen Hochschule Hannover aus den Jahren 1987 und 1988 von der 36. Schwangerschaftswoche bis zu einem postpartalen Alter von 12,5 Monaten. Die frisch ent-

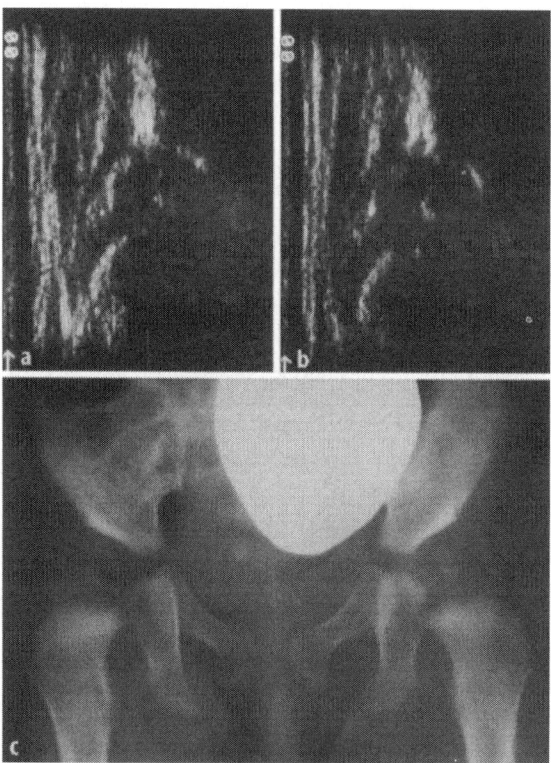

Abb. 8.1. a, b Sonogramme und **c** Röntgenbild eines 3 Monate alten Jungen. Sonographisch beidseits Hüfttyp Ib. Röntgenologisch AC-Winkel re. 26°, li. 37°. Das Röntgenbild läßt eine Drehung zur rechten Seite erkennen, was bei einem Quotienten von 0,8 einen maximal 2° kleineren Winkel rechts und einen maximal 2° größeren Winkel links zur Folge hat. Während sich sonographisch ein Normalbefund zeigt, liegt röntgenologisch auch unter Berücksichtigung der Drehung des Röntgenbildes eine Hüftgelenkdysplasie links vor.

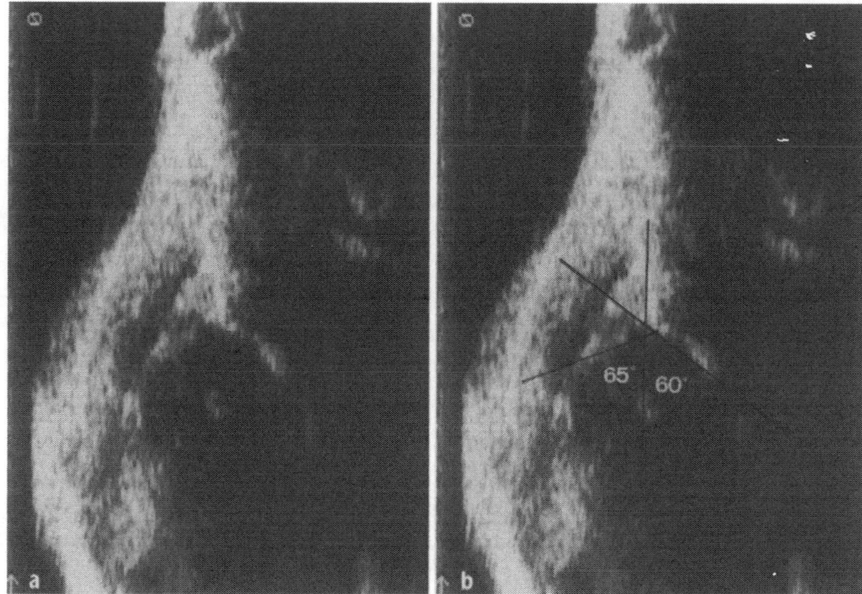

Abb. 8.2 a, b. In-vitro-Sonogramme eines Hüftgelenkpräparates im Alter von 6 Monaten (linkes Hüftgelenk, vergl. Tabelle 8.4).

nommenen Präparate wurden tiefgefroren und zur Durchführung der sonographischen Diagnostik im Wasserbad einmal kurz aufgetaut. Sowohl das Präparat als auch der Transducer wurden in das Untersuchungsgefäß eingetaucht, um das Auftreten von Artefakten möglichst gering zu halten. Die vom Hüftgelenk angefertigten Sonogramme (Abb. 8.2) wurden nach den von Graf (1993) angegebenen Richtlinien ausgewertet.

Anschließend wurden die Präparate in einer aufsteigenden Alkoholreihe fixiert, das Wasser wurde vor der Einbettung durch Aceton entzogen. Die Einbettung in einen Thermoplasten (BIODUR E 20) erfolgte unter kontinuierlichem Aufbau eines Vakuums über einen Zeitraum von 24 Stunden und Absenkung des Druckes bis zu einem Wert von 20 Torr (v. Hagens u. Mitarb. 1987). Von den eingebetteten Präparaten wurden Röntgenaufnahmen in korrekter a.p.-Projektion unter Durchleuchtungskontrolle angefertigt (Abb. 8.2 c). Diese Vorgehensweise diente auch der Überprüfung der Lage der einzelnen Präparate im Einbettungsmedium, wobei die BIODUR-Blöcke der anatomischen Ausrichtung der einzelnen Präparate so angepaßt wurden, daß die Schnittebenen parallel zu einer Ebene gelegt wurden, die durch die beiden Spinae iliacae anteriores superiores and die Symphyse definiert war. Nach Rauber-Kopsch (1987) liegt diese Ebene nahezu in der Frontalebene des Körpers.

Von den eingebetteten Präparaten wurden jeweils 1 mm dicke, planparallele Schnitte mit Ausrichtung zu der beschriebenen Ebene angefertigt (Abb. 8.2 d, 8.3 a–c). Der gewünschte Vorschub konnte über eine stufenlos verstellbare Präzisionsdrehvorrichtung eingestellt werden. Die Präparateblökke wurden auf einem horizontal ausgerichteten Sägetisch gelagert und durch eine spezielle Halterung fixiert (Donath 1988).

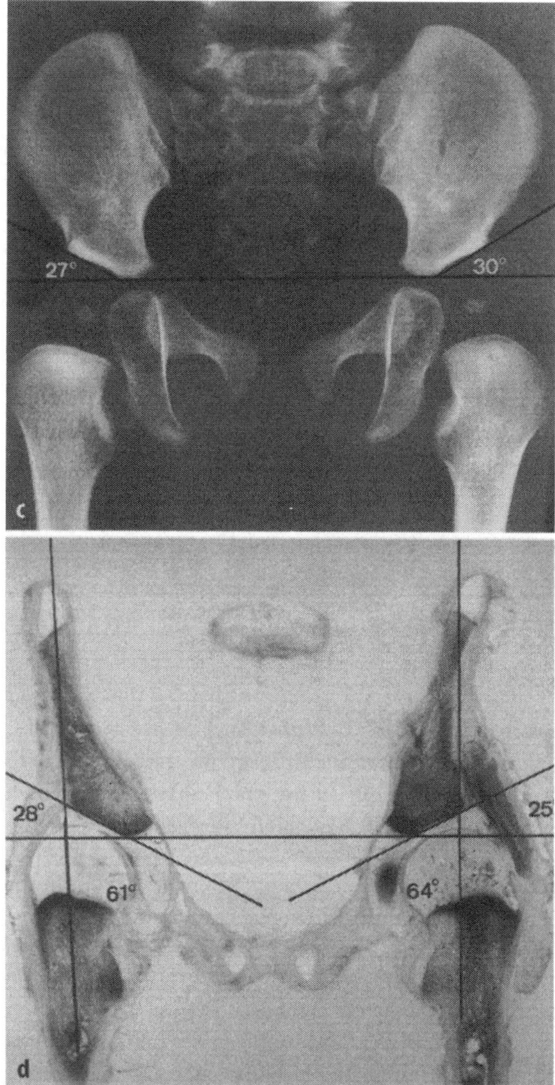

Abb. 8.2 c, d. Röntgensummationsbild und anatomisches Schnittbild durch den mittleren Pfannensektor (Schichtdicke 1 mm; gleiches Präparat wie Abb. 8.2 a, b). Eingezeichnet sind die Azetabulumwinkel (Röntgenbild und Präparat) und die α-Winkel (Präparat). Korrekte Projektion des Röntgenbildes mit einem Index nach Ball u. Kommenda von 1,2 (vertikaler Durchmesser des Foramen obturatum dividiert durch den Abstand des Os pubis zur Hilgenreiner-Linie) und einem Drehquotienten nach Tönnis u. Brunken von 1,09 (Querdurchmesser des rechten dividiert durch den Querdurchmesser des linken Foramen obturatum).

Ergebnisse

Die Azetabulum-Winkel der untersuchten Hüftgelenke wurden sowohl in den anatomischen Schnitten im ventralen, mittleren und dorsalen Pfannenabschnitt als auch röntgenologisch bestimmt (Abb. 8.3, Tabelle 8.1).

Tabelle 8.1 und Abb. 8.3 ist zu entnehmen, daß sich zwischen dem Azetabulum-Winkel des Röntgen-Summationsbildes und dem α-Winkel der Schnittbilder keine konstante Beziehung ableiten läßt. Die röntgenologischen und auf den anatomischen Schnitten jeweils im ventralen, mittleren und dorsalen Pfannenabschnitt gemessenen Azetabulum-Winkel sind in Tabelle 8.1 aufgeführt.

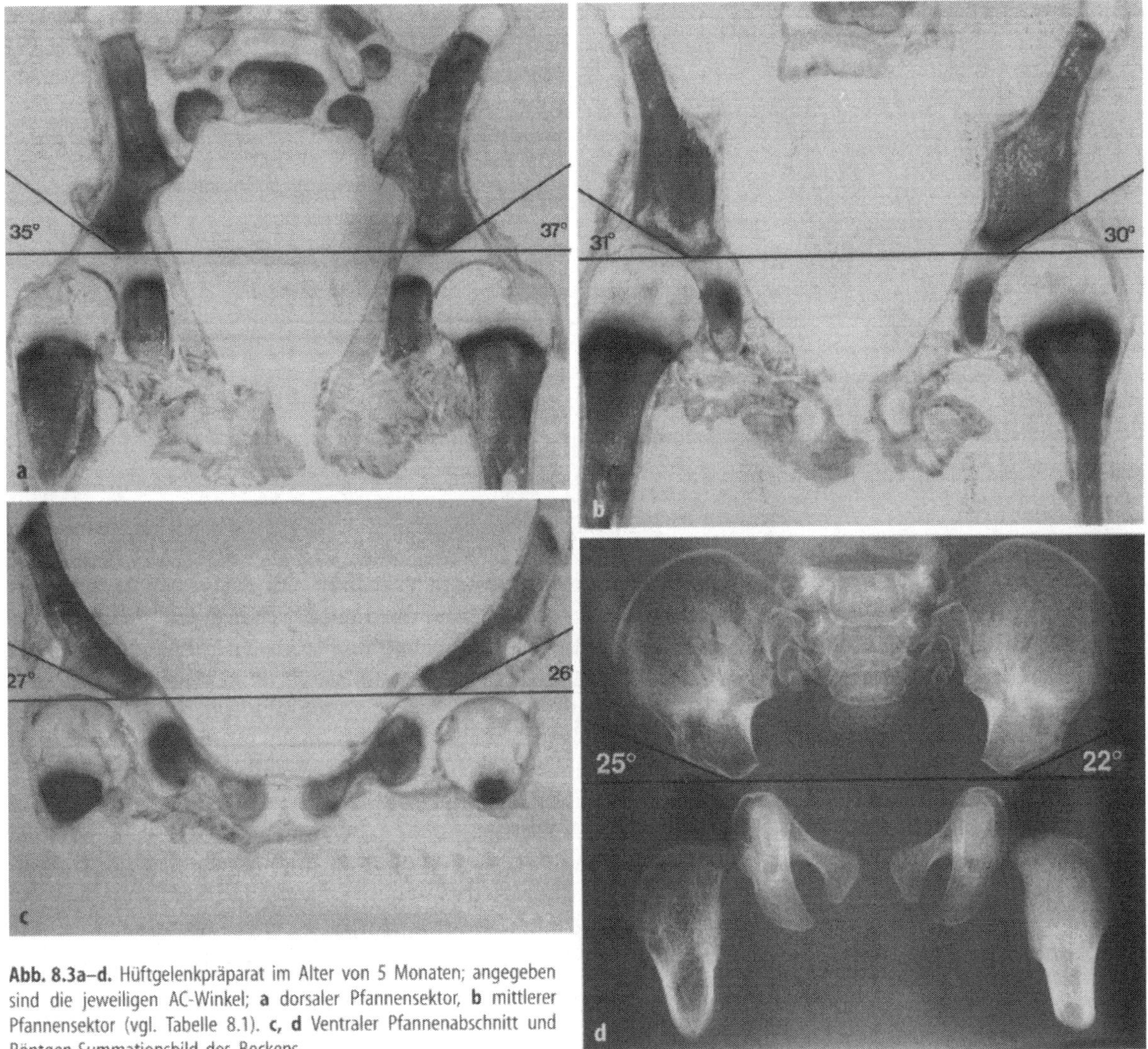

Abb. 8.3a–d. Hüftgelenkpräparat im Alter von 5 Monaten; angegeben sind die jeweiligen AC-Winkel; **a** dorsaler Pfannensektor, **b** mittlerer Pfannensektor (vgl. Tabelle 8.1). **c, d** Ventraler Pfannenabschnitt und Röntgen-Summationsbild des Beckens.

Tabelle 8.1. Vergleich zwischen tatsächlichem und röntgenologischem AC-Winkel

Präparat	Alter	Seite	AC-Winkel			
			Präp. ventral	Präp. Mitte	Präp. dorsal	Röntgen
L14/88	36.SSW	re.	26°	26°	30°	23°
L14/88	36.SSW	li.	25°	29°	34°	24°
–	40.SSW	re.	24°	30°	26°	23°
–	40.SSW	li.	24°	32°	23°	24°
L357/87	1 Tag	re.	25°	27°	28°	33°
L357/87	1 Tag	li.	32°	27°	27°	28°
L240/87	3 Mon.	re.	12°	12°	15°	13°
L240/87	3 Mon.	li.	21°	17°	17°	14°
L468/87	5 Mon.	re.	27°	31°	35°	25°
L468/87	5 Mon.	li.	26°	30°	37°	22°
L39/88	6 Mon.	re.	22°	28°	26°	27°
L39/88	6 Mon.	li.	24°	25°	23°	30°
L496/87	12,5 Mon.	re.	21°	22°	20°	18°
L496/87	12,5 Mon.	li.	18°	19°	20°	19°

Tabelle 8.2. Übereinstimmung zwischen dem Röntgenbild des mittleren Pfannenabschnittes des Säuglingshüftgelenkes und der Ultraschalldarstellung (Übereinstimmung in 100%)

	n = 14	Sonographie	
		normal	pathologisch
Röntgen (mittl. Abschn.)	normal	11	0
	pathologisch	0	3

Bei der Summe aus Azetabulum- und zugehörigem α-Winkel der anatomischen Schnitte ergibt sich – bezogen auf den theoretischen Wert von 90° – eine maximale Abweichung von 3°. Im Mittel beträgt die Abweichung weniger als 1°.

Eine vergleichbare konstante Beziehung zwischen dem Azetabulum-Winkel des Röntgen-Summationsbildes und dem sonographischen α-Winkel der mittleren Schnittebene besteht nicht. Die maximale Abweichung vom 90°-Wert beträgt 10° und im Mittel 4.6° (Tabelle 8.1, 8.2).

Bezogen auf den Azetabulum-Winkel des mittleren Pfannenabschnittes besteht in allen Fällen eine Übereinstimmung zwischen dem röntgenologischen und dem sonographischen Befund (Tabelle 8.2). Im Unterschied dazu ergibt sich beim Vergleich des Röntgen-Summationsbildes mit dem Sonogramm nur in 79% eine Übereinstimmung (Tabelle 8.3).

Da zur Diagnostik des Säuglings- und Kleinkinderhüftgelenkes neben Formkriterien auch Winkel-Parameter angewandt werden, scheint es notwendig die Fehlerbreite der verschiedenen bildgebenden Verfahren im Vergleich mit den tatsächlichen anatomischen Gegebenheiten zu ermitteln.

Tabelle 8.3. Übereinstimmung zwischen dem Röntgen-Summationsbild des Säuglingshüftgelenkes und der Ultraschalldarstellung (Übereinstimmung in 79%)

	n=14	Sonographie	
		normal	pathologisch
Röntgen (Summationsbild)	normal	9	1
	pathologisch	2	2

Tabelle 8.4. Vergleich zwischen tatsächlichem und sonographisch gemessenem α- und β-Winkel

Präparat	Alter	Seite	α Präparat	β Präparat	α Sonographie	β Sonographie
L14/88	36.SSW	re.	64°	28°	58°	56°
L14/88	36.SSW	li.	61°	43°	58°	57°
–	40.SSW	re.	60°	44°	64°	54°
–	40.SSW	li.	58°	44°	61°	59°
L357/87	1 Tag	re.	63°	26°	62°	49°
L357/87	1 Tag	li.	62°	26°	62°	46°
L240/87	3 Mon.	re.	78°	30°	67°	42°
L240/87	3 Mon.	li.	71°	33°	68°	37°
L468/87	5 Mon.	re.	64°	23°	63°	28°
L468/87	5 Mon.	li.	63°	34°	65°	32°
L39/88	6 Mon.	re.	61°	44°	65°	52°
L39/88	6 Mon.	li.	64°	40°	60°	52°
L496/87	12,5 Mon.	re.	70°	37°	69°	41°
L496/87	12,5 Mon.	li.	71°	31°	72°	40°

Unter idealen, d.h. experimentellen, Bedingungen beträgt die Abweichung des röntgenologischen vom anatomischen Azetabulum-Winkel im günstigsten Falle 0° und im ungünstigsten Falle 8°. Im Mittel ist mit einem Fehler von 2.5° zu rechnen. Eine Altersabhängigkeit besteht nicht (Tabelle 8.1). Die für den α- und den β-Winkel ermittelten Werte können der Tabelle 8.4. entnommen werden. Die Fehlerbreite bei der Bestimmung des α-Winkels beträgt für die Sonographie 0 bis 11° (im Mittel 3.2°) und bei der Bestimmung des β-Winkels 2 bis 28° (im Mittel 11.9°).

Interpretation

Reliabilität von Sonographie- und Röntgen-Diagnostik

Eine Diskrepanz zwischen röntgenologischem und sonographischem Bild ist immer dann festzustellen, wenn bei korrekter Projektion des Röntgenbildes

Eine Diskrepanz zwischen röntgenologischem und sonographischem Bild ist immer dann festzustellen, wenn bei korrekter Projektion des Röntgenbildes die Konturgebung der Hüftgelenkpfanne nicht dem mittleren, sondern dem ventralen oder dorsalen Pfannenabschnitt entspricht. Der sonographischen Auswertung liegt dann eine vom Röntgenbild abweichende knöchernde Formgebung zugrunde. Wird dagegen die röntgenologische Kontur der Hüftgelenkpfanne durch den mittleren Pfannenabschnitt bestimmt, so ergibt die Summe von Azetabulumwinkel im Röntgenbild und α-Winkel im Sonogramm stets 90°. Hieraus leitet sich ab, daß eine Übereinstimmung von sonographischem und röntgenologischem Befund nur dann besteht, wenn der mittlere Abschnitt der Hüftgelenkpfanne im Röntgenbild konturgebend ist.

die Konturgebung der Hüftgelenkspfanne nicht dem mittleren, sondern dem ventralen oder dorsalen Pfannenabschnitt entspricht.

Der sonographischen Auswertung liegt dann eine vom Röntgenbild abweichende knöcherne Formgebung zugrunde. Wird dagegen die röntgenologische Kontur der Hüftgelenkpfanne durch den mittleren Pfannenabschnitt bestimmt, so ergibt sich eine konstante Beziehung zwischen Azetabulum- und α-Winkel, die im Experiment nachvollziehbar und daher auch von praktischer klinischer Bedeutung ist. Die aus der Anordnung der gemessenen Winkel ableitbare Beziehung lautet:

α-Winkel + Azetabulum-Winkel = 90°

Die Summe der unterschiedlich gemessenen Winkel-Parameter weicht im Experiment im Mittel nicht mehr als 1° vom 90°-Wert ab.

Entspricht der mittlere Pfannenbereich dem am weitesten nach kaudal gerichteten Abschnitt, so ist dieser im Röntgenbild konturbildend und direkt mit dem sonographischen Bild vergleichbar.

Liegt eine Übereinstimmung zwischen röntgenologischem und sonographischem Befund vor, so belegt dies, daß die röntgenologisch bewertete Hüftgelenkspfanne in jedem Falle auch dem mittleren Pfannenabschnitt zugeordnet werden kann (Melzer 1994, 1997).

Röntgen- und sonographische Bilder können in gleicher Weise zu Diagnose und Therapie herangezogen werden. Bei diskrepanten Befunden kommt der sonographischen Diagnostik ein höherer Stellenwert zu, da mit diesem Verfahren der entscheidende mittlere Pfannenbereich beurteilt werden kann. Das mitunter gleichzeitig vorliegende Röntgenbild wäre in diesen Fällen für die Therapie und die prognostische Einschätzung nicht ausschlaggebend.

Die mit der konventionellen Röntgendiagnostik in der räumlichen Dimension nicht erfaßbaren Hüftgelenkverhältnisse können als Grund dafür angesehen werden, daß nach Verlaufsbeobachtungen von Tönnis u. Brunken (1968) die Azetabulum-Winkel von Hüftgelenken, die dem Bereich zwischen einfacher und doppelter Standardabweichung (s bis 2s) zuzuordnen sind, im weiteren Verlauf eine sehr unterschiedliche Entwicklung aufweisen. Verlaufsbeurteilungen ergaben in jeweils 38% eine sichere oder fragliche Hüftgelenkdysplasie und in 24% normale Hüftgelenke.

Da die Entwicklung des Hüftgelenkes im Einzelfall nicht vorhergesagt werden kann, galt allgemein die Empfehlung zur Therapie bei einer Abweichung des röntgenologisch bestimmten Azetabulum-Winkels, wenn dieser einem Wert oberhalb der einfachen Standardabweichung entspricht.

Niethard u. Roesler (1987) gehen nach geometrisch-konstruktiven Gesichtspunkten von einer **Fehlerbreite** bei der röntgenologischen Bestimmung des Azetabulum-Winkels von 3° und bei der sonographischen Bestimmung des α- und des β-Winkels von $\pm 10°$ aus.

Durch eigene experimentelle Untersuchungen konnte erstmals die tatsächliche Fehlerbreite mit maximal 8° bei der röntgenologischen Bestimmung des Azetabulum-Winkels, mit maximal 11° bei der sonographischen Bestimmung des α- und 28° bei der Bestimmung des β-Winkels ermittelt werden. Von Graf (1993) wird eine Abweichung um lediglich ±4° angegeben. Er hat jedoch auf die höhere Wertigkeit des α- im Vergleich zum β-Winkel hingewiesen. Die geringere Variabilität des α-Winkels läßt sich durch knöchern nicht veränderliche Meßpunkte erklären. Die Referenzpunkte des Os ilium können als nicht veränderliche Fixpunkte angesehen werden. Im Unterschied dazu muß der Meßpunkt des Labrum acetabulare als variabel angesehen werden. Auch klinische Verlaufsuntersuchungen bestätigen die große Variabilität des β-Winkels gegenüber dem α-Winkel (Fricke-Custodis 1997).

Die experimentell ermittelte Abweichung des Azetabulum-Winkels beträgt maximal 8° gegenüber einer Fehlerbreite von 3° nach geometrisch-konstruktiven Gesichtspunkten. Während der α-Winkel mit der theoretisch angenommenen Abweichung von 10° übereinstimmt (Differenz lediglich 1°), läßt sich in bezug auf den β-Winkel eine Abweichung um nahezu das Dreifache (10° gegenüber 28°) erkennen.

Unterschiedliche Normwerte

Nach Vollendung des 6. Lebensmonats bestehen bei der sonographischen und der röntgenologischen Diagnostik Abweichungen zwischen einfacher und doppelter Standardabweichung

Verschiedene Autoren berichten unabhängig voneinander über Diskrepanzen zwischen der sonographischen und der röntgenologischen Diagnostik des Säuglingshüftgelenkes (Friton 1989; Goergens 1996; Löwe 1996; Fricke-Costudis 1997).

Die von Tönnis u. Brunken angegebene Tabelle enthält unterschiedliche Normwerte für die AC-Winkel des rechten und linken Hüftgelenkes bezogen auf das Geschlecht (Tabelle 8.5). Ein Vergleich der AC-Winkel mit dem sonographischen α-Winkel ist nur möglich, wenn die auf das Geschlecht, die

Tabelle 8.5. Mittelwerte der AC-Winkel (aus Tönnis u. Brunken 1968)

Alter (Jahre/Monate)	Mädchen				Jungen			
	leicht dysplastisch (s)		schwer dysplastisch (2s)		leicht dysplastisch (s)		schwer dysplastisch (2s)	
	rechts	links	rechts	links	rechts	links	rechts	links
0/1 + 0/2	36°	36°	41,5°	41,5°	29°	31°	33°	35°
0/3 + 0/4	31,5°	33°	36,5°	38,5°	28°	29°	32,5°	33,5°
0/5 + 0/6	27,5°	29,5°	32°	34°	24,5°	27°	29°	31,5°
0/7 – 0/9	25,5°	27°	29,5°	31,5°	24,5°	25,5°	29°	29,5°
0/10 – 0/12	24,5°	27°	29°	31,5°	23,5°	25°	27°	29°
0/13 – 0/15	24,5°	27°	29°	31,5°	23°	24°	27,5°	27,5°
0/16 – 0/18	24,5°	26°	29°	30,5°	23°	24°	26,5°	27,5°
0/19 – 0/24	24°	25,5°	28°	30,5°	21,5°	23°	26,5°	27°
2/0 – 3/0	22°	23,5°	25,5°	27°	21°	22,5°	25°	27°
3/0 – 5/0	18°	21°	22,5°	25,5°	19°	20°	23,5°	24°
5/0 – 7/0	18°	20°	23°	23,5°	17°	19°	21°	23°

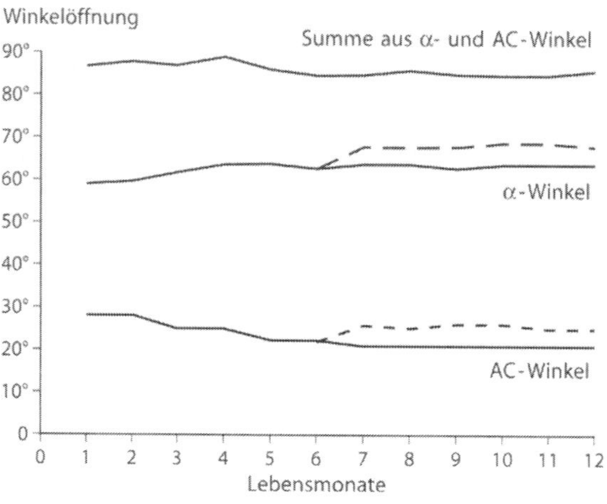

Abb. 8.4. Vergleich der sonographischen mit der röntgenologischen „Reifungskurve". Die gestrichelten Linien zeigen die notwendige Angleichung der sonographischen oder der röntgenologischen Normwerte zur Vermeidung diskrepanter Befunde.

rechte und die linke Seite bezogenen AC-Winkel gemittelt werden. Während der AC-Winkel mit zunehmendem Alter abnimmt, weist die **sonographische Reifungskurve** zwischen dem 4. und 11. Lebensmonat eine Plateauphase auf (siehe Abb. 5.21, S. 124). Dies hat zur Folge, daß beim Vergleich der beiden Untersuchungsmethoden ab einem Alter von 6 Monaten Abweichungen zwischen einfacher und doppelter Standardabweichung auftreten (Abb. 8.4).

Fazit

Ungeachtet der bei jeder metrischen Methode auftretenden Fehlerbreite konnte durch die vorliegenden morphologischen Untersuchungen nachgewiesen werden, daß die Sonographie im Unterschied zum konventionellen Röntgen eine umfassendere Diagnostik des Säuglingshüftgelenkes ermöglicht. Auch konnte belegt werden, daß die Sonographie im Unterschied zum konventionellen Röntgen eine zuverlässige Unterscheidung zwischen normalen und dysplastischen Befunden des Säuglingshüftgelenkes ermöglicht.

Da bei der Mehrzahl der Säuglingshüftgelenke der mittlere Pfannenabschnitt im Röntgen-Summationsbild konturgebend ist, gilt die Beziehung α-Winkel + AC-Winkel = 90°. Eine Übereinstimmung bis zum 6. Lebensmonat ergibt sich in Bezug auf die empirisch ermittelte sonographische Reifungskurve nach Tschauner (1993).

Nach Vollendung des 6. Lebensmonats muß abweichend zur sonographischen Reifungskurve für den α-Winkel ein Normwert von mindestens 65° gefordert werden.

In Zukunft sollte der geänderte Normwert nach Vollendung des 6. Lebensmonats Berücksichtigung finden, um keine Zweifel an der Verläßlichkeit der sonographischen Diagnostik des Säuglingshüftgelenkes aufkommen zu lassen.

Weiterführende Literatur

Ball F., K. Kommenda: Sources of error in the roentgen evaluation of the hip in infancy. Ann. Radiol. (Paris) 11 (1968) 299–301

Brückl R.: Angeborene Deformitäten im Bereich des Hüftgelenks. In: Jäger A., C.J. Wirth (Hrsg): Praxis der Orthopädie, 2. Auflage. Thieme, Stuttgart 1992

Donath K.: Die Trenn-Dünnschliff-Technik zur Herstellung histologischer Präparate von nicht schneidbaren Geweben und Materialien. Der Präparator 34 (1988) 197–206

Dorn U., M. Hartwich: Erste Erfahrungen mit der routinemässig durchgeführten Hüftsonographie bei Neugeborenen. Wien. klin Wschr. 99 (1987) 92-95

Exner G.U., D. Mieth: Sonographisches Hüftdysplasiescreening beim Neugeborenen. Schweiz. med. Wschr. 117 (1987) 1015–1020

Fricke-Custodis D.: Sonographische Verlaufsuntersuchungen. Eine Beobachtung an 2112 Hüftgelenken aus den Jahren 1984–1987. Dissertation, Hannover 1997

Friton K.: Früherfassung und Verlaufsbeobachtung der kindlichen Hüftdysplasie mittels Sonographie. Dissertation, Hannover 1989

Georgens E., U. Honl, A. Benthien: Welche therapeutische Konsequenz hat das Röntgenbild bei der Hüftdysplasie? Vortr. DGOT Kongress Wiesbaden 1996

Graf R.: Sonographie der Säuglingshüfte und therapeutische Konsequenzen, Ein Kompendium, Bücherei des Orthopäden, Band 43, 4. Auflage. Enke, Stuttgart 1993

Hagens von G., K. Tiedemann, W. Kriz: The current potential of plastination. Anat. Embryol. 175 (1987) 411–421

Hilgenreiner H.: Zur Frühdiagnose der angeborenen Hüftgelenksverrenkung. Med. Klin. 21 (1935) 1385-1388, 1425–1429

Langer L.: Ultrasonic investigation of the hip in newborns in the diagnosis of congenital hip dislocation: classification and results of a screening programm. Skeletal. Radiol. 16 (1987) 275–279

Löwe A., K. Küllmer, P. Eysel: Hüftdysplasierezidive nach konservativer Behandlung im Neugeborenenalter und Erfahrungen in der Behandlung dezentrierter Neugeborenenhüften ohne Gipsretention. Vortr. DGOT Kongress Wiesbaden 1996

Melzer C.: Ultraschalldiagnositk. In: Jäger A., C.J. Wirth (Hrsg): Praxis der Orthopädie, 2. Auflage. Thieme, Stuttgart 1992

Melzer C: Besteht ein Zusammenhang zwischen dem sonographischen und röngenologischen Bild des Säuglingshüftgelenkes? Ultraschall Klin. Prax. 8 (1994) 253–257

Melzer C.: Korrelation Sono und Röntgen. Orthopäde 26 (1997) 43–48

Niethard F.U., H. Roesler: Die Genauigkeit von Längen- und Winkelmessungen im Röntgenbild und Sonogramm des kindlichen Hüftgelenkes. Z. Orthop. 125 (1987) 170-176

Rauber-Kopsch: Anatomie des Menschen. In: Leonhardt H., B. Tillmann, G. Töndung, K. Ziller (Hrsg.): Thieme, Stuttgart 1987

Sellier T., H. Alaiyan, J. Zell, W. Stolz: Homburger Erfahrungen mit dem sonographischen Hüftscreening bei Neugeborenen. In: Henche H.R., W. Hey: Sonographie in der Orthopädie und Sportmedizin. M. L-Verlag., Uelzen 1987/86

Sharp I.K.: Acetabular dysplasia, The acetabular angle. J. Bone Jt. Surg. B 43 (1961) 268-272

Tönnis D., D. Brunken: Eine Abgrenzung normaler und pathologischer Hüftpfannendachwinkel zur Diagnose der Hüftdysplasie. Arch. orthop. traum. Surg. 64 (1968) 197–228

Tschauner C.: Der spontane Verlauf der Pfannendachentwiclung anhand der sogenannten „Reifungskurve" des sonographischen Alpha-Winkels. Kongressband des Symposiums der SGUMB, Zürich 1993 (S. 85–89)

Ullmann K.: Zur Frage der röngenologische Beurteilung des knöchernen Pfannendaches mit weiteren Ergebnissen der Röntgenstammbaumforschung. Verh. DGO 33. Kongress. Z. Orthop. 69 (1939) 268–271 (Beilage)

9 Pränatale sonographische Untersuchungen des Hüftgelenkes

U. A. Wagner, U. Gembruch, O. Schmitt, M. Hansmann

Bisherige Erkenntnisse zur Hüftgelenkentwicklung beim Menschen vor der Geburt beruhen auf punktuellen Untersuchungen von Aborten

Die Entwicklung des Hüftgelenkes vor der Geburt war seit Hippokrates Gegenstand zahlreicher Theorien zur Ätiologie der Hüftdysplasie und Luxation. (Putti 1937; Tönnis 1984). Die Kenntnisse basierten dabei im wesentlichen auf punktuellen anatomischen Untersuchungen von Aborten oder tierexperimentellen Befunden (Dunn 1976b; Gardener u. Gray 1950; Michelson u. Lanenskjöld 1972; Putti 1937; Watanabe 1974). In der vorliegenden Arbeit wurden anhand von pränatal durchgeführten Ultraschalluntersuchungen Grundlagen der fetalen Entwicklung des Hüftgelenkes erarbeitet.

Methodik

Prospektive Erfassung von 146 Feten zwischen der 13. und der 42. SSW mit hochauflösenden Ultraschallgeräten

Fetale Hüftsonographien wurden prospektiv bei freiwilligen Probandinnen zwischen der 13. und der 42. SSW durchgeführt.

Die Untersuchungen wurden zu Beginn der Untersuchungsserien mit einem 5-MHz-Schallkopf ausgeführt. Da dieser Schallkopf nur die bauchdekkennahen Hüftgelenke zuverlässig darstellt, wurden die Untersuchungen später mit einem hochauflösenden Real-time-Ultraschallgerät mit elektronischen Phased-array-Schallköpfen (3,5-MHz-Sektor und 5-MHz-Linear) durchgeführt. Die Dokumentation erfolgte mit einem Schwarzweiß-Drucker, mit einem Farbdrucker oder mit einer Videoeinrichtung.

In der Studiengruppe wurden 146 Feten bei 141 Schwangerschaften prospektiv erfaßt. Das Untersuchungsgut umfaßt vier Zwillings- und zwei Drillingsschwangerschaften, wobei nur die Mehrlinge mit einem gut darstellbaren Hüftgelenk in die Studie aufgenommen wurden. In 81 Fällen war der Fet weiblich, in 65 Fällen männlich. 74 mal wurde das linke und 72 mal das rechte Hüftgelenk dokumentiert.

Lage der Feten zum Untersuchungszeitpunkt sowie Verteilung auf die einzelnen SSW

Die Lage der Feten zum Zeitpunkt der Untersuchung war die I. Schädellage bei 54 Feten, die II. Schädellage bei 44 Feten, die I. Beckenendlage bei 15 Feten, die II. Beckenendlage bei 10 Feten und eine Querlage bei 19 Feten. Die Verteilung der Schwangerschaften auf die einzelnen Schwangerschaftsmonate zum Zeitpunkt der Untersuchung ergibt sich aus Abb. 9.1.

Es wurden 54 Hüftgelenke von Frühgeborenen zwischen der 31. und der 38. SSW untersucht und mit der intrauterinen Entwicklung verglichen

Frühgeborene ermöglichen einen Rückschluß auf die intrauterin stattfindende Entwicklung. Ausgewertet wurden die sonographischen Hüftgelenkbefunde bei 27 Frühgeburten (54 Hüftgelenke) zwischen der 31. und der 38. SSW. Die sonographische Untersuchung erfolgte im Durchschnitt 16,2 Ta-

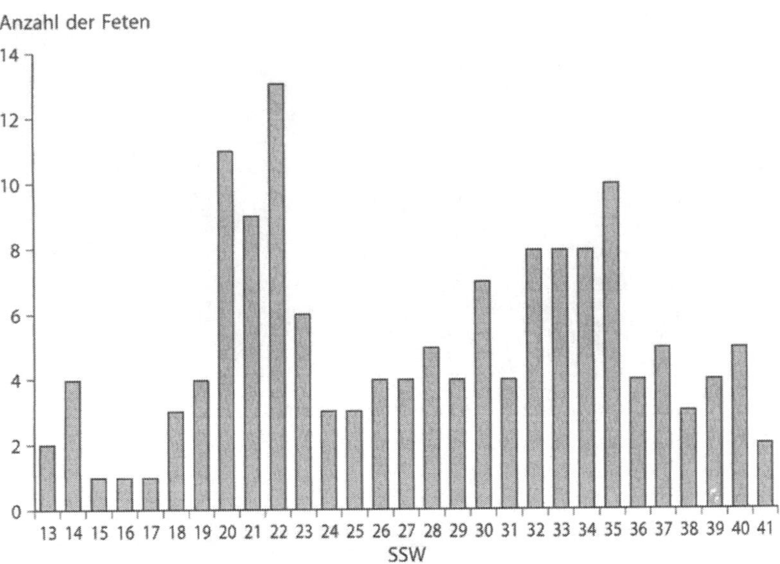

Abb. 9.1. Verteilung der Feten auf die einzelnen Schwangerschaftswochen (n = 146).

ge nach der Geburt, wobei der Gesundheitszustand des Frühgeborenen für den Zeitpunkt der Untersuchung ausschlaggebend war.

Ergebnisse

Es werden Erkenntnisse zur sonomorphologischen und zur sonometrischen pränatalen Entwicklung sowie sonographische Befunde bei Frühgeborenen beschrieben.

Sonomorphologische Befunde

In der 13. SSW zeigt sich zentral im Hüftkopf eine Gefäßversorgung des wachsenden Knorpels

Abb. 9.2 zeigt ein fetales Hüftgelenk der **13. SSW.** Wie beim Humeruskopf, zeigt sich im Bereich des Hüftkopfes schon vor Entstehung einer sekundären Ossifikation ein abgegrenztes echogenes Zentrum. Das echogene Zentrum stellt dabei keine Vorstufe zur Ossifikation dar, sondern erweist sich, nach den korrespondierenden Doppleruntersuchungen, als Gefäßversorgung des Hüftkopfes. Die Hüftgelenkkapsel ist durch eine longitudinale echogene Zone gekennzeichnet. Im Bereich des Os ilium (OI) sind zwei Ossifikationskerne sichtbar, die im Verlauf der Entwicklung fusionieren.

In der **20. SSW** zeigt sich eine zunehmende Verknöcherung des Os ilium. In Abb. 9.3 ist die knöcherne Ausformung der Hüftpfanne schon erkennbar. Der Erker ist eckig ausgeformt, das Labrum acetabulare nicht eindeutig von der Hüftgelenkkapsel abgrenzbar.

Die Ausformung des Hüftgelenkes der **21. SSW** zeigt auch weiterhin, wie die meisten untersuchten Hüftgelenke, eine ovaläre Erkeraussparung. Der

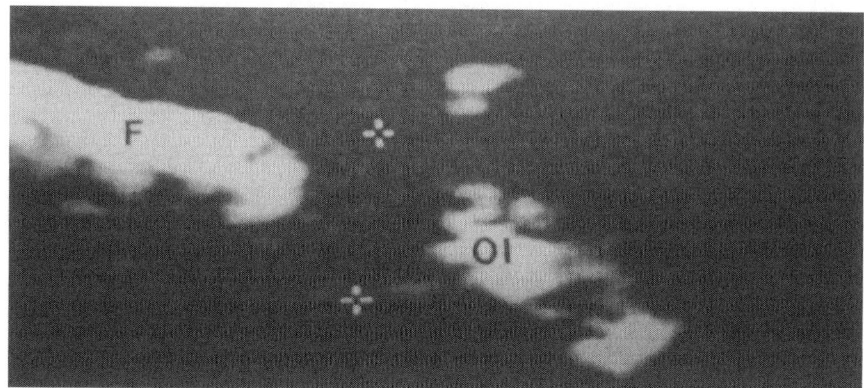

Abb. 9.2. Hüftgelenk in der 13. SSW mit zwei Ossifikationskernen des Os ilium (OI). Das Femur (F) ist langgestreckt auf das Hüftgelenkzentrum ausgerichtet.

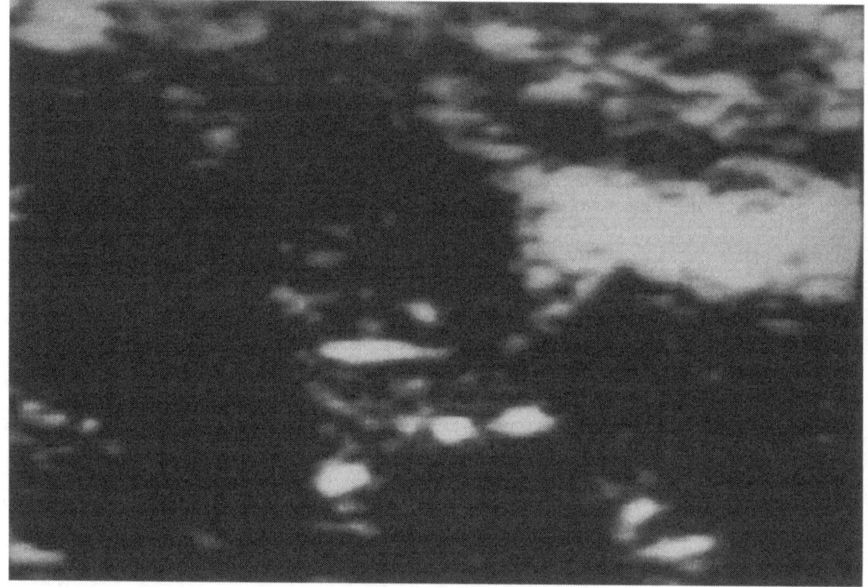

Abb. 9.3. Hüftgelenk in der 20. SSW. Der Unterrand des Os ilium weist noch zwei echogene Zentren auf.

In der 20. und 21. SSW sind bei einem großen Teil der untersuchten Feten die für die Sonometrie benötigten „Landmarks" erkennbar

Kapselanteil mit Labrum acetabulare ist abgrenzbar. Das Femur ist mit der bogenförmig aufsteigenden Knorpel-Knochen-Grenze am Übergang zum Schenkelhals dargestellt. Auffällig ist die gute Ausformung der Hüftgelenkkapsel zu diesem frühen Zeitpunkt der Schwangerschaft.

In der **27. SSW** läßt sich der Unterrand des Os ilium in der Regel gut darstellen. Das Ligamentum capitis femoris ist vom Pulvinar nicht abgrenzbar. Gleichzeitig läßt sich der Unterrand des Os ilium nur unregelmäßig echoreich abgrenzen (Abb. 9.4). Die Pfanne zeigt nur eine flache knöcherne Aus-

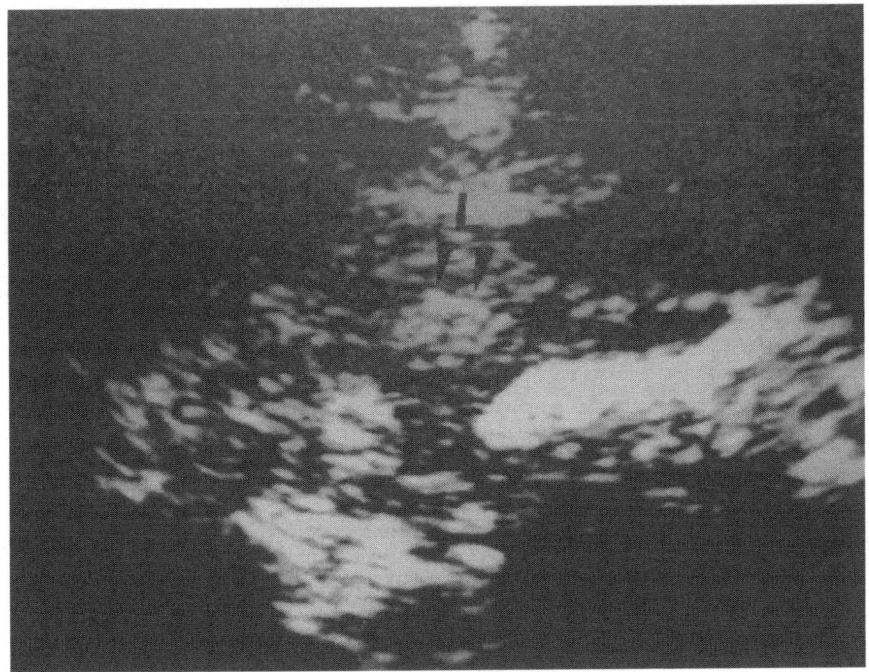

Abb. 9.4. Fetales Hüftgelenk in der 27. SSW.

formung, ohne abgrenzbaren Unterrand des Os ilium. Weiterhin stellt sich die Grenze zwischen Fetus und Fruchtwasser echoreich dar. In der **30. SSW** wird der Unterrand des Os ilium, durch eine bessere Formgebung der Hüftpfanne und der damit verbundenen Konturunterbrechung, gut sichtbar (Abb. 9.5). Der Erkerbereich zeigt in der Standardebene des lateralen Sektors weiterhin eine dreieckförmige Aussparung. Das Labrum acetabulare ist in der Regel gut abgrenzbar. Eine Perichondriumlücke ist angedeutet. Die Haut mit ihrem gut ausgeprägten subkutanen Fettgewebe erzeugt eine deutliche Echogrenzlinie.

Im Erkerbereich zeigt sich in der Regel bis zum Ende der Schwangerschaft noch eine ovaläre Aussparung

Die Darstellung des Hüftgelenks in der **34. SSW** zeigt eine gute Abgrenzung des Os ilium in der Erkerregion (Abb. 9.6). Der Unterrand des Os ilium ist in der Regel im lateralen Standardsektor darstellbar, so daß die knöcherne Formgebung beurteilt werden kann. Das Femur weist eine absteigende Knorpel-Knochen-Grenze auf und hinterläßt Schallartefakte. Das Sitzbein ist mittelgradig ausgeprägt, das Labrum acetabulare ist gut abgrenzbar. In der **39. SSW** erkennen wir ein vollständig ausgereiftes Hüftgelenk mit einer abgerundeten Erkerregion (Abb. 9.7). Der Unterrand des Os ilium ist gut abgrenzbar. Der α-Winkel beträgt 68° der β-Winkel 65°. Die Muskelsepten und der Unterrand des Os ilium sowie das Sitzbein lassen sich gut abgrenzen.

In der 39. SSW sind alle Kriterien für ein reifes Hüftgelenk vorhanden

Bei den meisten Feten läßt sich zu einem Untersuchungszeitpunkt nur das bauchdeckennahe fetale Hüftgelenk dokumentieren. In Ausnahmefällen sind auch beide Hüftgelenke bei Feten unterhalb der 20. SSW oder in günstiger Lage auch zu späteren Zeitpunkten darstellbar.

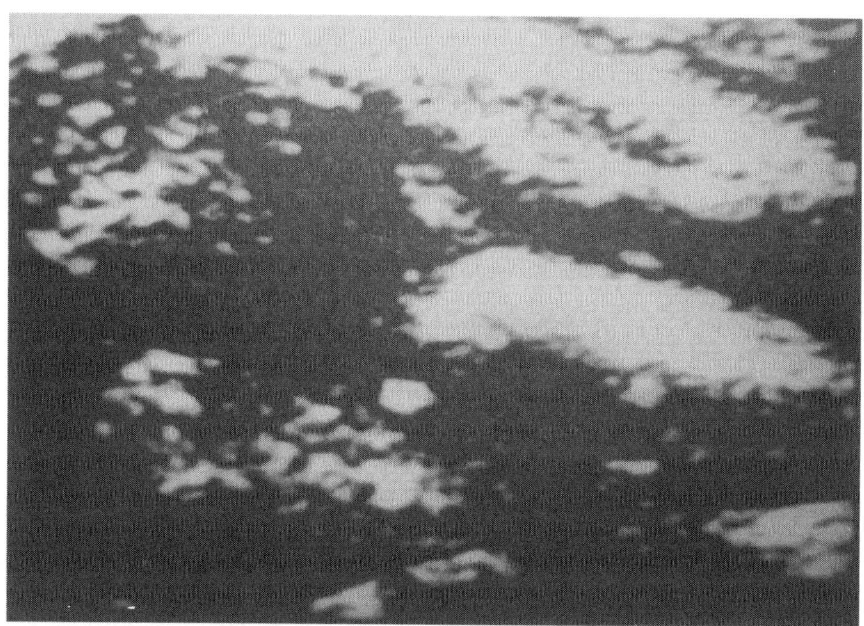

Abb. 9.5. Fetales Hüftgelenk in der 30. SSW.

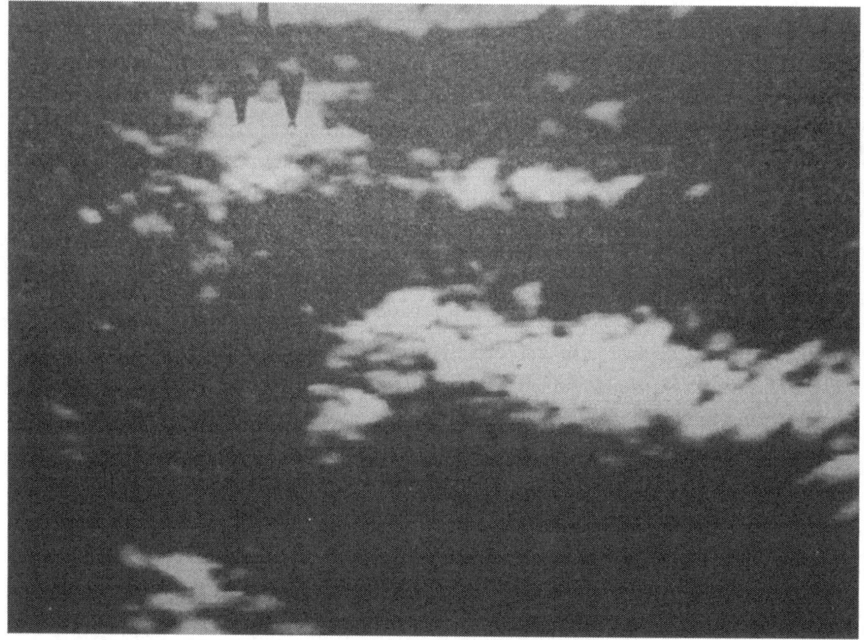

Abb. 9.6. Fetales Hüftgelenk in der 34. SSW.

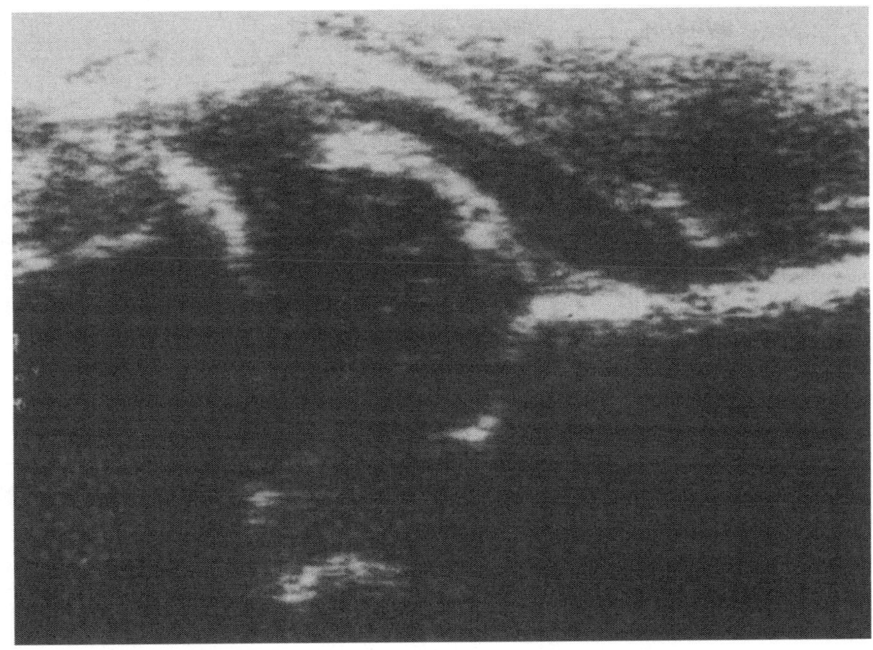

Abb. 9.7. Fetales Hüftgelenk in der 39. SSW (α-Winkel 68°, β-Winkel 65°).

Sonometrie

Die Mittelwertkurve wird für die α-Winkel der 20. bis 40. SSW angegeben

Die **Mittelwertkurve** der intrauterin gemessenen α-Winkel bei den Querschnittsstudien (Abb. 9.8) beginnt bei 57,6° in der 20. SSW (Standardabweichung SD 8,6). Bis zur 26. SSW verläuft die Entwicklung im Bereich von 55°, bevor sie nach einem kurzen Anstieg auf 60° in der 27. SSW (SD 1,6) bis zur 30. SSW auf einen Wert von 39° (SD 6,7) abfällt ($p<0,15$/t-Test). Im zweiten Teil der Entwicklung, nach der 30. SSW, zeigt sich ein Anstieg auf 59° (SD 4,1), mit einem nachfolgenden Plateau um etwa 60°. Der α-Wert in der 40. SSW beträgt 59,7° (SD 8,9).

Hüftgelenkbefunde bei Frühgeburten

Die Hüftgelenkbefunde bei Frühgeburten zeigen im Durchschnitt um 5° größere α-Winkel. Dabei erfolgte die Sonographie durchschnittlich 16,2 Tage nach der Geburt, so daß eine Nachreifung eintreten konnte

Die Analyse von Hüftgelenkbefunden von Frühgeborenen ist für die Untersuchung der Hüftgelenkentwicklung des Feten von besonderem Interesse (Abb. 9.9). Vergleicht man die α-Winkel der Frühgeborenen mit den fetalen α-Winkeln, so zeigt sich im Durchschnitt ein um 5° höherer Wert bei den Frühgeborenen, der jedoch bei den entsprechenden Standardabweichungen keinen signifikanten Unterschied darstellt. Dabei erfolgte die Untersuchung durchschnittlich 16 Tage nach der Geburt. Von der Tendenz her zeigt sich

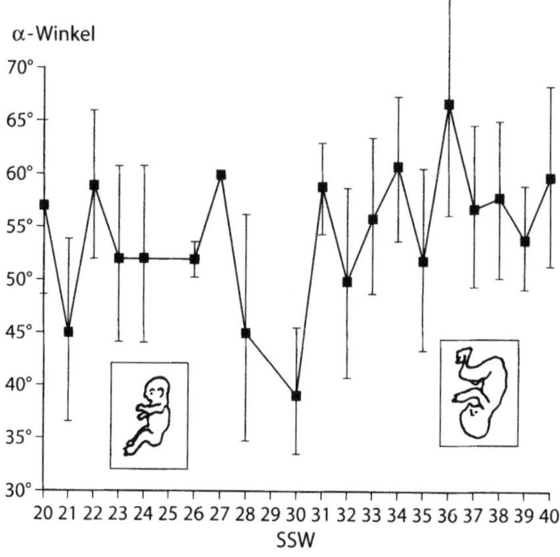

Abb. 9.8. α-Winkel bei physiologischer fetaler Lage (n=82).

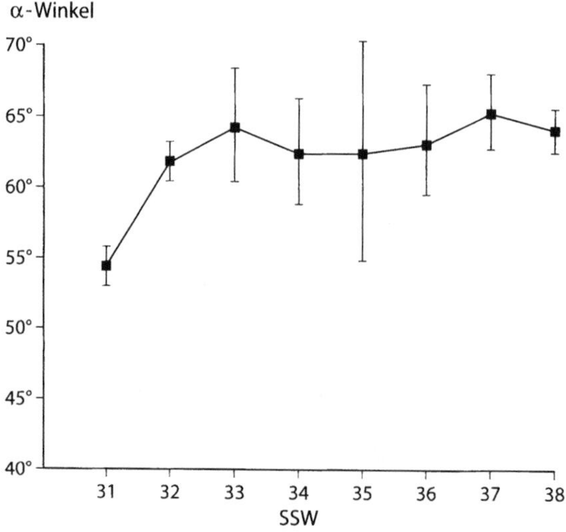

Abb. 9.9. α-Winkel bei Frühgeborenen zwischen der 31. und der 38. SSW (n=54 Hüftgelenke).

ein Ansteigen der α-Werte bei Frühgeborenen in der 31. SSW von 54,5° (SD 1,6) auf 64.5° (SD 3,5) in der 33. SSW. Nach einem geringen Absinken der Werte auf 62,7° (SD 8,6) in der 35. SSW wird ein Plateau von etwa 65° in der 37. und 38. SSW erreicht.

Interpretation

Die intrauterine Entwicklung des Hüftgelenks ist durch die vorgestellte Methode (Wagner et al. 1994) erstmals in vivo zugänglich geworden. In der

Analyse der Hüftgelenkbefunde bei Frühgeborenen fiel eine frühzeitige gute knöcherne Formgebung nach der 33. SSW auf. Vor dem Hintergrund der vorgestellten intrauterinen Befunde wird diese Situation erklärbar. Dabei zeigt sich schon ab der 20. SSW eine gute Ausformung des Hüftgelenks, die jedoch unseres Erachtens bei Abnahme des intrauterin verfügbaren Raumes um die 30. SSW eine Abnahme des α-Winkels zeigt. Nach der Rotation des Feten in die Schädellage zeigte sich eine Zunahme der gemessenen α-Winkel. Die Hüftgelenkwerte der Feten in einer Beckenendlage wurden dabei ausgeklammert, da sich hier - abhängig vom Schwangerschaftsalter - geringere α-Winkel ergeben. Auf die Problematik der Genauigkeit von Längen- und Winkelmessungen bei Säuglingshüften sind schon Niethard u. Roesler (1987) eingegangen; sie gilt natürlich für die intrauterinen Messungen besonders, da hier die anatomischen Verhältnisse kleiner sind. Besonders zu berücksichtigen ist die Unreife des fetalen Os ilium mit einer Diskontinuität im mittleren Darmbeinanteil. Weiterhin macht die späte Ausprägung des Os-ilium-Unterrandes eine Winkelberechnung wie bei den Typ-III- und Typ-IV-Hüftgelenken nach Graf notwendig. Die berechneten Normwerte zeigen für die 40. SSW einen Mittelwert von 59,7° (SD 8,9). Dieser Wert entspricht den Normwerten der Reifungskurve unbehandelter Hüftgelenke von Tschauner und Mitarbeitern (1994) für den 1. Monat, bei leicht erhöhter einfacher Standardabweichung (siehe Abb. 5.21, S. 124).

Ab der 20. SSW findet sich schon eine gute Ausformung der Hüftgelenkspfanne

Längen- und Winkelmessungen bei pränatalen Gelenkuntersuchungen, sind aufgrund kleinerer anatomischer Verhältnisse zurückhaltender zu beurteilen

Die intrauterinen β-Winkel zeigen eine große Streubreite der Meßwerte, so daß die α-Winkel als wesentliche Parameter der intrauterinen Hüftgelenkentwicklung aufgeführt werden. Der Vergleich mit der Sonographie von Frühgeborenen bestätigt die intrauterinen Resultate nach der 33. SSW. Die tendenziell höheren α-Werte für die Frühgeborenen sind jedoch mit der verzögerten Erfassung dieser Kinder nach der Geburt erklärbar. Da die sonographische Hüftgelenkuntersuchung im Durchschnitt 16 Tage nach der Geburt erfolgte, muß dieser Zeitfaktor und die postnatale Entwicklung des Hüftgelenks in die Interpretation und den Vergleich der α-Winkel bei Frühgeborenen und bei Feten miteinbezogen werden.

Zur Erforschung pathologischer Entwicklungen sind die pränatalen Untersuchungen von Kindern mit besonders langem Aufenthalt in Beckenendlage oder bei geringer Fruchtwassermenge interessant.

Die Sonographie von Kindern in Beckenendlage und unter Bedingungen mit geringem Fruchtwasser sind für das Studium der Hüftdysplasie von besonderem Interesse

Fazit

Die sonographischen pränatalen Hüftgelenkuntersuchungen erweitern unsere Kenntnisse zur intrauterinen Entwicklung des normalen fetalen Hüftgelenkes.

Weiterführende Literatur

Dunn P.M.: The anatomy and pathology of congenital dislocation of the hip. Clin. Orthop. 119 (1976) 11–22

Gardener E., D.J. Gray: Prenatal development of the human hip. Am. J. Anat. 87 (1950) 163–191

Graf R.: Sonographie der Säuglingshüfte – ein Kompendium, Bücherei des Orthopäden, Band 43, 2. Auflage. Enke, Stuttgart 1986a

Graf R.. C. Tschauner, W. Klapsch: Progress in prevention of late development dislocation of the hip by sonographic newborn hip screening. J. Pediatr. Orthop. 2 (1993) 115–121

Michelson J.E., A. Langenskjöld: Dislocation or subluxation of the hip, regular sequels of immobilization of the knee in extension in young rabbits. J. Bone Jt. Surg. A 54 (1972) 1177–1186

Niethard F.U., H. Roesler: Die Genauigkeit von Längen- und Winkelmessungen im Röntgenbild und Sonogramm des kindlichen Hüftgelenkes. Z. Orthop. 125 (1987) 170–176

Putti V.: Die Anatomie der angeborenen Hüftverrenkung (übersetzt von Wollenberg G., H. Wolff). Enke, Stuttgart 1937

Tschauner C., W. Klapsch, A. Baumgartner, R. Graf: „Reifungskurve“ des sonographischen α-Winkels nach Graf unbehandelter Hüftgelenke im ersten Lebensjahr. Z. Orthop., 132 (1994) 502–504

Tönnis D.: Die angeborene Hüftdysplasie und Hüftluxation im Kindes- und Erwachsenenalter. Springer, Berlin/Heidelberg 1984

Wagner U.A., U. Gembruch, O. Schmitt, M. Hansmann: Technische Aspekte der fetalen Hüftgelenkssonographie. Ultraschall Med. 15 (1994) 33–37

Wagner U.A., U. Gembruch, O. Schmitt, M. Hansmann: Sonographische Normwerte für die intrauterine Hüftgelenksentwicklung. Z. Orthop. 134 (1996) 337–340

Watanabe R.: Embryology of the human hip. Clin. Orthop. 98 (1974) 8–26

10 3D-sonographische Darstellung der Säuglingshüfte

D. Lazović, H. M. Overhoff

Die sonographische Untersuchung ist ein etabliertes bildgebendes Verfahren in der Diagnostik der Hüftreifungsstörung. Sie findet als standardisiertes Verfahren im Rahmen von Screeninguntersuchungen sowie zur Therapiekontrolle eine breite Anwendung (Kassenärztliche Bundesvereinigung 1995; Ganger et al. 1991; Tschauner et al. 1990).

Die Sonographie ist ein etabliertes Verfahren zur Darstellung des Hüftgelenkes bei Kindern

Das Ziel der Untersuchung ist die Darstellung des knorpelig angelegten Hüftkopfes und die Bestimmung des Ausmaßes seiner Überdachung durch die knöchernen und knorpeligen Anteile der Hüftpfanne. Die Darstellung erfolgt in der im deutschsprachigen Raum anerkannten Methode nach Graf in einer **zweidimensionalen Standardebene** (Graf 1980, 1989). Beurteilt wird das Hüftgelenk anhand morphologischer Kriterien (der knöchernen und knorpeligen Überdachung) sowie durch eine morphometrische Messung des Pfannendachwinkels α als Maß für die knöcherne Überdachung und des Ausstellungswinkels β als Maß für die knorpelige Überdachung des Hüftgelenkes. Dazu werden als *Landmarks* die Darmbeinkontur, der Iliumunterrand, der knöcherne Erker und das Labrum acetabulare im Sonogramm identifiziert.

Die Sonographie nach Graf läßt eine exakte Quantifizierung der Hüftreifungsstörung zu

Diese Methode stellt einerseits hohe Anforderungen an den Untersucher, andererseits wird kritisiert, daß die Beurteilung des Hüftgelenkes nur in der Standardebene erfolgt und damit nicht die gesamte räumliche Konfiguration des Gelenkes berücksichtigt (Graf 1997; Graf u. Lercher 1996; Sohn et al. 1990). Erfahrene Untersucher verschaffen sich daher ein Bild von der räumlichen Gestalt der Gelenkkonfiguration, indem sie das Hüftgelenk auch außerhalb der Standardebene sonographisch durchmustern.

Eine zweidimensionale Darstellung kann die räumliche Gestalt der Dysplasie nicht wiedergeben

Eine Verbesserung der Beurteilung der räumlichen Gelenkkonfiguration versprach man sich mit der Einführung der dreidimensionalen Ultraschalluntersuchung. Die Oberflächendarstellung, die in Anlehnung an die Darstellung von fetalen Gesichtern und Fehlbildungen versucht wurde, war aber nicht sehr ermutigend. Graf führte das darauf zurück, daß nur sehr kleine Strukturen mit extrem verschiedener Echogebung vorliegen, die zu einer unzureichenden Bildqualität führten (Graf 1997).

Eine dreidimensionale Darstellung soll alle Aspekte der Hüftreifungsstörung zeigen

Methodik

Prinzipiell kann man bei der 3D-Technologie des Ultraschallbildes drei verschiedene Ansätze unterscheiden.

Die dreidimensionale Sonographie mit einem speziellen Schallkopf-Prototyp nach Sohn zeigt eine Reliefdarstellung der Hüftpfanne

Die von Sohn und Mitarbeitern 1990 vorgestellte Technologie besteht aus einem **speziellen rotierenden Schallkopf**, in dem sich der Empfängerkristall um einen Kreismittelpunkt dreht, wodurch die Drehachse exakt durch das Zentrum des Schallkopfes verläuft. Dadurch wird ein zylindrischer Ausschnitt über dem Hüftgelenk, speziell dem Azetabulum, sonographisch abgetastet (Abb. 10.1). Die Drehung des Schallkopfes wird nach jeweils 10° kurz gestoppt, damit das zuletzt erfaßte Bild abgespeichert werden kann. Der gesamte Untersuchungsvorgang dauert ca. 15 bis 20 Sekunden. In dieser Zeit darf keine Bewegung zwischen dem Schallkopf und dem untersuchten Organ stattfinden.

Die von Sohn (1990) mittels dieses Verfahrens dargestellten Bilder zeigen reliefartig die Hüftgelenkpfanne – dargestellt durch radiär verlaufende Konturlinien – und einen annähernd zentral sitzenden knöchernen Hüftkopfkern. Alle anderen Strukturen sind aus dem errechneten Bild ausgeblendet. Sohn erwartete von dieser Technologie ein Säuglingshüftgelenk mit der räumlichen Zuordnung von Pfanne und Hüftkopf „auf einen Blick". Die Berechnung von Winkeln und die Einführung von Hilfslinien sollten entfallen.

Die Sonographie mit speziellen Schallköpfen liefert dreidimensionale Datensätze aus denen die Standardebene nach Graf interaktiv dargestellt werden kann

Eine andere Technologie zur dreidimensionalen Darstellung des Säuglingshüftgelenkes ergab sich aus der Entwicklung eines speziellen Schallkopfes. Dieser entspricht prinzipiell einem Sektor- oder ***Curved-array*-Schallkopf**, der um eine weitere, quer dazu liegenden Achse im Schallkopf automatisch geschwenkt wird (Böhm u. Niethard 1994; Gerscovich et al. 1990; Graf und Lercher 1996). Die damit aufgenommenen Bilder entsprechen einer **dreidimensionalen sektorförmigen *Volumesbox***. Mit diesem dreidimensionalen Datensatz kann nun auf zwei Arten verfahren werden. Zum einen ist es möglich, durch die Auswahl eines charakteristischen Helligkeitsbereiches der B-mode-Ultraschallbilder eine Oberflächendarstellung des Hüftgelenkes zu erzielen.

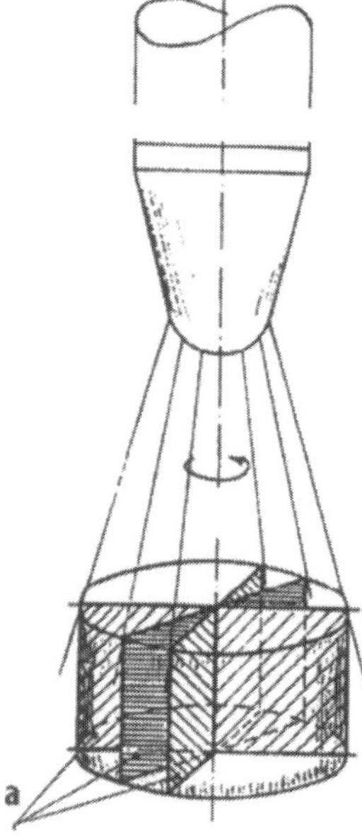

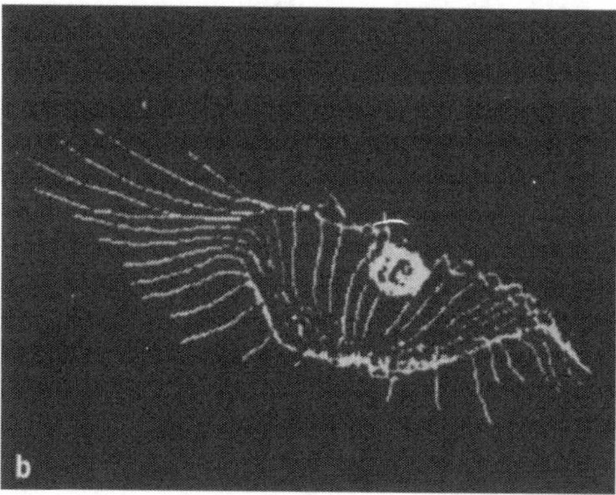

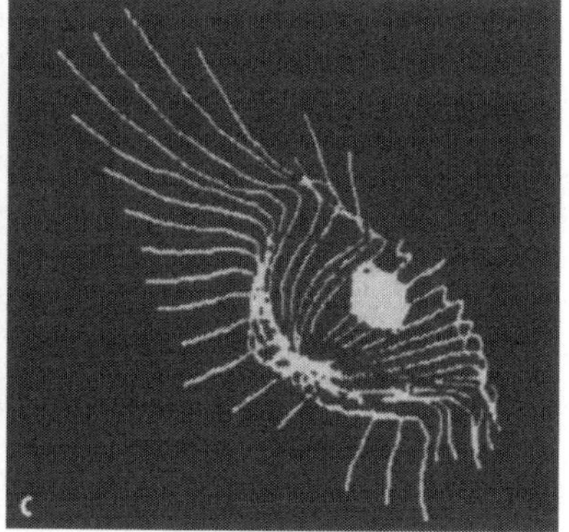

Abb. 10.1. a Sohn und Mitarbeiter (1990) verwendeten einen speziellen Schallkopf, der durch Rotation um die Hochachse ein räumliches Bild der Säuglingshüfte aufnahm und die Konfiguration als Oberflächenrelief wiedergab. In **b** und **c** ist die Position des knöchernen Hüftkopfkernes über dem Azetabulum zu erkennen. (Abbildungen aus: Sohn et al. 1990, mit freundlicher Genehmigung des Autors).

Die Beurteilung der daraus entstehenden dreidimensionalen Bilder erwies sich aber nicht als weiterführend.

Eine weitere Eigenschaft dieser *Volumesbox* wurde von Graf genutzt, um eine Qualitätsverbesserung in der Diagnostik zu erzielen (Graf u. Lercher 1996). Aus dem dreidimensionalen Datensatz kann dasjenige zweidimensionale Bild rekonstruiert werden, das nach den Grafschen Kriterien exakt der Standardschnittebene entspricht. Durch diese Trennung von Bildgewinnung und Befundung entfällt die Hauptursache der Fehlinterpretation und Fehlmessung (Graf 1997).

Um den idealen zweidimensionalen Schnitt durch die dreidimensionale *Volumesbox* zu legen, wird so verfahren, daß der Datensatz zunächst durchgemustert wird, bis der Unterrand des Os ilium klar und eindeutig zur Ansicht kommt (Abb. 10.2a). Dies ähnelt dem in vielen Geräten bereits integrierten Bildspeicher, der eine Aufzeichnung der letzten 32 (oder mehr) Bilder durchführt, die einzeln abgerufen werden können. Im Gegensatz zu diesem Bildspeicher ist es aber in der *Volumesbox* möglich, nicht nur diese zweidimensionalen Bilder anzurufen, sondern neue Schnittbilder zu rekonstruieren, bis alle erforderlichen Kriterien für die Standardebene nach Graf erfüllt sind.

Dazu wird zunächst der Iliumunterrand aufgesucht und von dort aus die virtuelle zweidimensionale Bildebene so lange um eine horizontale Achse geschwenkt, bis der Iliumrand den mittleren Pfannendachbereich zeigt (Abb. 10.2b). Anschließend ist das Schwenken um eine zweite Raumachse möglich, ohne den Iliumunterrand oder die Darmbeinkontur zu verlieren, bis auch das Labrum acetabulare regelrecht dargestellt wird (Abb. 10.2c). In diesem zweidimensionalen Bild in der idealen Standardebene nach Graf wird dann

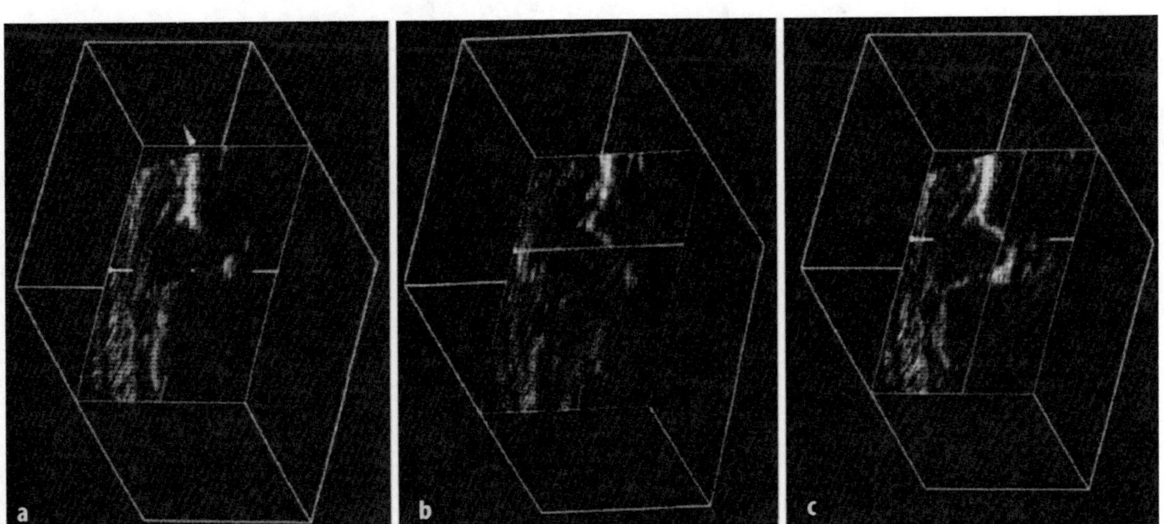

Abb. 10.2. Graf und Lercher (1996) verwendeten einen 3D-Schallkopf, der ein dreidimensionales Datenvolumen aufnimmt. In diesem Datenvolumen läßt sich eine Schnittebene interaktiv so plazieren, daß die ideale Standardebene nach Graf dargestellt wird. **a** Zunächst wird der Iliumunterrand aufgesucht, dann **b** der Iliumrand und **c** das Labrum acetabulare. (Abbildungen aus: Graf u. Lercher 1997, mit freundlicher Genehmigung des Autors).

die morphologische und morphometrische Beurteilung vorgenommen. Die Untersuchung mit diesem speziellen 5-MHz-Schallkopf und der entsprechenden räumlichen Auflösungsgenauigkeit dauert 4,5 Sekunden, in der keine Lageveränderung des Schallkopfes vorgenommen werden darf. Die anschließende Auswertung der *Volumesbox* kann dann unabhängig von der Untersuchung am Kind vorgenommen werden und erfolgt interaktiv durch den Untersucher am Bildschirm.

Durch die Verwendung eines Positionssensors auf einem Standardschallkopf und durch PC-Einsatz lassen sich dreidimensionale Datensätze rekonstruieren

Eine weitere Technologie zur Erstellung dreidimensionaler Datensätze besteht in der Verwendung konventioneller **Linear-Transducer**. Durch die Verbindung mit einem Positionssensor und einem angeschlossenen Rechnerequipment können **dreidimensionale Bilder rekonstruiert** werden. Dazu wird der Schallkopf über das zu untersuchende Objekt hinweggeführt, so daß eine Reihe von zweidimensionalen Bildern mit einer exakt definierten Lage zueinander entstehen, die letztendlich den dreidimensionalen Datensatz liefern.

Diese Technologie wurde bisher jedoch noch nicht für die Ultraschalldiagnostik am Säuglingshüftgelenk verwendet. Bilder aus der Geburtshilfe zeigen aber beeindruckende Reliefdarstellungen.

Eigene Technik

Ein dreidimensionaler Datensatz läßt sich durch PC-Einsatz weiter bearbeiten

Wir verwendeten für die Untersuchung am Säuglingshüftgelenk ein konventionelles Ultraschallgerät mit einem 7,5-MHz-Linearschallkopf und einem

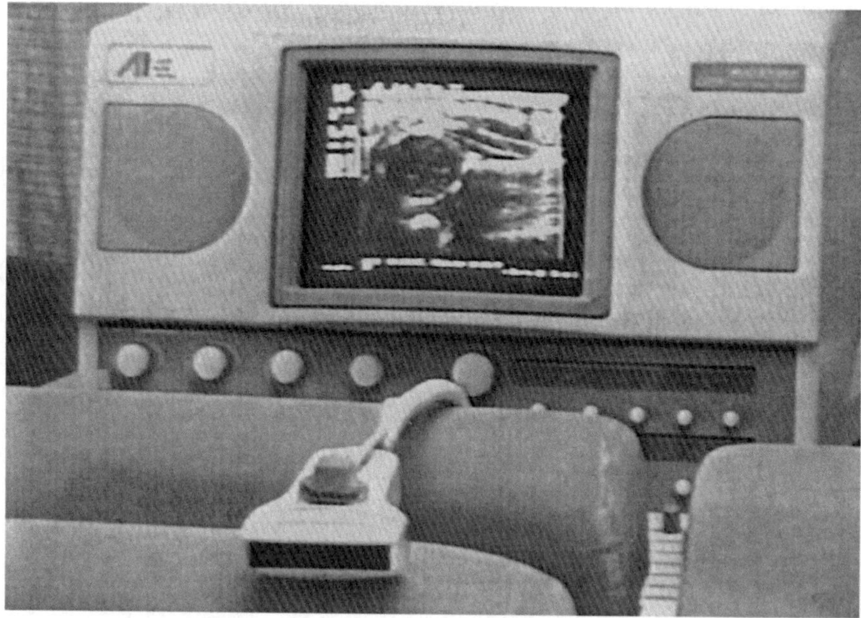

Abb. 10.3. Die Verwendung eines Positionssensors, der auf den Schallkopf montiert wird, läßt in Verbindung mit einem Rechner die Rekonstruktion der räumlichen Zuordnung der Bilder zu, die bei einem Frei-hand-Schwenk über das Hüftgelenk gewonnen werden.

Positionssensor (Abb. 10.3). Zeitgleich mit der Schallkopfbewegung wurde ein Bilddatensatz aufgezeichnet. Daraus ließ sich letztendlich der gewünschte 3D-Datensatz rekonstruieren (Franke et al. 1997).

Die Zielsetzung unserer Arbeit war zunächst die **dreidimensionale Oberflächenrekonstruktion des Hüftgelenkes**, um die relative Position von Hüftkopf zu Hüftpfanne darzustellen. Dies erwies sich jedoch aus den bereits von Graf genannten Gründen als sehr schwierig, da starke Echoschwankungen und sehr kleine Strukturen in einem solchen Bild nur schwer zu interpretieren sind. Dazu kommt, daß sich ausgerechnet die wesentlichen Elemente für die Beurteilung des Hüftgelenkes, die Form des Femurkopfes und der knorpeligen Überdachung, als hyaline Knorpel gar nicht im Ultraschallbild darstellen lassen (Abb. 10.4a).

Eine Rekonstruktion der für die Beurteilung wesentlichen Strukturen ist wegen ihrer geringen Größe und ihrer Echoschwankungen schwierig

Es war daher erforderlich, den Femurkopf, als Kugel idealisiert, zu visualisieren. Voraussetzung für die richtige Plazierung des Femurkopfes in das dreidimensionale Bild war das Erkennen der von der Methode nach Graf bekannten *Landmarks*. Diese mußten durch die neuentwickelte Software in allen Abschnitten des dreidimensionalen Datensatzes vom Rechner aufgesucht werden. Aus den sich ergebenden Referenzpunkten wurde die einzig mögliche Lage des Femurkopfes berechnet und als transparente Kugel visualisiert. Die nicht interessierenden echogenen Strukturen der Muskulatur und der Muskelsepten wurden aus dem Bild herausgefiltert, so daß die visuelle Beurteilung der Kugellage erleichtert wurde (Abb. 10.4b).

Der Femurkopf läßt sich im regulären Ultraschallbild nicht darstellen. Er muß nach Lagebestimmung rekonstruiert werden

Diese Methode wurde durch einen erfahrenen Untersucher verifiziert, der in die Sonogramme aller untersuchten Hüftgelenke einen dem Hüftkopfumfang entsprechenden Kreis einzeichnete. Diese Kreise wurden in allen Schnittbildern mit der Lage der Kugelsegmente in den Schnittbildern des dreidimensionalen Datensatzes verglichen. Der Vergleich der vom Rechner

Die Lage des Femurkopfes wurde mit einer Genauigkeit von unter 0,5 mm Abweichung verifiziert

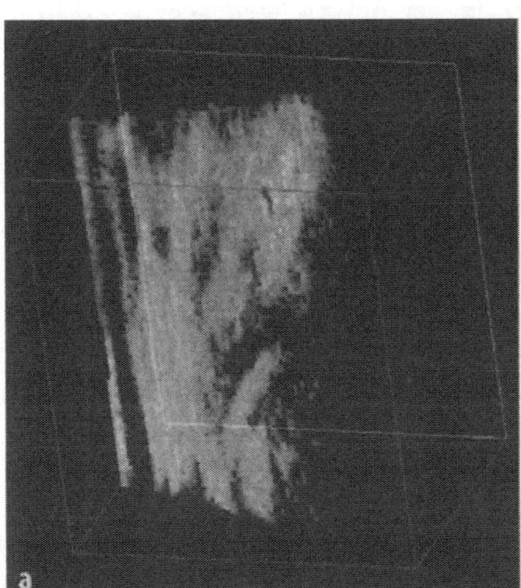

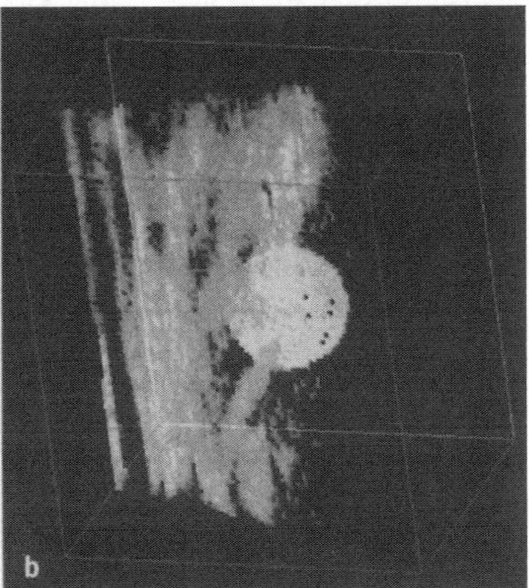

Abb. 10.4. a Eine Rekonstruktion des Datensatzes zeigt die räumliche Darstellung der Gewebereflexe. Eine Beurteilung ist aber durch die Unübersichtlichkeit kaum möglich. **b** Nach Einfügen einer Kugel, die den Femurkopf symbolisiert ist die räumliche Zuordnung von Hüftkopf und Pfanne besser zu erkennen.

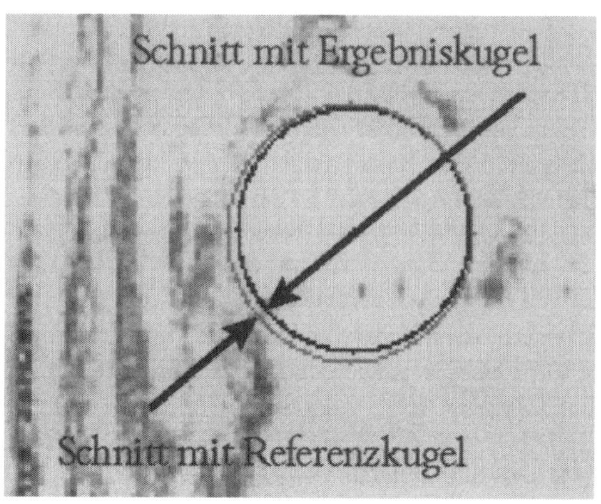

Abb. 10.5. Die eingezeichneten Kreise entsprechen der Kontur des im Ultraschallbild nicht sichtbaren Femurkopfes. Der Vergleich zwischen dem vom Rechner und dem von einem erfahrenen Untersucher eingezeichneten Kreis zeigt im Durchschnitt eine Abweichung von nur 2 Pixeln (das entspricht ca. 0,5 mm).

und der von dem erfahrenen Untersucher gelegten Schnitte durch den Femurkopf zeigte eine Abweichung von nur 1 bis 2 Pixeln, was Abweichungen in einer Größenordnung von 0,23 bis 0,46 mm entspricht (Abb. 10.5).

Die *Landmarks* nach Graf (Iliumunterrand, knöcherner Erker, Labrum acetabulare) werden automatisch bestimmt

Ein interessanter Aspekt ergab sich aber aus der Notwendigkeit, die für die Methode nach Graf wesentlichen *Landmarks* aufzusuchen. So konnte festgestellt werden, daß auch der Iliumunterrand mit einer Genauigkeit von +/−1 Pixel und der Erkerpunkt mit einer Genauigkeit von 0 bis +1 Pixeln von dem Rechner gefunden wurden (Franke et al. 1997; Overhoff et al. 1997). Unsicherheiten bestehen allerdings noch bezüglich des korrekten Auffindens der Standardebene.

Läßt man nun vom Rechner in diese Position hinein die Linien legen, die zur Ausmessung des Pfannendachwinkels erforderlich sind, kann eine **automatisierte Befundung des Hüftgelenkes** in der morphometrischen Messung nach Graf erfolgen. Verglichen wurden diese Meßergebnisse mit den von erfahrenen Untersuchern unabhängig voneinander in diese Hüftgelenke hineingelegten Winkeln.

Der α-Winkel zeigt bei der automatischen Bestimmung noch einen systematischen Fehler von $+5^\circ$

Dabei ergab sich für den α-Winkel eine Standardabweichung von $+/-2^\circ$, allerdings mit einem noch zu verbessernden systematischen Fehler von $+5{,}3^\circ$. Dies erscheint aber angesichts der Differenzen, die sich auch bei einer Verlagerung um nur 1 Pixel ergeben, ausgesprochen präzise. Der systematische Fehler ergibt sich aus der Bildanalyse, die das Zentrum des Iliumunterrandes verwendet statt der kaudalen Begrenzung.

Der β-Winkel zeigt bei der automatischen Berechnung eine Standardabweichung von $+/-5^\circ$

Für den β-Winkel wurde eine Standardabweichung von $+/-5^\circ$ berechnet. Es scheint damit die Möglichkeit gegeben, durch die Verwendung eines Freihand-3D-Systems zur sonographischen Datenaufzeichnung eine automatisierte und damit **untersucherunabhängige objektive Meßmethode** zu erstellen.

Interpretation

Um eine umfassende Beurteilung des Säuglingshüftgelenkes zu ermöglichen, erscheint eine Darstellung aller relevanten Strukturen in ihrer räumlichen Anordnung, also dreidimensional, erforderlich. Dazu muß eine transparente Oberflächendarstellung gewählt werden. Die bisherigen Ansätze mit speziellen 3D-Schallköpfen konnten diese Darstellung nicht liefern.

In der von Sohn gewählten Methodik war eine Reliefdarstellung der Pfanne und eines eventuell vorhandenen Hüftkopfkernes möglich, die knorpeligen Strukturen konnten nicht dargestellt werden. Die Interpretation der räumlichen Zuordnung erschien schwierig (Sohn et al. 1990).

In den anderen methodischen Ansätzen konnte aufgrund der starken Inhomogenität der echogenen Strukturen keine Oberflächendarstellung erzielt werden, zumal der rein hyaline Femurkopf nicht echogebend ist. Aus einem so gewonnenen 3D-Volumensatz ist es aber möglich, ohne die üblichen störenden Einflüsse bei der direkten Untersuchung am Säugling, die ideale Standardebene mit den geforderten *Landmarks* nach Graf aufzufinden und korrekt auszumessen (Böhm u. Niethard 1994; Gerscovich et al. 1990; Graf 1997; Graf und Lercher 1996).

Mit der Freihand-Methode, unter Verwendung eines konventionellen Ultraschallgerätes mit einem Positionssensor am Schallkopf und unterstützt durch einen Personalcomputer, ist es ebenfalls möglich, einen dreidimensionalen Datensatz des Säuglingshüftgelenkes zu erfassen. Die besondere Art der Signalverarbeitung ermöglicht dann eine transparente Oberflächendarstellung mit Projektion eines als Kugel idealisierten Femurkopfes in die räumliche Anordnung. Um zu diesem Ergebnis zu gelangen, mußten die zur morphometrischen Auswertung nach Graf erforderlichen *Landmarks* ebenfalls durch den Rechner bestimmt werden.

Mit einer rechnergestützten dreidimensionalen Sonographie der Säuglingshüfte kann

1. das Säuglingshüftgelenk räumlich dargestellt und beurteilt werden,
2. der Femurkopf in seiner Lage bestimmt und dargestellt werden,
3. der Rechner die wesentlichen Strukturen selbstständig erkennen,
4. eine automatische Berechnung des α- und des β-Winkels erfolgen

Im Ergebnis hat diese Darstellung zwei Vorteile. Zum einen ist die räumliche Konfiguration des Hüftgelenkes visualisiert und kann interaktiv von verschiedenen Positionen aus betrachtet werden (Abb. 10.6a,b). Zum anderen ermöglicht die automatisierte Berechnung des α- und des β-Winkels eine Befundung, die unabhängig von der Erfahrung oder Qualifikation des Untersuchers ist.

Wir sehen darin weiterhin den Vorteil, daß die subjektiv zu erfassende Dysplasiesituation des Hüftgelenkes im dreidimensionalen Bild, für die noch keine Standardwerte existieren, direkt mit den etablierten und vielfach verifizierten Werten der Einteilung der Hüftreifungsstörung nach Graf verglichen werden können. Durch die Verwendung eines konventionellen Schallkopfes bleiben auch die Vorteile der konventionellen zweidimensionalen Sonographie erhalten (Graf 1992). So ist mit diesem Schallkopf auch weiterhin die dynamische Untersuchung des Hüftgelenkes möglich, wohingegen die dreidimensionale Datensatzerfassung eine durchschnittliche Aufzeichnungsdauer von fünf Sekunden verlangt, in der es nicht zu Bewegungsartefakten kommen darf.

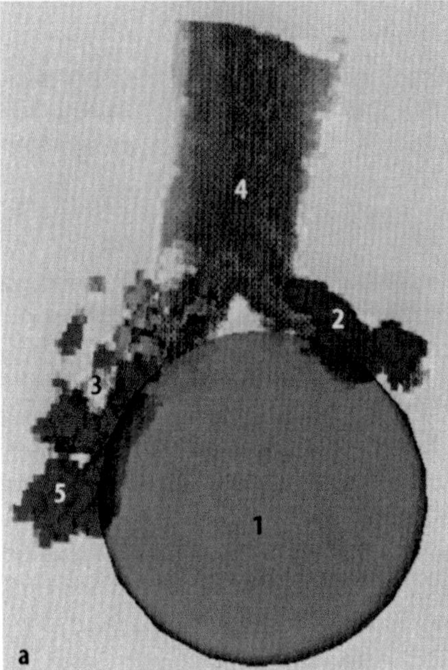

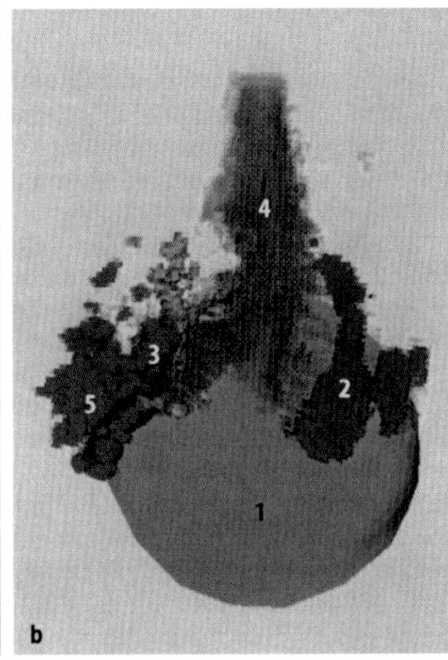

Abb. 10.6. Transparenzdarstellung der dreidimensionalen Konfiguration eines dysplastischen Hüftgelenkes. (Femurkopf (1), knöchernes Azetabulum (2), Labrum (3), Iliumverlauf (4), Umschlagfalte (5)). In Abbildung **a** blickt man von ventral, in Abbildung **b** von ventral-kranial und medial in das Gelenk. Die Strukturen wurden nicht geglättet, die Punktauflösung entspricht der Darstellung der Pixel im konventionellen Ultraschallbild.

Fazit

- Eine dreidimensionale Datenerhebung und Darstellung des Säuglingshüftgelenkes ist möglich mit einem speziellen 3D-Schallkopf oder einem konventionellen Ultraschallgerät, ergänzt durch einen Positionssensor, einen Videorecorder und einen PC.
- Sämtliche Vorteile der konventionellen Sonographie bleiben bei der 3D-Methode erhalten. Der voluminösere 3D-Schallkopf oder der Bewegungssensor stören den Untersucher nicht.
- Die zweidimensionale Untersuchungstechnik ist unempfindlich gegenüber Bewegungsartefakten. Dieser Vorteil bleibt aufgrund der kurzen Untersuchungszeit für die 3D-Befundung (durchschnittlich fünf Sekunden) erhalten.
- Dreidimensionale Datensätze lassen eine Transparenzdarstellung des Säuglingshüftgelenkes zu und ermöglichen so eine über die zweidimensionale Darstellung hinausgehende Information über den Bezug des Hüftkopfes zur Hüftpfanne und des *Containments*.
- Die dreidimensionale Datenaufnahme wird eine vollautomatisierte Auswertung des Hüftgelenkes in der bewährten und vielfach verifizierten Standardmethode nach Graf erlauben. Die Auswertung wird dann nicht mehr durch mangelnde Untersuchungserfahrung beeinträchtigt werden.

Die automatisierte Darstellung und Auswertung von 3D-Ultraschallbildern von Säuglingshüftgelenken läßt erwarten, daß die Qualitätssteigerung bei der Erhebung der Primärbefunde eine Übertherapie durch zu vorsichtige Untersucher vermeidet, was in vielen Ländern als Ablehnungsgrund für die sonographische Screeningmethode gilt. Daraus dürfte auch eine Reduktion einer Vielzahl von unnötigen Kontrolluntersuchungen folgen. Die Ultraschalldiagnostik könnte damit eine Verbreitung auch in den Ländern finden, in denen keine flächendeckende Ausbildungsmöglichkeit zur sonographischen Diagnostik des Hüftgelenkes besteht.

Der Einsatz von Ultraschallgeräten, die eine räumliche Interpretation von Freihand-Schwenks erlauben und in denen die Auswertealgorithmen verfügbar sind, ermöglichen dem Arzt eine Überprüfung und Kontrolle seiner diagnostischen Tätigkeit und erlauben ihm so eine eigenständige Qualitätssicherung. Er kann seine Befunde mit denen der Software abgleichen bzw. spezifische Unterschiede entdecken und analysieren.

Die 3D-Sonographiebilder sind in digitaler Form gespeichert, dadurch ist eine problemlose Weiterverarbeitung der Daten sowie eine Datenübertragung und Archivierung jederzeit möglich. Damit ist auch eine externe Qualitätssicherung der Säuglingshüftgelenkbefunde möglich. Durch die Übertragung der Bild- und Bewegungsdaten zu einem „Referenzzentrum" können dort in schwierigen Zweifelsfällen Informationen abgerufen und diskutiert werden. Weiterhin lassen sich auf dem umgekehrten Wege Vergleichsdaten abrufen.

Weiterführende Literatur

Böhm K., F.U. Niethard: Dreidimensionale Ultraschalleinstellung der Säuglingshüfte. Bildgebung 61 (1994) 126–129

Dorn U.: Hüftscreening bei Neugeborenen, Klinische und sonographische Ergebnisse. Beilage zur Wien. Klin. Wschr. 993 (1987) 1–22

Franke J., D. Lazovic, H.M. Overhoff, U. von Jan, O. Rühmann: Neue Ansätze zu einer dreidimensionalen sonographischen Darstellung der Säuglingshüfte. Orthopäde 26 (1997) 210–214

Ganger R., F. Grill, S. Leodolter, M. Vitekt: Ultraschall-Screening der Neugeborenen Hüfte, Ergebnisse und Erfahrungen. Ultraschall Med. 12 (1991) 25–30

Gerscovich E.O., A. Greenspan, M.S. Cronan, L.A. Karol, J.P. McGahan: Three-dimensional sonographic evaluation of developmental dysplasia of the hip: preliminary findings. Radiology 190 (1994) 407–410

Graf R.: Sonographie der Säuglingshüfte, Ein Kompendium, 3. Auflage. Enke, Stuttgart 1989

Graf R.: Hip sonography – how reliable? Sector scanning versus linear scanning? Dynamic versus static examination? Clin. Orthop. 281 (1992) 18–21

Graf R., K. Lercher: Erfahrung mit einem 3-D-Sonographiesystem am Säuglingshüftgelenk. Ultraschall Med. 17 (1996) 218–161

Graf R.: Klinische Untersuchung – Hüftsonographie – Derzeitiger Stand und Ausblicke. In: Grifka J., J. Ludwig (Hrsg): Kindliche Hüftreifungsstörung. Thieme, Stuttgart 1998 (S. 43–76)

Harcke H.T., N.M.P. Clarke, M.S. Lee, P.F. Borns, G.D. MacEwen: Examination of the infant hip with realtime Ultrasonography. J. Ultrasound Med. 3 (1984) 131–137

Kassenärztliche Bundesvereinigung: Mitteilungen. Dtsch. Ärztebl. 49 (1995) B-2489

Melzer C.: Röntgenbild - Sonographie - Anatomie (ein Vergleich). In: Schilt M., C. Lüdin (Hrsg): Angeborene Hüftdysplasie und -luxation vom Neugeborenen bis zum Erwachsenen, Proceedings Symposium Uni Zürich 1993. SGUMS-SVUPP-Eigenverlag, Zürich 1993 (S. 69-77)

Overhoff H.M., D. Lazovic, J. Franke, U. von Jan: Automatic Determination of the Newborn's Femoral Head from three-dimensional Ultrasound Image Data. In: Lecture Notes in Computer Science, vol. 1205. Springer, Berlin 1997 (S. 547-556)

Sohn C., G.P. Lenz, M. Thies: 3-dimensional ultrasound image of the infant hip. Ultraschall Med 11 (1990) 302-305

Suzuki S., G.A. Awaya, S. Wakita, M. Maekawa, T. Ikeda: Diagnosis by Ultrasound on Congenital Dislocation of the Hip Joint. Clin. Orthop. 217 (1987) 172-178

Terjesen T., T. Bredland, V. Berg: Ultrasound for the hip assessment in the newborn. J. Bone Jt. Surg. B 71 (1989) 767-773

Tönnis D.: Die angeborene Hüftdysplasie und Hüftluxation im Kindes- und Erwachsenenalter. Springer, Berlin/Heidelberg 1984

Tschauner C., W. Klapsch, R. Graf: Wandel der Behandlungsstrategien und Behandlungsergebnisse im Zeitalter des sonographischen Neugeborenenscreenings. Orthop Prax. 26 (1990) 693-698

Tschauner C., R. Graf: Sonographische Diagnostik von Hüftreifungsstörungen - derzeitiger Stand und Zukunftsperspektiven. Pädiat. u. Pädol. 27 (1992) A19-A22

11 Röntgenuntersuchung und Arthrographie des Hüftgelenkes im Säuglings- und Kleinkindalter

A. Bernau, K. Buckup

Im 1. Lebensjahr ist die Hüftsonographie das bildgebende Verfahren der ersten Wahl. In Deutschland und Österreich ist sie im Rahmen der Kindervorsorgeuntersuchungen gesetzlich geregelt. Röntgenaufnahmen von Säuglingshüften sind darum nur in Ausnahmefällen im 1. Lebensjahr angezeigt.

Beim Säugling ist die Sonographie die Standarduntersuchung des Hüftgelenkes, die Röntgenaufnahme die Ausnahmeindikation

Röntgeneinstelltechnik

Die häufigste Aufnahme im Kleinkindalter ist die Beckenübersichtsaufnahme. Dagegen stellt die von Andrén und von Rosen beschriebene Einstellung in Abduktion und Innenrotation eine fast nicht mehr verlangte Rarität im klinischen Alltag dar. Für die Feststellung der Antetorsion sind heute verschiedene bildgebende Untersuchungsverfahren im Gebrauch (Günther et al. 1996; Haspl und Bilic 1996; Schneider et al. 1997). Dennoch ist die von Rippstein (1955) und M.E. Müller (1971) perfektionierte Aufnahme- und Meßtechnik (Rippstein 1 und Rippstein 2 genannt) aus dem klinischen Alltag (noch?) nicht wegzudenken. Die Lauenstein-Aufnahme (1901) ist vielerorts die am häufigsten verlangte zweite Ebene, bei Kleinkindern im besonderen dann, wenn ein Verdacht auf M. Perthes oder Hüftkopfumbaustörungen vorliegt. Die seitliche Darstellung des Hüftgelenkes (*faux profil*) nach Lequesne und de Seze (1961) bietet sich bei Kleinkindern an, wenn das vordere Pfannendach exakt beurteilt werden muß, z.B. bei der seltenen vorderen Subluxation des Hüftkopfes (Tönnis 1997). Geht es um die Abgrenzung der Nekrosestadien nach Catterall (1971) oder um das Ausmessen eines Kopfabrutsches bei Epiphysenlösung, so müssen Hüftkopf und Schenkelhals möglichst genau von der Seite erfaßt werden, z.B. nach der auch von Imhäuser (1982) angegebenen Technik.

Standardeinstellung ist die Beckenübersichtsaufnahme

Antetorsionsfehler werden radiologisch mit den Rippstein-Aufnahmen dokumentiert

Bei Fragestellung M. Perthes oder Epiphysenlösung als 2. Ebene: Lauenstein oder Imhäuser

Diese sieben Becken- bzw. Hüfteinstellungen werden nachfolgend im Detail dargestellt, daran anschließend die unverändert im Klinikalltag unentbehrliche Arthrographie der Säuglingshüfte. Zur ersten Orientierung werden auch Belichtungsdaten mit angegeben, die sich auf die in Tabelle 11.1 notierten Konditionen gründen (Verwendung von Folien der Empfindlichkeitsklasse 400).

Tabelle 11.1. Daten der eigenen Röntgenanlage

Generator	Philips Standard 50
Röhre	Ro 30/50 Re, Brennfleck 1,2/1,8mm
Streustrahlenraster	12/40
FFA	110 cm
Filmentwicklung	Konica QX-150 U, 90-S-Betrieb, 31 °C Chemie: Adefo

Beckenübersicht beim Säugling

Indikation. Im 1. Lebensjahr ist das bildgebende Verfahren der ersten Wahl die Hüftsonographie. Röntgenaufnahmen von Säuglingshüften sind darum nur in Ausnahmefällen im 1. Lebensjahr angezeigt, z. B. bei Vorliegen einer Hüftluxation oder zum Abschluß einer Behandlung wegen einer Hüftreifungsstörung.

Erfolgsentscheidend für gute Aufnahmen sind besonders beim Säugling neben symmetrischer Einstellung gute Fixierung und rasches Arbeiten

Lagerung. Das Kind liegt am Ende des Röntgentisches quer auf einer mit einem wärmenden Tuch oder weichem Papier umwickelten Röntgenkassette 18/24 oder 24/30. Die gegenüber sitzende Hilfsperson (mit Bleischürze), möglichst Vater oder Mutter, hält nach Anleitung durch Arzt oder Röntgenassistentin beide Unterschenkel des Kindes streng seitensymmetrisch mit nach vorn weisenden Kniescheiben, parallel und leicht gebeugt. Erreicht werden soll eine filmparallele Einstellung des Beckens. Der Zentralstrahl wird auf die Kassettenmitte, zugleich auf die Mitte zwischen beiden Hüftgelenken 1 cm oberhalb der Symphyse ausgerichtet (Abb. 11.1)*.

Die korrekte Lagerung bei Diagnostik und Verlaufskontrolle ist deshalb von grundlegender Bedeutung, weil Kippungen des Beckens über Quer- und Hochachse zu Veränderungen der Hüftwerte, vor allem des Azetabulum-Winkels führen. Wenn die Kniegelenke, wie gefordert, genau nach vorn gerichtet sind, erscheint der Schenkelhals in der richtigen Drehstellung. Die Notwendigkeit der leichten Beugung der Hüftgelenke um 10° bis 15° ergibt sich aus der natürlichen Beugekontraktur der Hüftgelenke beim Säugling und beim Kleinkind, damit eine Beckenkippung nach vorn (Inklination) vermieden wird. Wie entscheidend eine korrekte Lagerung hinsichtlich Kippung, Beckendrehung und Rotation des proximalen Femurs ist, zeigen Untersuchungen von Høiset und Mitarbeitern (1988), die auch bei großer Sorgfalt lagerungs-, projektions- und meßtechnisch bedingte Fehler bis zu 20° bei der Antetorsions- und CCD-Winkelberechnung fanden.

Kriterium. Vollständige und streng symmetrische Darstellung des Beckens (Foramen obturatum, Beckenschaufeln, Trochanter minor, Abb. 11.2).

* Dem Urban & Schwarzenberg-Verlag gebührt besonderer Dank für die Genehmigung der Übernahme von Abbildungen aus der Monographie *Orthopädische Röntgendiagnostik-Einstelltechnik* von A. Bernau.

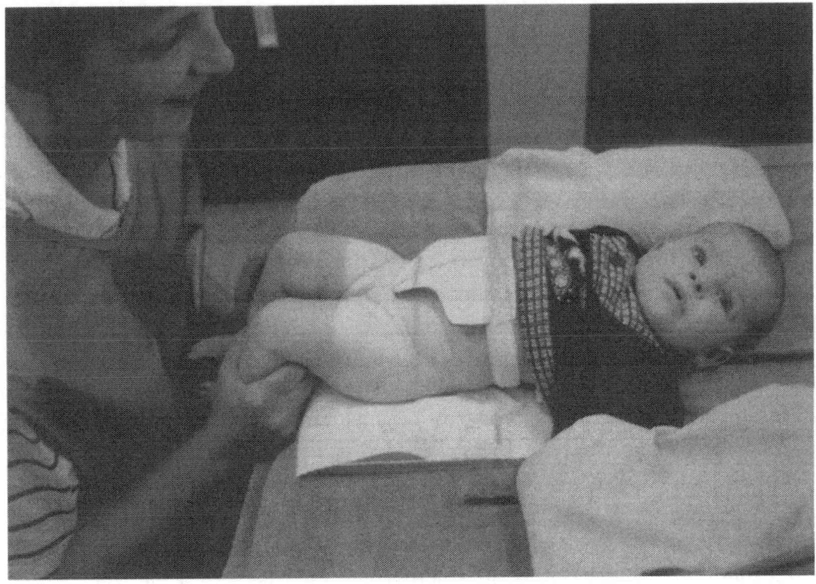

Abb. 11.1. Lagerung eines Säuglings für die Standard-Beckenübersichtsaufnahme.

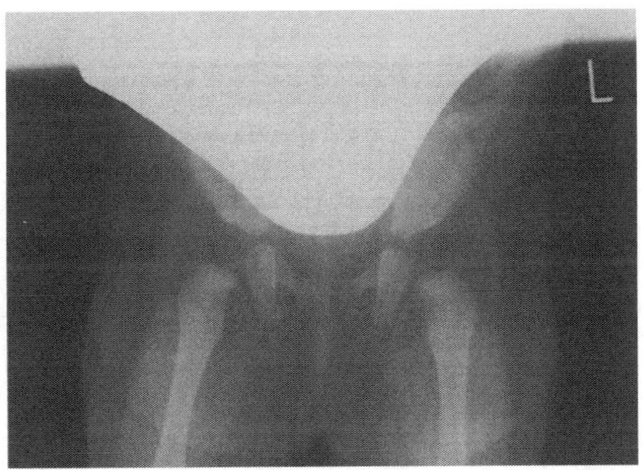

Abb. 11.2. Beckenübersichtsaufnahme eines Säuglings mit symmetrischer Abbildung und korrektem Gonadenschutz.

Belichtung

		KV/mAs	
Kinder 6 Wochen	liegend	41/4	über Tisch
Kinder 3 Monate	liegend	42/4	über Tisch
Kinder 6 Monate	liegend	44/4	über Tisch
Kinder 1 Jahr	liegend	44/5	über Tisch
Kinder 2 Jahre	stehend	52/20	im Raster
Kinder 4 Jahre	stehend	55/25	im Raster
Kinder 6 Jahre	stehend	57/25	im Raster

Beckenübersicht beim Säugling, gehalten in Innenrotation und Abduktion (Andrén und von Rosen 1958)

Die Andrén-von-Rosen-Aufnahme hat eine ganz spezielle Indikation

Indikation. Auf diese Aufnahmetechnik kann in Ausnahmefällen zurückgegriffen werden, wenn Sonographie und Röntgenübersichtsaufnahme bei noch nicht nachweisbarem Hüftkopfkern den klinischen Verdacht auf Vorliegen einer Hüft(sub-)luxation nicht entkräften. Liegt kein Repositionshindernis vor, kann eine tiefe Einstellung des Hüftkopfes gelingen.

Lagerung. Wie bei der vorbeschriebenen Standardeinstellung. Hier sollte die Hilfsperson besonders sorgfältig angeleitet werden, oder ausnahmsweise der betreffende Arzt selbst die Beinchen halten. Diese müssen bei gestreckten Kniegelenken maximal innenrotiert und abduziert werden, das Becken muß filmparallel liegen (Abb. 11.3). Die Abspreizung soll mindestens 45° betragen.

Kriterium. Bei dieser Aufnahme geht es nicht um den Pfannendachwinkel, vielmehr nur um die Frage, ob die verlängerten Femurachsen das Pfannendach medial oder lateral des Pfannenerkers treffen (Abb. 11.4).

Belichtung. Wie Beckenübersicht

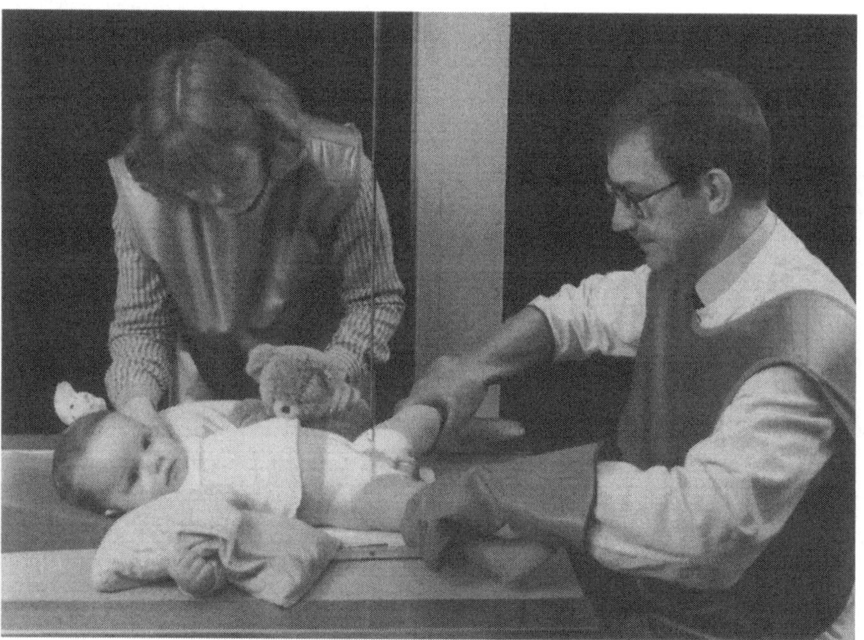

Abb. 11.3. Lagerung eines Säuglings für die Andrén-von-Rosen-Aufnahme.

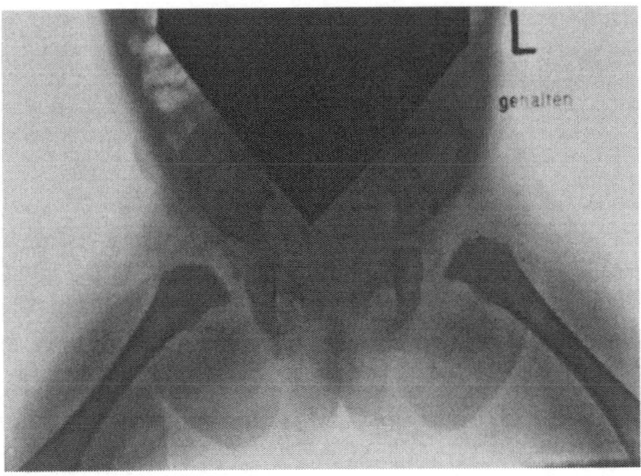

Abb. 11.4. Andrén-von-Rosen-Aufnahme bei Verdacht auf Hüftluxation links.

Beckenübersicht, liegend, beim Kind (Rippstein 1)

Indikation. Ist eine exakte Winkelmessung des projizierten Schenkelhalswinkels erforderlich, so hat sich - besonders bei Kindern - die Aufnahme mit vom Tisch herabhängenden Unterschenkeln bzw. auf einem Hocker aufgestellten Füßen als besonders zweckmäßig erwiesen. Damit ist eine definierte Rotation des proximalen Femurendes gewährleistet, eine notwendige Voraussetzung für den Vergleich z.B. von prä- und postoperativen Wiederholungsaufnahmen, aber gleichermaßen unerläßlich für die Objektivierung von Drehfehlern nach Oberschenkelfraktur (Rippstein 1955). Weil diese Aufnahmetechnik die Gefahr einer stärkeren Beckeninklination mit zugleich veränderter Pfannenprojektion in sich birgt, plädiert Tönnis (1997) dafür, alternativ dazu einen Sandsack in neutraler Rotationsstellung der Kniegelenke über die Unterschenkel zu legen.

Wird gleichzeitig der projizierte Antetorsionswinkel (AT-Winkel) des Schenkelhalses auf dem Rippsteingestell ermittelt, so können, ausgehend von den projizierten CCD- und AT-Winkeln in dem von M.E. Müller (1971) veröffentlichten Diagramm, die „echten“ Winkelwerte abgelesen werden. Alternativ zu dieser klassischen Röntgenaufnahmetechnik werden heute Drehfehler am Femur häufig auch computertomographisch überprüft (Grote et al. 1980; Sennerich et al. 1992).

Lagerung. Das Kind liegt am Ende des Röntgentisches auf einer Röntgenkassette (z.B. 18/24), die mit einer Folie der Empfindlichkeitsklasse 400 bestückt ist. Entscheidend sind die streng seitensymmetrische Lagerung und die parallele Einstellung der Oberschenkel. Die Hüftbeugung soll 0° betragen, d.h. das Hüftgelenk muß voll gestreckt sein, weil sich der projizierte Schenkelhalsschaftwinkel (CCD-Winkel) auch in Abhängigkeit von der Hüftbeugung ändert. Überprüft wird die filmparallele Einstellung des Oberschenkels klinisch durch Markierung der Verbindungslinie zwischen großem Rollhügel (Trochanter major) und äußerem Kniegelenksspalt auf dem Röntgenbild (Abb. 11.5). Bei stärkerer Hohlkreuzbildung müssen die Oberschenkel ent-

Entscheidend für aussagekräftige Rippstein-1-Aufnahmen: Hüftbeugung 0°, d.h. Vermeiden einer Hyperlordose

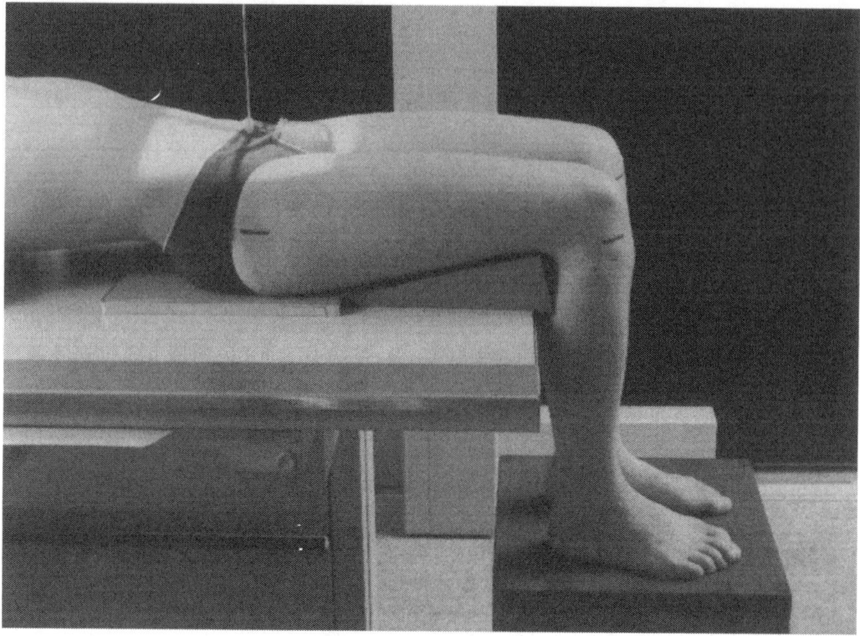

Abb. 11.5. Lagerung für Beckenübersicht beim Kind mit definierter Oberschenkelrotation (Rippstein 1).

sprechend mit Bocollos unterlagert werden. Entscheidend ist immer die vorgenannte filmparallele Einstellung des Oberschenkels. Technisch ist die Aufnahme im Raster gar nicht möglich, weil das Raster nicht so weit fußwärts verfahren werden kann. Andererseits erfordert die Rasteraufnahme eine wesentlich höhere Strahlenexposition, die unerwünscht ist. Gonadenschutz in Form einer Hodenkapsel oder eines Bleidreiecks bzw. als objektfernen Gonadenschutz vorsehen. Der Zentralstrahl wird auf die Mitte zwischen den Hüftgelenken in Kassettenmitte ausgerichtet. FFA 100 cm.

Kriterium. Vollständige und symmetrische Darstellung des Beckens mit Hüftgelenken, Schenkelhälsen, Trochanteren sowie auch Beckenschaufeln und Kreuzdarmbeingelenken (Abb. 11.6).

Belichtung

	KV/mAs
Kinder 2 Jahre	44/16
Kinder 4 Jahre	44/20
Kinder 10 Jahre	44/32

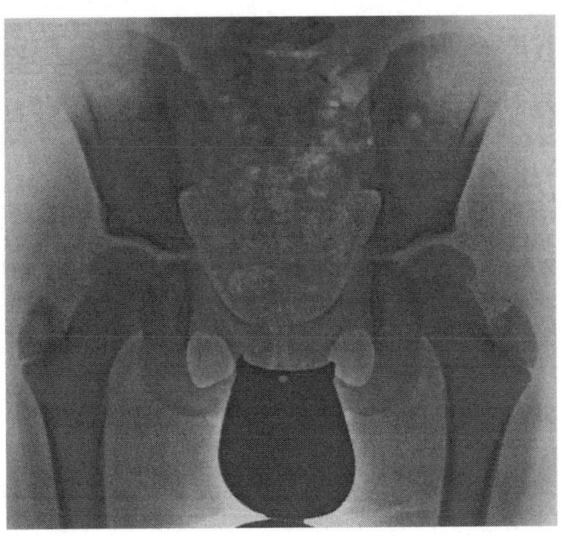

Abb. 11.6. Symmetrische Rippstein-1-Röntgenaufnahme.

Hüftgelenk, Antetorsionsaufnahme (Rippstein 2)

Indikation. Der projizierte Antetorsionswinkel (AT-Winkel) des Schenkelhalses wird mit Hilfe dieser Standardaufnahme auf dem von Rippstein (1955) angegebenen Gestell ermittelt. Ausgehend von den projizierten AT- und CCD-Winkeln lassen sich anhand des von M.E. Müller (1971) veröffentlichten Diagramms die „echten" Winkelwerte ermitteln. Diese Aufnahme ist hinsichtlich der Antetorsionswinkel bei Kindern und gleichfalls zur Objektivierung von Drehfehlern nach Oberschenkelfrakturen von Bedeutung. Alternative Meßtechniken siehe unter Rippstein-1-Aufnahme.

Lagerung. Das Kind liegt auf dem Rücken. Am Beinhaltegerät nach Rippstein kann die notwendige exakte Beugung der Hüft- und Kniegelenke auf je 90° eingestellt werden, gleichzeitig werden die Oberschenkel um je 20° abgespreizt. Dabei ist die parallele Lagerung der Unterschenkel zueinander unerläßlich. Eine verwertbare Aufnahme kann nur erwartet werden, wenn die vorstehenden Lagerungsvorgaben eingehalten werden (Abb. 11.7, 11.8).

Kassette 20/40 quer mit einer Ausgleichsfolie plus-minus-plus (+–+) oder 400. Schriftmarkierung R und Rippstein.

Aufnahme mit Röntgenkassette im Raster, wobei der Unterrand der Kassette unter dem Querstab des Lagerungsgerätes liegen muß, weil der Stab als Bezugslinie mitabgebildet werden muß. Der Zentralstrahl wird senkrecht auf die Kassettenmitte und die Mitte zwischen beiden Hüftgelenken ausgerichtet. Gonadenschutz mit Hodenkapsel bzw. Bleidreieck oder objektfernen Gonadenschutz vorsehen.

Beurteilbar ist die Rippstein-2-Aufnahme nur, wenn der Querstab des Lagerungsgerätes und die Femurkondylen mit abgebildet sind

Kriterium. Bei korrekter Lagerung erhält man eine verkürzte Abbildung der Oberschenkel mit den Kondylen, deren Unterflächen sich auf gleicher Höhe projizieren sollen wie die Schenkelhalsbasis. Die Querstange des Lagerungs-

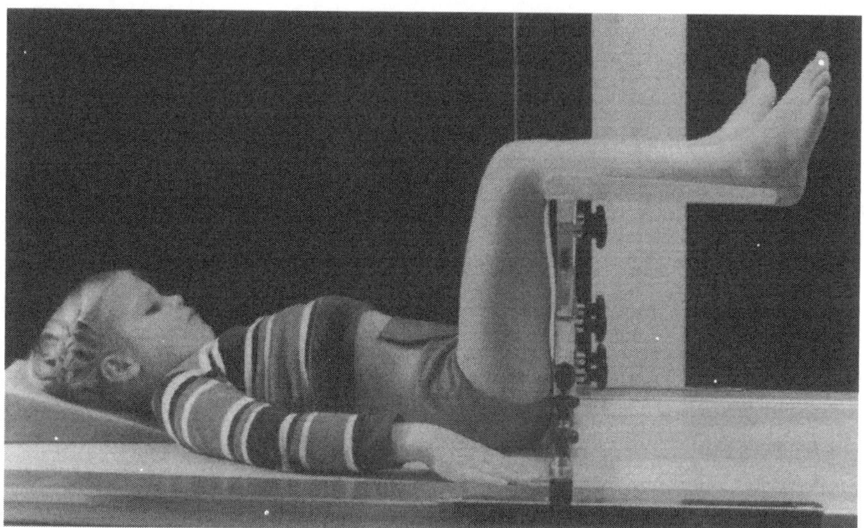

Abb. 11.7. Lagerung eines Kindes auf dem Rippsteingestell, Seitansicht.

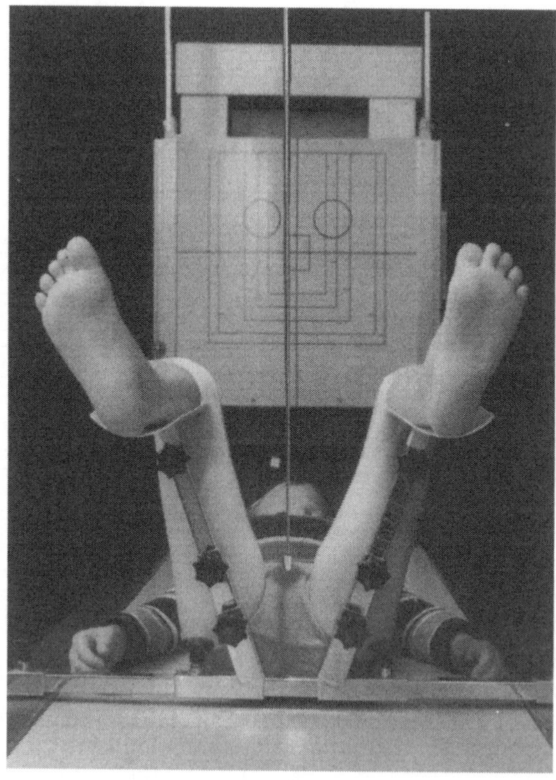

Abb. 11.8. Lagerung eines Kindes auf dem Rippsteingestell, Ansicht von fußwärts.

gerätes ist Bezugsgrundlinie für Ermittlung des projizierten Antetorsionswinkels (Abb. 11.9).

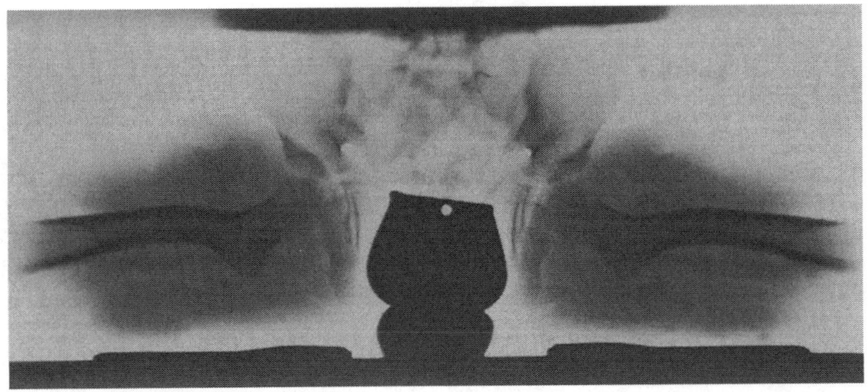

Abb. 11.9. Rippstein-2-Röntgenaufnahme mit korrekter Abbildung der Querstange des Lagerungsgerätes und beider Femurkondylen.

Belichtung

	KV/mAs
Kinder 2 Jahre	60/20
Kinder 4 Jahre	66/32
Kinder 10 Jahre	77/40

Hüftgelenk, Aufnahme nach Lauenstein (1901)

Indikation. Diese seitliche Aufnahme des Hüftgelenkes im vertikalen Strahlengang ist die noch am häufigsten zur Anwendung kommende zweite Ebene des Hüftgelenkes. Bei Kleinkindern ist sie im besonderen bei Verdacht auf M. Perthes oder eine Hüftkopfnekrose indiziert.

Lagerung. Das Kind liegt auf dem Rücken, das Bein mit dem aufzunehmenden Hüftgelenk ist um 45° gebeugt und um 45° abgespreizt (Abb. 11.10) Wenn das Abspreizen Schmerzen verursacht, muß die gegenseitige Hüfte entsprechend höher gelagert werden.

Lauenstein-Position heißt 45° Flexion und 45° Abduktion, notfalls durch Höherlagern der Gegenhüfte

Kassette 18/24 oder 24/30 quer mit Folie der Empfindlichkeitsklasse 400. Schriftmarkierung R/L und Lauenstein.

Aufnahme mit Röntgenkassette im Raster und Zentralstrahl senkrecht auf Schenkelhalsmitte (= Leistenmitte). Gonadenschutz: Hodenkapsel, Bleidreieck oder objektferner Gonadenschutz nur anwendbar, sofern keine Überdeckung der Hüfte bei Schräglagerung erfolgt.

Kriterium. Diese Aufnahme soll vor allem die einwandfreie Beurteilung des Hüftkopfes ermöglichen, weniger die des vom Trochanter major teilweise überlagerten Schenkelhalses (Abb. 11.11). Geht es um die zuverlässige Abgrenzung der Stadien nach Catterall, soll der Hüftkopf – ebenso wie bei der

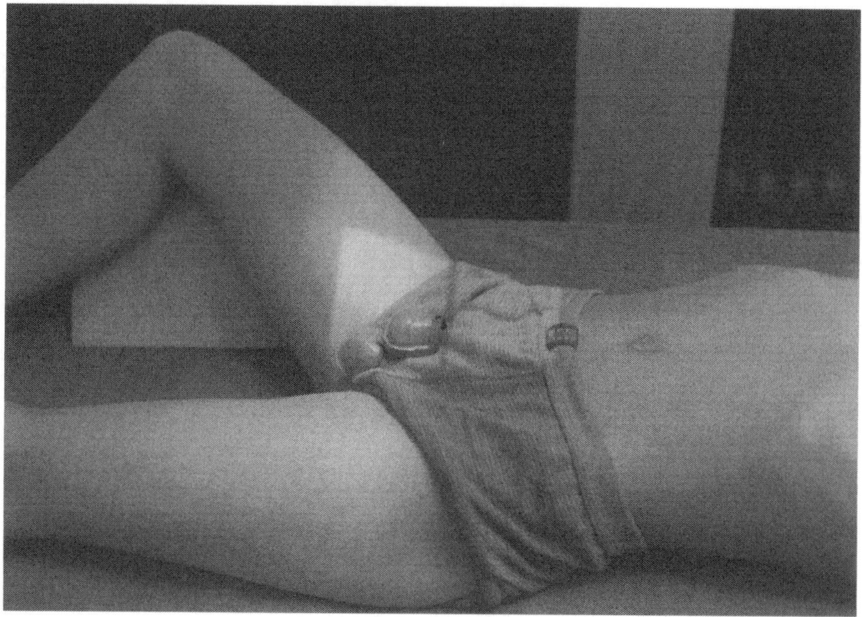

Abb. 11.10. Lagerung eines Kindes für die Lauensteinaufnahme mit 45° Beugung und 45° Abspreizung des Hüftgelenkes.

Epiphysenlösung – möglichst genau von der Seite erfaßt werden. Da bei der Lauenstein-Aufnahme das Bein in der beschriebenen Position auch in Aussenrotation gelagert ist, eignet sich für diese Fragestellung die axiale bzw. seitliche orthograde Aufnahme nach Imhäuser noch besser.

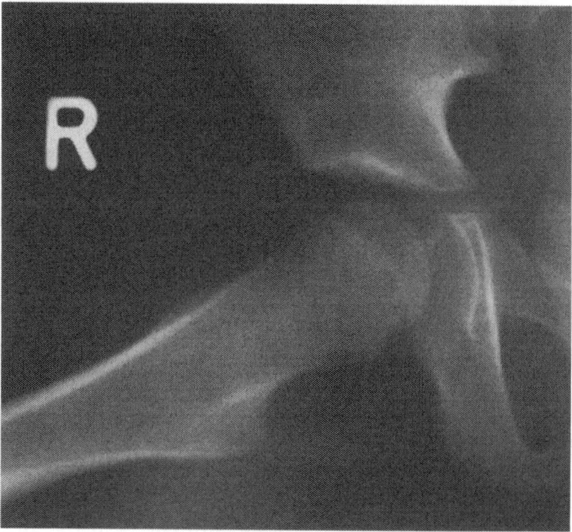

Abb. 11.11. Lauensteinaufnahme eines Kindes.

Belichtung.

	KV/mAs
Kinder 2 Jahre	52/6
Kinder 4 Jahre	55/8
Kinder 6 Jahre	57/10

Hüftgelenk, seitlich, *faux profil* nach Lequesne und de Sèze (1961)

Indikation. Vor allem bei der seltenen vorderen Subluxation des Hüftkopfes und zur Operationsplanung pfannenverbessernder Eingriffe. Diese Projektion ermöglicht eine genaue Beurteilung des vorderen Pfannendaches.

Die *Faux-profil*-Aufnahme ist die 2. Standardebene, um beim Erwachsenen eine Arthrose abzuklären bzw. beim Kind das vordere Pfannendach zu beurteilen

Lagerung. Aufnahme im Stehen vor dem Rasterwandstativ. Unterkörper entkleidet bis auf die Unterhose. Patient steht schräg direkt am Rasterwandstativ, so daß der Rücken mit der Stativ- bzw. Filmebene einen Winkel von 65°

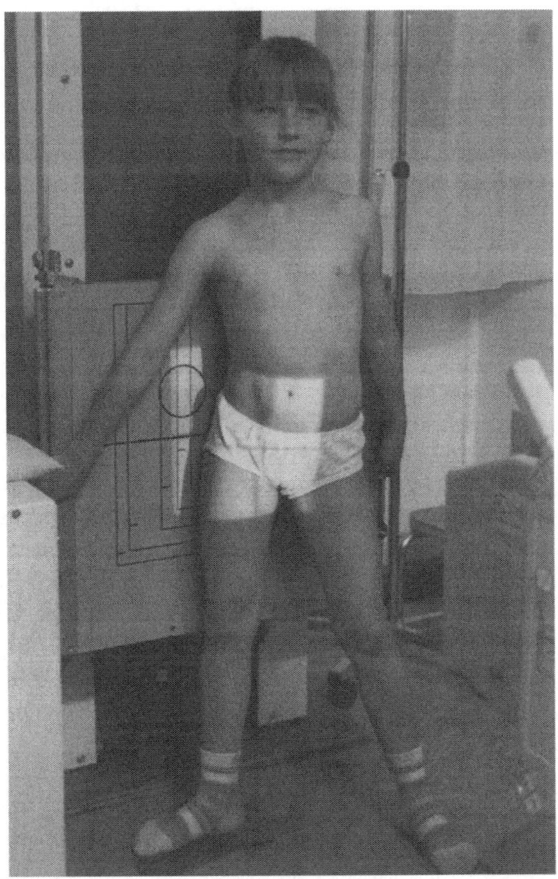

Abb. 11.12. Positionierung eines Kindes für die seitliche Abbildung des Hüftgelenkes (*faux profil*).

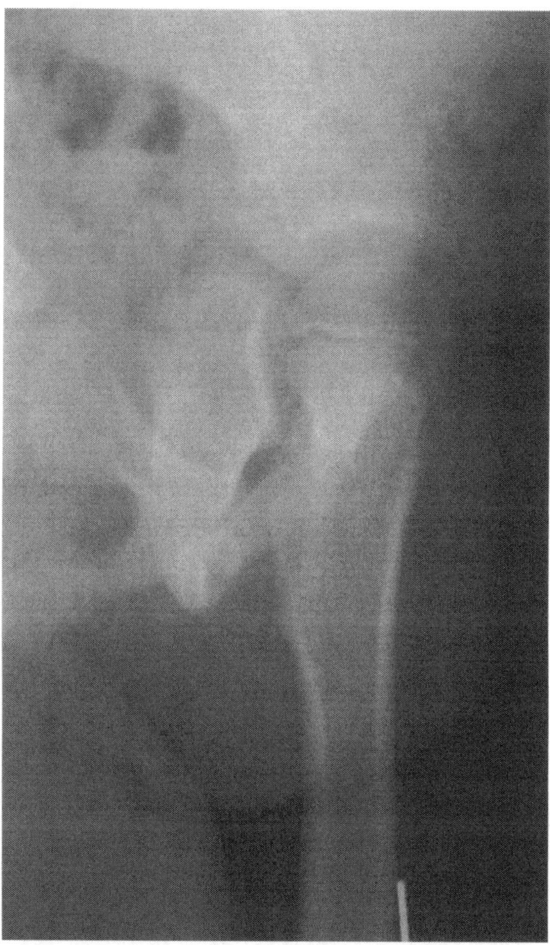

Abb. 11.13. Seitliche Röntgenaufnahme (*faux profil*) eines kindlichen Hüftgelenkes mit guter Beurteilbarkeit des vorderen Pfannendaches bei gestrecktem Hüftgelenk.

bildet. Der stativnahe Fuß bleibt filmparallel, also mit einer gedachten Achse durch den 2. Mittelfußknochen, damit eine echte Seitaufnahme des oberen Femurendes zustande kommt (Abb. 11.12). Ist der Fuß jedoch bei nach vorn zeigender Kniescheibe infolge einer ausgeprägten Torsionsfehlstellung um mehr als 15° nach außen gedreht, dann wählt man die Kniescheibe als Bezugspunkt: Sie muß dann senkrecht zum Rasterwandstativ stehen, das Knie also parallel dazu. Ein Gonadenschutz ist bei dieser Aufnahme nicht möglich. Der Zentralstrahl fällt senkrecht auf die Leistenbeuge der der Röhre zugewandten Körperseite, er „streift" dorsal das filmnahe Hüftgelenk, geht also gleichsam zwischen den beiden Femurköpfen hindurch.

Kriterium. Orthograder seitlicher Einblick in das Hüftgelenk mit Darstellung auch des vorderen Anteils des Pfannendaches und des Gelenkspaltes, so daß im besonderen vordere Subluxationen sowie die ventrale Hüftkopfüberdachung beurteilbar sind (Abb. 11.13).

Belichtung

	KV/mAs
Kinder 2 Jahre	52/12
Kinder 4 Jahre	55/16
Kinder 10 Jahre	63/25

Hüftgelenk, seitlich, in 90°-Beugung (Imhäuser)

Indikation. Diese Einstellung ist indiziert, wenn es um die filmparallele Einstellung des Schenkelhalses geht, der anteriorposterior und hier in der 2. Ebene senkrecht dazu (orthograd) seitlich abgebildet werden soll. Bei der Epiphysenlösung muß der Grad des Kopfabrutsches gegenüber dem Schenkelhals beurteilt werden, bei der kindlichen Hüftkopfnekrose (M. Perthes) geht es um ihre Ausdehnung von ventral nach dorsal, z. B. im Rahmen der Stadienabgrenzung nach Catterall (Engelhardt und Roesler 1987; Imhäuser 1957).

Lagerung. Das Kind liegt auf dem Rücken, die Beine sind in den Hüftgelenken um 90° gebeugt und um 45° abgespreizt. Am einfachsten gelingt dies auf dem Rippsteingestell (Abb. 11.14) mit hochgelagerten Unterschenkeln. Der Schenkelhals soll parallel zum Film liegen. Das erreicht man, wenn um den Winkel

Hüftgelenk, seitlich, in 90°-Beugung: indiziert als 2. Standardebene bei der Fragestellung M. Perthes oder Epiphysenlösung

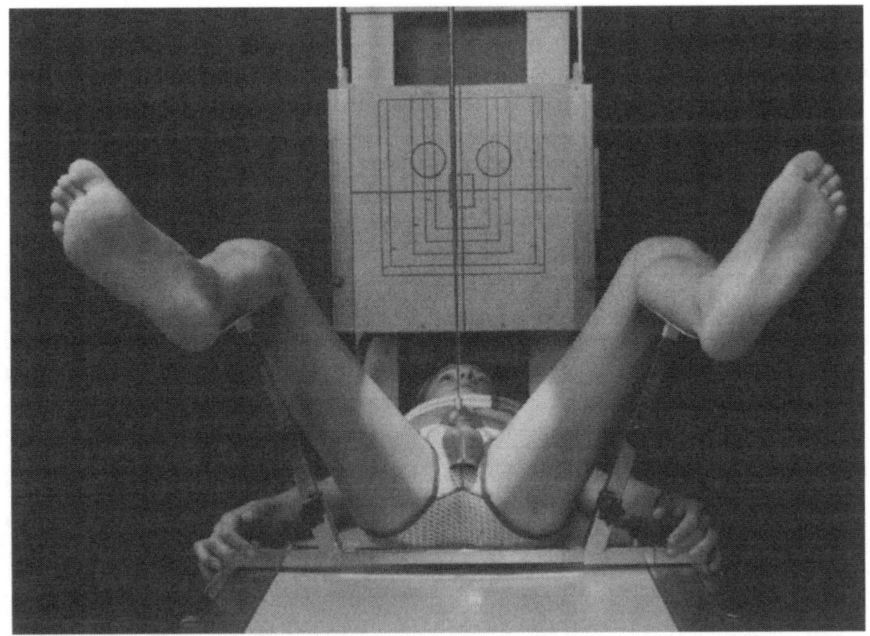

Abb. 11.14. Lagerung eines Kindes auf dem Rippsteingestell für die seitliche Abbildung von Schenkelhals und -kopf.

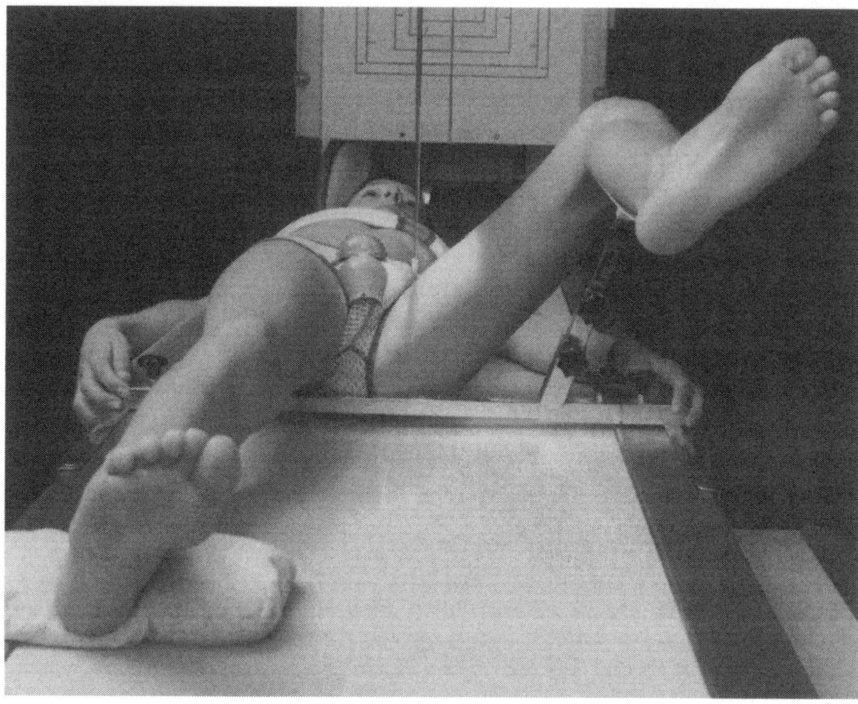

Abb. 11.15. Lagerung eines Kindes auf dem Rippsteingestell mit gegenseitiger Beckenanhebung wegen Abspreizhemmung für die einseitige Aufnahme von Schenkelhals und -kopf, mit direktem Gonadenschutz.

abgespreizt wird, der sich durch Abzug von 90° vom Schenkelhalswinkel ergibt. Bei einem durchschnittlichen CCD-Winkel von 135° ergibt sich die vorgenannte Abspreizung von 45°, damit der Schenkelhals parallel zur Filmebene zu liegen kommt. Bei schmerzhafter Behinderung der Hüftabspreizung muß die gegenseitige Beckenhälfte entsprechend hoch gelagert werden (Abb. 11.15). Dabei wird ein Gonadenschutz angewendet, soweit nicht bei evtl. Schräglagerung die Gefahr der Überdeckung wesentlicher Bildinhalte besteht. Röntgenkassette im Raster. Der Zentralstrahl wird senkrecht auf die Symphyse (Abb. 11.14) oder die Leistenmitte (Abb. 11.15) ausgerichtet.

Kriterium. Gut beurteilbare Abbildung von Hüftkopf und Schenkelhals (Abb. 11.16).

Belichtung

	KV/mAs
Kinder 2 Jahre	66/20
Kinder 4 Jahre	70/25
Kinder 10 Jahre	77/32
Kinder 12 Jahre	81/32

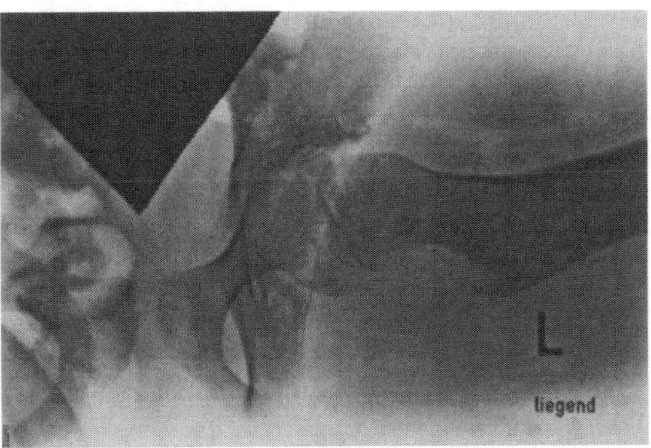

Abb. 11.16. Seitliche Röntgenaufnahme von Schenkelhals und -kopf bei 90°-gebeugtem Hüftgelenk (Epiphysenlösung!).

Arthrographie der Säuglingshüfte

Die Arthrographie wird zur Beurteilung von Repositionshindernissen bei der Behandlung der Hüftgelenkluxation eingesetzt.

Auch wenn die Arthrographie seit der Einführung der Ultraschalluntersuchung etwas an Bedeutung verloren hat, so ist sie doch unverzichtbar zur Überprüfung von Repositionshindernissen, die eine ausreichende Zentrierung des Hüftkopfes behindern. Insbesondere lassen sich Weichteilhindernisse im Zentrum der Pfanne besser beurteilen als mit dem Ultraschallgerät.

Ein eingeschlagener Limbus, ein enger Kapselschlauch, das Pulvinar, das Ligamentum capitis femoris und das Ligamentum transversum können Repositions- bzw. Retentionshindernisse darstellen. In diesen Fällen hilft die Arthrographie, mit Hilfe des Bildverstärkers solche repositions- oder retentionslimitierenden Weichteilstrukturen zu erkennen und zu beurteilen.

Jede erzwungene Einstellung eines Hüftkopfes gegen einen zu engen Pfanneneingang (aufgrund eines verformten, knorpeligen Erkerwulstes oder eines vorgezogenen Ligamentum transversum) birgt die Gefahr einer Hüftkopfnekrose in sich. Die Hüftkopfnekroserate steigt, je enger der Pfanneneingang ist und je weiter der Kopf in Repositionsstellung vom Pfannenboden entfernt steht. Die Arthrographie erlaubt, die Grenzen der konservativen Maßnahmen zu beurteilen und erleichtert dadurch gleichzeitig die Entscheidung zur Operation.

Technik

Die Hüftarthrographie beim Säugling und beim Kleinkind gelingt am sichersten von kaudal. In Narkose wird das Kind auf einem durchleuchtbaren Tisch auf dem Rücken gelagert. Die Beine werden von einer zweiten Person ca. 110° gebeugt und 50° abgespreizt gehalten (Abb. 11.17a). Nach Hautdesinfektion und sterilem Abdecken wird unmittelbar lateral und kranial vom Sitzbeinhöcker mit einer langen kanulierten Nadel unter Kontrolle des Bildverstärkers das Hüftgelenk punktiert.

Unter Sicht des Bildwandlers wird die Nadel medial vom Hüftkopf horizontal bis zum kranialen Pfannendach vorgeschoben. Nach leichtem Zurückziehen spritzt man zunächst z.B. 0,5 cm^3 Ringerlösung ein und prüft, ob dies

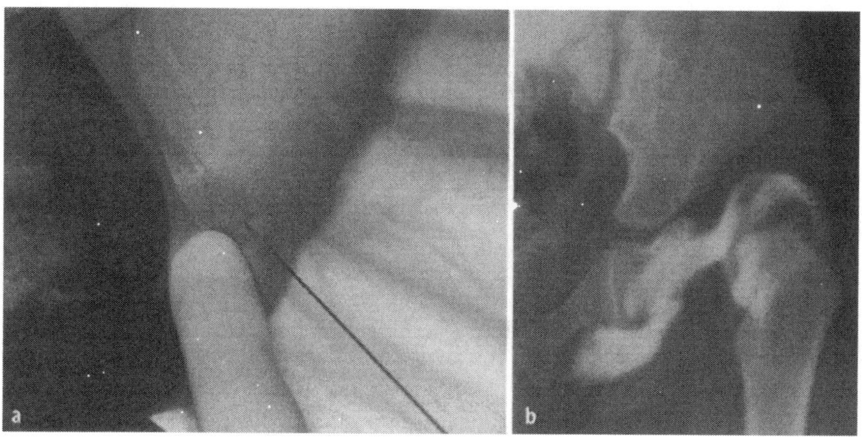

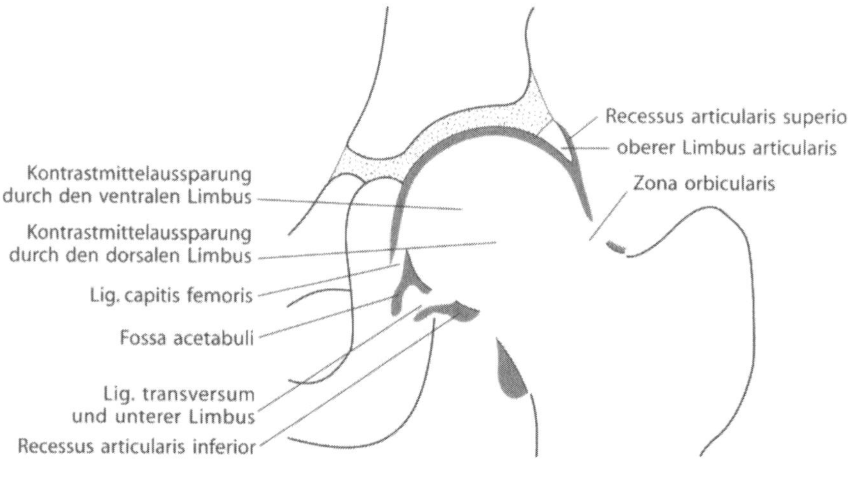

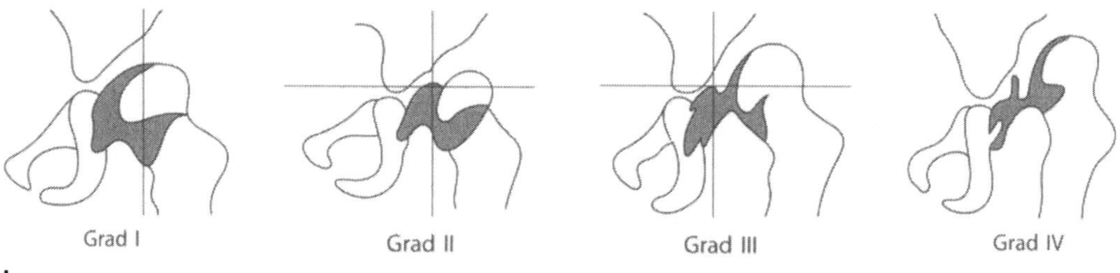

Abb. 11.17. a Hüftarthrographie. Die Punktionsnadel wird etwas lateral und ventral vom Tuber ischiadicum in das Gelenk geführt. Der Zeigefinger der linken Hand tastet zur Orientierungshilfe das Tuber ischiadicum. **b** Arthrographiebild a.p. der linken Hüfte eines 7 Monate alten Mädchens mit einer linksseitigen Hüftluxation (enger Kapselschlauch). **c** Schematische Darstellung eines normalen Hüftarthrogramms im Säuglingsalter. **d** Einteilung der arthrographischen Verrenkungsgrade nach Tönnis (1984).

leicht und ohne Druck gelingt und die Flüssigkeit anschließend wieder abtropft. Das Abtropfen der Flüssigkeit ist ein Zeichen für eine einwandfreie intraartikuläre Lage der Nadel. Dann werden (unter Bildwandlersicht) bis 1,5 cm^3 Kontrastmittel gespritzt.

Nach Einspritzen des Kontrastmittels kann man die Stellung des Femurkopfes zur Pfanne und ihre Begrenzung gut beurteilen. Im weiteren wird einerseits der vollständige Femurkopf bis zur Umschlagfalte der Gelenkkapsel und andererseits das Azetabulum vom kranialen Labrum bis zum kaudalen Pfannenrand mit dem Ligamentum transversum abgebildet, zusätzlich läßt sich das Ligamentum capitis femoris darstellen. Form und Lage des Labrums sowie des kaudalen Pfannenrandes mit dem Ligamentum transversum können beurteilt werden (Abb. 11.17c). Es läßt sich feststellen, ob interartikuläre Weichteile oder ein eingeschlagenes bzw. richtig entfaltetes Labrum die tiefe Einstellung des Femurkopfes verhindern. Die Arthrographie läßt ggf. auch eine sanduhrförmige Einengung der Gelenkkapsel (Kapselisthmus) erkennen (Abb. 11.17b u. d), die die Reposition des Femurkopfes verhindert, so daß eine tiefe Einstellung des Femurkopfes nicht möglich ist.

Gelegentlich wird durch den bei der Arthrographie entstehenden Füllungsdruck im Gelenk das bestehende Hindernis verdrängt und die manuelle Reposition des zuvor luxierten Hüftgelenkes (z.B. auch nach längerer Extension) erleichtert.

Zur Dokumentation werden nach der Arthrographie Röntgenaufnahmen angefertigt. Die erste Aufnahme erfolgt in exakter Mittelstellung des Hüftgelenkes (sie zeigt den Grad der Luxation), die zweite Aufnahme in Repositionsstellung bei 110° bis 120° Beugung und 40° Abspreizung.

Beim Überführen der Oberschenkel von der Streck- in die Repositionsstellung wird im Bildwandler erkennbar, ob sich der Hüftkopf ausreichend tief in die Pfanne einstellt.

Bei älteren Kindern kann die Kontrastdarstellung des Hüftgelenkes auch von ventral erfolgen. Lateral der Arteria femoralis, in Höhe des Leistenbandes, wird die Kanüle unter Bildwandlerkontrolle in das Gelenk eingeführt – und wie bei der Arthrographie von kaudal – das Gelenk zunächst z.B. mit Ringerlösung, dann mit Kontrastmittel aufgefüllt.

Einteilung der arthrographischen Verrenkungsgrade

- Grad I: knorpeliger Femurkopf nicht mehr als zwei Drittel seiner Breite nach lateral verschoben, Limbus ausgezogen
- Grad II: Femurkopf um mehr als zwei Drittel in seiner Breite lateralisiert, um weniger als ein Drittel seiner Höhe kranial verschoben, Limbus ausgezogen, evtl. an der Spitze eingerollt
- Grad III: Femurkopf um mehr als ein Drittel gegenüber der knorpeligen Pfannenecke kranial verschoben, Limbus ausgezogen, evtl. deutlich eingeschlagen
- Grad IV: Femurkopf voll verrenkt, Limbus oder Kapselschlauch trennen ihn von der Hüftpfanne (Abb. 11.17d).

Strahlenschutz und Strahlenbelastung

Im Zusammenhang mit dem **Strahlenschutz für den Patienten** müssen folgende Aspekte berücksichtigt werden:

- Vermeiden von Fehlaufnahmen durch optimale Einstelltechnik und richtige Wahl der Belichtungsdaten.
- Dokumentierte optimale Einblendung, d.h. die Ränder der Tiefenblende sollen auf dem Film sichtbar werden.
- Schutz der Keimdrüsen durch geeignete Abschirmung, sofern nicht die Gefahr der Überdeckung diagnostisch wichtiger Bildinhalte besteht.

Beim objektnahen Gonadenschutz ist es nicht möglich, einen Hoden mit zwei Halbschalen zu umschließen. Nach der gültigen DIN 6813 genügt es, die Hoden beim liegenden Patienten mit einer Halbschale abzudecken (wie Abb. 11.5)

Alternative zum objektnahen ist der indirekte Gonadenschutz

Bei Aufnahmen im Beckenbereich haben sich einerseits spezielle Formen der objektnahen Bleiabdeckung bewährt. Alternativ – und in der Wirkung praktisch gleichwertig zum objektnahen – kann nach überarbeiteter DIN-Vorschrift (1980) auch ein fokusnaher, objektferner, sogenannter indirekter Gonadenschutz (Abb. 11.18) zur Anwendung kommen. Im Hinblick auf die erwünschte Dosisreduktion bei Beckenübersichtsaufnahmen von Säuglingen wurden unterschiedliche Formen des indirekten Gonadenschutzes entwickelt und publiziert (Krepler et al. 1976; Kalender et al. 1979).

Bei männlichen Patienten kommen Gonadenbleikapseln (Bleiwert mindestens 0,8 mm) in verschiedener Größe zur Anwendung. Sie sind nicht im gedachten Sinne praktikabel, d.h. mit Schließung beider Halbschalen um das Skrotum. Im Sinne der gültigen DIN 6813 ausreichend schützend, also zulässig, ist jedoch die Anwendung mit Lagerung einer Halbschale über dem Hoden beim liegenden Patienten (siehe Abb. 11.15). Nach jedem Gebrauch wird die Hodenkapsel gereinigt und in eine desinfizierende Lösung gelegt.

Lage der Ovarien stark variabel, beim Säugling bis zum kleinen Becken

Über die Lage der Ovarien beim weiblichen Säugling berichten u.a. Bremer (1971), Giertler (1966) und Hofer (1966), die eine größere Zahl kindlicher Leichen untersuchen konnten. Als gemeinsames Resultat dieser Arbeiten ist zusammenzufassen, daß die Lage der Ovarien beim Säugling sehr verschieden ist und auch wesentlich vom Füllungszustand der umgebenden Organe, vor allem der Blase und des Enddarmes, abhängt. Abb. 11.19 zeigt die Lage der Ovarien bei Mädchen bis zum Alter von 4 Jahren. Ein objektnaher Strahlenschutz, der die Ovarien sicher vor Primärstrahlung bewahren soll, muß also in den ersten drei Lebensjahren das große und das kleine Becken bis zur Symphyse abdecken. Zur Vermeidung von Streustrahlung, die von den Kanten der Abdeckung ausgeht (Abb. 11.20a,b), ist es notwendig, daß der Gonadenschutz nach oben deutlich über den Beckenkamm hinausreicht und seitlich etwa zu einem Drittel den Rumpf umgreift. Diese Forderung erfüllt der von Hofer vorgestellte Gonadenschutz (Abb. 11.21), der sich auch im eigenen Gebrauch bewährt hat. Der einfach anzulegende, mit einer Stahlfeder überzogene und dadurch selbsthaltende Gonadenschutz wird in zwei Größen für Säuglinge und für Kinder bis etwa zum 8. Lebensjahr hergestellt.

Die Flächendosis einer Beckenaufnahme entspricht < 1% der natürlichen Strahlenbelastung pro Jahr

Strahlenbelastung des Patienten. Die weibliche Gonadendosis bei einer Säuglings-Beckenaufnahme entspricht einer natürlichen Strahlenbelastung von 8 bis 10 Tagen, ohne Gonadenschutz von etwa 20 bis 30 Tagen. Bei Jungen mit

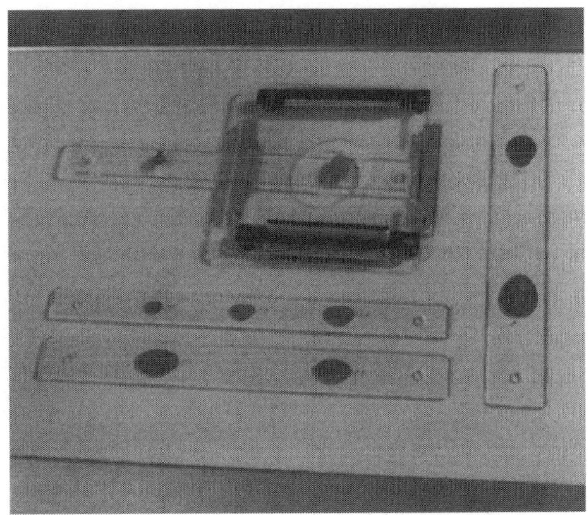

Abb. 11.18. Objektferner, indirekter Gonadenschutz nach Gäde.

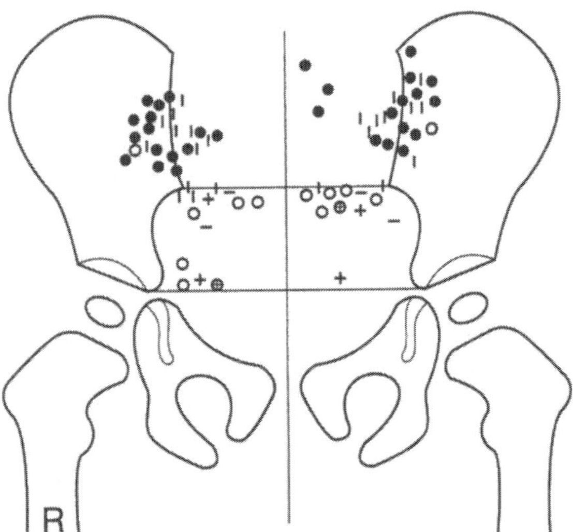

Abb. 11.19. Lage der Ovarien bei weiblichen Säuglingen und Kleinkindern bis zum 4. Lebensjahr (nach Giertler).

sicherem Gonadenschutz liegt die Gonadendosis in der Größenordnung von 2 bis 3 Stunden, bezogen auf die natürliche Belastung. Die Flächendosis einer Beckenaufnahme entspricht in jedem Fall weniger als einem Prozent der natürlichen Strahlenexposition pro Jahr (Schuster 1973).

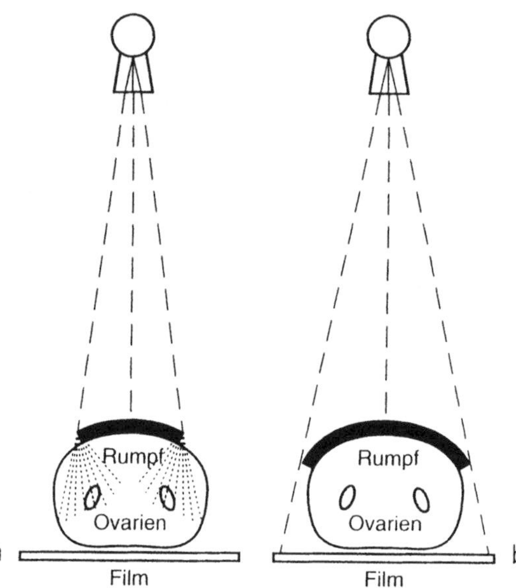

Abb. 11.20. a Entstehung von Streustrahlung an den Kanten eines zu kleinen Gonadenschutzes, **b** ausreichend die Ovarien schützende Bleiabdeckung.

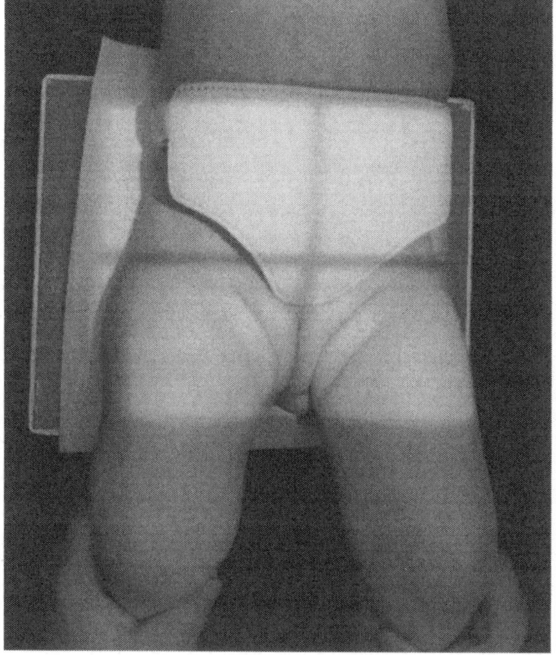

Abb. 11.21. Gonadenschutz nach Hofer beim weiblichen Säugling.

Befundinterpretation, Vermeiden und Erkennen von Fehlerquellen

Drehquotient des Beckens nach Tönnis und Brunken (1984)

Unter der Beckendrehung verstehen wir die Drehung des Beckens um die Körperlängsachse nach rechts oder links.

Meßwerte für die Prüfung der Lagerung des Beckens bei Seitdrehungen des Beckens um die Körperlängsachse lassen sich durch einen „Drehquotienten" ermitteln. Dieser wird gebildet aus dem Querdurchmesser des rechten durch den Querdurchmesser des linken Foramen obturatum.

$$\text{Drehquotient} = \frac{\text{Querdurchmesser Foramen obturatum rechts}}{\text{Querdurchmesser Foramen obturatum links}}$$

Bei einem Quotienten zwischen 1,8 und 0,56 beträgt der Meßfehler zwischen dem Pfannendachwinkel rechts und links im Durchschnitt etwa 2°. Der Winkel wird auf der Seite, zu der das Becken gedreht ist, kleiner, auf der anderen Seite größer. Es sollten möglichst nur Aufnahmen ausgewertet werden, bei denen der Drehquotient zwischen 1,8 und 0,56 liegt. Bei stärkerer Drehung und gleichzeitig vermehrter Kippung kann der Meßfehler bis zu 8° betragen (Abb. 11.22a).

Meßwinkel für Beckenaufrichtung und Beckenkippung nach Tönnis und Brunken (1984)

Eine vermehrte Beckenaufrichtung bzw. -kippung beeinflußt die Messung der Pfannendachwinkel ebenfalls. Bei stärkerer Aufrichtung (Ausgleich der Lendenlordose) wird der Pfannendachwinkel größer, bei stärkerer Kippung (Verstärkung der Lendenlordose) kleiner. Tönnis und Brunken führten deshalb einen Symphysen-Sitzbein-Winkel ein, der im Regelfall bei der Lagerung eingehalten werden sollte. Der Winkel wird von zwei Linien gebildet, die den am weitesten zur Beckenlichtung vorspringenden Punkt der Symphyse und den oberen Punkt des Sitzbeins berühren (Abb. 11.22b). Bei normaler Beckenkippung bzw. -aufrichtung ergeben sich für den Symphysen-Sitzbein-Winkel abgerundet folgende Werte:

Alter	Winkel
1–6 Monate	100–135°
7–12 Monate	100–130°
1–2 Jahre	95–128°
2–3 Jahre	90–125°
3–5 Jahre	85–115°

Für die Verlaufskontrolle von Röntgenbildern empfiehlt es sich, den Symphysen-Sitzbein-Winkel zu messen, um die Aufnahmen vergleichend auswerten zu können.

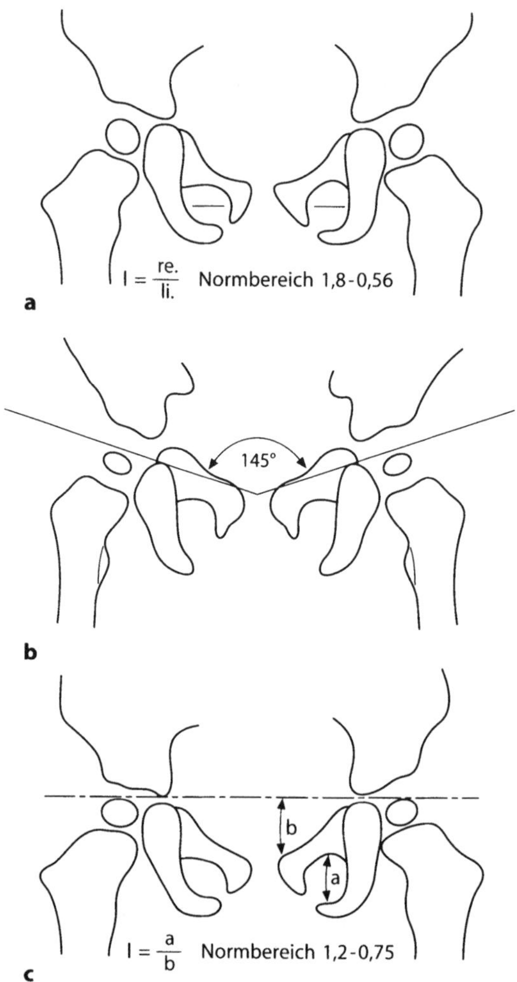

Abb. 11.22. Meßverfahren zur Prüfung, ob der Patient bei einer Beckenübersichtsaufnahme korrekt gelagert wurde. **a** Ermittlung des Querdurchmessers der Foramina obturata zur Berechnung des Drehquotienten. **b** Messung des Symphysen-Sitzbein-Winkels zur Beurteilung von Beckenaufrichtung und Beckenkippung. **c** Ermittlung der Meßstrecken zur Beurteilung des Beckenkippungsindex nach Ball und Kommenda.

Index für Beckenaufrichtung und Beckenkippung nach Ball und Kommenda (1968)

Am Foramen obturatum wird der größte senkrechte Durchmesser gemessen (a), außerdem der Abstand zwischen Os pubis und Hilgenreiner-Linie (b) (Abb. 11.22 c). Für eine verstärkte Beckenaufrichtung oder Beckenkippung wird ebenfalls ein Quotient angegeben.

$$\text{Index der Beckenkippung} = \frac{\text{vertikaler Durchmesser Foramen obturatum } (a)}{\text{Abstand Os pubis} - \text{Hilgenreiner-Linie } (b)}$$

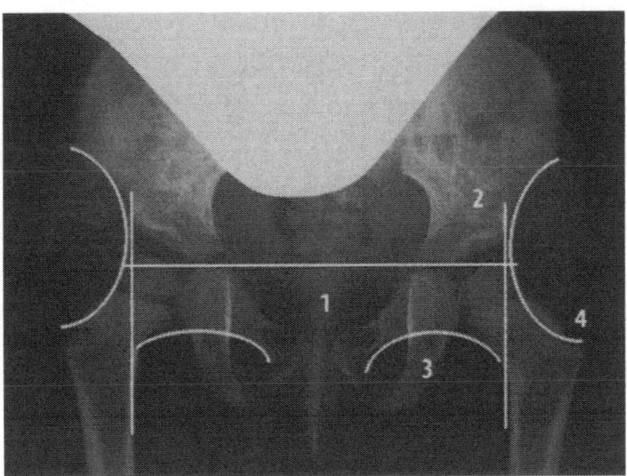

Abb. 11.23. Becken-a.p.-Aufnahme eines 9 Monate alten Kindes mit beidseitiger Hüftdyplasie.
1 Linie nach Hilgenreiner
2 Linie nach Ombrédanne und Perkins
3 Linie nach Shenton und Ménard
4 Linie nach Calvé

Bei regelrechter Lagerung des Beckens beträgt der Index 1,2 bis 0,75.

Die Messung des Index der Beckenkippung ist für die vergleichende Winkelmessung wichtig.

Meßlinien zur Diagnose der Hüftluxation

Die korrekt angefertigte Beckenübersicht ermöglicht mit Hilfe von Meß-Orientierungslinien und Winkeln das Erkennen und die Beurteilung des Schweregrades einer Hüftdysplasie bzw. Hüftluxation (Abb. 11.23).

- *Linie nach Hilgenreiner*
  Sie wird jeweils durch den untersten, knöchern dargestellten Punkt des Darmbeines in der Y-Fuge ermittelt.
- *Linie nach Ombrédanne und Perkins*
  Sie wird durch den knöchern dargestellten Pfannenerker (parallel zur Körperlängsachse) senkrecht auf die Hilgenreiner-Linie gezogen und kreuzt diese. Dadurch entstehen vier Quadranten. Im Normalfall liegt der Femurkopfkern im unteren inneren Quadranten.
- *Linie nach Shenton und Ménard*
  Bei einer gesunden Hüfte bildet die Verlängerung der medialen Schenkelhalskontur mit der kranialen Umrandung des Foramen obturatum einen gleichmäßig verlaufenden Bogen. Bei der Luxationshüfte ist der Bogen unterbrochen, weil der Schenkelhals höher tritt. Die Rotationsstellung des Femurs beeinflußt diese Linie allerdings, sie ist somit nicht immer zuverlässig.
- *Linie nach Calvé*
  Die Verlängerung der äußeren Begrenzung der Beckenschaufel über den Pfannenerker hinaus zum lateralen Schenkelhals bildet einen glatten Bogen.

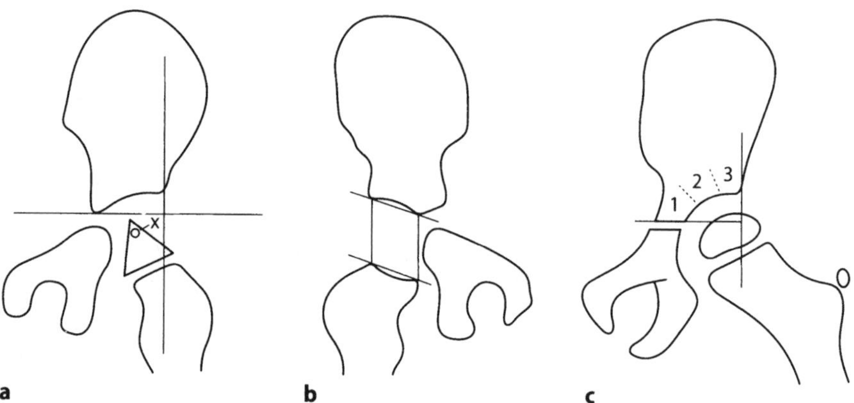

Abb. 11.24. **a** Epiphysendreieck nach Mittelmeier, x = „normale" Lage des Hüftkopfkernes; **b** Parallelogramm nach Kopits; **c** Azetabulum-Keilsegmente nach Schulthess.

Geometrische Hüftfiguren zur Diagnostik einer Hüftluxation vor Auftreten des Kopfkerns

- *Epiphysendreieck zur Bestimmung der Kopfkerne nach Mittelmeier*
  Für die Diagnose einer Hüftluxation ist die Lage des Hüftkopfkernes ein wichtiger Orientierungspunkt. Mittelmeier (1973) hat für Kinder, bei denen der Kopfkern noch nicht sichtbar ist, die Konstruktion eines gleichseitigen Dreiecks beschrieben. Seine Basis wird auf die kraniale Begrenzung der Femurdiaphyse gezeichnet und entspricht ihrer Breite. Das Auftreten des Kopfkernes ist im kranialen Winkel des gleichseitigen Dreiecks zu erwarten. Bei normal entwickelten Gelenken liegt die Dreiecksspitze kaudal der Hilgenreiner-Linie, im Falle einer Hüftluxation liegt sie darüber oder zeigt auf die laterale Hälfte der Pfanne (Abb. 11.24a).
- *Parallelogramm nach Kopits*
  Das Pfannendach und das proximale Femurende zeigen normalerweise etwa parallel zueinander verlaufende Begrenzungen, die durch Verbindung der Endpunkte ein Quadrat oder Rechteck ergeben. Bei der Luxationshüfte ergibt sich dagegen ein Rhomboid. Bei der Aufnahme muß eine mittlere Rotationsstellung der Oberschenkel eingehalten werden (Abb. 11.24b).
- *Azetabulum-Keilsegmente nach Schulthess*
  Vom Schnittpunkt der Hilgenreiner-Linie und der Ombrédanne-Perkins-Linie wird die Pfanne in drei Segmente eingeteilt. Der Ossifikationrückstand wird nach der Beziehung von lateraler knöcherner Pfannenbegrenzung zu den drei Zonen der Pfannendrittelung bestimmt (Abb. 11.24c). Je medialer das Segment, desto größer ist der Ossifikationsrückstand der Pfanne. Ossifikationsstörungen von mehr als einem Keilsegment sind hinsichtlich ihrer spontanen Normalisierung prognostisch als ungünstig einzustufen.
- *Einteilung der Luxationsgrade des Hüftkopfes* (Arbeitskreis Hüftdysplasie der DGOT, Tönnis 1985) (Abb. 11.25)

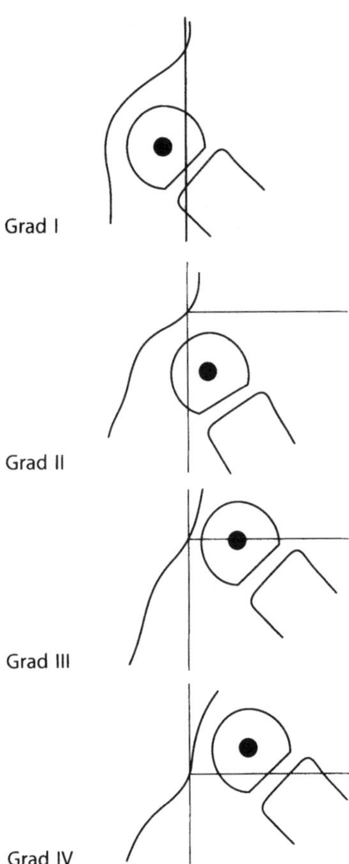

Abb. 11.25. Einteilung des Luxationsgrades des Hüftkopfes (Arbeitskreis Hüftdysplasie DGOT, Tönnis 1985).

Grad I: Kopfkern innerhalb der durch den Pfannenerker gezogenen Senkrechten (Ombrédanne-Linie)
Grad II: Kopfkern außerhalb der Ombrédanne-Linie, unterhalb des Pfannenerkers
Grad III: Kopfkern auf Höhe des Pfannenerkers
Grad IV: Kopfkern deutlich oberhalb des Pfannenerkers

Meßwerte zur Bestimmung der Hüftdysplasie

Pfannendachwinkel nach Hilgenreiner (1925) (AC-Winkel)

Der Hüftpfannendachwinkel ist ein außerordentlich wichtiger Winkel, wenn nicht gar der wichtigste Winkel zur Beurteilung der Hüftpfannenentwicklung beim Säugling und beim Kleinkind. Er wird in der Weise konstruiert, daß vom Berührungspunkt der Hilgenreiner-Linie mit dem Darmbein (Y-Fuge) ein zweiter Schenkel zu dem jeweils am weitesten nach lateral vorschwingen-

Der AC-Winkel ist streng altersabhängig und wird als Entscheidungshilfe für das therapeutische Vorgehen eingesetzt

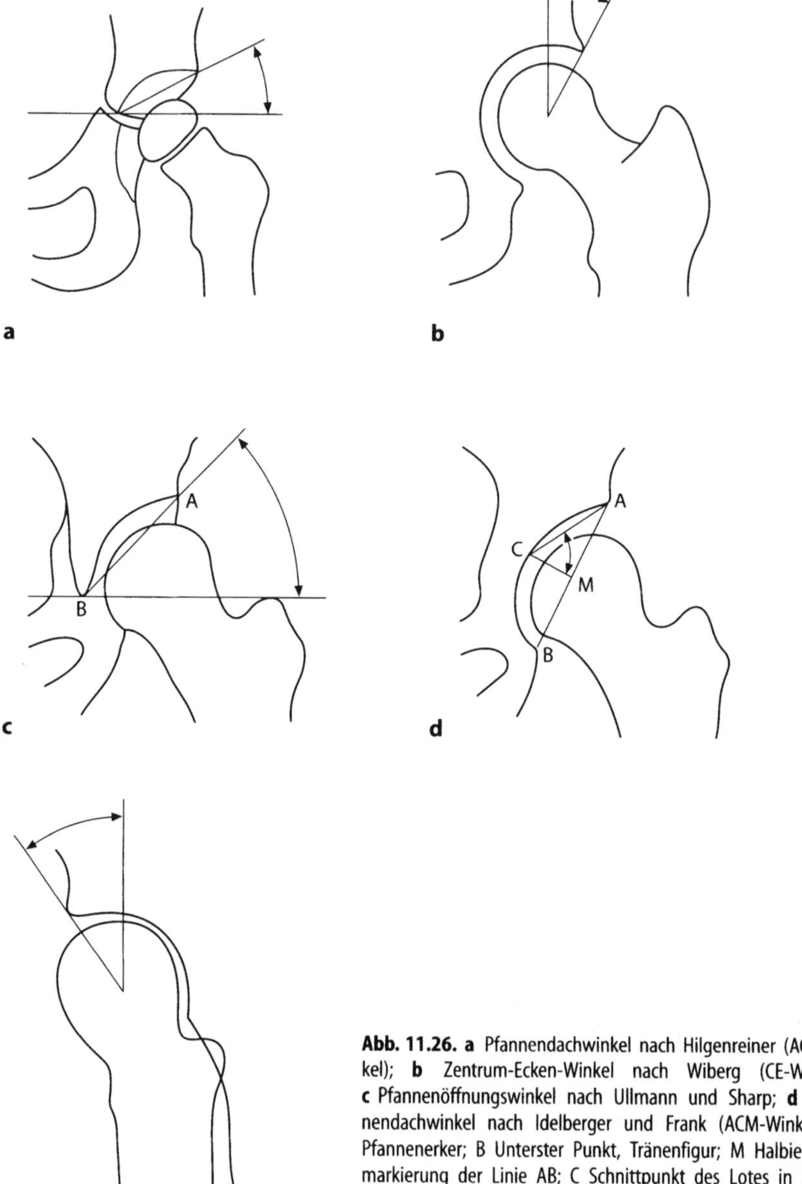

Abb. 11.26. a Pfannendachwinkel nach Hilgenreiner (AC-Winkel); **b** Zentrum-Ecken-Winkel nach Wiberg (CE-Winkel); **c** Pfannenöffnungswinkel nach Ullmann und Sharp; **d** Pfannendachwinkel nach Idelberger und Frank (ACM-Winkel) (A Pfannenerker; B Unterster Punkt, Tränenfigur; M Halbierungsmarkierung der Linie AB; C Schnittpunkt des Lotes in M mit dem Pfannengrund); **e** VCA-Winkel nach Lequesne und de Sèze.

den Teil des Pfannenerkers gezogen wird (Abb. 11.26a). Der AC-Winkel ist im Gegensatz zum ACM-Winkel streng altersabhängig.

Normalwerte wurden von einer Reihe verschiedener Autoren ermittelt. Im deutschen Sprachgebiet werden die von Tönnis und Brunken (1968) angegebenen Mittelwerte und Standardabweichungen am häufigsten angewandt und als Entscheidungshilfe zum therapeutischen Vorgehen eingesetzt (Tabelle 11.2).

Tabelle 11.2. Grenzwerte normaler Pfannendachwinkel (AC-Winkel)

Alter (Jahre/ Monate)	Mädchen				Jungen			
	leicht dysplastisch (s)		schwer dysplastisch (2s)		leicht dysplastisch (s)		schwer dysplastisch (2s)	
	rechts	links	rechts	links	rechts	links	rechts	links
0/1+0/2	36°	36°	41,5°	41,5°	29°	31°	33°	35°
0/3+0/4	31,5°	33°	36,5°	38,5°	28°	29°	32,5°	33,5°
0/5+0/6	27,5°	29,5°	32°	34°	24,5°	27°	29°	31,5°
0/7–0/9	25,5°	27°	29,5°	31,5°	24,5°	25,5°	29°	29,5°
0/10–0/12	24,5°	27°	29°	31,5°	23,5°	25°	27°	29°
0/13–0/15	24,5°	27°	29°	31,5°	23°	24°	27,5°	27,5°
0/16–0/18	24,5°	26°	29°	30,5°	23°	24°	26,5°	27,5°
0/19–0/24	24°	25,5°	28°	30,5°	21,5°	23°	26,5°	27°
2/0–3/0	22°	23,5°	25,5°	27°	21°	22,5°	25°	27°
3/0–5/0	18°	21°	22,5°	25,5°	19°	20°	23,5°	24°
5/0–7/0	18°	20°	23°	23,5°	17°	19°	21°	23°

Wie für die meisten Parameter am Hüftgelenk gilt auch für diese Werte, daß im Grenzbereich eine erhebliche Überlappung zwischen Gesundem und Pathologischem besteht, ähnlich wie wir das bei der sonographischen Untersuchung von den physiologischen IIa-Hüften nach Graf kennen.

Die Zahlenwerte gelten innerhalb eines normalen Beckendrehindex von 1,8 bis 0,56 und einer mittleren Beckenstellung innerhalb der Eckwerte des Symphysen-Sitzbein-Winkels von 90° bis 130°.

Eine leichte Dysplasie besteht an der Grenze der einfachen Standardabweichung. Zwischen einfacher (s) und doppelter Standardabweichung (2s) liegt eine mittelgradige, und außerhalb von 2s eine schwere Dysplasie vor. Therapeutischer Handlungsbedarf besteht im Säuglings- und Kleinkindalter außerhalb der einfachen Standardabweichung (s).

Tönnis und Brunken (1968) sehen die einfache Standardabweichung in ihren Normalwerttabellen als Grenze des sicheren Normbereichs an und Winkel zwischen einfacher und doppelter Standardabweichung als Extremwerte, die sich in knapp 20% verschlechtern können, 40% zeigen eine Besserungs- und Normalisierungstendenz.

Kern und Exner (1990) haben inzwischen nachgeholt, was der Untersuchung von Tönnis und Brunken (1968) noch fehlte: Eine Verlaufskontrolle von Gelenken aus dem kritischen Bereich von s bis etwas über s hinaus bis zum Wachstumsabschluß (Altersmittelwert über 18 Jahre). Zur Beurteilung benutzen sie den Hüftwert, den CE-Winkel und den Ullmann-Sharp-Winkel. Nach dem Hüftwert waren 90% der Befunde normal, nach dem CE-Winkel 71%, nach dem Ullmann-Sharp-Winkel 81%, wenn man die Abweichungsgrade vom Normalen heranzog.

Bei Gelenken über der 2s-Grenze fanden Kern und Exner (1990) auch häufiger Besserungen, vermutlich lagen diese Werte dichter an der 2s-Grenzlinie. Die Natur kennt keine scharfe Grenzziehungen; mit stärkerem Überschreiten

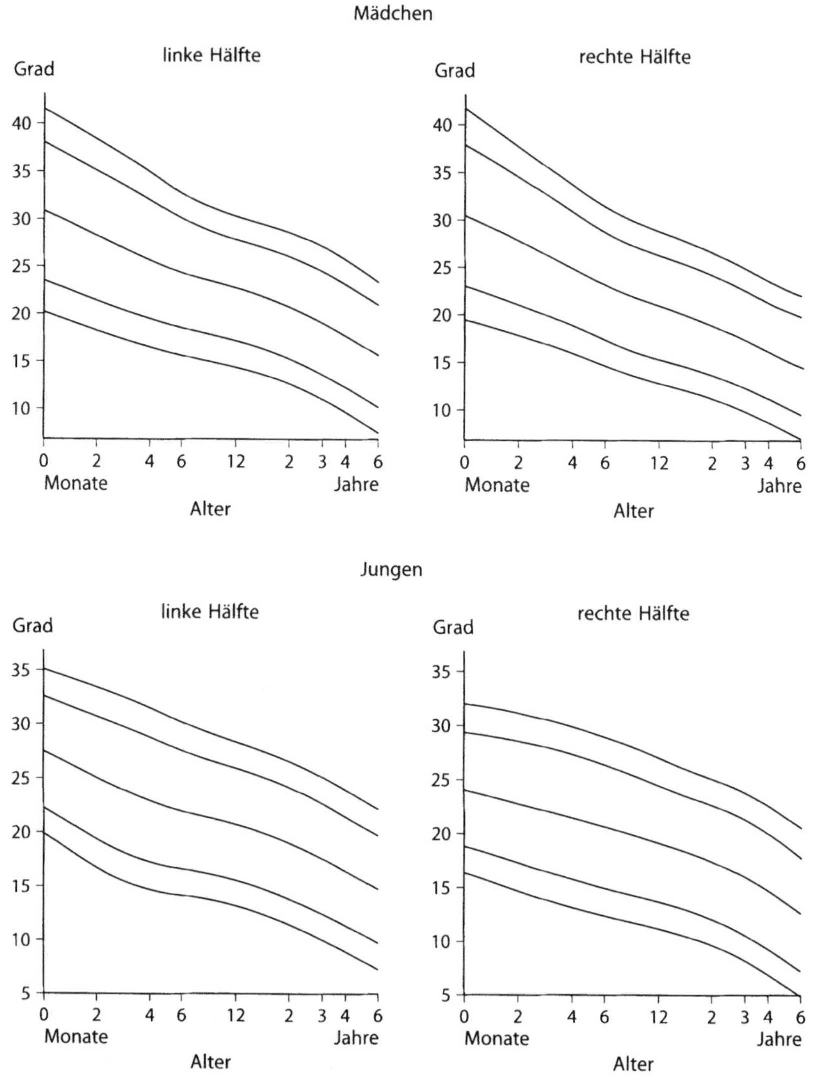

Abb. 11.27. Perzentil-Graphiken für die Dokumentation des Pfannendachwinkels (Neidl u. Tönnis 1994).

der 2s-Linie finden sich zunehmend auch in der weiteren Entwicklung pathologisch einzustufende Gelenke.

Daß sich Restdysplasien auch nach Behandlung von Luxationen über Jahre bessern können, wenn die Hüftgelenke stabil eingestellt und zentriert sind, wurde mehrfach beschrieben. Darum weisen Tönnis und Brunken (1968) darauf hin, daß Gelenke aus dem Bereich s bis 2s und darüber hinaus langfristig weiter kontrolliert werden sollten und nötigenfalls eine Azetabuloplastik vor dem Verschluß der Y-Fuge im Alter von etwa 5 bis 8 Jahren vorzunehmen ist. Das haben auch Kern und Exner (1990) bestätigt, mit der referierten, häufigen Beobachtung, daß die Entwicklung der Hüftgelenke nicht selten

Tabelle 11.3. Normalwerte des AC-Winkels und ihre Abweichungsgrade (Klassifizierungssystem des Arbeitskreises für Hüftdysplasie der DGOT, Tönnis 1985)

Alter (Jahre/Monate)	Normalwert (Mittelwert)	Grad 1 (normal)	Grad 2 (leicht pathologisch)	Grad 3 (schwer pathologisch)	Grad 4 (extrem pathologisch)
0/3+0/4	25°	< 30°	⩾ 30°–< 35°	⩾ 35°–< 40°	⩾ 40°
0/5–2/0	20°	< 25°	⩾ 25°–< 30°	⩾ 30°–< 35°	⩾ 35°
2–3	18°	< 23°	⩾ 23°–< 28°	⩾ 28°–< 33°	⩾ 33°
3–7	15°	< 20°	⩾ 20°–< 25°	⩾ 25°–< 30°	⩾ 30°
7–14	10°	< 15°	⩾ 15°–< 20°	⩾ 20°–< 25°	⩾ 25°

eine nicht hervorsehbare Eigendynamik haben, die zur Besserung der Überdachung, aber auch zur unerwarteten Verschlechterung führen kann. Häufig verbergen sich dahinter neurologische Störungen. Eine stärkere Coxa valga kann ebenfalls das Wachstum der Knochenkerne am Pfannenrand stören.

Für Kontrollen im klinischen Routinebetrieb werden heute Perzentil-Graphiken verwendet, die eine kontinuierliche Zeitachse mit logarithmischen Maßstab benutzen sowie, wenn nötig, mit Glättung der Rohdaten. Die Abb. 11.27 zeigt Perzentil-Graphiken des Pfannendachwinkels getrennt für Mädchen und Jungen und für beide Körperseiten. Sie gestatten ein schnelles Ablesen des Bereichs, in dem ein Winkel liegt.

Für wissenschaftliche Auswertungen und Klassifizierung der Hüftdysplasie vor und nach der Behandlung führte der Arbeitskreis für Hüftdysplasie zu den Normalwerten noch Abweichgrade ein (Tönnis 1985). Mittelwerte allein genügen als Ergebnis nicht (Tabelle 11.3). Die Ausgangswerte und das Ergebnis lassen sich damit quantifizieren.

Zentrum-Ecken-Winkel nach Wiberg (1939) (CE-Winkel)

Der CE-Winkel ist der Winkel zwischen dem auf das Kopfzentrum fallenden Lot parallel zur Körperlängsachse und der vom Hüftkopfzentrum an den Pfannenerker angelegten Tangente (Abb. 11.26b).

Der CE-Winkel hat seine Bedeutung bei älteren Kindern, wo eine ausreichende Ossifikation des Hüftkopfes besteht und sich der Erker ausgebildet hat

Der Hüftkopfmittelpunkt läßt sich am ehesten mit Hilfe von Kreisschablonen bestimmen. Der CE-Winkel kann natürlich erst bei einer ausreichenden Ossifikation des Hüftkopfkernes und nach Ausbildung des Erkers gemessen werden. Scoles und Mitarb. (1987) haben deshalb für Kinder bis zum Alter von 2 Jahren anstelle des eigentlichen Hüftkopfzentrums das Zentrum des Ossifikationskerns als Referenz genommen.

Der CE-Winkel beurteilt das Ausmaß der Überdachung des Hüftkopfes. Er ist somit ein Maßstab für die Beziehung zwischen Kopf und Pfanne in der Frontalebene. Wegen der Forderung nach einer ausreichenden Ossifikation des Hüftkopfes und Ausbildung des Erkers hat der Winkel erst bei älteren Kindern und insbesondere bei Erwachsenen eine Bedeutung für die Beurteilung einer Hüftdysplasie (Tabelle 11.4).

Nach Legal u. Mitarb. (1988) sollten aus biomechanischen Gründen die Hüftkopfradien mitbeurteilt werden. Ein großer Hüftkopfradius mit kleinem

Tabelle 11.4. Zentrum-Ecken-Winkel nach Wiberg (CE-Winkel)

Alter (Jahre)	Normalwert (Mittelwert)	Grad 1 (normal)	Grad 2 (leicht pathologisch)	Grad 3 (schwer pathologisch)	Grad 4 (extrem pathologisch)
≥ 0–≤ 8	25°	≥ 20°	≥ 15°–< 20°	≥ 0°–< 15°	< 0°
≥ 8–≤ 18	32°	≥ 25°	≥ 20°–< 25°	≥ 5°–< 20°	< 5°
> 18–50	35°	≥ 30°	≥ 20°–< 30°	≥ 5°–< 20°	< 5°

CE-Winkel kann biomechanisch genauso gut sein wie ein kleiner Hüftkopfradius mit großem CE-Winkel.

Hüftpfannenöffnungs(eingangs)winkel nach Ullmann, Sharp, Stulberg und Harris (1939, 1961, 1974)

Der Ullmann-Winkel hat seine Bedeutung vornehmlich bei älteren Kindern oder Erwachsenen, wo Hüftkopf- und Pfannenerker knöchern gut ausgebildet sind und eine exaktere Winkelmessung zulassen

Vom untersten Punkt der Tränenfigur wird eine Verbindungslinie zum Pfannenerker gezogen. Diese bildet mit der Parallelen zur horizontalen Filmbasislinie oder der Senkrechten zur Beckenlängsachse den zu messenden Pfannenöffnungswinkel (Abb. 11.26 c, S. 224).

Der Ullmann-Winkel beurteilt die Neigung der gesamten Pfanne in der Frontalebene. Er bleibt auch nach Schluß der Y-Fugen meßbar.

Pfannendachwinkel nach Idelberger und Frank (1952) (ACM-Winkel)

Der ACM-Winkel hat seine Bedeutung vornehmlich bei älteren Kindern und gibt Auskunft über Tiefe und Form der Pfanne. Ab Grad III muß ein operatives Vorgehen diskutiert werden

Die Bestimmung des ACM-Winkels (Abb. 11.26 d, S. 224) erfordert folgende Bezugspunkte:

A Pfannenerker,
B unterster Punkt des Pfannenrandes, an den die Incisura acetabuli heranreicht,
M Halbierungsmarkierung der Linie AB,
C Pfannengrundschnittpunkt des in M errichteten Lotes (Scheitelpunkt).

Zwischen den Linien CA und CM wird der ACM-Winkel gemessen. Der ACM-Winkel ist nahezu unabhängig von Drehung und Kippung des Beckens und vom Alter (Tabelle 11.4).

Der ACM-Winkel gibt im wesentlichen Auskunft über die Pfannentiefe und die Form der Pfanne (halbkugelige oder flache Pfanne). Die Neigung zur Horizontalen läßt sich besser durch den AC-Winkel nach Hilgenreiner und den Pfannenwinkel nach Ullmann und Sharp bestimmen.

Vorderer Pfannendachwinkel, VCA-Winkel nach Lequesne und de Sèze (1961)

Der vordere Pfannendachwinkel ermöglicht – zusammen mit dem a.p.-Bild – eine zweidimensionale Bewertung der Hüftpfanne

Ergänzend zum CE-Winkel mit Beurteilung der seitlichen Hüftkopfüberdachung ermöglicht der VCA-Winkel eine Beurteilung der Hüftüberdachung nach ventral.

Tabelle 11.5. Pfannendachwinkel nach Idelberger und Frank (ACM-Winkel)

Alter (Jahre)	Normalwert (Mittelwert)	Grad 1 (normal)	Grad 2 (leicht pathologisch)	Grad 3 (schwer pathologisch)	Grad 4 (extrem pathologisch)
> 2	45°	< 50°	≥ 55°–< 55°	≥ 55°–< 60°	≥ 60°

Der VCA-Winkel wird ähnlich wie der CE-Winkel konstruiert. Der VCA-Winkel ist der Winkel zwischen dem auf das Hüftkopfzentrum fallenden Lot (parallel zur Körperlängsachse) und der vom Hüftkopfzentrum an den Pfannenerker angelegten Tangente (Abb. 11.26 e, S. 224).

Der VCA-Winkel hat seine Bedeutung bei älteren Kindern und bei Erwachsenen und zur Operationsplanung pfannenverbessernder Eingriffe. Zur Beurteilung einer vorderen Hüftluxation bei Säuglingen und Kleinkindern kann eine Sonographie oder Kernspintomographie hilfreich sein.

Bewertung

normal: > 30 °
geringe Dysplasie: < 25 °
starke Dysplasie: < 15 °

Hüftwert nach Busse und Mitarb. (1972)

Der Hüftwert ist eine rechnerische Beurteilung der Hüftgelenksituation, zu der der ACM-Winkel, der CE-Winkel und die Dezentrierungsstrecke (MZ) zwischen dem planimetrischen Kopf und dem Pfannenzentrum herangezogen wird. Für das Messen der Strecke MZ werden zuvor AC- und CE-Winkel konstruiert (Abb. 11.28).

Ab Hüftwert Grad III ist eine operative Behandlung indiziert

Als jederzeit reproduzierbare, objektive Bewertungsgröße ist die Bestimmung dieses rechnerischen Hüftwertes ein sinnvolles, aber auch aufwendiges Instrument, um die Entwicklung – insbesondere operierter Hüftgelenke – zu bewerten (Tabelle 11.6).

Berechnung

Hüftwert (HW) = $A+B+C+10$

$$A = \frac{\sqrt{3(\text{ACM} - \text{Mittelwert ACM})}}{\text{Standardabweichung von ACM}}$$

$$B = \frac{\sqrt{3(\text{Mittelwert von CE} - \text{CE})}}{\text{Standardabweichung von CE}}$$

$$C = \frac{\sqrt{3(\text{MZ} - \text{Mittelwert von MZ})}}{\text{Standardabweichung von MZ}}$$

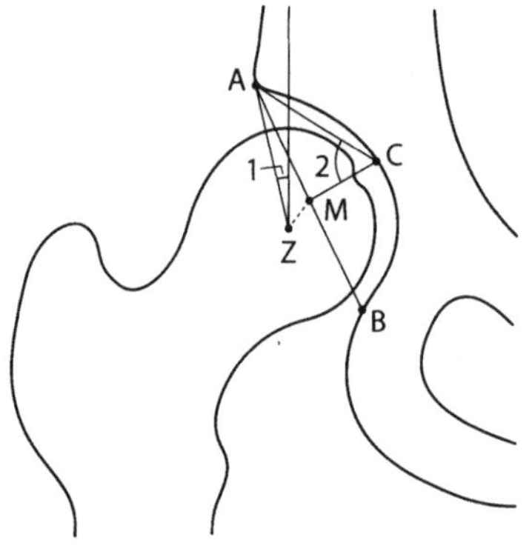

Abb. 11.28. Hüftwert nach Busse et al. (1972)
1 CE-Winkel
2 ACM-Winkel
Z Hüftkopfzentrum (-Mittelpunkt)
MC Dezentrierungsstrecke in mm

Tabelle 11.6. Hüftwert nach Busse

Alter (Jahre)	Normalwert (Mittelwert)	Grad 1 (normal)	Grad 2 (leicht pathologisch)	Grad 3 (schwer pathologisch)	Grad 4 (extrem pathologisch)
≤ 5–≥ 18	10	≥ 6–< 15	≥ 15–< 20	≥ 20–< 30	≥ 30
Erwachsene	10	≥ 6–< 16	≥ 16–< 21	≥ 21–< 31	≥ 31

Meßstrecken der Trochanterhöhe und des Femurabstandes

Die *Femur-Diaphysen-Sitzbein-Distanz* d^3 (Abb. 11.29) wird zwischen der medialen Schenkelhalsspitze (Diaphysenstachel) und dem Sitzbein gemessen. Sie ist ein Maß für die Lateralisation und die Luxation des Gelenks (normal bis 5 mm, pathologisch über 5 mm).

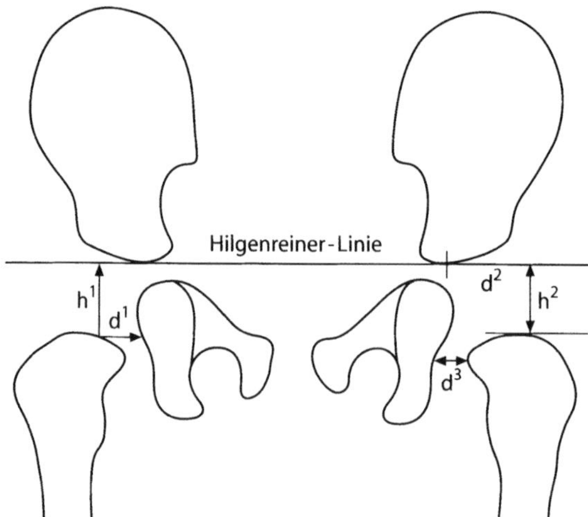

Abb. 11.29. Meßstrecken der Trochanterhöhe und des Femurabstandes.

Die Beurteilung ist nicht an das Vorhandensein der Kopfkerne gebunden. Falsche Lagerung, wie zu starke Außenrotation des Femurs und vermehrte Beckenkippung, können zu einer Veränderung der Meßstrecke führen.

Hochstand des Trochanters

Diaphysenhöhe h^2 (= Abstand des oberen Metaphysenpols von der Hilgenreiner-Linie)

normal:	8–10 mm
pathologisch:	unter 5–6 mm

Abstand der Metaphysenmitte von Hilgenreiner-Linie und Sitzbein
Abstand h^1 (Yamamuro u. Chene 1975):

normal im Alter von 0–4 Jahren:	10±4 mm
pathologisch:	unter 6 mm

Abstand d^1:

normal im 1. Lebensjahr:	Jungen	9±4 mm
	Mädchen	8±4 mm
pathologisch:	Jungen	über 13 mm
	Mädchen	über 12 mm

Meßwerte zur Bestimmung der Hüftinstabilität im Kindes- und Jugendalter

Für die Entwicklung eines Hüftgelenkes ist es von entscheidender Bedeutung, daß der Hüftkopf tief in das Gelenk bis zum Pfannenboden eingestellt ist. Bleibt der Hüftkopf wegen eines Interpositums oder aus anderen Gründen lateralisiert, so entwickelt das Gelenk eine Fehlform. Reimers (1980) und Smith (1968) haben Indices ermittelt, die zur Beurteilung einer Instabilität bzw. einer ungenügenden Tiefeinstellung des Hüftkopfes herangezogen werden können.

Instabilitätsindex nach Reimers (1980)

Meßdaten

1. Breite des Hüftkopfes parallel zur Hilgenreiner-Linie (Strecke b) (Abb. 11.30 a)
2. Abstand von seitlicher Hüftkopfbegrenzung zur Ombrédanne-Perkins-Linie (Strecke a)

Der Quotient $a/b \times 100$ ergibt eine prozentuale Beurteilung der Tiefeneinstellung des Hüftkopfes.

Bewertung

normal:	bis 4 Jahre 0%
	5–16 Jahre < 10%
Subluxation:	33–99%
Luxation:	100%

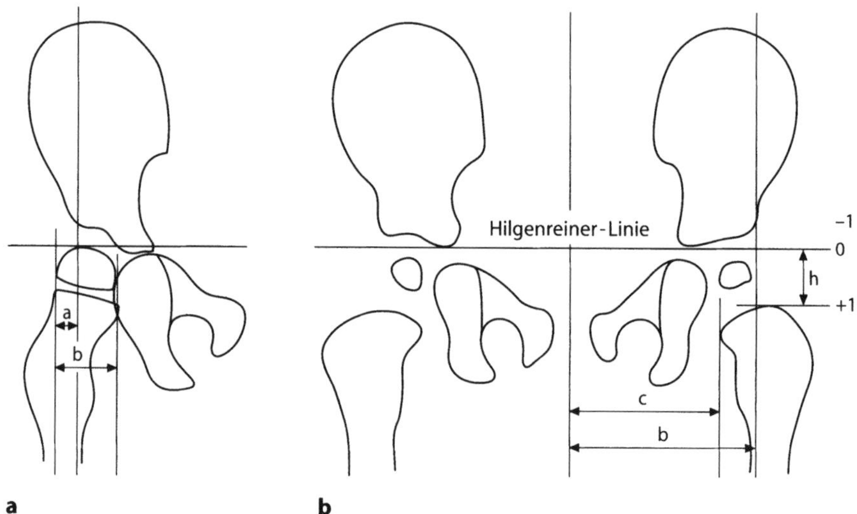

Abb. 11.30. a Instabilitätsindex nach Reimers; **b** Instabilitätsindex nach Smith.

Der Reimers-Index ist weitgehend unabhängig von Lagerungsfehlern (Beckendrehungen, -kippungen, Beinfehlrotation).

Instabilitätsindex nach Smith u. Mitarb. (1969)

Meßdaten. Als Bezuglinien werden die Mittellinie des Beckens durch die Kreuzbeinmitte und die Symphyse sowie die Linie nach Hilgenreiner und Ombrédanne-Perkins gelegt (Abb. 11.30b).

1. Abstand zwischen Beckenmittellinie und medialem Femurstachel (Strecke *c*)
2. Abstand zwischen Beckenmittellinie und Ombrédanne-Perkins-Linie (Strecke *b*)
3. Distanz zwischen Hilgenreiner-Linie und oberer lateraler Femurbegrenzung (Strecke *h*)

Die Lateralverschiebung wird durch den *Quotienten c/b*, die Kranialverschiebung durch den *Quotienten h/b* ermittelt.

Bewertung

Lateralverschiebung	normal	0,6–0,9
Kranialverschiebung	normal	0,1–0,2
Hüftluxation		0,0–0,7

Tabelle 11.7. Tabelle zum Ablesen reeller CCD- und AT-Winkel aus den projizierten Winkeln bei Aufnahmetechnik nach Dunn und Rippstein (aus M. E. Müller: Die hüftnahen Femurosteotomien, Thieme, Stuttgart 1957). Mit dem gemessenen projizierten Centrum-Collum-Diaphysen-Winkel und Antetorsionswinkel wird in die Tabelle eingegangen. In dem zugehörigen Feld findet sich in der obersten horizontalen Zeile der reelle Antetorsionswinkel, in der linken vertikalen Zeile der analoge reelle Centrum-Collum-Diaphysen-Winkel

proj. CCD < \ Projizierter Antetorsionswinkel = proj. AT <	5°	10°	15°	20°	25°	30°	35°	40°	45°	50°	55°	60°	65°	70°	75°	80°
100°	4	9	15	20	25	30	35	40	45	50	55	60	65	70	75	80
	101	100	100	100	100	99	99	98	97	96	95	94	94	93	92	91
105°	5	9	15	20	25	31	35	41	46	51	56	60	65	70	75	80
	105	105	104	104	103	103	102	100	100	99	98	97	96	95	94	92
110°	5	10	16	21	27	32	36	42	47	52	56	61	66	71	76	80
	110	110	109	108	108	106	106	105	104	103	101	99	98	97	95	93
115°	5	10	16	21	27	32	37	43	48	52	57	62	67	71	76	81
	115	115	114	112	112	111	110	109	107	105	104	102	101	99	96	94
120°	6	11	16	22	28	33	38	44	49	53	58	63	68	72	77	91
	120	119	118	117	116	115	114	112	110	108	106	104	103	101	98	95
125°	6	11	17	23	28	34	39	44	50	54	58	63	68	72	77	81
	125	124	123	121	120	119	118	116	114	112	109	107	105	103	100	95
130°	6	12	18	24	29	35	40	46	51	55	60	64	69	73	78	82
	130	129	127	126	125	124	122	120	117	116	112	109	107	104	101	96
135°	7	13	19	25	31	36	42	47	52	56	61	65	70	74	78	82
	135	133	132	131	130	129	126	124	120	118	114	112	109	105	102	96
140°	7	13	20	27	32	38	44	49	53	58	63	67	71	75	79	83
	139	138	137	135	134	132	130	127	124	120	117	114	111	107	103	97
145°	8	14	21	28	34	40	45	50	55	59	64	68	72	75	79	83
	144	142	141	139	138	136	134	131	128	124	120	117	114	110	104	98
150°	8	15	22	29	25	42	47	52	56	61	65	69	73	76	80	84
	149	147	146	144	143	141	138	136	134	129	124	120	116	112	105	100
155°	9	17	24	32	38	44	50	54	58	63	67	71	74	77	81	84
	154	152	151	149	148	145	142	139	137	132	128	124	119	118	108	102
160°	10	18	27	34	44	46	52	57	61	65	69	73	76	79	82	85
	159	158	157	155	153	151	147	144	141	134	132	128	122	116	111	103
165°	13	23	33	40	47	53	57	62	67	69	73	76	78	81	83	86
	164	169	17	159	158	156	153	148	144	140	135	130	122	119	113	106
170°	15	27	37	46	53	58	63	67	70	73	76	78	80	83	84	87
	169	167	166	164	163	159	157	154	150	145	142	134	130	122	118	113

Obere Zahl = reeller AT <; untere Zahl = reeller CCD <

Winkel am Schenkelhals

Schenkelhals-Schaft-Winkel/CCD-Winkel (Centrum-Collum-Diaphysen-Winkel)

Der Schenkelhals-Schaft-Winkel ist der Winkel, welchen die Längsachsen des Femurhalses und des Femurschaftes miteinander bilden (Abb. 11.31 a). Entsprechend den Torsionsverhältnissen am proximalen Femur handelt es sich dabei um einen projizierten Winkel. Als projizierter Winkel ist er abhängig von der Drehstellung der Beine. Durch die Antetorsion des Schenkelhalses erscheint der CCD-Winkel größer, als er tatsächlich ist.

Die im Röntgenbild gemessenen CCD- und AT-Winkel sind projizierte Winkel. In der Tabelle nach M. E. Müller können die tatsächlichen Werte abgelesen werden (Tabelle 11.7).

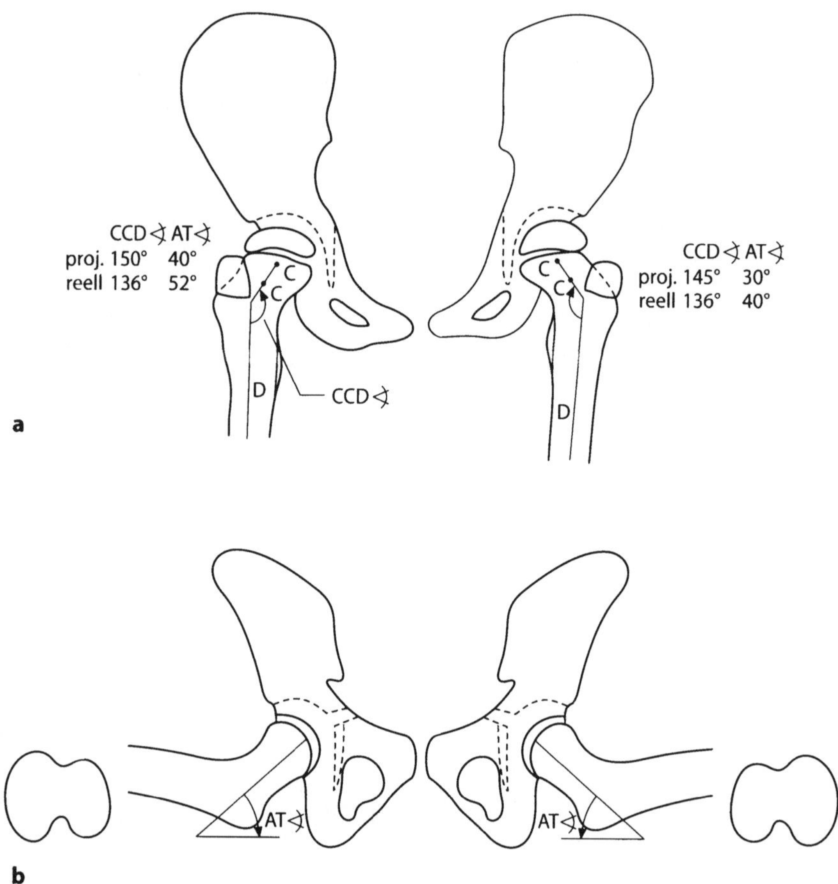

Abb. 11.31. Meßtechnikbeispiel mit Bestimmung des reellen CCD-Winkel- und AT-Winkels aus den Röntgenprojektionen: a.-p. (Rotationsmittelstellung der Beine) und Rippstein 2 (90° Flexion, 20° Abduktion in den Hüftgelenken und Rotationsmittelstellung der Beine).

Antetorsionswinkel nach Dunn-Rippstein-Müller (1952) (AT-Winkel)

Der AT-Winkel ist der zwischen den Ebenen des Schenkelhalses und der Kniekondylenquerachse gebildete Winkel (Abb. 11.31 b). Der Winkel ist normalerweise nach ventral offen (Antetorsion), in pathologischen Fällen auch nach dorsal (Retrotorsion).

Fazit

Die Röntgendarstellung der Säuglingshüfte ist nach wie vor unverzichtbarer Bestandteil der Diagnostik und Dokumentation bei Störungen der Hüftreifung und -entwicklung. Wie bei der im 1. Lebensjahr im Hüftgelenk primär indizierten Ultraschallsonographie ist die Einhaltung definierter Kriterien bei der Herstellung und Interpretation auch von Röntgenaufnahmen bei Säuglingen und Kleinkindern gleichermaßen unerläßlich. Darum wurden die Rahmenbedingungen für die Herstellung und Befundinterpretation der in diesem Zusammenhang wesentlichen Röntgenaufnahmen hier zusammengefaßt dargestellt.

Weiterführende Literatur

Andrén L., S. v. Rosen: The diagnostic of dislocation of the hip in newborn and the preliminary results of immediate treatment. Acta radiol. 49 (1958) 89–95

Ball F., K. Kommenda: Sources of error in the roentgen evaluation of the hip in infancy. Ann. Radiol. (Paris) 11 (1968) 299–301

Bernau A.: Orthopädische Röntgendiagnostik – Einstelltechnik, 3. Auflage. Urban & Schwarzenberg, München 1995

Bremer H.: Untersuchungen zur Topographie der kindlichen Ovarien zum Zwecke eines möglichst umfassenden Röntgenschutzes. Inauguraldissertation, Köln 1971

Brückl R., D. Tönnis: Messwerte des Röntgenbildes als Entscheidungshilfe zur Operationsindikation bei jugendlichen Hüftgelenken. In: Fries G., D. Tönnis (Hrsg): Hüftluxation und Hüftdysplasie im Kindesalter. MLV, Uelzen 1981 (S. 93–197)

Bundesärztekammer: Leitlinien der Bundesärztekammer zur Qualitätssicherung in der Röntgendiagnostik. Dtsch. Aerztebl. 92 (1995)

Busse J., W. Gasteiger, D. Tönnis: Die Bedeutung des Hüftwertes für die Diagnose und Prognose deformierter Hüftgelenke. Arch. Orthop. traum. Surg. 72 (1972) 245–252

Catteral A.: The natural history of Perthes disease. J. Bone Jt. Surg. B 53 (1971) 37–53

Dunn P.M.: Anteversion of the neck of the femur, A method of measurement. J. Bone Jt. Surg. B 34 (1952) 181–186

Engelhard P., H. Roesler: Radiometrie der Epiphyseolysis capitits femoris. Z. Orthop. 125 (1987) 177–182

Exner G.U.: Normalwerte in der Kinderorthopädie, Wachstum und Entwicklung. Thieme, Stuttgart 1990

Fendel H., F.E. Stieve: Strahlenschutz in der Kinderradiologie. NCRP-Bericht 68, Dt. Uebersetzung. H. Hoffmann, Berlin 1983

Gäde E.A.: Indirekter Gonadenschutz fokusnah-objektfern. Orthop. Prax. 14 (1978) 937–940

Giertler U.: Die Lage der Ovarien bei Neugeborenen und Kleinkindern und ihr Schutz vor Röntgenstrahlen. Inauguraldissertation, Dresden 1966

Grote R., H. Elgeti, D. Saure: Bestimmung des Antetorsionswinkels am Femur mit der axialen Computertomographie. Röntgen-Bl. 33 (1980) 31–42

Günther K.P., S. Kessler, R. Tomczak, P. Pfeifer, W. Puhl: Femorale Antetorsion: Stellenwert klinischer und bildgebender Untersuchungsverfahren bei Kindern und Jugendlichen. Z. Orthop. 134 (1996) 295–301

Haspl M. R. Bilic: Assessment of femoral neck-shaft and antetorsion angles. Int. Orthop. 20 (1996) 363–366

Hellinger I.: Messmethoden in der Skelettradiologie, Linien, Distanzen, Winkel und ihre klinische Bedeutung. Thieme, Stuttgart 1995

Hilgenreiner H.: Zur Frühdiagnose der angeborenen Hüftgelenksverrenkung. Med. Klin. 21 (1935) 1385–1388, 1425–1429

Hofer H.: Strahlenschutz bei Hüftgelenksröntgenaufnahmen an Kleinkindern in der täglichen Praxis. Beitr. Orthop. 13 (1966) 688–689

Høiset A., O. Reikeras, E. Fostelien: Aspects of femoral neck anteversion. Acta radiol. 29 (1988) 689–694

Idelberger K., A. Frank: Ueber eine neue Methode zur Bestimmung des Pfannendachwinkels bei Jugendlichen und Erwachsenen. Z. Orthop. 82 (1952) 571–577

Imhäuser G.: Irrtümer in der Beurteilung kindlicher Hüftgelenke durch konventionelle Röntgentechnik. Z. Orthop. 120 (1982) 93–99

Izadpanah M.: Die Bedeutung der Kombination von Arthrographie und Spezialaufnahme bei der Luxationshüfte. Z. Orthop. 117 (1979) 816–820

Kalender W., M. Reither, W. Schuster: Eine weitere Möglichkeit der Dosisreduktion bei Beckenübersichtsaufnahmen von Säuglingen. Fortschr. Röntgenstr. 130 (1979) 355–358

Kern S.M., Exner G.U.: Spontanverlauf milder Hüftdysplasien vom Kleinkindes- bis ins Erwachsenenalter. In: Debrunner A.M.: Langzeitresultate in der Orthopädie. Enke, Stuttgart 1990 (S. 93–95)

Kopits E.: Ein sicheres Verfahren zur Frühdiagnose der angeborenen Hüftverrenkung. Z. Orthop. 69 (1939) 167

Lauenstein C.: Nachweis der „Kocherschen Verbiegung“ des Schenkelhalses bei der Coxa vara durch Röntgenstrahlen. Fortschr. Röntgenstr. 4 (1901) 61

Legal A., H. Ruder, G. Thurner, J. Wormbein: Die Skelettdaten des gesunden menschlichen Hüftgelenkes, Mittelwerte, Schwankungen, Abhängigkeiten. Z. Orthop. 126 (1988) 589–595

Lequesne M., S. de Sèze: Le faux profil bassin, Nouvelle incidence radiographique pur l'étude de la hanche. Rev. Rhum. 28 (1961) 643–652

Mittelmeier H.: Die Hüftdysplasie aus Sicht der Orthopäden. In: Imhäuser G., A. Hopf, R.H. Rössler (Hrsg): Praktische Orthopädie, Band 4. Vordruckverlag 1973

Müller M.E.: Die hüftnahen Femurosteotomien, 2. Auflage. Thieme, Stuttgart 1971

Neidel J., D. Tönnis: Perzentil-Graphiken für die Dokumentation des Pfannendachwinkels bei Kindern mit Hüftdysplasie. Z. Orthop. 132 (1994) 512–515

Ombrédanne I.: Précis clinique et operatoire de chirurgie infantile. Masson, Paris 1923

Rassow I.: Ermittlung von Körperdosen bei Patienten in der Röntgendiagnostik. In: Reich H. (Hrsg): Dosimetrie ionisierender Strahlung, Grundlagen und Anwendungen. Teubner, Stuttgart 1990 (S.)

Reimers I.: The stability of the hip in children: Acta orthop. scand. (suppl.) (1980) 184

Rippstein J.: Zur Bestimmung der Antetorsion des Schenkelhalses mittels zweier Röntgenaufnahmen. Z. Orthop. 86 (1955) 345–360

Röntgenverordnung: Verordnung über den Schutz von Schäden durch Röntgenstrahlen vom 8. Januar 1987 in der ab 1. November 1989 geltenden Fassung, 2. Auflage. Bundesanzeiger, Köln 1989

Schneider B. et al.: Measurements of femoral antetorsion and tibial torsion by magnetic resonance imaging. Brit. J. Radiol. 70 (1997) 575–579

Schuster W.: Röntgenologische Beurteilung der dysplastischen Hüftpfanne. Orthopäde 2 (1973) 219–225

Scoles P.V., A. Boyd, P.K. Jones: Roentgenographic parameters of the normal infant hip. J. Pediatr. Orthop. 7 (1987) 656–663

Sennerich T. et al.: Computertomographische Kontrolle des Antetorsionswinkels nach Oberschenkelschaftfrakturen der Erwachsenen. Unfallchirurg 95 (1992) 301–305

Sharp I.K.: Acetabular dysplasia, the acetabular angle. J. Bone Jt. Surg. B 43 (1961) 268–272

Smith S., C.E. Badgley, G.B. Orwig, J.M. Harper: Correlation of postreduction roentgenograms and 31-year follow up in congenital dislocation of the hip. J. Bone Jt. Surg. A 50 (1968) 1081–1098

Springorum H.W., B.D. Katthagen: Aktuelle Schwerpunkte der Orthopädie. Thieme, Stuttgart 1996

Stulberg S.D., W.H. Harris: Acetabular dysplasia and development of osteoarthritis of the hip. In: The hip, Hip society, 2nd meeting 1974 (pp 82–92)

Tönnis D.: Die Klassifizierung der Messwerte nach Abweichgraden vom Normalen. In: Tönnis D. (Hrsg): Die operative Behandlung der Hüftdysplasie, Technik und Ergebnisse, Bücherei des Orthopäden. Enke, Stuttgart 1985 (S. 20)

Tönnis D.: Die angeborene Hüftdysplasie und Hüftluxation im Kindes- und Erwachsenenalter. Springer, Berlin/Heidelberg 1984

Tönnis D. (Hrsg): Die operative Behandlung der Hüftdysplasie, Technik und Ergebnisse, Bücherei des Orthopäden. Enke, Stuttgart 1985

Tönnis D.: Röntgenuntersuchung und Arthrographie des Hüftgelenks im Kleinkindesalter. Orthopäde 26 (1997) 49–58

Tönnis D., D. Brunken: Eine Abgrenzung normaler und pathologischer Hüftpfannendachwinkel zur Diagnose der Hüftdysplasie. Arch. orthop. traum. Surg. 64 (1968) 197–228

Ullmann K.: Zur Frage der röntgenologischen Beurteilung des knöchernen Pfannendaches mit weiteren Ergebnissen der Röntgenstammbaumforschung. Verh. DGO 33. Kongress. Z. Orthop. 69 (1939) 268–271 (Beilage)

Visser J.D., A. Jonkers: A method for calculation acetabular anteversion, femur anteversion and the instability of the hip joint. Neth. J. Surg. 32 (1980) 143–146

Wiberg G.: Studies on dysplastic acetabulum and congenital subluxation of the hip joint with special reference to the complication of osteoarthritis. Acta chir. scand. 83 (Suppl. 58) (199)

Yamamuro T.S., H. Chene: A radiological study on the development of the hip joint in normal infants. J. Hpn. Orthop. Ass. 49 (1975) 421–439

Zippel H.: Untersuchungen zur Normalentwicklung des Formelementes am Hüftgelenk im Wachstumsalter. Beitr. Orthop. 18 (1971) 255–269

12 Sonographische Beurteilung der knöchernen Femurkopfüberdachung nach dem 1. Lebensjahr

N. M. Hien

Die Sonographie der Säuglingshüfte in der Methode nach Graf (siehe Kapitel 5) erfordert die Darstellbarkeit des knöchernen Unterrandes des Os ilium, des knöchernen Azetabulumerkers, der Kontaktstelle Periost/Os ilium und des Labrum acetabulare in der mittleren Standardebene (Abb. 12.1). Nach dem 1. Lebensjahr ist bei zunehmender Verknöcherung des Femurkopfes der Unterrand des Os ilium nicht mehr eindeutig darstellbar (Abb. 12.2). Damit ist die Dysplasiediagnostik nach Graf auf das 1. Lebensjahr begrenzt. Ist auch später noch sonographisch eine valide Beurteilung der azetabulären Überdachung des Femurkopfes möglich? Muß eine sonographisch einwandfrei ausgereifte oder eine dysplastische Hüfte nach dem 1. Lebensjahr röntgenologisch kontrolliert werden?

Nach dem 1. Lebensjahr läßt sich bei Hüftdysplasien folgendes im Sonogramm beobachten (Abb. 12.3):

- Der Unterrand des Os ilium bleibt bei Verknöcherungsverzögerungen des Azetabulums und des Femurkopfes länger darstellbar.

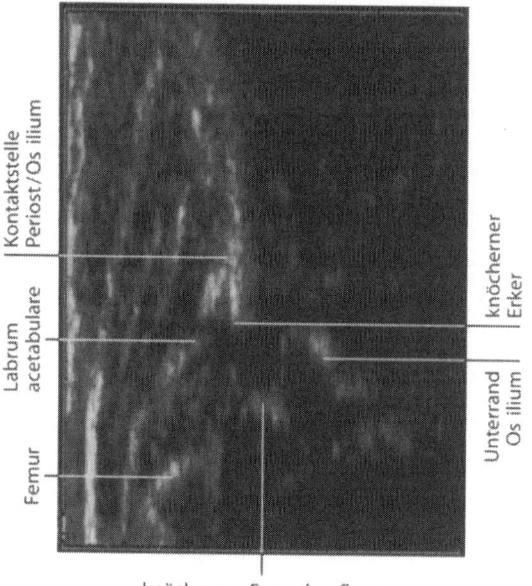

Abb. 12.1. 13 Wochen altes Mädchen. Hüftsonogramm in der mittleren Standardebene, Typ I nach Graf.

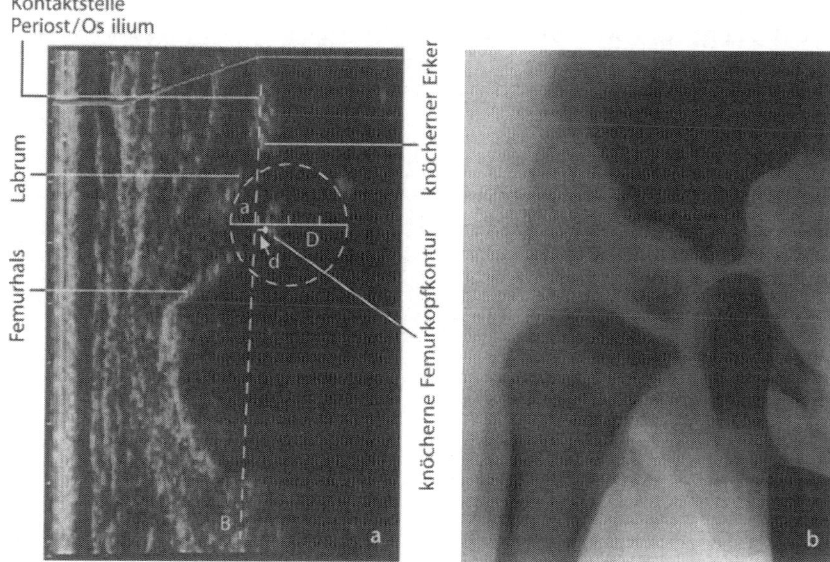

Abb. 12.2. 18 Monate alter Junge. **a** Hüftsonogramm in der mittleren Standardebene nach Graf, gute knöcherne Überdachung (B = Basislinie, D = Durchmesser des extrapolierten Femurkopfes, a = Höhe des über die Basislinie nach lateral vorragenden Kreissegmentes, d = Abstand der knöchernen Femurkopfkontur von der Basislinie). **b** Zugehöriges Röntgenbild.

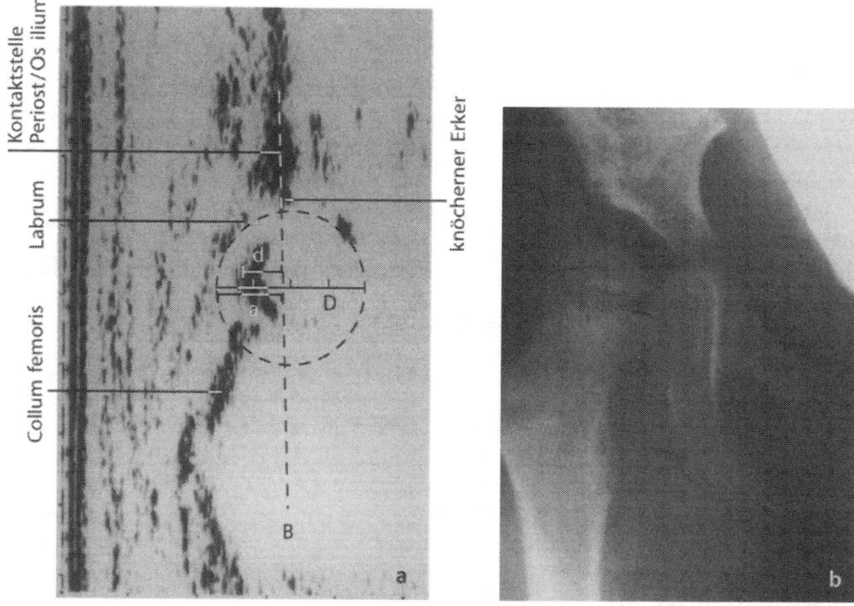

Abb. 12.3. Mädchen 2,5 Jahre. **a** Lateraler Longitudinalalschnitt in der mittleren Standardebene, mangelhafte laterale knöcherne Überdachung (B = Basislinie, D = extrapolierter Femurkopfdurchmesser [22 mm], a = Höhe des die Basislinie nach lateral überragenden Kreissegmentes [10 mm], d = Abstand der knöchernen Femurkopfkontur von der Basislinie [–5,3 mm]. **b** Zugehöriges Röntgenbild.

Sonogramm Hüftdysplasie nach dem 1. Lebensjahr:
1. Os-ilium-Unterrand länger darstellbar
2. schlechte Überdachung des Femurkopfes
3. breiter knorpeliger Erker
4. knöcherner Erkerdefekt

- Eine schlechte Femurkopfüberdachung bleibt erkennbar.
- Der knorpelige Erker ist breit und gegebenenfalls lang als Ausdruck der Verknöcherungsverzögerung bis etwa zum 3. Lebensjahr.
- Der knöcherne Erker kann eckig sein, der Winkel α nach Graf 60° und mehr aufweisen.
- Unter Umständen sind lokalisierte knöcherne Erkerdefekte in unterschiedlichen Azetabulumbereichen nachweisbar.

Methodik

Unabhängig von der Methode nach Graf (1980, 1993) wurden von einigen Autoren weitere Techniken zur sonographischen Dysplasiediagnostik angegeben (Tabelle 12.1). Alle diese Techniken beurteilen mit aus der Röntgenprojektion abgeleiteten Hilfslinien eine prozentuale Überdachung des Femurkopfes, ohne im Schnittbild selbst anhand mehrerer Fixpunkte eine exakt reproduzierbare Meßebene zu definieren, die im Raum frei drehbar und unabhängig von der Lagerung des Säuglings ist. Zwar sind z.B. auch die Methoden nach Harcke (1984), Morin (1985) oder Terjesen (1989) bei Hüften von Neugeborenen und Säuglingen in der Literatur zur Diagnostik der Instabilität, Subluxation und kompletten Luxation verbreitet, doch ist unseres Erachtens die Methode nach Graf aufgrund der exakteren anatomischen Schnittebenen- und Hilfsliniendefinition zur Frühestdiagnostik von Hüftreifungsstörungen und zur Dysplasiediagnostik im 1. Lebensjahr überlegen (Graf 1992).

Einige Autoren lehnen mit Hinweis auf die nach ihren Berechnungen zu erwartende Überdiagnostik und Übertherapie ein generelles sonographisches Hüftscreening ab (Hernandez 1994; Hensinger 1995), obwohl sich die Frühestdiagnostik der Hüftreifungsstörung mit der sensitiveren Methode nach Graf im deutschsprachigen Raum auch unter dem Kostenaspekt bewährt hat (Tschauner 1990; Grill u. Müller 1997).

Für Patienten nach dem 1. Lebensjahr wurden erst von Hien (1987) und von Terjesen (1991) Untersuchungs- und Beurteilungskriterien zur Überdachung des knöchernen Femurkopfes angegeben. Auf der Basis der bei Kon-

Tabelle 12.1. Methoden zur sonographischen Untersuchung der azetabulären Femurkopfüberdachung

Graf	1980	Standardebenen, Morphologiekriterien, Winkelmessung	Säuglinge
Hien	1983	Transmissionssonographie	Säuglinge
Brockmann	1984	Überdachung	Säuglinge
Harcke	1984	Überdachung	Säuglinge
Morin	1985	Überdachung, d/D Verhältnis	Säuglinge
Suzuki	1987	Überdachung, beide Hüften v. ventral	Säuglinge
Hien	1987	Standardebenen, Überdachung, Morphologie	Säuglinge, Kinder, Erwachsene
Terjesen	1989	Überdachung (*bony rim percentage*)	Säuglinge
Terjesen	1991	Überdachung (LHD/AHD)	Kinder und Jugendliche

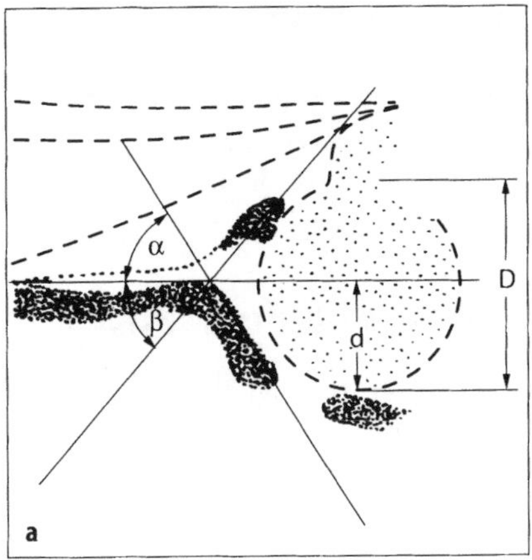

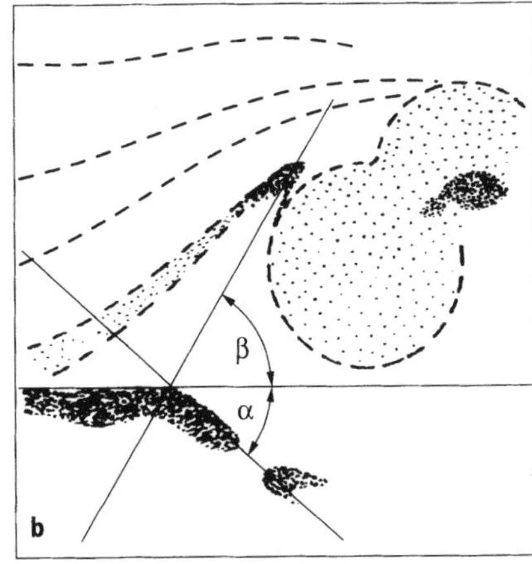

Abb. 12.4. Schematische Darstellung des d/D-Verhältnisses nach Morin (aus P. Nimityongskul et al. 1995). Entsprechend internationaler Vereinbarung wird links proximal, rechts distal dargestellt. Trotz nicht korrekter Schnittebenenführung, ersichtlich aus dem Verlauf der Os-ilium-Kontur, sind zu Vergleichszwecken die Winkel α und β nach Graf eingezeichnet. **a** Subluxation (d/D-Verhältnis = 60%). **b** Komplette Luxation des Femurkopfes.

trollsonographien zur Femurkopfüberdachung von Hüftdysplasiekindern in der Technik nach C. Morin et al. (1985) mit dem d/D-Verhältnis im 1. Lebensjahr gemachten Beobachtungen (Abb. 12.4) entwickelte T. Terjesen den *bony rim percentage* (BRP) zur Einteilung der Femurkopfüberdachung bei Neugeborenen (1989) und später daraus den *femoral head coverage* (FHC) (1996) sowie für Kinder nach dem 2. Lebensjahr die *lateral head distance* (LHD) (1991).

Eigene Untersuchungs- und Meßtechnik

Wir verwenden einen 7,5- bzw. 5,0-MHz-Linearschallkopf mit mindestens 6 bis 8 cm aktiver Breite. Zur Untersuchung wird der Patient exakt in Neutral-Null-Stellung auf dem Rücken gelagert, die Sprunggelenke im Abstand der Hüftgelenke.

Schnittebene 1 (lateral-longitudinal)

Schnittebene 1
- frontal, longitudinal von lateral
- parallel zur Körperlängsachse
- durch das Femurkopfzentrum
- im mittleren Azetabulumbereich (gerade Os-ilium-Kontur)

Ausgehend von der Untersuchungstechnik nach Graf erfolgt ein initialer Suchlauf in der Frontalebene von lateral über dem Hüftgelenk, aber mit Femurkopf- und Azetabulummitte als Orientierungspunkt anstelle des Os-ilium-Unterrandes. Der Schallkopf wird exakt parallel zur Körperlängsachse gehalten (Abb. 12.5). Durch Rotation des Schallkopfes um eine frontale Achse durch das Femurkopfzentrum vom dorsalen bis zum ventralen Pfannenrand werden der Azetabulumerker und die knöcherne Überdachung in allen Abschnitten durchgemustert (Abb. 12.6, 12.7). Die Bilddokumentation erfolgt im mittleren Azetabulumbereich, der mittleren 1. Standardebene, kenntlich an dem geraden Verlauf der lateralen Kontur des Os ilium. Sogenannte „Erkerdefekte", gegebenenfalls in anderen Azetabulumabschnitten, sind ebenfalls zu dokumentieren.

Gute laterale knöcherne Überdachung im Sonogramm nach dem 1. Lebensjahr:
1. Die Basislinie B schneidet die knöcherne Femurkopfkontur nicht.
2. Mehr als drei Viertel des gesamten Femurkopfdurchmessers liegen medial der Basislinie.
3. Keine knöchernen Erkerdefekte in anderen Azetabulumbereichen

Zur Messung der Überdachung in der mittleren 1. Standardebene wird eine „Basislinie" (B) vom knöchernen Erker zur Kontaktstelle Periost/Os ilium eingezeichnet und aus der lateralen Kontur der gesamte Femurkopfumriß einschließlich des hyalinen Knorpels extrapoliert (Abb. 12.8).

Eine gute laterale knöcherne Überdachung liegt dann vor, wenn die Basislinie die laterale knöcherne Femurkopfkontur nicht schneidet, mehr als drei

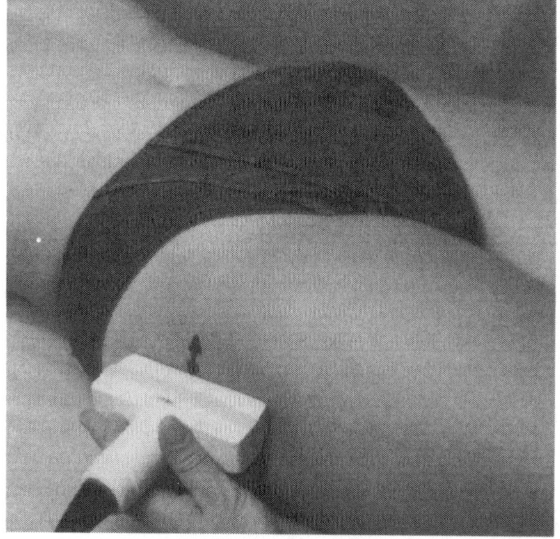

Abb. 12.5. Schnittebene 1 lateral-longitudinal: initialer Suchlauf in der Frontalebene. Erläuterungen siehe Text.

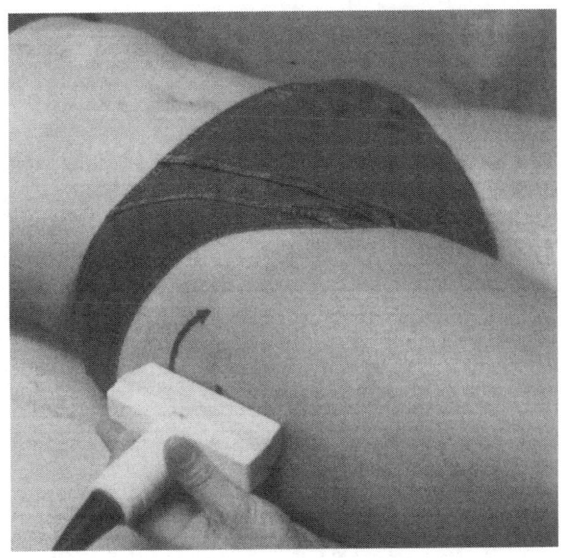

Abb. 12.6. Schnittebene 1 lateral-longitudinal: Durchmusterung vom dorsalen bis zum ventralen Pfannenrand mittels Drehen des Schallkopfes um eine frontale Achse durch das Femurkopfzentrum.

Viertel (≥75%) des gesamten Femurkopfdurchmessers medial der Basislinie liegen, und keine knöchernen „Erkerdefekte" in anderen Azetabulumbereichen nachweisbar sind.

Schnittebene 2 (ventral-longitudinal)

Im 2. Standardschnitt sagittal, schräg longitudinal von ventral über dem Schenkelhals in Azetabulummitte, wird die ventrale azetabuläre Überdachung beurteilt. Der Schallkopf ist streng parallel zur Liegenoberfläche, die Beckenkippung ist zu beachten (Abb. 12.9).

Schnittebene 2
- ventral longitudinal
- parallel zur Liegenoberfläche
- über dem Schenkelhals
- im mittleren Azetabulumbereich

Zur Messung wird eine Hilfslinie (P) durch den ventralen knöchernen Azetabulumerker parallel zum Schallkopf und damit zur Bildgrundlinie gelegt (Abb. 12.10).

Bei einer guten ventralen Femurkopfüberdachung darf die knöcherne Femurkopfkontur nicht von der Hilfslinie geschnitten, wohl aber tangiert werden. Lagerungsfehler und Gelenkkontrakturen können zu Fehlbeurteilungen führen. In dieser Schnittebene kann auch die Schenkelhalsantetorsion bestimmt werden (Dorn 1995).

Gute ventrale knöcherne Überdachung im Sonogramm nach dem 1. Lebensjahr: Die knöcherne Femurkopfkontur wird nicht von der Grundlinienparallele P geschnitten, höchstens tangiert

Untersuchungs- und Meßtechnik nach T. Terjesen

Die Untersuchung erfolgt in Rückenlage und Neutral-Null-Stellung des Hüftgelenkes mit einem 5-MHz-Linearscanner parallel zur Längsachse des Patienten, sowohl von lateral-frontal als auch von ventral-sagittal über dem Schenkelhals, jeweils im zentralen Gelenkbereich. Die Hilfslinien nach Hilgenreiner und Ombrédanne/Perkins werden in das Sonogramm übertragen und der

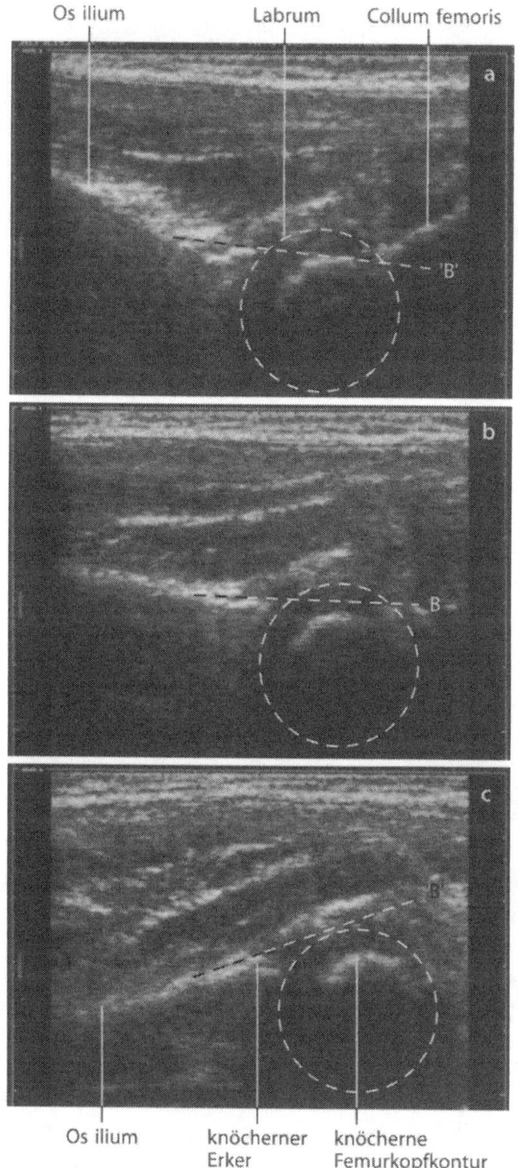

Abb. 12.7. Rechtes Hüftgelenk eines 5jährigen Jungen in Schnittebene 1 lateral-longitudinal, links proximal, rechts distal. Anhand des Verlaufs der Os-ilium-Kontur kann die Lage der Schnittebenen am Pfannenrand bei Drehung des Schallkopfes um das Femurkopfzentrum als Achse identifiziert werden: **a** ventraler, **b** mittlerer, **c** dorsaler Azetabulumbereich. Nur die Basislinie B im mittleren Standardschnitt darf zur Messung herangezogen werden. Die Hilfslinien 'B' ventral und dorsal dienen nur zur Orientierung bezüglich der Überdachung in diesen Pfannenabschnitten.

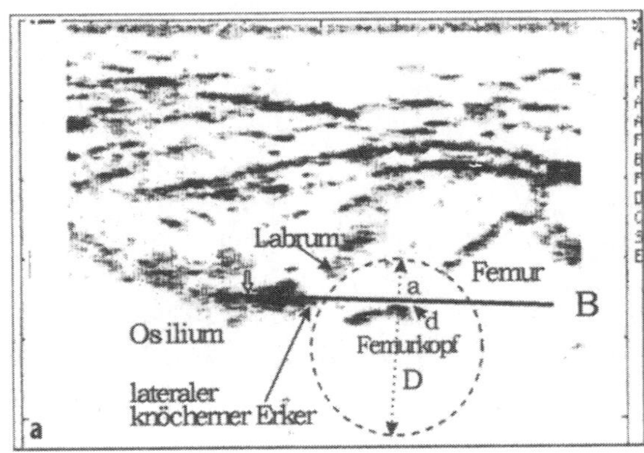

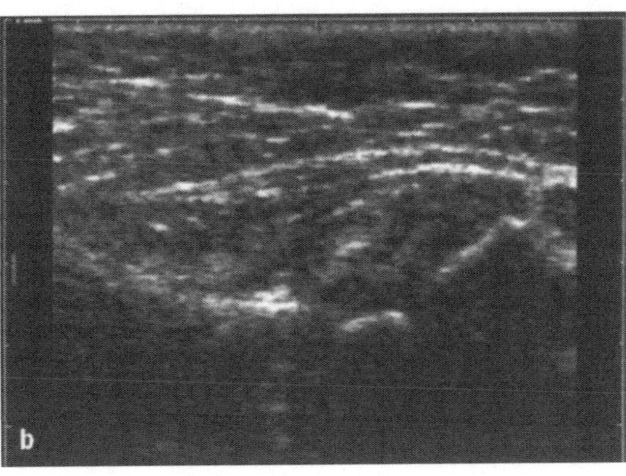

Abb. 12.8 a, b. Schnittebene 1 lateral-longitudinal: Lateral gut überdachte Hüfte eines 1jährigen Mädchens, links proximal, rechts distal (B = Basislinie, D = Durchmesser des extrapolierten Femurkopfumrisses, a = Höhe des von der Basislinie nach lateral überstehenden Kreissegmentes, d = Abstand der knöchernen Femurkopfkontur von der Basislinie).

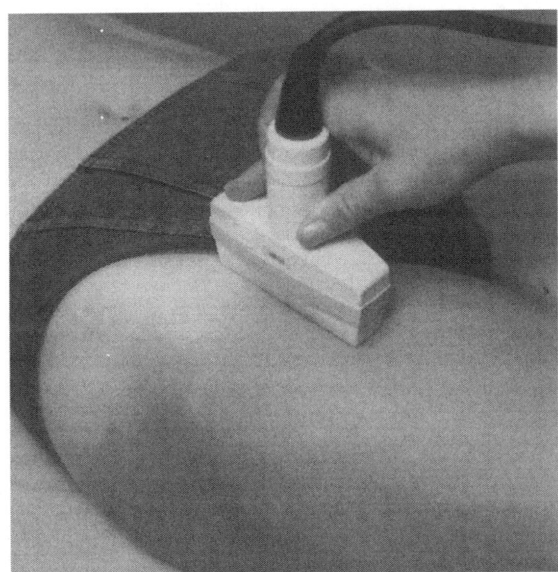

Abb. 12.9. Schnittebene 2 ventral-longitudinal.

Abstand der lateralen knöchernen Femurkopfkontur von der Perkins-Linie als *lateral head distance* (LHD) zur Beurteilung der lateralen Überdachung des Femurkopfes definiert (Abb. 12.11), ebenso eine *anterior head distance* (AHD) als Abstand der ventralen Femurkopfkontur vom knöchernen Azetabulumrand in der Sagittalebene (Abb. 12.12).

Die angegebenen Normwerte für die LHD variieren mit dem Alter der Patienten (Tabelle 12.2). In allen Altersgruppen zeigt eine AHD von mehr als 3 mm eine mögliche Dysplasie an. Im Vergleich mit den Befunden aus den Standard-Röntgenaufnahmen in a.p.-Technik konnte T. Terjesen eine gute

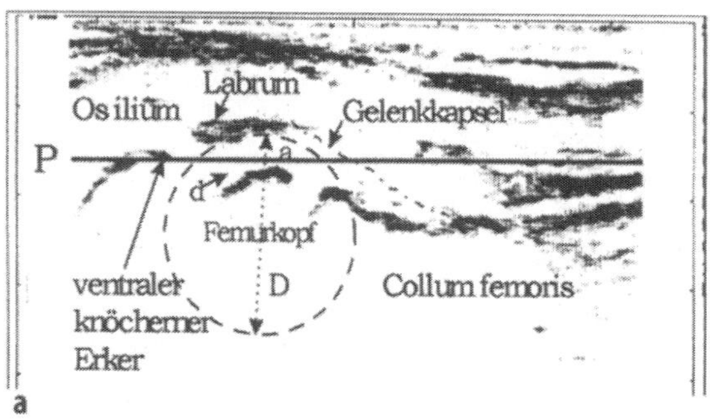

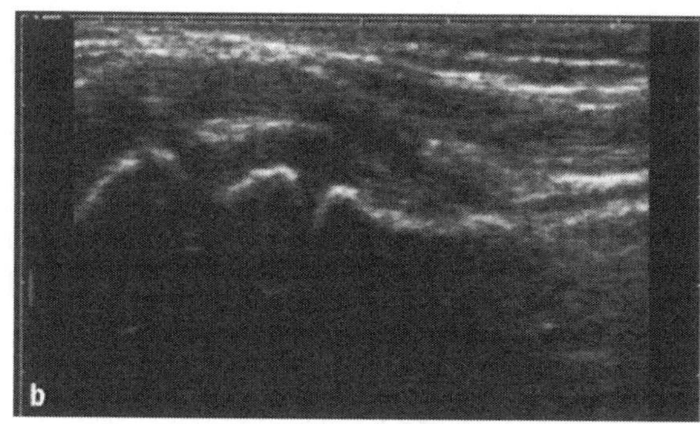

Abb. 12.10 a, b. Schnittebene 2 ventral-longitudinal: Ventral gut überdachte Hüfte eines 1jährigen Mädchens, links proximal, rechts distal (P = Parallele zur Bildgrundlinie durch den ventralen knöchernen Pfannendacherker, D = Durchmesser des extrapolierten Femurkopfumrisses, a = Höhe des die Grundlinienparallele P nach ventral überragenden Kreisbogensegmentes, d = Abstand der knöchernen Femurkopfkontur von P).

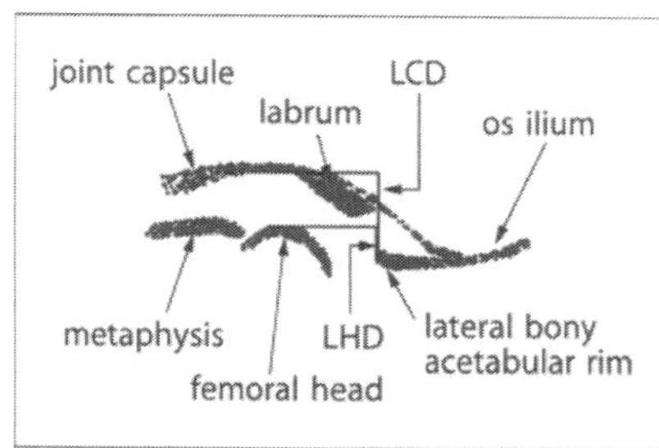

Abb. 12.11. Schema zur Beurteilung der lateralen Femurkopfüberdachung nach Terjesen (1991): Links distal, rechts proximal, LHD (*lateral head distance*) = lateraler Kopfabstand, LCD (*lateral cartilage distance*) = lateraler Knorpelabstand.

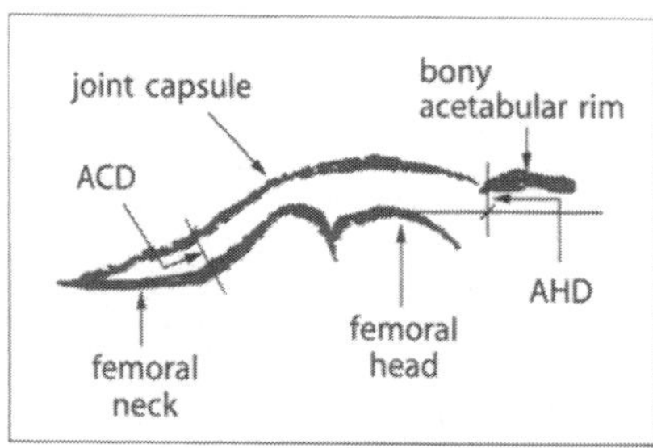

Abb. 12.12. Schema zur Beurteilung der ventralen Femurkopfüberdachung nach Terjesen (1991). Links distal, rechts proximal, AHD (*anterior head distance*) = ventraler Kopfabstand, ACD (*anterior capsule distance*) = ventraler Kapselabstand.

Tabelle 12.2. Normwerte für LHD (*lateral head distance*) nach Terjesen (1991)

Alter (Jahre)	Normwert	mögliche Dysplasie	Dysplasie	Subluxation	Dislokation (Luxation)
2–3	<5 mm	5–7 mm **oder** knöcherner Erkerdefekt	5–7 mm **und** knöcherner Erkerdefekt	7–15 mm	>15 mm
4–7	<6 mm	6–8 mm **oder** knöcherner Erkerdefekt	6–8 mm **und** knöcherner Erkerdefekt	8–15 mm	>15 mm
8–12	<7 mm		7–10 mm	>10 mm	
≥13	<8 mm		8–12 mm	>12 mm	

Korrelation der sonographischen Untersuchungsergebnisse bei 111 Patienten zwischen 2 und 18 Jahren nachweisen; die Spezifität lag bei 100% und die Sensitivität bei 88% (Terjesen 1991).

Eigene Ergebnisse

Seit 1985 wurden die Hüftgelenke von über 11 000 Patienten im Alter von 1 bis 91 Jahren untersucht. Die laterale und ventrale Femurkopfüberdachung ist sonographisch in Neutralstellung und funktionell nach den unter „Eigene Untersuchungs- und Meßtechnik" genannten Kriterien bestens beurteilbar. Standard-Röntgenaufnahmen wurden nur bei sonographischer Auffälligkeit zur Dokumentation oder bei Schmerzen bzw. abnormer Bewegungseinschränkung angefertigt, da nach unseren Erfahrungen die Sensitivität der Sonographie für Dysplasien beim erfahrenen Untersucher größer ist als die der konventionellen Röntgenübersichtsaufnahmen, insbesondere bezüglich des ventralen Azetabulumanteiles (Hien et al. 1987; Melzer 1997). Während sonographisch die gesamte Zirkumferenz des Azetabulums in beliebig vielen Schnittebenen abgetastet wird, projiziert sich im Röntgenübersichtsbild der relevante mittlere Azetabulumerkerbereich tangential und nicht immer randständig auf wenige Quadratzentimeter Bildfläche. Insgesamt wurden bei Erwachsenen in weniger als 20%, bei Kindern und Jugendlichen in weniger als 10% der Fälle Röntgenaufnahmen veranlaßt.

Die Spezifität kann beeinträchtigt werden, wenn der unerfahrene Untersucher Minimaldysplasien überinterpretiert, z. B. Schnittebenen im Bereich lokalisierter Erkerdefekte isoliert überbewertet. Subluxationen und Luxationen bieten im Sonogramm ins Auge stechende Befunde (Abb. 12.13 und 12.14), die Werte für d können durch Veränderung der Muskelspannung des Patienten oder bei Belastung aufgrund der Instabilität variieren. Überragt die Knochenkontur des Femurkopfes die Basislinie (B) bzw. die Grundlinienparallele (P) um mehr als 3 mm, so liegt unabhängig vom Alter eine mangelhafte Femurkopfüberdachung (z. B. bei Dysplasie) vor (Abb. 12.15). Wichtig ist die Beobachtung, daß sich laterale und ventrale Überdachung nicht immer gleichsinnig verhalten.

Interpretation und Anwendung

Durch sekundäre Gelenkdeformierungen, z. B. nach M. Perthes, Epiphyseolysis capitis femoris oder nach Wachstumsabschluß durch arthrotische Anpassungen, unter Umständen mit Femurkopfmigration, oder durch Hüftkopfnekrosen ergeben sich Fehlermöglichkeiten. Unabhängig von den speziellen sonographischen Kriterien zur Diagnostik der Pathomorphologie dieser Erkrankungen erfolgt die Beurteilung der Überdachungsverhältnisse wie beschrieben. Bei mangelhaftem *Containment* ist neben einer ungenügenden ventralen oder lateralen Überdachung oft ein Ausbiegen des verbliebenen knorpeligen Azetabulums bzw. des Labrum acetabulare unter Belastung in

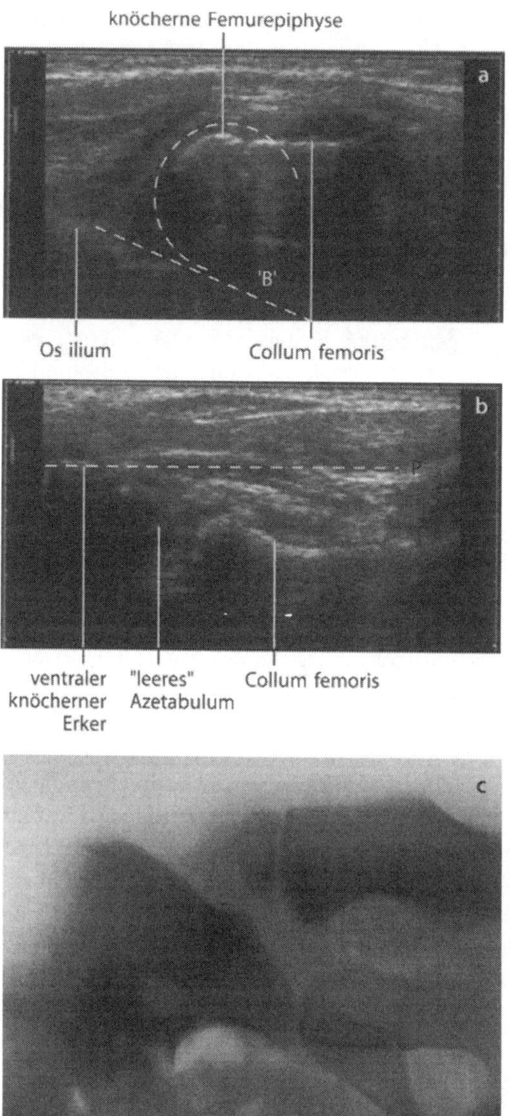

Abb. 12.13. Komplette Hüftluxation bei 5jährigem Jungen mit Spastik. **a** In der Schnittebene 1 hat der luxierte Femurkopf die Pfanne vollständig verlassen, die Basislinie kann daher nicht mehr exakt konstruiert werden, der Femurkopf liegt lateral der zur Orientierung entlang der Os-ilium-Kontur eingezeichneten Hilfslinie 'B'. **b** In der Schnittebene 2 stellt sich zwischen dem ventralen knöchernen Erker und dem schräg angeschnittenen Collum femoris ein „leeres" Azetabulum dar. **c** Zugehöriges Röntgenbild.

der dynamischen Untersuchung darstellbar (Abb. 12.14 und 12.16). Bei azetabulären Nachverknöcherungen (z. B. Os acetabuli), Zuschärfungen oder Ausziehungen darf die Anlage der Basislinie nur am ursprünglichen Azetabulumerker erfolgen, da andernfalls bei Arthrosen Überdachungsmängel über-

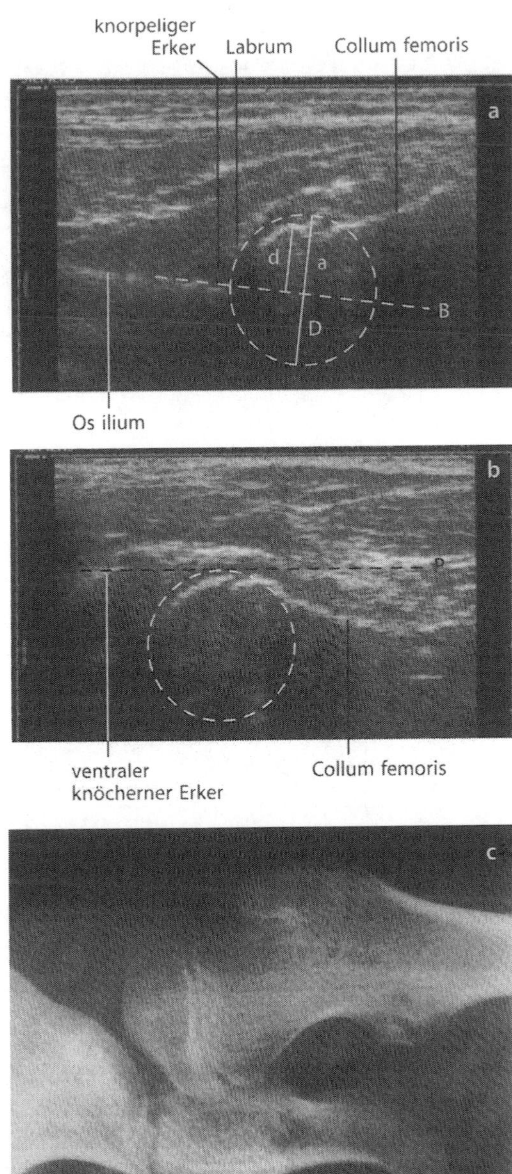

Abb. 12.14. Subluxation der Hüfte eines 7jährigen Mädchens mit zerebraler Bewegungsstörung. **a** In der Schnittebene 1 überragt der Durchmesser D (23 mm) des extrapolierten Femurkopfumrisses die Basislinie B um die Strecke a (12 mm), d. h. um 52%. Der Abstand der lateralen knöchernen Femurkopfkontur d von der Basislinie B beträgt –11 mm. Der knorpelige Erker und das Labrum acetabulare sind angehoben, besonders bei der Funktionsuntersuchung unter Druck. **b** In der Schnittebene 2 gute ventrale knöcherne Überdachung, der Femurkopf liegt vollkommen unterhalb der Grundlinienparallele P durch den ventralen knöchernen Pfannenerker. **c** Zugehöriges Röntgenbild.

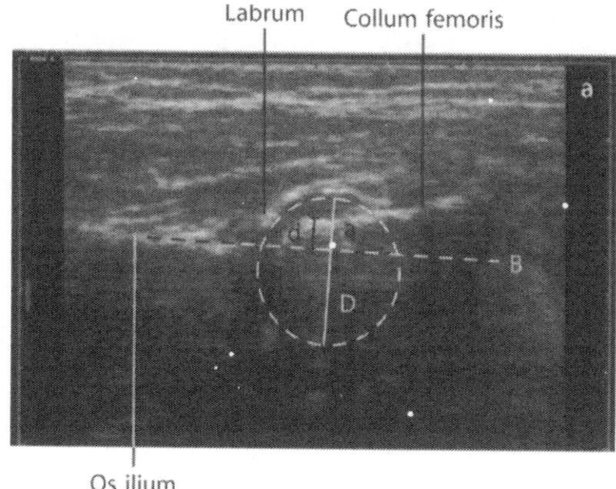

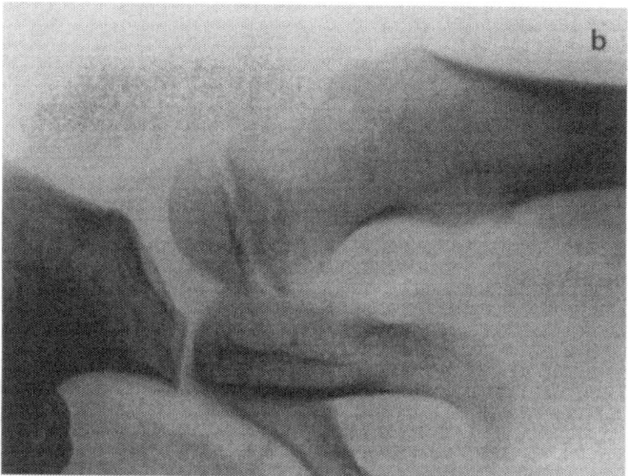

Abb. 12.15. 3jähriger Junge mit mangelhafter lateraler Überdachung nach Behandlung einer Hüftdysplasie (DDH). **a** In der Schnittebene 1 beträgt der die Basislinie nach lateral überragende Anteil a (7,4 mm) 37% des Durchmessers D (20 mm) des extrapolierten Femurkopfumrisses. Der Abstand der lateralen knöchernen Femurkopfkontur von der Basislinie d beträgt –4,3 mm. **b** Zugehöriges Röntgenbild.

sehen werden können (Abb. 12.17). Das Einstellen der Meßebenen und Festlegen der Bezugspunkte für die Hilfslinienkonstruktion kann durch Streuung und Artefakte an degenerativen Ausziehungen oder akustischen Linsen erschwert sein. Beträgt der Abstand der knöchernen Femurkopfkontur lateral von der Basislinie oder ventral von der Grundlinienparallele mehr als 5 mm, so kann beim Erwachsenen eine Protrusion (Abb. 12.18), beim Kind z. B. eine Coxa vara vorliegen.

Fehlermöglichkeiten bestehen

- bei der Lagerungs- und Untersuchungstechnik,
- bei der Hilfslinienanlage und Meßtechnik,
- durch anatomische Besonderheiten wie „Nachverknöcherungen" (Erkernasen), degenerative Veränderungen, Femurkopfdeformierungen und Hüftprotrusionen.

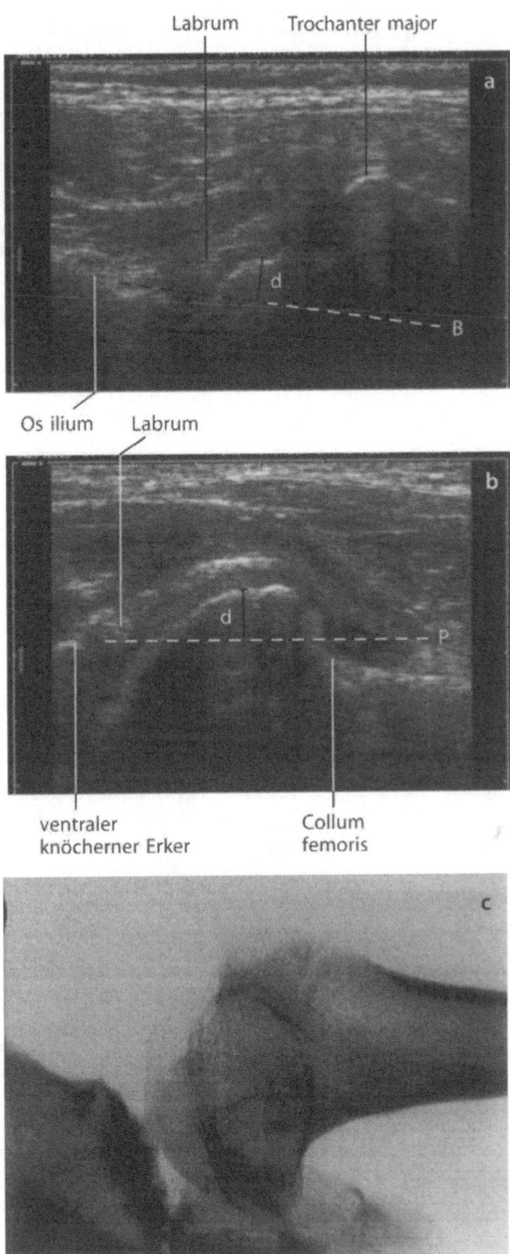

Abb. 12.16. 12jähriger Junge mit Coxa magna nach inapparentem M. Perthes. Lateral und ventral mangelhafte knöcherne Überdachung. **a** In der Schnittebene 1 beträgt der Abstand d der lateralen knöchernen Femurkopfkontur von der Basislinie B –6,7 mm. **b** In der Schnittebene 2 ist der Abstand d der ventralen knöchernen Femurkopfkontur von der Grundlinienparallele P durch den ventralen knöchernen Erker –8,1 mm. **c** Zugehöriges Röntgenbild.

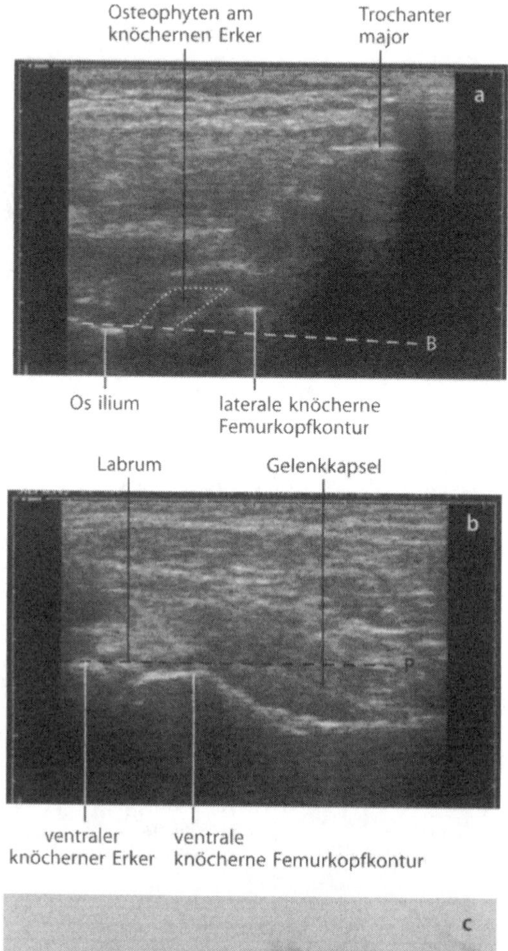

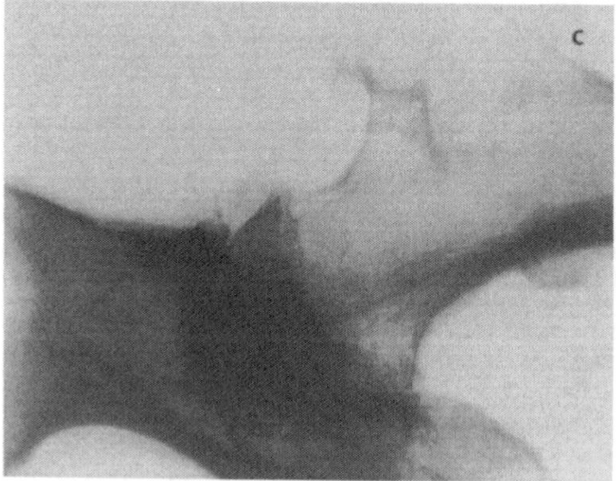

Abb. 12.17. 58jähriger Mann, Koxarthrose Grad II mit mangelhafter lateraler Überdachung. **a** In der Schnittebene 1 erschwerte Darstellung des knöchernen Erkers durch unregelmäßige osteophytäre Ausziehungen am knöchernen Pfannenerker. Durch die Oberflächenrauhigkeit der Osteophyten stellen sich diese im eingefrorenen Bild insgesamt nicht als knochenhelle Echogenität dar. Die knöcherne Femurkopfkontur überragt die Basislinie B um 5,4 mm. **b** In der Schnittebene 2 gute ventrale knöcherne Überdachung, die ventrale knöcherne Femurkopfkontur liegt unterhalb der Grundlinienparallele P, weist jedoch eine beginnende Entrundung im Sinne einer degenerativen Gelenkrandzuschärfung auf. **c** Zugehöriges Röntgenbild.

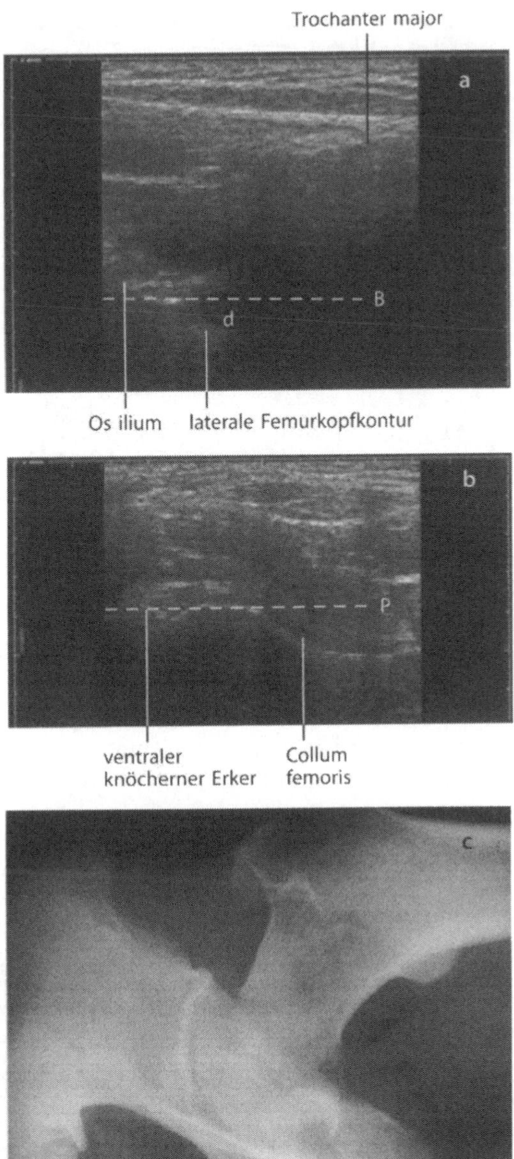

Abb. 12.18. 43jähriger Mann mit Coxa vara und beginnender Hüftprotrusion. **a** In der Schnittebene 1 beträgt der Abstand der lateralen knöchernen Femurkopfkontur von der Basislinie B 8,2 mm. **b** In der Schnittebene 2 überragt die knöcherne Femurkopfkontur die Grundlinienparallele P um 2,4 mm. **c** Zugehöriges Röntgenbild.

Gegenüberstellung der Methoden

Die auf den ersten Blick ähnlichen Methoden (Tabelle 12.3) haben ihren Ursprung in unterschiedlichen Ansätzen: Während Hien die exakte Schnittebenendefinition und Untersuchungstechnik in Anlehnung an Graf mit Kon-

Tabelle 12.3. Gegenüberstellung der sonographischen Methoden zur Beurteilung der Überdachung des Femurkopfes nach dem 1. Lebensjahr

	N.M. Hien	T. Terjesen
Ursprung	Entwicklung aus der Methode nach Graf	Ableitung aus der 2D-Röntgenprojektion
Schnittebenen	sonographisch-anatomisch definiert	nach klinischer Lagerung
Meßhilfslinien	speziell definierte Sonographiemeßlinien	Übernahme von Röntgenmeßlinien
Schallkopfbreite	≥6–8 cm	keine Mindestangabe
Beurteilungs-kriterium	Abstand d der Meßlinien B (lateral) und P (ventral) zur knöchernen Femurkopfkontur	LHD (altersabhängig) und AHD (<3 mm) Korrelation mit Vergleichsröntgen
Altersbereich	ab 2. Lebensjahr ohne Altersgrenze	2 bis 18 Jahre

struktion der „Basislinie" und die Morphologie betont, überträgt Terjesen die in der Röntgenprojektion üblichen Hilfslinien in das nur durch die klinische Lagerung definierte Ultraschallbild. Dies ist streng genommen nicht zulässig, da diese Röntgenhilfslinien im Sonogramm nicht konstruierbar sind. Bemerkenswert ist, daß dennoch (oder deshalb?) statistisch gute Korrelationen zwischen Röntgen- und Sonographiebefunden errechnet werden. Die Angabe altersabhängiger „Normwerte" für den Abstand d zwischen Basislinie bzw. Grundlinienparallele und knöcherner Femurkopfkontur über die im Abschnitt „Eigene Untersuchungs- und Meßtechnik" genannten Kriterien hinaus ist unseres Erachtens aufgrund der physiologischen interindividuellen Variationsbreite der Femurepiphysen- und Pfannendachentwicklung nicht sinnvoll. Bei relativ kleinen knöchernen Femurepiphysen im 2. bis 3. Lebensjahr muß darauf geachtet werden, daß mindestens drei Viertel des gesamten extrapolierten Femurkopfes medial der Basislinie zu liegen kommen, um ein mögliches Überdachungsdefizit auszuschließen (Abb. 12.2).

Fazit

Die Ultraschalldiagnostik ermöglicht auch nach dem ersten Lebensjahr ohne Altersgrenze ein Screening für Dysplasien und mangelhaftes *Containment* unterschiedlichster Kausalität,

- die prä- und postoperative Beurteilung der azetabulären Überdachung,
- eine Detaildiagnostik am Azetabulumerker bei vorliegendem Röntgenbild (Abb. 12.19),
- zusammen mit der Antetorsionsbestimmung eine Überdachungsbeurteilung bei Torsionsfehlern.

Unabhängig von der klinischen Relevanz übertrifft unseres Erachtens die Sonographie in der Hand des erfahrenen Untersuchers die Sensitivität der Röntgenübersichtsaufnahme in bezug auf Überdachungsdefizite.

Bei sonographisch auffälligen Hüftgelenken, bei Schmerzen oder abnormen Bewegungseinschränkungen sollte auf eine Röntgendokumentation und ggf. eine weiterführende Diagnostik nicht verzichtet werden.

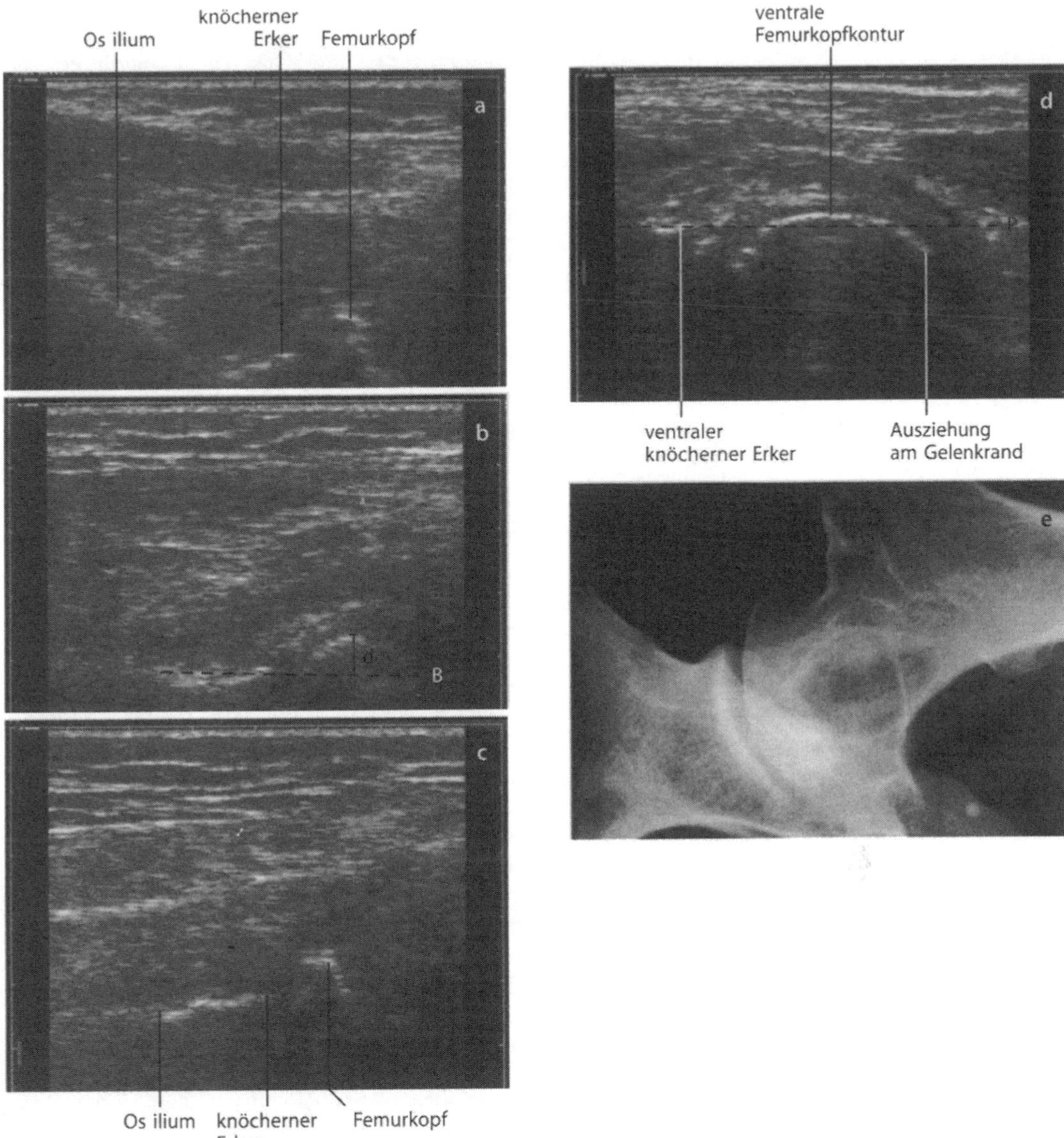

Abb. 12.19. 30jährige Frau mit atypischer Dysplasie-Koxarthrose und großer Femurkopfzyste. **a** Schnittebene 1 im ventralen Pfannenrandbereich. **b** Im mittleren Azetabulumbereich beträgt der Abstand d der knöchernen Femurkopfkontur von der Basislinie B –7 mm. **c** Im dorsalen Azetabulumbereich. **d** In der Schnittebene 2 überragt die ventrale Femurkopfkontur die Grundlinienparallele P nur um 1,7 mm. **e** Zugehöriges Röntgenbild.

Weiterführende Literatur

Brockmann W.P., L. Weh, U. Korn: Fortschritte in der Frühdiagnostik der kongenitalen Hüftdysplasie durch Realtime-Sonographie. RöFo 140 (1984) 555–560

Dorn U.: Antetorsionsmessung. In: Graf R., P. Schuler (Hrsg): Sonographie am Stütz- und Bewegungsapparat bei Erwachsenen und Kindern. Chapman & Hall, Weinheim 1995 S. 204–210

Graf R.: The diagnosis of congenital hip-joint dislocation by the ultrasonic compound treatment. Arch. orthop. traum. Surg. 97 (1980) 117–133

Graf R.: Hip sonography – how reliable? Sector scanning versus linear scanning? Dynamic versus static examination? Clin. Orthop. 281 (1992) 18–21

Graf R.: Sonographie der Säuglingshüfte und therapeutische Konsequenzen, Ein Kompendium, Bücherei des Orthopäden, Band 43, 4. Auflage. Enke, Stuttgart 1993

Grill F., D. Müller: Die Diagnostik der Hüftgelenksdysplasie in Österreich. Orthopäde 26 (1997) 25–32

Harcke H.T., N.M.P. Clarke, M.S. Lee, P.F. Borns, G.D. MacEwen: Examination of the infant hip with realtime ultrasonography. J. Ultrasound Med. 3 (1984) 131–137

Hensinger R.N.: The changing role of ultrasound in the management of developmental dysplasia on the hip (DDH). J. Pediatr. Orthop. 15 (1995) 723–24

Hernandez R.J., R.G. Cornell, R.N. Hensinger: Ultrasound diagnosis of neonatal congenital dislocation of the hip. J. Bone Jt. Surg. B 76 (1994) 539–543

Hien N.M., P. Richter, H Brettl: Transmissionssonographische Diagnostik an der Säuglingshüfte. Z. Orthop. 123 (1987) 136–140

Hien N.M., W. Heltzel, P. Sedlmeier: Wo liegt die Altersgrenze für die Hüftsonographie. In: Henche H.R., W. Hey: Sonographie in der Orthopädie und Sportmedizin. M. L.-Verlag., Uelzen 1987 (S. 151–158)

Hien N.M., H. Buckmayer, R. Klemm, C.J. Wirth: Ergebnisse der computergestützten Aufarbeitung von Hüftsonographiebefunden. In: Frank W., R. Eyb (Hrsg): Die Sonographie in der Orthopädie. Springer, Wien 1988 (S. 173–177)

Hien N.M.: Sonographische Beurteilung der Femurkopfüberdachung bei Kindern und Erwachsenen. Ultraschall 16 (Sonderheft) (1995) 8–9

Melzer C.: Korrelation Sono und Röntgen. Orthopäde 26 (1997) 43–48

Morin C., H.T. Harcke, G.D. MacEwan: The infant hip: real-time US-assessment of acetabular developement. Radiology 157 (1985) 673–677

Nimityongskul P., R.A. Hudgens, L.D. Anderson et al.: Ultrasonography in the management of developmental dysplasia of the hip (DDH). J. Pediatr. Orthop. 15 (1995) 741–746

Tegnander A., T. Terjesen: Ultrasound measurements in hips of children above 2 years of age, Normal variation in 232 hips. Acta orthop. scand 66 (1995) 229–233

Suzuki S., G.A. Awaya, S. Wakita, M. Maekawa, T. Ikeda: Diagnosis by ultrasound on congenital dislocation of the hip joint. Clin. Orthop. 217 (1987) 172–175

Terjesen T., T. Bredland, V. Berg: Ultrasound for the hip assessment in the newborn. J. Bone Jt. Surg. B 71 (1989) 767–773

Terjesen T., T.O. Runden, H.M. Johnsen: Ultrasound in the diagnosis of congenital dysplasia and dislocation of the hip joints in children older than two years. Clin. Orthop. 262 (1991) 159–169

Terjesen T.: Ultrasonography in the primary evaluation of patients with Perthes disease. J. Pediatr. Orthop. 13 (1993) 437–443

Terjesen T.: Ultrasonography as the primary imaging method in the diagnosis of hip dysplasia in children aged <2 years. J. Pediatr. Orthop. 5 (1996) 123–128

Tschauner C., W. Klapsch, R. Graf: Das sonographische Neugeborenenscreening des Hüftgelenkes – Luxus oder Notwendigkeit? Mschr. Kinderheilk. 138 (1990) 429–433

13 Einsatz der Computertomographie bei der Hüftreifungsstörung

R. Stücker, W. Konermann, G.U. Exner

Die Beurteilung der Zentrierung des Hüftgelenkes nach offener oder geschlossener Einrichtung durch ein Nativ-Röntgenbild ist unzuverlässig

Eine Beurteilung von Nativ-Röntgenbildern nach geschlossenen oder offenen Einrenkungen einer angeborenen Hüftluxation ist wegen der Überlagerung der knöchernen Strukturen durch Gipsverbände häufig erschwert (Abb. 13.1). Aufgrund der zweidimensionalen Betrachtungsweise sind insbesondere hintere Luxationen nicht sicher als solche zu erkennen. Zum Zweck einer sonographischen Kontrolle müßte ein Gipsfenster angebracht werden, woraus eine instabile Situation resultieren könnte.

Aufgrund dieser Schwierigkeiten bieten sich die modernen Schnittbildverfahren wie Computertomographie und Kernspintomographie zur Verbesserung der Zentrierungsdiagnostik an. Die Rolle der Computertomographie in der Zentrierungsdiagnostik nach offenen oder geschlossenen Einstellungen des Hüftgelenkes ist in der Literatur nur unzureichend definiert. Im Rahmen einer multizentrischen retrospektiven Untersuchung wurde deshalb die Rolle der Computertomographie in der postoperativen Kontrolle der Zentrierung nach offenen und geschlossenen Einrichtungen überprüft.

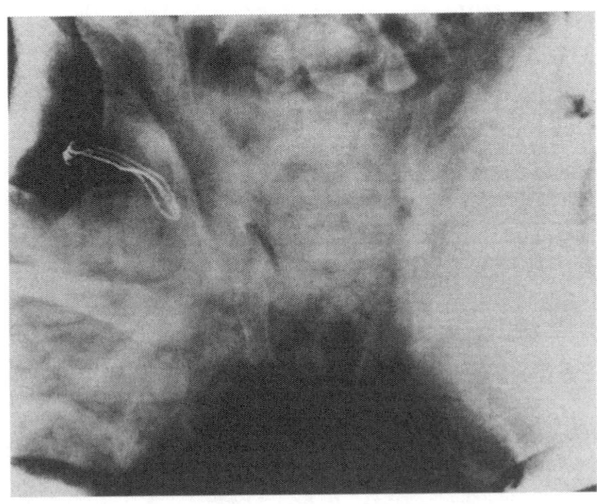

Abb. 13.1. Röntgenbild (Beckenübersicht) nach geschlossener Einstellung. Eine Beurteilung der Zentrierung ist nicht möglich.

Methodik

34 Hüftgelenke bei 24 Kindern wurden mittels CT untersucht

Bei 24 Kindern, zwölf Mädchen und zwölf Jungen, wurden insgesamt 38 axiale computertomographische Untersuchungen zur Abklärung einer ausreichenden Hüftkopfzentrierung nach geschlossenen oder offenen Repositionen durchgeführt. Das Durchschnittsalter der Patienten betrug zum Zeitpunkt der Operation 14 Monate (4 bis 32 Monate). In zehn Fällen handelte es sich um beidseitige und in 14 Fällen um einseitige Luxationen, so daß die Rezentrierung von 34 Hüftgelenken computertomographisch überprüft werden konnte.

Die Reposition erfolgte an 24 Hüftgelenken offen und an 10 Hüftgelenken geschlossen. Dieses Verhältnis zwischen offenen und geschlossenen Einrichtungen ist darauf zurückzuführen, daß nach den meisten geschlossenen Hüftrepositionen keine computertomographische Kontrolle veranlaßt wurde.

CT-Untersuchungen wurden in der Regel 1 bis 2 Tage postoperativ durchgeführt

Präoperativ fand sich 6mal ein Luxationsgrad II nach Tönnis, 16mal Grad III und 12mal Grad IV. Die CT-Untersuchung wurde bei drei Patienten unmittelbar postoperativ, bei den übrigen Patienten ein bis zwei Tage nach dem Eingriff durchgeführt. Die Wiederholungsuntersuchungen wurden wiederum bei drei Patienten nach 14 Tagen und bei allen anderen ungefähr vier Wochen nach der Operation zum Zeitpunkt des Gipswechsels veranlaßt.

Zur Reduzierung der Strahlendosis möglichst nur drei Schnittebenen wählen

Durchschnittlich wurden sechs Schichtebenen zur Diagnostik durchgeführt, wobei in einem Fall sogar zwölf Schichten gewählt wurden. Bei den letzten acht Patienten wurden nur drei axiale Schnitte verwendet, wobei die zentrale Ebene durch beide Y-Fugen gelegt wurde und die angrenzenden Ebenen 5 mm oberhalb und unterhalb angelegt wurden. Eine 3D-Rekonstruktion ist in der Regel nicht erforderlich.

Auswertungskriterien: Abduktionsmessung nach Browning und axialer Azetabulumwinkel nach Weiner

Zur Bewertung wurden die Abduktionsmessung nach Browning (1982) und der axiale Azetabulumwinkel nach Weiner (1990) herangezogen. Der Abduktionswinkel kann aus der Verbindungslinie der beiden Y-Fugen und der Verlängerung der Femurschaftachse gebildet werden (Abb. 13.2). Der axiale Azetabulumwinkel beschreibt die Winkelstellung zwischen vorderem und hinterem knöchernen Pfannenrand (Abb. 13.3). Zwölf Hüftgelenke wiesen noch

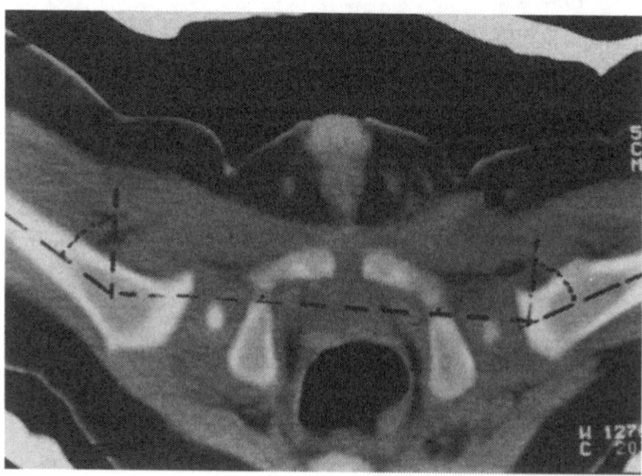

Abb. 13.2. Der Abduktionswinkel wird konstruiert aus einer Senkrechten zur Verbindungslinie zwischen beiden Y-Fugen und der Verlängerung der Femurschaftachse.

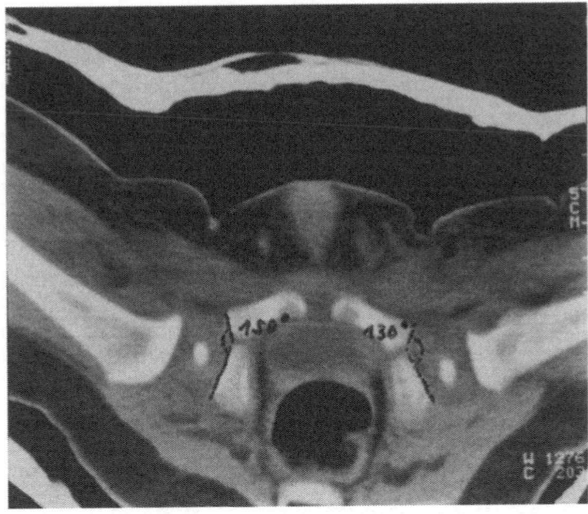

Abb. 13.3. Bei einem 6 Monate alten Jungen erfolgt eine geschlossene Einstellung und Adduktorentenotomie rechts. Der axiale Azetabulumwinkel beträgt rechts 150° und links 130°.

keine ossifizierte Femurkopfepiphyse auf. In diesen Fällen wurde eine Verbindungslinie zwischen den Y-Fugen beider Seiten gezogen und die Lagebeziehung der Metaphysen zu dieser Linie beurteilt.

Ergebnisse

In 12% (4 von 34 Hüftgelenken) wurde eine nicht ausreichende Reposition bzw. eine Reluxation beobachtet, welche durch das postoperative CT in jedem Fall eindeutig diagnostiziert werden konnte.

Die Abduktionsmessung nach Browning gelang in jedem Fall. Die durchschnittliche Abduktion im Gipsverband betrug 58° (30 bis 75°).

Der mittlere Azetabulumindex nach Weiner betrug durchschnittlich 129°, wobei bei dysplastischen Hüftgelenken 129° und bei den nicht dysplastischen Hüftgelenken 130° gemessen wurden. Ein statistisch signifikanter Unterschied ergab sich natürlich nicht. Der Winkel selbst variierte bei Kontrolluntersuchungen erheblich: bis zu 23°.

Bei drei Patienten mit nichtossifizierter Hüftkopfepiphyse zeigte sich eine Reluxation bzw. eine unbefriedigende Zentrierung des Hüftkopfes. In diesen Fällen verlief die Verbindungslinie der beiden Y-Fugen vor der proximalen Femurmetaphyse (Abb 13.4). In allen anderen Fällen wurde das vordere oder mittlere Drittel der Metaphyse von dieser Linie getroffen.

Interpretation

Die Beurteilung des CT ist bei nicht ossifizierter Epiphyse erschwert

Der Computertomographie wurde in der Zentrierungsdiagnostik nach geschlossenen oder offenen Einrichtungen einer angeborenen Hüftluxation in der Literatur bislang wenig Aufmerksamkeit gewidmet. Als axiales Schnittbildverfahren liefert die Computertomographie Informationen, die ein Nativ-

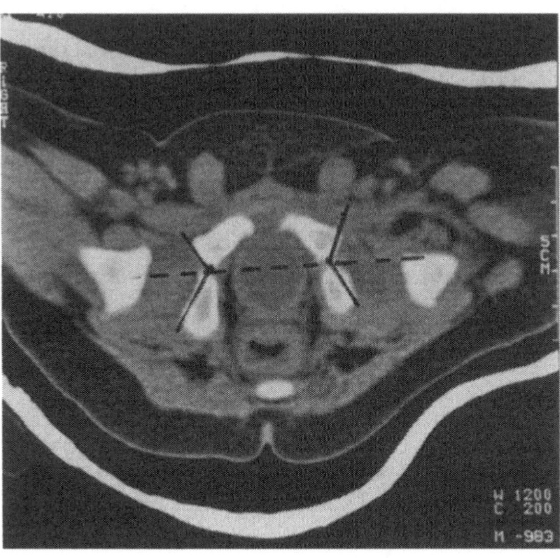

Abb. 13.4. Sechs Wochen nach offener Einrenkung links zeigt sich eine Reluxation im axialen CT. Die Verbindungslinie der beiden Y-Fugen verläuft vor der linksseitigen Femurmetaphyse.

Röntgenbild im a.-p.-Strahlengang nicht darstellen kann. Die Lagebeziehung des Hüftkopfes zum vorderen oder hinteren Pfannenpfeiler kann hervorragend dokumentiert werden, insbesondere wenn bereits eine ossifizierte Hüftkopfepiphyse vorliegt. Bei nichtossifizierter Epiphyse ist die Beurteilung des CT-Bildes erschwert. Wird die proximale Metaphyse im axialen Schnittbild jedoch von einer Verbindungslinie beider Y-Fugen im vorderen oder mittleren Anteil getroffen, so kann von einer regelrechten Zentrierung des Hüftkopfes ausgegangen werden. Durch dieses Verfahren konnten drei unzureichende Repositionsstellungen bzw. Reluxationen als solche identifiziert werden.

Die **Abduktionsmessung nach Browning** läßt eine Beurteilung der Abduktion im Gipsverband zu. MacDonald und Mitarbeiter (1995) konnten feststellen, daß solche Messungen teilweise erheblich von den Angaben des Operateurs im Operationsbericht abwichen. Eine Abduktion von mehr als 70° – durch CT vermessen – geht jedoch nach Untersuchungen von Weiner und Mitarb. (1990) mit einer erhöhten Hüftkopfnekroserate einher, so daß eine Abduktionsstellung von mehr als 65° unbedingt vermieden werden sollte.

Der **axiale Azetabulumwinkel nach Weiner** ist zur Beurteilung eines dysplastischen Hüftgelenkes und auch zur Verlaufskontrolle nicht geeignet. Wie bereits MacDonald und Mitarb. (1995) sowie Stanton und Capecci (1992) waren wir nicht in der Lage, anhand dieser Winkelmessung dysplastische Hüftgelenke sicher von normalen Gelenken zu unterscheiden.

Eine Nachreifung des Pfannendaches läßt sich durch ein axiales Schnittbild somit nicht sicher beurteilen. Bei grenzwertigen Befunden bietet jedoch die Computertomographie die Möglichkeit, auch geringfügige Veränderungen der Hüftkopfeinstellung, wie z.B. Nachzentrierungen, zu erkennen (Abb. 13.5a, b).

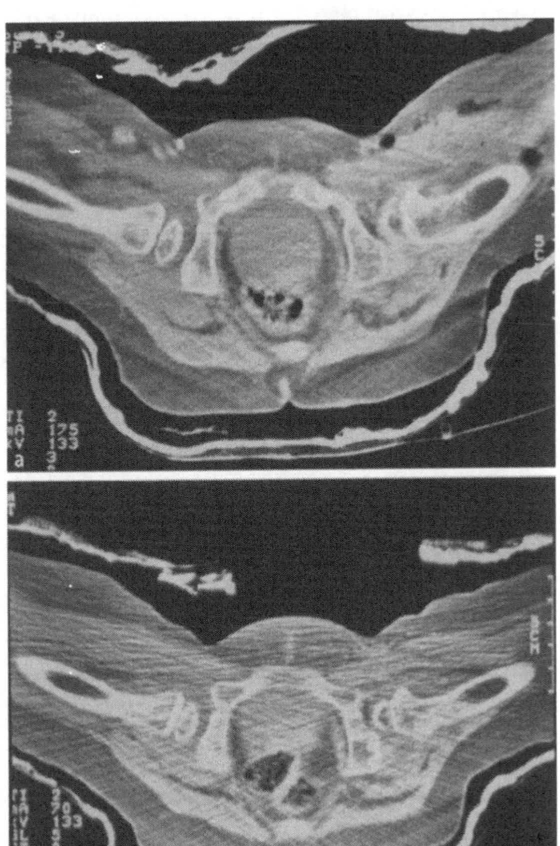

Abb. 13.5. a Computertomographische Kontrolle bei einem 2,5 Jahre alten Kind direkt nach offener Einstellung. Relativ dorsal und leicht lateral eingestellter Hüftkopf. **b** Zwei Wochen postoperativ zeigt sich eine gute Zentrierung des Hüftkopfes.

Bei grenzwertiger Zentrierung des Hüftkopfes oder nicht sicher stabiler Retentionsstellung empfehlen wir die Durchführung einer Kontrolluntersuchung nach zwei Wochen, um möglicherweise noch durch geschlossene Maßnahmen Korrekturen durchführen zu können. Nach Stanton und Capecci (1992) ist zudem ein Verlust einer adäquaten Retentionsstellung im Gipsverband nach Ablauf von zwei Wochen unwahrscheinlich.

Bei fraglichen oder grenzwertigen Befunden ist eine Kontrolluntersuchung nach 14 Tagen zu empfehlen

Die Vorteile der Computertomographie bestehen in kurzen Untersuchungszeiten, Vermeiden von Bewegungsartefakten, fehlender Beeinträchtigung der Bildqualität durch Gipsverbände und der guten Darstellung der knöchernen Strukturen. Nachteilig ist neben der fehlenden Darstellung des Gelenkknorpels und der fehlenden Möglichkeit zur Durchführung koronarer Schichten insbesondere die hohe Strahlenbelastung. Guyer und Mitarb. (1984) konnten zeigen, daß die Strahlenexposition durch eine axiale computertomographische Schnittebene etwa dreimal größer ist als durch ein Nativ-Röntgenbild in a.-p.-Projektion.

Die Strahlenbelastung bei der Computertomographie ist nachteilig. Koronare Schichten können nicht erstellt werden

Um die Strahlenbelastung der kleinen Patienten auf ein Minimum zu reduzieren, sollten nach unserer Einschätzung nicht mehr als drei axiale Schnittebenen gewählt werden, wobei die mittlere Ebene in Höhe der Y-Fugen und die angrenzenden Ebenen 5 mm oberhalb und unterhalb davon eingestellt werden sollten.

Fazit

Die computertomographische Untersuchung nach geschlossenen oder offenen Einrichtungen führt zu zuverlässigen Aussagen über die Hüftkopfzentrierung. Nach unseren begrenzten Erfahrungen mit der Kernspintomographie sind mit dieser Methode nicht in jedem Fall eindeutige Aussagen über Lokalisation des Hüftkopfes möglich, so daß wir die Computertomographie in der Ära der Kernspintomographie immer noch als wichtige Ergänzung in der Zentrierungsdiagnostik betrachten.

Weiterführende Literatur

Browning W.H., H. Rosenkrantz, T. Tarquinio: Computed tomography in congenital hip dislocation. J. Bone Jt. Surg. A 64 (1982) 27–31

Guyer B., D.S. Smith, R.B. Cady, D.A. Bassano, E.M. Levinsohn: Dosimetry of computerized tomography in the evaluation of the hip dysplasia. Skeletal. Radiol. 12 (1984) 123–127

MacDonald J., S. Barrow, H.M. Carty, J.F. Taylor: Imaging strategies in the first 12 months after reduction of developmental dislocation of the hip. J. Pediatr. Orthop. B, 4 (1995) 95–99

Smith B.G., J.R. Kasser, L.A. Hey, D. Jaramillo, M.B. Millis: Postreduction computed tomography in developmental dislocation of the hip, part I: analysis of measurement reliability. J. Pediatr. Orthop. 17 (1997) 626–630

Smith B.G., L.A. Hey, D. Jaramillo, M.B. Millis, J.R. Kasser: Postreduction computed tomography in developmental dislocation of the hip, part II: predictice value for outcome. J. Pediatr. Orthop. 17 (1997) 631–636

Stanton R.P., R. Capecci: Computed tomography for early evaluation of developmental dysplasia of the hip. J. Pediatr. Orthop. 12 (1992) 717–730

Toby E.B, L.A. Koman, R.E. Bechtold, J.N. Nicastro: Postoperativ computed tomographic evaluation of congenital hip dislocation. J. Pediatr. 7 (1987) 667–670

Weiner L.S., S.W. Burke, B. Gelman: Analysis of CT scan in evaluating hip reduction in CDH. Orthop Trans. 14 (1990) 278

14 Einsatz der Kernspintomographie bei der Hüftreifungsstörung

D. Lazović

Die Kernspintomographie ist ein heute in der Orthopädie vielfach eingesetztes Verfahren zur bildgebenden Darstellung von Veränderungen des gesamten Bewegungs- und Stützapparates. 1946 beschrieben Bloch und Purcell (zitiert nach Peters et al. 1990) die Tatsache, daß Atomkerne mit einer ungeraden Anzahl von Protonen einen sogenannten Kernspin aufweisen, der am ehesten mit der Drehung einer Kugel veranschaulicht werden kann (Abb. 14.1). Die Rotationsachsen dieser Kugeln sind willkürlich im Raum verteilt. Durch ein starkes Magnetfeld können diese Achsen einheitlich ausgerichtet werden. Wird das Magnetfeld wieder ausgeschaltet, fallen die Achsen in ihre ursprüngliche Richtung zurück und senden dabei ein schwaches Signal aus. Dieses Signal wird aufgefangen. Da im menschlichen Körper die unterschiedlichsten Atome in den unterschiedlichsten Verbindungen und physikalischen Zuständen vorliegen, geben diese auch unterschiedliche Signale ab, die aber für gleiche Gewebe gleichartig sind. Aus diesen Signalen wird schließlich ein Bild des menschlichen Körpers und seiner Strukturen rekonstruiert. Dies gelang erstmalig Damadian 1977 in einer Untersuchungszeit von fast fünf Stunden (zitiert nach Peters et al. 1990). Danach machte die Kernspintomographie rasante Fortschritte und fand sehr bald als bildgebendes Verfahren in der Medizin weite Verbreitung.

Kernspintomographie (Synonyme):
NMR = *Nuclear Magnetic Resonance*
MRI = *Magnetic Resonance Imaging*
MRT = *Magnetic Resonance Tomography*

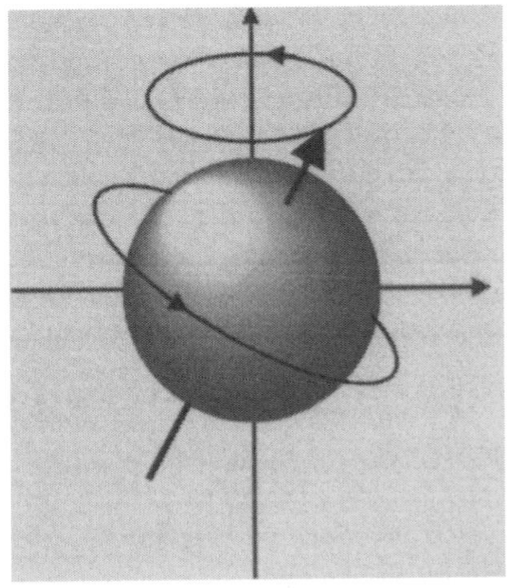

Abb. 14.1. Atomkerne mit einer ungeraden Anzahl von Protonen weisen einen sogenannten Kernspin auf. Der Atomkern dreht sich um eine Achse. Die magnetischen Pole liegen nicht auf derselben Achse. Es besteht ein „Spin". Durch ein starkes Magnetfeld werden die Achsen aller Atome einheitlich ausgerichtet. Wird das Magnetfeld wieder ausgeschaltet, fallen die Achsen in ihre ursprüngliche Richtung zurück und senden dabei ein schwaches Signal aus.

Das MRI stellt alle Gewebe des menschlichen Körpers in jeder beliebigen Schnittebene dar

Die Vorteile des MRI gegenüber konkurrierenden Verfahren waren die exakte Bildgebung, vor allen Dingen der Weichteile, die fehlende Strahlenbelastung und die differenzierte Darstellung. Als weiterer Vorteil erschien die Möglichkeit, frontale, horizontale und sagittale Schnittbilder erstellen und bei einem dreidimensionalen Datensatz beliebige Schnitte legen zu können.

1988 erste MRI-Untersuchung der Säuglingshüfte

Bezogen auf die Problematik des Säuglingshüftgelenkes sah Glückert noch 1985 wegen technischer Probleme in der Durchführung keine Einsatzmöglichkeit für das MRT. Bereits 1988 berichtete Johnson hingegen über die Untersuchung der kongenitalen Hüftluxation mit dem MRI und Bos berichtete 1989 über eine Untersuchungsserie mit sieben Kindern im Laufalter, bei denen er eine MRI-Untersuchung der Hüftgelenke durchgeführt hatte.

Die Fragestellung bei den Untersuchungen der kindlichen Hüftluxation und Dysplasie bezog sich dabei im allgemeinen auf die primäre Diagnostik. In den 80er Jahren war die morphologische sonographische Diagnostik des Säuglingshüftgelenkes nach Graf, insbesondere in den angloamerikanischen Ländern wenig verbreitet, so daß andere Untersuchungstechniken dominierten, die aber entweder keine Aussage über die Weichteilsituation, insbesondere das Labrum acetabulare, zuließen oder nur mit großem Aufwand durchgeführt werden konnten. Besonders stellte sich dieses Problem aber nach einer geschlossenen oder offenen Reposition eines luxierten Hüftgelenkes.

Positionskontrolle des Hüftkopfes nach Reposition unabdingbar

Für die weitere Gelenkentwicklung ist eine tiefe Einstellung des Hüftkopfes in anatomisch korrekter Position unabdingbar. Die **Kontrolle der Hüftkopfposition** erfolgt durch Palpation, Röntgenbilder, Röntgenschichtaufnahmen oder durch die Arthrographie. Insbesondere im deutschsprachigen Raum hat sich die sonographische Diagnostik etabliert. Auch die Computertomographie fand eine zunehmende Verbreitung. Die verschiedenen Vor- und Nachteile dieser Methoden ließen jedoch die Schaffung eines „Goldstandards“ für die Kontrolle des Repositionsergebnisses nicht zu.

Palpation unsicher zur Positionskontrolle

Bei der **Palpation** liegen Vorteile in der jeder Zeit freien Verfügbarkeit, der kurzen Dauer und der Unschädlichkeit der Untersuchung. Der entscheidende Nachteil ist jedoch, daß eine zuverlässige Aussage über die Hüftkopfposition nicht möglich ist und auch bei erfahrenen Untersuchern Fehlbeurteilungen vorkommen können (Dorn 1990). Insbesondere ist aber keine sichere Aussage über die Relation zwischen Kopf und überdeckendem Labrum möglich.

Standarduntersuchung durch natives Röntgenbild zeigt nur die Position der knöchernen Anteile

Die als Standarduntersuchung geltende **Röntgenaufnahme** kann die kranio-kaudale Position des Hüftkopfes zwar exakt bestimmen, sofern sich bereits ein knöcherner Hüftkopfkern gebildet hat. Bei seinem Fehlen wird die Aussage aber unsicher. Die Interpretation wird bei einer Gipsretention durch zusätzliche Artefakte erschwert. Als weiterer Nachteil ist anzusehen, daß die ventro-dorsale Position in der Röntgenübersichtsaufnahme nicht eindeutig zu beurteilen und mit einer Strahlenbelastung von bis zu 0,34 Gy (34 rd) zu rechnen ist (Guyer et al. 1984).

Röntgenaufnahmen verursachen eine Strahlenbelastung. Die vom Körper aufgenommene Energiedosis wird in Gray (früher Rad) angegeben

Als Alternative hierzu gilt die **Röntgenschichtaufnahme,** die gegenüber der Röntgenübersichtsaufnahme eine etwas genauere Beurteilung der ventro-dorsalen Hüftkopfposition zuläßt, im übrigen aber die gleichen Nachteile aufweist. Die Strahlenbelastung pro Schicht ist zudem bis zu zehnmal höher (Guyer et al. 1984).

Die **Arthrographie** ist als die exakteste Methode der konventionellen Röntgendiagnostik zu werten. Durch die Kontrastmittelfüllung des Hüftgelenkes ist eine genaue Darstellung der Hüftkopfposition sowie der Weichteilverhältnisse, insbesondere des Labrums, möglich. Diesen Vorteilen stehen jedoch erhebliche Nachteilen gegenüber, da die Untersuchung nur in Narkose durchgeführt werden kann sowie lediglich bei einem mobilen Gelenk möglich ist. Außerdem bringt sie eine Strahlenbelastung von bis zu 3,4 Gy (340 rd) pro Minute mit sich.

Arthrographie ist invasiv

Demgegenüber ist die **Sonographie** vollkommen strahlenbelastungsfrei. Sie kann als zuverlässige und unschädliche Methode gelten, die auch eine gute Weichteildarstellung zuläßt und eine genaue Aussage des Hüftkopfes in Relation zum Labrum ermöglicht. Einschränkungen der sonographischen Diagnostik müssen aber gemacht werden bei Säuglingshüftgelenken, die geschlossen oder offen reponiert wurden, da durch die anschließende Retentionsposition eine sonographische Untersuchung häufig deutlich erschwert ist. Dies gilt insbesondere bei der Retention im Gips. So ist z.B. die Standardebene nach Graf im allgemeinen nicht mehr einstellbar, so daß eine weitere Beurteilung des Hüftgelenkes einen erfahrenen Untersucher benötigt.

Sonographie ist aussagekräftig, aber nicht universell anwendbar

In den letzten Jahren gewann daher die **Computertomographie**, vor allem im angloamerikanischen Sprachraum, an Bedeutung. Sie ist einfach durchzuführen und gibt exakt die ventro-dorsale Position des Hüftkopfes an, sofern hier ein knöcherner Kern vorhanden ist. Bei noch rein knorpeliger Hüftkopfanlage ist die Beurteilung erschwert. Die kranio-kaudale Position kann hingegen nur durch Rekonstruktion der Schichten, die im allgemeinen eine Schichtdicke von 2 bis 4 mm haben, ermöglicht werden. Dazu muß zur Strahlenreduktion darauf geachtet werden, daß im Hüftkopfbereich nicht mehr als vier Schichten angefertigt werden, da bei der Computertomographie auch unter optimierten Bedingungen mit einer Belastung von 0,9 Gy (90 rd) pro Schicht zu rechnen ist (Guyer et al. 1984).

Computertomographie stellt die ventro-dorsale Position dar, ist aber stark strahlenbelastend

Die **Kernspintomographie** scheint demgegenüber mehrere Vorteile zu besitzen. Zum einen ist sie nicht mit einer Strahlenbelastung verbunden. Zum anderen ermöglicht die Kernspintomographie eine Darstellung auch der Weichteilverhältnisse, insbesondere eine Differenzierung des Knorpels, des Labrums und der Pulvinarfüllung.

MRI vereint die Vorteile der anderen Methoden ohne ihre Nachteile (Strahlenbelastung oder Invasivität) zu besitzen

Methodik

Die Untersuchung des Säuglingshüftgelenkes kann in jedem Kernspintomographen mit einer Feldstärke von 1 bis 2 Tesla durchgeführt werden. Eine besondere technische Ausstattung ist hierfür nicht notwendig. Vorteilhaft ist die Verwendung einer schnellen Untersuchungsfrequenz, z.B. das *Fast-Field*-Echo. Niitsu et al. (1997) berichteten über die Verwendung einer speziellen hochauflösenden Spule für das Hüftgelenk, die mit 3 mm dicken schnellen Spin-Echo-Bildern arbeitet. Dadurch soll die Darstellung des Labrums und des Gelenkknorpels noch klarer sein als bei der üblichen Technik.

MRI-Untersuchung mit 1 bis 2 Tesla, Gradienten-Echo-Sequenzen

Untersuchungszeit ca. 10 Minuten

Ein größeres Problem als die technische Ausstattung ist die Zeitdauer der Untersuchung, da die Kinder auch bei schnellen Untersuchungstechniken für einen Zeitraum von mindestens 10 bis 15 Minuten ruhig liegen müssen. In der Literatur wurde daher für die kernspintomographische Untersuchung des Säuglingshüftgelenkes allgemein eine Sedierung empfohlen.

Sedierung des Kindes nicht erforderlich, das Kind sollte nach dem Essen und zur sonst üblichen Schlafzeit untersucht werden

In unserer eigenen Untersuchungsserie zeigte sich aber, daß durch eine geschickte Organisation das Problem der Sedierung in den meisten Fällen umgangen werden kann. So wurden die Untersuchungen auf einen Zeitpunkt gelegt, an dem das Kind ausreichend müde und gesättigt war. Die Mutter konnte mit im Untersuchungsraum bleiben und das Kind auch während der Untersuchung weiter beruhigen, so daß nur selten Bewegungsartefakte auftraten. Wir verzichten daher weiterhin völlig auf eine Sedierung des Kindes für die Untersuchung und nehmen eine nur in seltenen Fällen notwendige Wiederholung in Kauf.

Metallimplantate verursachen Artefakte

Ferromagnetische Metalle sind eine relative Kontraindikation zum MRI

Ein prinzipieller **Nachteil der Magnetresonanztomographie** ist die Artefaktbildung durch metallische magnetisierbare Implantate. Auch wenn die Implantate nicht im Untersuchungsgebiet selbst liegen, können die Artefakte das Untersuchungsgebiet überlagern und eine Aussage unmöglich machen. Weitere Gefahren gehen von ferromagnetischen Implantaten aus, da sich diese unter der Kernspintomographie erwärmen und kleinere Metallpartikel durch das Magnetfeld auch ihre Lage verändern können. Bei Verwendung von nicht ferromagnetischen Metallen, z. B. Titan-Implantaten, bestehen diese Gefahren nicht. Die Artefaktentstehung ist ebenfalls deutlich reduziert.

Untersuchungsebenen

Untersuchungsebenen:
- frontal
- horizontal
- sagittal
- frei wählbar

Prinzipiell läßt sich aus einem dreidimensional gewonnenen Datensatz in der Kernspintomographie jede Schnittebene frei wählen. Üblicherweise werden die uns aus anderen Untersuchungstechniken geläufigen Ebenen gewählt (Abb. 14.2).

Dabei ist für das Säuglingshüftgelenk in erster Linie die Frontalebene interessant, die dem a.p.-Röntgenbild entspricht und in Höhe des Azetabulums bzw. Hüftkopfes die Beurteilung der knöchernen und knorpeligen Überdachung ermöglicht. Hierin ist die Kernspintomographie auch dem sonographischen Standardschnitt nach Graf ähnlich.

In der horizontalen Schnittebene kann, wie bei der Computertomographie, die Position des Hüftkopfes in der Pfanne in ventro-dorsaler Richtung exakt beurteilt werden. Weiterhin sind auch Messungen des anterioren Öffnungswinkels des Azetabulums möglich (Exner und Frey 1997; Weiner et al. 1993).

Die sagittale Schnittebene, die z. B. in der Diagnostik der Femurkopfnekrosen eingesetzt wird, um die Position des Nekroseherdes in antero-posteriorer Richtung besser zu bestimmen, ist bei der Säuglingshüftdysplasie schwer zu interpretieren und hat bisher keine besonderen Vorteile offenbart.

In einer typischen **Frontalebene** ist der Hüftkopf in seiner zentrierten Position in der Hüftpfanne zu erkennen (Abb. 14.3). Die Grauwerte unterscheiden die Gewebe. Je wasserreicher das Gewebe ist, um so heller stellt es

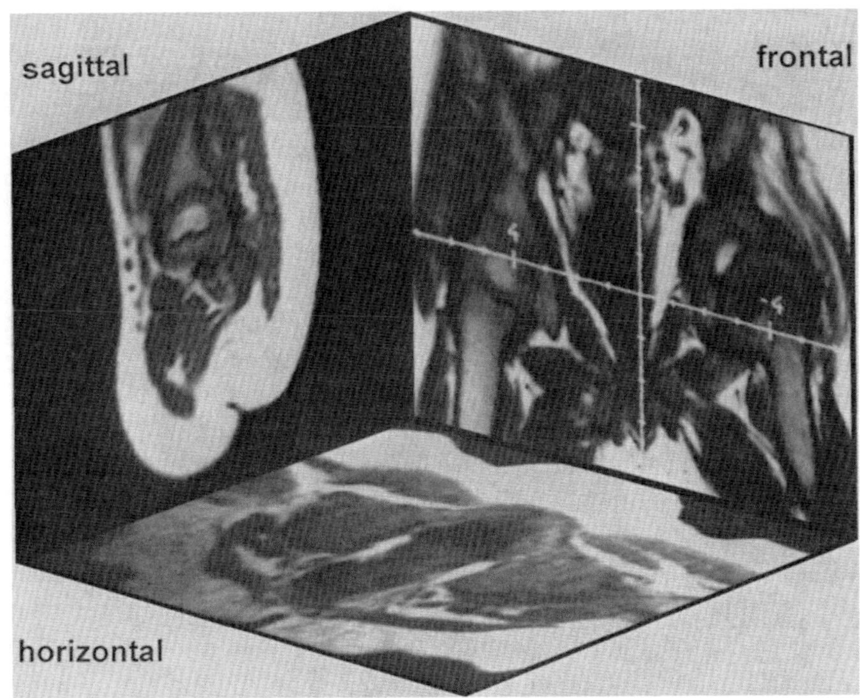

Abb. 14.2. Die Bildaufnahme erfolgt bei der Magnetresonanztomographie üblicherweise in den Ebenen frontal (koronar), horizontal (transversal) oder sagittal. Bei dreidimensionaler Datenaufnahme kann die Bildebene auch später noch frei gewählt werden.

sich im allgemeinen im MRI dar. Der Hüftkopf selbst ist als relativ wasserhaltiger Knorpel mittelgrau mit einem dunkelgrauen knöchernen Hüftkopfkern zu erkennen. Der Schenkelhals ist von einer nahezu schwarzen Kortikalis umrandet, das spongiöse Knochenmark des Schenkelhalses ist blutreich und stellt sich damit wieder heller dar. Gegenüber dem Hüftkopf liegt der ebenfalls hellere Knorpel des Azetabulums, der ohne Unterbrechung in die Y-Fuge übergeht. Lateral erkennt man das dreieckige Labrum acetabulare, das aufgrund seiner faserknorpeligen Struktur weniger wasserhaltig ist und sich dunkel darstellt. Die Beckenknochen des Darm- und des Sitzbeines sind, wie der Schenkelhals, von einer dunklen Kortikaliskontur umgeben und offenbaren ein helleres Knochenmark. Die umgebende Muskulatur stellt sich ebenfalls mittelgrau dar. Das subkutane Fettgewebe hingegen ist deutlich hell. In dem Bild ist zu erkennen, daß das Labrum gut über den Hüftkopf auf der linken Seite hinüberreicht und hier eine regelrechte Umfassung des Hüftkopfes durch die knöcherne und knorpelige Formgebung gewährleistet ist.

Melzer (1991) hat die kernspintomographisch meßbaren AC-Winkel mit den auf Röntgenübersichtsaufnahmen auszumessenden AC-Winkel verglichen und eine gute Übereinstimmung gefunden. Er weist jedoch darauf hin, daß ein direkter Vergleich zwischen dem exakten MRI-Schnittbild und dem Summationsbild der Röntgenübersichtsaufnahme nicht möglich ist.

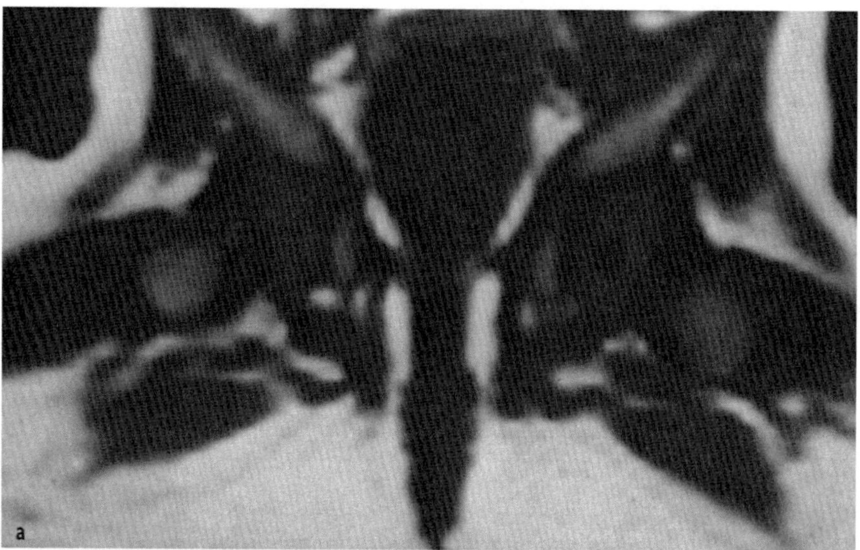

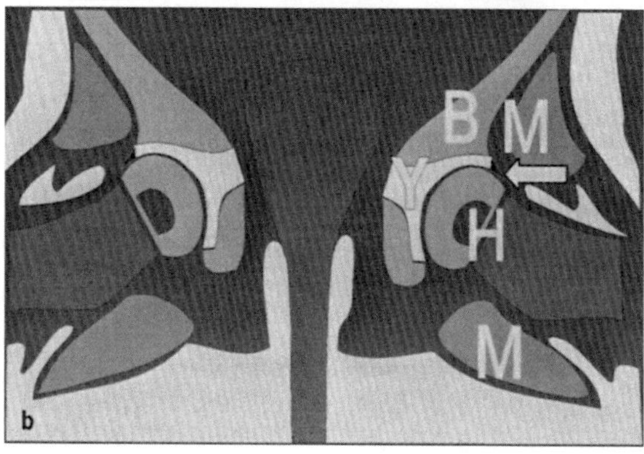

Abb. 14.3. a Frontalebene und **b** Schema (H = Hüftkopf, B = knöchernes Becken, M = Muskulatur, Y = Y-Fuge, ⇒ = Labrum).

Weitere Aussagen lassen sich in der Frontalschicht treffen, wenn operative Verfahren vorangegangen sind. In Abbildung 14.4 ist über dem Pfannendach die zur Pfannendachplastik nach Pemberton eingebrachte, sich dunkel darstellende Hydroxylapatitkeramik zu erkennen. Es wird deutlich, daß sich das heruntergedrückte Pfannendach weiterhin kongruent an den Knorpel des Hüftkopfes anpaßt. Das Labrum umgreift den Hüftkopf weit und sichert somit eine gute Überdachung.

In der **horizontalen Ebene** ist die Gewebedarstellung identisch mit der frontalen Darstellung (Abb. 14.5). Abweichungen in der Darstellung der Graustufen für die einzelnen Gewebe ergeben sich vor allen Dingen durch die unterschiedlichen Wichtungen des T1- oder T2-Anteiles bei der Untersuchungstechnik. Die zusätzlichen Aussagen dieser horizontalen Ebene liegen zum einen in der besseren Darstellung des Pulvinars, eventuelle Repositionshindernisse können hier besser erkannt werden, eine Beurteilung der Tiefe der Einstellung des Hüftkopfes in die Pfannenebene ist leichter möglich.

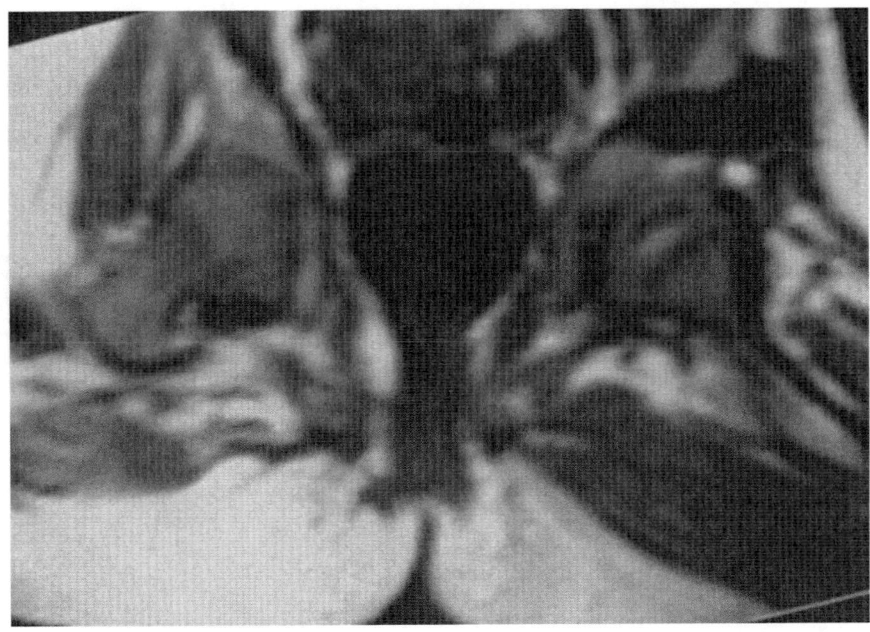

Abb. 14.4. Frontalebene: Über dem linken Hüftgelenk ist der Knochenspan der Pemberton-Osteotomie (dunkel) zu erkennen. Das Labrum übergreift den Hüftkopf weit.

Auch in der a.p.-Positionierung ist eine Aussage möglich; insbesondere das zu schlechten Resultaten führende Abdrängen des knorpeligen Randes durch nicht ausreichende ventrale Positionierung des Hüftkopfes läßt sich mit dieser Untersuchungstechnik erkennen (Abb. 14.6). In der Frontal- und Horizontalebene ebenfalls darstellbar sind Ergußbildungen des Gelenkes, die als helle Signale die Gelenkkapsel aufweiten (Abb. 14.7). Als weiterer Vorteil wird die Möglichkeit einer frühzeitigen Erkennung der Durchblutungsstörung des Hüftkopfes gewertet. Das - verglichen mit der Gegenseite - schwächer ausfallende Signal kann dabei auf einen zu hohen Kompressionsdruck nach dem Repositionsmanöver hindeuten. In experimentellen Untersuchungen zeigten sich diese Veränderungen bei rechtzeitiger Druckentlastung des Hüftkopfes reversibel (Jaramillo 1997).

Bisherige Untersuchungen

Wir untersuchten in der Zeit von Januar 1990 bis Juni 1997 38 Hüftgelenke mit der Kernspintomographie zur Positionskontrolle nach offener oder geschlossener Reposition bei Hüftluxation. Dabei konnte 23mal eine geschlossene Reposition erreicht werden. 15mal war eine offene Reposition notwendig, davon viermal mit zusätzlichen knöchernen Eingriffen. Nur in zwei Fällen wurde eine Sedierung vor der MRI-Untersuchung durchgeführt, wobei ein Kind trotz der Sedierung so unruhig blieb, daß die Bilder wegen der Be-

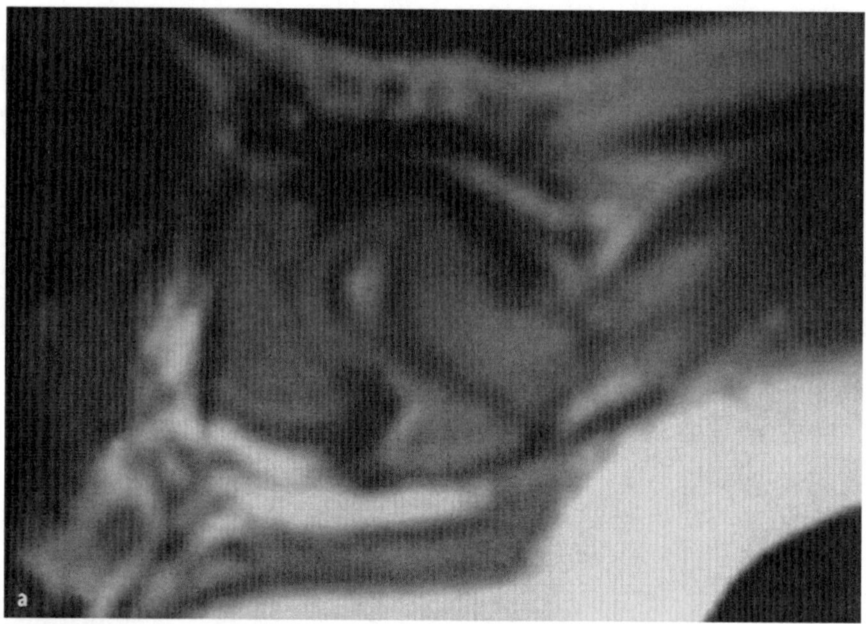

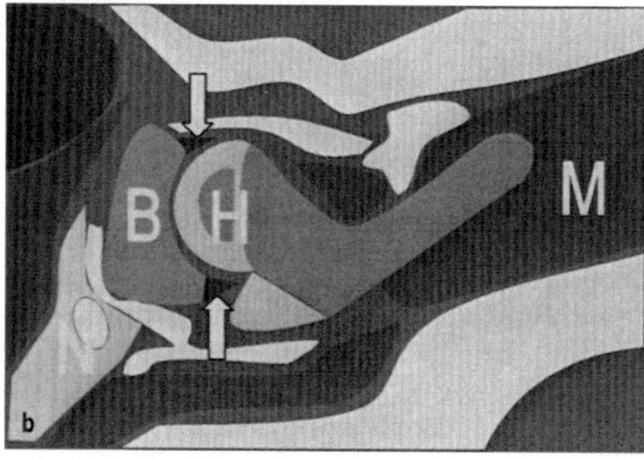

Abb. 14.5. **a** Horizontalebene des linken Hüftgelenkes, **b** Schema (N = Nervus ischiadicus, B = knöchernes Becken, H = Hüftkopf, M = Muskulatur, Fett = weiß, ⇒ = Labrum).

wegungsartefakte nicht verwertet werden konnten. Bei den nichtsedierten Kindern kam es ebenfalls bei einem Kind zu einer Überlagerung durch Bewegungsartefakte, so daß auch diese Bilder nicht bewertet werden konnten. In einem weiteren Fall waren die Bilder durch Metallartefakte überlagert. In den übrigen Bildern konnten die interessierenden Strukturen des Hüftgelenkes dargestellt werden, wobei mit der moderner werdenden Technik die Bildqualität deutlich zunahm, bei einer Reduktion der Untersuchungszeit von anfänglich 30 auf zuletzt 10 Minuten. Im Gegensatz zu unseren früheren computertomographischen Untersuchungen konnte nur in einem Fall eine dorsale Subluxation, aber keine vollständige Luxation festgestellt werden. Alle übrigen Hüftgelenke waren in der Transversalebene regelrecht zentriert. Bei drei Hüftgelenken zeigte sich in der Kernspintomographie noch teilweise eine Füllung des Azetabulums mit Fettgewebe, so daß hier keine ausreichend tiefe

Untersuchungszeit 10 Minuten

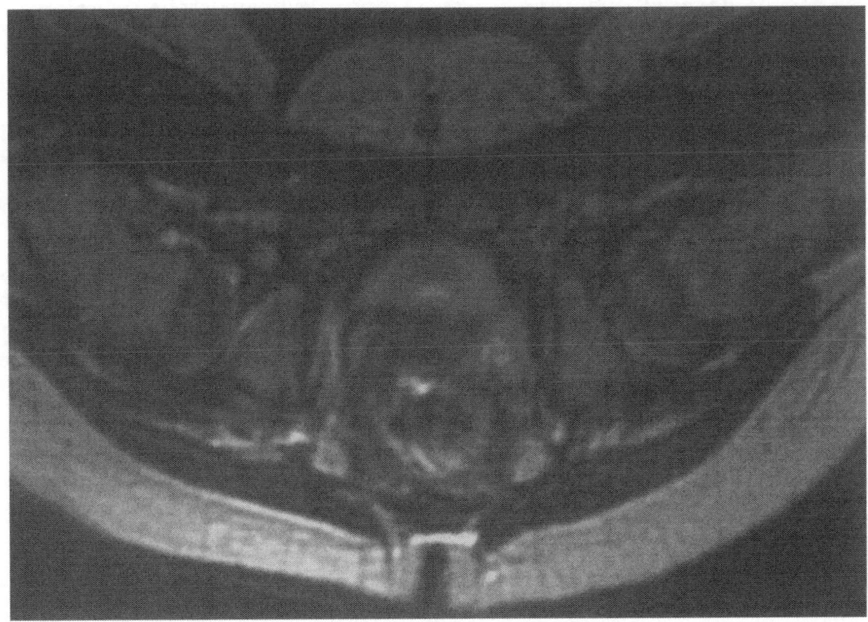

Abb. 14.6. In der Horizontalebene ist die dorsale Subluxation des rechten Hüftkopfes mit Verdrängung des dorsalen Labrums zu erkennen.

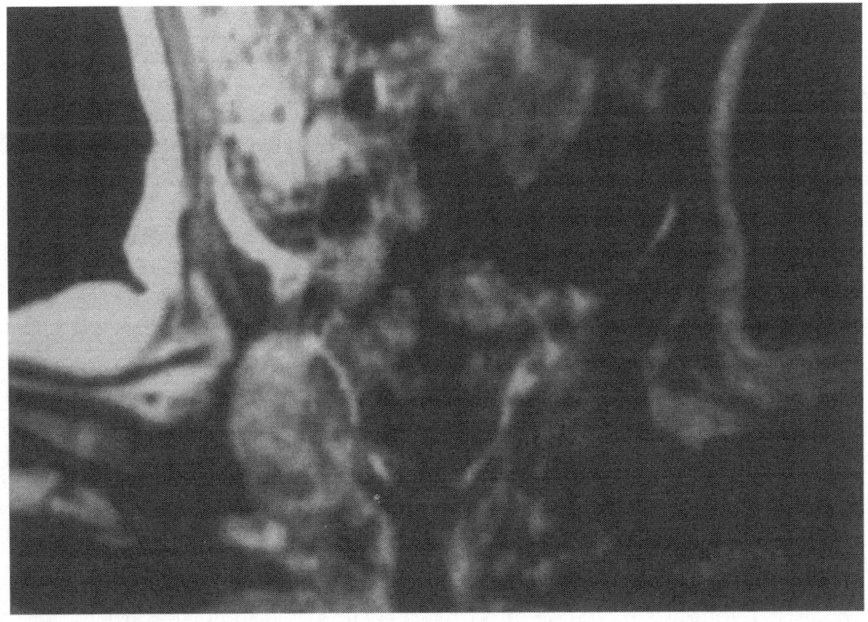

Abb. 14.7. Frontalschnitt mit deutlicher Ergußbildung des rechten Hüftgelenkes, die sich im MRI in der T2-Wichtung weiß darstellt.

Einstellung des Hüftkopfes erfolgt war. In einem Fall entwickelte sich hieraus im weiteren Verlauf eine Coxa magna. In der Frontalebene konnte in zwei Fällen eine nicht ausreichende kraniale knöcherne Überdachung bei sehr flachem Azetabulum festgestellt werden. Bei beiden Kindern wurden später eine Salter-Osteotomie notwendig.

Untersuchung von Exner und Frei (1997)

Eine ebenfalls größere Anzahl von Kernspintomographien nach Repositionsbehandlungen der kindlichen Hüftluxation wurde von Exner und Frey (1997) publiziert. Bei elf Kernspintomographien, die alle in Becken-Bein-Gipsen nach Fettweis durchgeführt wurden, konnten sie ebenfalls die gute Darstellbarkeit aller interessierenden Knorpel- und Knochenanteile bestätigen. Auch hier zeigte das MRI mit größerer Exaktheit Repositionshindernisse oder noch verbliebene Dezentrierungen des Hüftkopfes. Die Bilder wurden ausgemessen und anhand der gesunden Seite die Normalwerte für die Anteversion der Pfanne, den vorderen und hinteren Zentrumerkerwinkel, den Pfannenneigungswinkel und den Öffnungswinkel des Azetabulums bestimmt.

Untersuchung von McNally et al. (1997)

McNally und Mitarbeiter (1997) berichteten über 13 Kinder im Alter von 5 bis 16 Monaten, bei denen nach einer offenen Hüftgelenkeinstellung eine Kernspintomographie durchgeführt wurde. Die Untersuchung erfolgte ohne Sedierung im angelegten Gipsverband. Vier MR-Tomographien mußten wegen Bewegungsartefakten wiederholt werden. Die Autoren halten die transversale Schicht für die aussagekräftigste. Sie beschreiben die Darstellbarkeit aller wesentlichen Strukturen in dieser Ebene und sehen in der Koronarebene keine Zusatzinformationen. Sowohl T1- als auch T2-gewichtete Bilder wurden verwendet, die T2-gewichteten Gradienten-Echo-Sequenz-Bilder hatten aber eine höhere Auflösung.

Weitere größere Untersuchungen zur Beurteilung nach Repositionsbehandlungen sind in der gängigen Literatur nicht publiziert.

Andere Einzeluntersuchungen bestätigen die gute MRI-Darstellung der Säuglings- und Kleinkinderhüfte im Gelenk

Bos untersuchte allerdings bereits 1989 erstmalig Kinder im Laufalter mit dem MRI als Primärdiagnostik zur Entdeckung der Hüftdysplasie und konnte schon damals bestätigen, daß das MRI bei guter Auflösung die anatomischen Verhältnisse des Hüftkopfes und der Hüftpfanne sowohl im knöchernen als auch im Weichteilbereich mit hoher Aussagekraft wiedergibt. Eine Vielzahl anderer Veröffentlichungen zur Kernspintomographie bei der Säuglingshüftdysplasie und -hüftluxation beschränkt sich im Rahmen von Übersichtsartikeln auf die Erwähnung der Möglichkeit der Kernspintomographie zur Diagnostik, wobei diese durchweg als aussagekräftig dargestellt wird.

Interpretation

MRI liefert exakte Darstellung der knöchernen und weichteiligen Hüftgelenksverhältnisse

Exakte Messungen sind möglich

Insgesamt sind der Kernspintomographie viele Vorteile zu bescheinigen. Die Untersuchung liefert ausgezeichnete, anatomisch exakte Darstellungen der knöchernen, der knorpeligen und der übrigen Weichteilverhältnisse des Hüftgelenkes, so daß die Ausbildung der Hüftpfanne und die Position des Kopfes in Relation zur Pfanne exakt beurteilt und ausgemessen werden kann. Dies ist durch die Erstellung dreidimensionaler Datensätze in jeder gewünschten Ebene des Hüftgelenkes möglich. Die transversale Ebene wird als die aussagekräftigste angesehen. Darüber hinaus kann die Kernspintomographie Aussagen über die Ergußbildung im Gelenk ebenso liefern wie über die Durchblutungssituation des Hüftkopfes. Die Untersuchungstechnik ist mit jedem Kernspintomographen (1 bis 2 Tesla) möglich und erfordert keine zusätzliche apparative Ausstattung. Die Untersuchung ist nicht strahlenbelastend. Sie liefert Aussagen über die exakte Position des Hüftkopfes in kranio-kaudaler und ventro-dorsaler Einstellung und über die knorpelige und knöcherne Überdachung des Hüftkopfes.

Nachteile des MRI sind Kosten und fehlender Untersuchungsstandard

Als Nachteile der Kernspintomographie sind in erster Linie die Kosten zu sehen. Die Kernspintomographie ist nicht überall verfügbar, und es besteht noch kein technisch einheitlicher Standard zur Untersuchungstechnik. Die in der Literatur hingegen immer wieder geforderte Sedierung der Kinder und Säuglinge zur Untersuchung erscheint uns nicht notwendig. Dafür ist aber ein zusätzlicher organisatorischer Aufwand erforderlich, um einen optimalen Untersuchungszeitpunkt für die Kinder festzulegen.

Dynamische Untersuchung ist mit dem MRI noch nicht möglich

Metallartefakte können durch Verwendung von Titanimplantaten verringert werden

Als weiterer Nachteil wird angesehen, daß die Kernspintomographie ein statisches Verfahren ist. Dynamische Untersuchungen, wie sie z. B. mit der Sonographie möglich sind, können mit der Kernspintomographie zur Zeit nicht realisiert werden. Die Artefaktanfälligkeit gegenüber magnetisierbaren Metallen kann durch Verwendung von nichtmagnetisierbaren Metallen, z. B. Titanimplantaten, verringert werden.

Fazit

Die Kernspintomographie ist als bildgebendes Verfahren für die Darstellung des kindlichen und des Säuglingshüftgelenkes geeignet. Sie kann selbst subtile Abweichungen sowohl der kranio-kaudalen als auch der ventro-dorsalen Zentrierung aufzeigen. Ihre Darstellung ist der Computertomographie überlegen. Eine Strahlenbelastung besteht nicht. Die MRT kann auch bei fehlendem Hüftkopfkern genaue Aussagen über den knorpeligen Hüftkopf und dessen Position ermöglichen. Weichteile, wie Pulvinar, Interponate, Labrum und Kapsel, sind darstellbar. Damit können alle für die Therapie der Hüftreifungsstörung wichtigen Strukturen erkannt und in die therapeutischen Überlegungen miteinbezogen werden. Die MRT eignet sich somit sowohl für die Therapieplanung wie auch für die Therapiekontrolle, besonders in der Fragestellung der exakten Hüftkopfposition bei Gipsbehandlung nach offener oder geschlossener Reposition.

In der weiteren Zukunft wird wahrscheinlich auch die Beurteilung der Hüftkopfdurchblutung nach Repositionsmanövern durch die Kernspintomographie an Bedeutung gewinnen. Ebenso sind weitere Aussagen über die Pathomorphologie der Hüftdysplasie durch eine dreidimensionale Darstellung des Hüftgelenkes zu erwarten.

Weiterführende Literatur

Atar D., W.B. Lehmann, A.D. Grant: 2-D and 3-D computed tomography and magnetic resonance imaging in developmental dysplasia of the hip. Orthop Rev. 21 (1992) 1189-1197

Boe C.F., J.L. Bloem: Treatment of dislocation of the hip, detected in early childhood, based on magnetic resonance imaging. J. Bone Jt. Surg. A 71 (1982) 1523-1529

Browning W.H., H. Rosenkrantz, T. Tarquinio: Computed tomography in congenital hip dislocation. J. Bone Jt. Surg. A 64 (1982) 27-31

Cardinal E., S.J. White: Imaging pediatric hip disorders and residual dysplasia of adult hips. Curr. Opin. Radiol. 4 (1992) 83-89

Cohen J.: The diagnosis of subluxation of the hip, (letter). Clin. Orthop. 303 (1994) 289-290

Donaldson J.S., K.A. Feinstein: Imaging of development dysplasia of the hip. Pediat. Clin. N. Amer. 44 (1997) 591-614

Dorn U.: Hüftscreening bei Neugeborenen, Klinische und sonographische Ergebnisse. Beilage zur Wien. Klin. Wschr. 993 (1987) 1-22

Exner G.U., E. Frey: Hüftdysplasie im Säuglingsalter. Kernspintomographie und Computertomographie. Orthopäde 26 (1997) 59-66

Gabriel H., S.W. Fitzgerald, M.T. Myers, J.S. Donaldson, A.K. Poznanski: MR imaging of the hip disorders. Radiographics 14 (1994) 763-781

Glueckert K., H. Hirschfelder: NMR-Tomographie im Säuglings- und Kinderalter. Z. Orthop. 123 (1985) 700-701

Greenhill B.J., C. Hugosson, B. Jacobsson, R.D. Ellis: Magnetic resonance imaging study of acetabular morphology in developmental dysplasia of the hip. J. Pediatr. Orthop. 13 (1993) 314-317

Guyer B., D.S. Smith, R.B. Cady, D.A. Bassano, E.M. Levinsohn: Dosimetry of computerized tomography in the evaluation of the hip dysplasia. Skeletal. Radiol 12 (1984) 123-127

Harcke H.T.: Imaging in congenital dislocation and dysplasia of the hip. Clin. Orthop. 281 (1992) 22-28

Helms C.A., P.C. Goodman, R.B. Jeffrey: Use of computed tomography in congenital dislocation of the hip. J. comput Tomogr. 7 (1983) 363-365

Hernandez R.J.: Evaluation of congenital hip dysplasia and tibial torison by computed tomography. J. comput. Tomogr. 7 (1983) 101-108

Hubbard A.M., J.P. Dormans: Evaluation of developmental dysplasia, Perthes disease and neuromuscular dysplasia of the hip in children before and after surgery: an imaging update. A J R 164 (1995) 1067-1073

Jaramillo D., F. Shapiro, M. Mills: Early detection of ischemia of the femoral head in infants treated for developmental dysplasia of the hip: use of Gadolinium-enhanced MR imaging, IIIrd Congress of the European Federation of National Associations of Orthopaedics and Traumatology, 24.-25. April 1997, Barcelona. (Abstract)

Jones E.: Use of computed axial tomography in pediatric orthopaedics. J. Pediatr. Orthop. 1 (1981) 329-343

Krasny R., H.R. Casser, H. Requardt, A. Botschek: A new holder and surface MRI coil for the examination of the newborn infant hip. Pediat. Radiol. 23 (1993) 538-540

Lang P., P. Steiger, H.K. Genant, N. Chafetz, T. Lindquist, S. Skinner, S. Moore: Three-dimensional CT and MR imaging in congenital dislocation of the hip, clinical and technical consideration. J comput. Tomogr. 12 (1988) 459-464

Lang P., H.K. Genant, H.E. Jergesen, W.R. Murray: Imaging of the hip joint. Computed tomography versus magnetic resonance imaging. Clin. Orthop. 274 (1992) 135-153

Lasada N.A., E.M. Livinsohn, H.A. Yuan, W.P. Bunell: Computerized tomography in disorders of the hip. J. Bone Jt. Surg. A 60 (1978) 1099-1102

Lazović D., C.J. Wirth: Computertomographie und Kernspintomographie in der Behandlung der „kongenitalen" Hüftluxation. Orthop. Prax. 29 (1993) 391-394

Lazović D., J. Franke, C.J. Wirth: Computerized tomography and magnetic resonance imaging in treatment on congenital luxation of the hip. Hip intern 6 (1996) 119-123

McNally E.G., A. Tasker, M.K. Benson: MRI after operative reduction for developmental dysplasia of the hip. J. Bone Jt. Surg. B 79 (1997) 724-725

Melzer C.: Entstehung und Bedeutung von Artefakten bei der sonographischen Diagnostik des Säuglingshüftgelenkes unter Berücksichtigung morphologischer Gegebenheiten. Habilitationsschrift Giessen 1991

Niitsu M., H. Mishima, Y. Itai: High resolution MR imaging of the hip using pelvic phased-array coil. Nippon Igaku Hoshasen Gakki Zasshi 57 (1997) 58-60

Peters P.E., H.H. Matthiass, M. Reiser: Magnetresonanztomographie in der Orthopädie. Enke, Stuttgart 1990

Schlesinger A.E., R.J. Hernandez: Diseases of the muscolosceletal system in children: imaging with CT, sonography and MR. A J R 158 (1992) 729-741

Suzuki S., Y. Kasahara, T. Futami, S. Uschikubo, T. Tsuchiya: Ultrasonography in congenital dislocation of the hip. J. Bone Jt. Surg. B 73 (1991) 879-883

Toby E.B., L.A. Koman, R.E. Bechtold, J.N. Nicastro: Postoperativ computed tomographic evaluation of congenital hip dislocation. J. Pediatr. 7 (1987) 667-670

Visser J.B., A. Jonkers, B. Hillen: Hip joint measurements with computerized tomography. J. Pediatr. Orthop. 2 (1982) 143-146

Weiner L.S., M.A. Kelly, R.I. Ulin, D. Wallach: Development of the acetabulum and hip: computed tomography analysis of the axial plane. J. Pediatr. Orthop. 13 (1993) 421-426

15 MRT-Diagnose der Labrumläsion und therapeutische Konsequenzen

S. Hofmann, C. Tschauner, C. Czerny

Labrumläsionen sind häufige Begleitläsionen bei der Hüftdysplasie des Erwachsenen. Konventionelle Arthrographie und CT-Arthrographie, die bisherigen bildgebenden Methoden, sind nur eingeschränkt aussagekräftig

Die Labrumläsion als biomechanisch bedingte Begleitläsion bei der Hüftdysplasie des Erwachsenen ist ein neues Wissensgebiet, das hauptsächlich von Ganz und Mitarbeitern seit Jahren systematisch aufgearbeitet wurde (Klaue et al. 1991; Pitto et al. 1996; Leunig et al. 1997). Aufbauend auf diesem Wissen haben wir 1994 begonnen, die bildgebende Darstellung der Labrumläsion mit der MRT zu entwickeln. Bis dahin waren nur die konventionelle Arthrographie oder die CT-Arthrographie als bildgebende Verfahren beschrieben (Chevrot et al. 1988; Nishina et al. 1990). Die konventionelle Arthrographie erlaubte nur eine sehr eingeschränkte zweidimensionale Darstellung von großen Läsionen. Die bedeutend aussagekräftigere CT-Arthrographie hat aber den wesentlichen Nachteil, daß gerade in dem Bereich der häufigen Läsionen die axiale Schnittführung oft keine Beurteilung des Labrums erlaubt. Die hohe Überlegenheit der MRT gegenüber der CT in der Beurteilung von Weichteilen und die Möglichkeit der multiplanaren Schnittführung machten es daher naheliegend, eine MR-Arthrographie-Technik zur Darstellung von Labrumläsionen zu verwenden.

Klinischer Stellenwert der Labrumläsionen ist gesichert, diagnostisches und therapeutisches Vorgehen jedoch uneinheitlich

Der klinische Stellenwert der Labrumläsionen des Hüftgelenkes wurde in den letzten Jahren durch zahlreiche Publikationen bestätigt (Petersilge 1997). Im Gegensatz dazu wird jedoch das diagnostische und therapeutische Vorgehen der einzelnen Autoren teilweise völlig unterschiedlich gehandhabt (Ikeda et al. 1988; Nishina et al. 1990; Tönnis et al. 1994; Fitzgerald 1995; Millis 1995; Lage et al. 1996; Leunig et al. 1997; Tschauner et al. 1997b). Ziel dieses Beitrages ist es, unser diagnostisches und therapeutisches Konzept für Labrumläsionen im Rahmen der Restdysplasie vorzustellen und im Vergleich zu anderen Autoren kritisch zu diskutieren. Der Vollständigkeit halber sei noch erwähnt, daß es auch posttraumatische Labrumläsionen gibt, die ohne dysplastische Deformität fast ausschließlich beim Sportler auftreten (Fitzgerald 1995). Diese sind jedoch nicht Gegenstand dieses Beitrages. Als Voraussetzung zum Verständnis des Kapsel-Labrum-Komplexes sind grundlegende Kenntnisse der Morphologie, Biomechanik und Pathomorphologie unerläßlich und werden deshalb zu Beginn kurz dargestellt.

Die Morphologie des Kapsel-Labrum-Komplexes

Beim Erwachsenen ist das Labrum acetabulare ein faserknorpeliger Dichtungsring, der den Knorpel der Facies lunata nach peripher hin zum Knorpel des Femurkopfes abschließt. Im kaudalen Bereich des Azetabulums geht das Labrum in das Ligamentum transversum acetabuli über und überbrückt damit die Incisura acetabuli. Das Labrum ist im Querschnitt von dreieckiger Form und in den kranialen zwei Dritteln des Azetabulums mit der Basis des Dreiecks direkt am knöchernen Pfannenrand (Limbus) befestigt. Im kaudalen Drittel, beim Übergang des Labrums in das Ligamentum transversum acetabuli kommt es regelmäßig zu Spaltbildungen zwischen der Labrumbasis und dem knöchernen Pfannenrand. Das Labrum ist in der kranialen Hälfte bis zu 1 cm breit und verjüngt sich nach kaudal hin auf etwa 0,5 cm. Die Gelenkkapsel setzt außerhalb des Labrums am knöchernen Pfannenrand an, wodurch zwischen dem Labrum und der Gelenkkapsel ein Spaltraum (Recessus perilimbicus) entsteht (Abb. 15.1). Dieser Recessus erreicht seine größte Tiefe dorso-kaudal und fehlt im Bereich des Ligamentum transversum acetabuli (Anderhuber 1997).

Labrum: faserknorpeliger Dichtungsring, kaudal Ligamentum transversum acetabuli, dreieckige Form, direkt am knöchernen Pfannenrand befestigt, Recessus zwischen Gelenkkapsel und Labrum

Im Labrum wurden, so wie auch in zahlreichen anderen intraartikulären Strukturen anderer Gelenke, Schmerz- und Mechanorezeptoren nachgewiesen (Kim u. Azuma 1995). Die Mikromorphologie und Gefäßversorgung des normalen, mechanisch adaptierten und pathologisch veränderten Labrums ist bis heute weitgehend unbekannt. Lediglich in einer Studie mit Autopsiepräparaten und MRT konnte Hodler zeigen, daß im höheren Alter die Morphologie und das MRT-Signalverhalten des Labrums stark variierten (Hodler et al. 1995). Anhand von Einzelfallbeobachtungen konnten wir zeigen, daß die geordnete Kollagenfaserstruktur des normalen Labrums beim hypertrophierten und degenerativ veränderten Labrum völlig aufgehoben ist (Tschauner u. Hofmann 1997a). Für die Diagnostik der Labrumläsion relevant ist die Dis-

Das Labrum enthält Schmerz- und Mechanorezeptoren, Mikromorphologie und Gefäßversorgung sind weitgehend unbekannt. Bei der Spaltbildung an der Labrumbasis ist fraglich, ob es sich um eine Normvariante oder eine pathologische Erscheinung handelt

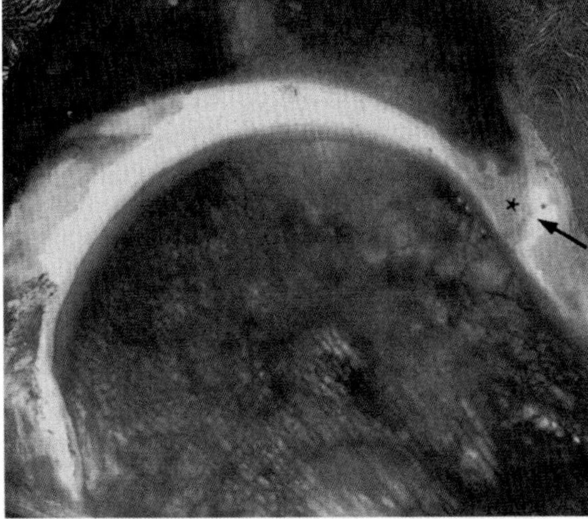

Abb. 15.1. Plastinierter koronarer Dünnflächenschliff eines Kapsel-Labrum-Komplexes; das dreieckige Labrum ist breitbasig am knöchernen Pfannenring befestigt und glattrandig begrenzt, keine Spaltbildung an der Basis, zwischen Labrum (*) und Kapsel befindet sich ein kleiner Rezessus (←).

kussion, ob in der kranialen Hälfte die Verbindung zwischen Labrumbasis und knöchernem Pfannenrand immer dicht sein muß oder ob eine Spaltbildung auch bei normalen Hüftgelenken vorkommen kann (Petersilge et al. 1996). Aufgrund der Erfahrungen mit der Hüftarthroskopie (Suzuki et al. 1986; Ikeda et al. 1988; McCarthy u. Busconi 1995; Lage et al. 1996) und der MR-Arthrographie (Hodler et al. 1995; Czerny et al. 1996; Leunig et al. 1997) ist es jedoch wahrscheinlich, daß das normale Labrum keine Spaltbildung in diesem Bereich zeigt. Bei der Diagnostik des Labrums am Schultergelenk mußte jedoch in den letzten Jahren erkannt werden, daß die normale Anatomie sehr variantenreich sein kann (Neumann et al. 1991).

Gelenkkapsel und Labrum bilden eine funktionelle Einheit für Vakuumeffekt, Verteilung von Gelenkflüssigkeit, sekundäre mechanische Stabilisation, propriozeptives Organ

Das Labrum und die Gelenkkapsel sind als funktionelle Einheit zu betrachten. Der Kapsel-Labrum-Komplex dient einerseits als Dichtungsring für das Aufrechterhalten des Vakuumeffektes und stellt andererseits die Voraussetzung für die gleichmäßige Verteilung der Gelenkflüssigkeit dar. Bei dysplastischen Fehlbaugelenken dient der Kapsel-Labrum-Komplex zusätzlich als sekundärer mechanischer Stabilisator des Hüftgelenkes (Tschauner u. Hofmann 1997b). Weiterhin dient er, so wie bei anderen Gelenken bereits nachgewiesen (Zimny 1988) wahrscheinlich gemeinsam mit anderen intraartikulären Strukturen als propriozeptives Organ bei Gelenkbewegungen. Bei dem noch „jungen" Thema „Labrumläsionen des Hüftgelenkes" sind jedoch wichtige Fragen der Morphologie und Funktion noch nicht wirklich geklärt, und erst die Zukunft wird zeigen können, was letztlich als normal, was als physiologischer Anpassungsmechanismus oder als pathologische Dekompensation anzusehen ist.

Biomechanik und Pathomorphologie des Kapsel-Labrum-Komplexes

Am biomechanisch normalen Gelenk wirken nur Druckkräfte, keine Streßkonzentration am Erker

Die biomechanischen und pathomorphologischen Prinzipien bei der Hüftdysplasie des Erwachsenen sind ausführlich im Kapitel 2 beschrieben. An dieser Stelle sollen nur die Auswirkungen auf den Kapsel-Labrum-Komplex betrachtet werden. Bei einem biomechanisch normal ausgebildeten Hüftgelenk verläuft die Tragfläche des Azetabulums horizontal und die Längskomponente (P) der gelenkresultierenden Kraft (R) nach Pauwels (Pauwels 1973) wird orthograd in die Tragfläche eingeleitet. Der Gelenkknorpel und auch der Kapsel-Labrum-Komplex wird vorwiegend auf Druck beansprucht und die den Knorpel und den Kapsel-Labrum-Komplex schädigenden Scherkräfte sind hierbei zu vernachlässigen (Tschauner u. Hofmann 1997b). Weiterhin verteilt sich bei einem normal gebauten Hüftgelenk mit horizontaler Tragfläche die Druckbeanspruchung symmetrisch innerhalb der Tragfläche und des sie lateral begrenzenden Kapsel-Labrum-Komplexes (Greenwald u. O'Connor 1971). Es tritt dabei keine Streßkonzentration am Erker und am Kapsel-Labrum-Komplex auf (Abb. 15.2a).

Am biomechanisch dysplastischen Gelenk wirken Druck- und Scherkräfte, Streßkonzentration am Erker

Bei einem infolge einer Dysplasie biomechanisch fehlgebauten Hüftgelenk mit der typischerweise kranio-lateral gerichteten Tragfläche trifft die Längskomponente (P) schräg auf die Tragfläche. Den Gesetzen der graphischen Statik folgend muß nun die schräg einwirkende Längskomponente (P) in eine or-

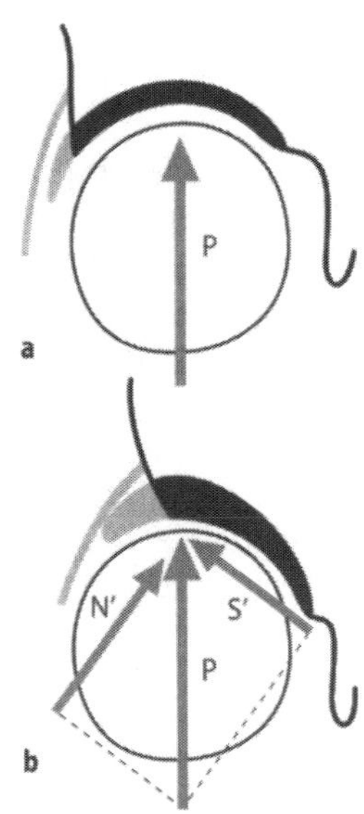

Abb. 15.2. Schematisierte Biomechanik des Kapsel-Labrum-Komplexes. **a** Normales Hüftgelenk, die Längskomponente (P) wirkt orthograd auf die Tragfläche; der Kapsel-Labrum-Komplex wird nur auf Druck beansprucht. **b** Dysplastisches Hüftgelenk, die Längskomponente (P) trifft schräg auf die Tragfläche; die parallel zur Tragfläche wirkende Tangentialkomponente (S') erzeugt Scherkräfte am hypertrophierten Kapsel-Labrum-Komplex.

thograd wirkende Normalkomponente (N') und eine parallel zur Tragfläche wirkende Tangentialkomponente (S') zerlegt werden. Dabei erzeugt die Normalkomponente (N') Druck- und die Tangentialkomponente (S') Scherkräfte auf den Knorpel und den Kapsel-Labrum-Komplex. Zusätzlich kommt es wegen der inkompletten Überdachung nicht mehr zu einer symmetrischen Kraftverteilung, sondern zu einer Verschiebung der Kraftkomponenten zum Erker und Kapsel-Labrum-Komplex hin (Brinkmann et al. 1980) (Abb. 15.2b).

Sekundäre Stabilisatoren (Unterdruck, Kapsel-Labrum-Komplex und Muskulatur) wirken Dezentrierung entgegen, rudimentärer Kapsel-Labrum-Komplex bei Dezentrierung im Säuglingsalter

Je steiler die Tragfläche steht, um so größer wird die Tangentialkraft (S'), die versucht, den Femurkopf nach kranio-lateral zu verschieben. Die den Gelenkschluß sichernden sekundären Stabilisatoren (Unterdruck, Kapsel-Labrum-Komplex und Muskulatur) versuchen, dieser Dezentrierung des Hüftkopfes entgegenzuwirken. Das Ausmaß der dysplastischen Fehlbildung und die Anpassungsfähigkeit der sekundären Stabilisatoren entscheiden schon in frühester Kindheit über das Ausmaß der Dezentrierung des Hüftgelenkes. Hat sich bereits im frühen Säuglingsalter eine vollständige Dezentrierung des Hüftkopfes entwickelt, so wird der dezentrierte Hüftkopf entweder von einer knorpeligen Sekundärpfanne unvollständig bedeckt (Typ III nach Graf), oder er wird überhaupt nur noch wie ein „Ball im Netz" von der Gelenkkapsel bedeckt (Typ IV nach Graf) (Graf 1990). Beide Formen der Dezentrierung haben zur Folge, daß sich das präformierte Pfannendach nur unvollständig bzw. deformiert entwickeln kann und der Kapsel-Labrum-Komplex seine Form und Funktion nur rudimentär oder überhaupt nicht erreicht.

Adaptation des Kapsel-Labrum-Komplexes auf Zug- und Scherkräfte durch Hypertrophie (letzte Leitschiene)

Bei dysplastischen Hüftgelenken mit makromorphologisch noch erhaltenem Gelenkschluß tritt bei jedem Schritt durch die Elastizität des Kapsel-Labrum-Komplexes eine Mikrobewegung des Hüftkopfes in Richtung der kranio-lateralen Dezentrierung auf. Der Kapsel-Labrum-Komplex wird dabei im Laufe des Wachstums zunehmend auf Zug- und Scherkräfte beansprucht.

Die Labrumläsion ist das pathomorphologische Substrat der biomechanischen Dekompensation

Dies führt zu einem Adaptationsmechanismus mit mehr oder weniger ausgeprägter Hypertrophie. Der Kapsel-Labrum-Komplex wird dadurch zur „letzten Leitschiene“ gegen die fortschreitende Dezentrierung des Hüftgelenkkopfes (Tschauner u. Hofmann 1997a). Im Erwachsenenalter kann es dann jederzeit zu einer Dekompensation dieses kritischen Gleichgewichtes kommen. Labrumläsionen unterschiedlichen Ausmaßes bilden dabei das pathomorphologische Substrat dieser biomechanischen Dekompensation.

Häufige Begleitveränderungen: Gelenkergüsse (mechanische Überlastung), Ganglien (erhöhter intraartikulärer Druck, Ventilmechanismus und chronische Entzündungsreaktionen), Streß-Knochenmarködeme (Mikrofrakturen) oder Ermüdungsfrakturen des knöchernen Pfannenringes

Häufig treten mit Labrumläsionen noch weitere Begleitveränderungen (Gelenkergüsse, intra- und extraossäre Ganglien oder Streß-Knochenmarködeme) auf. Die Gelenkergüsse sind als sekundäre Zeichen der mechanischen Überlastung und/oder Dekompensation zu werten. Die Entstehung der Ganglien ist eine Folge des erhöhten intraartikulären Druckes, ein Mechanismus der auch bei anderen Gelenken beobachtet werden kann (Graf u. Freyschmidt 1988). Wahrscheinlich kommt es durch einen zusätzlichen „Ventilmechanismus“ zwischen Labrumläsion und Ganglion zu weiteren Drucksteigerungen in diesen mit dem Gelenk kommunizierenden Ganglien. Die intraossären Ganglien erzeugen zusätzlich durch den Eintritt von Gelenkflüssigkeit in den subchondralen Knochen eine chronische Entzündungsreaktion, die zu einer progredienten Ausdehnung des Ganglions mit Zerstörung der Knochenstruktur führen kann (Schmalzried et al. 1997). In seltenen Fällen kommt es durch die chronische Erkerüberlastung zu osteochondralen Läsionen, die als „Ermüdungsfrakturen“ interpretiert wurden (Klaue et al. 1991) und differentialdiagnostisch von einem primären „Os acetabuli“ in den meisten Fällen schwer zu unterscheiden sind. Das Streß-Knochenmarködem des Femurkopfes und/oder Azetabulums ist wahrscheinlich eine Folge von Mikrofrakturen durch chronische Überlastung des trabekulären subchondralen Knochengerüstes (Schweitzer u. White 1996). Entsprechende morphologische Befunde für diese Annahme liegen aber bis heute nicht vor.

Methodik

Seit 1995 wurden in einer prospektiven Studie, die die Orthopädische Abteilung des Donauspitals gemeinsam mit dem Orthopädischen Krankenhaus Stolzalpe durchführte, alle Patienten mit dem klinischen Verdacht auf Labrumläsion klinisch, nativradiologisch und mittels MR-Arthrographie untersucht. Von den insgesamt inzwischen mehr als 100 Patienten wurden bisher die ersten 57 Fälle für die Diagnostik (Hofmann et al. 1997) und die ersten 37 Fälle für den Verlauf nach operativer Therapie (Tschauner et al. 1997c) ausgewertet.

Klinische Befunderhebung

Die Anamnese in der Kindheit, bisherige konservative Behandlungen und Operationen, Beschwerdedauer und Anzahl der konsultierten Ärzte wurde erhoben. Die klinischen Zeichen der Labrumläsionen und Ganglien wurden anhand des von Klaue bereits 1991 ausführlich beschriebenen klinischen Bildes

des *acetabular rim syndrome* erfaßt (Klaue et al. 1991). Anamnestisch werden dabei Episoden von „schmerzhaftem Einknicken" oder „Hinken" angegeben. Die Schmerzen werden als „messerscharf" in der Leiste empfunden und können mit einem „Klicken, Schnappen oder einer Blockade" kombiniert sein. Eine Schmerzausstrahlung in das Gesäß, den Trochanter major, die Lendenwirbelsäule und den ventralen Oberschenkel bis zum Kniegelenk ist möglich. Bei genauer Befragung können sich viele Patienten an die Erstmanifestation erinnern, die meist durch eine plötzliche Rotationsbewegung oder körperliche Überlastung ausgelöst wurde. Häufigkeit und Stärke dieser Symptome sind sehr unterschiedlich. In den meisten Fällen kommt es zu einer langsamen Progredienz, akute Verläufe sind jedoch möglich. Bei der klinischen Untersuchung findet sich als unspezifisches Zeichen einer intraartikulären Läsion ein „Kapselmuster".

Klinische Zeichen *acetabular rim syndrome*: schmerzhaftes Einknicken, Hinken, messerscharfe Leistenschmerzen, Klicken, Schnappen oder Blockade, Schmerzausstrahlung in die periartikuläre Umgebung, Rotationstrauma oder Überlastung als Auslöser

Zwei klinisch relevante Provokationsteste haben sich zur Erkennung von Labrumläsionen bewährt und wurden routinemäßig durchgeführt:

- **Einklemmtest** (*Impingement*) (Abb. 15.3 a): Forcierte passive Beugung-Adduktion-Innenrotation bringt den Schenkelhals in Kontakt mit dem ventro-lateralen Pfannenerker, der häufigsten Lokalisation von Labrumläsionen bei der Hüftdysplasie. Durch dieses Manöver wird die Ansatzzone des Kapsel-Labrum-Komplexes unter starke Scherbeanspruchung gesetzt, und eventuell vorhandene extraossäre Ganglien werden komprimiert (Klaue et al. 1991).
- **Abwehrtest** (*Apprehension*) (Abb. 15.3 b): Forcierte passive Hyperextension - geringe Abduktion oder Neutralstellung-Außenrotation führt zu einer schmerzhaften und oft mit einem „Schnappen" verbundenen ventralen Subluxation des Hüftkopfes im Bereich des kranio-ventralen Kapsel-Labrum-Komplexes (Fitzgerald 1995).

Ein weiterer Provokationstest kann die chronische Überlastung der Abduktorenmuskulatur aufdecken, die der Patient als brennende, belastungsabhängige Schmerzen über dem Trochanter mit lateraler Ausstrahlung angibt. **Trochanterirritationszeichen** (Abb. 15.3 c): In Seitenlage, das betroffene Hüftgelenk oben, werden in leichter Abduktionsstellung Fahrradtretbewegungen durchgeführt. Dabei empfindet der Patient Schmerzen im Bereich des Trochanters und der Glutealmuskulatur (Leunig und Ganz 1998). Dieser Test wurde in unserer Studie nur bei anamnestischer Angabe von Überlastungsschmerzen der Abduktoren durchgeführt.

Zwei klinische Provokationsteste für Labrumläsion: Einklemmtest (*Impingement*) und Abwehrtest (*Apprehension*) sowie für Abduktorenüberlastung Fahrradtrettest und Beweis intraartikulärer Schmerzen durch Infiltrationstest

Ein diagnostischer Infiltrationstest (10 ml Xylocain 1%, intraartikulär) wurde in den meisten Fällen zusätzlich durchgeführt. Bei Vorliegen einer Labrumläsion sollte die schmerzhaft eingeschränkte Beweglichkeit in der Flexion und Rotation sowie die positiven Labrumprovokationsteste unmittelbar nach der Infiltration völlig normal oder deutlich gebessert sein. Bei negativem Infiltrationstest sollte die Diagnose Labrumläsion noch einmal überprüft werden und mögliche extraartikuläre Ursachen der Hüftsymptomatik vor der Zuweisung zur MR-Arthrographie ausgeschlossen werden.

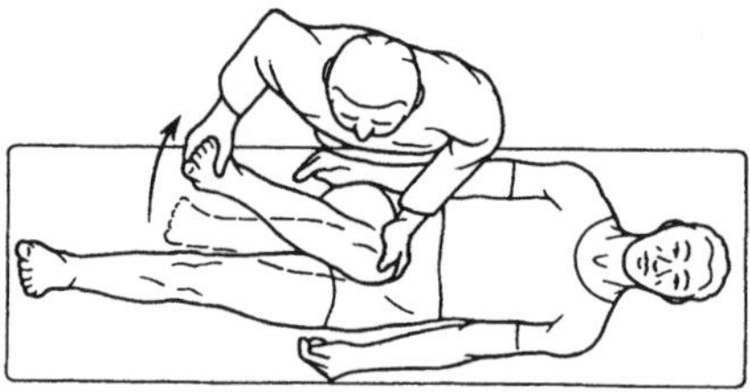

a Flexion – Adduktion – Innenrotation

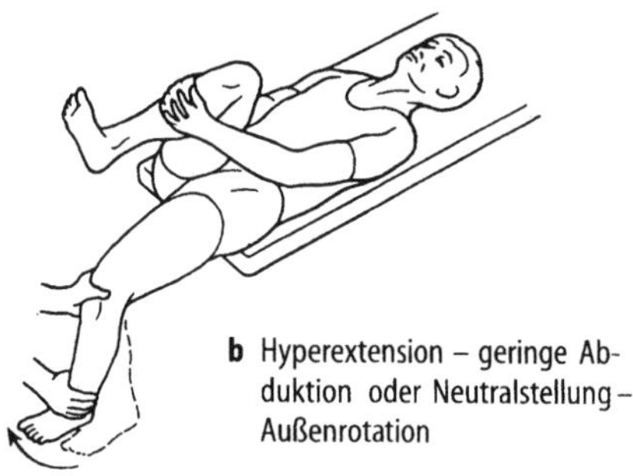

b Hyperextension – geringe Abduktion oder Neutralstellung – Außenrotation

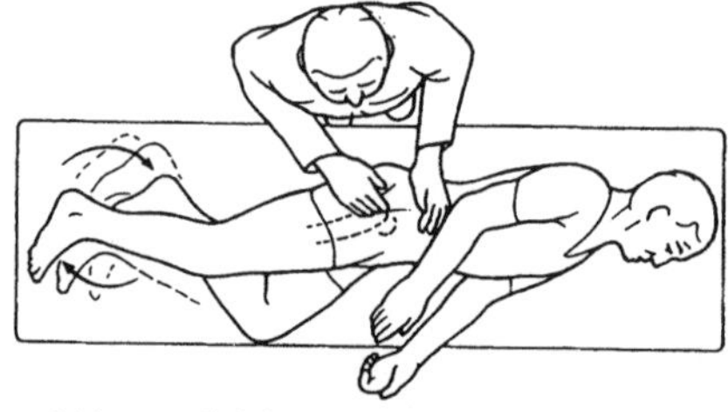

c Seitlage – Abduktion – Tretbewegungen

Abb. 15.3. Schematisierte Darstellung der Labrum-Provokationstests. **a** Einklemmtest (*Impingement*). **b** Abwehrtest (*Apprehension*). **c** Trochanterirritationszeichen. (Abbildungen mit Erlaubnis des Verlages aus: Leunig M. und Ganz R.: Das Berner Konzept – Die Reorientierung der dysplastischen Hüftpfanne mit der Berner periazetabulären Osteotomie nach Ganz. Orthopäde 27 (1998) in Druck).

Röntgenologische und CT-Abklärung

- Standardprogramm: Hüftvergleich a.p., LWS mit Beckenübersicht, beide Hüftgelenke axial und *faux profil*
- Beurteilung: Arthrosegrad, Gelenkkongruenz, Dysplasiegrad (LCE-, ACE- und TF-Winkel) und Begleitveränderungen

Patienten mit dem klinischen Verdacht auf Labrumläsion wurden radiologisch auf das Vorliegen einer Dysplasie untersucht. Die Standardtechnik beinhaltete einen Hüftvergleich a.p., eine Aufnahme der Lendenwirbelsäule mit Beckenübersicht a.p. im Stehen, beide Hüftgelenke axial und im *faux profil* sowie – vor einer geplanten Operation – Funktionsaufnahmen in Abduktion und Adduktion. Beurteilt wurden der Arthrosegrad, die Gelenkkongruenz, der Dysplasiegrad sowie eventuelle Begleitveränderungen (Pfannendachzyste, verkalktes Labrum, Os acetabuli oder Streßfraktur). Zur Beurteilung der biomechanischen Situation wurden die Winkel LCE, ACE und TF herangezogen (siehe Kapitel 2). Für die Auswertung haben wir die Patienten zwei Arthrosegruppen zugeordnet: keine oder leichte (Grad 0 und 1) und schwere Arthrosen (Grad 2 und 3) nach Tönnis (Tönnis 1984). Weiters wurden alle Patienten in drei Dysplasiegruppen aufgeteilt: keine (Grad 1), leichte (Grad 2) und schwere Dysplasien (Grad 3 und 4) nach Tönnis (Tönnis 1984).

CT-Abklärung bei Verdacht auf Torsions- oder Versionsfehlstellung

Bei klinischem Verdacht einer Torsionsfehlstellung des Schenkelhalses und/oder Versionsfehlstellung des Azetabulums erfolgte eine zusätzliche CT-Untersuchung. Mit Suchschnitten durch Azetabulum, Schenkelhals und Femurkondylen können die entsprechenden Winkel einfach bestimmt werden (Tönnis u. Heinecke 1997) (siehe Kapitel 2). CT-Rekonstruktionen und konventionelle Arthrographien gehörten nicht zu unserem Standard-Programm.

MR-Arthrographie

Darstellung der Labrumläsion mit MR-Arthrographie in drei Teilen
1. Standard-MRT (T1- und T2-gewichtete SE-Sequenzen)
2. konventionelle Arthrographie mit Bildwandler
3. spezielle MR-Arthrographie

Zur Darstellung einer Labrumläsion und eventueller Begleitveränderungen wurde von unserer Gruppe eine spezielle MR-Arthrographie-Technik entwikkelt und erstmals 1996 beschrieben (Czerny et al. 1996). Bei Patienten mit dem klinischen Verdacht auf Labrumläsion wurde diese MR-Arthrographie routinemäßig durchgeführt. Die Untersuchung gliedert sich in drei Teile. Zuerst erfolgt eine Standard-MRT-Untersuchung mit einer Oberflächenspule mit T1-gewichteten (TR/TE 450–600 ms/15–25 ms), protonen-gewichteten (TR/TE 1800–2000 ms/15–30 ms) und T2-gewichteten (TR/TE 1800–2000 ms/80–100 ms) Spin-Echo-Sequenzen in koronarer Ebene, mit einer Schichtbreite von 3,0 bis 4,0 mm und einem Schichtabstand von 0,3 bis 0,4 mm. Mit der Standard-MRT wird beurteilt, ob ein Gelenkerguß, ein Streß-Knochenmarködem, intra- oder extraossäre Zysten oder andere pathologische Veränderungen des Hüftgelenkes vorliegen. Danach wird die Arthrographie in einem anderen Raum unter Durchleuchtung durchgeführt. Unter sterilen Bedingungen erfolgt zuerst die Punktion des Hüftgelenkes, und zur Kontrolle der intraartikulären Nadellage werden 2 bis 3 ml eines Röntgenkontrastmittels eingespritzt. Erst nach sicherer intraartikulärer Lage des Röntgenkontrastmittels erfolgt die Injektion von 10 bis 20 ml einer Lösung von Gadolinium-DTPA (2 mmol/l). Es wird soviel MR-Kontrastmittel langsam eingespritzt, bis der Patient ein schmerzhaftes Spannungsgefühl in der Leiste angibt. Bei schon in der Nativ-MRT erkennbarem massiven Gelenkerguß kann nur eine kleinere Menge als 10 ml eingespritzt werden. Sofern möglich, geht der Patient selbst zurück zum MRT. Die anschließende MR-Arthrographie muß innerhalb von 20 Minuten durchgeführt werden, da das MR-Kontrastmittel sonst keine ausreichende Signalqualität mehr bietet.

Spezielle MR-Arthrographie: ultradünne GE-Sequenzen, multiplanare Schnittführung in zwei Ebenen, Beurteilung des Labrums (Form, Signalverhalten, Ein- oder Abriß) und Nachweis von Ganglien

Die eigentliche MR-Arthrographie erfolgt mit T1-gewichteten Gradienten-Echo-Sequenzen (TR/TE 30 ms/9 ms, Flipwinkel 45°) in ultradünner Schichtdicke (1,5 mm) und ohne Schichtabstand mit der Oberflächenspule. Das *field of view* dieser Sequenzen sollte möglichst klein gewählt werden und beträgt etwa 15 cm. Besonders wichtig ist die multiplanare Schnittführung in koronar geneigter Ebene (Schichten senkrecht auf die Pfanneneingangsebene) und in sagittal geneigter Ebene (Schichten parallel zum Schenkelhals), da an-

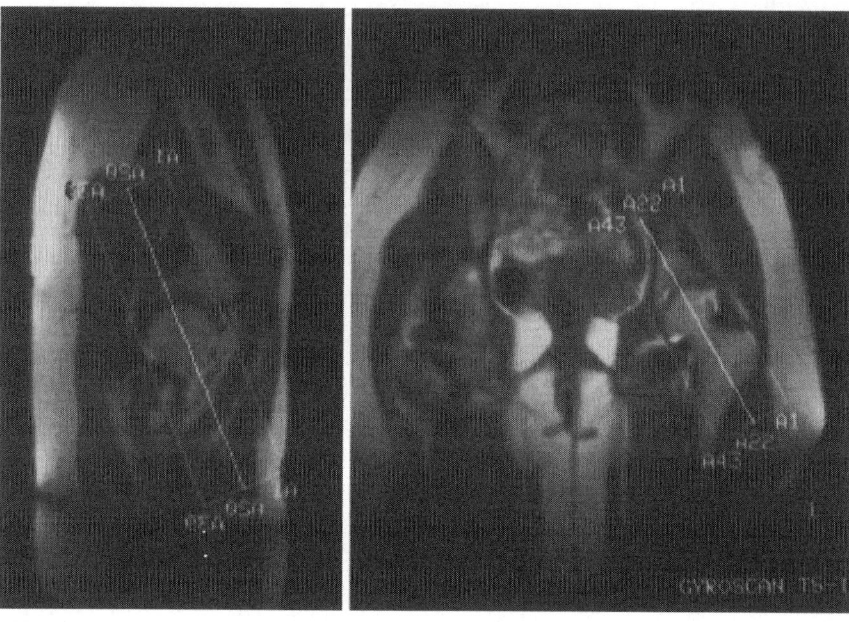

Abb. 15.4. Suchschnitte für multiplanare MR-Arthrographie: links koronar und rechts sagittal geneigte Schnittebenen.

sonsten das Labrum in dem entscheidenden kranio-ventralen Abschnitt nur tangential getroffen wird (Abb. 15.4). Das Labrum wird in der MR-Arthrographie hinsichtlich Form, Signalverhalten und Ein- bzw. Abrissen vom knöchernen Azetabulumrand berurteilt. Darüber hinaus werden bereits in der MRT aufgefundene periartikuläre Zysten daraufhin beurteilt, ob MR-Kontrastmittel in die Zyste eindringt (Nachweis eines Ganglions).

Normales Labrum: dreieckig, signalarm, glatte Oberfläche, Recessus

Aufgrund unserer Ergebnisse mit der MR-Arthrographie haben wir eine Stadieneinteilung des Kapsel-Labrum-Komplexes eingeführt (Czerny et al. 1996). Das normale Labrum (Stadium 0) ist in der MR-Arthrographie dreieckig, homogen, signalarm und direkt dem knöchernen Azetabulum aufsitzend. Lediglich an der Basis sind kleinere signalreichere Areale erkennbar, welche auf den in das Labrum einstrahlenden hyalinen Gelenkknorpel zurückgehen. Das normale Labrum weist eine glatte Oberfläche auf und das Kontrastmittel dringt nicht ein. Zwischen dem Labrum und der Gelenkkapsel ist ein mit Kontrastmittel gefüllter Rezessus (Recessus perilimbicus) erkennbar (Abb. 15.5).

Zwei Typen von Labrumläsionen:
Typ A = normale Form (posttraumatisch oder nichtdysplastisch),
Typ B = verplumpte Form (dysplastisch).
Drei Schweregrade:
Stadium I Signalveränderung,
Stadium II Einriß,
Stadium III Abriß

Bei Labrumläsionen können prinzipiell zwei Typen unterschieden werden (Abb. 15.6). Typ A zeigt eine normale Form und kommt hauptsächlich bei posttraumatischen, nichtdysplastischen Labrumläsionen vor. Typ B zeigt eine verplumpte Form und kommt ausschließlich bei dysplastischen Hüftgelenken vor. Nach der Typenzuweisung werden die Labrumläsionen in drei verschiedene Schweregrade unterteilt. Stadium I zeigt lediglich eine Signalveränderung (Degeneration) im Labrum. Stadium II ist durch einen eindeutigen Kontrastmitteleintritt in das Labrum (Einriß) charakterisiert. Das Stadium

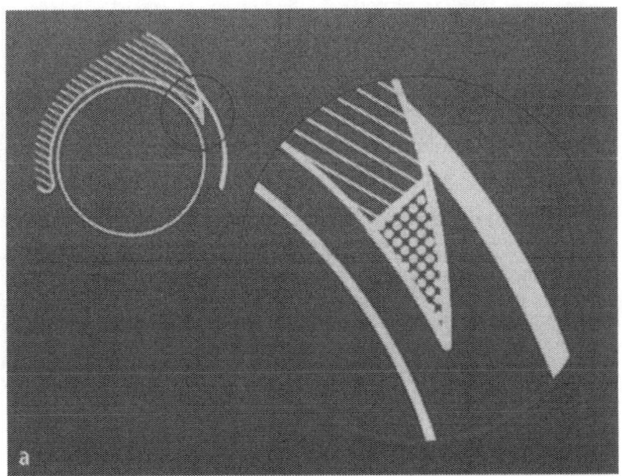

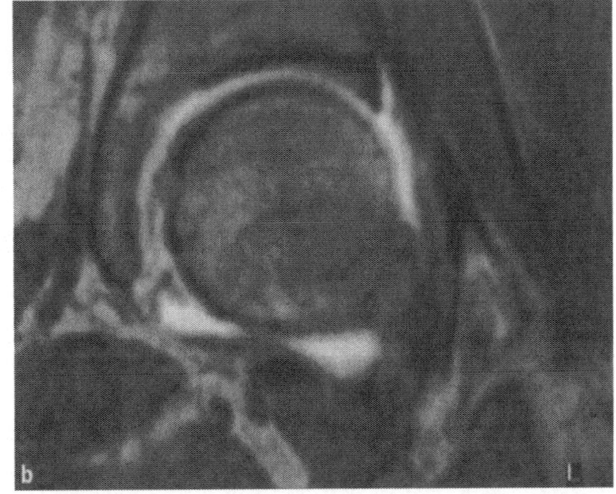

Abb. 15.5. Normaler Kapsel-Labrum-Komplex. **a** Schematisierte Skizze, dreieckige Form, keine Verdickung, homogene Signalminderung vollständige Befestigung, normaler Recessus. **b** MR-Arthrographie koronar geneigte Schnittebene.

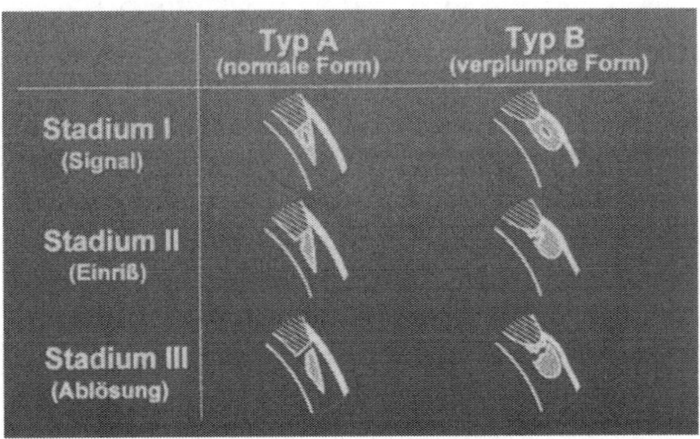

Abb. 15.6. Stadieneinteilung der Labrumläsion.

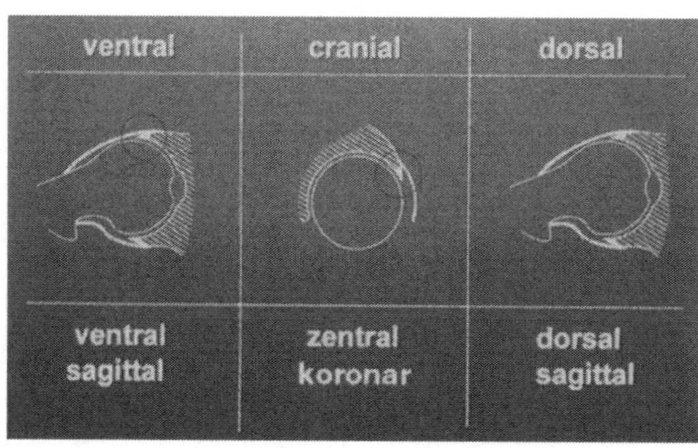

Abb. 15.7. Schema der Lokalisation von Labrumläsionen.

III zeigt ein von Kontrastmittel umspültes Labrum (vollständiger Abriß). Die Lokalisation der Labrumläsion wird in ventral, kranial und dorsal unterteilt. Das ventrale und das dorsale Labrum kann an den sagittal geneigten, das kraniale an den koronar geneigten Schnitten beurteilt werden (Abb. 15.7).

Therapeutisches Konzept

Die Patienten mit klinisch und MR-arthrographisch nachgewiesenen Labrumläsionen wurden aufgrund unserer langjährigen Erfahrungen mit der operativen Korrektur der Hüftdysplasie (Graf et al. 1992; Tschauner et al. 1992) therapeutisch in vier Gruppen unterteilt:

Vier therapeutische Gruppen

- Gruppe 1: Reorientierung mit Dreifachbeckenosteotomie (DBO)
- Gruppe 2: intertrochantäre Varisierung (ITO)
- Gruppe 3: palliative Dekompression (DEKO) mit Labrumteilresektion
- Gruppe 4: primärer künstlicher Hüftgelenkersatz (HTEP)

Unterschiedliche Indikationen für DBO, ITO, DEKO, und HTEP

Die Indikation für die DBO nach Tönnis war der jüngere Patient (bis ewa 45 Jahre), mit guter Beweglichkeit, erst beginnender Arthrose (Grad 0 bis 1) und schwerer Dysplasie (Grad 3 und 4). Die Indikation für die ITO war vergleichbar mit der für die DBO mit dem einen Unterschied, daß nur leichte und grenzwertig schwere Dysplasien (Grad 1 und 2) vorlagen. Die Indikation für die DEKO war der ältere Patient (meist über 40 Jahre), mit bereits deutlich eingeschränkter Beweglichkeit, fortgeschrittener Arthrose (Grad 2 und 3) und unterschiedlichen Dysplasiegraden (Grad 2 bis 4). Die Indikation für eine HTEP war sehr ähnlich der DEKO-Gruppe, mit dem Unterschied, daß diese Patienten klinisch, radiologisch und in der Beweglichkeit noch schlechter waren oder so ausgeprägte Begleitveränderungen hatten, daß ein gelenkerhaltender Eingriff nicht mehr sinnvoll erschien und/oder der Patient auch keinen mehr wollte.

Bei den beiden Gruppen DBO und ITO wurde das Labrum nur bei vollständigem Abriß (Grad III) oder begleitendem intra- bzw. extraossärem Ganglion primär im Rahmen des knöchernen Korrektureingriffes gemeinsam mit dem Ganglion teilreseziert. Eventuell auftretende Restbeschwerden nach biomechanischer Korrektur aufgrund der belassenen Labrumläsion Grad I und II werden erst sekundär bei der Osteosynthesematerialentfernung durch eine Arthrotomie beseitigt. Die ersten 37 operierten Patienten aus unserem Gesamtkollektiv wurden klinisch und röntgenologisch 3, 6, 12 und mindestens 18 Monate postoperativ nach einem Standardprotokoll nachuntersucht.

Bei DBO und ITO simultane Arthrotomie nur bei Labrumläsion III B oder Ganglion

Ergebnisse

Klinische Symptome

Die durchschnittliche Anamnesedauer der bisher ausgewerteten 56 Fälle - 41 Frauen und 15 Männer mit 57 behandelten Hüftgelenken und einem Durchschnittsalter von 39 Jahren (14 bis 68 Jahre) - betrug 47 Monate (1 bis 450 Monate) bei der Erstvorstellung. Die Patienten hatten in den Jahren davor wegen ihrer Beschwerden durchschnittlich 2,6 Ärzte (1 bis 9) konsultiert. 86% der Patienten erhielten bereits verschiedene konservative Therapien (Physikalische Therapie, Krankengymnastik, antiphlogistische Medikation oder Infiltrationen), die das Beschwerdebild aber nicht oder nur wenig beeinflussen konnten. Bei 41% der Patienten war zum Zeitpunkt der Erstuntersuchung bisher nicht bekannt, daß eine Dysplasie vorlag.

Durchschnittswerte: Anamnesedauer 47 Monate, Alter 39 Jahre, vorangegangene Arztbesuche 2, 6, frühere konservative Therapie 86%

Die typische Anamnese und die klinischen Provokationsteste in Kombination mit dem Infiltrationstest ergaben in unserer Studie eine sehr hohe klinische Treffsicherheit (statistische Auswertungen sind jedoch nicht gemacht worden). Die Häufigkeit eines positiven klinischen Befundes für die einzelnen klinischen Zeichen lag zwischen 68 und 100% (Tabelle 15.1). Es ist jedoch wichtig anzumerken, daß alle intraartikulären oder im Bereich der ventralen Kapsel liegenden Pathologien eine Labrumläsion vortäuschen können. So fanden wir in unserem Kollektiv in 11% der Fälle klinisch falsch positive Labrumbefunde mit anderer Hüftgelenkpathologie als Ursache (Tumore, Chondromatosen, frühe Hüftkopfnekrosen, Iliopsoas-Schnappen und ein posttraumatisches Hämatom).

Hohe klinische Treffsicherheit durch typische Anamnese und Provokationsteste

Tabelle 15.1 Häufigkeit der klinisch positiven Labrumzeichen bei Vorliegen einer Labrumläsion

Einklemmtest	100%
schmerzhaftes Einknicken	83%
Kapselzeichen	82%
Schmerzausstrahlung	81%
Abwehrtest	69%
Schnappen oder Klicken	68%

Röntgen und CT

52% schwere Dysplasien, 64% keine oder wenig Arthrose, 16% solitäre Pfannendachzysten, 2% knöcherner Azetabulumabriß, 11% Os acetabuli

13% der Patienten zeigte keine Dysplasie (Grad 1), 35% eine leichte (Grad 2), während der Großteil unserer Patienten (52%) eine schwere Dysplasie (Grad 3 und 4) aufwies. In 64% fand sich keine oder eine nur wenig ausgeprägte Arthrose (Grad 0 und 1) unabhängig vom Dysplasiegrad. Im Gegensatz dazu traten die restlichen 36% mit schweren Arthrosen (Grad 2 und 3) fast ausschließlich bei Patienten mit schweren Dysplasien (Grad 3 und 4) auf. Eine solitäre Pfannendachzyste fand sich in 16%, die wiederum alle bis auf einen Fall nur die schweren Dysplasien betrafen. Einen knöchernen Azetabulumabriß (Typ II nach Klaue) (Klaue et al. 1991) fanden wir nur in einem Fall nach einem adäquaten Trauma. Ein Os acetabuli haben wir in 11% beobachtet, während ein degenerativ verkalktes Labrum bei den fortgeschrittenen arthrotischen Gelenke häufig gefunden werden konnte. Bei einem 17jährigen Mädchen beobachteten wir die Kombination einer 30°-Innenrotationsfehlstellung im betroffenen Bein mit einer schweren Pfannendysplasie. Die Innenrotationsfehlstellung konnten wir mit einer CT-Untersuchung abklären (vermehrte Antetorsion des Schenkelhalses mit 42° und vermehrte Anteversion der Pfanne mit 28°). In diesem Fall einer hochgradigen Dysplasie (Grad III) konnte mit einer Dreifachbeckenosteotomie nicht nur die Dysplasie, sondern auch der Innenrotationsfehler durch den Eingriff an der Pfanne erfolgreich korrigiert werden.

MR-Arthrographie

11% normales Labrum, 23% Typ-A-Labrum, 66% Typ-B-Labrum, Typ B nur bei dysplastischen Hüften, Stadien I bis III jeweils etwa ein Drittel, 83% ventro-kraniale Lokalisation

Bis auf unterschiedlich stark ausgeprägte Reizzustände in den ersten 24 Stunden bei annähernd der Hälfte der Patienten waren keinerlei andere Komplikationen bei den inzwischen über 100 durchgeführten Arthrographien zu beobachten. In 11% der Fälle fand sich ein normales Labrum und eine andere Hüftgelenkpathologie als Ursache der Beschwerden (siehe oben). Labrumläsionen von Typ A fanden wir in 23% der Patienten mit nichtdysplastischen oder leicht dysplastischen Hüftgelenken (Grad 1 und 2). Im Gegensatz dazu fanden sich die 66% Labrumläsionen vom Typ B ausschließlich bei leichten und schweren Dysplasien (Grad 2 bis 4). Die drei verschiedenen Stadien der Labrumläsionen waren annähernd gleich häufig vertreten (Stadium I in 33%, Stadium II in 36% und Stadium III in 31%). Die Lokalisation der Labrumläsion fand sich in 83% an typischer Stelle ventro-kranial, während nur in 13% eine alleinige kraniale und in 4% eine alleinige ventrale Läsion vorlag. Eine dorsale Läsion, wie sie bei posttraumatischen Läsionen beschrieben wurde (Fitzgerald 1995), ist in unserem Kollektiv nicht aufgetreten.

25% extraossäre und 16% intraossäre Ganglien (beide immer in Verbindung mit Labrumläsion)

In 41% fanden sich Ganglien (25% extraossär und 16% intraossär), die bis auf zwei Fälle ausschließlich bei schweren Dysplasien aufgetreten sind. Jeweils ein extra- und ein intraossäres Ganglion betraf einen Patienten mit leichter Dysplasie. Weiters traten die Ganglien immer nur in Verbindung mit einer Labrumläsion Grad II oder III auf. In allen Fällen mit einer solitären

Azetabulumzyste im Röntgen konnte mit der MR-Arthrographie nachgewiesen werden, daß Kontrastmittel in die Zyste eintritt. Damit konnte der Beweis geführt werden, daß diese Azetabulumzysten echte Ganglien sind. Ein Streß-Knochenmarködem fanden wir in 4 Fällen (7%) bei schweren Dysplasien (2mal bei leichter und 2mal bei bereits fortgeschrittener Arthrose). Dabei waren 3mal das Azetabulum und 1mal der Femurkopf betroffen. Ein Gelenkerguß Grad II oder III nach Mitchell (Mitchell et al. 1989) fanden wir in 23% der Fälle unabhängig vom Arthrosegrad, aber vorwiegend bei Labrumläsionen Grad II und III vom Typ B.

alle röntgenologischen Azetabulumzysten echte Ganglien,
7% Streß-Knochenmarködem,
23% Gelenkerguß

Die statistische Auswertung unserer ersten veröffentlichten Serie von 22 Patienten, bei denen das Ergebnis operativ verifiziert wurde, ergab eine Sensitivität von nur 30% für die Standard-MRT, aber von 90% für die MR-Arthrographie. Die Treffsicherheit lag bei nur 45% für die Standard-MRT, aber bei 91% für die MR-Arthrographie (Czerny et al. 1996). In unserer zweiten ausgewerteten Serie mit bereits 46 operativ verifizierten Patienten wurde nur noch die MR-Arthrographie statisch berechnet. Hierbei wurden die ausgezeichneten Werte für die MR-Arthrographie wieder bestätigt (Sensitivität 93% und Treffsicherheit 89%) (Hofmann et al. 1997).

Standard-MRT:
30% Sensitivität
und 45% Treffsicherheit.
MR-Arthrographie:
90% Sensitivität
und 91% Treffsicherheit

Operative Therapie

Bei den 37 operativ behandelten Patienten wurden folgende Maßnahmen angewandt: 12 Dreifachbeckenosteotomien (DBO), 9 intertrochantäre Osteotomien (ITO), 10 palliative Dekompressionen (DEKO) und 6 Totalendoprothesen (HTEP)-Operationen. Das Durchschnittsalter der Patienten lag für die DBO und die ITO mit 31 und 30 Jahren deutlich unter dem Durchschnittsalter der DEKO mit 47 Jahren und der HTEP mit 43 Jahren. Sowohl bei der DBO als auch bei der ITO wurden nur Patienten ohne oder mit nur wenig ausgeprägter Arthrose (durchschnittlicher Arthrosegrad in beiden Fällen 1, 2), während bei der DEKO und HTEP fast ausschließlich Patienten mit schweren Arthrosen operiert wurden (durchschnittlicher Arthrosegrad 2,7 bzw. 2,8). Da bei der ITO nur Patienten mit leichten Dysplasien operiert wurden, lagen die Dysplasiewerte (durchschnittlicher Dysplasiegrad 1,8) deutlich unter denen der DBO, DEKO und HTEP mit vorwiegend schweren Dysplasien (durchschnittlicher Dysplasiegrad 3,2 bis 3,4).

DBO und ITO junge Patienten (∅ 30 Jahre),
DEKO und HTEP 15 Jahre älter,
DBO und ITO keine/wenig Arthrose,
DEKO und HTEP schwere Arthrose,
ITO grenzwertige Dysplasie,
DBO, DEKO und HTEP schwere Dysplasie

Während eine Arthrotomie mit Labrumresektion bei der DEKO in allen Fällen Teil des operativen Eingriffs war, wurden definitionsgemäß bei der DBO und ITO nur dann Arthrotomien durchgeführt, wenn eine Labrumläsion III. Grades und/oder ein Ganglion vorlag. Bei der DBO war dies in 5 von 12 Fällen (41%) und bei der ITO in 6 von 9 Fällen (67%) notwendig. Eine sekundäre Arthrotomie bei der Osteosynthesematerialentfernung wegen Restbeschwerden war in keinem der DBO- oder ITO-Fälle notwendig. Der präoperative *Harris Hip Score* (HHS) lag bei den HTEP-Patienten mit durchschnittlich 37 Punkten deutlich unter den Werten der anderen drei Patientengruppen (durchschnittlich 53 bis 63 Punkte).

Simultane Arthrotomie mit DBO in 41%,
mit ITO in 67%,
keine sekundäre Arthrotomie bei DBO,
präoperativ alle vier Gruppen schlechter klinischer Score

DBO sehr gutes klinisches Ergebnis ohne Fehlschläge, ITO mäßiges Ergebnis mit 44% Fehlschlägen, DEKO schlechtes Ergebnis mit 80% Fehlschlägen

Die DBO-Patienten zeigten im postoperativen Verlauf mit durchschnittlich 96 HHS-Punkten und keinem Fehlschlag das mit Abstand beste Ergebnis. Bei den ITO-Patienten mußte in 4 von 9 Fällen (44%) wegen ausbleibender Verbesserung oder sogar Verschlechterung der klinischen Symptomatik eine Zweitoperation durchgeführt werden (zweimal DBO, zweimal HTEP). Wegen der vier Fehlschläge lag der durchschnittliche postoperative HHS-Wert mit 70 Punkten nur unwesentlich besser als präoperativ. Die DEKO-Patienten zeigten zwar alle postoperativ eine deutliche Verbesserung der Hüftschmerzen und der Beweglichkeit, mit zunehmender Vollbelastung war jedoch nach 6 bis 18 Monaten in 8 von 10 Fällen wegen klinischer und radiologischer Dekompensation des Hüftgelenkes eine HTEP-Versorgung erforderlich. Auch die verbleibenden zwei Patienten zeigten eine radiologische Progredienz, jedoch sind die Beschwerden noch nicht so ausgeprägt, daß die Patienten eine HTEP-Versorgung wünschen. Der durchschnittliche postoperative HHS-Wert ist daher für die DEKO-Patienten gegenüber präoperativ auf 49 Punkte abgesunken.

Interpretation

Klinischer Stellenwert des Kapsel-Labrum-Komplexes

Bedeutung Labrumläsion: Biomechanik, präarthrotische Deformität, schmerzhafte Erstmanifestation der Dekompensation, Hilfe für Indikationsstellung in grenzwertigen Fällen

Neben der oben angeführten biomechanischen Bedeutung des Kapsel-Labrum-Komplexes als sekundärem Stabilisator bei der Hüftdysplasie gibt es für die Praxis weitere, klinisch bedeutende Aspekte. Die Labrumläsion und ihre Begleitveränderungen selbst stellen eine präarthrotische Deformität dar, die behoben werden sollte, da es unabhängig vom Schweregrad der knöchernen Deformität zur progredienten Zerstörung des Hüftgelenkes kommen kann (Klaue et al. 1991; Pitto et al. 1996; Tschauner u. Hofmann 1997a). Weiterhin kann es, wie bereits aufgeführt, bei einer nicht behandelten Hyftdysplasie, aber auch bei bereits behandelten Hüftgelenken mit einer Restdysplasie, im Erwachsenenalter jederzeit zu einer Labrumläsion mit oder ohne Begleitveränderungen kommen. Da diese schmerzhaften Schäden in den allermeisten Fällen lange vor den sekundären Knorpelveränderungen auftreten, sind sie der eigentliche Grund, weshalb der Arzt aufgesucht wird. Das richtige Erkennen einer Labrumläsion bietet daher die Chance, rechtzeitig vor dem Auftreten von arthrotischen Veränderungen eine eventuell notwendige biomechanische Korrektur (d.h. Reorientierungsosteotomie der fehlorientierten „dysplastischen" Hüftpfanne) durchzuführen. Ein weiterer klinischer Aspekt der Labrumläsionen liegt darin, daß die richtige Interpretation und Abklärung der Labrumläsion und Begleitveränderungen, die Indikationsstellung zur biomechanischen Korrektur bei grenzwertigen Dysplasien, aber auch die Indikation zum frühzeitigen Gelenkersatz bei Sekundärarthrosen besser objektivieren kann.

Klinische Symptome

Das klinische Bild der Labrumläsion ist relativ typisch und erlaubt in den meisten Fällen die klinische Verdachtsdiagnose mit hoher Treffsicherheit. Da jedoch auch andere Pathologien eine ähnliche Symptomatik hervorrufen können, ist eine ergänzende bildgebende Abklärung zur Sicherung der Diagnose zu fordern. Trotzdem ist primär die richtige Interpretation des typischen Beschwerdebildes von entscheidender klinischer Bedeutung.

Klinische Zeichen: hohe Treffsicherheit, jedoch weniger spezifisch, richtige Interpretation wichtig für rechtzeitige Intervention, bildgebende Abklärung notwendig

Von den 59% unserer Patienten, die bereits als Kind wegen einer Dysplasie behandelt worden waren, hatten die meisten keine radiologische Verlaufskontrolle nach Wachstumsabschluß erhalten. Ein weiterer Teil der Patienten erhielt zwar eine radiologische Abklärung nach Wachstumsabschluß oder bei Schmerzbeginn, jedoch wurden die dysplastische Deformität nicht richtig interpretiert oder die möglichen therapeutischen Konsequenzen nicht angeboten. Nur wenige Patienten mit klinisch manifester Labrumsymptomatik wurden bereits bei einer früheren Begutachtung auf eine mögliche biomechanische Korrektur der dysplastischen Hüftpfanne hingewiesen.

Labrumläsion in 75% Erstmanifestation der Dekompensation, restliche 25% Abduktorenüberlastung

Das klinische Beschwerdebild und die hohe Sensitivität der verwendeten Provokationsteste decken sich weitgehend mit den Ergebnissen anderer Autoren (Klaue et al. 1991; Fitzgerald 1995; Pitto et al. 1996; Leunig et al. 1997). Auffallend ist nur der Unterschied zu der Arbeit von Leunig et al., bei denen die Abduktorenüberlastung als häufigstes Frühzeichen der Dysplasie angegeben wurde (Leunig et al. 1997). Im Gegensatz dazu gaben beinahe zwei Drittel unserer Patienten als Erstsymptom typische Labrumschmerzen an, während nur bei etwa einem Drittel der brennende Belastungsschmerz der Abduktorenüberlastung das Erstsymptom darstellte. Allerdings wurde der Test für das Trochanterirritationszeichen in unserem Kollektiv bei der Erstuntersuchung nur dann durchgeführt, wenn anamnestisch eine Abduktorenüberlastung vorlag.

Infiltrationstest zur Sicherung Verdachtsdiagnose bewährt

Die Verwendung des diagnostischen Infiltrationstests hat sich sowohl für den Behandler als auch für die Patienten sehr bewährt. Natürlich ist die Voraussetzung für die Treffsicherheit des Infiltrationstests die sichere intraartikuläre Applikation. Wir empfehlen deshalb dem weniger geübten Anwender die Bildwandlerkontrolle. Für den Patienten gibt der positive Infiltrationstest ein nachvollziehbares Gefühl, daß seine Beschwerden wirklich intraartikulär liegen und er für wenige Stunden jene Schmerzerleichterung genießen kann, die ihm die chirurgische Sanierung bringen soll. Weiterhin reduziert ein gekonnter Infiltrationstest die verständliche Angst oder Unsicherheit des Patienten vor der geplanten invasiven MR-Arthrographie.

Röntgen und CT

Röntgenologische Abklärung auf Dysplasie bei Verdacht auf Labrumläsion

Bei klinischem Verdacht einer Labrumläsion sollte auch ohne anamnestische Hinweise auf eine Dysplasie eine vollständige röntgenologische Abklärung erfolgen. Ziel der röntgenmorphologischen Analyse ist die biomechanische Gesamtbeurteilung des Hüftgelenkes und seiner Korrekturbedürftigkeit. Das verwendete radiologische Standardprotokoll hat sich in unserer Studie zum Beweis oder Ausschluß einer Dysplasie bewährt. Neben den ausgewerteten

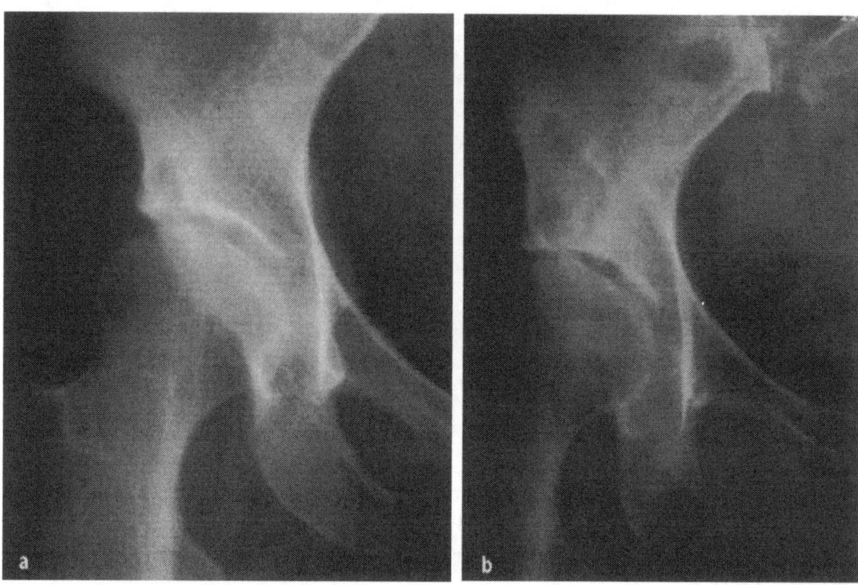

Abb. 15.8. Beispiel für eine Pfannendachzyste bei Dysplasie Grad III. **a** 42jährige Frau, seit drei Jahren Belastungsschmerzen mit Labrum-Symptomatik, Röntgen: Arthrose Grad 1, mittelgroße Pfannendachzyste am Erker, weiter konservative Therapie. **b** Fünf Jahre später, massive Belastungs- und Ruheschmerzen, Röntgen: Arthrose Grad 2, große Pfannendachzyste, die fast den ganzen ventralen Pfeiler einnimmt, Versorgung mit HTEP.

Solitäre Pfannendachzysten sind ein radiologisches Alarmsignal für Dekompensation

drei Winkel-Parametern (LCE, ACE und TF) können noch zusätzliche Parameter verwendet werden (Tönnis 1984) (siehe Kapitel 11), welche aber nach unserer Meinung keine therapeutisch relevante Mehrinformation liefern (Tschauner et al. 1997b). Das Auftreten einer solitären Pfannendachzyste sollte immer weiter abgeklärt werden, da zumindest in unserer Studie in allen Fällen ein Ganglion in Kombination mit einer Kapsel-Labrumläsion als Ursache gefunden wurde. Diese solitären Pfannendachzysten stellen daher ein radiologisches Alarmsignal für eine beginnende Dekompensation des Hüftgelenkes dar, lange bevor arthrotische Veränderungen erkennbar sind. Subchondrale arthrotische Pfannendachzysten („Geröllzysten") treten im Gegensatz dazu multipel auf, bleiben klein oder liegen nicht nur im Erkerbereich; sie sollten daher nicht mit einer solitären Pfannendachzyste verwechselt werden. In zwei Fällen konnten wir über einen Verlauf von fünf bzw. acht Jahren beobachten, daß diese solitären Pfannendachzysten ein aggressives Wachstum zeigen können und dabei große Teile des ventralen Azetabulumpfeilers zerstören (Abb. 15.8). Dieses progrediente Wachstum beruht wahrscheinlich auf dem erhöhten intraossären Druck in Kombination mit einer chronisch entzündlichen Reaktion im spongiösen Knochen, die durch die eingetretene Gelenkflüssigkeit ausgelöst wird (Schmalzried et al. 1997).

Knöcherne Labrumläsion (Typ II nach Klaue) sehr selten

Die von Klaue postulierten zwei Typen von Labrumläsionen konnten wir in unserem Kollektiv nicht bestätigen (Klaue et al. 1991). Der Typ I beschreibt ein inkongruentes oder pathologisch kongruentes Hüftgelenk, bei dem es durch die dysplastische Instabilität zu einer Verletzung im Kapsel-Labrum-Bereich kommt. Der Typ II beschreibt ein kongruentes Hüftgelenk, bei dem es im Gegensatz zu Typ I zu einer Verletzung des knöchernen Pfannenrandes kommen soll. Eine knöcherne Labrumläsion (Typ II) fanden wir nur bei einem Patienten, während alle anderen unabhängig von der Kongruenz des Hüftgelenkes eine reine Verletzung des Kapsel-Labrum-Komplexes zeigten (Typ I).

Der Einsatz der Computertomographie hat sich für die Bestimmung von Torsions- und Versionsfehlstellungen des Hüftgelenkes bewährt (Tönnis u. Heinecke 1997). 3D-Rekonstruktionen (Kim u. Wenger 1997) oder computerunterstützte 2D-Rekonstruktionen (Klaue et al. 1988) sind jedoch speziellen Fragestellungen vorbehalten oder dienen der wissenschaftlichen Dokumentation (Tschauner u. Hofmann 1997a) (siehe Kapitel 13).

CT bei Torsions- und Versionsfehlstellungen bewährt, CT-Rekonstruktionen nur in Ausnahmefällen

MR-Arthrographie

Für die knöcherne Beurteilung des Hüftgelenkes ist die MRT dem Röntgen und dem CT unterlegen. Für die Darstellung der intraartikulären Strukturen und der umgebenden Weichteile ist die MRT jedoch schon lange die diagnostische Methode der Wahl. 1996 konnten wir erstmals in einer Serie chirurgisch verifizierter Labrumläsionen den diagnostischen Wert und die klinische Relevanz der MR-Arthrographie zur Abklärung eines klinischen Verdachtes auf Labrumläsion belegen (Czerny et al. 1996). Diese ausgezeichneten Ergebnisse wurden in der Zwischenzeit durch andere Autoren bestätigt (Petersilge 1997; Leunig et al. 1997). Entscheidend scheint uns die multiplanare Schnittführung unserer speziellen MR-Arthrographietechnik. Bei Verwendung von normalen, koronaren oder sagittalen Schnittebenen, kommt es gerade im kritischen kranio-ventralen Bereich zu tangentialen Schnitten durch das Labrum. Die damit verbundenen Verzerrungen und Partialvolumendefekte lassen keine ausreichende Interpretation der Bilder zu. Im Gegensatz dazu wird das Labrum bei den speziell geneigten Schnittebenen unserer MR-Arthrographietechnik in dem kranio-ventralen Bereich mehr oder weniger senkrecht zum Labrumquerschnitt geschnitten (Abb. 15.9, 15.10).

MRT nicht geeignet für knöcherne Strukturen, Methode der Wahl für intraartikuläre Strukturen und Weichteile, spezielle MR-Arthrographietechnik mit multiplanarer Schnittführung für Labrumläsionen

Ohne Kontrastmittel läßt sich der Kapsel-Labrum-Komplex nicht richtig beurteilen, und die schlechte Sensitivität und Treffsicherheit für die Standard-MRT konnten wir in unserer Studie belegen (Czerny et al. 1996). Der Einsatz eines intravenös verabreichten Kontrastmittels zur „indirekten MR-Arthrographie" hat sich in unserer Studie in den wenigen Fällen, in denen der Patient eine intraartikuläre Kontrastmittelverabreichung abgelehnt hat, nicht bewährt. Ohne die Aufdehnung des Kapsel-Labrum-Komplexes durch das intraartikuläre Kontrastmittel ist eine ausreichend genaue Darstellung der Labrumläsionen nicht möglich. Die Anwendung einer Streß-MRT (Längszug am zu untersuchenden Bein) in Kombination mit einer indirekten MR-Arthrographie soll allerdings die Darstellung des Kapsel-Labrum-Komplexes mit ausreichender Genauigkeit erlauben (Petersilge 1997). In einer Pilotserie mit 15 Patienten konnten wir die Vorteile einer Streß-MRT allerdings nicht bestätigen.

Standard-MRT ohne Arthrographie und indirekte MR-Arthrographie nicht geeignet für Labrumläsionen. Eignung von Streß-MRT mit indirekter MR-Arthrographie fraglich

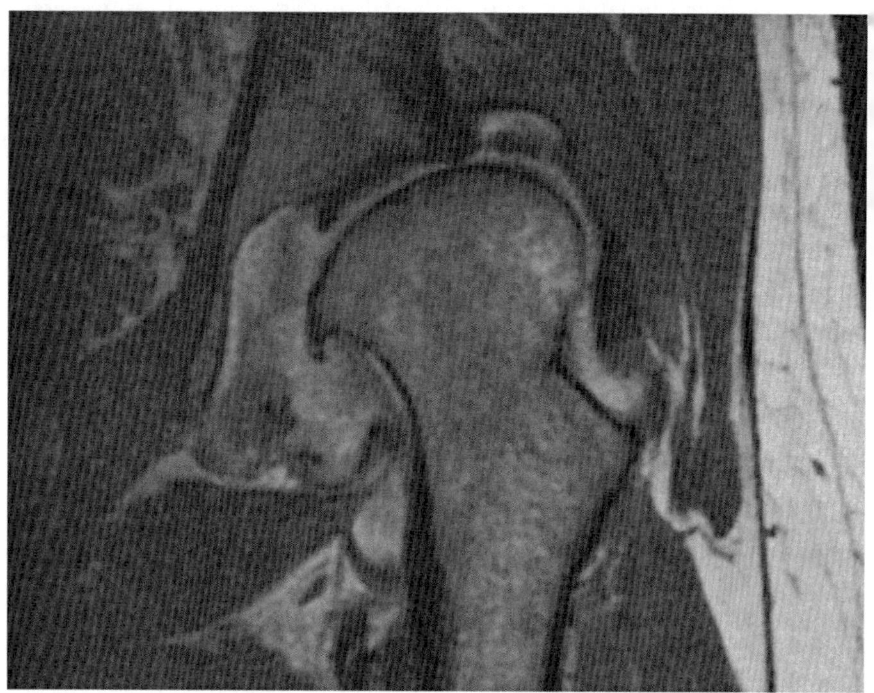

Abb. 15.9. Die koronar geneigte MR-Arthrographie zeigt eine ausgeprägte kraniale Labrumläsion III B bei einer Dysplasie Grad IV.

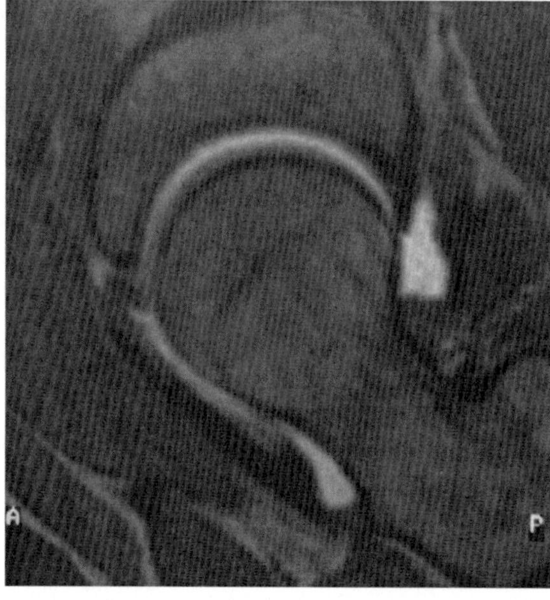

Abb. 15.10. Die sagittal geneigte MR-Arthrographie zeigt eine ventrale Labrumläsion III B bei einer Dysplasie Grad III.

Interessanterweise traten die typischen, verdickten und verplumpten Typ-B-Labra nur bei Dysplasiegelenken auf, wobei ein Zusammenhang zwischen Alter des Patienten und Schwere der Dysplasie bestand. Bei den wenigen jugendlichen Patienten, die wir untersuchen konnten, zeigte das Labrum unabhängig vom Grad der Dysplasie eine normale Form (Typ A). Weiterhin können im Erwachsenenalter leichte Dysplasien sowohl Typ-A- wie auch B-Labra zeigen, während alle schweren Dysplasien ein Typ-B-Labrum aufwiesen. Die verplumpte und verdickte Form des Typs B bei der Dysplasie ist ein Ausdruck der biomechanischen Adaptation des Kapsel-Labrum-Komplexes als „letzte Leitschiene". Die typische kranio-ventrale Lokalisation der Labrumläsion muß als Ausdruck der biomechanischen Überlastung des Kapsel-Labrum-Komplexes an dieser Stelle verstanden werden (Tschauner et al. 1997b).

Typ-B-Labra nur bei Dysplasien, Zusammenhang zwischen Alter und Schweregrad der Dysplasie, Typ-B-Labra Folge der biomechanischen Adaptation, kranio-ventrale Lokalisation als Folge der biomechanischen Überlastung

Fehlinterpretationen des Kapsel-Labrum-Komplexes können weitgehend vermieden werden, wenn man die indirekten Zeichen eines Typ-B-Labrums (aufgehobener oder verkleinerter Rezessus und/oder Vorwölbung der Kapsel) mitbeurteilt (Abb. 15.11). Weiterhin dürfen Signalveränderungen an der Basis des Labrums nicht als Einriß gedeutet werden. Eine In-vitro-Studie konnte zeigen, daß an dieser Stelle Knorpelgewebe der Pfanne in die Labrumbasis

Indirekte Zeichen der Typ-B-Labrumläsion: aufgehobener Rezessus und/oder Vorwölbung der Kapsel

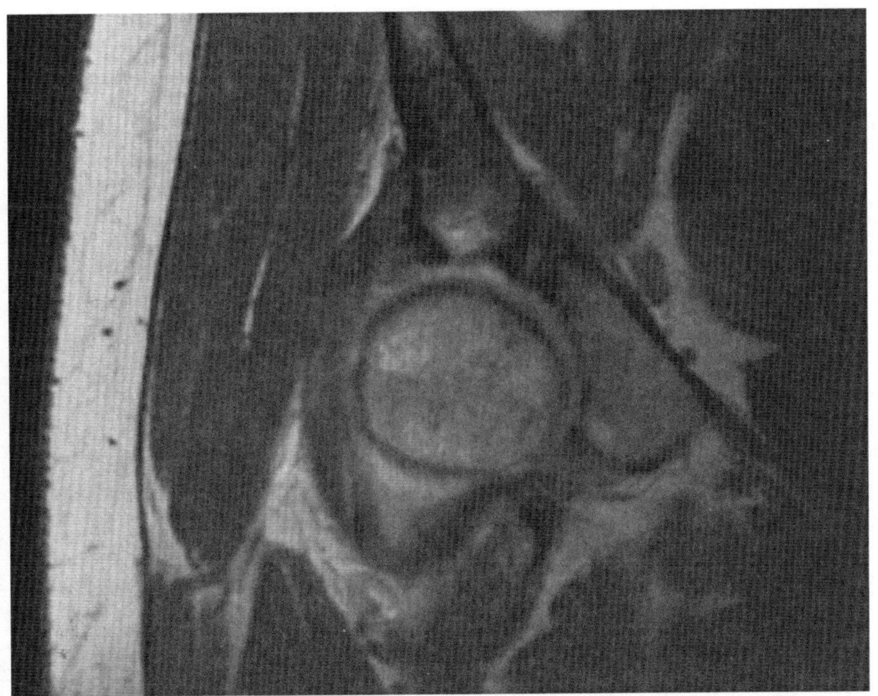

Abb. 15.11. Koronare MR-Arthrographie einer Patientin mit großer Pfannendachzyste (siehe auch Abb. 15.8) zeigt ein verplumptes, signalverändertes Labrum mit aufgehobenem Rezessus und vorgewölbter Kapsel (I B). Man beachte den teilweisen Kontrastmitteleintritt in die große Pfannendachzyste.

Nachteile der MR-Arthrographie:
- Invasivität
- Nichtdarstellung von Knorpelläsionen
- hohe Kosten

einstrahlen kann (Hodler et al. 1995). Es sollte daher nur der sichere Eintritt von Kontrastmittel als Ein- oder Abriß gewertet werden.

Die MR-Arthrographie hat trotz ihrer ausgezeichneten Treffsicherheit auch wesentliche Einschränkungen. Die wichtigste Einschränkung ist die Invasivität der Untersuchung. Obwohl in unserer Studie keine Komplikationen auftraten, muß die Indikation sehr sorgfältig gestellt werden. Wir haben aus diesem Grunde nur schmerzhafte Hüftgelenke, die mindestens schon seit sechs Wochen ohne Erfolg konservativ therapiert wurden, mit der MR-Arthrographie untersucht. Die Häufigkeit von asymptomatischen Kapsel-Labrum-Läsionen und der endgültige Stellenwert der aufgedeckten Läsionen für die Hüftgelenkschmerzen kann daher durch unsere Studie nicht beantwortet werden. Ein weiterer Nachteil der MRT und auch der MR-Arthrographie liegt in der mangelnden Darstellung des Hüftgelenkknorpels. Während an anderen Gelenken die Knorpeldarstellung mit speziellen Knorpelsequenzen bereits gelungen ist (Sittek et al. 1996), ist dies bis heute beim Hüftgelenk wegen der dünnen Knorpelschicht, dem hohen Krümmungsradius und dem engen Gelenkspalt nicht möglich gewesen. Es ist jedoch nur noch eine Frage der Zeit, bis spezielle MRT-Techniken auch die Darstellung des Knorpels am Hüftgelenk erlauben werden. Die lange Untersuchungszeit (ungefähr 30 Minuten für MRT und 15 Minuten für Arthrographie) verursachen auch hohe Kosten, die nur dann gerechtfertigt sind, wenn sie das diagnostische und therapeutische Handeln positiv beeinflussen können. Der hohe diagnostische Stellenwert der MRT-Arthrographie im Vergleich zu anderen bildgebenden Verfahren wurde bereits mehrfach erwähnt. Inwieweit aber die MR-Arthrographie das therapeutische Handeln positiv beeinflussen kann, wird im nächsten Abschnitt diskutiert.

Therapeutische Konsequenzen

Biomechanische Korrektur des Azetabulums ist primäres Ziel der gelenkerhaltenden Operationen bei der Dysplasie

Bei Vorliegen einer dysplastischen Deformität steht es heute außer Zweifel, daß im Erwachsenenalter eine biomechanische Korrektur der Hüftgelenkpfanne, unter Beachtung der Kontraindikationen, eine sinnvolle therapeutische Möglichkeit darstellt (Klaue et al. 1988; Ganz et al. 1988; Tschauner et al. 1992; Tönnis et al. 1994; Millis 1995) (siehe Kapitel 25). Im Prinzip ist das „Problem der schiefen Ebene" zu lösen, und die Tragfläche muß operativ wieder horizontal übergreifend eingestellt werden. In den meisten Fällen kann dann wieder ein kongruentes *Containment* hergestellt und damit der Kräftefluß innerhalb der Tragfläche und des Kapsel-Labrum-Komplexes normalisiert werden (Tschauner u. Hofmann 1997b).

Kontroverse um die simultane Arthrotomie bei Pfannenosteotomie: obligat, fakultativ, nur bei Chiari-Osteotomien, nicht notwendig?
MR-Arthrographie sinnvolle Bereicherung für Diagnostik und therapeutische Entscheidung

Keine Einigkeit besteht bis heute in der Frage, ob die alleinige biomechanische Korrektur der Dysplasie ausreicht oder ob zusätzlich der geschädigte Kapsel-Labrum-Komplex primär mitberücksichtigt werden sollte. Auch auf dem internationalen Expertenmeeting über Labrumläsionen, das im Herbst 1997 in Wien stattfand, reichten die Meinungen von obligater Arthrotomie mit Labruminspektion, Teilresektion oder Refixation (Leunig aus Bern), fakultativer Arthrotomie bei ausgewählten Fällen (Millis aus Boston), über Arthrotomie nur bei Chiari-Osteomien (Ohzono aus Osaka) bis zu Verzicht

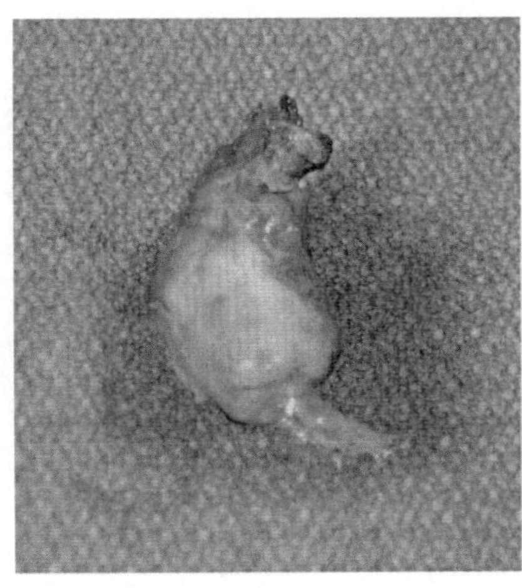

Abb. 15.12. Operationspräparat der ausgeprägten Labrumläsion III B von Abb. 15.9, massiv hypertrophiertes (5 × 3 cm) und degenerativ verändertes ventrokraniales Labrumstück, das als freier Körper im Gelenk lag.

auf Arthrotomie und Nichtberücksichtigung des Kapsel-Labrum-Komplexes (Tönnis aus Dortmund) bei gleichzeitiger Pfannenosteotomie. Nach unseren Erfahrungen sollte jedoch vor einem so großen korrigierenden Eingriff, bei klinischem Verdacht auf Labrumläsion, die Lage und Größe der Läsion sowie das Vorliegen von Begleitläsionen mit der MR-Arthrographie abgeklärt werden. In unserer kleinen Serie von zwölf Patienten mit DBO, konnten wir durch diese präoperative Abklärung jene fünf Fälle herausfinden, bei denen die Labrumläsion als großer freier Körper (Grad III B) den klinischen Erfolg einer suffizienten Korrektur hätte beeinträchtigen können (Abb. 15.12). Weiterhin war es möglich, intra- und extraossäre Ganglien gleich mit zu korrigieren. Die nicht primär korrigierten Labrumläsionen Grad I und II scheinen nach einer suffizienten biomechanischen Korrektur keine klinischen Probleme mehr zu machen. Ganz und Mitarbeiter traten in ihrer letzten Publikation auch für die präoperative Abklärung mit der MR-Arthrographie ein (Leunig et al. 1997), obwohl bei der periazetabulären Beckenosteotomie eine obligate Arthrotomie zur Zeit noch routinemäßig durchgeführt wird. Millis berichtete über eine neue Studie aus Boston, mit der die Altersabhängigkeit der Labrumläsionen bei der Dysplasie bestätigt wurde. Das Durchschnittsalter der Patienten ohne Labrumläsion betrug 23 Jahre (22 bis 40 Jahre) mit Labrumläsion 31,4 Jahre (22–43 Jahre). Einhellig wurde bei diesem Expertenmeeting die Meinung vertreten, daß die MR-Arthrographie eine sinnvolle diagnostische Bereicherung bei der Abklärung der Hüftdysplasie darstellt. Erst weitere prospektive Studien werden jedoch zeigen können, bei welchen Patienten eine präoperative MR-Arthrographie sinnvoll und bei welchen zusätzlich zur Pfannenkorrektur noch eine Arthrotomie mit Labruminspektion, Teilresektion oder Refixation notwendig ist.

Eine weitere Kontroverse stellen die grenzwertigen Dysplasien dar. Auch heute noch wird in vielen Fällen die varisierende intertrochantäre Umstellungsosteotomie (ITO) für diese Patienten als ausreichende biomechanische Korrektur angesehen (Kummer 1986; Bombelli 1993). In unserer kleinen Serie konnten wir zeigen, daß bei einer bereits bestehenden Kapsel-Labrum-

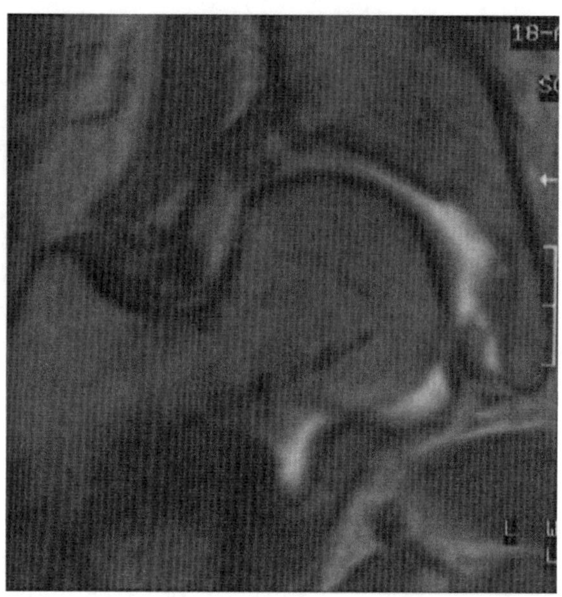

Abb. 15.13. Koronare MR-Arthrographie einer 38jährigen Patientin. Diese hatte zwei Jahre zuvor wegen Dysplasie Grad II mit Belastungsschmerzen andernorts eine varisierende ITO erhalten. Trotz biomechanisch erfolgreicher Umstellung hatte die Patientin weiterhin progrediente therapierefraktäre Schmerzen mit typischer Labrumsymptomatik. Die MR-Arthrographie zeigt eine große Labrumläsion Typ III B, die das Substrat für die Beschwerden darstellt.

Kontroverse um ITO und Chiari-Osteotomie: keine ITO bei grenzwertiger Dysplasie und Labrumläsion, bestehende „Mikroinstabilität" wird nicht behoben, keine Chiari-Osteotomie bei Labrumläsion (liegt im Giebel der Osteotomie)

läsion eine chronische „Mikroinstabilität" des Hüftgelenkes mit Überbeanspruchung der sekundären Stabilisatoren besteht, die sich nicht durch eine ITO beheben läßt. Die Analyse unserer Operationsergebnisse unter Berücksichtigung der biomechanischen Grundlagen läßt klar erkennen, daß in diesen Fällen mit bestehender Kapsel-Labrum-Läsion eine symptomatische Korrektur der Hebelverhältnisse mittels ITO mittel- bis langfristig in den seltensten Fällen erfolgreich ist (Abb. 15.13). Wir würden heute bei symptomatischen grenzwertigen Dysplasien keine ITO, sondern gleich die DBO durchführen. Obwohl diese Meinung von den Teilnehmern des Expertenmeetings mit Ausnahme von Villar vertreten wurde, sollte bei Kenntnis der Situation im deutschsprachigen Raum zumindest gefordert werden, daß vor einer ITO eine Kapsel-Labrumläsion mittels MR-Arthrographie ausgeschlossen wird. Das gleiche gilt auch für die immer noch als Primäreingriff bei kongruenten Hüftgelenken verwendete Chiari-Osteotomie (Hoegh u. Macnicol 1987; Lack et al. 1991). Ohzono und Mitarbeiter aus Osaka forderten beim Expertenmeeting prinzipiell eine Arthrotomie vor einer Chiari-Beckenosteotomie, da sie in einer früheren Arbeit zeigen konnten, daß eine nicht beachtete Labrumläsion nach einer Chiari-Beckenosteotomie in den meisten Fällen zu schlechten klinischen Ergebnissen führt (Nishina et al. 1990). Bei einzelnen Patienten mit andernorts operierten Chiari-Osteotomien konnten wir mit der MR-Arthrographie zeigen, daß eine Labrumläsion im zentralen Belastungsbe-

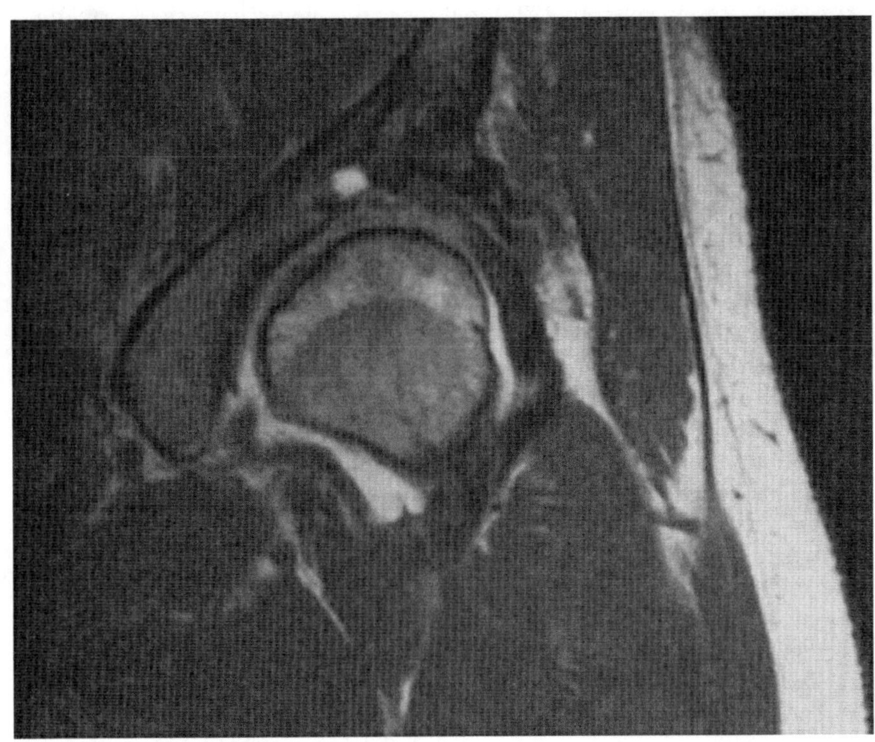

Abb. 15.14. Koronare MR-Arthrographie einer 36jährigen Patientin. Wegen Dysplasie Grad IV und Belastungschmerzen ist vier Jahre zuvor andernorts eine Chiari-Osteotomie durchgeführt worden. Trotz biomechanisch erfolgreicher Beckenosteotomie hatte die Patientin weiterhin progrediente, therapierefraktäre Belastungsschmerzen, aber keine eindeutige Labrumsymptomatik. Die MR-Arthrographie zeigt im Giebel der Osteotomie eine degenerative Labrumläsion und ein intraossäres Ganglion.

reich mit oder ohne intraossärem Ganglion die Ursache für die persistierenden Schmerzen waren (Abb. 15.14).

Kontroverse um Dysplasie mit Labrumläsion bei Arthrose und/oder höherem Alter: alleinige „palliative" Labrumresektion (DEKO) sinnlos, arthroskopische Labrumresektion eventuell erfolgreich

Eine weitere Kontroverse stellen die älteren Hüftdysplasie-Patienten (um 40 Jahre) mit fortgeschrittener Arthrose dar. In unserer kleinen Serie mit alleiniger palliativer Labrumresektion (DEKO) konnten wir zeigen, daß durch diesen Eingriff das Hüftgelenk weiter destabilisiert und der letzte Stabilisator (die „Leitplanke") entfernt wurde. Tönnis und Mitarbeiter berichten auch für diese Fälle mit „erweiterter Indikation" über klinisch gute Ergebnisse nach DBO (Tönnis et al. 1994), die wir allerdings in einem früher operierten Kollektiv nur teilweise bestätigen konnten (Tschauner et al. 1992). Interessant waren beim Expertenmeeting die Ergebnisse der arthroskopischen Teilresektion des Labrums ohne biomechanische Korrektur von Villar aus Cambridge. In seinem Kollektiv von 37 Patienten waren nach über zwei Jahren 75% der Patienten subjektiv zufrieden und benötigten keinen weiteren Eingriff. Genauere Angaben über den Schweregrad der Dysplasien bei seinen Patienten konnte er allerdings leider nicht machen. Millis betonte, daß in Boston die arthroskopische Labrumteilresektion in ausgewählten Fällen durchgeführt wird (McCarthy u. Busconi 1995), daß aber die biomechanische Korrektur – wann immer möglich – das Ziel der Therapie sein sollte.

Statt palliativer DEKO gleich HTEP, MR-Arthrographie hilft Indikation für Pfannenosteotomie und HTEP zu objektivieren

Vergleicht man in unserer Pilotstudie die Untergruppen der DEKO und der HTEP die nur eine geringfügig verschiedene Ausgangslage aufweisen, so muß man den Schluß ziehen, daß die palliative DEKO nach einer kurzfristigen Erleichterung klinisch rasch progredient verläuft und in einer HTEP endet, so daß die DEKO bei der Dysplasie-Koxarthrose nicht empfohlen werden kann. Nach den negativen Erfahrungen unserer Pilotstudie mit den Patienten der DEKO-Gruppe werden diese Patienten heute bei weiter bestehenden therapierefraktären Beschwerden gleich primär mit einer HTEP versorgt. Die MR-Arthrographie hat in diesem Grenzbereich geholfen, die Indikation für eine HTEP-Versorgung auch beim jüngeren Patienten zu objektivieren, da die konservative Therapie bei einer Labrumläsion mit oder ohne Begleitläsion bei diesen Patienten selten Erfolg gezeigt hat. Wieweit bei diesen Patienten die biomechanische Azetabulumkorrektur oder alleinige Arthroskopie in Zukunft noch einen Stellenwert haben wird, können erst weitere prospektive Studien zeigen.

Neben biomechanischen Parametern und Labrumläsion zahlreiche weitere Parameter für Operationsindikation

Selbstverständlich sind bei der individuell zu stellenden Operationsindikation neben den röntgenologisch dokumentierten Winkelparametern und den MR-arthrographisch klassifizierten Labrumläsionen auch andere Überlegungen mitzuberücksichtigen: Alter, Körpergewicht, berufliche Belastungen, sportliche Ansprüche, Leidensdruck, Beeinträchtigung der Arbeitsfähigkeit, Lebensqualität, Compliance und nicht zuletzt die Erwartungshaltung des Patienten. Es sollte also keinesfalls „Röntgen- oder Labrumkosmetik" betrieben werden, auch wenn die röntgenologisch faßbaren morphologischen Veränderungen und entsprechenden Winkelwerte einen entscheidenden prognostischen Wert haben. Im unteren Bereich (grenzwertige Dysplasie) und oberen Bereich (Arthrose und Alter) können neben den Beschwerden und der Erwartungshaltung des Patienten die Labrumläsion und eventuell vorhandene Begleitläsionen eine wesentliche Entscheidungshilfe bieten.

Fazit

- Die Labrumläsion des Hüftgelenkes ist eine häufige und schmerzhafte Läsion des Kapsel-Labrum-Komplexes bei der Hüftdysplasie des Erwachsenen. Die klinischen Zeichen und die Provokationsteste sind typisch, aber nicht spezifisch. Labrumläsionen und ihre Begleitveränderungen sind Zeichen einer biomechanischen Dekompensation des Gelenkes.
- Die MR-Arthrographie (MRA) des Hüftgelenkes stellt eine standardisierte Untersuchungstechnik ohne wesentliches Riskio dar, die mit einer ausgezeichneten Treffsicherheit (etwa 90%) Labrumläsionen und eventuelle Begleitveränderungen (intra- und extraossäre Ganglien sowie Streß-Knochenmarködeme) diagnostizieren kann.
- Die möglichst optimale biomechanische Korrektur der Pfannenpathologie ist das primäre Ziel der gelenkerhaltenden Hüftchirurgie. Der Stellenwert der Labrumläsion im Rahmen der Korrekturosteotomien der Hüftgelenkpfanne ist derzeit noch nicht ausreichend bekannt.

- Aufgrund unserer bisherigen Erfahrungen empfehlen wir bei Patienten mit dem klinischen Verdacht einer Labrumläsion, die MR-Arthrographie vor einem geplanten gelenkerhaltenden Eingriff am Hüftgelenk durchzuführen.
- Bei Vorliegen einer Labrumläsion III B (degeneratives Labrum mit vollständigem Abriß) und/oder Ganglion empfehlen wir gleichzeitig mit der Korrekturosteotomie der Hüftgelenkpfanne die Arthrotomie mit Labrum- und Ganglion-Sanierung.
- Folgende Aspekte sollten bei der Indikationsstellung zur gelenkerhaltenden Hüftchirurgie berücksichtigt werden:
  - Aufgrund unserer vorläufigen Ergebnisse und der biomechanischen Überlegungen liegt der Schluß nahe, daß Dysplasien mit Labrumläsionen durch eine ITO nicht ausreichend stabilisiert werden können.
  - Labrumläsionen und/oder Ganglien können die Ergebnisse einer technisch korrekt durchgefühten Chiari-Osteotomie beeinträchtigen.
  - Isolierte palliative Labrumteilresektionen führen bei fortbestehender Pathomorphologie der Pfanne nach vorübergehender Besserung zur mechanischen Dekompensation mit rasch progredienter Sekundärarthrose.
- Die sicherste Vermeidung einer Labrumläsion im Erwachsenenalter besteht in der frühzeitigen Erkennung und Behandlung der dysplastischen Deformität bereits im Säuglings- und Kindesalter.

Weiterführende Literatur

Anderhuber F.: Klinische Anatomie. In: Tschauner C.: Die Hüfte, Enke, Stuttgart 1997a (S. 4–12)

Bombelli R.: Structure and Function in Normal and Abnormal Hips, How to Rescue Mechanically Jeopardized Hips. Springer, Berlin/Heidelberg 1993

Brinkmann P., W. Frobin, E. Hierholzer: Belastete Gelenkfläche und Beanspruchung des Hüftgelenkes. Z. Orthop. 118 (1980) 107–115

Chevrot A. et al.: The labrum acetabular, Apropos of 121 arthrographies of the hip in adults. J. Radiol. 69 (1988) 711–720

Czerny C., S. Hofmann, A. Neuhold, C. Tschauner, A. Engel, M.P. Recht, J. Kramer: Lesions of the Acetabular Labrum: Accuracy of MR Imaging and MR Arthrography in Detection and Staging. Radiology 200 (1996) 225–230

Fitzgerald R.H.J.: Acetabular labrum tears, Diagnosis and treatment. Clin. Orthop. 311 (1995) 60–68

Ganz R., K. Klaue, T.S. Vinh, J. W. Mast et al.: A new periacetabular osteotomy for the treatment of hip dysplasia. Clin. Orthop. 232 (1988) 26–36

Graf L., J. Freyschmidt: Die subchondrale synoviale Zyste als intraossäres Ganglion. RöFo 148 (1988) 398–402

Graf R.: Sonographie der Säuglingshüfte. Z. Orthop. 128 (1990) 355–356

Graf R., C. Tschauner, W. Klapsch: Dreifachosteotomie des proximalen Femur bei Coxa vara mit Hochstand des Trochanter major und Beinverkürzung. Operat. Orthop. Traumatol. 4 (1992) 50–62

Greenwald A.S., D.W. Hayes: Weight bearing areas in the human hip joint. J. Bone Jt. Surg. B 54 (1972) 157–163

Hodler J., S.J. Yu, D. Goodwin, P. Haghighi, D. Trudell, D. Resnick: MR Arthrography of the Hip: Improved Imaging of the Acetabular Labrum with Histologic Correlation in Cadavers. AJR 165 (1995) 887–891

Hoegh J., M.F. Macnicol: The Chiari Pelvic Osteotomy – A Long-Term Review of Clinical and Radiographic Results. J. Bone Jt. Surg. B 69 (1987) 365–373

Hofmann S., C. Tschauner, C. Czerny: Diagnostic Value of MR-Arthrography in detecting Labral Lesions of the Hip Joint. EFORT Meeting, Barcelona. (1997) 132

Ikeda T., G. Awaya, S. Suzuki, Y Okada, H. Tada: Torn acetabular labrum in young patients, Arthroscopic diagnosis and management. J. Bone Jt. Surg. B 70 (1988) 13–16

Kim Y.H., H. Azuma: The Nerve Endings of the Acetabular Labrum. Clin. Orthop. 320 (1995) 176–181

Kim H.T., D.R. Wenger: The Morphology of Residual Acetabular Deficiency in Childhood Hip Dysplasia: Three-Dimensional Computed Tomographic Analysis. J. Pediatr. Orthop. 17 (1997) 637–647

Klaue K., A. Wallin, R. Ganz: CT-Evaluation of Coverage and Congruency of the Hip prior to Osteotomy. Clin. Orthop. 323 (1988) 15–25

Klaue K., C. Durnin, R. Ganz: The Acetabular Rim Syndrome, A Clinical Presentation of Dysplasia of the Hip. J. Bone Jt. Surg. B 73 (1991) 423–429

Kummer B.: Biomechanische Grundlagen der Statik des Hüftgelenks, Kritische Stellungnahme zu einer neuen Theorie. Z. Orthop. 124 (1986) 179–187

Lack W., R. Windhager, H.P Kutschera, A. Engel: Chiari Pelvic Osteotomy for Osteoarthritis secondary to Hip Dysplasia. J. Bone Jt. Surg. B 73 (1991) 229–234

Lage L.A., J.V. Patel, R.N. Villar: The acetabular labral tear: an arthroscopic classification. Arthroscopy 12 (1996) 269–272

Leunig M., R. Ganz: Das Berner Konzept – Die Reorientierung der dysplastischen Hüftpfanne mit der Berner periazetabulären Osteotomie nach Ganz. Orthopäde 27 (1998) in Druck

Leunig M., S. Werlen, A. Ungersbock, K. Ito, R. Ganz: Evaluation of the acetabular labrum by MR arthrography. J. Bone Jt. Surg. B 79 (1997) 230–234

McCarthy J.C., B. Busconi: The role of hip arthroscopy in the diagnosis and treatment of hip disease. Orthopedics 18 (1995) 753–756

Millis M.B.: Osteotomies about the Hip for the Prevention and Treatment of Osteoarthritis. J. Bone Jt. Surg. A 74 (1995) 626–647

Mitchell D.G., M.E. Steinberg, M.K. Dalinka, V.M. Rao, M. Fallon, H.Y. Kressel: Magnetic Resonance Imaging of the Ischemic Hip: Alterations within the Osteonecrotic, viable and reactive zones. Clin. Orthop. 244 (1989) 60–77

Neumann C.H., S.A. Petersen, A.H. Jahnke: MR imaging of the labral-capsular complex: normal variations. Am. J. Roentgenol. 157 (1991) 1015–1021

Nishina T., S. Saito, K. Ohzono, N. Shimizu, T. Hosoya, K. Ono: Chiari Pelvic Osteotomy for Osteoarthritis: The Influence of the Thorn and Detached Acetabular Labrum. J. Bone Jt. Surg. B 72 (1990) 765–769

Pauwels F.: Atlas zur Biomechanik der gesunden und kranken Hüfte. Springer, Berlin/Heidelberg 1973

Petersilge C.A., M.A. Haque, W.J. Petersilge, J.S. Lewin, J.M. Lieberman, R. Buli: Acetabular labral tears: evaluation with MR arthrography. Radiology 200 (1996) 231–235

Petersilge C.A.: Current concepts of MR arthrography of the hip. Semin. Ultrasound, CT, MR 18 (1997) 291–301

Pitto R.P., K. Klaue, R. Ganz: Labrumläsionen und acetabuläre Dysplasien bei Erwachsenen. Z. Orthop. 134 (1996) 452–456

Schmalzried T.P., K.H. Akizuki, A.N. Fedenko, J. Mirra: The Role of Access of Joint Fluid to Bone in Periartcular Osteolysis. J. Bone Jt. Surg: A 79 (1997) 447–452

Schweizer M.E., L.M. White: Does Altered Biomechanics Cause Marrow Edema? Radiology 198 (1996) 851–853

Sittek H., F. Eckstein, S. Milz, E. Schulte, M. Reiser: Assessment of normal patellar cartilage volume and thickness using MRI: an analysis of currently available pulse sequences. Skelet. Radiol. 25 (1996) 55–62

Suzuki S., G. Awaya, Y. Okada, M. Maekawa, T. Ikeda, H. Tada: Arthroscopic diagnosis of ruptured acetabular labrum. Acta orthop. scand. 57 (1986) 513–515

Tönnis D.: Die angeborene Hüftdysplasie und Hüftluxation im Kindes- und Erwachsenenalter. Springer, Berlin/Heidelberg 1984

Tönnis D., A. Arning, M. Bloch, A. Heinecke, K. Kalchschmidt: Triple Pelvic Osteotomy. J. Pediatr. Orthop. 3 (1994) 54–67

Tönnis D., A. Heinecke: Verringerte oder vermehrte Antetorsion und Anteversion – präarthrotische Deformitäten in der dritten Dimension. In: Tschauner C. (Hrsg): Die Hüfte. Enke, Stuttgart 1997 (S. 112–121)

Tschauner C., S. Hofmann: Restdysplasie und Dysplasiecoxarthorse – Biomechanische Prinzipien und Entscheidungshilfen zur gelenkserhaltenden orthopädisch-chirurgischen Behandlung. In: Tschauner C.: Die Hüfte, Enke, Stuttgart 1997a (S. 92–110)

Tschauner C., S. Hofmann, C. Czerny: Hüftdysplasie. Morphologie, Biomechanik und therapeutische Prinzipien unter Berücksichtigung des Labrum acetabulare. Orthopäde 26 (1997b) 89–108

Tschauner C., S. Hofmann, C. Czerny: Preliminary outcome of Joint Preserving Hip surgery in Residual Hip Dysplasia based on MR-Arthrography assessment. EFORT Meeting, Barcelona. (1997c) 132

Tschauner C., W. Klapsch, W. Kohlmaier, R. Graf: Der Stellenwert der dreifachen Beckenosteotomie nach Tönnis im Rahmen der Spätdysplasie und frühen Sekundärarthrose des Hüftgelenkes. Orthop. Prax. 28 (1992) 225–263

Zimny M.L.: Mechanoreceptors in articular tissue. Amer. J. Anat. 182 (1988) 16–32

Therapie

16 Die Behandlung der Hüftdysplasie und Hüftluxation in den vergangenen 50 Jahren im Licht eigenen Erlebens

H. Mau

Die ersten Jahre

Der 35. Kongreß der damaligen Deutschen Orthopädischen Gesellschaft (DOG), der als 2. Kriegsarbeitstagung vom 20.–23. Mai 1944 unter der Leitung meines Vaters im Billroth-Haus in Wien stattfand, war der erste große Orthopädenkongreß, an dem ich teilnahm. Am Vortag war Adolf Lorenz zu seinem 90. Geburtstag in einer Festsitzung als „Vater der deutschen Orthopädie" apostrophiert und unter anderem wegen seiner herausragenden Verdienste um die Behandlung der sogenannten angeborenen Hüftluxation gefeiert worden. Er wurde mit der Goethe-Medaille ausgezeichnet. Für die Verleihung des Nobelpreises soll ihm bei der Abstimmung eine Stimme gefehlt haben. Seinem bekannten Sohn Konrad, der übrigens damals nicht in Wien zugegen war, wurde diese Ehre später jedoch zuteil. Adolf Lorenz bedankte sich, auf einen Stock gestützt, stehend in einer kurzen Ansprache; Spitzy nahm an der Veranstaltung ebenfalls teil – im Rollstuhl sitzend.

Themen der Wiederherstellungschirurgie standen aus leicht nachvollziehbaren Gründen ganz im Vordergrund: Gelenkkontrakturen und -steifen, periphere Nervenschußverletzungen, die Marknagelung, Amputations-, Nachamputations- und Prothesenfragen sowie das Sudecksche Syndrom. Hervorstechend unter den freien Vorträgen war das Referat von v. Haberler, Wien, über die „Erkennung und Behandlung der angeborenen Hüftverrenkung in den ersten Lebenswochen sowie deren Resultate". Die Verhandlungen wurden kriegsbedingt nicht veröffentlicht. V. Haberler faßte aber seine auch heute noch lesenswerten Erfahrungen 1945 in der Zeitschrift für Orthopädie, Band 75, zusammen.

Entschieden trat er für die **Frühestbehandlung** ein: spätestens in den ersten drei Lebenswochen, vor Eintritt der Abspreizbehinderung. Er propagierte die Anfertigung einer Gipsliegeschale in Bauchlage in einer „mitigierten" Lorenz-Stellung, d.h. keineswegs in der extremen 90°-Froschhaltung der Beine. Letztere wurde damals zur Reluxationsprophylaxe noch relativ häufig angewandt. Von 36 schonend behandelten Fällen erzielte er 31mal ein einwandfreies anatomisches Resultat. Fünfmal mußte er eine leichte „Osteochondritis" in Kauf nehmen, die sich aber vollständig wieder ausglich. Bei 88 Fällen dagegen, die erst nach der 3. Lebenswoche therapiert worden waren, sah er 18mal eine leichte, 19mal eine ausgeprägte „Osteochondritis".

Er zeigte bereits, daß die Verhütung eines „Luxationsperthes" gerade in den ersten Wochen möglich ist, solange noch keine Abspreizbehinderung besteht und der Oberschenkelkopf noch nicht „gepreßt" wird, wie er schreibt, weil er die Abduktion nicht forcierte und statt dessen in eine leichte Beugung über 90° auswich. Zur Behandlung noch nicht luxierter Hüften empfahl er Übungen und ein Spreizkissen. V. Haberler war seiner Zeit um Jahrzehnte voraus, wenn er eine noch engere Zusammenarbeit mit den Pädiatern empfahl, denen er viel Wissen verdankte, und wenn er generell die körperliche Untersuchung eines jeden Neugeborenen forderte. Auch Albert Lorenz, der ältere Bruder von Konrad Lorenz und Orthopäde wie sein Vater, empfahl übrigens die Gipsschalentherapie und eine Neugeborenenuntersuchung durch den Orthopäden. So wurde Wien bereits damals zum wegweisenden Zentrum der Frühestdiagnose und -behandlung.

Der gesamte Komplex der Hüftluxation – und damit der Stand der Therapie nach Ende des 2. Weltkrieges – wurde ausführlich in den Verhandlungen der DOG des übernächsten, 37. Kongresses 1949 unter der Leitung von G. Hohmann in München, z.T. kontrovers, diskutiert (Einrenkungsalter, Methoden der Einrenkung und Retention, Dauer der Nachbehandlung, Kontrakturen und Reluxationen sowie die Rolle der Antetorsion des Schenkelhalses). Einigkeit bestand über das Erfordernis eines schonenden Vorgehens.

Die Befürworter der Frühdiagnostik als Voraussetzung der Frühbehandlung überwogen im Blick auf die Gefahren der Osteochondritis. Schede war ein Verfechter der **funktionellen und der Frühbehandlung.** Er wies unter anderem darauf hin, daß es sich bei den vermeintlichen Zerfallserscheinungen des Hüftkopfes nicht um einen pathologischen Prozeß, sondern lediglich um den Ausdruck der funktionellen Anpassung der Kopfepiphyse infolge der veränderten therapeutischen Beinhaltung handele. Brandes forderte die **Tiefeinstellung des Kopfes** in der Pfanne. Die Arthrographie schien unter dem Einfluß von Leveuf erst im Kommen. Die **unblutige Reposition** stand völlig im Vordergrund. Die verschiedenen **Pfannendachplastiken mit Spänen** waren weit verbreitet, obgleich sich diese bei zu hoher oder zu tiefer Einpflanzung öfters resorbierten. Güntz empfahl deshalb die **Frühpfannendachplastik.** Peter Bade trug die Technik seiner „**Pfannensprengung**" vor, indem er bei veralteten Fällen eine schräge Osteotomie im mittleren Pfannenbereich vornahm und auf diese Weise die Dachpartien vergrößerte, um die Kopfbedekkung zur Verhinderung einer Reluxation zu vergrößern. Den Spalt hielt er durch das Einschlagen eines Elfenbeinkeiles offen. Auch wenn die Ergebnisse enttäuschten, wurde er mit dieser Operation Vorläufer der späteren Chiari-Beckenosteotomie. Pauwels stellte erstmals seine später so große Verbreitung erlangende Adduktionsosteotomie zur Behandlung der arthrotischen Flachpfanne bei Coxa valga vor; eine große Rolle spielten aber bei den verbreiteten alten hochsitzenden Luxationen noch die subtrochanteren, stark valgisierenden Abstützungsosteotomien gegenüber der „Urpfanne". Nur ausnahmsweise nahm man seine Zuflucht zur Hüftarthrodese. Lindemann unterbreitete damals sein Bewertungsschema der Ergebnisse, auf welches Hohmann seine große **Sammelstatistik** gründete (39. Kongreß 1951). Die Ergebnisse waren insgesamt wenig befriedigend, alarmierend die Zahl der Osteochondritiden, bis zu 73%. So etwa läßt sich der Stand der damaligen Luxationsbehandlung, wenn auch sehr lückenhaft, umreißen. Dabei handelte es sich größtenteils um ein älteres, schwereres Krankengut als heute.

Mit der Konsolidierung der Nachkriegsverhältnisse, als der Zugang zur ausländischen Literatur und der persönliche Erfahrungsaustausch über die Grenzen hinweg wieder möglich war, sowie mit der Mütterberatung durch die Gesundheitsämter und später durch die allgemeinen Säuglingsuntersuchungen zur Früherfassung, aber auch mit den großen Fortschritten der Nachbarfächer und der Technik, war der Grundstein gelegt für die enorme Verbesserung der Luxationsbehandlung. So verschob sich das Krankheitspanorama langsam von den schweren Verrenkungen zu den Dysplasien.

Es ist ausgeschlossen, einen auch nur annähernd vollständigen Überblick über die zahllosen Versuche zur Optimierung der Behandlungsergebnisse zu vermitteln. Lediglich eine kleine Auswahl von Verfahren und Therapiegrundsätzen kann hier vorgestellt werden, fußend auf der Literatur, der Erinnerung und auf persönlichen Erfahrungen.

Die konservative Therapie

Wer die „klassische“ Behandlung zur Retention nach offenen oder geschlossenen Hüftverrenkungen in extremer 90/90°-„**Froschstellung**“ (Lorenz I) mit rechtwinkliger Beuge- und Abspreizstellung miterlebt hat, denkt heute höchst ungern daran zurück, auch an die forcierte Fixation in Abspreiz-Innendrehstellung der gestreckten Beine (Fritz Lange). Man vergißt die gelegentlich auftretenden schmerzhaften Schwellungen und sogar Hämatome in der Leistengegend nicht, denen aus heutiger Sicht fast zwangsläufig eine Kopfnekrose folgen mußte. Zur Vermeidung der im Vordergrund stehenden Reluxationsgefahr nahm man auch Extremstellungen in Kauf. Erst im Laufe der Jahre lernten wir, daß nicht das kurzdauernde Repositionsmanöver, sondern ein längerdauernder Druck auf den Kopf oder Teile desselben in unphysiologischer Stellung eine mehr oder weniger reversible Nekrose erzeugt. Zur Erkennung von Interponaten setzte sich die Arthrographie durch, die u.a. Tönnis umfassend anwendete. Dies zog eine Zunahme der offenen Repositionen nach sich, die man zunächst durch vorherige **Längsextensionen** zu erleichtern suchte. Zur Vordehnung der Weichteile – und möglichst gleichzeitig auch zur „**funktionellen**“ **Reposition** – wurden zahlreiche Modifikationen von Bandagen, Gipsen, verstellbaren Schienen und Apparaten verwendet, die durch ihre variable Einstellung einerseits dem Behandlungsfortschritt im Hinblick auf die Retention angepaßt wurden, aber zugleich die Kopfernährung nicht behindern sollten. Wir benutzten zunächst die an unserer Klinik fortentwickelte Hoffmann-Daimler-Schiene, setzten sie aber wegen ihrer relativ hohen Osteonekroserate später wieder ab. Gegen Ende der Nachbehandlungsphase war auf den Korridoren der orthopädischen Abteilungen das „Schede-Rädchen“ oft zu sehen, welches die aktive Fortbewegung durch mittlere Abspreizung und Hüftbeugung gestattete. Weit verbreitet blieb zunächst das **Spreizhöschen nach Becker**, das auch heute noch gelegentlich bei leichteren Dysplasien – neben breitem Wickeln und einem Spreizkissen – zur Abspreizbehandlung im Säuglingsalter verwandt wird. Aber was behandeln wir damit, fast ohne das Risiko einer Kopfnekrose?

Hier ist die Differenzierung von den leichteren, meist einseitigen, fast immer spontan heilenden und gewöhnlich keiner eigentlichen Therapie bedürftigen **Schräglagehüften** mit ihren leichten Abspreizbehinderungen und vorwiegend einseitig retardierten Pfannendächern hervorzuheben, ein Krankheitsbild, dessen Beschreibung wir hauptsächlich den Pädiatern Gladel und Lübbe verdanken; es ist allerdings von unseren Fachkollegen (noch) nicht allgemein akzeptiert worden. Gerade diese Fälle sind es, die meines Erachtens manche Statistiken verfälschen und die uns den Vorwurf einer Übertherapie eingetragen haben – verständlich auch unter defensivmedizinisch-forensischen Gesichtspunkten. Die Indikation zur Kontrakturbehandlung ist gerade hier zurückhaltend zu stellen, je mehr sich die sonographische Diagnostik dank der hervorragenden Arbeiten von Graf durchgesetzt hat. Damit wurde das alte Ziel der allgemeinen Frühestbehandlung in greifbare Nähe gerückt.

Von großer Bedeutung für die Diagnostik und die Therapie war ferner die Erkenntnis, daß dem **Schnapp-Phänomen** (Roser, Barlow, Ortolani) etwa der ersten drei Lebenswochen längst nicht immer eine Luxation, sondern vielfach eine intraartikuläre Doppelpfanne verschiedener Gradausprägung zugrunde liegt, indem der bei einer Adduktionskontraktur nach kranial dringende Hüftkopf nach distal eine kleine knorpelige Leiste im mittleren Bereich des plastischen Pfannenknorpels bildet, wie W.M. Dörr seinerzeit anhand der Ortolani-Präparate demonstrieren konnte. Aus dieser Erkenntnis ergaben sich zwei Folgerungen: **1. Der Kopf muß für eine gewisse Zeit in den unteren Sektor eingestellt werden und dort verbleiben.** Das geschieht nicht hinreichend – zumal angesichts allfällig drohender Hüftkopfnekrosen – in stärkerer Abspreizstellung bei Innen- oder Außendrehung der Beine, sondern **in einer Beugestellung der Hüften von mindestens 110°.** Diesen herausragenden Fortschritt verdanken wir Fettweis (1968) mit seinem **Hockgipsverfahren** unter zunächst nur geringer Abspreizung der Beine, später gefolgt von mäßiger Abduktion. Durch die stärkere Beugung der Beine in den Hüftgelenken treten die Köpfe in Pfannenhöhe herunter und erleichtern damit die Reposition, erschweren aber gleichzeitig durch die Herabsetzung der Weichteilspannung die Entstehung einer Kopfnekrose und einer Reluxation. Es schmälert nicht im geringsten sein Verdienst, wenn man feststellt, daß schon Werndorff (1905), ein Lorenz-Schüler, eine extreme „axilläre" Einstellung mit den Knien in der Achselhöhle zur Behandlung schwerster Luxationen empfahl. Ist es nicht erstaunlich, daß man nicht viel früher – statt der Abduktion allgemein – auf dieses Behandlungsprinzip gestoßen ist, welches die physiologische Stellung der Beinchen im Mutterleib nachahmt?

Seither fertigten wir vor der Behandlung einer Dysplasie oder Luxation als Test zunehmend eine Hüftbeugeaufnahme unter reduzierter Abduktion statt einer Arthrographie an, um im Hinblick auf die Repositionsmöglichkeiten klarer zu sehen: in nicht wenigen Fällen erfolgte eine Spontanreposition bzw. tiefe Kopfeinstellung.

Aus diesen Gegebenheiten folgte die zweite Konsequenz: **Läßt sich der Kopf tief einstellen, kommt es in erster Linie darauf an, ihn in dieser Stel-**

lung zu halten, damit sich der untere Pfannensektor unter Reduzierung der pathologischen, intraartikulären Sekundärpfanne wieder ausweiten und die erweiterte kraniale Gelenkkapsel nebst Weichteilen kontinuierlich schrumpfen kann. Die Stabilisierung ist also das nächste Ziel, worauf vor allem Tönnis hingewiesen hat.

Die sogenannte funktionelle Behandlung der Luxatio coxae congenita, die sich so vorzüglich in unser modernes dynamisches Denkschema einfügt, stellte als vorbereitende und als Repositionsmethode keinen Irrweg dar, wohl aber in der **primären Retentionsphase** gelockerter Hüften. Denn gerade diese Gelenke, wie die Lähmungshüften mit schlaffer Gelenkkapsel, reagieren auf eine zu geringe Führung in der Retentionszeit gewöhnlich schlecht mit einem Pfannendachaufbau und einer bleibenden Stabilisierung. Wir dürfen nicht vergessen, daß wir bei den Extensionsverfahren, wie bei manchen apparativen Repositionen und Bandagen, leider aus einer nicht ohne weiteres reponierbaren, also „stabilen" Luxation öfters eine instabile Retention mit vermehrter Rezidivneigung produziert, wenn auch nicht intendiert haben. Tönnis ist beizupflichten, wenn er feststellt, daß eine einheitliche funktionelle Nachbehandlung die Therapiedauer verlängert. Das gilt vor allem für die zu frühe Bewegungsfreigabe in der Anfangsphase der Retention und eine zu starre Fixierung in der Endphase.

Auf die Frage, wann das primäre Verfahren zu wechseln und wann überhaupt die Behandlung zu beenden ist, kann nur die persönliche Erfahrung für den einzelnen Fall die adäquate Antwort geben: wenn man Extreme vermeiden will, dürfen wir im allgemeinen davon ausgehen, daß kein Gelenk länger als drei Monate mehr oder weniger fixiert bleiben sollte, ausnahmsweise allerhöchstens sechs Monate. Das wurde mehr und mehr unsere Richtlinie. Wenn danach immer noch eine nennenswerte Instabilität vorhanden und keine Nachreifung des Pfannendaches erkennbar ist, muß die Frage der operativen Intervention ernsthaft geprüft werden. In diesem Punkt wird noch gelegentlich gesündigt; denn Fortschritte in der konservativen Behandlung stellen sich bekanntlich um so spärlicher ein, je mehr Zeit verstrichen ist.

Heute hat sich die **primäre Beugebehandlung** als Prinzip für die **Reposition und anfängliche Retention** durchgesetzt und mündete in die verschiedenen Formen einer nicht starr fixierenden Beinschiene. Die Entwicklung führte vom Gipsverband über Bandagen hierhin; beide sind deswegen noch keineswegs als obsolet anzusprechen. Entscheidend bleibt die Verhütung einer Adduktion, aber auch der Streckung der Beine, wie denn überhaupt das Fehlen der physiologischen Beugehaltung im Hüft- und Kniegelenk ein diagnostisches Frühzeichen einer Dysplasie darstellen dürfte, zumal bei Einseitigkeit.

So gingen auch wir den allgemeinen Weg zur **Beugeschiene**, wobei sich das Modell von Gekeler bewährte. Das alte Spreizhöschen, welches bei der Dysplasiebehandlung vor allem die Adduktorenkontraktur im Auge hatte, wird zukünftig gegenüber den Modellen mit stärkerer Hüftbeugung, wie z.B. auch demjenigen von Mittelmeier und Graf, vermutlich zurücktreten.

Tönnis hat dankenswerterweise schon frühzeitig die unter verschiedenen Bezeichnungen laufenden **Verknöcherungsstörungen der Hüftköpfe in Grup-**

pen eingeteilt. Freilich wird man sein **Stadium I** nicht ohne weiteres als Nekrose ansprechen dürfen, sondern als **physiologischen Kopfumbau**; denn Pauwels hat Schedes Vermutung erhärtet, daß mit der Veränderung der Stellung der Hüftköpfe – das gilt besonders für die Beugung – der hydrostatische Punkt wandert, in welchem, mechanisch gesehen, Ruhe herrscht, und wo sich nun erst ein neuer Knochenkern aufbauen kann. Dies heißt, daß sich der Wiederaufbau des Hüftkopfkernes an einem etwas anderen Punkt vollziehen muß; er wandert infolge der funktionellen Anpassung. Durch Röntgenaufnahmen lassen sich die Grenzen zwischen Nekrose und physiologischem Kopfumbau nicht bestimmen; dabei ist die Nekrose längst nicht immer reversibel – im Gegensatz zum Umbau. Ein wichtiges klinisches Unterscheidungsmerkmal stellen Schmerzen mit Weinen der Kinder und vor allem Schwellungen in der Leistengegend dar – wenn es dann nicht bereits zu spät ist.

So dämmerte langsam als weiterer entscheidender Fortschritt die Erkenntnis heran, daß sich **jedes Behandlungsverfahren des Luxationskomplexes an der Nekroserate des Hüftkopfes messen lassen muß**, und sei es um den Preis einer stationären Behandlung mit offener Reposition. Es steht m.E. eindeutig fest, daß **Kopfumbau und Kopfnekrose im Zuge der Dysplasie- oder Luxationsbehandlung, sei sie konservativ oder operativ, als exogen-iatrogen anzusprechen ist**, von der Osteochondrodysplasie und anderen seltenen Ätiologien abgesehen. Die **Verhütung von Kopfschäden** steht deshalb im Mittelpunkt aller Behandlungsstrategien, weil sich eine ungegnügende Pfannenüberdachung heute durch die modernen Azetabuloplastiken, die den entscheidenden Schritt nach vorne auf operativem Wege darstellen, fast immer beseitigen läßt, die irreversiblen Folgen eines Luxationsperthes mit Kopfschäden dagegen auf absehbare Zeit nicht! Im übrigen stellt vor allem eine große Erfahrung mit Eingehen auf die individuellen Besonderheiten jedes Falles die Basis für nekrosearme Verläufe dar.

Das Auftreten von Kopfschäden wird sich, verkürzt formuliert, bei der Alternative „Nekrose oder Reluxation" auch in Zukunft nicht immer vermeiden lassen, und dürfte deshalb kaum einen Grund für den erfolgreichen Abschluß eines Arzthaftpflichtverfahrens seitens der Patienteneltern abgeben; vor allem dann nicht, wenn ein guter persönlicher Kontakt zu den Eltern aufgebaut wurde. Es waren offenbar auch mit forensische Gründe, warum die Angloamerikaner seit Jahren nicht mehr von einer angeborenen, kongenitalen Hüftverrenkung (CDH) sprechen, wie sie v. Haberler in ausdehentem Maße noch angenommen hatte, sondern von der *developmental dysplasia of the hip* (DDH).

Für die mittelschweren Luxationen und Dysplasien junger Kinder übernahmen wir die **Pavlik-Bandage** (1958) zur funktionellen Behandlung. Günstig schien uns die Hüftbeugung etwas über 90° mit schonenden Repositionsmöglichkeiten. Eine gewisse Schwierigkeit bereitete das Vorliegen stärkerer asymmetrischer Kontrakturen, was für alle Vorrichtungen gilt, die die Bandbreite der möglichen Bewegungen nicht genügend begrenzen. Wir gaben das Verfahren nach einigen Jahren wieder auf, weil es sich uns in der Klinik und im ambulanten Bereich nicht als hinreichend „idiotensicher" erwies, zumal noch eine nennenswerte Kopfnekroserate auftrat. Anders z.B. in Japan, wo diese Bandage relativ oft angewandt wird oder jedenfalls wurde.

Zur Reposition der älteren und schwereren Fälle brachten wir 1955 die **guided abduction** von Craig aus den USA nach Heidelberg zurück (vgl. H. Mau 1956). Das Prinzip besteht darin, durch Hüftbeugung über 90° die luxierten Schenkelköpfe „automatisch" nach kaudal zu bringen und sich dann unter einer langsamen und schonenden, geführten Abduktion selbst einrenken zu lassen. Seltener war eine zusätzliche Reposition in Narkose erforderlich, bei einer angesichts der Schwere des Krankengutes relativ geringen Nekroserate. Bei uns in Deutschland läuft das Verfahren unter dem Namen **Overheadextension.** Es stellte ebenso wie die Pavlik-Bandage in unseren Augen deshalb einen Fortschritt dar, weil hier eine ziemlich schonende Reposition aus einer über 90° betragenden Beugestellung heraus mit tiefgetretenen Köpfen erfolgt.

Die operative Therapie

Die offene Reposition nach Ludloff

Die operative Reposition von einem ventralen Hautschnitt aus - mit Spaltung der vorderen Gelenkkapsel, die nach der Reposition nicht wieder geschlossen wird (Ludloff 1908) - schien eine Senkung der Nekroserate zu versprechen. Sie war 1957 von K. Chiari und seinem Schüler M. Salzer (1964) der Vergessenheit entrissen worden. Sie empfahlen den Eingriff beim Versagen konservativer Methoden. Wir konnten 1971 im angloamerikanischen Schrifttum über 46 erfolgreiche Eingriffe vor allem nach erfolglosen konservativen Repositionsversuchen nach Längs- oder Overheadextensionen berichten. Wir empfahlen diese Methode mit einer oberen Altersgrenze von zwei Jahren als relativ kleinen, bei entsprechender Übung einfachen Eingriff, allerdings mit zwei von W.M. Dörr eingeführten Modifikationen: Zur Herabsetzung der Adduktorenspannung bei der zunehmenden Abspreizung der gestreckten Beine, orginal nach Craig, wurden nicht nur die Hüftgelenke über 90°, sondern auch **die Unterschenkel im Knie annähernd rechtwinklig gebeugt** aufgehängt. Dadurch entspannen sich die Ischiokruralmuskeln, ein gar nicht hoch genug einzuschätzender Vorteil der Beugebehandlung ganz allgemein (Abb. 16.1). Außerdem verwendeten wir in der zweiten Nachbehandlungsphase den ebenfalls von Dörr konzipierten **Trompetengips** in über 90°-Beuge- und mäßiger Abduktionsstellung der Hüftgelenke, der eine genügend kontrollierte Bewegungsfreiheit garantiert (Abb. 16.2). Danach sahen wir bei 16 Patienten einen vorübergehenden leichten Kopfumbau und zwei regelrechte Kopfnekrosen ohne Reluxationen.

Aus einem Krankengut von 82 Kindern mit 100 luxierten Hüften wurden in einer zweiten Serie 71mal die Resultate offener Repositionen und 29mal die Ergebnisse unblutig in Narkose reponierter Hüftgelenke in drei Therapiekombinationen einander gegenübergestellt: Ohne und mit offener Reposition, ohne und mit „funktioneller" Vorbehandlung sowie ohne und mit anfangs mitigierten Lorenz-Gipsen, später mit Hockgipsen in der Nachbehandlung. Die intern und extern erfolgte Vorbehandlung bestand aus Overhead- und

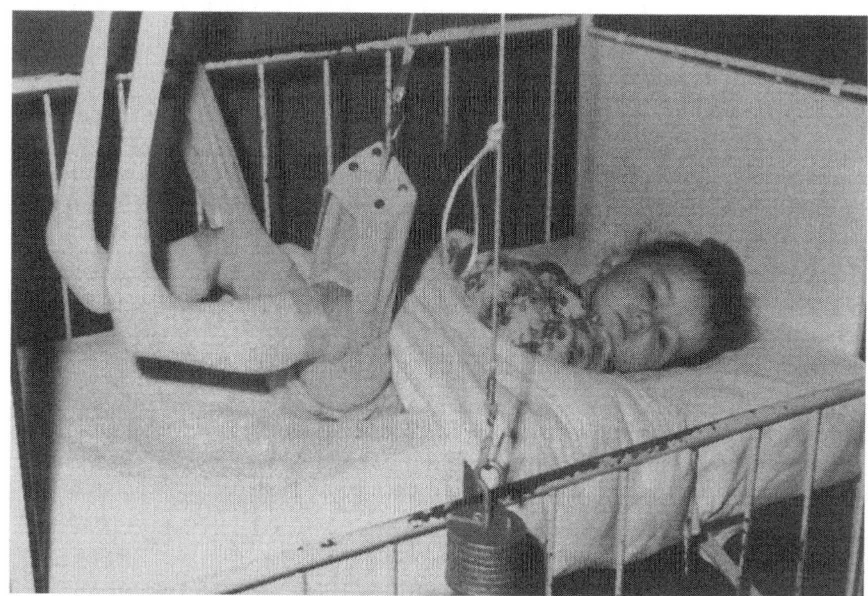

Abb. 16.1. Overheadextension nach Craig mit gebeugten aufgehängten Kniegelenken zur Entspannung der Ischiokruralmuskeln, modifiziert nach Dörr (aus: H. Mau, W.M. Dörr et al. J. Bone Surg. 1971).

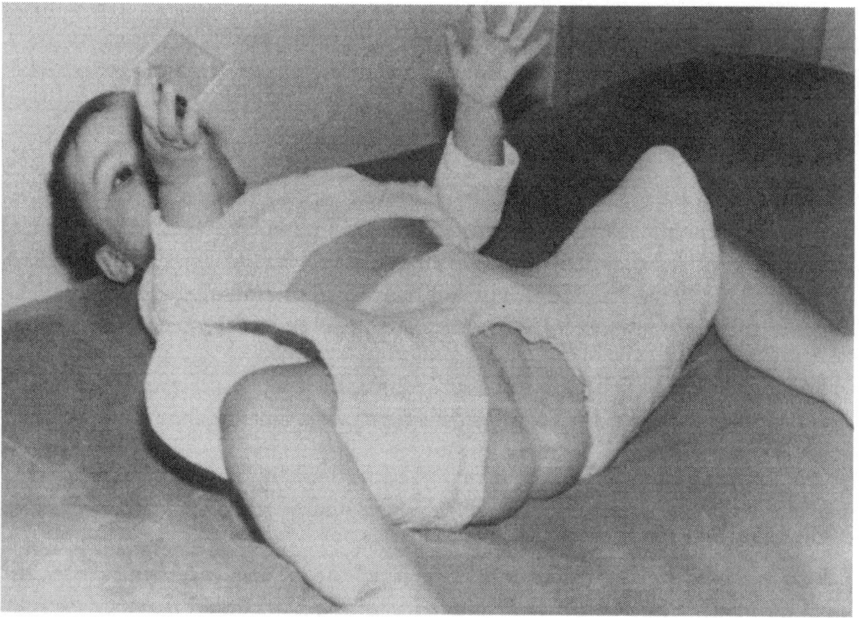

Abb. 16.2. „Trompetengips" (W.M. Dörr) zur Kontrolle der erlaubten Hüftbewegungen (aus: H. Mau, W.M. Dörr et al. J. Bone Surg. 1971).

Längsextensionen sowie aus verstellbaren Hoffmann-Daimler-Schienen und anderen Modellen, Bandagen und „nachschleichender" Gipsbehandlung. Bei der Operation mußten, wie in der ersten Serie, die Schenkelhalsgefäße häufiger koaguliert werden. Die präoperativ erfolglosen Repositionsversuchen unterworfenen wie auch die in Lorenz-Stellung retinierten Hüftköpfe boten häufiger Kopfnekrosen; bei sechs operierten und **nicht vorbehandelten Hüften hatten wir dagegen keine Nekrosen hinzunehmen; der Preis bestand aber in neun Reluxationen**, die wesentlich auf eine übervorsichtige Retentionsbehandlung zur Vermeidung von Hüftkopfschäden zurückzuführen waren, wie wir glauben. Im Einzelfall fällt die Entscheidung immer schwer, ob eine Kopfnekrose bei den offenen Repositionen auf dem Operationstrauma im engeren Sinn, auf der Vorbehandlung oder auf der Nachbehandlung beruht.

Die kreuzweise Auswertung sprach dafür, daß die hohe Nekrosezahl dieser negativen Auslese – mit fast einem Drittel nichtoperierter Vergleichshüften – vor allem der Vorbehandlung in der Lorenz-Stellung, weniger dem eigentlichen Operationstrauma zuzurechnen sein dürfte. So kamen wir schließlich zu unserer letzten Indikation: Wenn bei der oben beschriebenen Testaufnahme in Hüftbeugung von ca. 120° im Kleinkindesalter keine Spontanreposition erfolgte, schlossen wir einen vorsichtigen Repositionsversuch in Narkose an und operierten anschließend gleich im Falle des Mißlingens. Die geringen Fallzahlen gestatten selbstverständlich keine hinreichenden Folgerungen. Befriedigen konnten die Ergebnisse der zweiten Behandlungsserie nicht im Vergleich zur ersten Serie, zumal wenn man in Betracht zieht, daß es sich bei der Ludloffschen Operation lediglich um eine offene Reposition handelt, die Folgeeingriffe, wie vor allem Pfannendachplastiken, keineswegs immer überflüssig macht.

Die Beckenosteotomie nach Salter

Dieser Eingriff hat sich in den 60er Jahren vor allem nach dem 2. Lebensjahr für Kinder mit einer Dysplasie bei einem Pfannendachwinkel unter 30° bewährt. Das Prinzip dieser Pfannendachplastik besteht darin, durch eine schräge Osteotomie oberhalb der Pfanne das Dach samt Kopf nach vorn, unten und vor allem lateral zu ziehen und den entstehenden Spalt mit einem entprechenden Stück aus dem Beckenkamm derselben Seite zu schließen. Drehpunkt ist die knorpelige Symphyse. Eine erforderlich werdende gleichzeitige offene Reposition bedingt eine zwei- bis dreiwöchige vorherige Extension. Davor hatten wir ähnlich wie Pemberton im Kleinkindalter gelegentlich lediglich das Pfannendach partiell osteotomiert, heruntergebogen und den Spalt mit einem Fremdknochenkeil (Cialit) ausgefüllt.

1964, ein Jahr nach einem Besuch Salters in Tübingen, konnten wir bereits über unsere Erfahrung bei 22 operierten Fällen, zur Hälfte mit gleichzeitiger offener Reposition, berichten. Trotz guter Pfannenrekonstruktion sahen wir einmal eine Reluxation. Bei der alleinigen, nicht vorbehandelten Osteotomie beobachteten wir keinen Kopfschaden. Von 68 Patienten teilten wir gemeinsam mit Merz auf dem Nordwestdeutschen Orthopädenkongreß in Kiel 1986 gut aufgeschlüsselte 10- bis 20-Jahresergebnisse mit. Wiederum sahen wir bei diesem schweren Krankengut bei alleiniger Osteotomie keine Kopfnekrosen, wohl aber bei vorbehandelten, gleichzeitig offen reponierten Hüften. Nicht die Osteotomie als solche, sonder die prä- und postoperative Weichteil- bzw. Kapselspannung mit vermehrtem Druck auf den Kopf scheint in diesen Fällen hauptsächlich für den Kopfschaden verantwortlich zu sein.

Interessant war, daß sich der Pfannendachwinkel (bzw. exakter: der CE-Winkel) gegenüber dem Operationsergebnis noch um zusätzlich etwa 8° verbessert hatte. In einer Reihe von Fällen, besonders mit hinzugefügten intertrochanteren Osteotomien, kam es wieder zu sekundären Pfannendachabflachungen, die übrigens auch bei konservativ behandelten Hüftluxationen ausnahmsweise einmal auftreten können, besonders bei Interpositionen, aber auch ohne greifbare Ursache (H. Mau 1988).

Weiter plastische Operationen

Nur für die schwersten Formen, etwa ab dem 7. Lebensjahr, reservierten wir die **Chiari-Osteotomie**, bei welcher das distale Fragment zur Erzielung eines Pfannendaches nach medial verschoben wird, umgekehrt wie bei der Salter-Osteotomie. Es gehört zu meinen unangenehmsten Kongreßerinnerungen, wie diese Neuvorstellung des jungen Kollegen vom Kongreßpräsidenten 1953 kommentiert wurde. Das beeindruckende Hauptreferat von Pauwels „Über die funktionelle Anatomie des koxalen Femurendes“ wurde dagegen auf dem Hamburger Kongreß unserer Gesellschaft 1955 mit minutenlangen stehenden Ovationen honoriert. Er hatte u.a. die Produktion eines neuen, strukturierten kleinkindlichen Hüftkopfes, wie aus der Retorte, demonstriert. Dabei waren dem Redner sechs Jahre vorher bei Einführung seiner Adduktionsosteotomie zur Arthrosebehandlung nicht nur zustimmende Diskussionsbemerkungen zuteil geworden (1949).

Die **Hüftgelenkplastik** Colonnas – mit Schaffung eines neuen Gelenkes und Kopfüberdachung mittels der verlagerten Gelenkkapsel – stellte Francillon auf dem DOG-Kongreß 1953 vor, nachdem sie in den USA eine gewisse kleine Verbreitung erfahren hatte. Wir gaben diese Versuche wie auch ähnliche Modifikationen bald wieder auf angesichts der damals aufkommenden **Vorläufer der Totalendoprothetik**, gerade zur Behandlung der Dysplasie-Koxarthrose: metallene Kappenplastiken und alleinige spezielle Kopfendoprothesen mit Metallringen, Zement- und Knochentransplantaten zum Pfannenaufbau usw. Vor allem die Pauwelschen **intertrochanteren Varus- und Valgusosteotomien** Erwachsener samt ihren späteren Modifikationen konkurrierten anfangs noch mit der Totalendoprothetik; die Indikation zur Osteotomie wurde aber bei den schweren Fällen wegen ihrer häufigen zeitlichen Begrenztheit der Ergebnisse in den Folgejahren eingeschränkt. Das gilt in starkem Maße für die früheren subtrochanteren Abstützungsosteotomien und die dann folgenden Hüftkopfresektionen mit und ohne Abduktionsosteotomie des proximalen Femurs nebst ihren Variationen (Girdlestone). Zuletzt wurden sogenannte „sphärische“ und Mehrfachosteotomien zur besseren Einstellung der gesamten Pfannenregion konzipiert, von denen das Modell der Dreifachosteotomie von Tönnis zur Zeit wohl die weiteste Verbreitung gefunden hat.

Die intertrochanteren Osteotomien im Wachstumsalter

Diese erfreuten sich seit den 50er Jahren großer Beliebtheit. Sie beruhten auf der leicht nachvollziehbaren Vorstellung, durch die Varisierung des Schenkelhalses im geschädigten, d.h. im Wachstum zurückgebliebenen lateralen und vorderen Pfannendachanteil durch eine tiefere, entlastende Kopfeinstellung eine günstigere Entwicklungschance für eine nachholende Reifung zu ermöglichen. Da oft gleichzeitig nicht nur eine stärkere Coxa valga, zum Teil projektionsbedingt, sondern auch eine vermehrte Antetorsion des Schenkelhalses vorhanden zu sein schien, wurde die Varisierung bald vielfach mit einer Verringerung der Antetorsion, d.h. einer Entdrehung kombiniert: Dreh- und Varisierungsosteotomie (exakter sollten wir von einer Adduktions-Detorsionsosteotomie sprechen).

Die Nachuntersuchungen von über 200 Patienten der Heidelberger Klinik (1962) erbrachte leider oft nicht die erhofften Resultate; vielmehr richtete sich der Schenkelhals in kurzer Zeit häufig wieder auf, ohne daß das Pfannendach eine bessere Kopfüberdachung gewonnen hätte (Abb. 16.3). Auch schien die zugefügte Detorsion nicht selten zu „rezidivieren". Ähnliche Ergebnisse anderer Autoren zeigten, daß erst befriedigende Resultate zu erwarten sind, wenn gleichzeitig in jungen Jahren das Pfannendach rekonstruiert wurde und ein nicht geschädigter Kopfkern mit intakter Metaphyse vorhanden war. Entscheidend blieb mithin die **Schaffung eines ausreichenden Widerlagers für den Kopf**. Vereinzelt konnten wir sogar nach alleiniger Pfannenrekonstruktion einen Rückgang der begleitenden primären Coxa valga verfolgen: offensichtlich war die persistierende Flachpfanne nach alleiniger

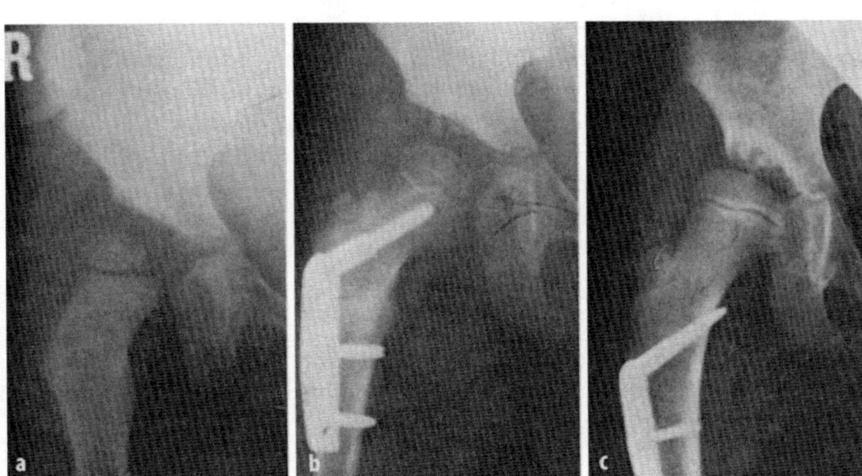

Abb. 16.3. a Coxa valga luxans im Alter von 4 Jahren. **b** Kurz nach Varisierung. **c** Rezidiv 3 1/2 Jahre nach der Operation (aus: H. Mau, Verhandlungen, 8. Kongreß der SICOT 1960, New York).

intertrochanterer Osteotomie die Folge einer zu starken Schädigung der lateral-ventralen Wachstumsbezirke.

Eine zweite wichtige Erkenntnis war die **Bedeutung der kleinen Glutealmuskeln als wesentliche Schlüsselmuskeln für die Hüftentwicklung** und besonders für die Schenkelhalswinkel. Gaugele hatte vor Jahrzehnten im Hinblick auf die Luxationsbehandlung einen Artikel unter der Überschrift **„Schonet die Adduktoren"** verfaßt. Heute muß es umgekehrt heißen: **„Schonet die Abduktoren"**. Denn jede Unterfunktion, z.B. durch prolongiertes Liegen oder eine operativ erzeugte zu starke Coxa vara, begünstigt nicht nur die Entstehung eines Trendelenburgschen Hinkens, sondern auch die Wiederaufrichtung des Schenkelhalses und eine vermehrte Antetorsion.

Die Beschäftigung mit diesen Reaktionen wurde befruchtet durch Pauwels Forschungen über die **funktionelle Anpassung des Knochens durch Längenwachstum**, welche er nach jahrelanger Überprüfung an klinischen Beispielen erst 1958 veröffentlichte. Er zählte diese Gesetzmäßigkeiten mit zu seinen wesentlichsten Beiträgen für die Orthopädie, wie er einmal sagte.

Auf dieser Grundlage ergab sich weiter, daß die **alleinige intertrochantere Osteotomie** bei Kindern, vermutlich unter Einschluß der zweiten Ebene, der Torsionsverhältnisse, mit denen sich Pauwels nicht eingehend befaßt hat, **das Musterbeispiel eines „ungesunden" Operationskonzeptes im Wachstumsalter darstellt** (H. Mau 1991); denn die mechanisch gesteuerte postoperative funktionelle Anpassung muß nach der intertrochanteren Osteotomie bei sonst weitgehend normalen Verhältnissen zur Revalgisierung wie zum **„Rezidiv" in der zweiten Ebene** führen. **Diese Reaktion ist physiologisch!** Wir sollten sie nicht zu konterkarieren suchen. Der ehemals so weit verbreitete Eingriff ist deshalb aus unserem Repertoire zu Recht stark zurückgedrängt worden. Vor allem Imhäuser war ein frühzeitiger Warner. Die intertrochantere Osteotomie wurde in den angloamerikanischen Ländern von den maßgeblichen Autoren nicht annähernd so favorisiert wie bei uns. Eine Ausnahme stellte Sommerville (1982) dar, ein prominenter Befürworter vor allem der Detorsion. Es ist übrigens meines Wissens nie nachgewiesen worden, daß „Detorsionsschienen" vom Becken bis zum Fuß wirklich eine Detorsion bewirkt haben. Hier wäre das Gegenteil zu erwarten. Wir haben die intertrochantere Osteotomie in den letzten Jahren fast nur noch bei extremen Formabweichungen des proximalen kindlichen Femur als zusätzlichen Eingriff angewandt, zunehmend erst wieder nach Wachstumsabschluß und natürlich im Erwachsenenalter zur Behandlung der Flachpfannen-Koxarthrose, soweit angezeigt.

Die Behandlungsindikation stellt nach wie vor die hohe Schule jedes klinischen Faches dar. Werden die derzeitigen finanziellen Engpässe des Gesundheitswesens zu einer schärferen Herausarbeitung der Indikation bewährter orthopädischer Behandlungen führen?

Weiterführende Literatur

Chiari K.: Diskussion zu Hüftgelenkplastiken. Verh. DOG 41. Kongress 1953. Z. Orthop. 84 (1954) 254

Chiari K.: Die operative Behandlung am Hüftgelenk bei der angeborenen Hüftgelenkverrenkung. Wien. med. Wschr. 107 (1957) 1020–1022

Dörr W.M.: Funktionelle und konservative Behandlungsverfahren der sogenannten angeborenen Hüftluxation. Orthop. Prax. 6 (1970) 110–115

Fettweis E.: Sitz-Hock-Stellungsgips bei Hüftgelenksdysplasien. Arch. orthop. traum. Surg. 63 (1968) 38

Francillon M.: Hüftgelenkplastik nach Colonna. Verh. DOG 41. Kongress 1953. Z. Orthop. 84 (1954) 341

Gladel W.: Schräglagesyndrom und Hüftluxation. Mschr. Kinderh. 118 (1970) 344–347

Haberler G. von: Neue Erkenntnisse der angeborenen Hüftgelenksverrenkung und ihre Behandlung. Z. Orthop. 75 (1945) 38–59

Hohmann G.: Bericht über die Sammelforschung über die Spätresultate der Behandlung der angeborenen Hüftluxation. Verh. DOG 39. Kongress 1951. Z. Orthop. 81 (1952) 140–145

Ludloff K.: Zur blutigen Einrenkung der angeborenen Hüftluxation. Z. Orthop. Chir. 22 (1908) 272–276

Mau H.: Techniken der amerikanischen Orthopädie. Arch. orthop. Chir. 48 (1956) 288–292

Mau H.: Grundlagen und Probleme der intertrochanteren Adduktions-Detorsionsosteotomie bei der Behandlung der Hüftdysplasie. Arch. orthop. Unfall-Chir. 53 (1962) 524–555

Mau H.: Zur Beckenosteotomie nach Salter. Verh. DOG 51. Kongress 1964. Enke, Stuttgart 1965 (S. 146–149)

Mau H., W.M. Dörr, L. Henkel, J. Lutsche: Open reduction of congenital dislocation of the hip by Ludloff's method. J. Bone Jt. Surg. A 53 (1971) 1281–1288

Mau H., R. Merz: Zehn- bis Zwanzigjahresergebnisse der Beckenosteotomie nach Salter. In: Blauth-Ulrich: Spätergebnisse in der Orthopädie. Springer, Berlin/Heidelberg 1986 (S. 319–332)

Mau H., A. Ode, J. Gekeler: Nachuntersuchungsergebnisse der offenen Hüftrepositionen nach Ludloff und der geschlossenen Repositionen angeborener Hüftverrenkungen. Z. Orthop. 125 (1987) 401–404

Mau H.: Kommentar zur konservativen Behandlung der Hüftdysplasie. Med. orthop.-Tech. 108 (1988) 76–77

Mau H.: Sekundäre Abflachung der Hüftpfannen bei Kindern. Z. Orthop. 126 (1988) 377–386

Mau H.: Gesunde Operationskonzepte und problematische Indikationen in der Orthopädie. Z. Orthop. 129 (1991) 141–146

Pauwels F.: Über eine kausale Behandlung der Coxa valga luxans. Verh. DOG 37. Kongress 1949. Z. Orthop. 79 (1950) 208–209

Pauwels F.: Funktionelle Anatomie des coxalen Femurendes. Vortr. 155 DOG 43. Kongress, Hamburg (1955)

Pauwels F.: Frühfunktionelle Anpassung des Knochens durch Längenwachstum. Verh. DOG 45. Kongress 1957. Z. Orthop. 90 (1958) 34–56.

Pavlik A.: Die funktionelle Behandlungsmethode mittels Riemenbügel als Prinzip der konservativen Therapie bei angeborenen Hüftgelenksverrenkungen der Säuglinge. Z. Orthop. 89 (1958) 341

Salzer M., H. Zuckriegel: Über die offene Reposition der angeborenen Hüftverrenkung. Beitr. Orthop. (1964) 627–628

Sommerville E.W.: Displacement of the hip in childhood. Springer, Berlin/Heidelberg 1982

Tönnis D.: Hüftluxation und Hüftkopfnekrose, Sammelstatistik des Arbeitskreises Hüftdysplasie. Enke, Stuttgart 1978 (S. 64, 68)

Werndorff R.: Über die axilläre Abduktion bei der Behandlung der congenitalen Hüftverrenkung. Z. Orthop. Chir. 14 (1905) 189

Dokumentation der Verh. DOG 37. Kongresses 1949. Z. Orthop. 79 (1950)

Konservative Therapie

17 Therapieprinzipien in der Behandlung von Hüftreifungsstörungen

R. Graf

Die Effizienz von Diagnose und Therapie wird letztlich am Endergebnis gemessen. Selbst die beste und aufwendigste Diagnostik kann dieses Ergebnis nicht beeinflussen, wenn die zur Verfügung stehenden therapeutischen Mittel nicht optimal eingesetzt werden. Auch beim Problemkreis Hüftreifungsstörungen gilt das ärztliche Prinzip: vorbeugen ist besser als heilen. Dies bedeutet nichts anderes, als daß durch bestmögliche Frühestdiagnostik in der Regel weniger schwere Krankheitsbilder behandelt werden können. Dies impliziert aber auch, daß weniger aggressive Therapiemittel und diese wesentlich kürzer als üblich eingesetzt werden müssen. In der Regel ergibt sich dann unter dem Strich ein besseres Behandlungsergebnis.

Begriffsbestimmung

Im deutschen Sprachraum versteht man unter **Hüftgelenkdysplasie** eine Störung der Verknöcherung am Pfannendach. Es sind dies zentriert in der Hüftgelenkpfanne stehende Hüftköpfe, bei denen es zu einer Verknöcherungsstörung am Pfannendach gekommen ist. Dies bedeutet, daß das hyalinknorpelig präformierte Pfannendach noch nicht ausreichend ossifiziert und anfällig für Deformierungen ist.

Unter **Hüftgelenkluxation** versteht man eine Dezentrierung des Hüftkopfes aus der Gelenkpfanne, wobei letztere mehr oder weniger schlecht verknöchert und das knorpelige, noch nicht ossifizierte Pfannendach durch den aus der ursprünglichen Pfanne luxierenden Hüftkopf in charakteristischer Weise deformiert ist.

Zu unterscheiden sind zentrierte von dezentrierten Hüftgelenken

Hüftdysplasie und Hüftluxation bilden somit eine morphologische Entität und sind Ausdruck einer Hüftreifungsstörung.

Entflechtung des Begriffes „kongenitale Hüftluxation" und dessen Bedeutung für das therapeutische Vorgehen

Bedeutet Hüftdysplasie somit lediglich Fehlbau der Pfanne, Hüftluxation aber nur, daß der Hüftkopf aus der Pfanne dezentriert ist, so geben diese Begriffe keinesfalls exakt den pathoanatomischen Zustand des Hüftgelenkes wieder. Letzten Endes kann aber eine Therapie nur wirksam sein, wenn sie möglichst gezielt dem jeweiligen Krankheitsbild und dessen pathologischem Substrat angepaßt ist. Das therapeutische Vorgehen bei einer Hüftreifungsstörung ist vergleichbar mit der Behandlung eines hochfiebernden, schwerkranken, septischen Patienten:

Je genauer der Erreger erfaßt und je exakter das Antibiogramm, desto gezielter und effektiver die Auswahl des entsprechenden Antibiotikums und umso größer die Heilungschancen, vor allem wenn das Antibiotikum rasch eingesetzt wird! Breitbandantibiotika, ohne Erregernachweis und Antibiogramm und möglicherweise erst im Spätstadium eingesetzt, werden eine geringere Trefferquote und Effektivität aufweisen als zielgerichtete, effektive, zeitgerechte und entsprechend dosierte Antibiotikatherapie!

Hüftluxation und Hüftdysplasie sind Sammelbegriffe, die sonographisch weiter aufgegliedert werden müssen

Im Sinne eines Erregernachweises muß daher der Sammelbegriff „Hüftluxation" weiter in die „einzelnen Stämme", nämlich Hüfttyp D, IIIa, IIIb und IV aufgegliedert werden. Auch der Sammelbegriff „Hüftdysplasie" muß weiter in die Hüfttypen IIa minus, IIb und IIc stabil und IIc instabil zerlegt werden. Voraussetzung für ein optimales Therapieergebnis ist somit eine möglichst exakte Analyse des pathoanatomischen und biomechanischen Zustandes des Hüftgelenkes.

Diese Analyse gelingt mit der Sonographie.

Häufigkeit von Hüftreifungsstörungen

Die Gesamtdysplasiequote in Zentraleuropa beträgt im Mittel 4,69%. Es gibt aber „Luxationsnester", die wesentlich höhere Prozentzahlen aufweisen

Die Angaben hinsichtlich der Häufigkeit schwanken. Sicher scheint zu sein, daß es sich vorwiegend um eine Erkrankung der weißen Rasse handelt (Tönnis 1984). Für Deutschland wird für die Hüftgelenkdysplasie eine Rate von 2 bis 4% und für die Hüftgelenksluxation eine Rate von 0,4 bis 0,7% angenommen, wobei Mädchen eine siebenmal höhere Inzidenz haben als Jungen (Niethard 1997). Nimmt man die Behandlungsrate als Maß für die Gesamtdysplasiequote großer zentraleuropäischer Studien, so liegt das Mittel bei 4,69% (Grill u. Müller 1997). Wie in anderen Ländern gibt es z.B. auch in Österreich sogenannte „Luxationsnester" mit höheren Prozentzahlen. Die österreichische Therapiequote lag nach Einführung des Hüftultraschallscreenings um 50% (!) niedriger als in der Vorsonographie-Ära und betrug 6,67%. In den meisten Studien werden Dysplasiequoten mit Therapiequoten gleichgesetzt. Umgekehrt muß hinterfragt werden, ob die Therapiequote die Luxationen miteinschließt oder welcher Typ bzw. welches Stadium einer Pfannendach-Reifungsverzögerung ebenfalls therapiert wurde. Wichtig erscheint in diesem Zusammenhang der Hinweis, daß, will man die Wertigkeit von Diagnose und therapeutischem Vorgehen vergleichen, immer nur Kollektive derselben Region vor und nach der Einführung eines Hüftsonographiescreenings verglichen werden dürfen. Immerhin ist mit ca. 9 bis 10% Koxarthrosen aufgrund von Hüftreifungsstörungen im höheren Lebensalter zu rechnen (Grill u. Müller 1997).

Der Sinn einer sonographischen Frühestdiagnose kombiniert mit einer Frühesttherapie ist nicht nur, Luxationen frühestmöglich in den Griff zu bekommen, sondern auch Fehlbauten so früh wie möglich zu erkennen und das Wachstumspotential auszunützen, um spätere Präarthrosen möglichst zu verhindern.

Aus dem Pool von Hüftreifungsstörungen resultieren ca. 10% Totalendoprothesen aufgrund vorzeitiger Koxarthrosen

- Rückführung der pathoanatomischen Veränderungen in den altersentsprechenden anatomischen Normalzustand.
- Nutzung des altersabhängigen Ossifikationspotentials des Hüftgelenkes, entsprechend der Reifungskurve (Tschauner et al. 1994). Ist eine Therapie indiziert, sollte sie so früh wie nur möglich eingeleitet werden.
- Vermeiden von Schädigungen bestehender Strukturen, insbesondere der Wachstumszone an der Hüftgelenkpfanne, sowie Vermeiden von Hüftkopfnekrosen.

Therapieziel

Methodische Vorgehensweise bei der sonographiegesteuerten Therapie

Der von Casser angeregte Begriff der „sonographiegesteuerten Therapie" impliziert die Abstimmung des therapeutischen Vorgehens auf das jeweilige pathoanatomische Zustandsbild, das zuvor sonographisch erhoben wurde. Die sonographische Diagnostik liefert somit den Ist-Zustand hinsichtlich Anatomie, Pathoanatomie bzw. Pathobiomechanik des Hüftgelenkes, so daß es die Aufgabe des Behandlers ist, das im jeweiligen Zustand bestmöglich wirksame therapeutische Mittel auszusuchen und anzuwenden.

Vorbereitungsphase

Erster Behandlungsschritt bei einem dezentrierten Hüftgelenk muß es sein, den Hüftkopf wieder in der Urpfanne zu plazieren. Um dies zu ermöglichen, ist in manchen Fällen eine Vorbereitungsphase notwendig. Dies gilt insbesondere dann, wenn es sich um ältere Hüftluxationen handelt, die mit extremem Hüftkopfhochstand, Beinverkürzung und Adduktorenkontraktur einhergehen. Vor allem bei älteren Kindern kann eine Vojta-Therapie, über 1 bis 2 Wochen intensiv durchgeführt, den erhöhten Adduktorentonus und somit die Abspreizbehinderung mildern und so das Gelenk für eine schonendere Reposition vorbereiten (Niethard 1997). Alternativ kann die *Overheadextension* zum Aufdehnen der Adduktoren durchgeführt werden. In manchen Fällen ist zusätzlich eine Adduktorentenotomie hilfreich. Die *Overheadextension* wird von den Babies sehr gut toleriert. Die Zugkraft wird durch das Kind selbst

Die Vorbereitungsphase soll eine möglichst schonende manuelle Reposition ermöglichen. Durch die sonographische Frühestdiagnostik kann sie wesentlich abgekürzt werden oder sogar ganz entfallen

festgelegt, indem man nur so stark an den Beinchen zieht, daß das Gesäß *gerade noch* auf der Unterlage aufliegt.

Die Abduktion wird von der Null-Position schrittweise bis auf maximal 50° (von der Mittellinie aus) symmetrisch erweitert.

Durch die sonographische Frühestdiagnostik wird ein Abgleiten in höhere Pathologiestufen meist verhindert, so daß die Vorbereitungsphase wegen des geringen Ausmaßes der Hüftschädigung nur kurz oder gar nicht mehr notwendig ist und somit vor allem veralteten Hüftgelenkluxationen vorbehalten bleibt.

Repositionsphase

Die Reposition erfolgt manuell oder durch eine Repositionsorthese. Bei dynamischen Behandlungsprinzipien (Pavlik-Bandage) werden die Eigenbewegungen des Kindes zur Reposition des Hüftkopfes benützt

Einer Reposition müssen alle dezentrierten Gelenke vom sonographischen Typ D, IIIa, IIIb und Typ IV unterzogen werden. Welches Therapiemittel zur Anwendung kommt ist irrelevant, wenn nur das Grundprinzip - daß durch den Behandlungsmechanismus der Hüftkopf wieder in der Urpfanne zentrisch eingestellt werden muß - beibehalten wird. Das Repositionsmittel muß daher vom mechanischen Standpunkt aus in der Lage sein, durch seine Krafteinwirkung den Hüftkopf wieder in die Urpfanne zu drücken. Es muß sich daher prinzipiell (im weitesten Sinne des Wortes) um eine Repositionsorthese handeln. Einige Repositionsorthesen sind dafür besser, einige wahrscheinlich weniger gut geeignet (Tabelle 17.1).

Mit der sonographischen Frühestdiagnostik werden die Gelenke im pathologischen Frühstadium erfaßt, d.h., noch bevor sie sich unentdeckt in ein höheres Luxationsstadium „hineinentwickelt" haben. Deshalb ist eine manuelle Reposition in den meisten Fällen sofort ohne Traumatisierung des Gelenkes möglich. Die Vorbereitungsphase kann somit weitgehend wegfallen. Bestehen Zweifel, ob eine entsprechende Vorbereitungsphase mit *Overheadextension* etc. notwendig ist oder nicht, kann die dynamische sonographische Untersuchung unter Zug (Streßuntersuchung) bei leichter Abduktion und Innenrotation abschätzen helfen, ob eine primäre manuelle Reposition möglich ist oder doch extendiert werden muß (Abb. 17.1a,b).

Bevorzugt man zur Reposition ein dynamisches Behandlungsprinzip, eventuell in Form einer Pavlik-Bandage, ist besonders bei letzterer darauf zu achten, daß die Zügelchen derart angelegt werden, daß sie über die Strampelbewegungen des Kindes die Kräfte derart umleiten, daß der Hüftkopf bei jedem „Anstrampeln" nach unten in Richtung der Urpfanne gedrückt und somit tatsächlich eine Reposition durchgeführt wird. Schlecht angelegte Pavlik-Bandagen, die nicht exakt zur Reposition eingestellt sind, führen zwangsweise zu Therapieversagern mit hohen Hüftkopfnekroseraten (Tönnis 1984).

Tabelle 17.1. Sonographiegesteuertes Behandlungsschema. Die Aufzählung der alternativen Orthesen ist nur exemplarisch, ohne Anspruch auf Vollständigkeit, zu sehen. Bei der Wahl der Orthese sollte zunehmend die Elterncompliance berücksichtigt werden. Das besondere Behandlungsschema für instabile IIc-Neugeborenen-Hüftgelenke wurde in der Tabelle mit Pfeilen gekennzeichnet

Phase	Typ	Behandlung	Alternativen	Bemerkung
Vorbereitungsphase	meist „veraltete" Typ III/IV	*Overheadextension* Vojta-Therapie	Adduktorentenotomie	heute nur mehr selten notwendig
1. Reposition: („luxierte" Gelenke)	III-IV Typ D	manuelle Reposition oder *Overheadextension* Differentialtherapeutische Entscheidung: Sonographie	Repositionsorthese: Pavlik, Hanausek, Düsseldorfer Spreizschiene, Fettweis-Schiene usw.	Compliance der Eltern Kontrollmöglichkeit
2. Retention: (ehemals luxierte, reponierte und/oder instabile Gelenke)	instabile IIc Ausnahme: instabile IIc beim Neugeborenen (siehe Nachreifungsphase)	Sitzhockgips (für 4 Wochen)	Retentionsorthese: Pavlik, Gipslade, Fettweis-Orthese, Düsseldorfer-Spreizschiene usw.	Compliance der Eltern Kontrollmöglichkeit
3. Nachreifung: (stabile, „dysplastische" Gelenke)	IIa (minus) IIb stabile IIc	Mittelmeier-Graf-Spreizhose (MG) (Größe I–III)	Nachreifungsorthese: Schienen, Pavlik, Spreizhosen, Bernau, Fettweis, Hilgereiner Optimalschiene usw.	Therapieende mit Typ I Nachkontrolle ehemals luxierter Gelenke
	Sonderstellung: instabile IIc beim Neugeborenen	Behandlungsversuch mit MG-Spreizhose für 4 Wochen →	bei Verbesserung: MG-Spreizhose weiter bei Verschlechterung oder Reifungsstillstand: Sitzhockgips (siehe Retentionsphase)	Compliance der Eltern
	IIa (plus)	Kontrolle →	bei Verbesserung: → bei Reifungsstillstand: Mittelmeier-Graf-Spreizhose	Ende der Kontrollen bei Erreichen von Typ I

Reposition und Arthrographie

Neben der Sonographie kann die Arthrographie zur Überprüfung des Repositionsergebnisses herangezogen werden. Eine „formschlüssige" Reposition ist aus anatomischen Gründen nicht immer möglich

Bedingt durch die pathoanatomischen Verformungen des hyalinknorpelig präformierten Pfannendaches, insbesondere bei den Hüfttypen III und IV, ist eine formschlüssige Einstellung des Hüftkopfes in der Urpfanne nicht immer möglich (Abb. 17.2a, b). Das mehr oder weniger nach kaudal gedrückte knorpelige Pfannendach stellt ein Repositionshindernis dar; es blockiert das Eintreten des Hüftkopfes in die Tiefe der Urpfanne. Arthrographisch sieht man in diesen Fällen in der Tiefe der Urpfanne einen verstärkten Kontrastmittelsee, der Hüftkopf steht also nicht in der Pfanne, sondern vor dem ringförmig verengten Eingang zur Urpfanne (Abb. 17.3). Es wäre unserer Meinung nach falsch, den Hüftkopf nun mit Gewalt in die Tiefe einstellen zu wollen.

Zunehmende Abduktion drückt den Hüftkopf immer stärker in die Urpfanne, stabilisiert ihn zunehmend, steigert aber auch den Druck auf den Knorpel mit der Gefahr konsekutiver Nekrosen

Wird der Hüftkopf mit zunehmender Abduktion weiter in die Urpfanne gepreßt, steigt konsekutiv auch der Druck des Hüftkopfes auf den nach kaudal gedrückten knorpeligen Pfannendachanteil, der zunehmend komprimiert wird. Damit werden auch die kleinen Blutgefäßkanälchen im hyalinen Anteil des Hüftkopfes komprimiert, und das Risiko einer Kopfnekrose steigt. Aus

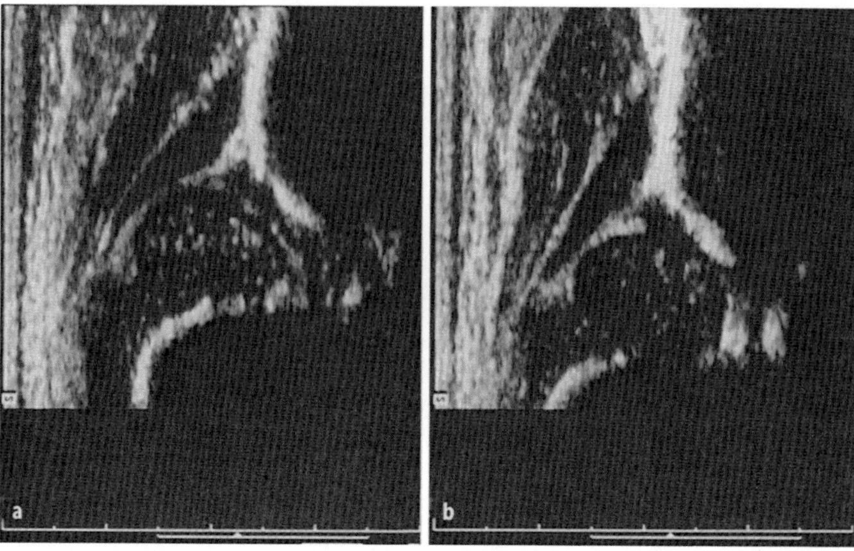

Abb. 17.1. a L.M. 2 Wochen alt, der Hüftkopf ist deutlich dezentriert, das knorpelige Pfannendach nach kranial gedrängt. Ein Repositionsversuch wird unter Zug und leichter Innenrotation bei der dynamischen Untersuchung durchgeführt. Resultat siehe Abb. 17.1 b. **b** Derselbe Patient wie in Abb. 17.1 a. Das Hüftgelenk wurde unter Zug, leichter Abduktion und Innenrotation sonographiert. Der Hüftkopf stellt sich wieder gut in der Pfanne ein, das ehemals nach kranial verdrängte Knorpeldach legt sich wieder formschlüssig über den Hüftkopf.

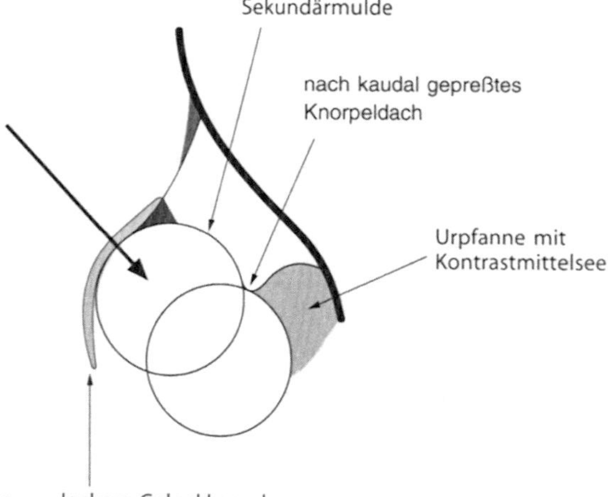

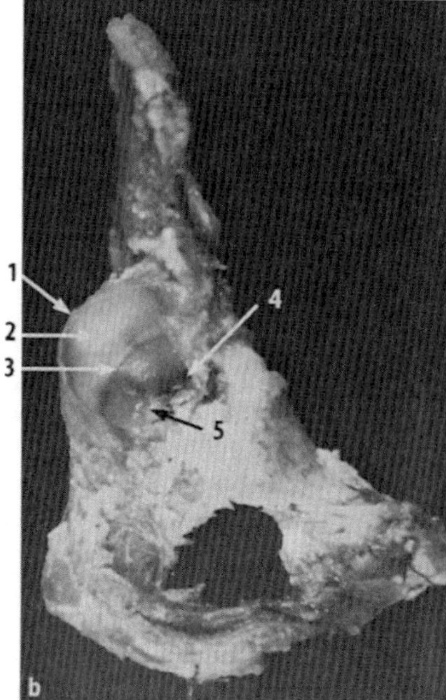

Abb. 17.2. a Repositionsschema: Der Hüftkopf wird nach kaudal in Richtung der Urpfanne gedrückt, kann aber aufgrund des nach kaudal gepreßten Knorpeldachanteiles nicht immer in die Tiefe der Urpfanne eintreten, so daß sich im Falle einer Arthrographie ein Kontrastmittelsee in der Urpfanne bildet. **b** Präparat eines 4 Wochen alten Kindes (1) Labrum acetabulare. Zur Reposition muß der in der Sekundärmulde (2) stehende Hüftkopf zumindest vor die Urpfanne (4) gestellt werden. Die Tiefe der Urpfanne ist mit Fettgewebe und dem Ligamentum capitis femoris (5) ausgefüllt. Teile des deformierten und nach unten gepreßten knorpeligen Pfannendaches (3) („Neolimbus") können ein sofortiges tiefes Eintreten des Hüftkopfes in die Urpfanne behindern. (Die Aufnahme stellte dankenswerterweise Herr H. Oelkers zur Verfügung; der Abdruck erfolgt mit freundlicher Genehmigung).

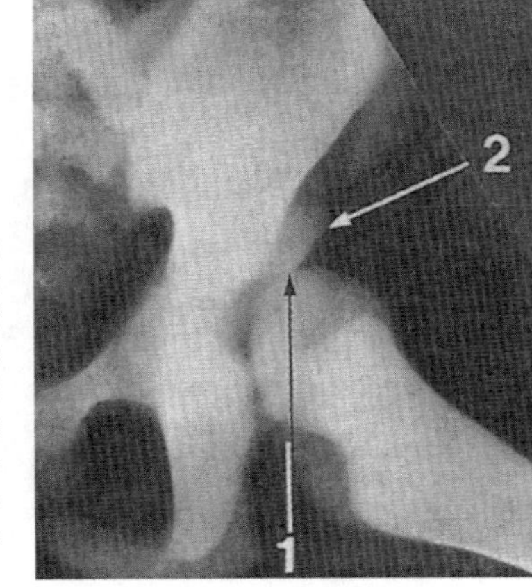

Abb. 17.3. Das deformierte Pfannendach ist deutlich sichtbar, der deformierte Pfannendachknorpel mit dem Labrum (2) ist kranial verdrängt. Der Hüftkopf stemmt sich in Repositionsstellung gegen den nach kaudal gepreßten Knorpeldachanteil (1). Medial distal von diesem würde sich im Falle einer Arthrographie der Hohlraum der Urpfanne mit einem Kontrastmittelsee füllen. (Aus: Graf R.: Sonographie der Säuglingshüfte und therapeutische Konsequenzen. Enke, Stuttgart, 1993).

diesem Grund sind forcierte Repositionsmanöver oder aber auch eine Abduktion über 45 bis 50°, die axiale Drucksteigerungen mit sich bringen, strikt zu vermeiden.

Die zentrische Einstellung des Hüftkopfes ist in den Fällen, in denen der Eingang in die Urpfanne bereits verengt ist (vornehmlich bei Typ-III- oder Typ-IV-Gelenken) ein dynamischer Prozeß, bei dem der Hüftkopf den nach kaudal gedrückten hyalinknorpelig präformierten Pfannenanteil durch Mikrobewegungen vorsichtig remodelliert. Die Druckkräfte auf den hyalinen Hüftkopf bzw. das knorpelig präformierte Pfannendach müssen sich über Mikrobewegungen verteilen, um nicht so groß zu sein, daß die kleinen blutversorgenden Knorpelkanälchen im hyalinen Knorpel entscheidend und von Dauer geschädigt werden.

Überprüfung des Repositionsergebnisses

Überprüfung des Repositionsergebnisses mittels Röntgen in einer gehaltenen Lauenstein-Aufnahme

Wurde die Reposition mit oder ohne Vorbereitungsphase manuell durchgeführt, muß das Repositionsergebnis vor der Retentionsphase überprüft werden. Es ist zu dokumentieren, ob der Hüftkopf in der Urpfanne tief eingestellt oder zumindest vor dem Pfanneneingang plaziert ist. Diese Überprüfung ist einerseits durch eine Arthrographie möglich, andererseits kann die Reposition auch sonographisch bei der dynamischen Untersuchung gut nachgewiesen werden. Wir bevorzugen die Dokumentation des Repositionsergebnisses nach manueller Reposition mittels Röntgen in einer gehaltenen Lauenstein-Aufnahme (Abb. 17.4). Dieses Bild dient außerdem als Vergleich für eine Röntgenaufnahme zur Bestätigung der Reposition am Beginn der noch zu besprechenden Retentionsphase in der Retentionsorthese.

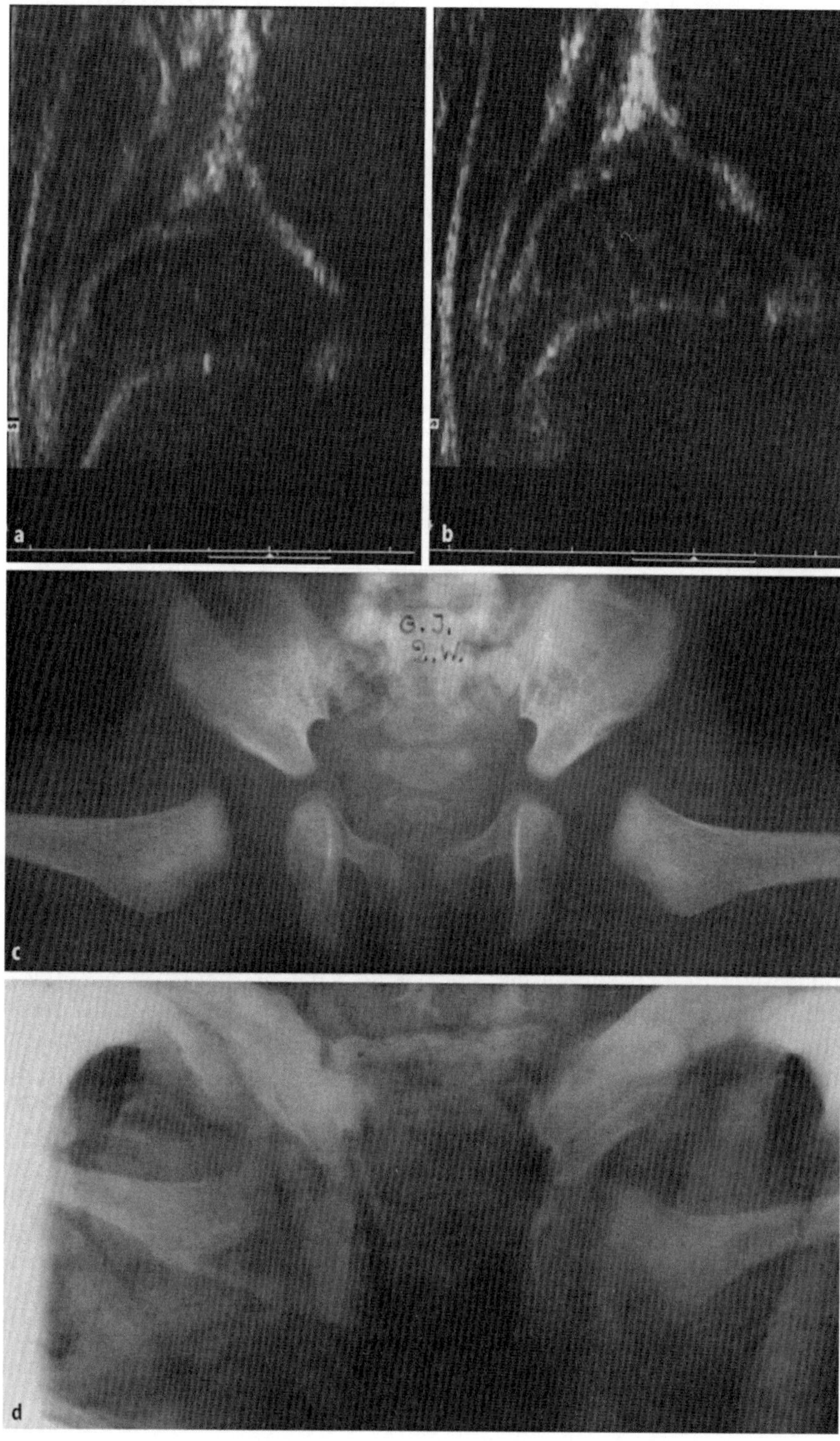
a
b
c
d

Abb. 17.4. a Patientin G.J., 2 Wochen alt, dezentriertes Hüftgelenk links, Typ III a. **b** Dasselbe Hüftgelenk unter Zug. Der Hüftkopf tritt deutlich tiefer und stellt sich zumindest vor der Pfanne ein. **c** Gehaltene Röntgenaufnahme in Repositionsstellung, bei 45° mit symmetrischen Verhältnissen. **d** Überprüfung des Repositionsergebnisses im Sitzhockgips. Es zeigen sich ebenfalls symmetrische Verhältnisse und eine unveränderte Stellung gegenüber der Vergleichsaufnahme in Abb. 17.4c.

Retentionsphase

Gelingt es, den Hüftkopf manuell in der Urpfanne einzustellen oder zumindest zentrisch vor den Eingang der Urpfanne zu plazieren, so muß der Hüftkopf über eine bestimmte Zeit in dieser Position gehalten werden.

Welche die bestmögliche Stellung ist, kann durch die pathobiomechanische und pathoanatomische Situation, in der sich das Hüftkopf-Pfannen-System nun befindet, erklärt werden.

Die pathobiomechanische Situation

Die knöcherne Pfanne ist abgeflacht, das hyalinknorpelig präformierte Pfannendach wurde vom luxierten Hüftkopf deformiert, wobei sich der Hüftkopf in den weichen, noch nicht ossifizierten Pfannendachknorpel eine „Sekundärmulde" gegraben hat (Abb. 17.5) (siehe auch Abb. 17.2b, S. 326). Je nach sonographischer Typisierung hat der Hüftkopf den Großteil dieses Knorpels nach kranial (Typ III) oder nach kaudal in Richtung der Urpfanne gepreßt (Typ IV). Das Hüftkopf-Pfannen-System ist inkongruent. Die Gelenkkapsel ist ausgeweitet und schlaff. Auch wenn es mit der vorangegangenen Reposition gelungen ist, den Hüftkopf in oder vor der Urpfanne zu plazieren, neigt der Hüftkopf dazu, sofort wieder in die Sekundärmulde zu rutschen und zu reluxieren. Die schlaffe Gelenkkapsel tut ihr übriges, weil sie den Hüftkopf nicht in der Urpfanne halten kann. Das Gelenk ist instabil.

Der Hüftkopf steht in der Sekundärmulde, das knorpelige Pfannendach ist nach proximal mehr oder weniger verdrängt, die Gelenkkapsel ist schlaff und ausgeweitet

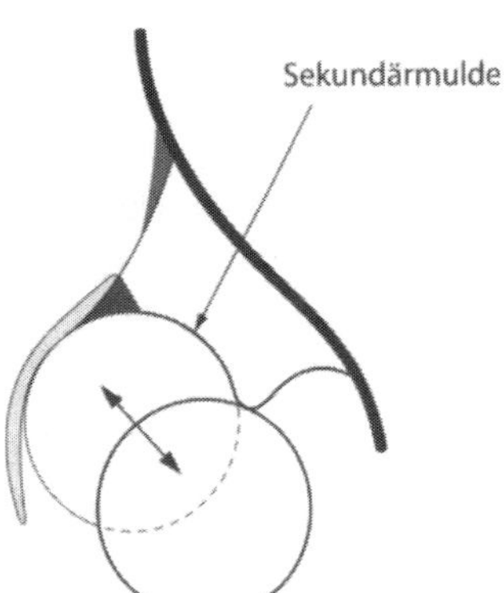

Abb 17.5. Pathobiomechanische Situation zu Beginn der Repositionsphase. Der Hüftkopf steht in der Sekundärmulde, das knorpelige Pfannendach ist deformiert, die Gelenkkapsel ist ausgeweitet.

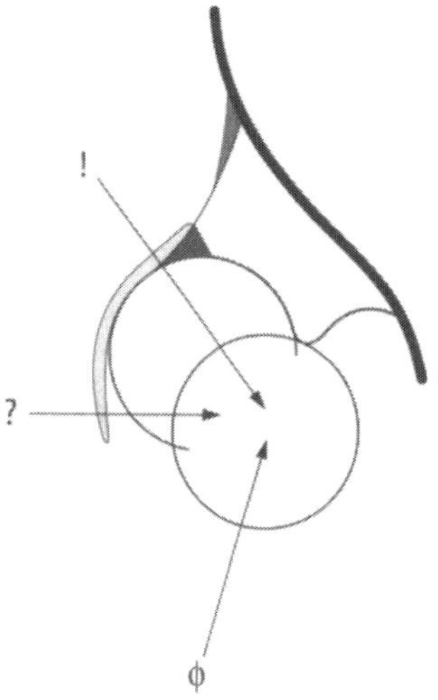

Abb. 17.6 Pathobiomechanische Situation zu Beginn der Retentionsphase: das Knorpeldach ist deformiert, die Gelenkkapsel ausgeweitet, der reponierte Hüftkopf tendiert zur Reluxation in die Sekundärmulde. Die optimale Richtung der pfannendachentlastenden Kräfte ist die kranio-kaudale (!). Die axiale Richtung ist wegen zunehmender Kompression der Knorpelstrukturen fragwürdig (?), die kaudo-kraniale Druckrichtung wird zur Reluxation führen und verhindert die Reorientierung des deformierten Pfannendachknorpels (ϕ).

Das Behandlungsprinzip

Das Behandlungsprinzip muß nun darin bestehen, den Hüftkopf sicher in der Primärpfanne oder davor zu plazieren. Auf keinen Fall darf der Hüftkopf in die Sekundärmulde reluxieren, da die Druck- und Scherkräfte auf das knorpelige Pfannendach ansonsten die Remodellierung des deformierten hyalinknorpelig präformierten Pfannendaches verhindern. Zusätzlich können die Druckkräfte auf das knorpelige Pfannendach die Wachstumszone und das hyaline Pfannendach schädigen. Auch die Scherdruckkräfte auf den Hüftkopf bei neuerlicher Reluxation oder mehrmaliges Ein- und Ausrenken des Hüftkopfes können die kleinen Blutgefäße schädigen und zur Hüftkopfnekrose führen.

In der Retentionsphase muß der Hüftkopf sicher in der Urpfanne stabilisiert werden.
Das Prinzip: die Sitzhockstellung muß über eine gewisse Zeit bei relativer Ruhe im Gelenk beibehalten werden

Der Hüftkopf muß in einer pfannendachentlastenden Stellung in der Pfanne gehalten werden (Abb. 17.6): Dies gelingt am besten durch eine sogenannte Kopftiefeinstellung, d. h. eine Flexion der Beinchen von mindestens 90°, besser noch 100°. Durch diese Flexion wird der Hüftkopf mit der Druckrichtung nach kaudal in Richtung der Urpfanne und pfannendachentlastend in der Primärmulde plaziert („Kopftiefeinstellung") (Abb. 17.7).

In dieser Kopftiefeinstellung ist zwar eine Pfannendachentlastung möglich, d. h. die Richtung der Kräfte wird in Richtung der Urpfanne zentriert, allerdings ist die Größe der Kräfte, die den Hüftkopf in die Urpfanne pressen, noch nicht definiert.

Definition der Abduktionskräfte. Wie man sich leicht vorstellen kann, kommt es bei mindestens 90° Flexion bei zunehmender Abduktion der Beinchen zu immer größeren Druckkräften, die axial in zentripetaler Richtung wirken, das heißt, je mehr abgespreizt wird, desto kräftiger wird der Hüftkopf in Richtung Urpfanne gedrückt. Dies bedeutet, daß mit zunehmender Abduktion die Repositionskräfte immer größer werden, allerdings die Druckkräfte in

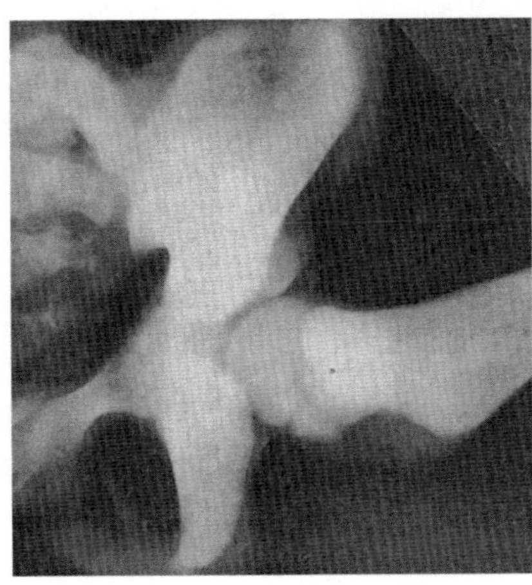

Abb. 17.7 Durch Flexion und Abduktion tritt der Hüftkopf optimal in die Tiefe der Urpfanne ein. Deutlich sichtbar ist der noch deformierte Pfannendachanteil (Sitzhockstellung). Dasselbe Präparat wie in Abb. 17.3. (Aus: Graf R.: Sonographie der Säuglingshüfte und therapeutische Konsequenzen. Enke, Stuttgart, 1993).

der Pfanne sowohl für den Pfannendachknorpel, aber auch am Hüftkopf zunehmen. Folgerichtig steigt mit zunehmender Abduktion und zunehmendem Druck auf den Hüftkopf auch die Gefahr, den Hüftkopf mit seinen kleinen Gefäßen direkt zu schädigen und eine Kopfnekrose zu provozieren (Abb. 17.8).

Die Stabilisierung des Hüftkopfes in der Pfanne sollte daher nur durch eine Abduktion bis 45°, maximal 50° (von der Mittellinie aus) erfolgen. Ein Mehr an Abduktion sollte unbedingt vermieden werden, weil eben sonst der axiale Druck auf den Hüftkopf in der Pfanne steigt und die Gefahr der Kopfnekrose heraufbeschwört (siehe Kapitel 20).

Neben den beschriebenen pfannendachentlastenden Maßnahmen durch eine Kopftiefeinstellung muß, wie bereits erwähnt, die Reluxation des Hüftkopfes in die Sekundärmulde strikt vermieden werden. Bei ständigem Hin- und Herspringen des Hüftkopfes von der Primär- in die Sekundärmulde und wieder zurück hat das deformierte hyalinknorpelig präformierte Pfannendach keine Chance, sich wieder kongruent über den Hüftkopf zu legen, aber auch die ausgeweitete Gelenkkapsel kann nicht schrumpfen und so zur Stabilität des Gelenkes beitragen. Es ist daher eine stabile Retention mit relativer „Ruhe im Kopf-Pfannen-System" erforderlich.

Der Zeitfaktor. Sowohl die Remodellierung des deformierten hyalinknorpelig präformierten Pfannendaches als auch der Schrumpfungsprozeß der Gelenkkapsel braucht Zeit. Der Zeitraum für die Retentionsphase beträgt in Abhängigkeit der Deformierung des Pfannendaches und des Alters des Patienten erfahrungsgemäß 2 bis 4 Wochen.

Zusammenfassung der Probleme in der Retentionsphase. Es findet sich folgende pathomechanische Situation, die gezielt bekämpft werden muß:

- Auch wenn der Hüftkopf bereits zentrisch in der Urpfanne oder vor der Urpfanne steht, ist das knorpelige Pfannendach deformiert, und es befindet sich eine Sekundärmulde im Knorpeldach.

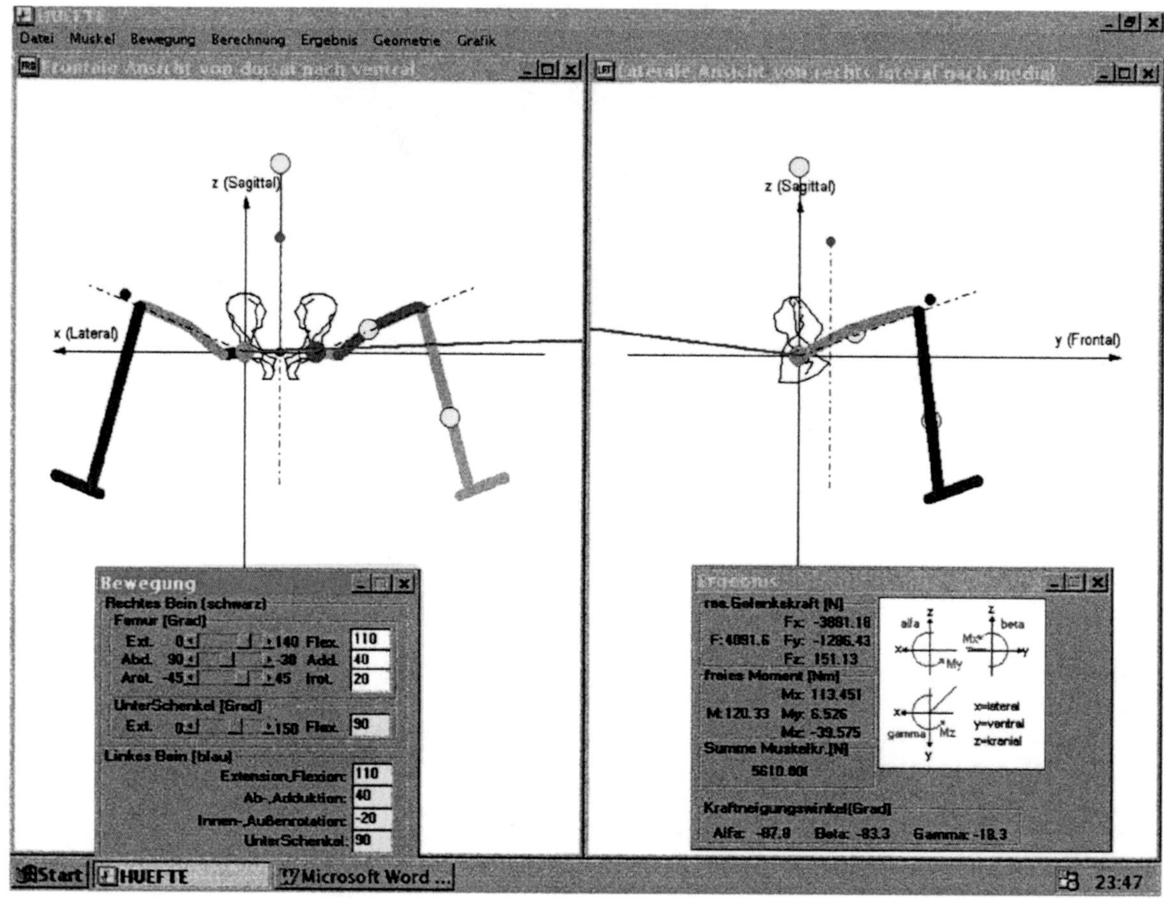

Abb. 17.8 Bei zunehmender Abduktion steigen die auf das Hüftkopf-Pfannen-System einwirkenden zentripetalen Kräfte deutlich an.

- Die Gelenkkapsel ist schlaff.
- Der Hüftkopf neigt zur Reluxation in die Sekundärmulde, das Hüftgelenk ist instabil.

Maßnahmen, die in der Retentionsphase notwendig sind. Die oben beschriebene pathomechanische Situation muß gezielt angegangen werden:

- Der Hüftkopf muß durch eine **Kopftiefeinstellung** in eine pfannendachentlastende Position gebracht werden.
- Eine **Abduktion** zur Stabilisierung des Hüftkopfes darf 45 bis 50° nicht überschreiten. Eine Abduktion darüber hinaus kann eine Kopfnekrose provozieren und sollte Ausnahmefällen vorbehalten sein.
- Aus 1 und 2 ergibt sich die sogenannte **Sitzhockstellung**. Diese sollte sicher und stabil über einen Zeitraum von 2 bis 4 Wochen beibehalten werden.

Retentionsorthesen

Alle Behelfe, Maßnahmen, Apparate, Orthesen, die die vorgenannten Bedingungen, nämlich Sitzhockstellung in mäßiger Abduktion über eine gewisse Zeit in stabiler Position erfüllen, können in der Retentionsphase verwendet werden. Einige Beispiele sind in Tabelle 17.1 (S. 325) aufgelistet. Die einfachste und sicherste und individuell am besten angepaßte Retentionsorthese ist unserer Erfahrung nach ein entsprechender Gipsverband.

Der Sitzhockgips (Abb. 17.9a). Der klassische Sitzhockgips nach Fettweis (Fettweis 1992) wurde von uns etwas modifiziert, so daß die Unterschenkel und die Kniegelenke nicht mitfixiert werden. Dadurch sind alle Gelenke, außer dem Hüftgelenk, frei beweglich. Die Polsterung des Gipsverbandes und die freien Kniegelenke ermöglichen Mikrobewegungen im Hüftkopf-Pfannen-System, so daß eine Störung der Knorpelernährung oder ein Kollabieren der kleinen Knorpelgefäße durch Druck an immer der gleichen Stelle nicht befürchtet werden müssen. Dadurch, daß Kniegelenke und Unterschenkel nicht mit eingegipst werden, kommt es aufgrund der herabhängenden Unterschenkel im Hüftgelenk zu einer leichten, spontanen Innenrotation! Dadurch erhöht sich die Stabilität des Hüftgelenkes, ähnlich wie in der Lange-Stellung. Auch bei Neugeborenen wird der modifizierte Fettweis-Gips gut toleriert; allerdings reichen zwei Wochen für die Retentionsphase in diesem Alter aus, bei älteren Kindern dauert die Retentionsphase vier Wochen. Bei Neugeborenen mit noch verminderter Spontanmotorik wird der Gipsverband ambulant ohne Narkose, bei älteren immer in Kurznarkose, meist ebenfalls ambulant, wenn nicht zuvor eine stationäre *Overheadextension* in der Vorbereitungsphase notwendig war, angelegt. Der Mutter wird gezeigt, wie sie mit dem eingegipsten Kind umgehen soll; außerdem erhält sie ein entsprechendes Aufklärungsmerkblatt (Abb. 17.9b).

Der Sitzhockgips entspricht einer Retentionsorthese und fixiert den Hüftkopf sicher in der Primärpfanne.
Der Sitzhockgips wird, je nach Alter, 2 bis 4 Wochen belassen

Überprüfung der Hüftkopfstellung im Gips

Die Überprüfung der korrekten Stellung des Hüftkopfes im Gips kann sonographisch durch ein entsprechendes Gipsfenster erfolgen. Aus organisatori-

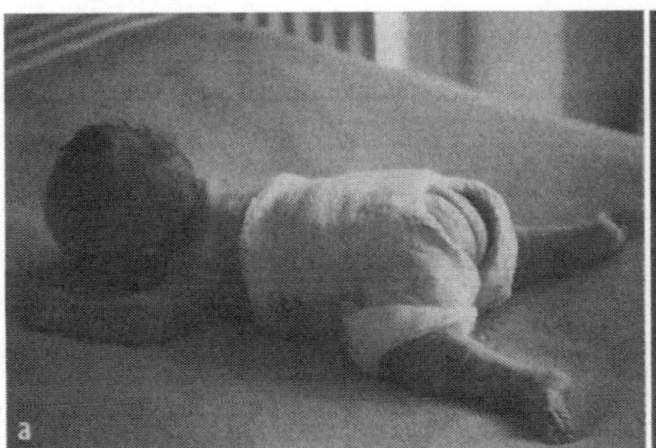

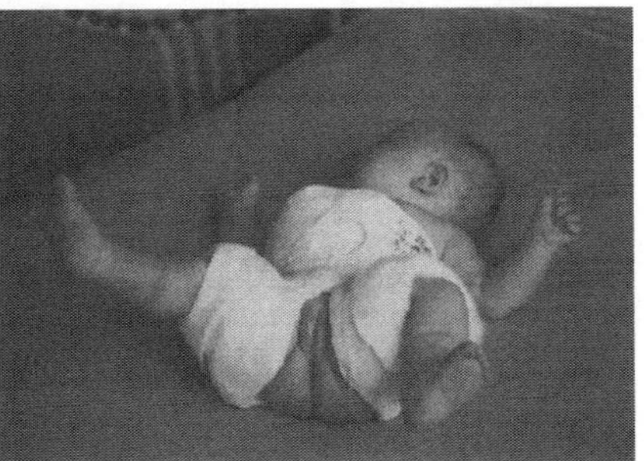

Abb. 17.9. a Modifizierter Fettweis-Gips. Das Kind befindet sich in der Sitzhockstellung, Kniegelenke und Unterschenkel bleiben frei. **b** Aufklärungsblatt für Eltern, deren Kind mit einem Sitzhockgips versorgt wurde (s. S. 334).

Merkblatt – Hinweise zur Behandlung im Fettweisgips

Liebe Eltern!
Bei Ihrem Kind wurde eine Reifungsstörung des Hüftgelenkes (=Hüftdysplasie) mit Luxationsgefährdung festgestellt. Diese Krankheit kann unbehandelt zu schweren Schäden an der Hüfte Ihres Kindes führen, die später oft mehrere operative Eingriffe erfordern. Durch die sonographische Früherkennung kann diese Erkrankung in beinahe allen Fällen konservativ, das heißt ohne Operation, geheilt werden.

Um dieses Ziel zu erreichen, ist die stabile Fixierung des luxationsgefährdeten Hüftgelenkes im **Sitzhockgips** (benannt nach dem deutschen Kinderorthopäden Fettweis) für die Dauer von 3–4 Wochen notwendig. Im Anschluß daran muß noch so lange mit einer **Spreizhose** weiterbehandelt werden, bis bei der Ultraschallkontrolle ein ausgereiftes Hüftgelenk festgestellt wird. Wird die Diagnose früh gestellt und diese Therapie konsequent durchgeführt, ist in den allermeisten Fällen die Behandlung dieser Erkrankung in kürzest möglicher Zeit und ohne Operation erfolgreich abgeschlossen. Da es in ganz seltenen Fällen während des weiteren Wachstums doch wieder zu anlagebedingten Entwicklungsrückständen des Hüftgelenkes kommen kann, sind zur Sicherheit Ihres Kindes Nachkontrollen empfehlenswert. In der Regel bleibt jedoch das Hüftgelenk Ihres Kindes nach Abschluß der Behandlung auf Dauer gesund.

Pflegetips

- Wickeln Sie Ihr Kind öfters als bisher, um Verunreinigungen durch Stuhl und Urin zu vermeiden.
- Reinigen Sie die Leistenregion mit Wattestäbchen.
- Der Genitalbereich und die Kniekehlen sollen regelmäßig und großzügig mit einer Fett- und Pflegecreme gepflegt werden.
- Nach jedem Wickelvorgang sollten Sie alle Gipskanten mit Rollwatte unterfüttern.
- Lagern Sie Ihr Kind im Gips mit leicht erhöhtem Oberkörper (damit Urin und Stuhl nicht in den Gips rinnen können).
- Unterpolstern Sie die Kniegelenke und Unterschenkel Ihres Kindes zur Entlastung mit zusammengerollten Stoffwindeln.
- Sorgen Sie für gute Durchlüftung des FWG (z.B.: ständiges Abdecken im Bett vermeiden).
- Trotz guter Pflege kann es bei empfindlichen Kindern zu Hautreizungen kommen, die nach Gipsabnahme in der Regel rasch abheilen.

Warnhinweise:

- Verhält sich Ihr Kind nach der Gewöhnungsphase auffällig oder ungewohnt, bedenken Sie, daß Ihr Kind Schmerzen im Gips nur durch Weinen anzeigen kann. Kommen Sie in diesem Fall sofort in unsere Ambulanz.
- Kontrollieren Sie die Durchblutung der Beinchen. Wenn diese geschwollen sind oder blau anlaufen, sollten Sie sofort in unsere Ambulanz kommen.
- Halten Sie die vereinbarten Kontrolltermine ein.

Bei Problemen oder Rückfragen wenden Sie sich an unsere Ambulanz

Abb. 17.9 b

schen und praktischen Gründen verzichten wir auf das Schneiden eines Gipsfensters und benützen ein Röntgenbild:

Durch den Gipsverband wird eine Röntgenaufnahme angefertigt, die wir mit der nach der manuellen Reposition durchgeführten axialen Lauenstein-Aufnahme vergleichen. So kann ein unbeabsichtigtes Herausrutschen des Hüftkopfes während des Eingipsens leicht erkannt werden. Werden andere Retentionsorthesen benützt, ist meist ebenfalls eine Röntgenaufnahme ausreichend. Nur in Ausnahmefällen ist eine Arthrographie, ein MRT oder ein CT (siehe Kapitel 13 und Kapitel 14) notwendig.

Welche sonographische Hüfttypen bedürfen einer Retention?

Alle sonographisch instabilen Gelenke bedürfen einer sicheren Retention

Alle instabilen Gelenke müssen einer sicheren Retention unterzogen werden. Es sind dies in entsprechender sonographischer Typologie ehemals dezentrierte Gelenke vom Typ D, IIIa, IIIb und Typ IV, die reponiert wurden und nun in die Retentionsphase eintreten, oder von Anbeginn an instabile Gelenke, nämlich Typ IIc instabil.

Ausnahme. Bei Neugeborenenhüften vom Typ IIc instabil innerhalb der 1. Lebenswoche (und nur unter diesen Bedingungen!) verwenden wir eine straff sitzende Spreizhose vom Typ Mittelmeier-Graf mit parallel eingestellten Zügelchen. In dieser Stellung kann die Sitzhockstellung sehr gut provoziert werden. Durch die straff angezogenen Zügelchen kann bei Neugeborenen aufgrund der geringen Eigenmotorik des Kindes in diesem Alter bei Typ-IIc-instabil-Gelenken eine sichere Retention erzielt werden. Allerdings ist auf die Zeit zu achten. Gemäß der Reifungskurve stellt der Beginn der 5. Lebenswoche die Zeitgrenze dar. Zu diesem Zeitpunkt sollte unbedingt ein stabiles Gelenk vorliegen. Somit erfolgt in den oben beschriebenen Fällen bereits nach vier Wochen eine Kontrolle. Sollte sich nach diesem Zeitraum, also zu Beginn der 5. Lebenswoche, das Hüftgelenk nicht stabilisiert haben und zumindest in einen Typ IIc stabil übergegangen sein, erfolgt die sofortige Fixierung im Sitzhockgips noch vor dem kritischen Zeitraum der 5. Lebenswoche. Hat sich das Gelenk allerdings stabilisiert und ist mindestens zum Typ IIc stabil geworden, kann die Spreizhosentherapie, entsprechend Tabelle 17.1 (S. 325), in der Nachreifungsphase weiter durchgeführt werden.

Retentionsversager

Neugeborene mit Typ D oder leichtem Typ IIIa weisen sehr oft bereits nach 14 Tagen Gipsbehandlung völlig stabile Verhältnisse auf. Da es sehr schwer abzuschätzen ist, welche Gelenke bereits nach zwei Wochen und welche erst nach einer Retentionszeit von vier Wochen stabil sind, wird empfohlen, generell eine vierwöchige Retentionsphase einzuplanen. Insbesondere bei der Sitzhockstellung ist das Risiko, eine Kopfnekrose zu provozieren, gering.

Kommen ältere Kinder, wie es leider durch Fehldiagnosen immer noch passiert, etwa mit acht Wochen erst zur Behandlung, so kann es sein, daß das Hüftgelenk nach erfolgreicher Reposition und durchgeführter vierwöchiger Retentionsphase nicht stabil ist. In diesen Fällen wird ein weiterer Retentionsversuch im Fettweis-Gips durchgeführt, wobei wir die Eltern dahingehend instruieren, daß nach dieser zweiten Gipsperiode bei der Gipsabnahme in derselben Narkose sofort eine offene Reposition durchgeführt wird, falls die Instabilität nicht beseitigt ist.

Bei erfolgloser Retention über acht Wochen liegt ein Repositionshindernis vor, das eine Kopfnekrose provozieren kann. Eine offene Einstellung ist zu erwägen

Wir haben die Erfahrung gemacht, daß, wenn nach einer Gesamtretentionsphase von acht Wochen das Hüftgelenk noch immer nicht stabil ist, der Hüftkopf offensichtlich auf ein unüberwindbares Repositionshindernis stößt, so daß weitere Repositionsversuche den Hüftkopf nur zusätzlich gefährden. Es hat sich gezeigt, daß eine schonende offene Reposition mit Beseitigung des Repositionshindernisses (so daß der Hüftkopf wieder in die Urpfanne eintreten kann) bessere Ergebnisse bringt als überlange konservative Therapieversuche, die entweder eine Hüftkopfnekrose provozieren oder die Pfannendachanlage durch übermäßigen Druck völlig zerstören. Repositionshindernisse sind in der Regel das elongierte Kopfband, die nach kranial gezogene Iliopsoassehne mit dem die Urpfanne zusätzlich einengendem Ligamentum transversum, wobei der Hauptanteil des Repositionshindernisses auf den mehr oder weniger nach kaudal gedrückten Pfannendachknorpel entfällt.

Die Nachreifungsphase

Ist die Retentionsphase beendet – dies ist in der Regel je nach sonographischem Typ und in Abhängigkeit von der Frühdiagnostik nach ca. 2 bis 4 Wochen der Fall – kann die Retentionsorthese abgenommen werden. Bei abgeschlossener Retention ist das Gelenk stabil und tritt nun in die Nachreifungsphase ein.

Die pathobiomechanische Situation und das Behandlungsprinzip

In der Nachreifungsphase steht der Hüftkopf zentriert, das Knorpeldach ist aber noch nicht ausreichend ossifiziert

Der Hüftkopf ist wieder in der Urpfanne eingestellt (Abb. 17.10), das hyalinknorpelig präformierte Pfannendach hat sich wieder kongruent in seiner ur-

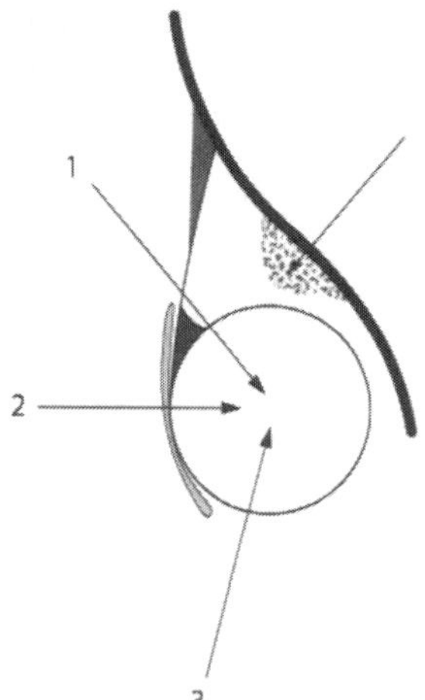

Abb. 17.10 Die Nachreifungsphase. Der Hüftkopf steht stabil und zentriert in der Urpfanne, das knorpelige Pfannendach hat sich kongruent über den Hüftkopf gelegt, die Gelenkkapsel ist straff. Bewegungen und Kraftfluß in kranio-kaudaler Richtung (1) sind optimal, in axialer Richtung sind sie möglich (2), in kaudo-kranialer Richtung wegen der Gefahr der Reluxation strikt zu vermeiden.

sprünglichen Form über den Hüftkopf gelegt, die Gelenkkapsel ist durch die relative Ruhigstellung straff geworden. Das Gelenk ist stabil. Es ist aber zu bedenken, daß das hyalinknorpelig präformierte Pfannendach noch nicht ossifiziert ist. Treten nun wieder Druck- und Scherkräfte in kaudo-kranialer Richtung auf, ist zu befürchten, daß es zu einer neuerlichen Deformierung des Knorpeldaches und somit zu einer Reluxation kommt. Um dies zu verhindern, müssen weiterhin pfannendachentlastende Maßnahmen vorgenommen werden, wobei relative Bewegungen in bestimmtem Umfang - soweit sie nicht Druck- und Scherkräfte auf das Pfannendach sind - wieder zugelassen werden können. Dies bedeutet, daß das „Sitzhockprinzip" beibehalten werden soll, wobei Strampelbewegungen in dieser Stellung durchaus akzeptiert werden können.

Nachreifungsorthesen

Nachreifungsorthesen sollen das Sitzhockprinzip erfüllen

Die Ansprüche, die an eine entsprechende Orthese gestellt werden müssen, sind folgende:

Die Orthese muß eine Sitzhockstellung, das bedeutet mindestens 90°, besser noch 100° Flexion bei mäßiger Abduktion bis maximal 50°, ermöglichen, wobei Strampelbewegungen, die über diese Grenzwerte hinausgehen, vermieden werden sollen. Werden diese Bedingungen erfüllt, so spricht man von einer Nachreifungsorthese (Abb. 17.11).

Zu den typischen Nachreifungsorthesen zählen sämtliche Spreizhosen, Splints, Bandagen, die die oben zitierten biomechanischen Bedingungen erfüllen (Tabelle 17.1, S. 325).

Sonographische Typen, die einer Nachreifung bedürfen

Der Nachreifung bedürfen Hüftgelenke, die stabil, aber noch nicht völlig ausgereift, d. h. sonographisch noch nicht Typ I sind. Es sind dies Hüftgelenke,

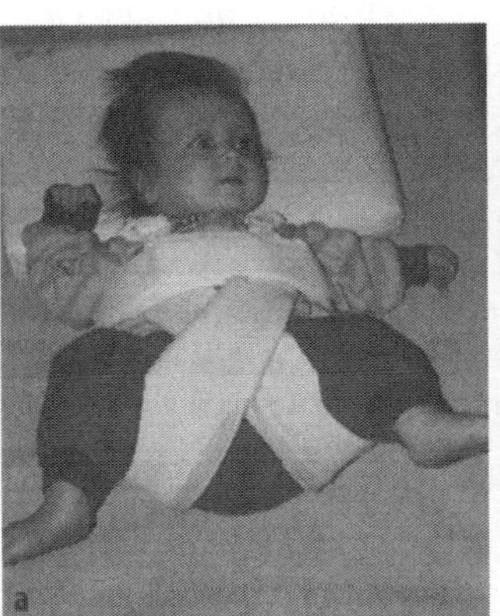

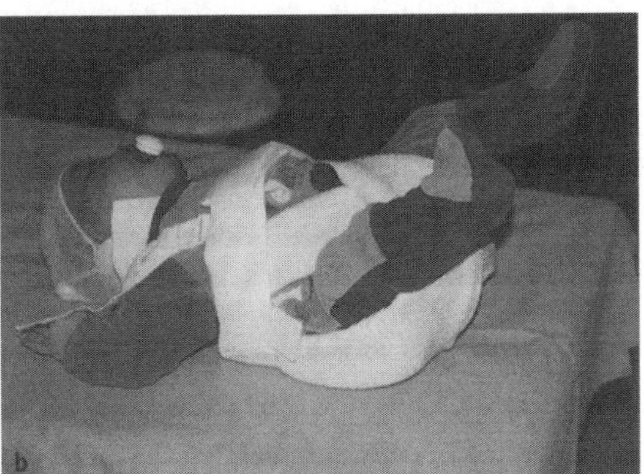

Abb. 17.11 Mittelmeier-Graf-Spreizhose als Beispiel eines Nachreifungsbehelfes. Die Sitzhockstellung wird durch die Zügelchen provoziert. Eine Abspreizung über 50° wird durch die Vorhaltekeile verhindert, durch die weiche Konstruktion sind Eigenbewegungen des Kindes in dieser Stellung wieder erlaubt.

die ehemals dezentriert, anschließend retiniert und nun in die Nachreifungsphase eingetreten sind, oder Hüftgelenke, die zwar stabil, aber nicht Typ I sind; dazu zählen Hüftgelenke vom sonographischen Typ IIc stabil, Typ IIb und Typ IIa minus. Für Hüftgelenke vom Typ IIa plus empfehlen wir, sicherheitshalber am Ende des 3. Lebensmonats zu kontrollieren, ob sie sich tatsächlich zum Typ I weiterentwickelt haben. Sollten sie Typ I nicht erreicht haben, weil die Primärdiagnose möglicherweise falsch war oder sie sich aus uns heute noch unbekannten Gründen nicht weiterentwickelt haben, werden sie zumindest nicht übersehen. Sie sind meist Typ-IIb-Gelenke geringen Ausmaßes, so daß sie zwar spät, aber nicht zu spät behandelt werden.

Dauer der Nachreifungsphase

Die Nachreifungsphase sollte vor dem Aufstehalter abgeschlossen sein

Die Nachreifungsphase ist erst dann abgeschlossen, wenn ein sonographischer Typ I erreicht ist. Ob das Behandlungsende nun beim Minimalwert für den α-Winkel (60°) oder beim Mittelwert für den α-Winkel (64°) anzusetzen ist, wird kontrovers diskutiert (Grifka 1998). Unserer Erfahrung nach entzieht sich das Hüftgelenk ab einem α-Winkel von 60° dem biomechanischen (=orthetischen) Einfluß. Das heißt, die weitere Entwicklung ist unabhängig davon, ob nun therapiert wird oder nicht. Typ I sollte, wenn irgendwie möglich, noch vor dem Aufstehalter erreicht werden. Es ist daher eine sonographische Frühestdiagnostik zum frühestmöglichen Zeitpunkt, soweit dies organisatorisch und finanziell möglich ist, anzustreben. Wenn das Kind beginnt aufzustehen, sollten keine Behelfe mehr notwendig sein. Es wird zwar immer wieder angeraten, Abduktionsschienen bis zum 2. Lebensjahr zu benützen, mit denen die Kinder auch laufen können; dies geschieht mit dem Hinweis, daß man mit derartigen Behelfen noch eine Nachreifung erzielen und dem Kind dadurch eine Operation ersparen könne. Leider liegen vergleichbare Kollektive, die eindeutig beweisen, daß derartige Behelfe zur Nachreifung geführt haben und diese nicht spontan aufgetreten ist, nicht vor. Außerdem muß bei derartigen Maßnahmen unserer Meinung nach auch die kritische Frage nach der **psychologischen Situation** des Kindes und der ganzen Familie gestellt werden, wenn das Kind bis weit in das Laufalter hinein mit derartigen Behelfen eingeschränkt ist. Sollte das Hüftgelenk bis zum Aufstehalter nicht belastbar sein, weil der Pfannendachknorpel noch nicht nachossifiziert ist, so haben wir mit einer sofortigen Azetabulumplastik gute Erfahrungen gemacht. Man hat mit einem relativ kleinen, vertretbaren Eingriff die Hüftgelenke weitgehend saniert und auch den nicht zu unterschätzenden psychologischen Druck durch die ständige Ungewißheit wegen einer möglichen späteren Operation für alle Beteiligten minimiert.

Röntgenbild und Arthrographie

Es wird immer wieder die Frage gestellt, wann ein Röntgenbild angefertigt werden soll oder muß. Prinzipiell muß klar sein, daß ein Röntgenbild nicht mehr Informationen liefern kann als ein Sonogramm, da ein Röntgenbild lediglich die knöchernen Strukturen darstellt, der Großteil des Hüftgelenkes allerdings hyalinknorpelig präformiert ist und somit besser im Sonogramm dargestellt werden kann. Abgesehen von den Einschränkungen, die durch die Limitierung der Ossifikation am Hüftgelenk für die Sonographie entstehen, kommt somit ein Röntgenbild dann zur Anwendung, wenn ein Sonogramm aufgrund des Ossifikationsprozesses nicht mehr aussagekräftig sein kann oder wenn knöcherne Strukturen, wie die knöcherne Pfanne, oder der Hüftkopfkern hinsichtlich einer Kopfnekrose beurteilt werden sollen. Bei der Beurteilung des Hüftkopfes hinsichtlich einer Kopfnekrose ist die Sonographie derzeit überfordert.

Zunehmende Ossifikation limitiert die Anwendbarkeit der Sonographie. Ein Röntgenbild empfiehlt sich nach Abschluß der Therapie bei dezentrierten Gelenken, spätestens mit 15 bis 18 Monaten zum Ausschluß einer Kopfnekrose

Wir empfehlen daher bei allen dezentrierten Gelenken, die bis zu einem Typ I ausbehandelt wurden, im Alter von ca. 15 bis 18 Monaten eine Nachkontrolle mittels Röntgenbild. In diesem Alter stellt sich die Frage „Sonogramm oder Röntgenbild?“ nicht mehr. Eventuelle Restdysplasien können noch rechtzeitig erkannt werden, außerdem kann eine Hüftkopfnekrose bestätigt oder ausgeschlossen werden.

Die Arthrographie kann indirekt die knorpeligen Verhältnisse gut darstellen; neben der Strahlenbelastung, die sie mit sich bringt, ist sie jedoch auch eine invasive Methode. Die Frage einer Hüftreifungsstörung kann aber sonographisch eindeutig ohne Arthrographie geklärt werden. Die Indikationsstellung für die Arthrographie, ob der Hüftkopf sicher in der Urpfanne plaziert ist oder ob ein Repositionshindernis vorliegt, möchten wir differenziert diskutieren.

Durch neuere Forschungsergebnisse wissen wir, daß bei einer erfolgreichen Reposition der Hüftkopf nicht immer ganz tief in die Urpfanne eintreten kann, weil der hyaline Knorpel des Pfannendaches den Eingang teilweise verengt. Der Hüftkopf kann, wie bereits erwähnt, oft nur vor die Urpfanne plaziert werden, damit er sich in der anschließenden Retentionsphase mit Mikrobewegungen und durch Hinausdrücken des Knorpels aus der Pfanne wieder in diese Urpfanne „hineinsetzen“ kann. In diesen Fällen wird man immer auch einen Kontrastmittelsee im Arthrogramm im Bereich der Urpfanne sehen. Es ergeben sich daher aus dieser Indikationsstellung keine Konsequenzen für das therapeutische Vorgehen. Will man aber die Arthrographie zum Erkennen des Repositionshindernisses benützen, sei folgendes angemerkt:

Aus der Pathologie ist bekannt, welche Strukturen als Repositionshindernis in Frage kommen (siehe oben!). Wenn es in acht Wochen nicht gelingt, daß der Hüftkopf dieses Repositionshindernis überwindet, sollte es unserer Meinung nach auf jeden Fall operativ behoben werden, da sonst das Risiko eines Behandlungsschadens steigt. Da das Gelenk operativ auf jeden Fall eröffnet werden muß und der Operateur das Repositionshindernis intraoperativ immer als solches erkennt, hat es weder für das Kind noch für den Behandler Vorteile, wenn einige Minuten vor der Operation noch zusätzlich eine Arthrographie durchgeführt wird. Über die Möglichkeiten und die Techniken der offenen Reposition sei auf die entsprechende Literatur verwiesen (Tschauner 1997) (siehe Kapitel 22).

Ergebnisse (Abb. 17.12–17.16)

Die Literatur über die Behandlungsergebnisse bei konservativer Therapie der sogenannten angeborenen Hüftluxation ist mittlerweile nahezu unübersehbar geworden. Große Sammelstatistiken wurden 1911 von Ludloff, 1930 von Max Lange, 1952 von Hohmann und 1973 durch die Schweizer Gesellschaft für Orthopädie erarbeitet (Tönnis 1984). Einig sind sich alle Autoren darüber, daß das Alter bei Behandlungsbeginn, der Ausgangsbefund und die Dauer der Behandlung einen entscheidenden Einfluß auf das Endergebnis haben. Noch bevor die Hüftsonographie routinemäßig als Screening eingeführt war, wies Tönnis (1984) ausdrücklich darauf hin, daß das Alter bei Behandlungsbeginn wesentlich sei, weil sich die Hüftreifung mit der Wachstumsgeschwindigkeit des Kindes decke und in den ersten Wochen, im ersten Vierteljahr und im ersten Halbjahr besonders groß sei. Im 2. Lebenshalbjahr bessert sich der radiologische Pfannendachwinkel noch relativ gut, wenn auch deutlich langsamer als zuvor. Tönnis (1984) sieht mit 1,5 Jahren den Zeitpunkt für pfannendachbildende Maßnahmen nach Hüfteinstellungen gekommen, weil eben auch die Frage auftaucht, ob dem Kind ab diesem Alter eine weitere Schienenbehandlung zuzumuten sei. Die Erkenntnis aus der vorsonographischen Ära, daß das Alter bei Behandlungsbeginn sowie der Ausgangsbefund die entscheidenden Faktoren für das Spätergebnis darstellen, sind somit auch die entscheidenden Faktoren bei der sonographiegesteuerten Therapie:

Die Frühestdiagnose mit stadiengerechter Therapie verbessert die Endergebnisse entscheidend

Je besser und klarer der Ausgangsbefund klassifiziert werden kann (sonographische Typologie!) und je früher die Behandlung (generelles Neugeborenenhüftscreening!) einsetzt, desto besser ist das Behandlungsergebnis – gemessen an der Rate der Kopfnekrosen, der offenen Repositionen, der Korrektureingriffe am wachsenden Skelett und letzten Endes an der Koxarthroserate. Immerhin rechnet man damit, daß ca. 10% der notwendigen Hüfttotalendoprothesen aus dem Pool ehemaliger Hüftreifungsstörungen stammen. Grill (1997) verglich die Behandlungsergebnisse des Hüftultraschallscreenings in Österreich 1994 mit den Ergebnissen in der Vorsonographie-Ära vom Jahr 1985. Geht man davon aus, daß österreichweit die therapeutischen Prinzipien durchaus nicht einheitlich gehandhabt werden, so bleibt allen Fällen gemeinsam, daß sie weitgehend innerhalb der ersten vier Wochen sonographiert wurden. Die Erkenntnis, daß allein durch die Frühestdiagnose die Behandlungsrate um 50% gesenkt werden konnte, weist auf den enormen **Faktor Zeit** hin. „Zeit“ bedeutet in diesem Fall nicht nur Diagnosezeitpunkt, sondern in weiterer Folge Zeitersparnis durch zielgerichtete konsequente Thera-

Abb. 17.12. a Verlaufsserie Patient C. V. Neugeborenes, rechtes Hüftgelenk, Typ IV. **b** Manuelle Reposition und gehaltene Aufnahme in Fettweis-Stellung. Gute Zentrierung beidseits, rechts scheint (erwartungsgemäß) eine leichte Distanzvergrößerung gegenüber links vorzuliegen. **c** Unveränderte Stellung im Fettweis-Gips gegenüber Abb. 17.12b. **d** Kontrollsonogramm nach 4 Wochen Fettweis-Gips. Das Hüftgelenk steht zentriert, das Knorpeldach übergreift den Hüftkopf, die Weiterbehandlung erfolgte mit einer Mittelmeier-Graf-Spreizhose. **e** Behandlungsergebnis im Alter von 3 Monaten. Hüfttyp I, der Hüftkopfkern noch fehlend. Die Spreizhosentherapie wird beendet. **f** Behandlungsergebnis nach 4 Jahren. Symmetrische Verhältnisse beidseits, leichte Erkerdefekte allerdings an beiden Pfannenerker sichtbar.

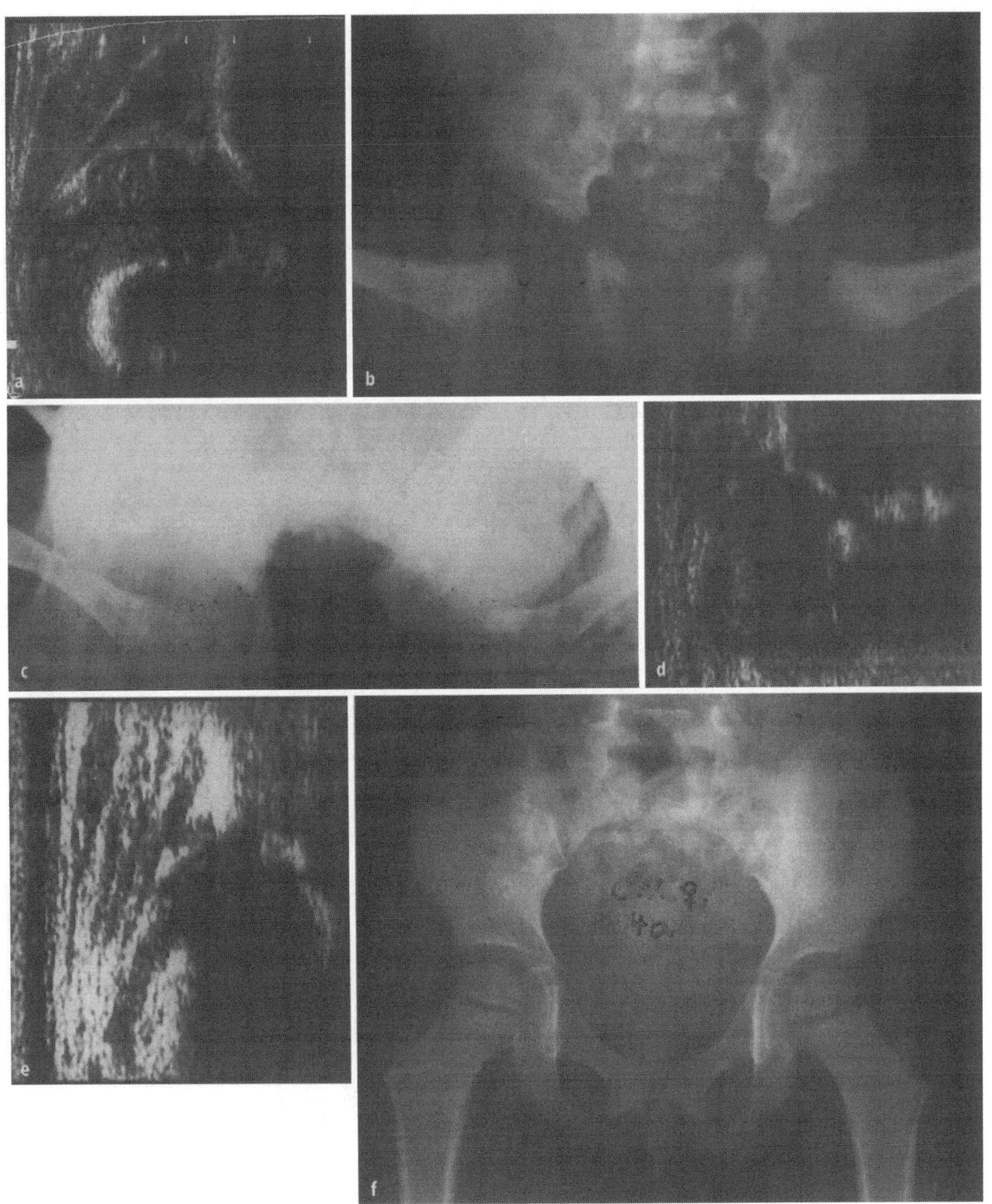
a
b
c
d
e
f

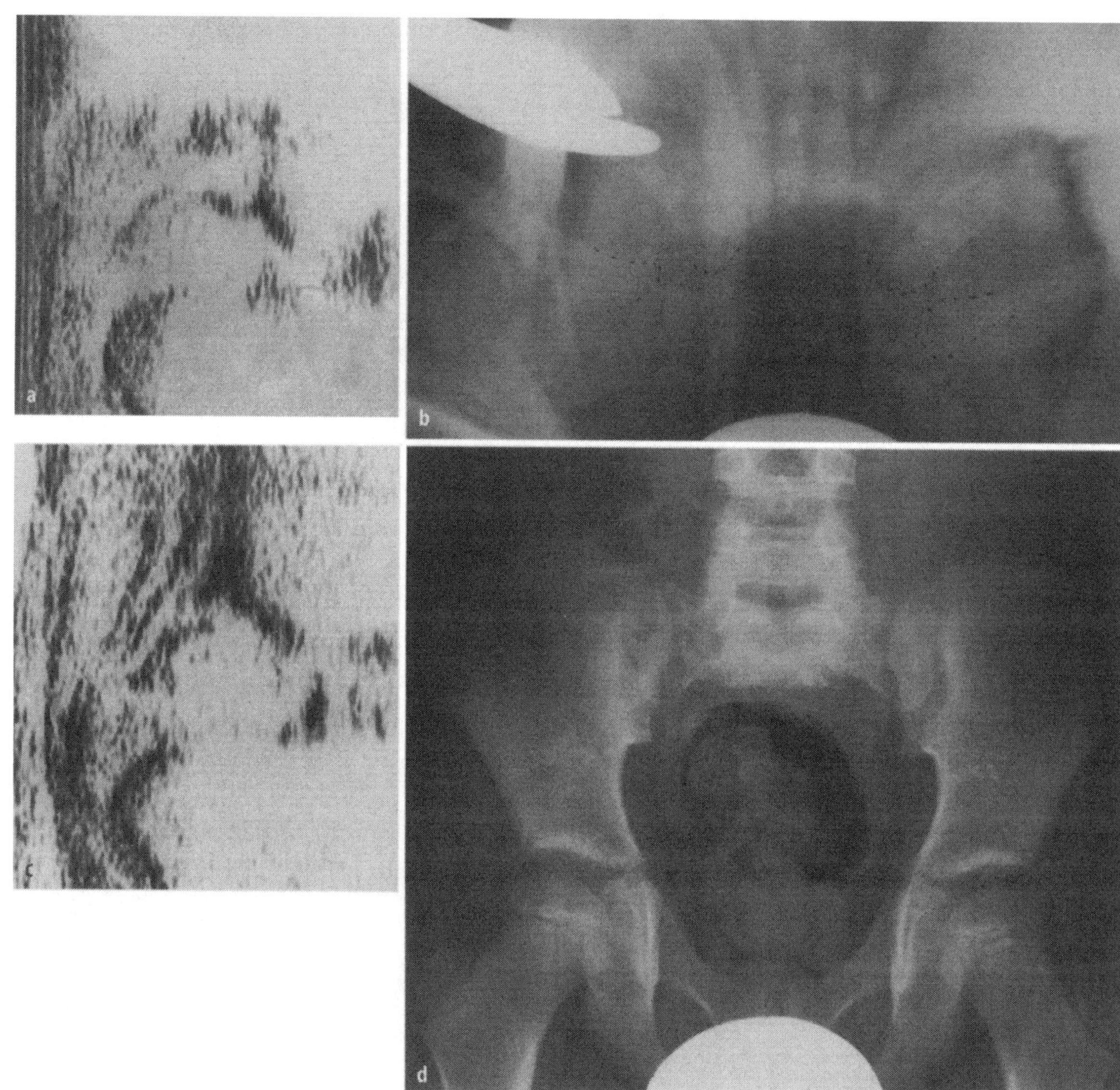

Abb. 17.13. **a** Verlaufsserie K. T., Beobachtungszeitraum 12 Jahre. Ausgangsbefund im Alter von 4 Wochen, Hüfttyp IV. Das Sonogramm stammt noch aus der Frühzeit der Hüftsonographie (5 MHz, weißer Bildhintergrund), rechtes Hüftgelenk. **b** Es erfolgte die manuelle Reposition und Retention im Fettweis-Gips. Das rechte Femur steht zumindest zentriert, wenn auch, wie erwartet, lateralisiert. **c** Das Hüftgelenk nach 4 Wochen Fettweis-Gips und 4 Wochen Nachreifung in der Mittelmeier-Graf-Hose im Alter von 3,5 Monaten. Das Hüftgelenk steht zentriert. Es erfolgte die weitere Nachreifung mit der MG-Spreizhose bis zum Alter von 7,5 Monaten und Erreichen von Typ I. **d** Ergebnis nach 12 Jahren. Nahezu symmetrische Verhältnisse, die rechte Pfanne erscheint im Vergleich zu links eine Spur kürzer.

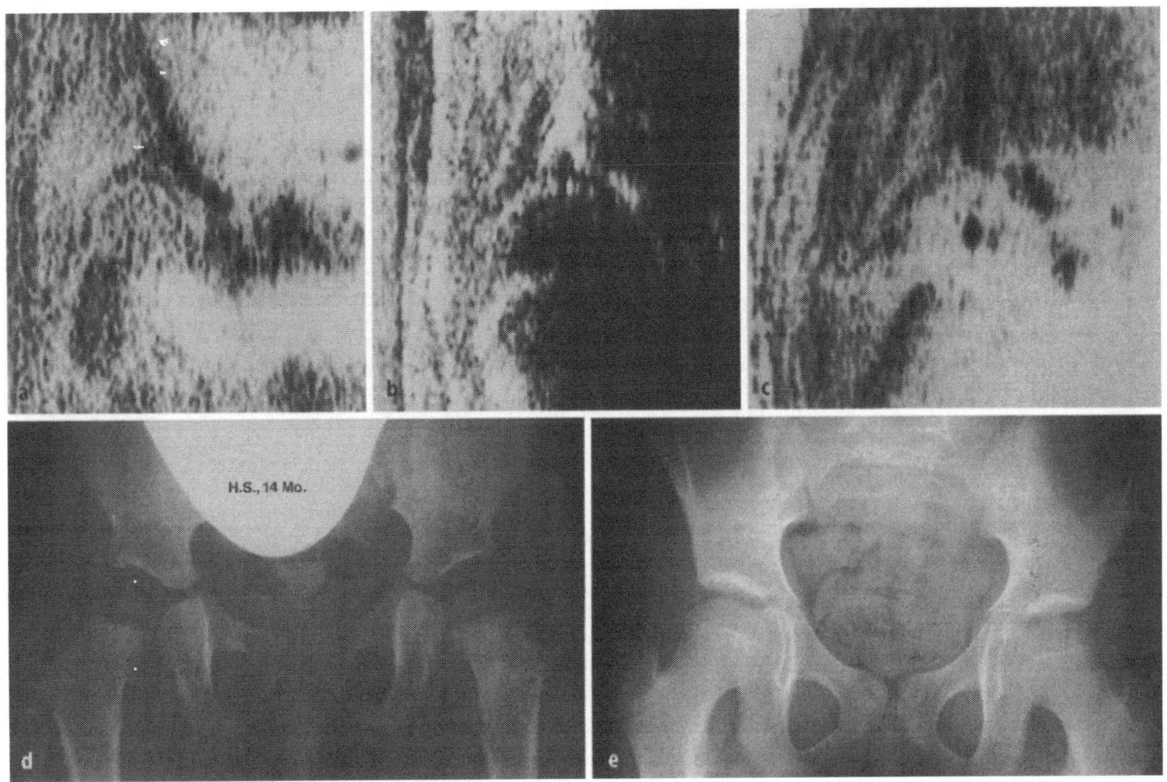

Abb. 17.14. a Verlaufsserie H. S., Beobachtungszeitraum 11 Jahre. Typ IIIa, rechtes Hüftgelenk, 11 Tage (altes Sonogramm, 5 MHz, weißer Bildhintergrund). **b** Behandlungsergebnis im Alter von 3 Monaten nach manueller Reposition, Retention über 4 Wochen im Fettweis-Gips und Weiterbehandlung zur Nachreifung in Mittelmeier-Graf-Spreizhose. Der Hüftkopf steht zentriert, grenzwertige Typ-I-Hüfte. **c** Dasselbe, rechte Hüftgelenk mit 9 Monaten. Zur Nachkontrolle, nachdem die Spreizhosentherapie mit 3 Monaten beendet worden war. **d** Nachkontrolle zum Ausschluß einer Kopfnekrose mit 14 Monaten, beidseits symmetrische Verhältnisse, keine Kopfnekrose. **e** Beidseits symmetrische Verhältnisse, völlig unauffälliger altersgemäßer Hüftgelenksbefund im Alter von 11 Jahren.

pie. Unsere eigenen Ergebnisse zeigten, daß bei Erfassung aller behandlungsbedürftigen Hüftgelenke innerhalb der ersten 4 Lebenswochen (120 therapiebedürftige Gelenke) bei Behandlung laut vorgeschlagenem Schema Kopfnekrosen vollständig verschwunden sind. In dem Behandlungspool war keine einzige offene Reposition notwendig und selbst die schlechteste Variante, nämlich ein Typ-IV-Gelenk gleich nach der Geburt diagnostiziert und entsprechend behandelt, konnte im Alter von 7,5 Monaten aus der Behandlung entlassen werden. Dies bedeutet, daß bei sofortiger Diagnose, gekoppelt mit adäquater stadiengerechter Therapie ohne Zeitverlust, die Behandlung beendet werden kann, bevor die Kinder zu stehen und laufen beginnen.

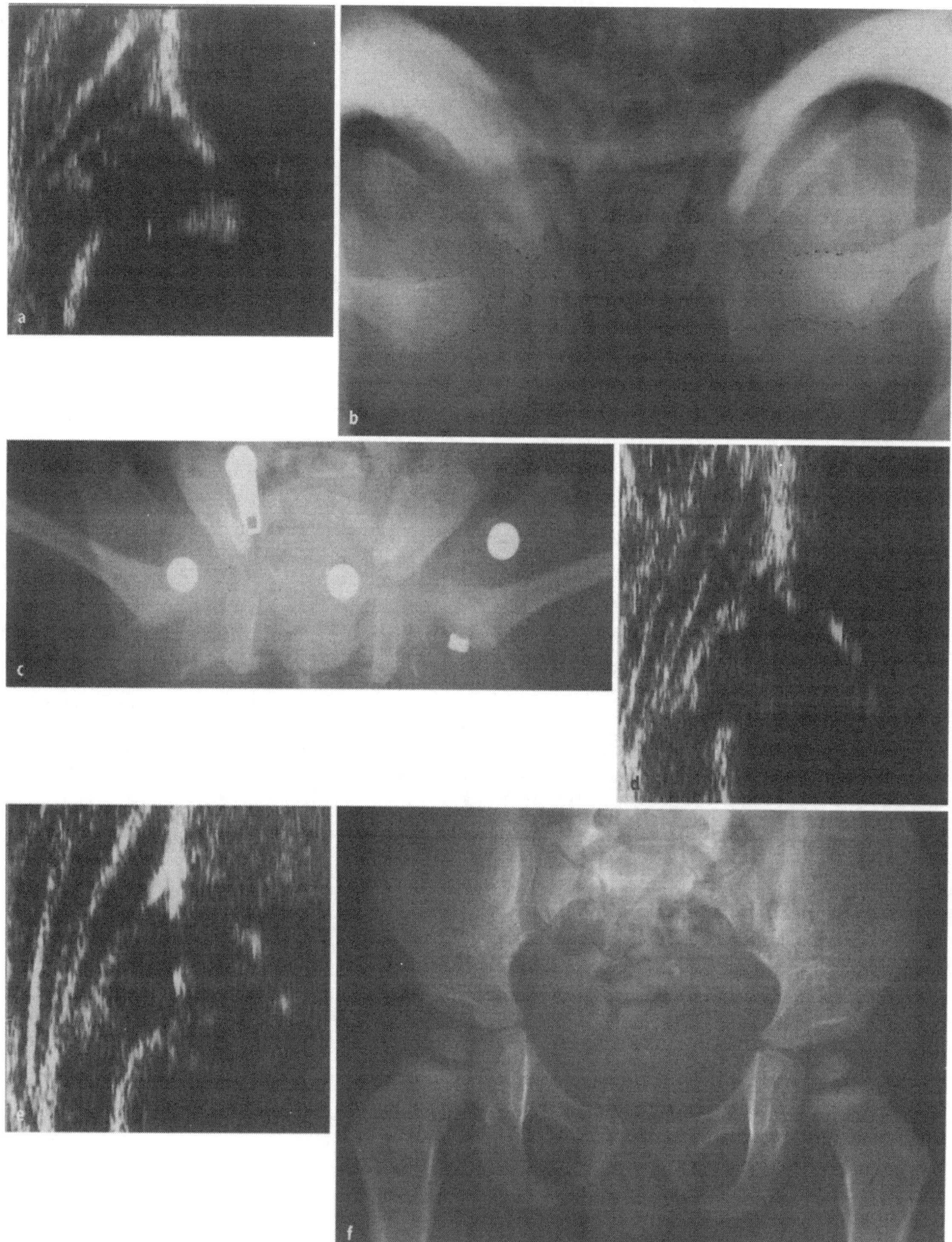

Abb. 17.15. a Verlaufsserie M. S. Typ III a, rechtes Hüftgelenk, 4 Wochen alt. **b** Kontrolle im Fettweis-Gips, das rechte Hüftgelenk steht gut zentriert. **c** Status nach 4 Wochen Fettweis-Gips. Röntgen durch die Mittelmeier-Graf-Spreizhose: die Flexion über 90° ist deutlich sichtbar. Gute Zentrierung beidseits. **d** Sonographische Zwischenkontrolle während der Nachreifungsphase. Alter 5 Monate. **e** Behandlungsergebnis im Alter von 8 Monaten. Beendigung der Nachreifungsphase und Abnahme der Spreizhose. **f** Nachkontrolle im Alter von 14 Monaten. Der rechte Hüftkopfkern ist eine Spur kleiner als links bei ansonsten symmetrischem Befund.

Interpretation und Schwachstellenanalyse

Bei der jahrelang durchgeführten schrittweisen Adaptierung des derzeit vorliegenden Behandlungssystems wurden die Therapieversager analysiert, die möglichen Ursachen aufgelistet und in Form einer Schwachstellenanalyse verbessert. Im wesentlichen konnten zwei große Problemkreise unterschiedlicher Wertigkeit festgestellt werden.

- Problemkreis: Medizin - Arzt - Organisation
- Problemkreis: extramurale Aktivitäten - Eltern.

Organisatorischer, ärztlicher Problemkreis

Die Ausgangsdiagnose

Um ein Hüftgelenk angemessen zu behandeln, ist eine Bestandsaufnahme des pathobiomechanischen Zustandes des Hüftgelenkes erforderlich. Sammeldiagnosen, wie Hüftdysplasie oder Hüftluxation oder gar Subluxation, können nicht Grundlagen einer exakt abgestimmten Therapie sein, da sie den pathoanatomischen Zustand des Hüftgelenkes ungenügend widerspiegeln. Therapieversager, die diesem Problemkreis zuzuordnen sind, können nur durch die sonographische Entflechtung der Sammelbegriffe vermieden bzw. behoben werden. Zusätzlich fallen in diese Kategorie die sonographischen Fehldiagnosen aufgrund technischer Schwächen der Untersucher. Die Aus- und Weiterbildung in Hüftsonographie - auch für Ausbilder - wird zu verbessern sein und stellt eine Herausforderung in der Zukunft dar.

Der Zeitfaktor

Die sonographische Frühestdiagnose mit sofort einsetzender Therapie wäre anzustreben

Zieht sich die Forderung nach einer möglichst frühen Diagnose wie ein roter Faden durch die gesamte Literatur, so stößt die Forderung nach sonographischer Frühestdiagnostik (wenn möglich noch in der 1. Lebenswoche) zunehmend auf finanzielle und organisatorische Schwierigkeiten. Wir selbst haben die besten Erfahrungen mit der Frühestdiagnostik in der 1. Lebenswoche gemacht. Da entsprechend der Reifungskurve ab der 12. Woche die Wachstumspotenz der Gelenkpfanne doch deutlich nachläßt, steht bei **Frühestdiagnose in der 1. Lebenswoche und sofort einsetzender Therapie** ein wesentlich längerer Zeitraum zur Behandlung und zur Nutzung der Wachstumspotenzen der Pfanne zur Verfügung als bei einem späteren Diagnosezeitpunkt

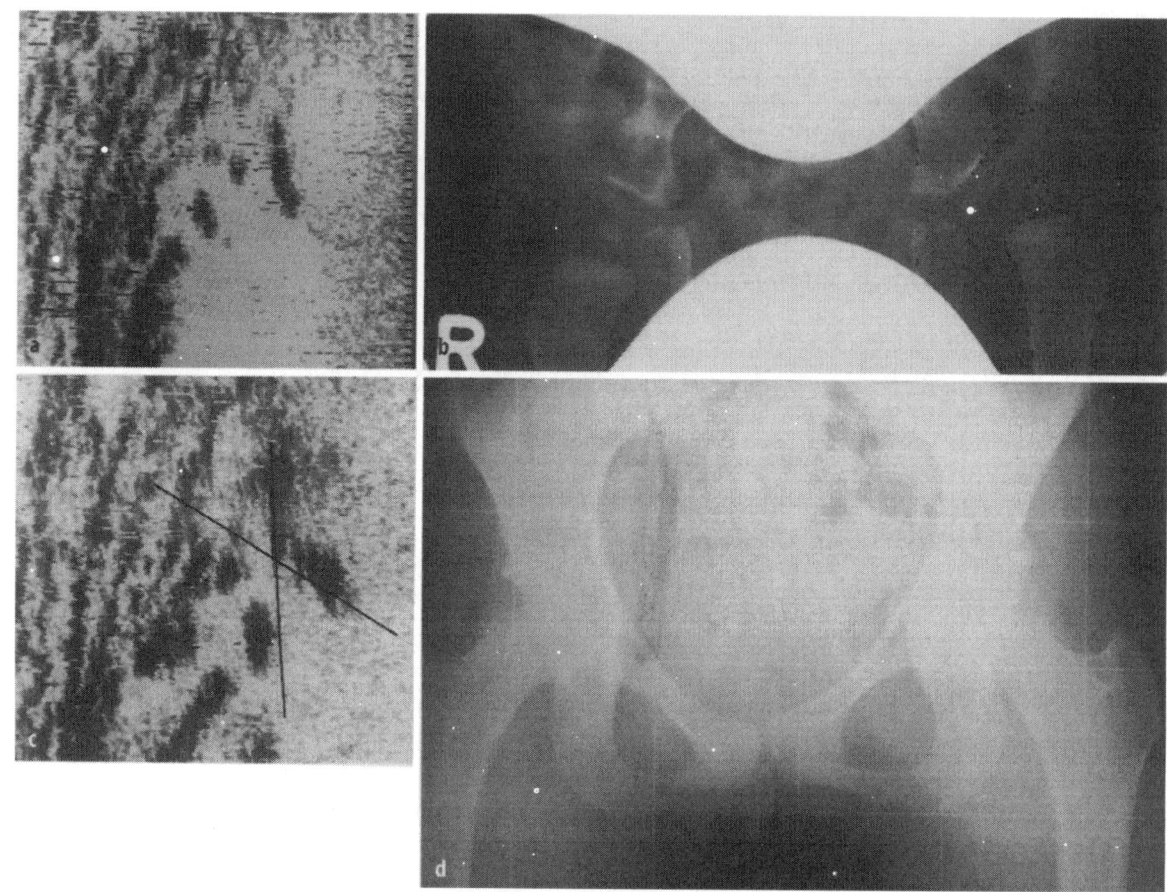

Abb. 17.16. **a** Patient M. B. Beobachtungszeitraum 14 Jahre, vor Hüftsonographie-Screeningära (noch 5 MHz, weißer Bildhintergrund, Diagnosezeitpunkt 8 Wochen). Hüfttyp IV. **b** Röntgenaufnahme zu Abb. 17.16a. Therapie mit Vorbereitung in *Overheadextention*, manueller Reposition, Retention in Fettweis-Gips, anschließend Spreizhosenbehandlung unter sonographischer Kontrolle. **c** Behandlungsergebnis im Alter von 10 Monaten. Auf dem nach heutigen Maßstäben eher insuffizienten Sonogramm wurde ein Normgrenzwert von 60° diagnostiziert und die Spreizhosentherapie eingestellt. **d** Behandlungsergebnis im Alter von 14 Jahren, völlig symmetrische altersentsprechende unauffällige Hüftgelenke beidseits.

und Therapiebeginn. Allerdings ist bei einem Hüftsonographiescreening in der 1. Lebenswoche aufgrund der erhöhten Zahl an unreifen Gelenken die Kontrollrate höher. Dieser Umstand wurde von manchen Autoren (Grill et al. 1997) kritisiert, so daß vorgeschlagen wurde, das Routinescreening in die 4. bis 6. Woche zu verlegen. Die Suche der Gesundheitspolitiker nach einem organisatorischen und finanziellen Kompromiß, nämlich durch Verminderung der Kontrollen finanzielle Ressourcen einzusparen und den Kontrolltermin an ein bereits bestehendes Kontrolldatum zu koppeln, scheint durchaus legitim. Braukmann (1998) weist aber darauf hin, daß ein routinemäßiger Untersuchungszeitpunkt in der 6. Woche zu spät sein könnte. Tatsache ist, daß der organisatorische und finanzielle Kompromiß, das Neugeborenen-Screening in die 4. Woche, (mit allerspätesten Therapiebeginn zu Beginn der 6. Lebenswoche) zu verlegen, gründlich mißverstanden wurde:

Die Realität zeigt, daß die Kinder mit erheblichen Verspätungen, nämlich erst in der 8. Lebenswoche zur Sonographie, kommen. Die Zukunft wird weisen, ob es tatsächlich sinnvoll ist, derartige gesundheitspolitische Kompromisse zu akzeptieren, die letztlich aus praktischen Erwägungen das Ergebnis in Frage stellen (Hajek 1997). Aufgrund dieser Erfahrungen sind wir der Meinung, daß die Hüftsonographie so früh wie nur irgend möglich durchgeführt werden sollte (siehe Kapitel 6).

Ein weiterer Problemkreis, der zu Therapieversagern führen kann, läßt sich unter **„Zeitverschwendung"** subsummieren:

Die optimale Wachtumspotenz des Gelenkes beschränkt sich auf die ersten drei Lebensmonate. Breit Wickeln und die Bauchlage sind keine therapeutischen Mittel

Trotz sofortiger Frühestdiagnose wird kostbare, für die Therapie verlorene Zeit vergeudet, indem manchmal einfach abgewartet und auf eine „Spontanheilung" gehofft wird. Manchmal wird die Mutter noch mit guten Ratschlägen, wie „Versuchen Sie es einmal mit breit Wickeln", oder „Das Kind sollte auf dem Bauch liegen"(!), versorgt. Abgesehen, daß diese „Therapiemittel" durchaus fragwürdig sind, besteht das Risiko darin, daß die Mutter womöglich nicht mehr mit dem Kind kommt und weitere kostbare Zeit, die für die Therapie unter Nutzung der Reifungspotenz notwendig ist, vergeudet wird. Eine andere Art der Zeitverschwendung stellen Therapieversuche mit inadäquaten Orthesen dar. Dies leitet bereits zum nächsten Punkt über.

Falsche Orthesenwahl

Bei jeder zur Behandlung einer Hüftreifungsstörung konzipierten Orthese muß geprüft werden, ob sie eine Repositions-, eine Retentions- oder eine Nachreifungsorthese ist

Die über 200 Orthesen, die zur Behandlung von Hüftreifungsstörungen angeboten werden, können naturgemäß nicht gleich wirksam sein. Es ist daher prinzipiell zu fragen, welche der angebotenen Orthesen eine Repositions-, eine Retentions- oder eine Nachreifungsorthese ist. Jede Orthesengruppe ist nur in einer ganz bestimmten pathoanatomischen Situation optimal wirksam. Spreizhosen und Splints sind Nachreifungsorthesen und für eine Reposition ungeeignet. Folgerichtig müssen sie bei Typ-III- und Typ-IV-Gelenken zu Therapieversagern führen. Ein Fettweis-Gips dient zur Retention; die Behandlung einer Pfannendachdysplasie mit einem Retentionsgips nach Fettweis würde eine Übertherapie darstellen, genauso wie die Behandlung durch eine Längsextension. Eine Pavlik-Bandage muß in der Repositionsphase eine andere mechanische Aufgabe erfüllen als in der Retentions- und Nachreifungsphase. Sie muß daher diesen Erfordernissen entsprechend adaptiert werden. Das Kind kann nicht in der gleichen Stellung belassen werden! (Lazovic 1998). Prinzipiell muß die Orthese den pathobiomechanischen Verhältnissen im Hüftgelenk angepaßt werden und nicht nur der Größe des Kindes. Falsche Größenwahl und schlechter Sitz beeinflussen zusätzlich die Wirksamkeit der Orthese und stellen deren biomechanische Wirksamkeit oft erheblich in Frage.

Extramurale Problematik, Compliance der Eltern

Die Compliance der Eltern ist wichtig. Die Handhabung der Orthese muß vom Arzt und nicht vom Orthopädietechniker gezeigt werden

Schließt man die ärztlich-organisatorische und die Behandlungsproblematik aus, so kann man unserer Erfahrung nach trotzdem um Therapieerfolge gebracht werden. Bei einer Nachkontrolle, speziell auf diesen Problemkreis fokussiert, zeigte es sich, daß manche Eltern die vorgeschlagenen Behandlungsmaßnahmen nicht konsequent durchführten. Orthesen, deren Handhabung genauestens gezeigt worden waren, wurden zuhause selbständig verstellt oder konnten von den Eltern nach Wickeln und Baden nicht mehr adäquat angelegt werden. Orthesen, die in der Retentionsphase nicht hätten abgenommen werden dürfen, wurden von Eltern oder anderen Angehörigen entgegen ärztlicher Weisung abgenommen und falsch wieder angelegt.

Eine retrospektive angelegte Studie bei 42 dezentrierten Hüftgelenken ergab ernüchternde Daten:

- Ein Drittel der Eltern hielten sich exakt an die Anweisungen,
- Ein Drittel der Eltern kam trotz Erklärung und schriftlichem Aufklärungsblatt mit der Orthese nicht richtig zurecht. Sie erkannten trotz ausführlicher Instruktion die Wichtigkeit der Maßnahmen nicht und standen somit den ärztlichen Anweisungen indifferent gegenüber,
- Ein Drittel der Angehörigen gab zu, daß das Kind das Therapiemittel nicht konsequent getragen habe, bzw. reagierten nicht rechtzeitig auf Hautschäden, Verschmutzungen oder vorgeschlagene Kontrolltermine.

Diese Probleme sind der Grund, daß wir vermehrt auf die Compliance der Eltern achten bzw. nur Therapiemittel wählen, die für die Eltern einfach zu handhaben sind und möglichst nicht von ihnen beeinflußt werden können, um die Therapie weitgehend complianceunabhängig zu machen.

Die Retentionsphase ist die anspruchsvollste der drei Behandlungsphasen. Verstell- oder abnehmbare Retentionsorthesen stellen hohe Ansprüche an die Compliance der Eltern

Unserer Erfahrung nach ist die Retentionsphase die heikelste der drei Behandlungsphasen. Geht die sichere und stabile Retention durch fehlende Compliance der Eltern verloren, indem sie die Retentionsorthese abnehmen, verstellen oder falsch wiederanlegen, so führt dies unweigerlich zur Katastrophe. Die Reluxation mit konsekutiv deformierten Pfannendachknorpel, der sich nicht wieder kongruent über den Hüftkopf legen kann, zerstört die Chance auf Reorientierung der anatomischen Strukturen. Dies ist der Grund, warum wir wieder zur sicheren Retention im modifizierten Fettweis-Gips zurückgekehrt sind. Dieser kann individuell und hervorragend auch ambulant angelegt werden und kann von den Eltern nicht selbständig entfernt oder „verstellt" werden.

Kritikern, die meinen, daß ein „Gips" Kopfnekrosen produziere, muß entgegengehalten werden, daß der Sitzhockgips nicht mit dem Gipsverband in der Lorenz-Stellung verwechselt werden darf: Nicht der Gips produziert Kopfnekrosen, sondern die falsche Stellung! Außerdem ermöglicht der gepolsterte Gipsverband, der zusätzlich noch die Kniegelenke frei läßt, Mikrobewegungen, so daß auch ein gewisses dynamisches Behandlungsprinzip ohne konstante Druckspitzen auf den Hüftkopf mit konsekutiver Kompression der Knorpelsinusoide gewährleistet ist.

Neuromuskulär bedingte und teratologische Luxationen

Hüftreifungsstörungen aufgrund neuromuskulärer Imbalance

Das Hüftgelenk, insbesonders die Wachstumszonen im Bereich der Hüftgelenkpfanne, reagieren empfindlich auf Druck- und Scherkräfte. Um optimale Wachstums- und Ossifikationsbedingungen zu erhalten, ist eine ausgewogene neuromuskuläre Balance im Hüftgelenk mit konsekutivem Kräftegleichgewicht erforderlich. Kommt es zu neuromuskulär bedingten Kräfteimbalancen, kann das Hüftgelenk durch pathologischen Kraftfluß entscheidend negativ beeinflußt werden, so daß sich ein primär zentriertes Gelenk verschlechtern kann und schlußendlich als luxiertes Gelenk imponiert.

Hüftgelenkluxation, bedingt durch neuro-muskuläre Erkrankungen oder teratologische Luxationen unterliegen anderen Therapieschemata:

- Bei neuromuskulären Luxationen steht die Normalisierung der Statomotorik im Vordergrund
- Bei teratologischen Luxationen ist das meist individuell notwendige therapeutische Vorgehen abhängig von Ausmaß und Form der Fehlbildung

Bei neuromuskulär bedingten Hüftreifungsstörungen ist die wichtigste und primäre Therapie die Beseitigung der Fehlfunktionen durch eine möglichst frühzeitig einsetzende, regelmäßige Krankengymnastik auf neurophysiologischer Basis. Die etablierten Methoden haben unterschiedliche Behandlungsansätze, wobei ihr gemeinsames Ziel die Förderung der Statomotorik und die beste Maßnahme zur Luxationsprophylaxe die frühe Vertikalisierung ist (S. Stotz zitiert nach Tschauner 1997).

Teratologische Hüftluxationen

Als teratologische Hüftluxation sollten nur echte anlagebedingte Fehlbildungen des Hüftgelenkes, die mit einer Dezentrierung des Kopfes einhergehen, bezeichnet werden. Bei diesen Luxationsformen liegt bereits eine anlagebedingte Fehlform des gesamten Hüftgelenkes vor. Meist sind die aus der Anatomie wohlbekannten anatomischen Strukturen gar nicht oder nur rudimentär vorhanden, meist besteht auch ein krasses Größenmißverhältnis zwischen Hüftkopf und rudimentär angelegter Pfanne. Nicht selten sind derartige Luxationen mit anderen Gelenkfehlbildungen vergesellschaftet (Arthrogryposis multiplex congenita).

Therapieansätze sind individuell zu gestalten und unterliegen nicht dem vorgestellten Behandlungssystem. Ob konservativ, operativ oder lieber überhaupt nicht therapiert werden sollte, hängt nicht nur von einer exakten Explorierung der Pathoanatomie des Gelenkes (MRT!), sondern auch von möglichen Begleiterkrankungen ab.

Die Therapie von Hüftluxationen aufgrund neuromuskulär bedingter Imbalancen oder von teratologischen Hüftluxationen bedarf eines Spezialistenteams und sollte kinderorthopädischen Zentren vorbehalten bleiben.

Fazit

- Frühestdiagnose mit einsetzender Frühesttherapie ergibt die besten Behandlungsresultate.
- Für die Frühestdiagnose ist eine Entflechtung der bisher gebräuchlichen Diagnosen „Hüftluxation", „Subluxation" und „Dysplasie" erforderlich.

Die sonograpische Stadieneinteilung ergibt ein Spiegelbild des anatomischen Zustandes des Gelenkes in Relation zu seinem Alter.

- Die sonographischen Typen lassen sich drei großen pathobiomechanischen Phasen zuordnen: Repositions-, Retentions- und Nachreifungsphase.
- Eine Vorbereitungsphase kann bei verzögerter Diagnostik und bei veralteten Hüftluxationen notwendig sein.
- In jeder der drei Hauptbehandlungsphasen benötigt das Hüftgelenk eine speziell auf diese Phase abgestimmte biomechanische Therapie. Nicht alle Therapiemittel sind in jeder Phase gleich wirksam, daher ist genau zu prüfen, welche Orthese eine Repositions-, welche eine Retentions- und welche eine Nachreifungsorthese ist.
- Der pathobiomechanische, sonographisch erhobene Status des Gelenkes muß mit der gewählten Orthese zusammenpassen.
- Weder mit der Frühdiagnostik noch mit der adäquat einsetzenden Therapie darf zugewartet werden. Zuwarten, „herumprobieren", Wahl von nicht adäquaten Orthesen mit schlechtem Sitz und falscher biomechanischer Wirksamkeit führen unweigerlich zur Katastrophe.
- Der extramuralen Problematik, insbesondere der Compliance der Eltern, sollte in Zukunft mehr Augenmerk geschenkt werden. In der Retentionsphase ist für eine stabile, sichere, complianceunabhängige Versorgung zu achten. Von Eltern eingeforderte Kompromisse, die zu Lasten einer stadiengerechten Therapie gehen, können das Hüftgelenk auf Dauer schädigen.

Weiterführende Literatur

Brauckmann K., K. Halbhübner: Das ABC der konservativ ambulanten Therapie der Hüftgelenksdysplasie. In: Grifka J., J. Ludwig (Hrsg): Kindliche Hüftdysplasie. Thieme, Stuttgart 1998

Fettweis E.: Das kindliche Hüftluxationsleiden, Die Behandlung in Sitz-Hock-Stellung, Fortschritte in Orthopädie und Traumatologie, 3. Auflage. Ecomed, Landsberg/Lech 1992

Grill F., D. Müller: Ergebnisse des Hüftultraschallscreenings in Österreich. Orthopäde 26 (1997) 25–32

Hajek H.W.: Diskussion der Experten. Päd. 4 (1997) 296–299

Lazović D., O. Rühmann: Sonographische Diagnostik und Abspreizbehandlung – Verlaufkontrollen und Ergebnisse. In: Griffka J., J. Ludwig: Kindliche Hüftdysplasie. Thieme, Stuttgart 1998

Niethard F. U.: Kinderorthopädie. Thieme, Stuttgart 1997

Tönnis D.: Die angeborene Hüftdysplasie und Hüftluxation im Kindes- und Erwachsenenalter. Springer, Berlin/Heidelberg 1984

Tschauner C., W. Klapsch, A. Baumgartner, R. Graf: „Reifungskurve" des sonographischen Alpha-Winkels nach Graf unbehandelter Hüftgelenke im ersten Lebensjahr. Z. Orthop. 132 (1994) 502–504

Tschauner C. (Hrsg): Die Hüfte. Enke, Stuttgart 1997

18 Sonographische Verlaufsuntersuchungen der Hüfttypen nach Graf unter Berücksichtigung therapeutischer Maßnahmen

H.-R. Casser

Ätiologie und Pathogenese der Hüftreifungsstörung sind weiterhin Gegenstand intensiver Forschung und noch immer nicht einheitlich geklärt. Nach heutigem Wissensstand muß eine multifaktorielle Genese angenommen werden (Tönnis 1984).

Wahrscheinlich multifaktorielle Genese

Die **sozialmedizinische Bedeutung** der angeborenen Hüftreifungsstörung ergibt sich aus der Tatsache, daß sich ohne Behandlung im Säuglings- und Kindesalter Gelenkdislokationen bis hin zur kompletten Luxation entwickeln können, die zu schwerwiegenden Funktionsstörungen der Hüftgelenke und der Wirbelsäule führen – mit nachteiligen Auswirkungen auf die Geh- und Stehfähigkeit während des gesamten weiteren Lebens. Bereits im mittleren Erwachsenenalter treten dann als relevante Folgeerscheinung Arthrosen mit z. T. hochgradiger Schmerzhaftigkeit auf, verbunden mit einer Minderung der Berufsfähigkeit und der allgemeinen Lebensqualität (Katthagen et al. 1988).

Ohne Behandlung im mittleren Erwachsenenalter ist mit einer Präarthrose mit Minderung der Berufsfähigkeit und der allgemeinen Lebensqualität zu rechnen

Ziel aller Bestrebungen in der Orthopädie ist es deshalb, eine sofortige postnatale Diagnostik der Hüftreifungsstörung und damit einen frühestmöglichen Behandlungsbeginn zu erwirken (Pavlik 1958; Becker 1962). Dieses Vorhaben ließ sich aber sehr lange Zeit nur ungenügend verwirklichen, da die Pfannendysplasie als potientielle Vorstufe der Luxation in den ersten Lebenswochen häufig keine Symptome zeigt (Reiter 1976; Schwärgerl et al. 1975; Breninek 1979; Mau und Michaelis 1983) und aussagekräftige bildgebende Verfahren in den ersten 3 Lebensmonaten nicht zur Verfügung standen (Palmen 1967; Tönnis 1981).

Unmittelbare postnatale Diagnostik und frühestmöglicher Behandlungsbeginn sollten angestrebt werden

Eine neue Ära in der Diagnostik der kongenitalen Hüftreifungsstörung hat Mitte der 80er Jahre die **Ultraschalluntersuchung der Säuglingshüfte nach Graf** eingeleitet.

Die Hüftsonographie erlaubt anhand eines standardisierten Untersuchungsverfahrens (Casser u. Forst 1985) eine differenzierte diagnostische Befundeinteilung der Säuglingshüfte, welche die verschiedenen Stadien der Hüftreifungsstörung von der reinen Pfannendysplasie über die zunehmende Dezentrierung des Hüftkopfes bis hin zur vollständigen Luxation umfaßt. Die sogenannte Typeneinteilung nach Graf (1984) hat bis heute ihre Gültigkeit bewahrt und wurde in zahlreichen Studien bestätigt.

Standardisiertes Untersuchungsverfahren mit differenzierter Typeneinteilung

Bisher beschäftigten sich die meisten veröffentlichten Studien (Übersicht bei Graf 1989 a) vor dem Hintergrund der Diskussion über ein sonographisches Neugeborenenscreening vornehmlich mit Vergleichsuntersuchungen der klinischen und der sonographischen Diagnostik der Säuglingshüfte, um den Stellenwert der Sonographie in der Frühdiagnostik der kongenitalen Hüftreifungsstörung zu bestimmen und den Nutzen eines sonographischen Neugeborenen-Screenings zu prüfen.

Verlaufsstudie über die Entwicklung der einzelnen sonographischen Hüftgelenktypen unter Berücksichtigung anamnestischer, klinischer und radiologischer Befunde

In der vorliegenden Arbeit werden die Ergebnisse einer umfassenden, detaillierten Verlaufsstudie über die Entwicklung der einzelnen sonographischen Hüftgelenktypen in verschiedenen Altersgruppen unter Berücksichtigung definierter therapeutischer Maßnahmen aufgezeigt und kommentiert.

Ziel dieses Beitrages ist es, die genaue Befundentwicklung, die Behandlungsdauer und das Therapieergebnis definierter sonographischer Ausgangsbefunde unter Berücksichtigung anamnestischer, klinischer und radiologischer Befunde darzustellen. Die sich daraus ergebenden Konsequenzen für die prognostische Beurteilung und Behandlung der einzelnen sonographischen Hüftgelenktypen werden aufgezeigt.

Methodik

Patientenkollektiv und Vorgehensweise

Heterogen zusammengesetztes Patientenkollektiv, 1361 komplett auswertbare Verläufe

Diesem Beitrag liegen 7450 Hüftuntersuchungen von 2000 Säuglingen zugrunde, die in der Hüftreifungsstörung-Sprechstunde der Orthopädischen Poliklinik der RWTH Aachen im Zeitraum von Juni 1984 bis Mai 1989 vorgestellt wurden (Casser 1992). 882 (44,1%) der Säuglinge waren männlichen, 1118 (55,9%) weiblichen Geschlechts.

Es handelte sich um ein heterogen zusammengesetztes Patientenkollektiv. Die Säuglinge wurden uns entweder willkürlich, ohne Verdachtsmomente, von den Eltern vorgestellt, oder aufgrund anamnestischer und klinischer Hinweiszeichen zur diagnostischen Abklärung und ggf. Behandlung der Hüftgelenke überwiesen. Kinder mit neurologischen Erkrankungen wurden nicht in die Studie aufgenommen.

Von den 4000 Erstuntersuchungen mußten 206 (5,2%) ausgesondert werden, da ihre Bilddokumentation oder Befundbögen nicht den Auswertungskriterien (s. u.) genügten. Von den verbleibenden 3794 Erstuntersuchungen boten 1361 (35,9%) einen komplett auswertbaren Verlauf und konnten anhand von durchschnittlich 3,5 Untersuchungen bis zum Therapieabschluß ausgewertet werden. Das Geschlechterverhältnis der an der Verlaufsstudie beteiligten 753 Säuglinge betrug männlich zu weiblich 1:1,5.

Von 215 (15,8%) Hüftgelenken lagen zusätzlich Röntgen-Beckenübersichtsaufnahmen vor, die neben dem sonographischen und klinischen Befund zur Auswertung herangezogen wurden.

Untersuchungsgang: Sonographische und klinische, ggf. röntgenologische Untersuchung

Jede Vorstellung in unserer Sprechstunde beinhaltete eine eingehende sonographische und klinische Untersuchung, ggf. auch das Anfertigen einer Röntgen-Beckenübersichtsaufnahme. Die erhobenen Befunde wurden zusammen mit den von den Eltern bzw. über die Krankenakten erhaltenen anamnestischen Daten in einem speziellen Untersuchungsbogen erfaßt.

Sonographische Untersuchung

Gerätetechnik und Dokumentation. Die Säuglingshüften wurden im B-Bild-Impuls-Echoverfahren mit einem 5-MHz-Realtime-Linear-Schallkopf untersucht. Bei Früh- und Neugeborenen wurde ein 7,5-MHz-Schallkopf eingesetzt; bei Ankopplungsproblemen verwendeten wir zusätzlich eine fest am Schallkopf adaptierbare Wasservorlaufstrecke.

5-MHz-Realtime-Linear-Schallkopf bzw. 7,5-MHz-Schallkopf bei Neugeborenen

Zur Dokumentation der Hüftsonogramme diente eine Multiformatkamera mit Quadranten-Aufteilung, auf der von jeder Hüfte zwei Standardsonogramme festgehalten wurden. Seit 1988 wurden zusätzlich Papierkopien mittels eines Videoprinters angefertigt.

Dokumentation mittels Multiformatkamera oder Thermoprinter

Sonographisch instabile Hüften wurden in Ruhe, in Anspannung bzw. unter Zug und Druck dokumentiert, zum Teil auch mittels eines Videorecorders aufgezeichnet.

Alle Hüftsonogramme wurden zum besseren Vergleich vereinbarungsgemäß als rechtsseitige Hüfte dokumentiert (Graf 1985).

Sonographische Befundauswertung. Die sonographische Untersuchung wurde mittels qualitativer und quantitativer Parameter ausgewertet.

Auswertung anhand morphologischer Kriterien und mit Hilfe der Winkelmessung

Die Standardsonogramme wurden anhand der Form des knöchernen und knorpeligen Erkers sowie mit Hilfe des Knochenwinkels α und des Ausstellungswinkels β beurteilt und dementsprechend dem sonographischen Typ nach Graf zugeordnet.

Als Ergebnis der **dynamischen Untersuchung** wurde „sonographische Instabilität“ oder „elastische Federung“ vermerkt: Ein Hüftgelenk wurde als sonographisch „stabil“ definiert, wenn die knorpelige Überdachung während der dynamischen Untersuchung nur leicht elastisch nachfederte. Gab der knorpelige Erker dagegen dem nach kranio-dorsal gerichteten Druck des Hüftkopfes nach, so daß das Labrum acetabulare und die Gelenkkapsel nach lateral und kranial verdrängt wurden, wurde die Hüfte als sonographisch „instabil“ bezeichnet.

Unterscheidung zwischen „elastischer Federung“ und „sonographischer Instabilität“

Anhand ventraler Untersuchungsebenen wurde festgestellt, ob „reponierte“ oder „luxierte“ Kopf-Pfannenverhältnisse vorlagen. Ebenfalls berücksichtigt wurde das Auftreten bzw. Nichtvorhandensein des Hüftkopf-Ossifikationszentrums (Knochenkern).

Klinische Untersuchung

Jedes Kind wurde in Rücken- und Bauchlage auf einem Untersuchungstisch mit harter Unterlage untersucht.

Inspektorische Zeichen und Funktionstests

Durch Inspektion wurden folgende klinische Zeichen beurteilt:

- Bewegungsarmut
- Hautfaltenasymmetrie
  Bei Veränderungen des Hautreliefs wurde unterschieden zwischen Vermehrung der Adduktorenfalten, Höherstehen der Glutealfalten- und Verziehung der Inguinal-, Vulva- und Analfalten.

- Oberschenkelverkürzung
- Schräglage, Schiefhals, Fußdeformitäten, Wirbelsäulenabweichungen

Folgende Funktionstests wurden durchgeführt:
- Abduktionsprüfung in der Technik und Auswertung nach Dörr (1966): Als pathologisch wurde eine Abspreizhemmung bis 60° im 1. Monat bzw. bis 45° im 2. Lebensmonat gewertet. Eine seitendifferente Abduktionseinschränkung wurde immer als pathologisch angesehen (Grill 1984).
- Instabilitätsprüfung in der Technik nach Tönnis (1984). Dabei wurden folgende Instabilitätsgrade unterschieden (Tönnis 1984):
  Grad I: begrenzte Lateralisation
  Grad II: Lateralisation bis auf den Pfannenrand, wobei der Hüftkopf bei Abduktion wieder in die Pfanne zurückpringt.
  Grad III: vollständige Ausrenkung, wobei hier zwischen einer „aus- und einrenkbaren Hüfte" und einer „ausgerenkten und nicht einrenkbaren Hüfte" unterschieden wird.
- Nachweis eines Glissement (Dupuytren 1826)
- Prüfung des Ludloff-Luxationszeichens

Röntgenologische Untersuchung

Röntgen-Beckenübersichtsaufnahme unter Berücksichtigung des Beckendrehungs- und Beckenkippungs-Index

Die a.p.-Beckenübersichtsaufnahme wurde als gehaltene Aufnahmen in der Technik nach Tönnis (1984) angefertigt. Es wurden nur Beckenübersichtsaufnahmen ausgewertet, deren Beckendrehungs- und Beckenkippungs-Index dem von Tönnis und Brunken (1968) sowie Ball und Kommenda (1968) angegebenen Normbereich entsprachen. Gonadenschutz war obligatorisch (siehe Kapitel 10).

Folgende röntgenologische Parameter wurden untersucht:
- Pfannendachwinkel (AC-Winkel) nach Hilgenreiner (1925)
- Luxationsgrad nach Tönnis (1978)
- Instabilitätsindex nach Smith (1968)
  Für jedes Hüftgelenk wurde der Lateralisations- und Kranialisationsindex berechnet.
- Keilsegment-Einteilung der Erkerdefekte nach Schultheiss (1965)
- Hüftkopfnekrosegrade nach Tönnis und Kuhlmann (1968)

Beckenübersichtsaufnahmen
- zu Therapiebeginn bei Typ-III- und Typ-IV-Hüften, älter als 3 Monate
- im Verlauf zur Repositions- und Restdysplasie-Kontrolle
- bei Therapieabschluß

Röntgenuntersuchungen in Form von Beckenübersichtsaufnahmen wurden in unserer Studie bei folgenden **Indikationen** durchgeführt: Zu Therapiebeginn wurden Röntgen-Beckenübersichtsaufnahmen bei allen dezentrierten Hüften angefertigt, vorausgesetzt die Kinder waren älter als 3 Monate. Im Verlauf wurden Röntgenaufnahmen zur Repositionskontrolle und Pfannendachbeurteilung während der Retentionstherapie in der Schiene durchgeführt. Bei Therapieabschluß wurde bei schweren pathologischen Ausgangsbefunden (Typ III, Typ IV) eine Röntgenaufnahme angefertigt, zum Teil auch bei Hüften vom Typ IIc und D nach protrahiertem Behandlungsverlauf.

Außerdem wurden die in auswärtigen Praxen und Kliniken gemachten Röntgenaufnahmen für die Studie mitverwendet, so daß auch Röntgenbilder außerhalb des o.g. Indikationsbereichs zur Verfügung standen.

Ergebnisse und Diskussion

Die Verlaufsuntersuchungen zeigten, daß mit Hilfe der Sonographie engmaschige Kontrolluntersuchungen durchgeführt werden können, die ein ständiges Überprüfen der Hüftgelenkentwicklung ermöglichen. Erforderliche Änderungen im therapeutischen Vorgehen können somit unmittelbar vorgenommen werden. Während früher röntgenologische Kontrolluntersuchungen aus Strahlenschutzgründen nur in größeren zeitlichen Abständen von acht bis zwölf Wochen durchgeführt wurden, können jetzt mit Hilfe der Sonographie eine Verschlechterung, aber auch eine Verbesserung des Hüftbefundes in kürzester Zeit festgestellt und unzureichend genutzte bzw. übertrieben lange Behandlungszeiten vermieden werden.

Verlaufsuntersuchungen ermöglichen engmaschige Kontrolluntersuchungen ohne Strahlenbelastung

Eine genaue Beurteilung der Hüftentwicklung erlaubte die Auswertung der sonographischen Winkelverläufe. Dabei kam dem Knochenwinkel α die entscheidende Bedeutung zu, während der Ausstellungswinkel β aufgrund seiner bekannten Streuung (Graf 1989) nur bei den Typen IIc und D eine weitere Differenzierung der Hüftbefunde zuließ. Um einen Vergleich der einzelnen Verlaufsformen zu gewährleisten, konnten nur Hüftverläufe gleichen Ausgangstyps in diese Studie einbezogen werden, die in regelmäßigen Abständen gemeinsam Kontrolluntersuchungen unterworfen wurden. Damit war eine weitere Verminderung und Selektionierung des Patientengutes nicht zu vermeiden. Bei Verlaufsformen, deren Entwicklung sich mit Hilfe des sonographischen Ausgangsbefundes nicht ausreichend erklären ließ, wurde der Einfluß therapeutischer Maßnahmen und Risikofaktoren näher untersucht.

Die Auswertung der sonographischen Knochen- und Ausstellungswinkel erlaubt eine quantitative Beurteilung der Hüftentwicklung

Bezüglich der Verlaufsuntersuchungen muß betont werden, daß Spontanverläufe nur bei Hüftgelenken mit „ausgereiften Verhältnissen" (Typ I) und mit „altersgemäßer physiologischer Verknöcherungsverzögerung" (Typ IIa plus) in größerem Umfang für die Auswertung zur Verfügung standen. Die übrigen Hüftgelenkbefunde mußten aufgrund der bekannten Verschlechterungstendenz (Graf 1986) einer Behandlung unterzogen werden. Ebenso war es aus ethischen Gründen nicht vertretbar, unterschiedliche Therapiemaßnahmen randomisiert einzusetzen, um ihre Ergebnisse miteinander zu vergleichen. Vergleichsmöglichkeiten zwischen einzelnen Behandlungsmethoden ergaben sich infolge veränderter Therapierichtlinien während des Untersuchungszeitraums der Studie und aufgrund der zwangsweisen Mitbehandlung des gegenseitigen Hüftgelenkes.

Spontanverläufe konnten bei Hüften vom Typ I und Typ IIa plus ausgewertet werden

Eine Randomisierung unterschiedlicher Vorgehensweisen, insbesondere abwartendes Verhalten bei pathologischen sonographischen Befunden (Typ IIa minus bis IV), war aus ethischen Gründen nicht vertretbar

Die Testergebnisse unserer Studie wurden einheitlich auf dem 5%-Niveau gewonnen. Sie wurden nicht als interferenzstatistische Aussagen interpretiert, da bei der Vielzahl von Paarvergleichen zwischen verschiedenen, sich teilweise überlappenden Subgruppen kein multiples Fehlerniveau kontrolliert werden konnte, ohne dabei einen erheblichen Verlust an Trennschärfe in Kauf zu nehmen. Wegen ihres explorativen Charakters sind daraus resultierende Schlußfolgerungen durch gezielte, prospektive Nachfolgestudien weiter zu erhärten.

Patientenkollektiv

17,5% der Säuglinge wiesen pathologische Hüftbefunde auf

Bei den seltenen hochpathologischen Fällen war es nicht vermeidbar, Kollektive mit relativ geringer Fallzahl zu bilden

Das Patientenkollektiv der Verlaufsstudie war heterogen zusammengesetzt und bestand zu zwei Dritteln aus Säuglingen, die aufgrund anamnestischer oder klinischer Hinweise zur sonographischen Hüftuntersuchung überwiesen worden waren. Rückschlüsse auf ein Normalkollektiv sind deshalb nur eingeschränkt möglich. Die Zusammensetzung unseres Patientenkollektivs ermöglichte im Vergleich zur Dysplasierate der Normalbevölkerung (2%) die Beobachtung einer relativ hohen Zahl von pathologischen Hüften (17,5%). Den Einschlußkriterien unserer Verlaufsstudie entsprach nur ein Bruchteil dieser Fälle, da viele Kinder nicht regelmäßig zur Kontrolluntersuchung vorgestellt wurden. Infolge der differenzierten Einteilung der Ausgangsbefunde ließ es sich bei den seltenen hochpathologischen Fällen nicht vermeiden, Kollektive mit relativ geringer Fallzahl zu bilden. Dabei ist zu berücksichtigen, daß derartige Fälle (Typ III b, Typ IV) in der Literatur mit einer Frequenz von 0,01% bis 0,1% angegeben werden (Bernbeck u. Dahmen 1983; Pauer et al. 1988) und vornehmlich nur als Einzelfälle Erwähnung finden.

Bezüglich Geschlechterverhältnis und Seitenangabe entsprachen unsere Befunde den in der Literatur bekannten Verhältnissen (Tönnis 1984).

Mit zunehmendem pathologischen Sonographiebefund nahm der Anteil an Mädchen zu

Die Auswertung unseres Patientenguts wies insgesamt ein **Geschlechterverhältnis** von Jungen zu Mädchen von 1:1,5 auf. Die Betrachtung der einzelnen Befundgruppen bestätigte die im internationalen Schrifttum (Tönnis 1984) bekannte Tatsache, daß weibliche Säuglinge weit stärker von der kongenitalen Hüftreifungsstörung betroffen sind als männliche. Mit zunehmendem pathologischen Sonographiebefund veränderte sich das Verhältnis männlich zu weiblich von 1:1,2 (Typ I) auf 1:7,5 (Typ III b). Über ähnliche Verhältniszahlen in den jeweiligen Hüfttypen berichtete Schuler (1988b) bei der Erstuntersuchung eines ebenfalls heterogenen Patientenguts von 632 Kindern.

Mit zunehmendem pathologischen Hüfttyp wuchs die Bevorzugung der linken Hüftseite

Bezüglich des **Seitenverhältnisses** der Hüftgelenke in unserer Verlaufsstudie zeigte sich eine Bevorzugung der linken Hüftseite mit zunehmendem pathologischem Hüfttyp, während bei den ausgereiften Hüftgelenken die rechte Seite überwog. Das etwa doppelt so häufige Vorkommen der Hüftluxation am linken Bein (bei Typ IV 1:2,3) ist nach den Ergebnissen von Dunn (1976) Folge einer intrauterinen Raumnot. Durch Röntgenaufnahmen war festzustellen, daß der Fetus etwa doppelt so häufig mit dem Rücken auf der linken Seite der Mutter zu liegen kommt wie auf der rechten. Bei normaler Schädellage befindet sich daher der linke Oberschenkel vor der Wirbelsäule der Mutter und wird vermehrt in Adduktion und damit gegen den äußeren Pfannenrand gedrückt (Tönnis 1984).

Das Erstuntersuchungsalter lag bei durchschnittlich 4,4 Wochen

Das **Erstuntersuchungsalter** lag mit durchschnittlich 4,4 Wochen erfreulich niedrig. Weit höhere Altersangaben fanden sich bei Schuler et al. (1988b) mit 3,3 Monaten und bei Eller und Katthagen (1987) mit 3,4 Monaten. Insgesamt konnten wir bei 84,3% „unserer" Hüften einen Therapiebeginn vor dem 3. Monat nachweisen, während Schuler et al. (1988b) dies nur in 61% ihrer Fälle vermochten.

Die Betrachtung der einzelnen sonographischen Befundgruppen zeigte, daß Hüftbefunde (Typ II c, D, III a), die unbehandelt eine deutliche Verschlechterungstendenz aufweisen (Graf 1986a), überwiegend in den ersten Lebenswochen festgestellt wurden, während manifeste Luxationen (Typ IIIb, Typ IV) sowie Verknöcherungsverzögerungen (Typ IIb) wesentlich später erfaßt wurden.

Dies verdeutlicht den Wert der Frühdiagnostik. In den ersten Lebenswochen werden die Hüftgelenke zumeist noch im Stadium der Präluxation erfaßt, so daß eine sofort einsetzende Therapie schwerwiegende Hüftveränderungen verhindern kann (DDH, *developmental dysplasia of the hip*).

Risikofaktoren

Die Verteilung der Risikofaktoren auf die sonographischen Befunde spiegelte die Vielzahl und mangelnde Spezifität anatomischer und klinischer Hinweiszeichen wieder (Schuler et al. 1988b) (siehe Kapitel 7).

Bei pathologischen Sonographiebefunden traten vermehrt die anamnestischen Risikofaktoren „erbliche Belastung" und „Beckenendlage", auf

Bei der Anamneseerhebung wurden sämtliche Vorkommnisse während der Schwangerschaft und bei der Geburt erfaßt, unter besonderer Berücksichtigung der bekannten Risikofaktoren für die Hüftreifungsstörung (Tönnis 1984). Bei Säuglingen mit pathologischen Sonographiebefunden traten signifikant vermehrt die anamnestischen Risikofaktoren „erbliche Belastung" und „Beckenendlage" auf.

Die Angaben über ein **familiäres Vorkommen** der Hüftreifungsstörung schwanken zwischen 10 und 30% (von Torklus 1967). In unserem Patientenkollektiv wiesen 30 bis 40% der dezentrierten Hüftgelenke (Typ III und Typ IV) eine erbliche Belastung auf. Die Bedeutung von Erbfaktoren für das Auftreten der Hüftreifungsstörung wurde auch durch die Zwillingsstudie von Idelberger (1951) unterstrichen. Zippel (1971) kam aufgrund zytogenetischer Untersuchungen zu dem Schluß, daß in erster Linie ein multifaktorieller Vererbungsmodus mit Schwellenwerteffekt vorliegt (siehe Kapitel 7).

Der Anteil der Beckenend- bzw. Steißlagen betrug bei Dysplasien und Luxation zwischen 15 und 23%

Ebenfalls steht außer Zweifel, daß mechanische Faktoren Einfluß auf das Hüftgelenkwachstum ausüben. Als einer der wichtigsten mechanischen Faktoren wird die **Beckenend- bzw. Steißlage** angesehen (Storck 1940; Dunn 1969; Fettweis 1974). Während sie in einem Normalkollektiv eine Häufigkeit von ca. 2 bis 4% aufweist, beträgt ihr Anteil bei Dysplasien und Luxationen 12,3 (von Torklus 1967) bis 45% (Dunn 1974), in unserer Studie je nach Hüfttyp 15 bis 23% (siehe Kapitel 7).

Weitere in der Literatur erwähnte anamnestische Risikofaktoren (Dunn 1976) wie **Oligohydramnion, Plazentainsuffizienz, Sectio caesarea, Zwillingsgeburt und Fußdeformitäten** ließen kein signifikant vermehrtes Auftreten bei pathologischen sonographischen Hüftbefunden erkennen. Jüngste Auswertungen unseres Patientenkollektivs konnten ein signifikant häufigeres Vorkommen pathologischer Hüfttypen bei **makrosomen (LGA) Neugeborenen** gegenüber normalgewichtigen nachweisen (Peschgens et al. 1990).

Kein vermehrtes Vorkommen sonographisch pathologischer Befunde bei Frühgeborenenhüften

Die Berücksichtigung der Frühgeburt (Jung 1975) als Risikofaktor erschien naheliegend aufgrund der allgemeinen Unterentwicklung der Kinder sowie mangelnder Mineralisation des Knochens. In der Literatur wird über ein vermehrtes Auftreten von Hüftreifungsstörungen bei Frühgeborenen berichtet

(Kolpakova 1963; Smola 1970). In unserem Kollektiv ließ sich aber kein vermehrtes Vorkommen sonographisch pathologischer Befunde bei Frühgeborenenhüften feststellen. Ein Großteil der Frühgeborenen (44,6%) wies eine physiologische Verknöcherungsverzögerung (Typ IIa) auf. Dies wird bestätigt durch Studien von Langer und Kaufmann (1987) und Benz-Bohm et al. (1987) (siehe Kapitel 7).

Aufgrund der erschwerten klinischen Untersuchung der Hüftgelenke bei Frühgeborenen sowie der oft vorhandenen zentralen Tonus- und Koordinationsstörungen ist bei Frühgeborenen dennoch eine sonographische Hüftgelenkuntersuchung vor Klinikentlassung zu empfehlen (Benz-Bohm et al. 1987).

Klinische Untersuchung

Die klinische Untersuchung umfaßte sämtliche unsicheren und sicheren Zeichen der Hüftreifungsstörung (Schönbauer 1979). Um Fehlinterpretationen weitgehend auszuschließen, wurden standardisierte Untersuchungstechniken wie das **Abduktionsschema nach Dörr** (1966) und die **Instabilitätsuntersuchung nach Tönnis** (1984) angewandt.

Die Untersuchungstechnik von Tönnis (1984) erlaubte im Vergleich zum Ortolani-Zeichen (1937) eine differenzierte Stabilitätsprüfung auch bei Kindern außerhalb der Neugeborenenperiode und ließ eine Schädigung des Hüftkopfes (Schmitt 1981) durch Auslösen des „Klick-Phänomens" nicht befürchten. Somit entfiel auch die problematische Abgrenzung des „Ortolani-Klicks" vom sogenannten *dry hip click* (Sommer 1971), dem keine pathologische Bedeutung zukommt (Tönnis 1984) (siehe Kapitel 4).

Die Instabilitätsprüfung nach Tönnis erwies sich als zuverlässiges klinisches Zeichen in den ersten Lebensmonaten

Bei der klinischen Beurteilung der Neugeborenenhüfte stand die Instabilitätsuntersuchung im Vordergrund (Ortolani 1937; Barlow 1962; Sinios 1963; 1971; Henßge et al. 1971; von Rosen 1970; Ackermann et al. 1974; Tönnis 1984). Sie ist in ihrem Aussagewert in hohem Maße von der Erfahrung des Untersuchers abhängig (Mau u. Michaelis 1983; Jones u. Wood 1977). Der Instabilitätsgrad nach Tönnis (1984) stieg proportional zur Schwere des pathologischen Ultraschallbefundes. Die Instabilitätsprüfung erwies sich als zuverlässigstes klinisches Zeichen in den ersten Lebensmonaten. Diese Ergebnisse bestätigten sich auch in einer Studie von Tönnis et al. (1990). Dennoch stellte sich heraus, daß selbst sonographisch hochpathologische Neugeborenenhüften nicht immer mit Hilfe der klinischen Instabilitätsdiagnostik erfaßt werden.

Klinische und sonographische Instabilität zeigten eine weitgehende Übereinstimmung. Bei grenzwertigen Befunden kann die dynamische Ultraschalluntersuchung dem Behandler weiterführende Hinweise geben

Klinische und sonographische Instabilität zeigten eine weitgehende Übereinstimmung. Der häufigere klinische Nachweis einer Instabilität war auf Instabilitäten 1. Grades zurückzuführen, denen nur in einem Drittel der Fälle eine sonographische Instabilität und ein pathologischer Befund im Sonogramm entsprach. Gegenüber der klinischen Instabilitätsuntersuchung, die vom Muskeltonus des Säuglings abhängig ist, bietet die Ultraschalluntersuchung den Vorteil, auf dem Monitor das Verhalten des knorpeligen Erkers bei Spontanbewegungen des Beins zu beobachten.

Insbesondere bei grenzwertigen Befunden kann die dynamische Ultraschalluntersuchung dem Behandler weiterführende Hinweise geben (Graf

1989a). So zeigte sich in unseren Verlaufsuntersuchungen bei Hüftgelenken vom Typ II a, II c und D, daß sonographisch instabile Hüften gegenüber stabilen Hüften gleichen Typs deutlich verlängerte Behandlungszeiten aufwiesen und einer fixierenderen Behandlungsmaßnahme bedürfen. Saies et al. (1988) und Engesaeter et al. (1990) sehen die Bedeutung der Sonographie für die Diagnostik der kongenitalen Hüftreifungsstörung allein in der dynamischen Untersuchung.

Als weiteres wichtiges klinisches Zeichen wird die Abduktionshemmung angesehen, allerdings erst vom 2. Lebensmonat an (Dörr 1966; Keller 1975a; Mau 1985; Manner u. Parsch 1981). In unserer Studie trat die Abduktionshemmung signifikant häufiger bei Hüftgelenken mit pathologischem sonographischen Befund auf. Infolge der eingeschränkten Abspreizfähigkeit und der damit verbundenen Hüftkopfnekrosegefahr (Tönnis et al. 1978) erforderten derartige Hüftgelenke besonders schonende und langandauernde Therapiemaßnahmen.

Abduktionshemmung trat bei pathologischen sonographischen Befunden signifikant häufiger auf und erfordert besonders schonende und lang andauernde Therapiemaßnahmen

Bei Hüftgelenken vom Typ III und IV handelte es sich zumeist um irreponible, kontrakte Hüften, die insbesondere bei älteren Kindern einer Extensionsreposition bedurften und wesentlich schlechtere Abschlußbefunde aufwiesen als spontan reponierbare Hüftgelenke. Das Auftreten der Abduktionshemmung bei 13% der nachweislich ausgereiften Hüftgelenke (Typ I) entspricht ihrer eingeschränkten Aussagekraft als unsicheres Hinweiszeichen (Ackermann u. Hofrichter 1979).

Wesentlich umstrittener als die oben genannten klinischen Zeichen ist der **Stellenwert der Faltenasymmetrie**. Während Keller (1975a) jede Dysplasie von einer Faltenasymmetrie begleitet sah, widersprach die Mehrzahl der Autoren dieser Auffassung (Tönnis 1976, 1984). Schneider (1960) berichtete von 100 Kindern einer orthopädischen Ambulanz, von denen alle 26 Kinder mit einem pathologischen Hüftbefund auch eine Faltenasymmetrie besaßen.

Die Faltenasymmetrie erwies sich weniger als sicheres denn vielmehr als propagandistisches Zeichen

Nach einer größeren statistischen Auswertung (Mau u. Michaelis 1983) erwies sich die Faltendifferenz nur als schwacher Indikator in bezug auf eine Hüftreifungsstörung bzw. auf eine Luxation. Dabei kam den Gesäß-, Inguinal-, Anal- und Vulvafaltenverziehungen größere Bedeutung zu als den Adduktorenfalten (Schneider 1960).

In unserer Studie ließ sich bei Typ III und IV eine signifikante Zunahme der Faltenasymmetrie nachweisen, so daß sich ihr Wert trotz eines relativ hohen Anteils (17%) von Adduktorenfaltenasymmetrien bei ausgereiften Hüftgelenken (Typ I) als „propagandistisches" Zeichen (Mau u. Michaelis 1983) bestätigte.

Selten auftretende klinische Symptome, wie die Oberschenkelverkürzung und das Glissement (Dupuytren 1826), fanden sich nur bei luxierten Hüftgelenken. Das Ludloff-Zeichen wurde in keinem Fall beobachtet. Dies bestätigt, daß es ein für ältere Luxationen sehr spezifisches, aber in der Frühdiagnostik wenig sensibles Zeichen ist (Bonnemann u. Gronert 1981).

Behandlungszeiten und Therapieformen

Die Ermittlung der Behandlungszeiten ermöglichte einen Vergleich zwischen den sonographischen Ausgangsbefunden unter Berücksichtigung der verschiedenen Altersgruppen und Therapieformen.

Bei der Beurteilung der Behandlungsdauer muß die Abhängigkeit der Zeitangabe von der **Frequenz der sonographischen Untersuchungen** beachtet werden. Es ist nicht auszuschließen, daß pathologische Hüftbefunde schon vor dem Wiedervorstellungstermin ausheilten und damit die Behandlungsdauer zu lang bemessen wurde. Die Wiedervorstellungstermine wurden deshalb relativ kurzfristig (vier- bis sechswöchig) vergeben, zumal sonographische Untersuchungen im Gegensatz zur Röntgenuntersuchung unbedenklich sind (Nyborg 1965). Differenzen zwischen den Behandlungszeiten der einzelnen Untersuchungsgruppen unter zwei Wochen sollten deshalb nicht überbewertet werden.

Signifikanter Anstieg der Therapiedauer mit zunehmendem pathologischen Befund

Die unterschiedlichen Behandlungszeiten der einzelnen Befundgruppen bestätigten den prognostischen Wert der sonographischen Typeneinteilung nach Graf. Ein signifikanter Anstieg der Therapiedauer ließ sich mit zunehmendem pathologischen Befund nachweisen: Typ IIc 11,1 Wochen, Typ D 16,6 Wochen, Typ IIIa 25,9 Wochen, Typ IIIb 43,4 Wochen und Typ IV 44,9 Wochen.

Die **durchschnittliche Gesamtbehandlungsdauer** aller untersuchten Hüftverläufe von 12,3 Wochen - mit einem Minimum von vier Wochen beim Typ IIa bis über ein Jahr beim Typ IV - ist abhängig vom Patientengut und nur wenig aussagekräftig. Im Vergleich zu den bisher in der Literatur angegebenen Zeiten (Schuler et al. 1988a: 14,7 Wochen; Eller u. Katthagen 1987: 17 Wochen) ist sie trotz unseres umfangreichen pathologischen Patientengutes deutlich kürzer, was in erster Linie auf den früheren Therapiebeginn (s. o.) zurückzuführen ist.

Die Behandlungsdauer sank mit frühzeitigem Behandlungsbeginn. Dezentrierende (Typ D) und dezentrierte (Typ III a) Hüftgelenke wiesen bei Therapiebeginn vor dem 3. Lebensmonat signifikant kürzere Behandlungszeiten auf als danach

Der Vergleich der Behandlungszeiten bei Typ D und Typ IIIa zeigte signifikant kürzere Behandlungszeiten bei Behandlungsbeginn vor als nach dem 3. Lebensmonat. Keinen signifikanten Unterschied bezüglich des Behandlungsbeginns wies dagegen die Therapiedauer der dezentrierten Hüftgelenke mit Umbau des knorpeligen Erkers (Typ IIIb) und die der vollständigen Luxationen (Typ IV) auf, wobei die geringe Behandlungszahl der Typ-IIIb- und Typ-IV-Hüften vor dem 3. Lebensmonat berücksichtigt werden muß.

Eller und Katthagen (1987) wiesen bei ihrem Patientengut von 121 Kindern eine um vier Wochen kürzere Behandlungszeit bei Behandlungsbeginn vor dem 3. Lebensmonat nach. Schuler et al. (1988a) bestätigten dies insbesondere für die Typen IIc, D und IIIa. In unserem Patientengut fand sich beim Typ D eine um knapp 18 Wochen und beim Typ IIIa eine um gut 9 Wochen verlängerte Behandlungszeit nach dem 3. Lebensmonat.

Auch bei Therapiebeginn innerhalb der ersten 3 Monate konnten Unterschiede in der Therapiedauer festgestellt werden, soweit dies die Fallzahlen zuließen. Während es sich beim Typ IIa plus aufgrund der physiologischen Ausreifungszeit bis zum 3. Lebensmonat als unwesentlich erwies, ab wann beobachtet bzw. behandelt wurde, wurde bei Typ IIc und Typ D eine signifikant kürzere Behandlungszeit beobachtet, wenn die Spreizhosentherapie vor der 6. Lebenswoche begann. Unter den Hüftgelenken mit Behandlungsbeginn nach dem 3. Lebensmonat bestätigte sich im allgemeinen die Tendenz zu längeren Behandlungszeiten, je später die Therapie einsetzte. Sonographische Untersuchungen von Neugeborenen ermöglichten einen sofortigen Behandlungsbeginn und erreichten bei IIa-minus-, IIc- und IIIa-Hüften eine Ausheilung dieser Hüftbefunde spätestens bis zum 5. Monat (Pauer et al. 1988), während ein Therapiebeginn nach dem 3. Lebensmonat eine Behandlungszeit von durchschnittlich acht Monaten erforderte. Die Verkürzung der Behandlungszeiten unterstreicht den Wert der Frühdiagnostik, wie er in der Literatur immer wieder bekräftigt wird (Übersicht bei Tönnis 1984).

Die Verkürzung der Behandlungszeiten unterstreicht den Wert der Frühdiagnostik

Die **Bedeutung der Frühdiagnostik** wird besonders anschaulich in einer Arbeit der Münchener Klinik (Heimkes et al. 1989) nachgewiesen, in der drei unterschiedliche Behandlungsphasen zwischen 1955 und 1987 ausgewertet wurden. Im Untersuchungszeitraum I (1955 bis 1964) lag der Behandlungsbeginn in der Regel erst bei Laufbeginn der Kinder, im Untersuchungszeitraum II (1965 bis 1984) zwischen dem 3. Lebensmonat und dem 3. Lebensjahr; im Untersuchungszeitraum III (1985 bis 1987) - mit Einführung der Sonographie - verschob sich der Therapiebeginn überwiegend in die ersten 3 Lebensmonate. Im letzten Untersuchungszeitraum (1985 bis 1987) zeigte sich eine sprunghafte Verbesserung der Therapieergebnisse.

Gleichzeitig wurde der Einsatz wesentlich **„milderer" Therapiemaßnahmen** deutlich. Wurden in München bis 1984 nur ein Viertel aller Subluxationen und Luxationen primär mit einer Spreizhose versorgt, so stieg dieser Anteil im letzten Untersuchungszeitraum zwischen 1985 und 1987, nach Einführung der Sonographie, auf drei Viertel (Heimkes et al. 1989).

Dies bestätigte sich auch bei unseren Patienten. Bei Therapiebeginn in den ersten 3 Lebensmonaten wurden breit Wickeln, Spreizhose oder Pavlik-Bandage verordnet, nach dem 3. Lebensmonat vornehmlich Schienen- und Extensionsbehandlung. Lediglich beim Typ IV lag der Anteil an Extensionsbehandlungen unabhängig vom Therapiebeginn zwischen 70 und 80%. Die zunehmende Häufigkeit der Extensionsbehandlungen nach dem 3. Lebensmonat war hauptsächlich auf die Zunahme kontrakter und irreponibler Hüftverhältnisse zurückzuführen. Schuler et al. (1988a) konnten die Spreizhosenbehandlung vor dem 3. Lebensmonat bei 93% der Säuglinge anwenden, nach dem 3. Lebensmonat nur noch bei 62%. Extensionsbehandlungen mußten vor dem 3. Lebensmonat nur in 4%, nach dem 3. Lebensmonat in 35% der Fälle durchgeführt werden.

In den ersten 3 Monaten wurden breit Wickeln, Spreizhose oder Pavlik-Bandage verordnet, nach dem 3. Lebensmonat vornehmlich Schienen- und Extensionsbehandlungen

Die angewandten **Therapieformen** entsprachen den bewährten frühfunktionellen Maßnahmen vor Einführung der sonographischen Diagnostik (Tönnis u. Kuhlmann 1968, 1981). Auf den Einsatz der Hoffmann-Daimler-Bandage wurde aufgrund der bekannten hohen Hüftkopfnekroserate von 32% (Tönnis 1978) verzichtet. Die Vorverlegung des Therapiebeginns erforderte neudimensionierte Therapiemittel, denen mit der Entwicklung der „Ideal"-Spreizhose nach Mittelmeier und Graf und einer kleineren Variante der Düsseldorfer Schiene von seiten der Industrie Rechnung getragen wurde. Die Häufigkeit invasiver Therapiemaßnahmen bei veralterten Luxationsfällen

Die Vorverlegung des Therapiebeginns erfordert neudimensionierte Therapiemittel, so die „Ideal"-Spreizhose nach Mittelmeier und Graf zeigte im Vergleich zu früheren Jahren (Katthagen et al. 1988) einen deutlichen Rückgang (Schuler et al. 1988a; Heimkes et al. 1989).

Abschlußbefunde

Die Abschlußbefunde bei Therapieende zeigten bei den leicht- und mittelgradig pathologischen Hüftbefunden (Typ IIa minus bis IIc) in allen Fällen sonographisch, klinisch und radiologisch eine vollständige Ausheilung der Hüftgelenke, während bei den schweren Hüftreifungsstörungen (Typ D bis IV) signifikant häufiger Restdysplasien mit zunehmendem Schweregrad festzustellen waren

Während bei den leicht- und mittelgradig pathologischen Hüftbefunden (Typ IIa minus bis IIc) in allen Fällen sonographisch, klinisch und radiologisch eine vollständige Ausheilung der Hüftgelenke erzielt werden konnte und somit allein die Behandlungsdauer eine Beurteilungsgrundlage bot, so gewannen bei den schweren Dysplasien (Typ D bis IV) die Abschlußbefunde zunehmend an Bedeutung, da bei ihnen der Anteil der Restdysplasien signifikant anstieg.

Wie sich zeigte, lassen frühbehandelte Hüftreifungsstörungen bei Therapieabschluß eine vollständige Ausheilung oder im ungünstigsten Fall eine Restdysplasie erwarten. Bei der röntgenologischen Befundung unserer Abschlußergebnisse beschränkten wir uns deshalb auf die Beurteilung von **Restdysplasien und Hüftkopfnekrosen**. Aufgrund des umstrittenen Aussagewertes des Pfannendachwinkels bei Restdysplasien (Niethard u. Gärtner 1981; Komprda 1984) bevorzugten wir zur Beurteilung der Pfannendachverhältnisse nach Therapieschluß die Keilsegment-Einteilung nach Schultheiss (1965).

Dezentrierte und luxierte Hüftgelenke: Verläufe mit einem Therapiebeginn vor dem 3. Lebensmonat waren von Restdysplasien seltener betroffen als nach dem 3. Lebensmonat

Die erhobenen Befunde bei Therapieabschluß wiesen bei dezentrierten und luxierten Hüftgelenken signifikant häufiger als bei den übrigen Hüfttypen eine Restdysplasie auf, d. h. sonographisch eine Verknöcherungsverzögerung und röntgenologisch Pfannendachdefekte verschiedener Ausprägung. Hüftgelenke mit einem Therapiebeginn vor dem 3. Lebensmonat waren von Restdysplasien signifikant seltener betroffen.

Kinder mit Restdysplasien sollten aufgrund der potentiellen Verschlechterungsgefahr regelmäßig bis zum Wachstumsabschluß betreut werden

Die Abschlußbefunde bei Therapieende, insbesondere bei den schwer dysplastischen Ausgangsbefunden, sind nicht als endgültiges Ergebnis zu werten, da einerseits Restdysplasien eine gute Spontanheilungsrate aufweisen (Lenz et al. 1981; Casser et al. 1988), andererseits aber auch Verschlechterungen nicht auszuschließen sind (Heimkes et al. 1989). Diese Kinder müssen deshalb auch weiterhin in größeren Intervallen regelmäßig bis zum Wachstumsabschluß betreut werden. Die Auswertung dieser Befunde muß einer späteren Studie vorbehalten bleiben.

Der Knochenwinkel α, dem gegenüber dem Ausstellungswinkel β die entscheidende Bedeutung zukommt (Graf 1989), wies mit zunehmendem pathologischen Ausgangsbefund bei Therapieende niedrigere Abschlußwerte innerhalb des Winkelbereiches für Typ I ($>60^\circ$) auf. Zeigten Hüftgelenke mit dem Ausgangsbefund Typ I einen durchschnittlichen Knochenwinkel von 65,8° bei Beobachtungsende, so wiesen ursprüngliche Hüftgelenke vom Typ IIIb und IV bei Therapieschluß nur 61,7 bzw. 60,3° auf. Diese Werte entsprachen röntgenologisch häufig einer Restdysplasie, die bei Typ IIc, D, III und IV mit zunehmender Häufigkeit und Ausprägung auftrat.

Ein voll ausgereiftes Hüftgelenk sollte deshalb im Sonogramm einen Knochenwinkel α von 64° aufweisen, wie aus dem entsprechenden Mittelwert der

Reifungskurve von Tschauner et al. (1994) deutlich wird. Zeigt sich im Sonogramm bei Therapieende ein Knochenwinkel α knapp über 60° und zudem ein abgerundeter, leicht zurückweichender knöcherner Erker mit einem kompensatorisch verbreiterten knorpeligen Erker (Casser et al. 1988), muß röntgenologisch mit einem Erkerdefekt gerechnet werden. Auch wenn der Winkelwert definitionsgemäß dem Typ I nach Graf entspricht, so müssen gerade bei älteren Kindern vornehmlich die qualitativen Parameter zur Beurteilung herangezogen (Pfeil et al. 1988) und die Hüfte kann noch nicht als ausgereift angesehen werden. Eine orthetische Behandlung ist bei stabilen Hüftgelenkverhältnissen zumeist nicht erforderlich, wohl aber sind Kontrolluntersuchungen in zunächst dreimonatigen Abständen anzuraten, um mögliche Verschlechterungen rechtzeitig zu erkennen (Casser et al. 1988, Heimkes et al. 1989).

Ein voll ausgereiftes Hüftgelenk sollte im Sonogramm einen Knochenwinkel α von 64° aufweisen, entsprechend dem Mittelwert der Reifungskurve nach Tschauner

Die röntgenologische Beurteilung des Hüftkopfes ergab in zwei Fällen (I. und II. Grades) bei Typ III b und in einem Fall (I. Grades) bei Typ IV eine **Hüftkopfnekrose**. Dieser Anteil (7 bis 12%) entsprach in Zahl und Ausprägung der von Tönnis (1978) ermittelten Hüftkopfnekroserate für funktionelle Therapieverfahren (5 bis 17%).

Die röntgenologische Kontrolle des Hüftkopfes ergab in zwei Fällen bei Typ III b und Typ IV eine Hüftkopfknekrose

Trotz dieser Einzelfälle können wir anhand unserer Ergebnisse die Auffassung von Hoffmann-Kuhnt (1949), Kaiser (1969) und Wilkinson (1985) nicht unterstützen, daß der Hüftkopf in den ersten 6 bis 12 Lebensmonaten empfindlicher sei als im 2. Lebensjahr und durch eine Frühtherapie gefährdet würde. Tönnis (1978) konnte diese Meinung ebenfalls nicht bestätigen und befürwortete den frühestmöglichen Therapiebeginn, allerdings nur unter schonenden Bedingungen. Bei Abwägen der Vor- und Nachteile eines frühen Behandlungsbeginns lassen die schlechten Ergebnisse der Spätbehandlung (Katthagen 1988) keine Verzögerung therapeutischer Maßnahmen zu.

Die Tatsache, daß sich Hüftgelenke mit **Restdysplasien bei Therapieabschluß** klinisch völlig unauffällig präsentierten, begründet die Notwendigkeit des Einsatzes bildgebender Verfahren, um Restdysplasien erfassen und weiterhin kontrollieren zu können. Mögliche Verschlechterungstendenzen können so noch in einem Alter erkannt werden, in dem durch therapeutische Maßnahmen wesentlich bessere Heilungschancen bestehen als bei einer manifesten Koxarthrose im frühen Erwachsenenalter (Tönnis 1984). Dabei muß berücksichtigt werden, daß vom 1. Lebensjahr an die sonographische Untersuchung aufgrund der zunehmenden Ossifikation des Hüftgelenkes an Bedeutung verliert (Graf 1985) und röntgenologische Zusatzuntersuchungen erforderlich werden (Casser u. Vehr 1986) (siehe Kapitel 8).

Die Bedeutung der Restdysplasien erfordert den Einsatz bildgebender Verfahren, wobei vom 1. Lebensjahr an die röntgenologische Untersuchung gegenüber der sonographischen an Bedeutung gewinnt

Die Notwendigkeit bildgebender Verfahren zur sicheren Diagnostik der Hüftreifungsstörung wird auch durch den Nachweis **„stummer Hüftreifungsstörungen“** bei den Erstuntersuchungen in unserer Studie unterstützt: 8,4% der sonographisch pathologischen Hüftbefunde (Typ II a minus bis Typ IV) erwiesen sich klinisch und anamnestisch als unauffällig. Dabei zeigte sich, daß Hüftgelenke vom Typ III und IV mit Ausnahme eines Falles allein durch die klinische Untersuchung als pathologisch erfaßt werden konnten, während Hüftgelenke vom Typ II, insbesondere verknöcherungsverzögerte (Typ II b 11,2%) und dezentrierende (Typ D 13,6%), häufig „stumme Dysplasien“ aufwiesen.

8,4% der sonographisch pathologischen Hüftbefunde (Typ II a minus bis IV) erwiesen sich klinisch und anamnestisch als unauffällig

Aufgrund der Heterogenität unseres Patientenkollektivs können unsere prozentualen Angaben nicht auf ein Normalkollektiv übertragen werden. Untersuchungen bei nicht selektionierten Patientenkollektiven bestätigen aber unsere Ergebnisse. Schuler et al. (1988a) berichten bei 632 untersuchten Säuglingen von 6% therapiebedürftigen Hüftbefunden, die allein durch die sonographische Untersuchung erfaßt wurden. Bei ihnen wiesen sogar 17% der Hüftgelenke vom Typ IIIa keine anamnestischen oder klinischen Verdachtszeichen auf. Insbesondere Neugeborenen-Screeninguntersuchungen (Berman u. Klenerman 1986; Dorn u. Hattwich 1987) zeigen einen hohen Anteil (bis zu 50%) „stummer" Hüftreifungsstörungen (Exner u. Mieth 1987; Pauer et al. 1988; Tönnis et al. 1990) (siehe Kapitel 6).

Folgerungen für sonographische Screening-Untersuchungen

Die Beschränkung der sonographischen Untersuchung auf Säuglinge mit Risikofaktoren ist aufgrund des hohen Anteils „stummer" Hüftreifungsstörungen gerade im Neugeborenenalter abzulehnen

Die Beschränkung der sonographischen Untersuchungen auf Säuglinge mit Risikofaktoren (Schulz 1985; Zieger et al. 1986; Benz-Bohm 1987; v. Moppes u. de Jong 1988) wird deshalb von den meisten Autoren abgelehnt (Übersicht bei Graf 1989) (siehe Kapitel 7). Der höhere Anteil klinisch unauffälliger Hüften bei Neugeborenen gegenüber älteren Kindern erklärt sich anhand des zum Teil späteren Auftretens klinischer Symptome (Dörr 1966). Auch unter der Annahme, daß ein Großteil dieser „stummen" Dysplasien noch zu einem späteren Zeitpunkt klinisch erkannt wird, muß festgehalten werden, daß auf diese Weise der günstigste Behandlungszeitpunkt überschritten ist.

Die differenzierte sonographische Diagnostik verhindert „Überdiagnostik" und „Übertherapie". Alle Säuglinge sollten in den ersten 4 Lebenswochen einem sonographischem Hüftscreening unterzogen werden

Ebenso bedarf der hohe Anteil anamnestischer und klinischer Risikofaktoren bei ausgereiften (Typ I 25%) und altergemäßen (Typ IIa plus 81%) Hüften einer sonographischen Ausschlußdiagnostik, um „Überdiagnostik" und „Übertherapie" zu vermeiden (Mau 1981).

Vorbehaltlich der eingeschränkten Aussagekraft unseres Patientenkollektivs ist unter Berücksichtigung der Ergebnisse von Neugeborenen-Screeninguntersuchungen eine klinische und sonographische Kontrolle aller Säuglingshüften in den ersten 4 Lebenswochen zu fordern, um einer Verzögerung des Behandlungsbeginns pathologischer Hüftbefunde entgegenzuwirken.

Fazit

Folgende Konsequenzen ergeben sich aus den Ergebnissen der Verlaufsuntersuchung für die einzelnen Hüftgelenktypen:

- Hüftgelenke vom Typ Ia/b zeigten im Verlauf keine Verschlechterungstendenz und bedürfen deshalb keiner Therapie. Aufgrund der Verlaufsentwicklung und der Abschlußbefunde ist eine Unterteilung in Typ Ia und Ib nicht zwingend erforderlich.
- Die Verlaufsentwicklung von Hüftgelenken mit physiologischer Verknöcherungsverzögerung (Typ IIa) erwies sich als abhängig vom Knochenwinkel-Ausgangswert und von vorhandenen Risikofaktoren wie erblicher Belastung, Abspreizhemmung und Beckenendlage sowie vom Nachweis einer klinischen oder sonographischen Instabilität. Aufgrund

der retrospektiven Analyse unseres Patientengutes benötigten Hüftgelenke von Neugeborenen mit einem Knochenwinkel α über 55° (Typ IIa plus) keine Therapie, Hüftgelenke mit einem Knochenwinkel α unter 55° (Typ IIa minus) bedurften zur schnellen Nachreifung einer Behandlung in Form von „breit Wickeln" oder „Ideal"-Spreizhose.
Zur genauen Differenzierung sonographischer Hüftbefunde bei Neugeborenen ist die Ausrüstung mit einem 7,5-MHz-Linear-Schallkopf Voraussetzung.

- Bei Hüftgelenken vom Typ IIb erwies sich im Vergleich zur üblichen Spreizhosenbehandlung der Einsatz der Düsseldorfer Schiene nach dem 8. Lebensmonat aufgrund der Abnahme der Strampelmotorik als effektiver. Risikofaktoren, insbesondere die erbliche Belastung, führten zur Verlängerung der Behandlungsdauer.
- Bei Hüftgelenken vom Typ IIc und D entscheidet die dynamische Ultraschalluntersuchung aufgrund des hohen Anteils (40 bis 50%) instabiler Hüftgelenke über das weitere therapeutische Vorgehen: Stabile Hüftgelenke werden mit einer Spreizhose, instabile mit einem Fettweis-Gips oder einer Fettweis-Schiene versorgt.
- Bei dezentrierten Hüftgelenken (Typ III und IV) wird die weitere Entwicklung durch die Repositionsfähigkeit der Hüften bestimmt. Reponible Gelenke sollten zur Stabilisierung im Fettweis-Gips behandelt werden, irreponible bedürfen der Reposition mittels der Pavlik-Bandage oder eines Extensionsrepositionsverfahrens.

Die sonographische Untersuchung der Säuglingshüfte ermöglicht mit Hilfe der Typeneinteilung nach Graf ein differenziertes therapeutisches Vorgehen. Die Prognose der reifungsgestörten Hüftgelenke wird weniger durch den Ausgangsbefund und die Art der Therapiemaßnahme als vielmehr vom Zeitpunkt des Behandlungsbeginns bestimmt. Vorbehaltlich zukünftiger Langzeituntersuchungen und unter Berücksichtigung des heterogen zusammengesetzten Patientenkollektivs kann zum jetzigen Zeitpunkt festgestellt werden, daß die sonographische Frühdiagnostik eine deutliche Verbesserung der Prognose reifungsgestörter Hüftgelenke bewirkt.

Infolge der unbestreitbaren Vorteile der Frühtherapie hinsichtlich Behandlungsdauer, Therapieform und Abschlußergebnis und unter Berücksichtigung des Auftretens klinisch und anamnestisch „stummer" Hüftreifungsstörungen sollte eine sonographische Untersuchung aller Neugeborenen in den ersten 4 Lebenswochen erfolgen. Da die weitere Entwicklung der Neugeborenenhüfte nicht nur vom sonographischen Befund, sondern auch von anamnestischen und klinischen Risikofaktoren beeinflußt wird, sind Kontrolluntersuchungen unerläßlich.

Weiterführende Literatur

Ackermann H.J., U. Hofrichter: Nachuntersuchungsergebnisse bei Abduktionshemmung am Hüftgelenk von Neugeborenen. Beitr. Orthop. Traumatol. 26 (1979) 693–698

Ackermann H.J., G. Knauf, F. Rudolf: Siebenjährige Erfahrungen mit organisierten Neugeborenenuntersuchungen zur Frühesterfassung und -therapie der Luxationshüfte. Beitr. Orthop. Traumatol. 21 (1974) 624–633

Ball F., K. Kommenda: Sources of error in the roentgen evaluation of the hip in infancy. Ann. Radiol. (Paris) 11 (1968) 299–301

Barlow T. G.: Early diagnosis and treatment of congenital dysplasia of the hip. J. Bone Jt. Surg. B 44 (1962) 292–301

Becker F.: Über zehnjährige Erfahrungen mit der Spreizbehandlung der sogenannten kongenitalen Hüftluxation im Säuglings- und Kleinkindesalter. Z. Orthop. 95 (1962) 194–202

Benz-Bohm G., B. Widemann, F. Herrmann, V. Weidtmann: Ist die Hüftsonographie als Screeninguntersuchung sinnvoll? RöFo 146 (1987) 188–191

Bermann L., L. Klenerman: Ultrasound screening for hip abnormalities: preliminary findings in 1001 neonates. Br. med. J. 293 (1986) 719–722

Bernbeck R., G. Dahmen: Kinderorthopädie. Thieme, Stuttgart 1983

Bonnemann D., H.J. Gronert: Technik und Ergebnisse der neonatalen Untersuchung im Krankenhaus Am Urban. In: Fries G., D. Tönnis (Hrsg): Hüftluxation und Hüftdysplasie im Kindesalter. ML, Uelzen 1981

Breninek A.: Stumme Fälle von Hüftdysplasie. Z. Orthop. 117 (1979) 821–823

Casser H.R.: Sonographiegesteuerte Behandlung der dysplastischen Säuglingshüfte, Bücherei des Orthopäden, Band 59. Enke, Stuttgart 1992 (S. 82–85)

Casser H.R., R. Forst: Realtime-Sonographie des kindlichen Hüftgelenks zur Frühdiagnostik der kongenitalen Hüftdysplasie. Klin Pädiat. 197 (1985) 398–408

Casser H.R., H.J. Vehr: Sonographische und radiologische Untersuchung der Säuglingshüfte im Vergleich. In: Hansmann M., D. Koschwitz, H. Lutz, H.G. Trier (Hrsg): Ultraschalldiagnostik '86. Springer, Berlin/Heidelberg 1986 (S. 485–488)

Casser H.R., A. Straub, R. Forst: Behandlungsmaßnahmen in Abhängigkeit vom sonographischen Befund. In: Stuhler T., A. Feige: Ultraschalldiagnostik des Bewegungsapparates. Springer, Berlin/Heidelberg 1987a (S. 261–265)

Casser H.R., R. Forst, E. Savvidis: Differentiated diagnosis of hip dysplasia by ultrasound. Acta orthop. hel. 41 (1990) 17–24

Casser H.R., J. Zilkens, T.H. Peschgens: Langzeitbeobachtungen zum Spontanverlauf von Restdysplasien. Orthop. Prax. 24 (1988) 557–562

Dörr W.M.: Zur Frühest- und Frühdiagnose der sogenannten angeborenen Hüftgelenksluxation. Dtsch. med. Wschr. 91 (1966) 168–173

Dorn U., M. Hattwich: Erste Erfahrungen mit der routinemäßig durchgeführten Hüftsonographie bei Neugeborenen. Wien. Klin. Wschr. 93 (1987) 92–95

Dunn P.M.: Congenital dislocation of the hip (CDH). Necropsy studies at birth. Proc. R. Soc. Med. 62 (1969) 1035–1037

Dunn P.M.: Perinatal observations on the aetiology of congenital dislocation of the hip. Clin. Orthop. 119 (1976) 11–22

Dupuytren B.: Mémoire sur un déplacement originel ou congenital de la tête des fémurs. Rep. Ren. Anant. Physiol. Pathol. Clin. Chir. (Paris) 2 (1826) 82

Eller K., B.D. Katthagen: Sonographische Verlaufskontrollen der Hüftdysplasie unter Spreizhosentherapie. Z. Orthop. 125 (1987) 534–541

Engesaeter L.B., D.J. Wilson, D. Nag, M.K.D. Benson: Ultrasound and congenital dislocation of the hip. J. Bone Jt. Surg. B 72 (1990) 197–201

Exner G.U., D. Mieth: Sonographisches Hüftdysplasiescreening beim Neugeborenen. Schweiz. med. Wschr. 117 (1987) 1015–1020

Fettweis E.: Die Bedeutung der prä- und postnatalen Beinstellung für die Entwicklung und Ausreifung der Hüftgelenke. Orthop. Prax. 10 (1974) 486–490

Graf R.: The diagnosis of congenital hip-joint dislocation by the ultrasonic compound treatment. Arch. orthop. trauma. Surg. 97 (1980) 117–133

Graf R.: Classification of the hip joint dysplasia by means of sonography. Arch. orthop. trauma. Surg. 102 (1984a) 248–255

Graf R.: Sonographie der Säuglingshüfte, Ein Kompendium, Bücherei des Orthopäden, Band 43, 3. Auflage. Enke, Stuttgart 1989a

Graf R.: Sonographie der Säuglingshüfte. Z. Orthop. 128 (1990) 355–356

Graf R.: Hip sonography – how reliable? Sector scanning versus linear scanning? Dynamic versus static examination? Clin. Orthop. 281 (1992) 18–21

Graf R., Tschauner C.: Neonatal Sonographic „Screening" for DDH. BMUS-Bulletin (May 1993) 22–27

Graf R., C. Tschauner, W. Klapsch: Progress in prevention of late developmental dislocation of the hip by sonographic newborn hip screening. J. Pediatr. Orthop. 2 (1993) 115–121

Graf R.: Sonographie der Säuglingshüfte und therapeutische Konsequenzen, Ein Kompendium, Bücherei des Orthopäden, Band 43, 4. Auflage. Enke, Stuttgart 1993

Graf R.: Effects of Hip Sonography in Austria and Guidelines for Therapy. In: Bombelli R.: Farewell Meeting Proceedings. RMS-Fondation, Bettlach 1994 (S. 12–13)

Graf R., Tschauner C.: Sonographie der Säuglingshüfte – Fehlerquellen, Fortschritte und aktuelle klinische Relevanz. Radiologe 34 (1994) 30–38

Graf R.: Probleme und Fehlerquellen bei der Hüftsonographie. Pädiat. Prax. 49 (1995) 467–475

Graf R., B. Wilson: Sonography of the Infant Hip and its Therapeutic Implications. Chapman & Hall, Weinheim 1995

Graf R.: Kursus der Hüftsonographie beim Säugling. G. Fischer, Stuttgart 1995

Graf R., P. Schuler: Sonographie am Stütz- und Bewegungsapparat bei Erwachsenen und Kindern, Lehrbuch und Atlas, 2. Auflage. Chapman & Hall, Weinheim 1995

Graf R., P. Schuler: Die Säuglingshüfte im Ultraschallbild – ein Atlas. Chapman & Hall, Weinheim 1995

Graf R., Tschauner C.: Ultrasound screening in the neonatal period. Baillière's Clinical Orthopaedics 1 (1996) 117–133

Graf R., K. Lercher: Erfahrungen mit einem 3-D-Sonographiesystem am Säuglingshüftgelenk. Ultraschall in Med. 17 (1996) 218–224

Graf R.: Hüftsonographie. Grundsätze und aktuelle Aspekte. Orthopäde 26 (1997) 14–24

Graf R.: Die sonographiegesteuerte Therapie. Orthopäde 26 (1997) 33–42

Graf R., G. Fronhöfer: Neudefinition des proximalen Perichondriums und des Perichondriumloches im Hüftsonogramm. Orthopäde 26 (1997) 1057–1061

Graf R.: Von der sonographischen Frühdiagnostik zur sonographiegesteuerten Therapie. In: Tschauner C.: Die Hüfte. Enke, Stuttgart 1997 (S. 57–78)

Grill F.: Zur Frühdiagnose der Hüftdysplasie. Pädiatr. Pädol. 19 (1984) 385–592

Heimkes B., S. Stotz, R. Lutz, H. Posel: Der Wandel der konservativen Repositionsmethoden in der Therapie der kongenitalen Hüftluxation im Zeitraum von 1955 bis 1987. Orthop Prax. 25 (1989) 343–353

Henssge J., C. Holland, D. Dreiack, H. Helmerking: Zur Prophylaxe der Hüftluxation und Hüftdysplasie durch Prüfung des Schnapp-Phänomens an der Neugeborenenhüfte. Z. Orthop. 109 (1971) 380–408

Hilgenreiner H.: Zur Frühdiagnose der angeborenen Hüftgelenksverrenkung. Med. Klin. 21 (1935) 1385–1388, 1425–1429

Hoffmann-Kuhnt M.: Fünfjahresergebnisse der Hüftluxationsbehandlung. Verh. DOG 37. Kongreß 1949. Z. Orthop. 79 (1950) 141

Idelberger K.: Die Erbpathologie der sogenannten angeborenen Hüftverrenkung. Brun.'s Beitr. klin. Chir. (suppl.) (1951)

Jones D., B. Wood: An assessment of the value of examination of the hip in the newborn. J. Bone Jt. Surg. B 59 (1977) 318–322

Jung H.: Frühgeburt. Gynäkologe 8 (1975) 176

Kaiser G.: Die angeborene Hüftluxation. G. Fischer, Jena 1958

Katthagen B.D., H. Mittelmeier, D. Becker: Häufigkeit und stationärer Behandlungsbeginn kindlicher Hüftgelenksluxationen in der Bundesrepublik Deutschland. Z. Orthop. 126 (1988) 475–483

Keller G.: Zum Aspekt der Hüftdysplasie in Klinik und Röntgenologie, II. Mitteilung: Bemerkungen zur klinischen Symptomatik und zu den Mittelwerten der Pfannendachwinkel im 1. Trimenon. Z. Orthop. 113 (1975a) 77–81

Kolpakova L.: Pathological anatomy of congenital dysplasia of the hip joint in the fetuses and newborn. Orthop. Travmatol. Protez 34 (1973) 10–15

Komprda J.: Beitrag zur Diagnostik der acetabulären Dysplasie im Säuglingsalter. Z. Orthop. 122 (1984) 754–759

Langer R.: H.J. Kaufmann: Hüftsonographie bei untergewichtigen Frühgeborenen. Klin. Pädiat. 199 (1987) 373–375

Lenz G., A. Völker, R. Schleberger: Den Verlauf der Restdysplasien nach konservativer Behandlung der sogenannten angeborenen Hüftluxation. In: Fries G., D. Tönnis (Hrsg): Hüftluxation und Hüftdysplasie im Kindesalter. MLV, Uelzen 1981

Manner G., K. Parsch: Gibt es eine Abspreizbehinderung ohne Hüftdysplasie? In: Fries G., D. Tönnis (Hrsg): Hüftluxation und Hüftdysplasie im Kindesalter. MLV, Uelzen 1981

Mau H: Zur Entstehung und Bauchliegebehandlung der sogenannten Säuglingskoliose und der Hüftdysplasie im Rahmen des „Siebener-Syndroms". Z. Orthop. 100 (1965) 470–485

Mau H., H. Michaelis: Zur Häufigkeit und Entwicklung auffallender Hüftbefunde (Dysplasie-Komplex) der Neugeborenen und Kleinkinder. Z. Orthop. 121 (1983) 601–607

Moppes S. van, R.O. de Jong: Experience using sonography for infant hip dysplasia after Graf's method. IBR-BTR 69 (1986) 247–257

Niethard F.U., B.M. Gärtner: Die prognostische Bedeutung qualitativer Hüftparameter bei der Verlaufsbeobachtung der Hüftdysplasie im Säuglings- und Kleinkindesalter. In: Fries G., D. Tönnis (Hrsg): Hüftluxation und Hüftdysplasie im Kindesalter. MLV, Uelzen 1981

Nyborg W.L.: Acoustic streaming. In: Mason W.P. (ed): Physical acoustic. Academic press, New York 1965 (S. 265–331)

Ortolani M.: Un segno poco noto es sua importanza per la diagnosi precoce de prelussazione congenita dell'anca. Pediatri 45 (1937) 129–134

Palmen K.: Diagnose und Behandlung der Präluxation an den Hüftgelenken der Neugeborenen. Z. Kinderchir. 4 (1967) 228–238

Pauer M., K. Rossak, J. Meilchen: Hüftscreening der Neugeborenen. Z. Orthop. 126 (1988) 260–265

Pavlik A.: Die funktionelle Behandlungsmethode mittels Riemenbügel als Prinzip der konservativen Therapie bei angeborenen Hüftgelenksverrenkungen der Säuglinge. Z. Orthop. 89 (1958) 341–352

Peschgens T.H., H. Skopnik, H.R. Casser, K. Rauschning-Sikora, G. Heimann: Hüftreifungsstörungen bei Zwillingsfrüh- und neugeborenen LGA-Neugeborenen und Kindern diabetischer Mütter, Vortr. 16. Symposium der Deutsch-österreichischen Gesellschaft Neonatologie und Pädiatrische Intensivmedizin. Wien 1990

Pfeil J., F.U. Niethard, S. Barthel: Klinische und sonographische Untersuchung der Säuglingshüfte, Eine prospektive Studie. Z. Orthop. 126 (1988) 629–636

Reiter R.: Erfahrungen mit dem Riemenzügel nach Pavlik. Z. Orthop. 95 (1962) 220–232

Rosen S. von: Instability of the hip in the newborn. Fifteen years experiments in Malmö. Acta orthop. scand. (suppl.) 130 (1970) 13–24

Saides A.D., B.K. Foster, G.W. Lequesne: The value of a new ultrasound stress test in assessment and treatment of clinically detected hip instability. J. Pediatr. Orthop. 8 (1988) 436–441

Schmitt O.: Die Tastuntersuchung. In: Fries G., D. Tönnis (Hrsg): Hüftluxation und Hüftdysplasie im Kindesalter. MLV, Uelzen 1981

Schneider W.H.E.: Asymmetrie der Oberschenkel- und Gesässfalten und ihre diagnostische Bedeutung. Z. Orthop. 93 (1960) 384–405

Schönbauer H.R., E. Polt, F. Grill: Orthopädie: Methodische Diagnostik und Therapie. Springer, Wien 1979 (S. 384–405)

Schuler P., E. Feltes, P. Dörner: Welchen Einfluß kann die Sonographie auf die Therapie von Hüftreifungsstörungen haben? In: Frank W., R. Eyb (Hrsg): Die Sonographie in der Orthopädie. Springer, Wien 1988a (S. 141–146)

Schuler P., E. Feltes, P. Dörner: Indikation zur Hüftsonographie - Wertigkeit der Risikofaktoren. In: Frank W., R. Eyb (Hrsg): Die Sonographie in der Orthopädie. Springer, Wien 1988b

Schultheiss H.: Die Frühbehandlung der Hüftdysplasie durch atraumatische Spreizung, Sammelstatistik über Erfahrungen mit der Spreizhose an 1447 Patienten. Z. Orthop. 100 (1965) (Beilagenheft)

Schulz R.D.: Umfrage: Hüftsonographie beim Säugling. Pädiat. Prax. 31 (1985) 617-619

Schwägerl W., P. Krepler, C. Flamm: Vergleichende klinische und röntgenologische Untersuchungen zur Erfassung von Hüftdysplasien im Säuglingsalter. Z. Orthop. 113 (1975) 19-28

Sinios A.: Die Präluxation am Hüftgelenk des Neugeborenen, Diagnose, Behandlung und Verlauf. Mschr. Kinderheilk. 111 (1963) 281-290

Sinos A.: Diagnose und Therapie der sogenannten Hüftdysplasie. Chir. Prax. 15 (1971) 99-112

Smith S., C.E. Badgley, G.B. Orwig, J.M. Harper: Correlation of postreduction roentgenograms and 31-year follow up in congenital dislocation of the hip. J. Bone Jt. Surg. A 50 (1968) 1081-1098

Smola E.: L'hypoplasie de l'articulation de la hanche chez le nourrisson. Cah. Med. 46 (1970) 1061-1063

Sommer J.: A typical hip click in the newborn. Acta orthop. scand. 42 (1971) 353-356

Storck H.: Die angeborene Hüftverrenkung als orthopädisch-geburtshilfliches Problem. Enke, Stuttgart (1940)

Tönnis, D.: Hüftluxation und Hüftkopfnekrose. Eine Sammelstatistik des Arbeitskreises für Hüftdysplasie. Enke, Stuttgart 1978

Tönnis D.: Probleme der Abgrenzung normaler und dysplastischer Hüften. In: Fries G., D. Tönnis (Hrsg): Hüftluxation und Hüftdysplasie im Kindesalter. ML, Uelzen 1981

Tönnis, D.: Die angeborene Hüftdysplasie und Hüftluxation. Springer, Berlin 1984

Tönnis D.: Frühdiagnose der angeborenen Hüftluxation durch Ultraschalluntersuchung. Dtsch. med. Wschr. 110 (1985) 881-882

Tönnis D.: Untersuchung der Säuglingshüfte und Indikation zu Behandlungsmaßnahmen. Med orth.-Techn. 108 (1988) 32-35

Tönnis D., D. Bunken: Eine Abgrenzung normaler und pathologischer Hüftpfannendachwinkel zur Diagnose der Hüftdysplasie. Arch. orthop. traum. Surg. 64 (1968) 197-228

Tönnis D., G.P. Kuhlmann: Untersuchungen über die Häufigkeit von Hüftkopfnekrosen bei Spreizhosenbehandlung und verschiedenen konservativen Behandlungsmethoden der angeborenen Hüftdysplasie und Hüftluxation. Z. Orthop. 106 (1968) 651-672

Tönnis D., K. Storch, H. Ulbrich: Results of newborn screening for CDH with and without sonography and correlation of risk factors. J. Pediatr. Orthop. 10 (1990) 145-152

Torklus D. von: Modellvorstellung zur familiären Hüftdysplasie. Z. Orthop. 116 (1978) 570-571

Tschauner C., W. Klapsch, A. Baumgartner, R. Graf: „Reifungskurve" des sonographischen Alpha-Winkels nach Graf unbehandelter Hüftgelenke im ersten Lebensjahr. Z. Orthop. 132 (1994) 502-504

Wilkinson J.A.: Congenital displacement of the hip joint. Springer, Berlin/Heidelberg 1985

Zieger M., R.D. Schulz, H. Wiese: Die Bildanalyse bei der Hüftsonographie. RöFo 145 (1986) 57-60

Zippel H.: Aetiologische Probleme der angeborenen Luxationshüfte unter besonderer Berücksichtigung zytogenetischer Untersuchungsbefunde. Beitr. Orthop. Traumatol. 18 (1971) 485-503, 541-560

19 Vergleichende Untersuchungen zur Wirksamkeit von Orthesen und Gipsverbänden bei Hüftdysplasie – Multicenterstudie des Arbeitskreises für Hüftdysplasie der DGOT

D. Tönnis

Unter Mitarbeit von
J. Altenhuber, B. Amler, M. Amler, G. Anders, K. Behrens, A. Bernau, K. Brüning, H.-R. Casser, F. Chicote-Campus, B. Clausing, G. Doppler, U. Exner, J. Gekeler, F. Gohlke, R. Graf, F. Grill, L. Hovy, Ch. Jantea, S. Kern, W. Klapsch, W. Konermann, B. Lebowski, C. Ludwig, U. Maronna, H. Mellerowicz, K.J. Münzenberg, F.U. Niethard, G. Noe, S. Plaschy, T. Pomsel, Ch. Tschauner, R.A. Venbrocks, K. Werland.

Statistische Betreuung: Dr. A. Heinecke (Institut für Medizinische Informatik und Biomathematik der Universität Münster)

Ziel der Arbeit: Vergleich der Behandlungsmaßnahmen bei Hüftdysplasie

Zur konservativen Behandlung der entwicklungsbedingten Hüftdysplasie gibt es heute eine Fülle von Methoden, Orthesen und Gipsverbänden. Es war deshalb schon lange ein Ziel des Arbeitskreises für Hüftdysplasie der DGOT, einen Vergleich aller Maßnahmen durchzuführen und zu prüfen, ob sich Empfehlungen für die heutige Behandlung geben lassen. Die oben genannten Mitarbeiter des Arbeitskreises kamen aus 20 Kliniken Österreichs, der Schweiz und Deutschlands und einer Praxis.

Eingehendere Methodenvergleiche sind im Schrifttum nicht häufig (Jani 1990; Malzer et al. 1982; Tönnis et al. 1991). Auf Anregung von Bernau (1988) wurde in der Zeitschrift „Medizinisch-Orthopädische Technik" (1988) eine Expertendiskussion über die gebräuchlichen Orthesen durchgeführt. Weber u. Morgenthaler (1994) stellten tabellarisch prozentuale Behandlungsergebnisse und Hüftkopfnekroseraten aus der Literatur zusammen.

Krankengut

Auswertungen von 2335 Hüftgelenken, behandelt nur mit ein oder zwei Behandlungsmethoden in Folge

Wir trugen unsere ersten Ergebnisse bereits 1989 auf dem DGOT-Kongreß in Karlsruhe vor. Zu dieser Zeit waren aber die Auswertungen von sonographischen Untersuchungen zahlenmäßig noch nicht groß genug, und es kamen auch weitere neue Orthesen für Kleinkinder hinzu, so daß wir die Untersuchungen weiterführten. Es wurden nur bis dahin unbehandelte Kinder einbezogen. Aber es stellte sich heraus, daß bei rund der Hälfte der Kinder mehr als zwei Methoden nacheinander angewandt wurden. Das verkleinerte leider die Zahl der Gelenke in der statistischen Auswertung (Tabelle 19.1).

Das Alter lag bei dem ersten Krankengut mit seinem Gipfel im 4. bis 6. Lebensmonat (Abb. 19.1 a), bei der zweiten Untersuchung ganz überwiegend im 1. Lebensmonat. Die früheren Patienten wurden vielfach auch länger

Tabelle 19.1. Krankengut

Gesamtzahl:	4384 Hüftgelenke
nur 1–2 Methoden:	2335 Hüftgelenke
Mädchen:	80,6%
Jungen:	19,4%

Tabelle 19.2. Auswertungen

α-Winkel:	1624 Hüftgelenke
AC-Winkel:	711 Hüftgelenke
einseitig:	46,6%
beidseitig:	53,4%

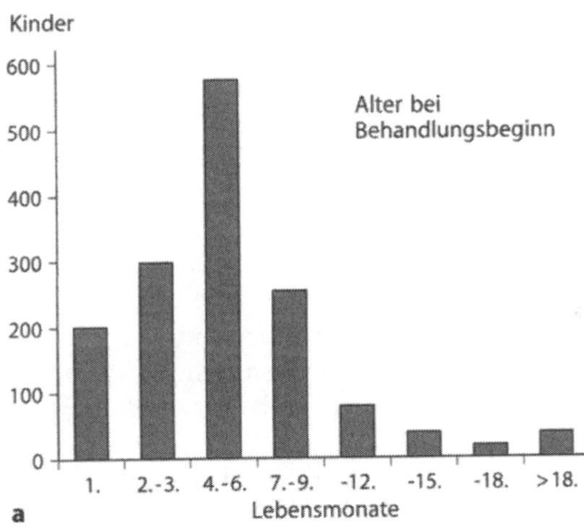

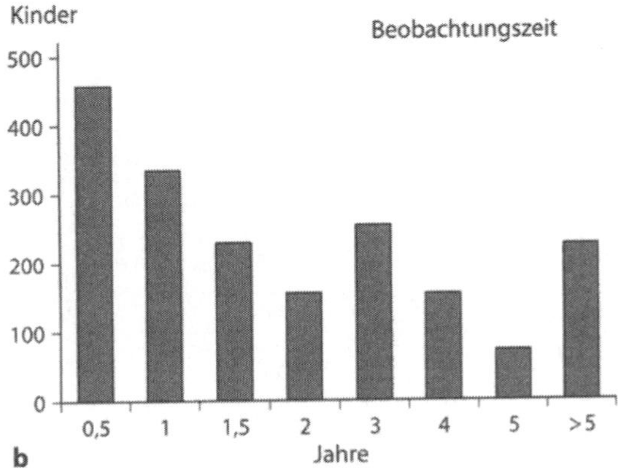

Abb. 19.1. a Alter des älteren Krankengutes des ersten Teils der Untersuchung. **b** Beobachtungszeit des gleichen Krankenguts.

nachuntersucht. Ihre Beobachtungszeit zeigt Abb. 19.1 b. Die Anzahl von Messungen des Pfannendachwinkels α nach Graf und des AC-Winkels nach Hilgenreiner geht aus Tabelle 19.2 hervor.

Methodik

Pavlik-Bandage: Winkel bessern sich ab dem 3. Lebensmonat langsamer und erreichen im 2. Lebenshalbjahr die Norm nicht mehr

Vergleiche der Winkelbesserung lassen sich auf verschiedene Weise vornehmen. In Abb. 19.2 a ist die Besserung von α-Winkeln zwischen Beginn und Ende der Behandlung mit Spreizhosen und in Abb. 19.2 b mit Pavlik-Bandage zu sehen. Der Anstieg der Kurven in Abb. 19.2 b geht ab dem 4. Lebensmonat etwas langsamer vor sich, und die Kurven erreichen den Normwert von 65° nicht mehr, wenn die Behandlung erst ab einem Alter von 6 Monaten einsetzt. Bei der Spreizhose (Abb. 19.2 a) ist der Anstieg in allen Altersstufen relativ gleichmäßig. Alle erreichen 65°. Es wäre aber vorschnell, daraus zu schließen, die Spreizhose sei wirksamer als die Pavlik-Bandage. Die Ausgangswinkel liegen nämlich bei der Spreizhose um 50°, bei der Pavlik-Bandage um 45°. Außerdem wissen wir, daß die Pavlik-Bandage meist bei schwereren Befunden und zur Einstellung von luxierten Gelenken verwandt wird, die Spreizhose nicht. Wir sehen also, daß auch der Ausgangsbefund berücksichtigt werden muß.

Spreizhose: rascherer Winkelanstieg, jedoch günstigere Ausgangsbedingungen

Kriterium der Beurteilung: Erreichen von Normalwerten

Etwas anderes kommt hinzu. Mittelwertkurven können eine starke Streuung haben. Wir wollen wissen, wieviele Gelenke bei einer Methode normal wurden und wieviele leicht oder stark pathologisch blieben. Wann aber ist ein Gelenk „normal“ im Sinne von „nichtdysplastisch“ – und auch nicht in anderer Weise deformiert? Antwort: Ein Gelenk muß dann als normal gelten, wenn bei seinen Meßwerten bis zum Alter von 60 oder 70 Jahren kein Schmerz und keine Arthrose auftreten.

Normales Gelenk: Kein Auftreten von Schmerz bis zum Alter von 60 bis 70 Jahren

Korrelation von Schmerz und Gelenkdeformierung an Winkelgruppen untersucht

Bei Nachuntersuchungen von Hüftpfannenschwenkungen durch Dreifachosteotomie haben wir deshalb geprüft, bei welchen Winkelgruppen die maximale Schmerzbefreiung auftritt (Bloch 1994; Tönnis et al. 1994, 1995; Tönnis u. Kalchschmidt 1997). In Tab. 19.3 a sind diese Werte angegeben. Es gab

Tabelle 19.3 a. Maximale Schmerzfreiheit nach Dreifachosteotomie

CE-Winkel	30–35°
VCA-Winkel	30–35°
BLZ-Winkel	–5–+5°
Migration %	10–15%

Tabelle 19.3 b. Überkorrektur bei Dreifachosteotomie

CE-Winkel	>40°
VCA-Winkel	>40°
BLZ-Winkel	<–10°
Migration %	<15°

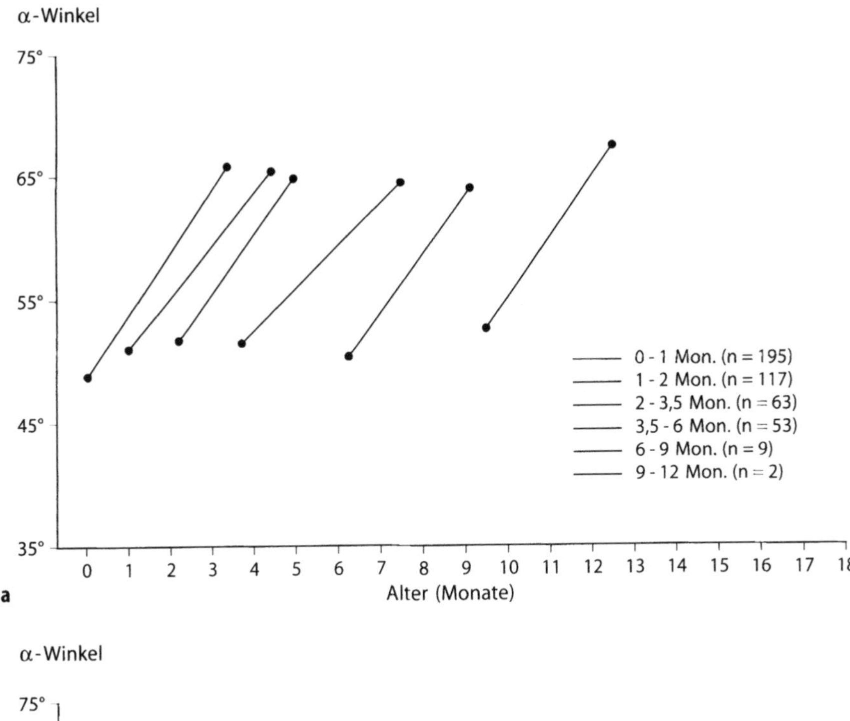

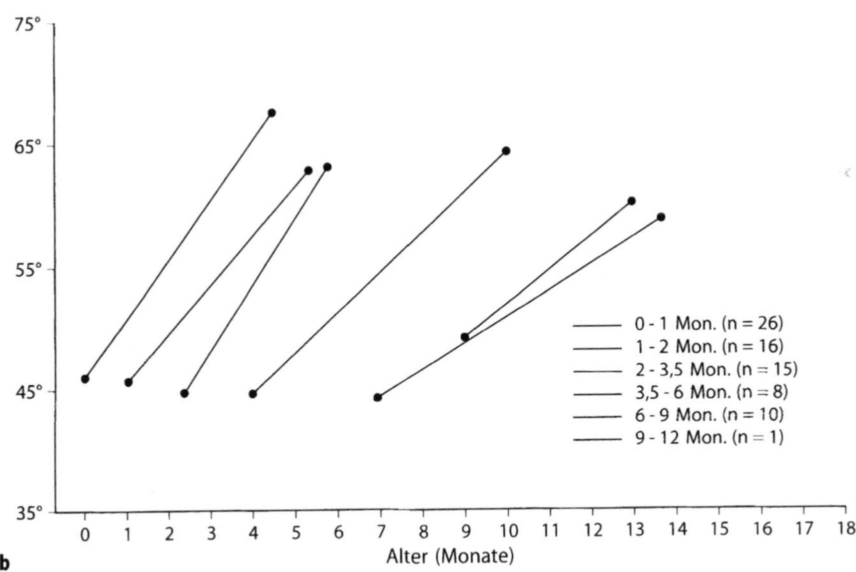

Abb. 19.2. a Veränderung des α-Winkels bei Behandlung mit Spreizhose in verschiedenen Altersgruppen ($\alpha \leq 55°$) **b** Veränderung des α-Winkels bei Behandlung mit Pavlik-Bandage mit und ohne Vojta-Behandlung in verschiedenen Altersgruppen ($\alpha \leq 55°$).

eine Unterkorrektur, die schmerzhaft war, und ebenso eine schmerzhafte Überkorrektur (Tabelle 19.3 b). Wir kamen auf diese Weise zu einer weiteren Absicherung unserer Normalwerte bei Erwachsenen.

Tabelle 19.4. Abweichgrade des röntgenologischen Pfannendachwinkels

Alter Jahr/Monat	Grad 1 normal	Grad 2 leicht pathologisch	Grad 3 stark	Grad 4 extrem
0/3–0/4	<30°	30°–34°	35°–39°	≥40°
05/–2/0	<25°	25°–29°	30°–34°	≥35°

Tabelle 19.5. Abweichgrade des α-Winkels

Grad	α-Winkel	Alter
1 normal	≥60° ≥62°	0–6 Monate 7–12 Monate
1.1 physiologisch unreif	50–59°	0–3 Monate
2 leicht pathologisch	50–59° 55-61°	3–6 Monate >6 Monate
3 stark pathologisch	50–54° 43–49°	>6 Monate ab Geburt
4 extrem pathologisch	<43°	ab Geburt

Während des Wachstumsalters ist die Prognose eines Gelenkes natürlich noch schwieriger zu bestimmen. Durch Nachuntersuchungen bis zum Alter von 7 oder 8 Jahren (Tönnis u. Brunken 1968; Tönnis 1976) und bis zum Wachstumsabschluß (Exner u. Kern 1994) haben wir aber doch Vorstellungen, wo die Übergangszone zum Pathologischen liegt (Tönnis 1997). Eine scharfe Grenzlinie gibt es nicht.

Einführung von Normalwerten und Abweichgraden (1 bis 4) zur Quantifizierung der Ergebnisse

Für Nachuntersuchungen haben wir deshalb schon früher für den AC-Winkel und jetzt auch für den α-Winkel Normalbereiche und Abweichgrade von 1 bis 4 definiert (Tabelle 19.4, 19.5). Damit können die Behandlungsergebnisse quantifiziert werden (Tönnis 1984, 1985b; Tönnis et al. 1984).

Der **AC-Winkel** sollte mit 3 bis 4 Monaten unter 30° liegen und ab dem 5. Monat bis etwa 2 Jahre unter 25° (Tönnis u. Brunken 1968; Tönnis 1976, 1984, 1985b). Bei den Abweichgraden des **α-Winkels** haben wir uns nach den Graduierungen von Graf (Graf 1983, 1985, 1987, 1997a, 1997b; Graf u. Schuler 1988) gerichtet und zusätzlich Grad 1.1 für die physiologisch unreifen Gelenke eingeführt. Ab dem 6. Lebensmonat wählten wir Grad 1 - den Normalbereich - allerdings 62° und nicht 60° als Untergrenze, um die Wirksamkeit verschiedener Orthesen deutlicher prüfen zu können. Die α-Winkel mit 60° und 61° fallen dann in den leichten Abweichgrad 2.

Ausgangsgrade der Dysplasie sind für **Behandlungszeit** und Ergebnis **ebenfalls** von Bedeutung

Man kann die gefundenen Werte tabellarisch miteinander vergleichen. Von Bedeutung ist aber auch der Ausgangswert des Dysplasiegrades, der neben dem Lebensalter maßgeblichen Einfluß besitzt. Das verdeutlicht Abb. 19.3. Hier werden die sonographischen α-Winkel bei der Behandlung mit Spreizhose im 1. Lebensmonat in verschiedene Gruppen zusammengefaßt. Die

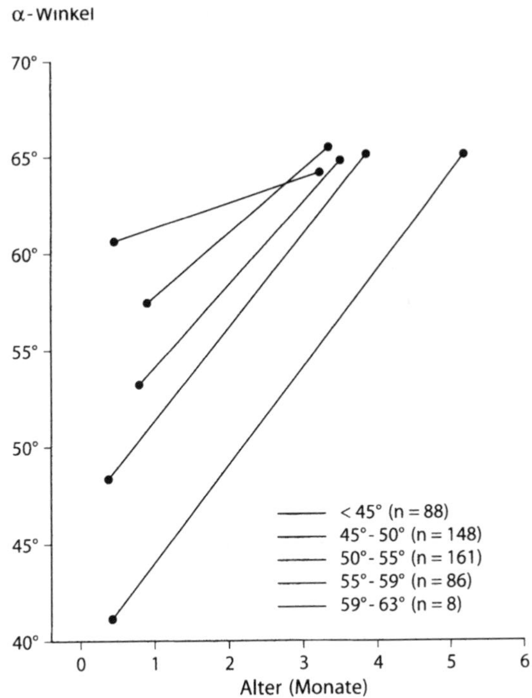

Abb. 19.3. Besserung des α-Winkels im 1. Lebensmonat bei unterschiedlich pathologischen Ausgangsgraden.

Winkelbesserung in den drei unteren Gruppen geht in gleichmäßig steilem Anstieg vor sich. Die beiden oberen Gruppen, deren α-Winkel schon im Bereich der physiologischen Unreife (55° bis 59°) und im Bereich des Normalen (um 60°) liegen, steigen zunehmend langsamer, weil kein großes Defizit mehr besteht. Die vier oberen Gruppen treffen sich nach fast der gleichen Zeit bei knapp 65°. Nur die Gruppe mit α-Winkeln unter 45° benötigt eine deutlich längere Zeit. Das wird später bei einem Vergleich der Orthesen zu berücksichtigen sein.

Schwere Dysplasiegrade mit α-Winkeln unter 45° benötigen längere Zeit zur Normalisierung

Die oberste Gruppe enthält α-Winkel von 59° bis 63°, also praktisch Normalwerte zu dieser Zeit, die wahrscheinlich von der Gegenseite des erkrankten Gelenkes stammen. Es ist interessant, hier zu sehen, wie sich der Anstieg der Kurven zum Normalen hin verlangsamt. Matthiesen (1997a, 1997b) nimmt an, daß die Änderungsgeschwindigkeit eines α-Winkels stets proportional zu seiner Größe ist (siehe Kapitel 3). Bei den kleineren α-Winkeln geht danach der Reifungsprozeß schneller vor sich. Wie Abb. 19.3 zeigt, trifft das auf die oberen vier Kurven weitgehend zu, nur die unterste Kurve kann ihren Anstieg nicht weiter beschleunigen und benötigt mehr Zeit.

Die verschiedenen Orthesen und Gipsverbände

Spreizhose und Düsseldorfer Spreizschiene beugen Oberschenkel oft nur 70°

Ehe wir die Orthesen vergleichen, sollen sie anhand von Bildern in ihren Besonderheiten beschrieben werden. Wir beginnen mit den **Orthesen, die die geringste Beugung haben** (Abb. 19.4, 19.5). Das sind die ältere Spreizhose nach Becker (1952, 1962) und die Düsseldorfer Spreizschiene (Lenz et al. 1978; Lenz u. Jansen 1979; Lenz 1988). Hier sind die Hüftgelenke nur etwa 70° gebeugt. Wenn die Kinder sich in der Spreizhose strecken und der Schulterriemen einschnürt, wird der Winkel noch kleiner; das gleiche gilt für die Düsseldorfer Spreizschiene (DSS). Neuere Spreizorthesen haben an den seitli-

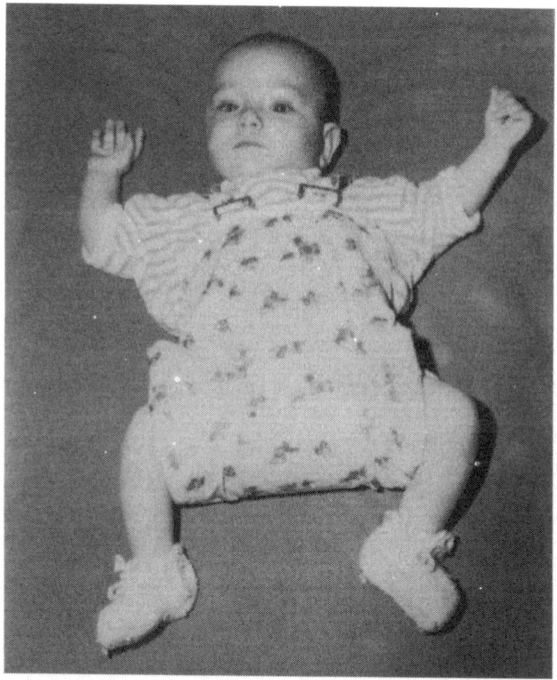

Abb. 19.4. Spreizhose nach Becker.

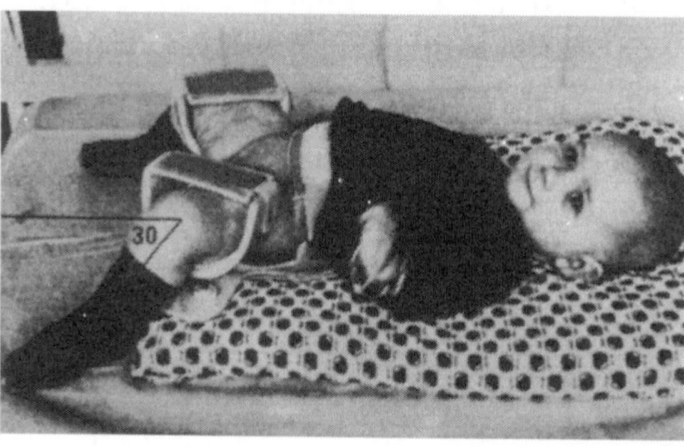

Abb. 19.5. Düsseldorfer Spreizschiene nach Lenz und Jansen.

chen Rändern deshalb Beugekeile aus Gummi oder Kunststoff, die etwa 10° Beugung über 90° hinaus erlauben: „Ideal"-Spreizhose nach Mittelmeier und Graf (Mittelmeier 1988), „Aktiv"-Spreizhose nach Mittelmeier und Hildebrandt (Mittelmeier 1988), Eppendorfer Spreizschale sowie Hüftrolle und Hockhose nach Fettweis.

Pavlik-Bandage beugt über 90°, spreizt aber nicht ab, Reluxationsgefahr größer, Ausreifung langsamer

Die Pavlik-Bandage (Abb. 19.6) beugt gut über 90° hinaus (Bunte 1988; Grill et al. 1988; Pavlik 1948, 1950), aber die Kinder können die Oberschenkel in der Mittelstellung ohne Abspreizung halten. Damit kann der Hüftkopf leichter nach dorsal luxieren, wie in Abb. 19.7 zu erkennen ist. Hier war aber auch der Beugezügel zu wenig angezogen. Außerdem ist das Pfannendach so abgeflacht, daß man zur ersten Stabilisierung besser einen Hocksitzgips gege-

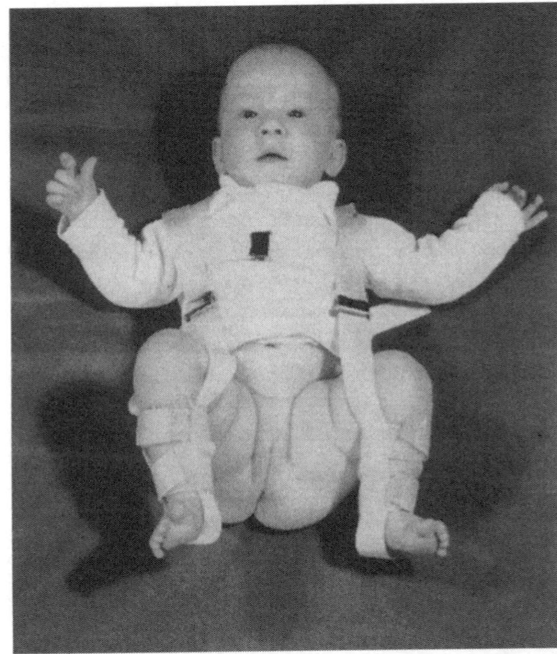

Abb. 19.6. Hüftbandage nach Pavlik.

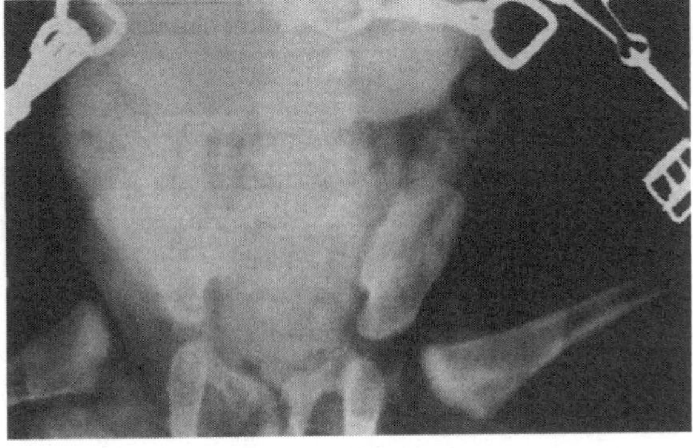

Abb. 19.7. Röntgenaufnahme eines Beckens mit Hüftluxation rechts in einer modifizierten Pavlik-Bandage. Rechter Oberschenkel ungenügend gebeugt, Hüftkopf reluxiert (siehe Text).

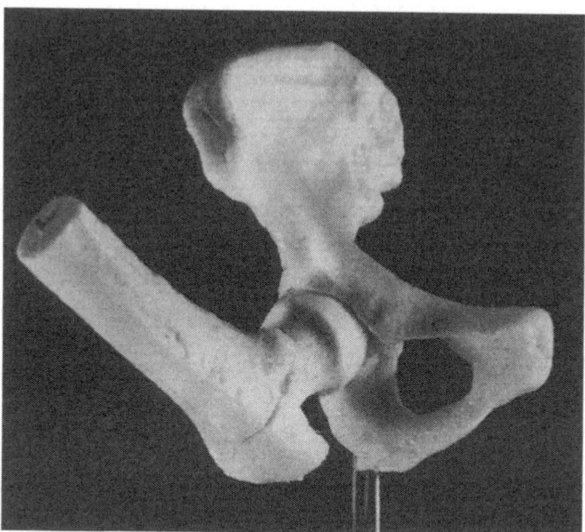

Abb. 19.8. Günstigste Beuge-Spreiz-Stellung des Hüftgelenkes bei Hüftdysplasie nach Büschelberger (siehe Text).

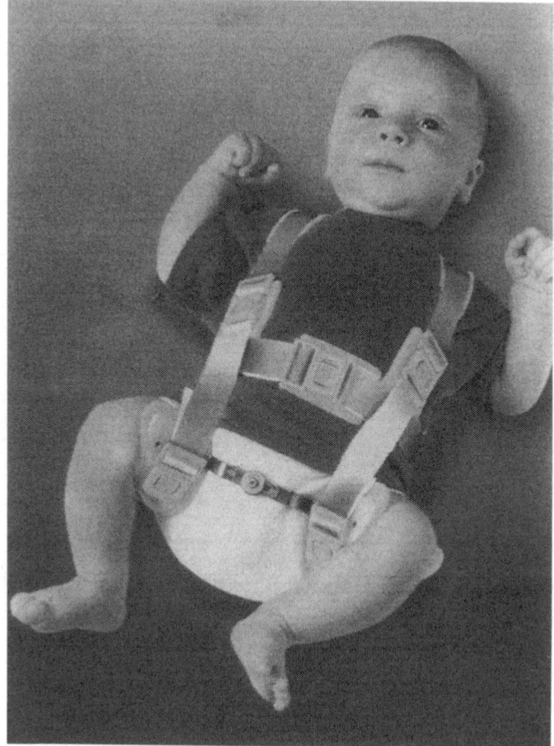

Abb. 19.9. Beuge-Spreiz-Schiene nach Gekeler.

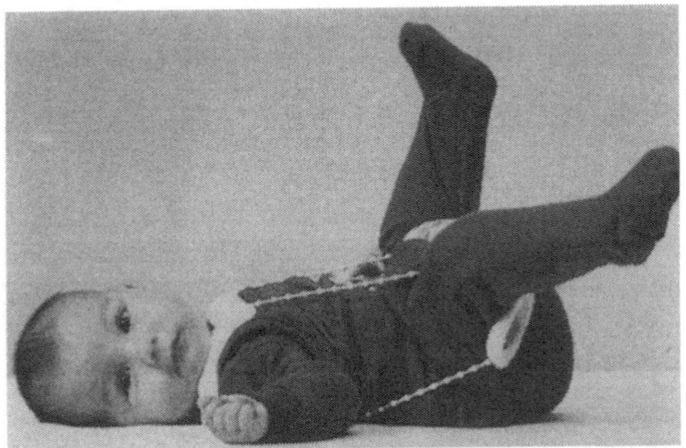

Abb. 19.10. Tübinger Hüftbeugeschiene nach Bernau.

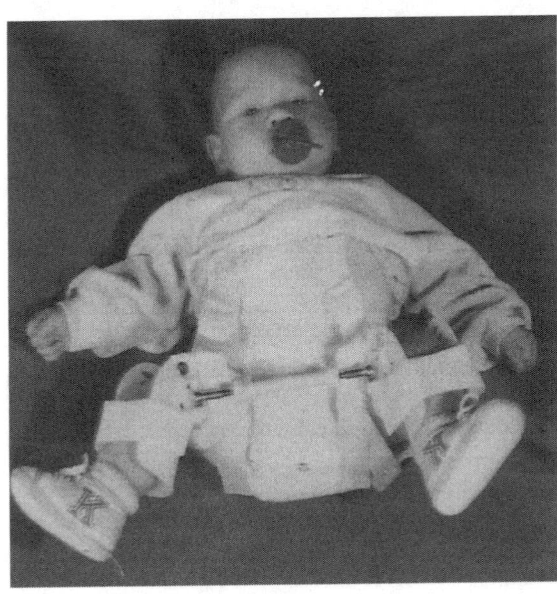

Abb. 19.11. Lörracher Schiene nach Behrens.

ben hätte, wenn die tiefe Einstellung möglich war. Eine gewisse Abspreizung dient der Steigerung der nachholenden Pfannenentwicklung.

Beste Zentrierung bei 110° Beugung und 40° Abspreizung

Bei 110° Beugung und 40° Abspreizung steht die Schenkelhalsachse nahezu senkrecht zur Pfanneneingangsebene nach Büschelberger (1961). Damit ist der Druck am besten in die Pfanne zentriert (Abb. 19.8). Es gibt natürlich instabile Gelenke, bei denen man wegen der Reluxationsgefahr etwas mehr abspreizen muß. 50° bis maximal 60° sollten aber wegen der Gefahr der Hüftkopfnekrose nicht überschritten werden. Sie steigt mit zunehmender Abspreizung (Tönnis 1984, 1987, 1991; Tönnis et al. 1984). Fettweis (Tönnis 1984, 1987) modifizierte die Pavlik-Bandage deshalb, indem er einen Querzügel zwischen den Kniegelenken anbrachte, der eine stärkere Abspreizung nicht zuließ. Zwischen die Oberschenkel wurde ein Polster gebracht, das eine Anspreizung vermied.

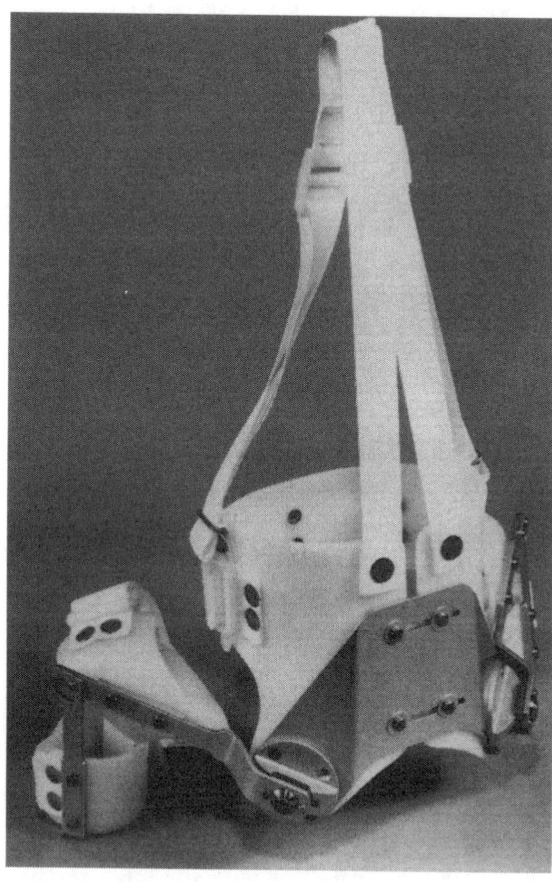

Abb. 19.12. Luxationsorthese nach Fettweis und Kindler.

Einführung der Beuge-Spreiz-Schienen: Schiene nach Gekeler

Gekeler führte 1986 als erster eine **Beuge-Spreiz-Schiene** ein (Abb. 19.9), bei der Adduktion und Abduktion durch einen verstellbaren Spreizstab begrenzt werden (Gekeler 1986, 1988a, 1988b, 1993; Kolbe et al. 1993). Das Schultergurtsystem verhindert die luxationsfördernde Streckung der Beine. Ausweichbewegungen in weitere Beugung und Rotation sind möglich. Ebenso wie im Hocksitzgips nach Fettweis geht auch in der Beuge-Spreiz-Schiene nach Gekelers Beobachtungen der Adduktorentonus ohne stärkere Abspreizung innerhalb weniger Wochen zurück.

Tübinger Hüftbeugeschiene

Andere neue Beuge-Spreiz-Schienen nutzen dieses Prinzip ebenfalls und übertreffen darin die Pavlik-Bandage. Abb. 19.10 zeigt die Tübinger Hüftbeugeschiene von Bernau (Bernau u. Rebstock 1988; Bernau 1990a, 1990b; Jüsten et al. 1997; Malzer et al. 1992). Ihr Vorteil ist, daß der Zug der Bandage nicht auf einen Schulterriemen übertragen wird, sondern auf eine gut angeformte, beide Schultern umgreifende, dünne, gefütterte Kunststoffplatte. Auch sie läßt Streckbewegungen in der Bandage nicht mehr zu. Die Kugelketten sind leicht einzustellen. Der Steg zwischen den Beinen ist ebenfalls zu verlängern.

Im Prinzip ähnlich ist die Lörracher Schiene, die von Behrens (Behrens u. Anders 1988) gebaut wurde (Abb. 19.11). Straffer liegt die Luxationsorthese

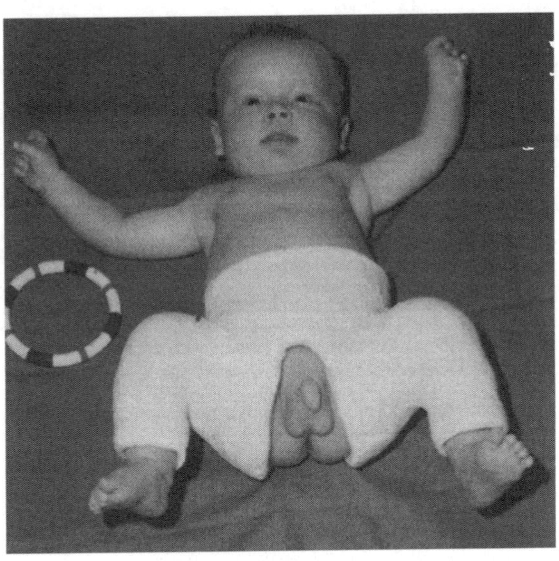

Abb. 19.13. Hocksitzgips nach Fettweis in mäßiggradiger, nicht spitzwinkliger Beugestellung.

nach Fettweis und Kindler (Abb. 19.12) dem Körper und den Beinen an. Sie eignet sich deshalb noch mehr für instabile Gelenke und ältere Kinder (Fettweis 1992; Maronna 1988, 1993).

Lörracher Schiene, Luxationsorthese nach Fettweis

Bei besonders instabilen Gelenken ist auch heute noch ein **Gipsverband** zur Sicherung gegen Reluxation und für einen stärkeren Wachstumsanreiz der knorpeligen Pfanne angezeigt (Fettweis 1968, 1992; Tönnis 1984, 1987; Tönnis et al. 1991, 1993; Weber u. Morgenthaler 1994). Nur sollte man wegen der Hüftkopfnekrosegefahr nicht mehr die Lange-Stellung mit extremer Abduktion und Innenrotation oder die Lorenz- oder Froschstellung wählen, sondern die Hockstellung (Abb. 19.13) nach Fettweis (1968). Salter (Salter 1968; Salter et al. 1969) hat sie auch die *human position* genannt, da sie der Haltung des Kindes im Mutterleib entspricht.

Bei instabilen Gelenken und Dezentrierungen auch heute Gipsverbände in Hocksitzstellung, nicht Lorenz-Stellung, erforderlich

Zuletzt sei noch die v.-Rosen-Schiene erwähnt, die in dem skandinavischen Neugeborenen-Screening durch v. Rosen (1962) zur Behandlung von Hüftdysplasien eingesetzt wurde. Matthiaß und Konermann testeten sie in Münster noch einmal (Horstkötter 1995).

v.-Rosen-Schiene

Auswertung und Vergleich der Ergebnisse

Für die Auswertungen wählten wir nur Gelenke mit α-Winkeln unter 55°, um nicht zu weit in den Bereich von Spontanheilungen hineinzukommen. Während nach Graf Gelenke bis 50° in den ersten 6 Lebenswochen nur als kontrollbedürftig angesehen werden, kam Casser (1992) zu der Auffassung, daß Gelenke unterhalb von 55° in dieser Zeit bereits behandlungsbedürftig sind. Das deckt sich dann mit der von uns vorgenommenen Einengung.

Für die Auswertungen nur Gelenke mit Winkeln unter 55° gewählt

In Tabelle 19.6 sind in der ersten Spalte links die Orthesen aufgeführt, in der 1. Zeile die Abweichgrade: 1 der Normalwert, 1.1 die physiologische Un-

Tabelle 19.6. Prozentsatz der Abweichgrade des α-Winkels vor und nach der Behandlung mit verschiedenen Orthesen

	nach Behandlung (%)					vor Behandlung (%)				Alter bei Beginn (Mon.)				Dauer (Monate)				Zahl der Gelenke
Abweichgrade	1	1,1	2	3	4	1,1	2	3	4	1,1	2	3	4	1,1	2	3	4	*n*
Coxaflex-Bandage	98,8		1,2			32,9	5,9	51,8	9,4	0,0	5,6	0,1	0,4	2,3	3,2	2,2	3,1	85
Tübinger-Hüftbeugeschiene	97,8	0,6	1,7			66,1	10,7	19,0	4,1	0,9	3,9	0,5	0,3	2,9	3,4	4,1	4,1	363
Lörracher Schiene	76,2		23,8				19,0	57,1	23,8		4,3	3,5	2,8		5,8	5,2	4,8	21
Fettweis-Kindler-Luxationsorthese	88,9		11,1			3,7	3,7	37,0	55,6	3,0	7,0	2,1	1,1	3,0	7,0	2,1	1,1	27
Pavlik-Bandage	83,3		11,1	4,2	1,4	11,1	11,1	48,6	29,2	1,0	4,3	2,1	2,6	4,8	4,8	3,9	5,2	72
Pavlik-Bandage, anschließend Spreizhose	95,5	4,5				4,4	2,2	48,9	44,4	1,0	3,0	0,7	0,3	4,5	4,0	4,4	4,7	44

Norm- und Abweichgrade:
Grad 1: Normalwert
Grad 1.1: physiol. Unreife
Grad 2: leichte Dysplasie
Grad 3: starke Dysplasie
Grad 4: extreme Dysplasie

reife, 2 leichte, 3 starke und 4 extreme Dysplasie. Der erste Block zeigt die Abweichgrade nach der Behandlung, also das Ergebnis, das uns interessiert. Rechts daneben stehen die Abweichgrade vor der Behandlung, die es zu berücksichtigen gilt. Im dritten Block ist das Alter bei verschiedenen Abweichgraden zu Beginn der Behandlung aufgeführt und weiter rechts die Behandlungsdauer, ebenfalls getrennt nach Abweichgraden. Die letzte Spalte gibt die Zahl der ausgewerteten Gelenke an.

Endwert und Ausgangswinkel werden in Abweichgraden verglichen, zuerst bei Beuge-Spreiz-Schienen

Wir betrachten hier (Tabelle 19.6) die Abweichgrade des α-Winkels vor und nach der Behandlung mit Orthesen, die 90° und mehr beugen und gleichzeitig eine Abduktion durch Querschiene einhalten: die „Coxaflex"-Bandage, die Tübinger Hüftbeugeschiene, die Lörracher Schiene und die Fettweis-Luxationsorthese. Die ersten beiden Orthesen erreichen zu rund 99 und 98% α-Winkel von Grad 1, Lörracher Schiene nur zu 76%, die Fettweis-Luxationsorthese zu 89%. Man könnte daraus schließen, daß die beiden letzten Orthesen weniger wirksam sind. Betrachtet man aber die zugehörigen Ausgangswerte, so zeigt sich, daß diese in wesentlich höherem Prozentsatz den schweren Abweichgraden 3 und 4 zuzuordnen sind. Prüft man dann noch das Alter bei Behandlungsbeginn nach, so erkennt man, daß dieses bei den beiden etwas weniger erfolgreichen Orthesen deutlich höher lag, besonders bei der Lörracher Schiene.

Ursachen für die Unterschiede in den Ergebnissen: verschiedene Dysplasie-Ausgangswerte und Alter bei Behandlungsbeginn

Dauer der Behandlung nimmt mit Dysplasiegrad zu

Die unterschiedliche Dauer der Behandlung bei verschiedenen Abweichgraden läßt sich besonders gut an dem großen Krankengut der Tübinger Hüftbeugeschiene (363 Gelenke) ablesen. Bei Grad 1.1, dem physiologisch unreifen Gelenk, ist die Schiene für 2,9 Monate, bei Grad 2 für 3,4 Monate, bei Grad 3 und 4 für 4,1 Monate erforderlich.

Leichte Dysplasiegrade kamen wesentlich später zur Behandlung als schwere Dysplasiegrade

Bei genauem Durchsehen lassen sich aber noch weitere interessante Feststellungen machen. Bei α-Winkeln des leichten Abweichgrades 2 lag das Alter bei Behandlungsbeginn immer deutlich höher als bei den schwereren und extremen Dysplasien, die natürlich eher auffielen. So betrug es bei der „Coxaflex"-Bandage bei Grad 2 5,6 Monate, bei der Tübinger Hüftbeugeschiene 3,9, bei der Lörracher Schiene 4,3, bei der Fettweis-Schiene 7,0 Monate und bei der Pavlik-Bandage 4,3. Das liegt natürlich auch daran, daß wir die leichten Abweichungen vor dem 3. Lebensmonat in Gruppe 1.1 bei der „physiologischen Unreife" einbrachten.

Im Gegensatz zu Abweichgrad 2 herrschte in den Abweichgraden 3 und 4 der erste Lebensmonat vor, gefolgt vom dritten. Die Dauer der Behandlung war bei Grad 2 aber nicht kürzer – wie man es bei leichteren Dysplasien erwarten sollte – sondern im Durchschnitt ebenso lang wie bei den schweren Graden, da die Ausheilung der Dysplasie nach dem 6. Monat langsamer verläuft. Auch das ist festzuhalten und darf nicht gleich als Versagen bezeichnet werden. Wir sollten deshalb auch leichte Dysplasien sofort und kurz, und nicht erst nach einer Beobachtungszeit und dann zu spät behandeln.

Nach dem 6. Monat behandelte Dysplasien erfordern mehr Zeit und heilen zum Teil nicht ohne Gipsverband aus

Zusammenfassend kann für diesen Typ der Beuge-Spreiz-Schienen gesagt werden, daß sie etwa gleichrangig sind. Bei höheren Prozentsätzen von schweren Dysplasien verbleibt ein kleiner Prozentsatz bei Grad 2, den leichten Dysplasien, und müßte noch länger oder im zweiten Lebenshalbjahr mit einem Gipsverband behandelt werden.

Beuge-Spreiz-Schienen im Ergebnis etwa gleichrangig, besser als Pavlik-Bandage allein

Bei der Fettweis-Kindler-Luxationsorthese weisen vor der Behandlung 55,6% der α-Winkel den extremen Grad 4 auf. Dieser Satz liegt weit höher als bei allen anderen Orthesen. Daß sie trotzdem in rund 89% der Fälle Normalwerte erreicht, ist sehr gut. Aber diese Kinder waren zu Beginn der Behandlung im Durchschnitt auch nur 1,1 Monate alt, was wieder ein Vorteil ist.

Fettweis-Kindler-Luxationsorthese: Dysplasie-Ausgangsgrade sehr hoch, aber Alter sehr niedrig, daher Ergebnis so gut und mit den anderen Schienen vergleichbar

Gehen wir nun in die Zeile mit der Pavlik-Bandage und eine Zeile tiefer, wo nach der Bandage noch eine Spreizhose gegeben wurde (Tabelle 19.6). Die Pavlik-Bandage liegt mit 83,3% Normalwerten etwas hinter den Beuge-Spreiz-Schienen zurück. Es fällt auch auf, daß sie allein zu einem schlechteren Ergebnis kommt als bei nachträglicher Anwendung der Spreizhose. Das kann durchaus an der zusätzlichen Spreizung und Stabilisierung liegen. Außerdem war die zweite Gruppe jünger.

Ergebnisse der Pavlik-Bandage allein schlechter als mit nachfolgender Spreizhosen-Behandlung

Bei der v.-Rosen-Schiene (Tabelle 19.7), die stets bei Neugeborenen angelegt wurde, lagen 52% der α-Winkel vor der Behandlung im Bereich von

v.-Rosen-Schiene leistungsfähig, Handhabung aber weniger günstig als Beuge-Spreiz-Schienen

Tabelle 19.7. Prozentsatz der Abweichgrade des α-Winkels vor und nach der Behandlung mit verschiedenen Orthesen

	nach Behandlung (%)					vor Behandlung (%)				Alter bei Beginn (Mon.)				Dauer (Monate)				Zahl der Gelenke
Abweichgrade	1	1,1	2	3	4	1,1	2	3	4	1,1	2	3	4	1,1	2	3	4	*n*
v.-Rosen-Schiene	74,8	20,9	3,5	0,9		35,7		52,2	12,2	0,0		0,0	0,0	2,4		2,5	3,0	115
Spreizhose	93,1	1,0	5,7	0,2		45,4	20,4	27,9	6,3	0,8	3,9	1,0	0,8	3,0	3,0	3,5	4,7	592
Düsseldorfer Spreizschiene (DSS)	66,7		33,3				46,7	53,3			7,1	5,5			4,0	3,3		15
Fettweis-Gips, anschließend DSS	94,1	5,9					5,9	17,6	76,5		9,0	7,7	3,5		9,0	6,6	7,6	17
Fettweis-Gips, anschließend Lorenz-Schiene	77,1		20,0		2,9			37,1	62,9			1,8	2,2			6,6	6,1	35
Heidelberger Methode	89,0	5,1	5,9			65,3	2,5	24,6	7,6	0,4	4,0	0,7	0,2	3,5	5,3	3,1	3,1	118

Grad 3 und 12% im Bereich von Grad 4, nach der Therapie waren es nur noch 0,9%. Die Behandlung wurde zum Teil noch in der Stufe der physiologisch unreifen Hüften beendet. Diese Bandage ist demnach durchaus leistungsfähig, allerdings nicht sehr praktisch in der Handhabung. Selbst das Einstellen einer mäßigen Abspreizung scheint nicht so einfach.

Spreizhose empfiehlt sich für Dysplasien ohne Instabilität

Die Spreizhose in der folgenden Zeile von Tabelle 19.7 wurde in 34% bei α-Winkeln mit den Abweichgraden 3 und 4 im 1. Lebensmonat angewendet. Die Normalisierung in 93% der Fälle ist als gutes Ergebnis zu werten, das zum Teil dem frühen Behandlungsbeginn und der begrenzten Zahl schwerer Befunde zu danken ist. Es dürfte sich bei diesen Gelenken aber wohl größtenteils um gut eingestellte und nicht zu instabile Gelenke handeln.

Düsseldorfer Spreizschiene im 2. Lebenshalbjahr ungenügend als alleinige Methode

In der folgenden Zeile finden wir die Düsseldorfer Spreizschiene, eingesetzt zur Dysplasiebehandlung im Alter von 5,5 und 7 Monaten und in 53% bei Winkeln des Grades 3. Mit dieser Schiene wird Grad 1 nur in 66,7% der Fälle erreicht und Grad 2 in 33,3%. Deshalb sollte man im zweiten Lebenshalbjahr keine Schiene verordnen, die so instabil ist und eine so geringe Beugung aufweist.

Es folgt in der nächsten Zeile der Gipsverband nach Fettweis mit anschließender Behandlung durch die Düsseldorfer Spreizschiene (DSS) und eine weitere Zeile tiefer mit anschließender Behandlung durch eine Schiene in Lorenz-Stellung (Tabelle 19.7).

Mehrmonatiger Hockgips ist bei schweren Befunden erforderlich und je älter die Kinder sind

Wenn man sich in Abb. 19.14a und b die Verlaufskurven der beiden Kollektive ansieht, ist festzustellen, daß die Behandlung mit Hockgips (Abb. 19.4a) ab dem 2. Monat 4 Monate dauerte; bei einem α-Winkel von etwa 60° wurde noch eine DSS gegeben, bis 64 bis 65° erreicht waren, denn die Kinder hatten zu dieser Zeit schon ein Alter von 6 Monaten und mehr. Die Gelenke erreichten in 94% der Fälle den Normalwert von Grad 1, obwohl sie vorher zu 76% den extremen Abweichgrad 4 aufgewiesen hatten. Ihr Alter lag in Grad 2 bei 9 Monaten, in Grad 3 bei 7,7 und Grad 4 bei 3,5 Monaten.

Hockgipsbehandlung von nur einem Monat und Absetzen der Spreizschiene bei einem α-Winkel von 60° reichen für Normalisierung von instabilen Gelenken nur in 77% der Fälle aus

Bei den Kindern in Abb. 19.14b wurde der Hockgips nur einen Monat lang angelegt. Die Weiterbehandlung mit der Lorenz-Schiene wurde in allen Altersstufen bei einem α-Winkel von 60° abgesetzt. Es besteht dann trotz 6- bis 7monatiger Behandlung noch ein Nachreifungsdefizit. Diese Kinder waren mit 1,8 und 2,2 Monaten an sich jünger; dennoch wurden nur in 77,1% der Fälle Normalwerte erzielt. Welchen Schluß müssen wir daraus ziehen? Der Gipsverband, der einen stärker formgebenden Einfluß hat, sollte doch länger als einen Monat angelegt werden. Die Spreizschienen sind im 2. Lebenshalbjahr nicht so effektiv wie im ersten. Außerdem scheint es richtiger, im 2. Lebenshalbjahr auf den α-Winkel von 65° zu warten, und hier nicht nach anderen Gründen für das Versagen zu suchen und die Behandlung womöglich früher abzusetzen.

Auf die Nachreifung, die es in einem gewissen Prozentsatz noch gibt, wird später eingegangen.

Heidelberger Methode: Vorbehandlung durch Vojta-Therapie bei kontrakten Hüften, Pavlik-Bandage und Gips indikationsabhängig. Gute Erfolge. Kinder wurden bereits im 1. Monat erfaßt

Am Ende von Tabelle 19.7 steht noch die „Heidelberger Methode" (Ammler B. 1993; Ammler G. 1993). „Lockere Hüften" wurden hier entweder durch Pavlik-Bandage oder Gipsverband stabilisiert. „Kontrakte Hüften" wurden zuerst einer Vojta-Behandlung unterzogen (Niethard 1987). Wenn sie nicht ein-

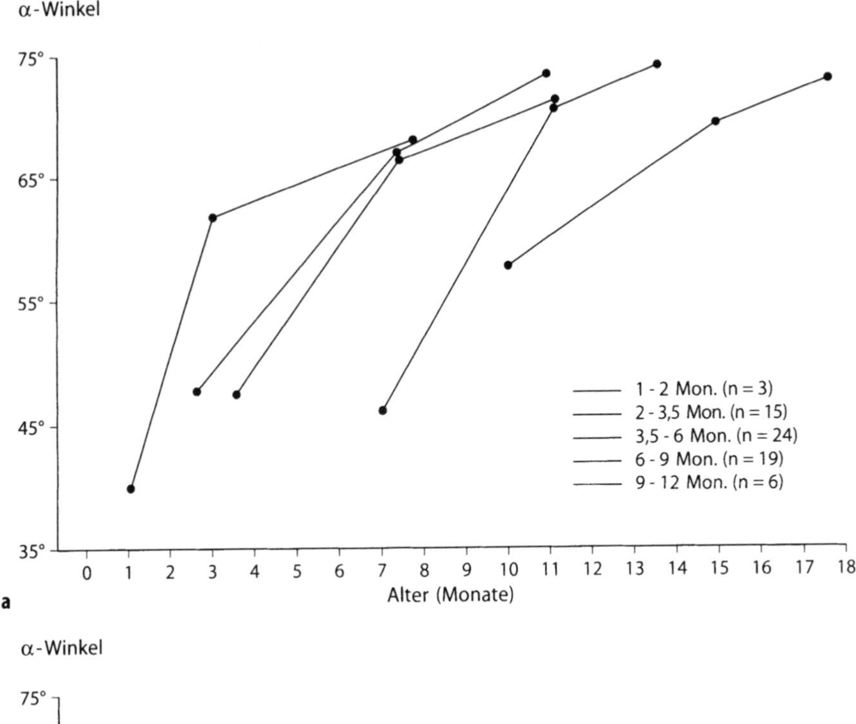

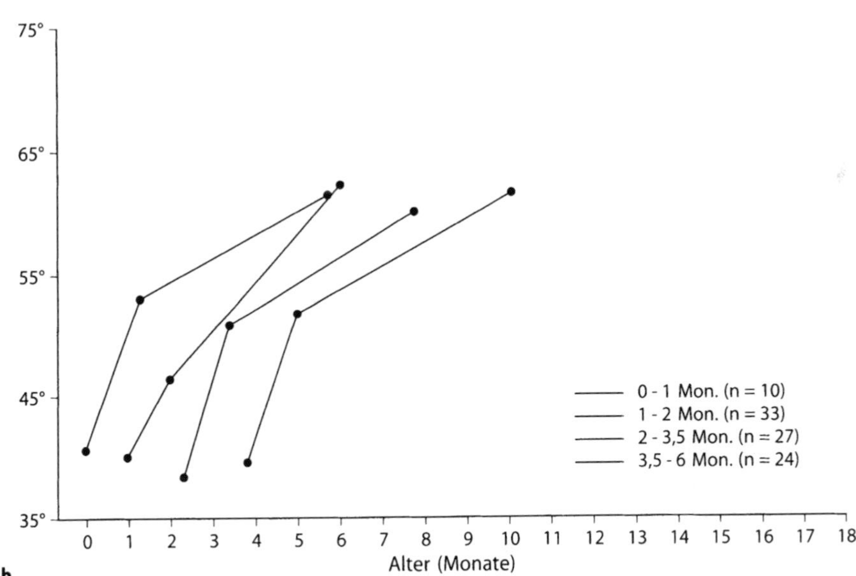

Abb. 19.14. a Veränderung des α-Winkels bei Behandlung mit Fettweis-Gips und Düsseldorfer Spreizschiene mit oder ohne Vorextension, ($\alpha \leq 55°$). **b** Veränderung des α-Winkels bei Behandlung mit Fettweis-Gips und Lorenz-Schiene 70° ($\alpha \leq 55°$).

Tabelle 19.8. Prozentsatz der Abweichgrade des AC-Winkels vor und nach der Behandlung mit verschiedenen Orthesen und Gipsverbänden

	nach Behandlung (%)				vor Behandlung (%)				Alter bei Beginn (Mon.)				Dauer (Monate)				Zahl der Gelenke
Abweichgrade	1	2	3	4	1	2	3	4	1	2	3	4	1	2	3	4	*n*
Pavlik-Bandage mit Vojta-Behandlung	37,0	29,6	22,2	11,1		29,6	25,9	44,4		12,9	6,3	7,0		10,3	12,7	11,9	27
Fettweis-Kindler-Luxationsorthese	80,0	13,3		6,7		40,0	40,0	20,0		7,8	6,3	4,0		7,3	4,8	3,3	15
Hoffmann-Daimler-Schiene	41,7	37,5	16,7	4,2		50,0	33,3	16,7		13,8	14,1	17,5		7,3	10,5	9,0	24
Düsseldorfer Spreiz-schiene (DSS)	30,0	30,0	30,0	10,0		10,0	35,0	55,0		4,0	7,7	11,2		4,5	7,3	8,4	20
Extensionsreposition, anschließend DSS	44,9	32,3	17,3	5,5		11,8	26,8	61,4		4,1	5,1	5,7		12,6	11,9	15,7	127
Fettweis-Gips, an-schließend Spreizhose	70,3	13,5	13,5	2,7		13,5	32,4	54,1		3,2	4,0	5,5		7,2	7,1	7,5	37
Fettweis-Gips	46,6	35,8	10,3	7,4		14,7	38,6	47,1		6,2	6,0	9,0		5,9	7,0	6,7	204
Fettweis-Gips, an-schließend DSS	48,1	31,1	15,1	5,7		13,2	27,4	59,4		5,6	4,9	6,2		9,1	7,6	7,8	106
Extensionsreposition, anschließend Schiene in Lorenz-Stellung	37,9	37,9	13,8	10,3		3,4	10,3	86,2		2,0	2,7	5,6		3,0	5,3	5,6	29
Extensionsreposition, anschließend Gips in Lorenz-Stellung	28,6	21,4	21,4	28,6		10,7	21,4	67,9		4,3	7,5	15,2		5,3	7,3	9,5	28

stellbar waren, erfolgte Extension und bei Reposition Gipsfixation. Bei Restdysplasien wurde entweder die Pavlik-Bandage oder eine Hoffmann-Daimler-Schiene (HD-Schiene) verwandt. Daher kann hier nur ein Vergleich im Ganzen und nicht nach ein oder zwei Maßnahmen in Folge angestellt werden.

Das Alter lag bei diesen Kindern in den verschiedenen Abweichgraden im 1. Lebensmonat; nur bei Grad 2, den leichten Dysplasien, war es mit 4 Monaten höher. Daher ist hier auch die Behandlungszeit länger als bei den schwereren Dysplasiegraden. Dieser Befund ist uns von anderen Kollektiven schon bekannt, da wir die leichteren Abweichungen vor dem 3. Lebensmonat als „physiologische Unreife" nach Graf bezeichnen. Grad 2 ist hier mit 2,5% gering besetzt. Der Hauptanteil liegt bei den physiologisch unreifen Gelenken mit 65,3%. Nach der Behandlung verbleiben 5,9% aus dem ganzen Kollektiv noch in Grad 2. Insgesamt also ein gutes Ergebnis, das aber bei Kindern im 1. Lebensmonat auch erwartet werden muß.

Pavlik-Bandagen-Behandlung und Vojta-Therapie im Alter von 7 bis 13 Monaten ungenügend, ebenso Düsseldorfer Spreizschiene

In Tabelle 19.8 wird – jetzt für ältere Kinder – der Pfannendachwinkel von Hilgenreiner vor und nach der Behandlung betrachtet. Die Pavlik-Bandage unter Vojta-Therapie, angewandt im Alter von durchschnittlich 7 bis zu 13 Monaten, ist mit 37% der Fälle mit Grad 1 als Endergebnis wenig erfolgreich und zieht sich allzu lang hin (Abb. 19.15).

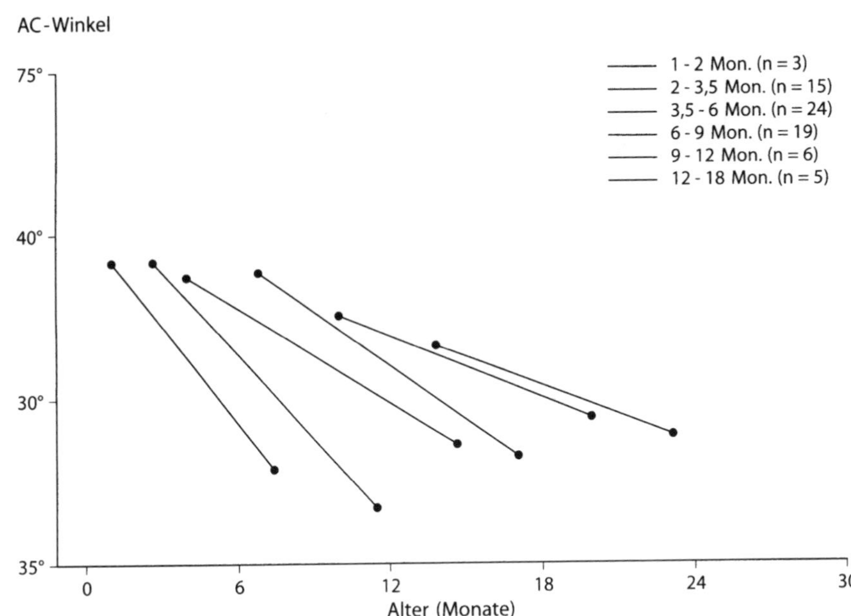

Abb. 19.15. Veränderung des AC-Winkels bei Behandlung mit Pavlik-Bandage mit und ohne Vojta-Behandlung in verschiedenen Altersgruppen.

Das gleiche gilt für die alleinige Verwendung der Düsseldorfer Spreizschiene. Nur 30% normale Winkel wurden bei ihrer Verwendung im Alter von 4 Monaten, knapp 8 und 11 Monaten erreicht.

Demgegenüber erzielt die Fettweis-Kindler-Orthese bei 80% der Gelenke normale Winkel. Einschränkend ist aber zu sagen, daß die Häufigkeit pathologischer Winkel des Grades 4 vor Behandlung um 35% niedriger war, und daß das Alter dieser Gruppe auch tiefer lag. Die Dauer der Behandlung betrug bei den Graden 3 und 4 hier nur etwa ein Drittel der Zeit.

Fettweis-Luxationsorthese günstiger, aber vom Ausgangsbefund hier nicht streng vergleichbar

In Tabelle 19.8 sind auch die älteren Hüftluxationen aus früheren Jahrgängen erfaßt. Die Düsseldorfer Spreizschiene erzielt hier nach Extensionsreposition in 44,9% der Fälle Normalwerte beim AC-Winkel.

Wenn eine Luxation im Fettweis-Gips eingestellt wurde, erfolgte die Behandlung anfangs ausschließlich mit Gips, später wurde nach einer kürzeren Anwendung anschließend die Spreizhose oder die Düsseldorfer Spreizschiene eingesetzt. Am besten ist das Ergebnis mit 70,3% Normalwerten bei der Kombination mit der Spreizhose. Das liegt allerdings daran, daß hier Kinder erfaßt wurden, die nur 4 bis knapp 6 Monate alt waren. Die Gruppe mit alleiniger Verwendung des Hocksitzgipses erzielt mit 46,6% Normalwerten ein weniger gutes Ergebnis in Grad 1. Der größte Teil der übrigen (35,8%) erreichte aber Grad 2, die leichte Dysplasie. Die Kinder mit Abweichgrad 4 waren hier mit durchschnittlich 9 Monaten erheblich älter als die Vergleichsgruppen. Das erklärt den geringeren Prozentsatz in Grad 1.

Krankengut früherer Jahre mit AC-Winkel erfaßt. Hocksitzgips allein oder mit Nachbehandlung durch Orthesen um so erfolgreicher, je früher Behandlung begann

Vergleichen wir das Ergebnis der drei Hockgipsgruppen mit der Extensionsreposition nach Krämer (Krämer et al. 1981; Krämer 1982) und Fixation

Hocksitzgips erzielt rascher Besserung als die ungenügend beugende und instabilere Düsseldorfer Spreizschiene

durch die Düsseldorfer Spreizschiene (Schleberger et al. 1996), so ist der Unterschied im Ergebnis nicht groß, wohl aber in der Dauer der Behandlung (Tabelle 19.8). Sie lag bei der Extensionsreposition im Durchschnitt zwischen 12 und knapp 16 Monaten, bei den Hockgipsen zwischen 7 und 8 Monaten. Hier zeigt sich also ein eindeutiger Vorteil der stärkeren Beugestellung und der strafferen Fixation.

Ergebnisse der Behandlung mit Lorenz-Gips und -Schiene, Krankengut aber nicht vergleichbar mit anderen Verfahren

In den letzten beiden Zeilen von Tabelle 19.8 ist schließlich ein Vergleich zwischen der Schiene und dem Gips in Lorenz-Stellung mit 90° Beugung und starker Abspreizung nach Extensionsreposition zu sehen. Die Gruppe mit Schienenfixation weist noch schlechtere Ausgangswerte auf als die Gruppe mit Gips. Aber sie enthält wesentlich jüngere Kinder. Hier sieht man wieder deutlich, daß ein jüngeres Alter den stärksten Ausschlag im Ergebnis erbringt. Die Winkel bei den Behandlungen in Lorenz-Stellung lagen zu 86% bzw. 68% in dem Extremgrad 4; der Prozentsatz in dieser Gruppe war damit höher als bei allen anderen Maßnahmen. Zusätzlich war das Alter bei der Gipsbehandlung in Abweichgrad 4 beim AC-Winkel mit 15,2 Monaten ungewöhnlich hoch. Diese Faktoren erklären das schlechtere Ergebnis der Behandlung in Lorenz-Stellung. Ein Vergleich läßt sich nicht ziehen.

HD-Schiene hat im 2. Lebensjahr noch Einfluß auf Besserung, Hockgips aber erfolgreicher

Außer Konkurrenz ist noch auf die Hoffmann-Daimler-Schiene (HD) (1967) aufmerksam zu machen (in Zeile 3 von Tabelle 19.8). Sie wird gelegentlich zu Behandlungen im zweiten Lebensjahr benutzt. (siehe Altersangabe von 13,8 bis 17,5 Monaten bei Beginn). Hier wurde in 41,7% der Fälle eine volle Normalisierung erreicht, aber die Ausgangswerte waren nicht so ungünstig wie in den anderen Gruppen. Immerhin haben sich die zusammengefaßten Abweichungen von Grad 3 und 4 von 50% auf 20,9% im Laufe einer Behandlung zwischen 7 und 10 Monaten verbessern lassen.

Folgerungen aus den Ergebnissen:

Die Frühbehandlung ist von größtem Einfluß auf die Normalisierung

Der Ausgangsbefund (Abweichgrade) ist zweitwichtigster prognostischer Faktor

- **Bei allen Orthesen und Gipsverbänden ist das Alter bei Beginn der Behandlung für das Erzielen von Normalwerten von erstrangiger Bedeutung. Deshalb ist die Frühdiagnostik so wichtig. Die beste Zeit sind die ersten Wochen, dann die ersten 3 Monate. Nach 6 Monaten wird die Wirkung von Methoden mit instabiler Fixation immer schwächer, und die Normalisierung benötigt längere Zeit und straffere Fixation oder kommt nicht zustande.**
- **An zweiter Stelle wird das Ergebnis vom Prozentsatz extrem pathologischer Ausgangswerte (Grad 3 und 4) beeinflußt.**

Rasche Zentrierung durch Beuge-Spreiz-Schienen und bei Instabilität durch Hocksitzgips ist ebenfalls entscheidend

- **Von Vorteil für eine rasche Zentrierung und ein baldiges Aufholen des Reifungsdefizits sind Orthesen mit stärkerer Beugestellung und fest eingestellter Abduktion. Sie werden in ihrer Wirksamkeit nur noch von einem Hocksitzgipsverband übertroffen.**
- **Ausgeprägte und instabile Luxationen (Hüfttyp III und IV) müssen durch Tastuntersuchung, Arthrographie oder Kernspintomographie darauf untersucht werden, ob sie sich regelrecht tief in das Gelenk einstellen. Erst**

dann darf mit einer Fixation begonnen werden. Andernfalls ist eine Einstellung über Extension oder auf operativem Wege angezeigt.

- **Es hat sich bewährt, ausgeprägte und sehr instabile Luxationen zuerst im Hocksitzgipsverband zu fixieren; dabei gewinnen sie rasch an Stabilität. Je nach Alter kann dann auf eine Beuge-Spreiz-Schiene übergegangen werden.**
- **Im zweiten Lebenshalbjahr sollte man auch bei Dysplasien mit deutlich pathologischen Winkeln sofort auf einen Fettweis-Gips übergehen. Seine pfannenformende Wirkung hält bis zum Alter von 18 Monaten an. In Abb. 19.16a ist zu sehen, daß seine AC-Winkelkurven in allen Altersstufen im 1. Lebensjahr gleich stabil abfallen, während sie sich bei der geringen Beugung der Düsseldorfer Spreizschiene in der Nachbehandlung der Norm nur sehr langsam annähern (Abb. 19.16b).**

Tiefeinstellung muß wegen der Gefahr von Nekrosen überprüft werden

Im 2. Lebenshalbjahr ist straffere Fixation bei Dysplasien und Instabilität durch Hockgips erforderlich, sonst Restdysplasien

Wer dieser Empfehlung noch skeptisch gegenübersteht, läßt sich vielleicht durch Tabelle 19.9 überzeugen. Hier wird die Wirksamkeit der Orthesen getrennt für das erste und das zweite Lebenshalbjahr gezeigt. Vom 1. bis 6. Monat erzielten die verschiedenen Orthesen normale Winkel des Grades 1 in 75 bis 99% der Fälle, vom 6. bis 12. Monat nur noch in 30 bis 80% der Fälle. Wir müssen deshalb im zweiten Lebenshalbjahr straffer und mit guter Beugestellung fixieren, sonst bleiben Defizite.

Tabelle 19.9. Normalisierung des α-Winkels auf Grad 1 durch verschiedene Behandlungsmaßnahmen

im Alter unter 6 Monaten:	74,8–98,8%
im Alter über 6 Monaten:	30–80%

Spontane Besserungen. Einige Autoren haben spontane Besserungen von Restdysplasien im Laufe der Wachstumsjahre beschrieben (Casser et al. 1988; Harris et al. 1976; Ishii u. Ponseti 1978; Lenz et al. 1981; Lindstrom et al. 1979). Bei dem älteren Krankengut untersuchten wir auch die spontane Besserungsrate nach Abschluß der Behandlung. Teilweise waren am Anfang schon α-Winkel vorhanden. Die späteren waren natürlich immer AC-Winkel.

Spontane Besserungen nach Behandlung sind in begrenztem Maße vorhanden, abhängig von erzielter Stabilität

Besserungen von Grad 2 zu 1 fanden sich in 20 bis 40% der Fälle bei verschiedenen Methoden, Besserungen von Grad 3 und 4 auf 1 aber nur in 10 bis 26%. Das ist nicht viel. Entscheidend ist, ob das Gelenk stabil und gut eingestellt ist, sonst kann keine Nachreifung eintreten (Lindstrom et al. 1979).

Wann soll die Behandlung der Hüftdysplasie beendet werden?

In späterem Alter ist Geduld für längere Behandlungszeiten erforderlich, bis Normalwert von AC-Winkel (25°) erreicht wird

In Abb. 19.16a können wir AC-Winkelbesserungen bei ausschließlicher Hockgipsbehandlung sehen und sie mit Abb. 19.16b vergleichen, wo nach einer kürzeren Gipszeit eine Weiterbehandlung mit der Düsseldorfer Spreizschiene erfolgte. Wenn wir uns die Kurven von Abb. 19.16b genauer ansehen, dann

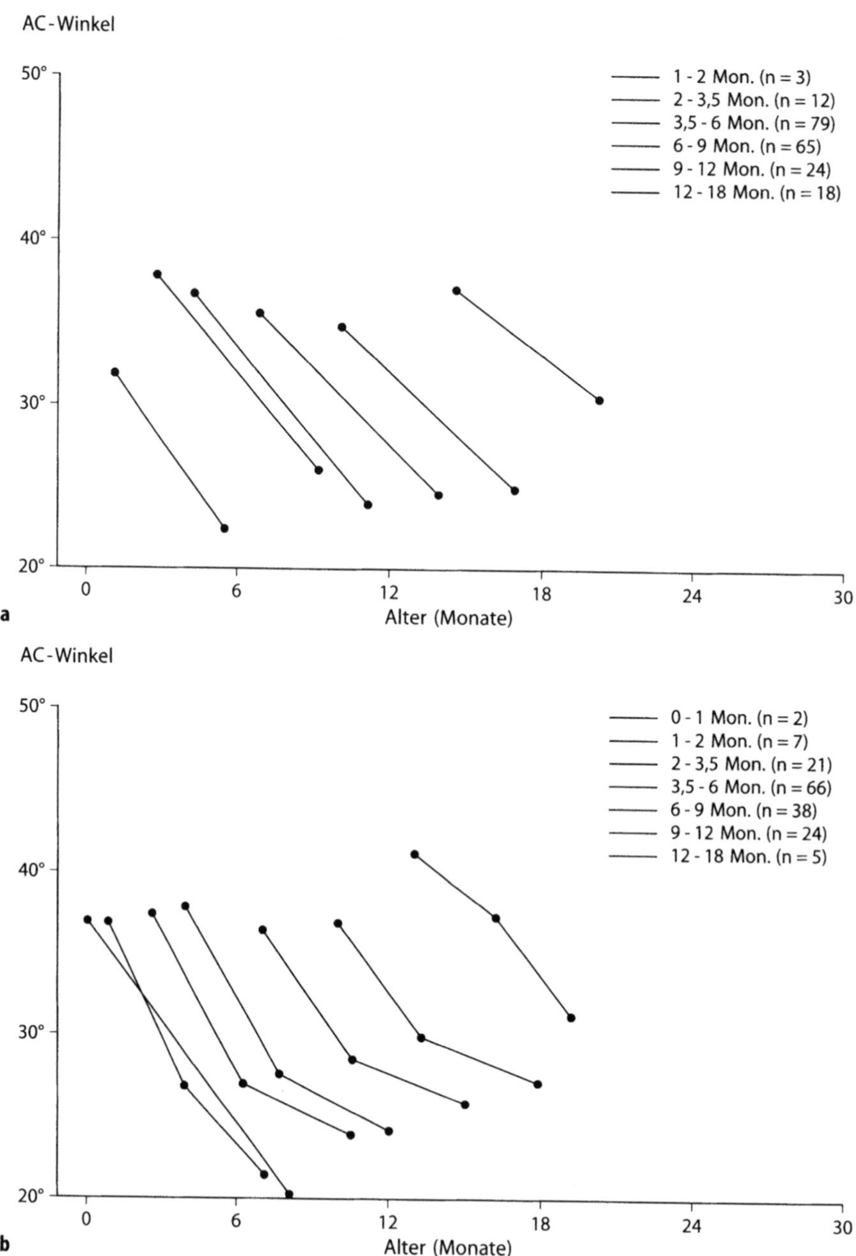

Abb. 19.16. a Veränderung des AC-Winkels bei Behandlung mit Fettweis-Gips mit oder ohne Vorextension. **b** Veränderung des AC-Winkels bei Behandlung mit Fettweis-Gips und Düsseldorfer Spreizschiene mit oder ohne Vorextension.

ist festzustellen, daß ihr Endpunkt einen immer höheren AC-Winkel aufweist, nicht, weil die Kurven wesentlich flacher werden, sondern weil die Gipszeit immer mehr verkürzt wird. In Abb. 19.16a wird dagegen der Gips-

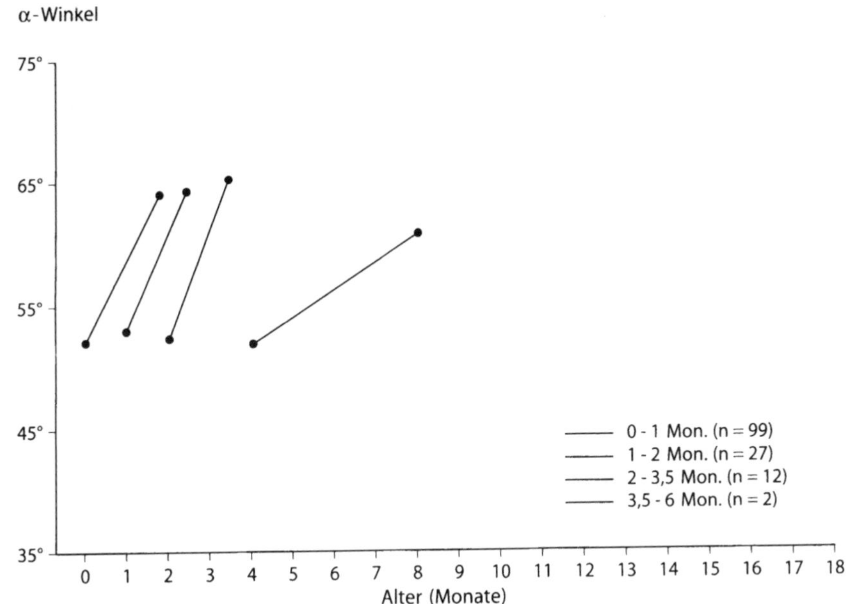

Abb. 19.17. Veränderung des α-Winkels bei breitem Wickeln ($\alpha \leq 55°$).

Tabelle 19.10. Spontane Entwicklung des α-Winkels bei Typ-II a-Hüften ($n = 202$)

Alter	Winkel
1,0 Wochen	56,0°
5,6 Wochen	61,2°
12,3 Wochen	64,9°
25,4 Wochen	67,7°

verband so lange belassen, bis ein AC-Winkel von 25° erreicht ist, dem Normgrenzwert zu dieser Zeit. Die Geduld von Arzt und Eltern ist also ebenfalls ein wichtiger Faktor, der nicht vergessen werden darf.

In Abb. 19.17 ist der α-Winkel-Anstieg bei sogenanntem „breiten Wickeln" der Kinder in verschiedenen Lebensmonaten gezeigt. Es wurden nur Winkel unter 55° einbezogen. Der Anstieg ist erstaunlich steil und gleichmäßig bis auf die letzte Kurve, in die nur zwei Gelenke eingegangen sind. Es werden in kurzer Zeit 65° erreicht. Das breite Wickeln hat sicher nicht die Abspreizung einer Spreizhose oder -schiene. Wir sahen es eigentlich immer mehr als Beruhigung der Mütter an. Die Wirkung scheint aber doch größer als bisher angenommen (Büschelberger 1961; Casser 1992; Exner 1988; Ishida 1977; Yamamuro et al. 1984). Das breite Wickeln sollte bei allen IIa-Hüften und vor allem unterhalb von 55° empfohlen werden. Bei unseren Neugeborenen ver-

Bei „breitem Wickeln" von physiologisch unreifen Gelenken in den ersten 3 Monaten wurde ein schneller α-Winkel-Anstieg auf 65° beobachtet. IIa-Hüften können sonst Spontanverschlechterungen zeigen

schlechterten sich 8,9% der IIa-Hüften in den Folgemonaten (Storch 1992; Tönnis et al. 1990).

Im Mittelwert erreichen normale Hüften α-Winkel von 65° und mehr in 3 bis 6 Monaten

Wenn man in Tabelle 19.10 die spontane Entwicklung des α-Winkels bei IIa-Hüften verfolgt, so findet man ebenfalls einen kontinuierlichen Anstieg bis auf 65° im Alter von 3 Monaten, der sich noch fortsetzt bis auf 67,7° im Alter von 6 Monaten (Storch 1992; Tönnis et al. 1990). Gohlke (Gohlke et al. 1993) fand einen Anstieg des α-Winkels von Typ-I-Hüften auf 69° im Alter von 6 Monaten, der dann aber wieder auf ein Plateau von 67° zurückgeht. Merk (Merk 1992; Merk et al. 1995) gibt 68,3° für ein Alter von 4 bis 6 Monaten an, Casser (1992) 65,4° für den 5. Lebensmonat.

Die Reifungskurve von Tschauner u. Mitarb. (1994) zeigt einen langsameren Anstieg (siehe Abb. 5.21, S. 124): Sie erreicht mit 3 Monaten einen α-Winkel von 62.3° und mit 4 Monaten 64°; dann bleibt sie bis zum Ende des 1. Lebensjahres auf diesem Wert, ähnlich wie bei Gohlke (Gohlke et al. 1993), nur insgesamt auf niedrigerem Niveau. Dadurch wird auch der Grenzwert nach unten (60°) so lange beibehalten.

Wenn man sich in dieser Veröffentlichung die Minimalwerte aus der Streuungsbreite der α-Winkel dieser Kurve ansieht, so liegen diese mit 45° im 1. und 2. Monat und 49° im dritten im deutlich pathologischen Bereich (Grad 3) und danach im leicht pathologischen (Grad 2) – bis auf den 8. Monat, wo noch einmal Grad 3 auftritt. Damit werden der Mittelwert der Winkel und die Untergrenze wohl doch etwas tiefer gezogen. Einbezogen wurden in diese Statistik alle unbehandelten Gelenke.

Untere Grenze der Normalwertverteilung von α-Winkeln strittig. 60° erscheinen ab 3 Monaten zu niedrig. Als Zielwert werden 65° vorgeschlagen. Überprüfung durch Geräte mit heutigem Standard erforderlich

Casser (1992) fand gehäuft röntgenologisch Erkerdefekte bei Behandlungsabschluß, wenn der α-Winkel zwischen 65° und 60° betrug. Auch aus diesem Grund stellt er fest, daß ein voll ausgereiftes Hüftgelenk einen α-Winkel von 65° aufweisen muß. Graf und Schuler haben das 1988 und auch später vertreten; 60° werden von ihnen als grenzwertig angesehen. Wir möchten aber annehmen, daß diese untere Normwertgrenze ab dem 3. Lebensmonat doch etwas zu tief liegt und wir den Abschluß der Behandlung immer erst bei 65° vornehmen sollten. Einzuräumen ist, daß die Sonographiegeräte der früheren Zeit den heutigen Anforderungen schon nicht mehr entsprechen und daher in Zukunft nochmals zu überprüfen ist, ob tatsächlich auch Gelenke zwischen 55° und 50° zu behandeln und alle Behandlungsmaßnahmen erst bei Erreichen von 65° zu beenden sind.

Ursachen von Mißerfolgen

Mißerfolge sind oft durch zu späte Behandlung und nicht genügend lange und straffe Fixation bei optimaler Beugung und Abduktion bedingt

Mißerfolge unserer Behandlung werden gerne auf andere Faktoren geschoben. Vielleicht ist die von Matthiessen (1997a, 1997b) beschriebene „endogene Dysplasie" auch ein kleiner „Rettungsanker" (siehe Kapitel 3). Mangelnde Ausreifung kann außerdem auf zu späte Behandlung oder nicht genügend lange und/oder nicht genügend straff fixierende Orthese zurückzuführen sein.

Manche Ursachen sind auch im Sonogramm nicht erkennbar. So haben wir verschiedentlich Hüften vom Typ III gesehen, die nicht vollständig repo-

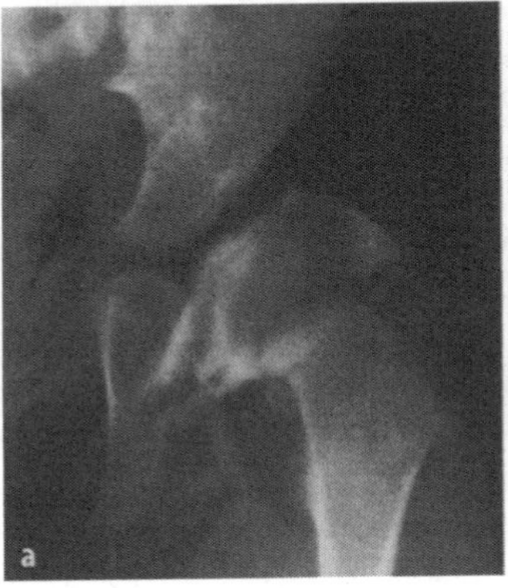

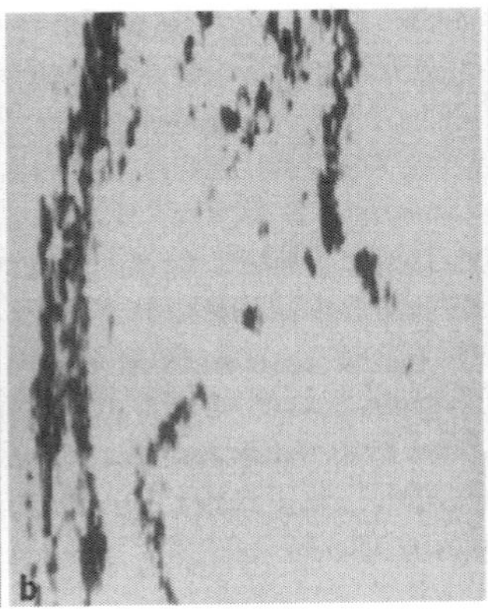

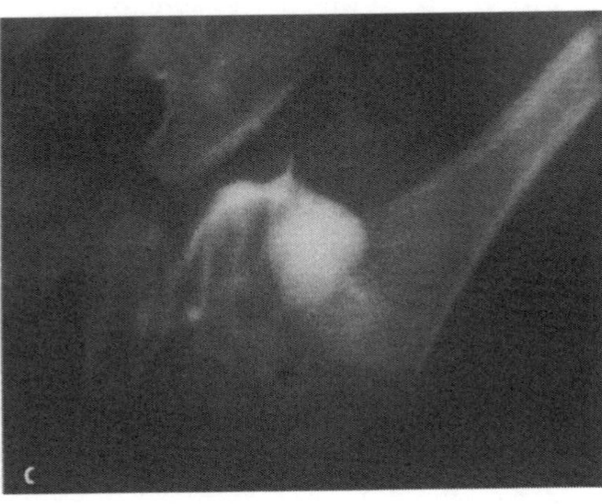

Abb. 19.18. a Arthrogramm eines linken Hüftgelenkes bei einem 3 Monate alten Kind. Am medialen Hüftkopfrand zeigt sich als große Aussparung das Lig. capitis und darunter, kleiner, das Lig. transversum (unteres Labrum). **b** Das Sonogramm entspricht Hüfttyp III. **c** Das Arthrogramm in Repositionsstellung läßt erkennen, daß der Hüftkopf zwar unter den knorpeligen Pfannenerker tritt, aber nicht tief in die Pfanne. Eine Extension ist Längsrichtung ist angezeigt, um den Pfanneneingang mehr zu öffnen.

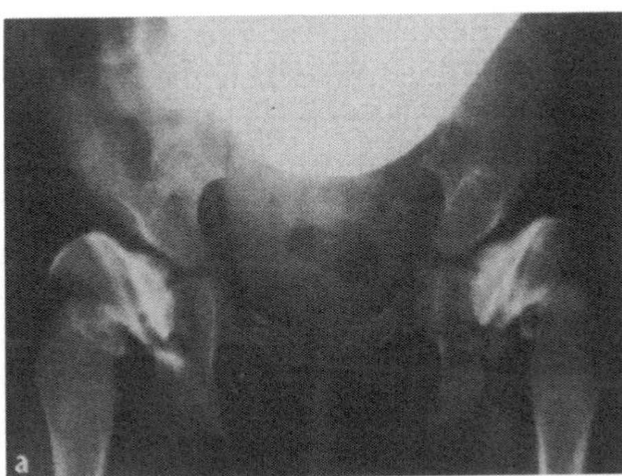

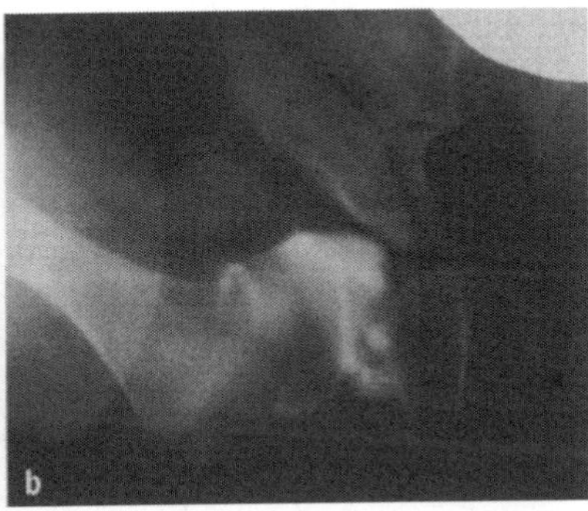

Abb. 19.19. a Ein ähnlicher, nur noch ausgeprägterer Befund als in Abb. 19.18. Das Labrum zeigt sich als Aussparung vom Lig. transversum bis zu seiner kranialen Spitze auf dem Hüftkopf. Es ist lang ausgedehnt, aber noch nicht vom Hüftkopf überschritten, obwohl er ganz außerhalb der Pfanne steht, daher Hüfttyp III. **b** In Repositionsstellung steht der Hüftkopf zwar auf der Höhe des Pfanneneingangs, das vorgezogene Lig. transversum und ein interponierendes, verlängertes Lig. capitis hindern ihn jedoch, tiefer einzutreten. Längsextension angezeigt.

nierbar waren, weil ein zu stark überdehntes Lig. capitis femoris dazwischenlag und auch das Lig. transversum stark vorgezogen war. In Abb. 19.18a sieht man in einem in Neutralstellung aufgenommenen Arthrogramm, daß das Labrum lang ausgezogen ist. Der Hüftkopf hat es nicht überschritten, wie es Typ III entspricht. Das Lig. capitis femoris und das Lig. transversum, der untere Teil des Labrums, sind hier medial als Aussparung zu erkennen. Im Sonogramm in Abb. 19.18b kann man nicht sehen, welche Strukturen medial des Hüftkopfes liegen. In Repositionsstellung (Abb. 19.18c) wird der Hüftkopf durch das Lig. capitis femoris und das Lig. transversum gehindert, tief an den Pfannenboden heranzutreten.

Beim Hüfttyp III sind die Gelenke manchmal wegen eines vorgezogenen Lig. transversum und eines interponierenden, langen Lig. capitis femoris nicht tief einstellbar. Erkennung durch Arthrographie. Nekroserate bei Hüfttyp III deshalb erhöht

Bei einem anderen Kind ist das noch auffälliger. In Neutralstellung (Abb. 19.19a) erkennen wir, daß der Hüftkopf beidseits bei der Verschiebung aus der Pfanne das Labrum mitgenommen und stark gedehnt hat, es aber nicht überschreitet wie bei Typ IV. In Repositionsstellung (Abb. 19.19b) sieht man das Lig. capitis femoris als dicken Wulst, der den Hüftkopf daran hindert, sich regelrecht in die Pfanne einzustellen. Auch das Lig. transversum ist hier deutlich vorgezogen und bildet ein zusätzliches Hindernis.

Bei diesen IIIb-Hüfttypen könnte man sich auch eine Druckschädigung des knorpeligen Pfannenrandes durch den Hüftkopf vorstellen, die zu einer Wachstumsstörung im Erkerbereich führt. Das wäre aber ebenfalls ein exogener Einfluß (siehe auch umgekehrt die erhöhte Hüftkopfnekroserate dieses Hüfttyps im folgenden Abschnitt).

Hüftkopfnekrosen bei verschiedenen Behandlungsformen

Abschließend soll noch kurz über die schwerwiegendste Komplikation der Behandlung mit verschiedenen Orthesen und Gipsverbänden berichtet werden – die Hüftkopfnekrose. Es handelt sich dabei aber noch überwiegend um das ältere Krankengut bis 1987.

Nekrosen nicht nur durch zu starke Abspreizung bedingt, sondern im wesentlichen durch Widerstände eines verengten Pfanneneingangs, insbesondere eines Erkerwulstes bei vorgezogenem Lig. transversum

In Tabelle 19.11 wird die Nekroserate verschiedener Verfahren wiedergegeben. Daß die Pavlik-Bandage nicht zu Nekrosen führt, ist keineswegs die Regel. Das hängt von Luxationsgrad und Alter ab, wie wir in unserer ersten Sammelstatistik zeigen konnten (Tönnis 1978, 1982). Die Rate in Gipsverbänden ist selbstverständlich höher, denn diese Gelenke weisen die schwerwiegendsten Befunde auf, und manchmal handelte es sich auch noch um Einstellungen gegen den Widerstand eines verengten Pfanneneingangs (Tönnis 1984, 1987, 1989; Tönnis et al. 1984), die wir heute nicht mehr vornehmen. Sie gelingen zwar bei guter Zentrierung und Fixation auch, aber nur mit einer erhöhten Nekroserate. Zuerst muß eine längere Extension zur Weitung des Pfanneneingangs zwischen Erkerwulst und vorgezogenem Lig. transver-

Tabelle 19.11. Prozentsatz der Hüftkopfnekrosen bei verschiedenen Behandlungsmethoden

Methoden	Nekrosen %	Zahl der Gelenke *n*
Spreizhose	0,7	274
Pavlik-Bandage	0	90
Pavlik-Bandage+Spreizhose	1,5	67
Fettweis-Gips	5,0	238
Fettweis-Gips+Spreizhose	4,8	63
Fettweis-Gips+Lorenz-Schiene	2,7	148
Fettweis-Gips+Düsseldorfer Spreizschiene	7,2	195
Extensionsreposition+Lorenz-Schiene	3,3	30
Extensionsreposition+Lorenz-Gips+Schiene	20,0	35
Extensionsreposition+Düsseldorfer Spreizschiene	6,7	135
Düsseldorfer Spreizschiene	0	25

Tabelle 19.12. Prozentsatz von Hüftkopfnekrosen bei den verschiedenen Hüfttypen nach Graf

Hüfttyp	Nekrosen %	Zahl der Gelenke *n*
II a	3,2	31
II a plus	0	74
II b	1,5	66
II c	0	70
D	0	81
III a	4,4	204
III b	12,5	16
IV	5,0	40

Tabelle 19.13. Prozentsatz von Hüftkopfnekrosen bei verschiedenen Luxationsgraden

Grad der Luxation	Nekrose %	Zahl der Gelenke *n*
1	0,9	213
2	5,2	697
3	14,7	75
4	0	20

sum (unteres Labrum) erfolgen oder eine operative Einstellung vorgenommen werden. Im Lorenz-Gips treten 20% Nekrosen auf, erheblich mehr als im Hocksitzgips (Tabelle 19.11). Der Lorenz-Gipsverband sollte daher heute nicht mehr verwandt werden.

Hüfttyp III – und besonders der Typ IIIb – zeigt höchste Nekroserate

Tabelle 19.12 zeigt, daß die Nekroserate bei Hüfttyp III und IV nach Graf, den Dezentrierungen, am höchsten liegt, interessanterweise bei Typ IIIb deutlich höher als bei IIIa, da hier der Kopf mehr unter Druck am Pfannenerker steht und sich der Hüftkopf manchmal – wie geschildert – nur unter Widerstand einstellen läßt. Der Typ IV zeigt dagegen eine niedrige Nekroserate, vermutlich, weil er meist nicht lange vergeblich im Gipsverband, sondern sofort durch Extension oder operativ eingestellt wird.

Auch bei dem röntgenologischem Luxationsgrad 3 tritt die höchste Nekroserate auf

Bei den röntgenologischen Luxationsgraden unseres Arbeitskreises (Tönnis 1978, 1984) finden wir die gleiche Abstufung der Nekroserate (Tabelle 19.13). Bei Grad 3 steht der Hüftkopf auf der Höhe des Pfannenerkers und weist wie in Tabelle 19.12 die höchste Nekroserate auf. Bei Grad 4 ist er noch höher dezentriert, wird aber offensichtlich anders behandelt. Vergebliche konservative Einrenkungen hatten in unserer ersten Sammelstatistik (Tönnis 1978, 1982, 1984) die höchste Nekroserate, die operative Einstellung eine niedrigere, jedoch abhängig von den Zusatzeingriffen. Der günstigste unterstützende Eingriff war die Verkürzungsosteotomie, der nachteiligste die Varisierung.

Wichtig ist ferner, was wir auch schon 1984 beschrieben haben (Tönnis 1984, 1987, 1989), daß Hüften, bei denen der Kopfkern noch fehlt oder verzö-

Tabelle 19.14. Prozentsatz von Hüftkopfnekrosen in Korrelation zum Auftreten des Hüftkopfkerns

Kopfkern	Nekrose %	Zahl der Gelenke *n*
fehlend	5,4	690
vorhanden	2,5	564

Bei fehlendem oder verzögert auftretendem Hüftkopfkern ist die Nekroserate deutlich erhöht

Schwierige Luxationseinstellungen sind erst nach Auftreten des Kopfkerns vorzunehmen

gert auftritt, eine deutlich höhere Nekroserate haben als Hüften mit entwickeltem Kopfkern (Tabelle 19.14). Wahrscheinlich ist der Kopf ohne kalzifizierten Kopfkern noch stärker komprimierbar, oder es fehlt anfangs die Kompensationsmöglichkeit für die Durchblutung zwischen den verschiedenen Gefäßen des Hüftkopfes (Trueta 1957). Aufgrund dieses Risikos sollten schwierige Hüfteinstellungen erst nach Auftreten des Kopfkerns erfolgen. Die konservative oder operative Einrenkung läßt sich dann immer noch durchführen. Eine schwere Nekrose hat dagegen lebenslange Folgen.

Fazit

Die hier geschilderten Ergebnisse zeigen einmal mehr die herausragende Bedeutung der Frühbehandlung pathologischer Sonographiebefunde und auch des vorsorglichen „breiten Wickelns" bei „physiologisch unreifen Hüften" nach Graf. Setzen unsere Maßnahmen unmittelbar nach der Geburt ein und werden Beuge-Spreiz-Schienen mit 100 bis 110° Beugung bei Dysplasien bzw. Hockgipsverbände bei schwerer Dezentrierung und Instabilität des Hüftgelenks verwendet, wird im Schrifttum über Ausheilungen von 100 oder fast 100% (Exner 1994; Jüsten et al. 1997; Klapsch et al. 1990; Merk et al. 1995; Tönnis et al. 1991, 1993; Tschauner 1990) berichtet. Bei ungenügenden und zu späten Maßnahmen bleibt ein Prozentsatz von Restdysplasien. Wie wir hier gesehen haben, sind es gerade die leichten Dysplasien (Grad 2), die zu spät zur Behandlung kommen und deren Behandlung im zweiten Lebenshalbjahr eine straffere Zentrierung sowie mehr Zeit erfordert. α-Winkel zwischen 50° und 55° im Alter von 6 bis 12 Wochen sollten deshalb auch schon mit Spreizhosen oder -schienen behandelt werden (Casser 1992; Exner 1988).

Die hier erarbeiteten Vorschläge zu einer frühzeitigen ausreichend straffen Retention in Beugestellung von 100 bis 120° und mäßiger Abspreizung sowie einer genügend langen Behandlung bis zum Erreichen eines α-Winkels von 65° werden helfen, den letzten Prozentsatz an nicht normalisierten Hüftgelenken immer mehr zu verkleinern

Weiterführende Literatur

Ammler B.: Ergebnisse der konservativen Behandlung der angeborenen Hüftgelenksdislokation und -dysplasie bei klinischer und radiologischer Diagnostik. Inauguraldissertation, Heidelberg 1993

Ammler G.R.: Die konservative Therapie der angeborenen Hüftgelenksdislokation und -dysplasie bei klinisch-sonographischer Diagnostik. Inauguraldissertation, Heidelberg 1993

Becker F.: Kleine technische Neuerungen für die Praxis. Z. Orthop 82 (1952) 324–328

Becker F.: Ueber zehnjährige Erfahrungen mit der Spreizbehandlung der sogenannten kongenitalen Hüftluxation im Säuglings- und Kleinkindesalter. Z. Orthop. 95 (1962) 194–202

Behrens K., G. Anders: Behandlung der Hüftdysplasie mit der Lörracher-Bewegungsmaschine. Med. orth.-Techn. 2 (1988) 48–50

Bernau A.: Zur konservativen Behandlung der Hüftdysplasie. Med orth.-Techn. 2 (1988) 31–32

Bernau A., W. Rebstock: Behandlung der Hüftdysplasie mit der Tübinger Beugeschiene. Med. Orth.-Techn. 2 (1988) 53–55

Bernau A.: Die Tübinger Hüftbeugeschiene zur Behandlung der Hüftdysplasie. Z. Orthop. 128 (1990a) 432–435

Bernau A.: Die Tübinger Hüftbeugeschiene, Konzept – Anwendung – Fremderfahrungen. Orthop. Prax. 26 (1990b) 292–296

Büschelberger H.: Untersuchungen über Eigenarten des Hüftgelenks im Säuglingsalter und ihre Bedeutung für die Pathogenese, Prophylaxe und Therapie der Luxationshüfte. Habilitationsschrift, Dresden 1961

Bunte H.: Ambulante Behandlung der angeborenen Hüftluxation im Säuglingsalter mit der Pavlik-Bandage. Med. Orth.-Techn. 2 (1988) 60–62

Bloch M.: Untersuchung präoperativer und operativer Einflussfaktoren auf die Spätergebnisse der Dreifach-Beckenosteotomie nach Tönnis. Inauguraldissertation, Münster 1994

Casser H.R., J. Zilkens, T.H. Peschgens: Langzeitbeobachtungen zum Spontanverlauf von Restdysplasien. Orthop. Prax. 24 (1988) 557–562

Casser H.R.: Sonographiegesteuerte Behandlung der dysplastischen Säuglingshüfte, Bücherei des Orthopäden, Band 59. Enke, Stuttgart 1992

Eller K., B.D. Katthagen: Sonographische Verlaufskontrollen der Hüftdysplasie unter Spreizhosentherapie. Z. Orthop. 125 (1987) 534–541

Exner G.U.: Ultrasound screening for hip dysplasia in neonates. J. Pediatr. Orthop. 8 (1988) 656–660

Exner G.U., S.M. Kern: Spontanverlauf milder Hüftdysplasien vom Kleinkindes- bis ins Erwachsenenalter. Orthopäde 23 (1994) 181–184

Fettweis E.: Sitz-Hock-Stellungsgips bei Hüftgelenksdysplasien. Arch. orthop. traum. Surg. 63 (1968) 38–51

Fettweis E.:Ueber die Entstehung und Verhütung pathologischer Valgitäten und Antetorsionen des Schenkelhalses beim Hüftluxationsleiden. Z. Orthop. 107 (1970) 221–231

Fettweis E.: Die Behandlung des kindlichen Hüftluxationsleidens in Sitz-Hockstellung nach Fettweis. In: Tönnis D. (Hrsg): Hüftluxation und Hüftkopfnekrose, 1. Sammelstatistik des Arbeitskreises für Hüftdysplasie, Bücherei des Orthopäden, Band 21. Thieme, Stuttgart 1978 (S. 30–53)

Fettweis E.: Das kindliche Hüftluxationsleiden, Die Behandlung in Sitz-Hock-Stellung. Ecomed, Landsberg/Lech 1992 (S. 85–86)

Gekeler J.: Orthopädie in der Wandlung – die Luxationshüfte. Orthop. Praxis 22 (1986) 578–590

Gekeler J.: Behandlung der Hüftdysplasie und Retention der Hüftluxation mit der Beuge-Spreiz-Schiene. Med. Orth.-Techn. 2 (1988a) 62–64

Gekeler J.: Zur Frühbehandlung der angeborenen Hüftdysplasie und Hüftluxation. Orthop. Prax. 224 (1988b) 216–220

Gekeler J.: Zur Behandlung der Hüftdysplasie und Retention der Hüftluxation mit der Beuge-Spreiz-Schiene (mehrjähriger Erfahrungsbericht). Orthop. Prax. 29 (1993) 583–587

Gohlke F., T. Lauterbach, A. Köbler, C. Weber, B. Sauter: Röntgen und Sonographie in der Hüftdysplasie – ergänzende oder konkurrierende bildgebende Verfahren. Orthop. Prax. 29 (1993) 10–16

Graf R.: Die sonographische Beurteilung der Hüftdysplasie mit Hilfe der „Erkerdiagnostik". Z. Orthop. 121 (1983) 693–702

Graf R.: Sonographie der Säuglingshüfte – ein Kompendium, Bücherei des Orthopäden, Band 43. Enke, Stuttgart 1985

Graf R.: The ultrasound examination of the hip. In: Tönnis (ed): Congenital dysplasia and dislocation of the hip in children and adults. Springer, Heidelberg 1987 (S. 172–212)
Graf R., P. Schuler (Hrsg): Sonographie am Stütz- und Bewegungsapparat bei Erwachsenen und Kindern. VCH, Weinheim 1988
Graf R.: Von der sonographischen Frühestdiagnostik zur sonographiegesteuerten Therapie. In: Tschauner C. (Hrsg): Die Hüfte. Enke, Stuttgart 1997a (S. 57–78)
Graf R.: Die sonographiegesteuerte Therapie. Orthopäde 26 (1997b) 33–42
Grill F., H. Bensahel, J. Canadell, P. Dungl, T. Metasovic, T. Vizelety: The pelvic harness in the treatment of congenital dislocating hip: Report on a multicenter study of the European Pediatric Orthopaedic Society. J. Pediatr. Orthop. 8 (1988) 1–8
Harris N.H., G.C. Lloyd-Roberts, G. Gallien: Acetabular development in congenital dislocation of the hip. J. Bone Jt. Surg. B 57 (1976) 46–52
Hoffmann-Daimler S.: Vorläufige Mitteilung über eine funktionelle Methode zur Behandlung der sogenannten angeborenen Hüftluxation. T. Orthop. 98 (1967) 447–451
Horstkötter B.: Ergebnisse der Therapie der angeborenen Hüftdysplasie mit der von-Rosen-Schiene in Abhängigkeit vom sonographischen Befund. Inauguraldissertation, Münster 1995
Ishii Y. I.V. Ponseti: Long-term results of closed reduction of complete congenital dislocation of the hip in children under one year of age. Clin. Orthop. 137 (1978) 167–174
Ishida K.: Prevetion of the development of the typical dislocation of the hip. Clin. Orthop. 126 (1977) 167–169
Jani L.: Die konservative Behandlung der Hüftdysplasie/Hüftluxation im Säuglingsalter. Z. Orthop. 128 (1990) 361–364
Jüsten H.P., D. Wessinghage, G. Waertel, E. Kisslinger: Sonographisches Hüftgelenk-Screening Neugeborener und daraus resultierende Behandlung von Hüftreifungsstörungen. Orthop. Prax. 33 (1997) 71–75
Klapsch W., C. Tschauner, R. Graf: Führt die Vorverlegung des Diagnosezeitpunktes der Hüftdysplasie zu merkbar besseren Behandlungsergebnissen? Vergleichsstudie aus den Jahren 1986 bis 1988. Orthop. Prax. 26 (1990) 401–405
Kolbe J., U. Haasis, J. Gekeler: Die Coxaflex-Orthese – funktionelle Anatomie und Behandlungsprinzipien. Orthop. Praxis 29 (1993) 787–791
Krämer J., G. Lenz, R. Schleberger: Die Behandlung der kongenitalen Hüftluxation mit Extensionsreposition und Retentionsschiene. In: Fries G., D Tönnis (Hrsg): Hüftluxation und Hüftdysplasie im Kindesalter. ML, Uelzen 1981 (S. 104–108)
Krämer J.: Konservative Behandlung kindlicher Luxationshüften, 2. Auflage, Bücherei des Orthopäden, Band 14. Enke, Stuttgart 1982
Lenz G., H. Drehmann, M. Steinhaus: Ergebnisse der Behandlung kindlicher Luxationshüften durch Extensionsreposition und Hanausek-Retention. Z. Orthop. 116 (1978) 709–719
Lenz G., H. Jansen: Die Düsseldorfer Spreizschiene (DSS) – eine neue Spreizvorrichtung für die Behandlung von Dysplasiehüften aller Schweregrade. Z. Orthop. 117 (1979) 610–611
Lenz G., A. Völker, R. Schleberger: Den Verlauf der Restdysplasien nach konservativer Behandlung der sogenannten angeborenen Hüftluxation. In: Fries G., D. Tönnis (Hrsg): Hüftluxation und Hüftdysplasie im Kindesalter. MLV, Uelzen 1981 (S. 127–131)
Lenz G.: Die Düsseldorfer Spreizschiene zur funktionellen Retentionsbehandlung von Dysplasiehüften aller Schweregrade. Med. Orth.-Techn. 2 (1988) 66–68
Lindstrom J.R., I.V. Ponseti, D.R. Wenger: Acetabular development after reduction in congenital dislocation of the hip. J. Bone Jt. Surg. A 61 (1979) 112–118
Malzer U., P. Schuler, A. Bernau: Zur Frage der Behandlungsdauer der Hüftdysplasie mit der Tübinger Beugeschiene versus Eppendorfer Spreizhose. Orthop. Prax. 28 (1992) 575–578
Maronna U.: Therapie der Hüftluxation mit der Luxationsorthese nach Fettweis. Med. Orth.-Techn. 2 (1988) 68–70
Maronna U.: Unser Konzept zur differenzierten Behandlung der Hüftdysplasie und Hüftluxation. Orthop. Prax. 29 (1993) 26–30
Matthiessen H.-D.: Das Problem der „endogenen" Dysplasie. In: Tschauner C. (Hrsg): Die Hüfte. Enke, Stuttgart 1997a (S. 45–57)
Matthiessen H.-D.: Dysplasie- und Therapiefaktor bei der Hüftreifungsstörung. Z. Orthop. 135 (1997b) 12–13

Merk H.: Experimentelle und klinische Untersuchung zur altersspezifischen Quantifizierung von Hüftsonogrammen unter besonderer Berücksichtigung von Risikogruppen. Habilitationsschrift, Magdeburg 1992

Merk H., H. Wissel, G. Pap: Ergebnisse der Therapie von 504 sonographisch instabilen Hüftgelenken mittels eines neuen frühfunktionellen Behandlungskonzepts. Orthop. Prax. 31 (1995) 704–709

Mittelmeier H.: Behandlung der Hüftdysplasie mit der „Aktiv"-Spreizhose und neueren Modifikationen. Med. Orth.-Techn. 2 (1988) 42–46

Niethard F.U.: Die Vorbehandlung der congenitalen Hüftgelenksluxation mit krankengymnastischer Therapie auf neurophysiologischer Basis. Z. Orthop. 125 (1987) 24–38

Pavlik A.: Die funktionelle Behandlungsmethode mittels Riemenbügel als Prinzip der konservativen Therapie bei angeborenen Hüftgelenksverrenkungen der Säuglinge. Z. Orthop. 89 (1958) 341–352

Pavlik A.: Stirrups as an aid in the treatment of congenital dysplasias of the hip in children, übersetzt durch V. Bialik und N.D. Reis. J. Pediatr. Orthop. 9 (1950) 1578–159

Rosen von S.: Diagnosis and treatment of congenital dislocation of the hip joint in the newborn. J. Bone Jt. Surg B 44 (1962) 284–291

Salter R.B.: Etiology, pathogenesis and possible prevention of congenital dislocation of the hip. Canad. med. Ass. J. 98 (1968) 933–945

Salter R.B., J. Kostuik, S. Dallas: Avascular necrosis of the femoral head as a complication of treatment for congenital dislocation of the hip in young children. A clinical and experimental investigation. Can. J. Surg. 12 (1969) 44-61

Schleberger R., G. Lenz, C. Jantea, K. Bernsmann: Späte Hüftluxation – Behandlungsergebnisse von 1193 Hüften in der abgeschwächten Beugespreizstellung (Hanausekposition). Z. Orthop. 134 (1996) 44–50

Storch K.J.: Reihenuntersuchungen der Neugeborenenhüfte – früher und heute, Methoden und Ergebnisse im Vergleich. Inauguraldissertation, Münster 1992

Tönnis D., D. Brunken: Eine Abgrenzung normaler und pathologischer Hüftpfannendachwinkel zur Diagnose der Hüftdysplasie. Arch. orthop. traum. Surg. 64 (1968) 197–228

Tönnis D.: Normal values of the hip joint for the evaluation of x-rays in children and adults. Clin. Orthop. 119 (1976) 39–47

Tönnis D.: Statistische Auswertung der Hüftkopfnekroserate bei konservativer und operativer Behandlung der angeborenen Hüftluxation. Z. Orthop. 115 (1977) 653–658

Tönnis D. (Hrsg): Hüftluxation und Hüftkopfnekrose, 1. Sammelstatistik des Arbeitskreises für Hüftdysplasie der DGOT, Bücherei des Orthopäden, Band 21. Thieme, Stuttgart 1978

Tönnis D.: Vierjährige Erfahrungen mit der Hüfteinstellung im Hocksitzgipsverband unter arthrographischer Kontrolle. Orthop. Prax. 25 (1979) 115–117

Tönnis D. (ed): Congenital hip dislocation – Avascular necrosis, 1. Collective statistics prepared by the commission for study of hip dysplasia of the DGOT. Thieme-Stratton, New York 1982

Tönnis D.: Die angeborene Hüftdysplasie und Hüftluxation im Kindes- und Erwachsenenalter. Springer, Heidelberg 1984

Tönnis D., K. Itoh, A. Heinecke, K. Behrens: Die Einstellung der angeborenen Hüftluxation unter Arthrographiekontrolle, eine individuelle, risikoverringernde und zeitsparende Methode, Methodenwahl und Risikobeurteilung aufgrund des Arthrographiebefundes. Z. Orthop. 122 (1984) 50–61

Tönnis D. (Hrsg): Die operative Behandlung der Hüftdysplasie, Technik und Ergebnisse, 2. Sammelstatistik des Arbeitskreises für Hüftdysplasie der DGOT, Bücherei des Orthopäden, Band 44. Enke, Stuttgart 1985a

Tönnis D.: Die Klassifikation der Messwerte nach Abweichungsgraden vom Normalen. In: Tönnis D. (Hrsg): Die operative Behandlung der Hüftdysplasie, Technik und Ergebnisse, Bücherei des Orthopäden. Enke, Stuttgart 1985b (S. 78–85)

Tönnis D.: Congenital dysplasia and dislocation of the hip in children and adults. Springer, Heidelberg 1987

Tönnis D.:Die Indikation verschiedener Einrenkungsmassnahmen und Fixationsmethoden der angeborenen Hüftluxation. Orthop. Prax. 25 (1989) 360–364

Tönnis D., K. Storch, H. Ulbrich: Results of newborn screening for CDH with and without sonography and correlation of risk factors. J. Pediatr. Orthop. 10 (1990) 145–152

Tönnis D.: Die Hüftkopfnekrosen in der konservativen und operativen Behandlung der angeborenen Hüftluxation – Ursachen, Häufigkeit, Vorbeugung. In: Stuhler T. (Hrsg): Hüftkopfnekrose. Springer, Heidelberg 1991 (S. 215–226)

Tönnis D., K. Brüning, B. Clausing, A. Heinecke: Ergebnisse konservativer Hüftluxationsbehandlung und ihre Abhängigkeit von verschiedenen Faktoren. Orthop. Prax 27 (1991) 341–348

Tönnis D., B. Clausing, A. Heinecke: Therapeutische Möglichkeiten bei Hüftdysplasie und Hüftluxation. Orthop. Prax. 29 (1993) 20–25

Tönnis D., A. Arning, M. Bloch, A. Heinecke, K. Kalchschmidt: Triple Pelvic Osteotomy. J. Pediatr. Orthop. 3 (1994) 54–67

Tönnis D., A. Arning, M. Bloch, A. Heinecke, K. Kalchschmidt: Langzeitergebnisse der Hüftpfannenschwenkung durch dreifache Beckenosteotomie. In: Stücker R., A. Reichelt (Hrsg): Die kindliche Hüfte – Hüftdysplasie – M. Perthes. Sympomed, München 1995 (S. 72–94)

Tönnis D.: Röntgenuntersuchung und Arthrographie des Hüftgelenkes im Kleinkindesalter. Orthopäde 26 (1997) 49–58

Tönnis D., K. Kalchschmidt: Die Hüftpfannenschwenkung durch dreifache Beckenosteotomie. In: Grifka J., J. Ludwig (Hrsg): Kindliche Hüftdysplasie. Thieme, Stuttgart 1998 (S. 185–208)

Trueta J.: The normal vascular anatomy of the human femoral head during growth. J. Bone Jt. Surg. B 39 (1957) 358–394

Tschauner C., W. Klapsch, R. Graf: Wandel der Behandlungsstrategien und Behandlungsergebnisse im Zeitalter des sonographischen Neugeborenenscreenings. Orthop. Prax. 26 (1990) 693–698

Tschauner C., W. Klapsch, A. Baumgartner, R. Graf: „Reifungskurve“ des sonographischen Alpha-Winkels nach Graf unbehandelter Hüftgelenke im ersten Lebensjahr. Z. Orthop. 132 (1994) 502–504

Weber M., M. Morgenthaler: Die Behandlung der Dysplasie- bzw. Luxationshüfte mit dem Hockgips nach Fettweis. Z. Orthop. 132 (1994) 260–271

Yamamuro T., H. Hama, H. Takeda, J. Shikata, H. Sanada: Recent advances in the prevention, early diagnosis and treatment of congenital dislocation of the hip in Japan. Clin. Orthop. 184 (1984) 34–40

20 Maßnahmen zur Vermeidung einer Hüftkopfnekrose in der Behandlung von Hüftreifungsstörungen

R. Stücker

Trotz intensiver Anstrengungen in der Behandlung der Hüftdysplasie und Hüftluxation ist es bisher noch nicht gelungen, die Entstehung einer Hüftkopfnekrose in jedem Fall zu verhindern. Dieses läßt sich mit unserem noch unzureichenden Verständnis der Zusammenhänge bei der Entstehung der Hüftkopfnekrose erklären. Andererseits sind wir auch nicht in der Lage, die Hüftkopfnekrose im Stadium der Entstehung zu erkennen und somit zu vermeiden.

Die Mechanismen der Entstehung der Hüftkopfnekrose sind weitgehend unbekannt

Zwei Faktoren sind offenbar für die Entstehung einer Hüftkopfnekrose von entscheidender Bedeutung, ein erhöhter Druck auf die Chondroepiphyse und den Hüftkopfkern und eine Verminderung der Durchblutung des Hüftkopfes. Seit etwa 60 Jahren ist bekannt, daß eine Retention der Hüftgelenke in extremen Positionen, wie z. B. der Lorenz- oder der Lange-Stellung, in einem hohen Prozentsatz zur Hüftkopfnekrose führt. Erst seit der von Salter propagierten und eingeführten Retentionsstellung, der sogenannten *human position,* ist ein deutlicher Rückgang der Hüftkopfnekroserate eingetreten.

Erhöhter Druck und Durchblutungsstörung sind die wichtigsten Faktoren für die Entstehung einer Hüftkopfnekrose

In der Behandlung der Hüftdysplasie werden unterschiedliche Maßnahmen angewendet, ohne daß letztlich bekannt ist, in welchem Ausmaß sie den Druck auf den Hüftkopf oder die Durchblutung verändern. Dazu gehören die Anwendung von Traktionsmaßnahmen, die Adduktorentenotomie und die Einstellung der Hüftgelenke in verschiedenen Positionen in Gipsverbänden, Apparaten oder Schienen. Anhand von Untersuchungen zur Durchblutung des Hüftkopfes am Modell einer unreifen Schweinehüfte wollten wir einigen Faktoren nachgehen, die möglicherweise an der Entstehung einer Hüftkopfnekrose beteiligt sind. Ziel der Untersuchungsreihe sollte es sein, die Auswirkungen verschiedener Maßnahmen auf die Durchblutung des unreifen Hüftgelenkes zu bestimmen.

Methodik

Seit den Arbeiten von Salter ist bekannt, daß die unreife Schweinehüfte geeignet ist, um Erkrankungen des jungen menschlichen Hüftgelenkes zu untersuchen. Auch wir konnten durch anatomische Studien der Schweinehüfte zeigen, daß sich die vaskuläre Anatomie der Schweinehüfte ähnlich ausbildet wie die der menschlichen Hüfte (Abb. 20.1).

Die vaskuläre Anatomie der Schweinehüfte ähnelt der des menschlichen Hüftgelenk

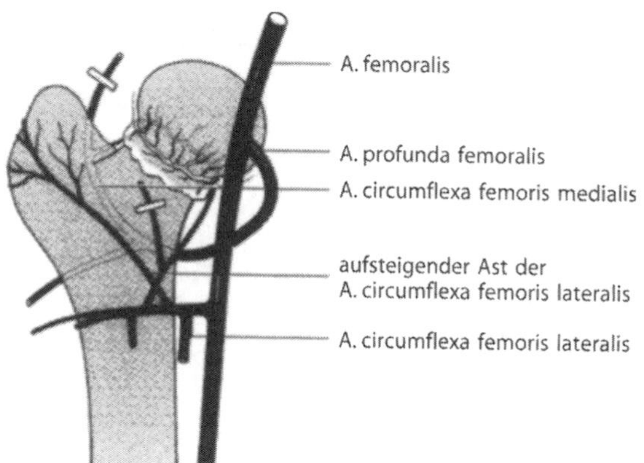

Abb. 20.1. Darstellung der vaskulären Anatomie der unreifen Schweinhüfte.

Die beiden wesentlichen Gefäße, die die Durchblutung zum Hüftgelenk gewährleisten, sind die A. circumflexa femoris medialis und lateralis. Während jedoch beim Menschen die A. circumflexa medialis distal des Leistenbandes aus der A. femoralis entspringt, findet sich beim Schwein ein Abgang der Arterie aus der A. profunda femoris, welche im proximalen Anteil jedoch den gleichen Verlauf nimmt wie die A. circumflexa femoris medialis beim Menschen. Auch die Durchblutung des Hüftkopfes über Endarterien, welche wir als Retinakulumgefäße bezeichnen, ist bei beiden Spezies ähnlich.

Die Untersuchungsserie berücksichtigte die Messung der Durchblutung in verschiedenen Positionen des Hüftgelenkes und nach temporärem Verschluß der wichtigsten blutzuführenden Gefäße

Im Rahmen einer ersten Versuchsreihe wurde die Makrozirkulation innerhalb der beiden Hauptgefäße in verschiedenen Hüftpositionen und nach temporärem Verschluß der verschiedenen Endäste gemessen. Im einzelnen wurde die Durchblutung unter folgenden Konditionen untersucht:

- Lange-Stellung
- Lorenz-Stellung
- Unterbindung der A. profunda femoris
- Unterbindung der A. circumflexa femoris lateralis proximal
- Unterbindung der A. circumflexa femoris medialis distal
- Unterbindung der A. circumflexa femoris lateralis distal
- Unterbindung der A. profunda femoris und der A. circumflexa femoris lateralis proximal.

Die Untersuchung wurde an sieben Schweinen mit einem Durchschnittsalter von 8 Wochen unter bilanzierten Narkosebedingungen durchgeführt, wobei bei einem Schwein aufgrund plötzlich einsetzender anästhesiologischer Probleme nur die ersten vier Konditionen berücksichtigt werden konnten. Im distalen Abschnitt der Aa. circumflexa femoris medialis und lateralis wurden präkalibrierte Sonden angebracht. Die Messung erfolgte mit dem Ultraschall-Laufzeit-Verfahren, welches eine direkte Wiedergabe der Durchblutung in ml/min erlaubt. Die Messungen erfolgten jeweils für fünf Minuten, gefolgt von weiteren fünf Minuten, in denen die Hüfte wieder in die Neutralposition gebracht wurde, so daß die Ruhe- bzw. Neutralwerte wieder erreicht wurden.

Anschließend wurde das Gefäßbett der Hüften mit Silikongummi aufgefüllt, wobei die rechte Hüfte in neutraler Position, die linke Hüfte aber in maximaler Abduktionsstellung gehalten wurde. Nach Versuchsende und Tötung der Tiere erfolgte eine Bearbeitung der anatomischen Präparate nach der Spalteholz-Methode, welche eine Beurteilung der vaskulären Mikroanatomie der Präparate zuläßt.

Eine zweite Untersuchungsserie befaßte sich mit dem Einfluß der Traktion auf die Mikro- und Makrozirkulation des Hüftgelenkes. Sie wurde an neun Schweinen mit einem Durchschnittsalter von 8 Wochen durchgeführt. Dazu wurde die Makrozirkulation in der A. circumflexa femoris lateralis mit Hilfe des Ultraschall-Laufzeit-Verfahrens bestimmt. Eine gleichzeitige Messung der Durchblutung der A. circumflexa femoris medialis war aufgrund der Versuchsanordnung nicht praktikabel. Die Mikrozirkulation des Hüftkopfes wurde unter Zuhilfenahme der Laser-Doppler-Flowmetrie bestimmt. Dabei handelt es sich um eine Sonde, die durch den Knorpel auf der subchondralen Knochenlamelle plaziert wird. Die am Laserstrahl vorbeifließenden Erythrozyten lösen einen Doppler-Effekt aus, der proportional zur Strömungsgeschwindigkeit und der Konzentration der roten Blutzellen ist. Mit dieser Methode kann die Durchblutung in bis zu 3,5 mm Tiefe bestimmt werden. Aufgrund eines Defekts eines Aufzeichnungsgerätes konnte bei einem Versuchstier die Registrierung der Makrozirkulation nicht verwertet werden. Die Hüftgelenkkapsel und die A. circumflexa femoris medialis wurden durch einen vorderen Zugang zum Hüftgelenk freigelegt. Eine Ultraschall-Laufzeit-Sonde wurde um die A. circumflexa femoris lateralis plaziert, während eine Laser-Doppler-Sonde die Knorpellamelle des Hüftkopfes perforierte und auf der subchondralen Knochenlamelle plaziert wurde.

Die Messung der Makrozirkulation in der A. circumflexa femoris lateralis und die Bestimmung der Mikrozirkulation im Bereich der subchondralen Knochenlamelle des Hüftkopfes erfolgten gleichzeitig

Zunächst wurde eine Längsextension des Hüftgelenkes in physiologischer Streckstellung des Schweins (ca. 40° Beugung) mit 10%, 30% und 50% des Körpergewichtes und eine Overheadextension von 10 und 30% des Körpergewichtes durchgeführt. Die Extensionsrichtung wurde in sagittaler Richtung ohne Abduktion des Hüftgelenkes eingestellt.

Traktionen in Längsrichtung wurden bis 50%, in der Overheadposition bis 30% des Körpergewichtes durchgeführt

Die Traktionszeiten betrugen jeweils 5 Minuten, gefolgt von weiteren 5 Minuten, in denen die Hüfte wieder in die Neutralposition gebracht wurde, so daß die Ruhewerte wieder erreicht wurden.

Ergebnisse

Die Ergebnisse der ersten Versuchsreihe sind in den Abb. 20.2–20.5 und Tabelle 20.1 wiedergegeben.

In der Lorenz-Position und nach Unterbindung der A. profunda femoris zeigten sich nahezu identische Durchblutungsmuster (Abb. 20.2–20.5, Tabelle 20.1). Zunächst kam es zu einem Ansteigen der Durchblutung innerhalb der A. circumflexa femoris lateralis, während bei vier von sieben Schweinen eine Umkehr der Strömungsrichtung des Blutes innerhalb der A. circumflexa femoris medialis zu beobachten war. Bei den anderen drei Schweinen war keine meßbare Durchblutung nachweisbar. Nach Unterbindung des proximalen Anteils der A. circumflexa femoris lateralis war bei

In einigen Fällen fand sich eine Umkehrung der Strömungsrichtung des Blutes

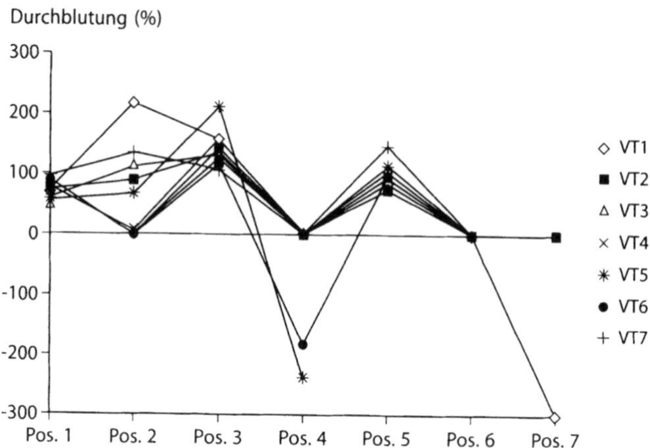

Abb. 20.2. Die Durchblutung innerhalb der A. circumflexa femoris lateralis in den verschiedenen Positionen ist für jedes Versuchstier (VT) einzeln dargestellt (Positionen siehe Tabelle 20.1).

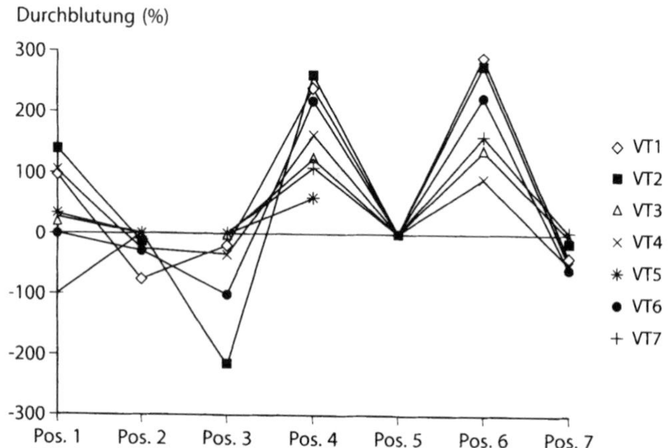

Abb. 20.3. Die Veränderung der Durchblutung innerhalb der A. circumflexa femoris medialis in den verschiedenen Positionen ist für jedes Versuchstier (VT) einzeln dargestellt (Positionen siehe Tabelle 20.1).

zwei von sieben Schweinen im distalen Abschnitt dieser Arterie ebenfalls eine Strömungsumkehr des Blutes nachweisbar.

Im übrigen kam es nach Unterbindung eines der zuführenden Gefäße zum Hüftgelenk immer zu einem kompensatorischen Ansteigen der Durchblutung im anderen Gefäß, ohne daß ein vollständiger Ausgleich der Gesamtdurchblutung zu beobachten war.

In allen untersuchten Positionen des Hüftgelenkes war die Gesamtdurchblutung im Vergleich zur Ruhedurchblutung vermindert

Die Gesamtdurchblutung zum Hüftgelenk (A. circumflexa femoris medialis + lateralis) war in jedem Fall im Vergleich zur Ruhedurchblutung vermindert (Abb. 20.5), wobei eine signifikante Änderung der Durchblutung lediglich in der Lorenz-Position, nach Unterbindung der A. profunda femoris, der A. circumflexa femoris lateralis und nach Unterbrechung der Durchblutung in beiden proximalen Hauptversorgungsgefäßen zu beobachten war (Tabelle 20.1).

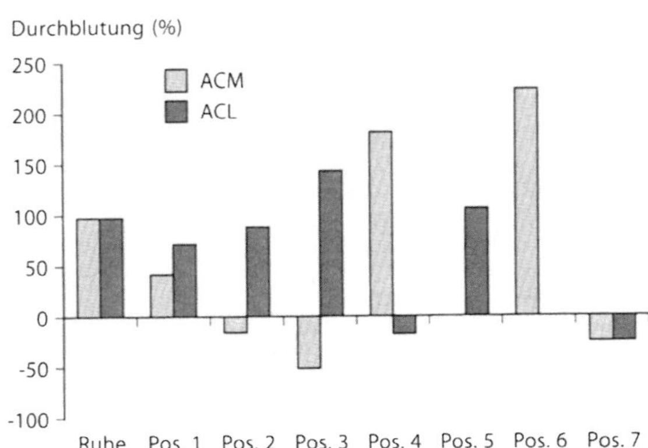

Abb. 20.4. Veränderungen der Durchblutung in der A. circumflexa femoris medialis (ACM) bzw. lateralis (ACL) in verschiedenen Positionen und Ruhebedingungen. Die prozentualen Angaben beziehen sich auf die Veränderungen gegenüber Ruhebedingungen (Positionen siehe Tabelle 20.1).

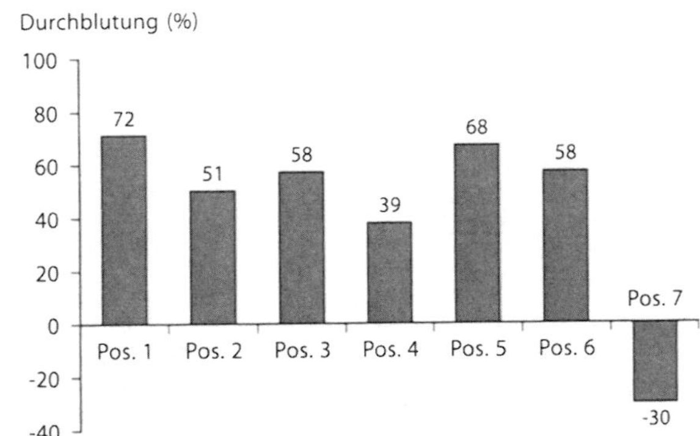

Abb. 20.5. Veränderung der Gesamtdurchblutung A. circumflexa femoris medialis + lateralis in verschiedenen Positionen (Ruhedurchblutung = 100%, Positionen siehe Tabelle 20.1).

Die Präparation der Hüftgelenke nach Füllung mit Silikongummi zeigten einen vollständigen Verschluß der A. profunda femoris (A. circumflexa femoris medialis beim Menschen) ca. 2 cm nach deren Abgang aus der A. femoralis, wenn die Hüfte in die Lorenz-Stellung gebracht wurde. Verantwortlich für diesen Verschluß war der nach vorn tretende Hüftkopf, der die darüber verlaufende Arterie wie eine Bogensaite anhob und komprimierte (Abb. 20.6). Nach Spalteholz-Präparation fand sich ein Füllungsdefekt der medialen Retinakulumgefäße (Abb. 20.7), begleitet von einer fehlenden Durchblutung der medialseitigen Epiphysenfuge und der subchondralen knöchernen Anteile der medialen Hüftkopfkalotte.

In der Lorenz-Position tritt der Hüftkopf nach vorne aus der Pfanne und komprimiert die A. profunda femoris

Die Ergebnisse der zweiten Versuchsreihe mit Traktion des Hüftgelenkes sind in Abb. 20.8, 20.9 und Tabelle 20.2 wiedergegeben. Man erkennt den allgemeinen Trend zu einer Verbesserung der Makro- und Mikrozirkulation des Hüftgelenkes unter Längs- und Overheadextension. Unter Längsextension mit 10% des Körpergewichtes kam es zu einer Verbesserung der Mikrozirkulation um 11% und der Makrozirkulation um 9%. Durch Steigerung des Exten-

Selbst eine Traktion mit 50% des Körpergewichtes führt nicht zu einer Reduktion der Hüftkopfdurchblutung

Tabelle 20.1. Durchblutung (ml/min) in der ACM, ACL, ACM+ACL und Änderung der Durchblutung (%) in den verschiedenen Positionen im Vergleich zur vorausgegangenen Ruheposition

Position/Ligatur	Blutfluß ACM		Blutfluß ACL		Blutfluß ACM+ACL (ml/min)	Änderung (%)	p-Wert
	(ml/min)	(%)	(ml/min)	(%)			
Ruheposition	0,76±0,51	100	2,21±1,98	100	2,97±2,03	100	
Pos 1 – Lange	0,41±0,74	42	1,73±1,54	79	2,14±1,94	72	0,1
Pos 2 – Lorenz	−0,17±0,25	−20	1,43±1,80	96	1,27±1,58	51	0,02
Pos 3 – APF	−0,70±1.51	−53	2,31±1,66	149	1,61±1,57	58	0,02
Pos 4 – ACL prox	1,60±1,33	175	−0,38±1.23	−59	1,22±2,10	39	0,00001
Pos 5 – ACM dist	0,00±0,00	0	2,03±1,79	109	2,03±1,79	68	0,06
Pos 6 – ACL dist	1,43±1,15	205	0,00±0,00	0	1,43±1,20	58	0,06
Pos 7 – APF±ACL	−0,28±0,35	−33	−0,45±1,10	−50	−0,73±1,95	−30	0,00001

Es liegt eine signifikante Differenz im Vergleich zur vorangegangenen Ruheperiode vor. ACL: A. circumflexa femoris lateralis; ACM: A. circumflexa femoris medialis; APF: A. profunda femoris; prox: proximal; dist: distal

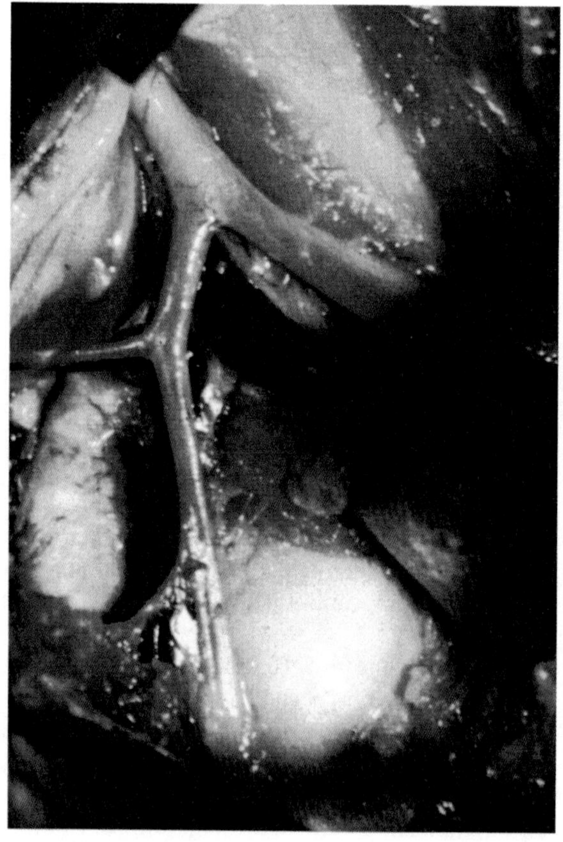

Abb. 20.6. Linkes Hüftgelenk in der Lorenz-Position. Der Hüftkopf tritt nach ventral heraus und verschließt die darüberziehende A. profunda femoris.

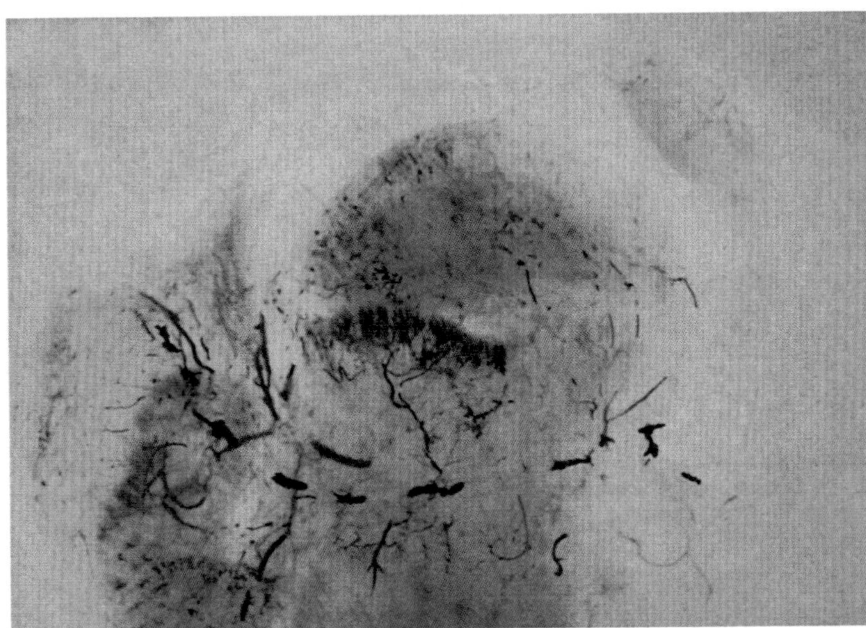

Abb. 20.7. Linker Hüftkopf von dorsal. Nach Füllung des Gefäßbettes mit Silikongummi in der Lorenz-Position findet sich ein Füllungsdefekt der medialseitigen Fugengefäße sowie eine Minderperfusion der kraniomedialen Anteile der subchondralen Knochenlamelle.

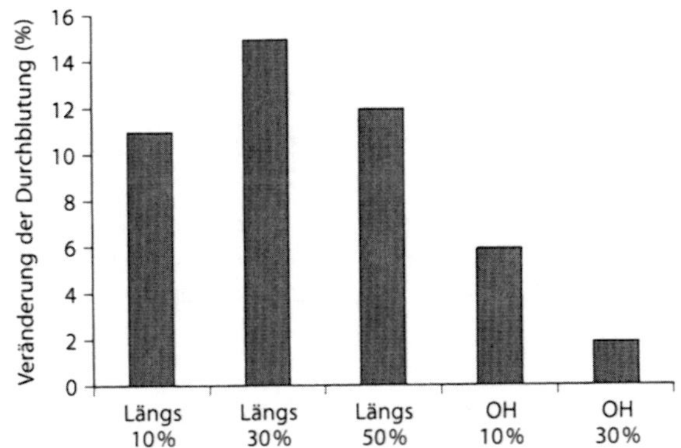

Abb. 20.8. Veränderung der Mikrozirkulation des Hüftkopfes während Längs- und Overheadextension (OH).

sionsgewichtes auf 30 bzw. 50% des Körpergewichtes ergab sich eine Verbesserung der Makrozirkulation von 13 bzw. 5 % und der Mikrozirkulation von 15 bzw 12%. Unter Overheadextension von 10 bzw. 30% des Körpergewichtes kam es zu einer durchschnittlichen Verbesserung der Mikrozirkulation von 6 bzw. 2%. Parallel dazu fand sich ein Ansteigen der Durchblutung innerhalb der A. circumflexa femoris lateralis von 7 bzw. 10%.

Statistisch signifikante Durchblutungssteigerungen der Durchblutung innerhalb der A. circumflexa femoris lateralis fanden sich lediglich unter Overheadextension mit 10% des Körpergewichtes. Signifikante Veränderungen der

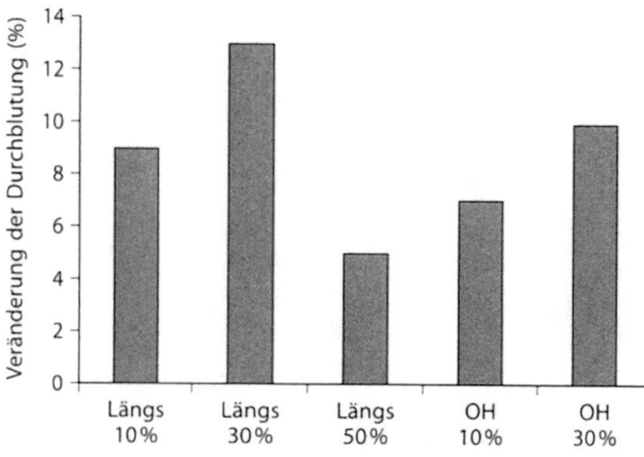

Abb. 20.9. Veränderung der Makrozirkulation in der A. circumflexa femoris lateralis während Längs- und Overheadextension (OH).

Tabelle 20.2. Prozentuale Veränderungen der Mikro- und Makrozirkulation bei Längs- und Overheadextension. Die Durchblutung einer jeden Extensionsperiode wurde mit der vorausgegangenen Ruheperiode verglichen und die Differenz prozentual ermittelt

	Durchblutung Hüftkopf (%)	p-Wert	Durchblutung ACL (%)	p-Wert
1. Ruhewertbestimmung	100		100	
Längsextension (10% KG)	111±30	0,32	109±17	0,19
2. Ruhewertbestimmung	100		100	
Längsextension (30% KG)	115±19	0,05	113±24	0,22
3. Ruhewertbestimmung	100		100	
Längsextension (50% KG)	112±18	0,09	105±22	0,57
4. Ruhewertbestimmung	100		100	
Overheadextension (10% KG)	106±13	0,22	107±7	0,03
5. Ruhewertbestimmung	100		100	
Overheadextension (30% KG)	102±4	0,12	110±14	0,07

Statistisch signifikant, wenn p ≤0,05. ACL: A. circumflexa femoris lateralis; KG: Körpergewicht

Mikrozirkulation waren unter Längsextension mit 30% des Körpergewichtes zu beobachten (Tabelle 20.2).

Interpretation und therapeutische Konsequenzen

Die Anatomie der unreifen Schweinehüfte ähnelt der des Menschen (Salter 1969; Bassett 1991). Gleichwohl gibt es Unterschiede, die erwähnt werden müssen. Die A. profunda femoris geht beim Schwein distal des Leistenbandes aus der A. femoralis hervor, hat aber den gleichen Verlauf wie die A. circumflexa femoris medialis beim Menschen. Beim Schwein entspringt die A. circumflexa femoris medialis unterhalb des M. quadratus femoris und nimmt anschließend den gleichen Verlauf wie beim Menschen. Die distalen Gefäßbahnen von A. circumflexa femoris medialis und lateralis, die Retinakulumgefäße und die Endarterien verlaufen bei Schwein und Mensch sehr ähnlich, so daß das Schwein ein gutes Modell darstellt, um die Durchblutungssituation der unreifen menschlichen Hüfte zu untersuchen.

Extreme Retentionsstellungen führen in bis zu 70% zu Hüftkopfnekrosen

Extreme Positionen der Hüfteinstellungen, wie die Lorenz- oder die Lange-Stellung, galten bis vor ca. 40 Jahren als adäquates Mittel, um nach einer offenen oder geschlossenen Einstellung eine Stabilisierung des Hüftgelenkes zu erreichen, ohne die Gefahr der Redislokation einzugehen. In bis zu 70% waren nach solchen Behandlungen Veränderungen des Hüftkopfes im Sinne von Hüftkopfnekrosen nachweisbar. Man führte diese schlechten Ergebnisse jedoch zunächst nicht auf die Retentionsstellung selbst zurück. Erst Untersuchungen von Bernbeck (1951), Nicholson (1954), Salter (1960) und Ogden (1974) konnten nachweisen, daß es in der Lorenz-Position zu einer Drosselung des Blutstroms zum Hüftgelenk kommt. Zur Entstehung der Hüftkopfnekrose in extremen Positionen, wie z. B. der Lorenz-Position, gibt es verschiedene Theorien. So soll zum Beispiel der Endast der A. circumflexa femoris medialis als laterales Retinakulumgefäß in maximaler Abduktion zwischen Labrum und Schenkelhals oder die gleiche Arterie proximal zwischen Adduktoren, Psoassehne und Schambeinast verschlossen werden. Die Rolle des erhöhten Druckes in extremen Retentionsstellungen ist in der Literatur noch nicht zufriedenstellend geklärt. Auch ein chronisch erhöhter Druck kann Einfluß auf die Durchblutung der unreifen Chondroepiphyse haben, wenn die Knorpelkanäle verschlossen werden und die Durchblutung des subchondralen Knochens dadurch reduziert wird.

Ein Steal-Effekt an der Hüfte ist möglicherweise für die Entstehung der Hüftkopfnekrose mitverantwortlich

Im Rahmen unserer Untersuchungen konnten wir erstmals feststellen, daß es in extremen Positionen des Hüftgelenkes, und insbesondere in der Lorenz-Stellung, zu einem retrograden Blutfluß (Steal-Effekt) kommt, der in der Regel gering, in wenigen Fällen aber sehr ausgeprägt ausfallen kann. Dieser Steal-Effekt kann in extremen Positionen oder auch nach Unterbrechung der proximalen Strombahnen auftreten. Er ist dadurch zu erklären, daß die Muskulatur des proximalen Femur, die z.T. über die gleichen Gefäße versorgt wird wie das Hüftgelenk, ischämisch wird und den fehlenden Blutzustrom dadurch zu kompensieren versucht, daß sie Blut aus der Knochenstrombahn abzieht. Warum dieser Effekt nicht bei allen Schweinen nachweisbar war, geht aus unserer Untersuchung nicht hervor.

Da die A. circumflexa femoris lateralis beim Schwein die größere der beiden Arterien darstellt, ist es verständlich, daß eine Unterbrechung der proximalen Strombahn dieser Arterie einen ausgeprägteren Einfluß auf die Gesamtdurchblutung hat als ein Verschluß der A. circumflexa femoris medialis bzw. der A. profunda femoris. In jedem Fall kommt es durch Verschluß eines der beiden Hauptgefäße immer zu einem kompensatorischen Anstieg der Durchblutung innerhalb der anderen Arterie, ohne daß dabei der Verlust an Perfusion ausgeglichen werden kann.

Der mediale Zugang zum Hüftgelenk (Ludloff-Zugang) beinhaltet ein erhöhtes Risiko für die Entstehung einer Hüftkopfnekrose

Daß eine Verletzung eines der zuführenden Gefäße zu einer Hüftkopfnekrose führen kann, wissen wir nicht erst seit der Einführung der Marknagelung bei Femurfrakturen. Lange Zeit war unklar, ob der Ludloff-Zugang zur Hüfte im Rahmen einer offenen Einstellung eine erhöhte Hüftkopfnekroserate mit sich bringt. Morcuende und Mitarbeiter (1997) konnten anhand von Langzeitverläufen zeigen, daß die Hüftkopfnekroserate im Rahmen dieses operativen Zuganges immerhin 43% beträgt, wobei einer Verletzung der A. circumflexa femoris medialis wohl eine entscheidende Bedeutung zukommt.

Daß ein chronisch erhöhter Druck zu Durchblutungsstörungen des Hüftkopfes führt, ist schon lange bekannt (Salter 1960). In diesem Zusammenhang muß auch die Tatsache gesehen werden, daß eine Adduktorentenotomie eine Prophylaxe gegen die Entstehung einer Hüftkopfnekrose darstellt, weil sie den Druck auf das Hüftgelenk reduziert.

Im Rahmen unserer Versuchsreihe können wir weiter feststellen, daß es unter erhöhtem Druck zu einer reduzierten Durchblutung der subchondralen Durchblutung des Hüftkopfes kommt, nämlich genau dort, wo zwischen beiden Gelenkpartnern der höchste Kontaktdruck besteht (Abb. 20.7). Zusammengefaßt kommt es nach Unterbrechungen der proximalen und distalen arteriellen Strombahnen und in extremen Retentionsstellungen immer zu einer Reduktion der Gesamtdurchblutung, die aufgrund der geringen Zahl der Versuchstiere nicht in jedem Fall signifikant ausfiel. Unsere anatomischen Studien zeigten, daß in der Lorenz-Position die proximale Strombahn der A. profunda femoris (entspricht dem proximalen Verlauf der A. circumflexa femoris medialis beim Menschen) unterbrochen wird. Gleichzeitig kommt es auch zu einem Füllungsdefekt der medialen Retinakulumgefäße, die durch die Dehnung der medialen Kapselstrukturen und durch den Druck der darüberziehenden Psoassehne zu erklären ist. Der Füllungsdefekt im Bereich des zentralen subchondralen epiphysären Knochens kann bei maximaler Abduktion im Hüftgelenk nur mit der erhöhten Druckeinwirkung auf diesen Teil erklärt werden.

Auch der positive Einfluß einer Extensionsbehandlung auf die Durchblutung der unreifen Hüfte gilt nicht als gesichert. Im Jahre 1991 wurde unter den Mitgliedern der Amerikanischen Gesellschaft für Kinderorthopädie eine Umfrage zur Wertigkeit einer Traktionsbehandlung vor Durchführung einer geschlossenen oder offenen Einrichtung der Hüfte durchgeführt. Lediglich 75% der Befragten glaubten, daß eine Traktionsbehandlung die Inzidenz der Hüftkopfnekrose verringere und daß eine Hüftkopfreposition dadurch erleichtert werde. Die in der Literatur erschienenen Studien zur Bestimmung des Effektes einer Traktionsbehandlung auf die Inzidenz der Hüftkopfnekrose waren durchweg retrospektiv angelegt. Zweifelsfrei scheint jedoch festzustehen, daß durch solche Maßnahmen die Wahrscheinlichkeit einer erfolgreichen geschlossenen Einrichtung einer Hüftluxation wesentlich erhöht wird.

Die meisten Autoren sehen auch einen positiven Einfluß der Traktion auf die Inzidenz der Hüftkopfnekrose.

Die Traktionsbehandlung bewirkt eine Verbesserung der Mikro- und Makrozirkulation des Hüftgelenkes

Intensität und Dauer von Extensionsmaßnahmen sind jedoch nicht standardisiert und variieren in der Literatur erheblich. Wir konnten einen durchweg positiven Einfluß einer Längs- und Overheadtraktion auf die Durchblutung des Hüftkopfes feststellen. So betrug die Steigerung der Mikrozirkulation zwischen 2 und 15 %, wobei nur der Anstieg des arteriellen Flusses unter Längsextension mit 30% des Körpergewichtes statistisch signifikant ausfiel. Die Durchblutung innerhalb der A. circumflexa femoris lateralis stieg zwischen 5 und 13% an. Eine signifikante Veränderung trat nur unter Overheadextension mit 10% des Körpergewichtes auf. Innerhalb einer Traktionsdauer von 5 Minuten kam es nur vereinzelt zu einer diskreten Reduktion der Durchblutung bei einzelnen Tieren, die sich im Rahmen der Versuchsanordnung nicht erklären läßt, wahrscheinlich jedoch mit der individuell unterschiedlichen vaskulären Anatomie der verschiedenen Versuchstiere zusammenhängt. Wie sich die Durchblutung des Hüftkopfes unter Extensionsmaßnahmen von mehreren Stunden verhält, können wir nicht sagen. Eine nach fünf Minuten einsetzende Reduktion der Durchblutung ist jedoch sehr unwahrscheinlich.

Fazit

Aus den vorliegenden Untersuchungen kann deshalb mit aller Vorsicht gefolgert werden, daß eine Traktion der Hüfte mit Gewichten von bis zu 50% des Körpergewichtes zu einer Verbesserung der Mikro- und Makrozirkulation des Hüftgelenkes führt und daß dadurch die Prognose des Hüftgelenkes verbessert wird. Die vorliegende tierexperimentelle Untersuchung unterstützt deshalb die Auffassung vieler Autoren, die in der Traktionsbehandlung eine wertvolle Maßnahme sehen, um Komplikationen bei Hüftgelenkerkrankungen zu vermeiden.

Obwohl die vaskuläre Anatomie des Hüftgelenkes des jungen Schweines der menschlichen stark ähnelt, dürfen die Ergebnisse nur mit äußerster Vorsicht auf das menschliche Hüftgelenk übertragen werden. Der Autor konnte die erwähnten Meßverfahren jedoch inzwischen im Rahmen von offenen Einstellungen bei zwei Kindern einsetzen. Dabei bestätigten sich die Ergebnisse der vorliegenden Arbeit. Der Einsatz dieser Untersuchungstechniken im Rahmen weiterer klinischer Fragestellungen ist geplant.

Weiterführende Literatur

Bassett G.S., D.M. Aper, V.G. Wintersteen, V.T. Tolo: Measurement of femoral head microcirculation by laser doppler flowmetry. J. Pediatr. Orthop. 11 (1991) 303–313

Bernbeck R.: Kritisches zum Perthes-Problem der Hüfte. Arch. orthop. traum. Surg. 44 (1951) 445–472

Buchholz R.W., J.A. Ogden: Patterns of ischemic necrosis of the proximal femur in nonoperatively treated congenital hip disease. Proc. 6th Sci Meet Hip Soc, Mosby, St. Louis. (1978) 43–63

Chung S.M.K.: The arterial supply of the developing end of the human femur. J. Bone Jt. Surg. A 58 (1976) 961–970

Crego C.H.: The use of skeletal traction as a preliminary procedure in the treatment of early congenital dislocation of the hip. J. Bone Jt. Surg. 21 (1939) 353–372

Crock H.V.: An atlas of the arterial supply of the head and neck of the femur in man. Clin. Orthop. 152 (1980) 17–27

Fish D.N., J.E. Herzenberg, R.N. Hensinger: Current practice in use of prereduction traction for congenital dislocation of the hip. J. Pediatr. Orthop. 11 (1991) 149–153

Kalamchi A., D.D. MacEwen: Avascular necrosis following treatment of congenital dislocation of the hip. J. Bone Jt. Surg. A 62 (1980) 876–888

Krämer J., R. Schleberger, R. Steffen: Closed reduction by two-phase traction and functional splinting in mitigated abduction for treatment of congenital dislocation of the hip. Clin. Orthop. 258 (1990) 27–32

Morcuende J.A., M.D. Meyer, L.A. Dolan, S.L.Weinstein: Long-term outcome of open reduction through an anteromedial approach for congenital dislocation of the hip. J. Bone Jt. Surg. A 79 (1997) 810–817

Nicholson J.T., H.P. Kopell, F.A. Mattei: Regional stress angiography of the hip, A preliminary report. J. Bone Jt. Surg. A 36 (1954) 503–510

Ogden J.A.: Changing patterns of proximal femoral vascularity. J. Bone Jt. Surg. A 56 (1974) 941–950

Salter R.B., R. Field: The effects of continuous compression on living articular cartilage: An experimental investigation. J. Bone Jt. Surg. A 42 (1960) 31–49

Salter R.B., J. Kostuik, S. Dallas: Avascular necrosis of the femoral head as a complication of treatment for congenital dislocation of the hip in young children, A clinical and experimental investigation. Can. J. Surg. 12 (1969) 44–61

Spalteholz W.: Ueber das Durchsichtigmachen von menschlichen und tierischen Präparaten und seine theoretischen Bedingungen. In: Hirzel, Ed.2. Leipzig 1914

Stücker R.D., J.T. Bernnett, J. Dunlap: Blood flow to the immature hip: the steal effect as a possible factor in the development of avascular necrosis in congenital dislocation of the hip. J. Bone Jt. Surg. (suppl. 2) B 75 (1993) 164

Stücker R.D., T. Hüter, J. Haberstroh: Der Einfluss einer Traktionsbehandlung auf die Durchblutung der unreifen Hüfte – Eine tierexperimentelle Studie. Z. Orthop 134 (1996) 332–336

Stücker R.D., M.R. Brinker, J.T. Bernnett, J. Dunlap, S.D. Cook, H.L. Lippton, A.L. Hyman: Blood flow to the immature hip. Acta orthop. scand. 68 (1997) 25–33

Swiontkowski M.F., R. Ganz, U. Schlegel, S.M. Perren: Laser doppler flowmentry for clinical evaluation of femoral head osteonecrosis – Preliminary experience. Clin. Orthop 218 (1987) 181–185

Tönnis D.: Die angeborene Hüftdysplasie und Hüftluxation im Kindes- und Erwachsenenalter. Springer, Berlin/Heidelberg 1984

21 Forensische Probleme bei der Behandlung von Hüftreifungsstörungen unter Berücksichtigung der „endogenen" Dysplasie

H.-D. Matthiessen

Einleitung

In den Gutachterkommissionen und Schlichtungsstellen der BRD mußten im Jahr 1995 insgesamt 14693 Gutachterfälle bearbeitet werden. Hinsichtlich der Anzahl der angenommenen Beschwerden als auch der prozentualen Anerkennung von Behandlungsfehlern läßt sich ein deutliches Nord-Süd-Gefälle feststellen (Deutsches Ärzteblatt) (Tabelle 21.1).

Die Anzahl der Beschwerden hat in den letzten Jahren den Statistiken der Ärztekammern zufolge mit erkennbarem Nord-Süd-Gefälle stetig zugenommen. Mit Beginn der sonographischen Ära nahmen insbesondere die Beschwerden über Dysplasiebehandlungen zu

Die Beschwerden über Hüftdysplasiebehandlungen zeigen mit Beginn der sonographischen Ära zunehmende Tendenz! Die Vorwürfe der Eltern, der Zeitpunkt der Ersterkennung der Hüftluxation, das Alter der Kinder bei Beschwerdeeinleitung sowie die gutachterlichen Äußerungen zur Indikation von Röntgenaufnahmen und Ultraschalluntersuchungen wurden analysiert (Matthiessen 1996, 1997).

Tabelle 21.1. Gutachterkommissionen und Schlichtungsstellen in der BRD 1995

5154	**Beschwerden angenommen**		
1800	**Schlichtungsstelle Norddt. Ärztekammern**		
559	31%	Behandlungsfehler	+
1123	62%	Behandlungsfehler	–
773	**Gutachterkommission Nordrhein**		
232	30%	Behandlungsfehler	+
453	59%	Behandlungsfehler	–
224	**Schlichtungsstelle Bay. Ärztekammer**		
31	14%	Behandlungsfehler	+
193	86%	Behandlungsfehler	–
9	**Gutacherkommissionen + Schlichtungsstellen**		
▶	außergerichtliche Einigung vermeintlich fehlerhafter Behandlungen		
1995	Beschwerden	8189	
1994	nicht entschiedene Fälle	6504	
	Summe	14693	
1995	abgeschlossene Fälle	7804	

Tabelle 21.2. Beschwerdegebiet, Gutachtergebiet, Zahl der involvierten Ärzte sowie festgestellte Behandlungsfehler

Zeitraum		1977–1984	1986–1989	1991–1993	Summe	Beteiligte Ärzte
Gutachterfälle		6	5	4	15	
Beschwerdegebiet	Kinderarzt	4	3	5	12	
	Orthopäde	3	1	3	7	20
	Gynäkologe	–	1	–	1	
Gutachtergebiet	Kinderarzt	5	6	6	17	
	Orthopäde	7	2	10	19	37
	Radiologe	–	1	–	1	
Behandlungsfehler	Gutachterkommission	2	2	1	5	
	Eigene Bewertung	2	2	4	8	

Für nur 15 Gutachterfälle wurden 37 Fachärzte gutachterlich eingeschaltet!

Insgesamt wurden 15 Gutachterfälle der Jahre 1977 bis 1993 eingesehen und ausgewertet. Um den Wissenszuwachs in dieser Zeit zu berücksichtigen und die Gutachten miteinander vergleichen zu können, wurden sie jeweils einem von drei Zeiträumen zugeordnet: 6 Gutachten fielen in die Zeit zwischen 1977 und 1984, 5 Gutachten zwischen 1986 und 1989 und 4 Gutachten zwischen 1991 und 1993. Die Aufschlüsselung der Einzelgutachten nach Beschwerdegebiet, Gutachtergebiet und Anerkennung von Behandlungsfehlern zeigt Tabelle 21.2.

Insgesamt wurde 12 Kinderärzten, 7 Orthopäden sowie 1 Gynäkologen (insgesamt 20 Kollegen) eine fehlerhafte Behandlung bzw. Operation, mangelhafte Aufklärung über voraussichtlich weitere Entwicklung des Leidens, oberflächliche, mangelhafte sowie fehlerhafte Vorsorgeuntersuchung, Verzicht auf erforderliche Röntgenaufnahmen, später auch der Verzicht auf sonographische Untersuchungen vorgeworfen. 17 Kinderärzte, 19 Orthopäden sowie 1 Radiologe (insgesamt 37 Kollegen) waren gutachterlich mit 15 Gutachterfällen beauftragt. 5 Behandlungsfehler wurden von der Gutachterkommission anerkannt. Unter Nichtbeachtung der Prämisse „in dubio pro medico“ hätten m. E. 8 Fälle als Behandlungsfehler anerkannt werden müssen.

Zeitraumbezogene gutachterliche Stellungnahmen

Die mit Beginn der sonographischen Ära bessere Einsicht in das postpartale Hüftpfannenwachstum führte umgekehrt bei den Gutachtern zu erheblichen Unsicherheiten in der Beurteilung und Indikation von Röntgenaufnahmen

Die gutachterlichen Entscheidungen zeigen im Zeitraum 1977 bis 1984 große Unsicherheiten bei der Beurteilung der Luxationsdiagnostik postpartal sowie innerhalb der ersten vier Lebensmonate. Mit Beginn der sonographischen Ära konnte die Entwicklung und Formdifferenzierung des kindlichen Pfannendaches in diesem bisher nicht bekannten Zeitraum eingesehen und beschrieben werden.

Trotz zunehmender Erkenntnisse zur Formdifferenzierung des Pfannendaches bestehen im Zeitraum 1986 bis 1989 Unsicherheiten in der Beurteilung zur Indikation von Röntgenaufnahmen oder sonographischen Untersuchungen. Die Gutachter sind durchweg der Meinung, daß sonographische Untersuchungen nicht obligatorisches Rüstzeug der niedergelassenen Kinderärzte oder Orthopäden waren und erkennen daher keine Verletzung der Sorgfaltspflicht bei den Vorsorgeuntersuchungen. Erst im Zeitraum 1991 bis 1993 wird die Unterlassung der sonographischen Untersuchung bei positiver Anamnese oder klinisch auffälligen Befunden als Vorwurf gewertet.

oder sonographischen Untersuchungen. Der sich entwickelnde Standard gutachterlicher Stellungnahmen und der Beurteilungswandel ließ sich in 3 Zeiträume einteilen

Im Zeitraum 1986 bis 1993 werden die Gutachter mit der Differenzierung zwischen „endogenen" und „exogenen" Dysplasieverläufen konfrontiert. Obwohl die Luxation postpartal erkannt und behandelt wurde, kam es nach Behandlungsausleitung bei positivem „Dysplasiefaktor" erneut zu einer Pfannendachdysplasie, so daß im Vorschulalter eine Azetabuloplastik erforderlich wurde. Das Klagebegehren der Eltern richtete sich dabei immer auf den Zeitpunkt der Behandlungsausleitung.

Da am 1.1.1996 die sonographische Untersuchung in Deutschland als Screening eingeführt wurde, rückt im Behandlungsfall der „Zeitpunkt der Behandlungsausleitung" in den Vordergrund des Interesses und sollte nicht Anlaß weiterer forensischer Auseinandersetzungen mit den Gutachterkommissionen werden.

Klagebegehren der Eltern

In fast allen Gutachten löste der Arztwechsel die Klage aus. Das Klagebegehren wurde durch die für die Eltern „überraschende" Diagnose der Hüftluxation jeweils bei dem weiterbehandelnden Arzt (möglicherweise verbal) initiiert. Dies trifft insbesondere auch für die „klinischen Erläuterungen" zu. Ein Behandlungsvorwurf wurde ausgelöst, als ein zweitbehandelnder klinischer Orthopäde von einer „Reoperation" sprach. Die Eltern interpretierten das als „Rückoperation" und schlossen daraus, daß die vom ersten Operateur durchgeführte offene Einstellung offenbar nicht nötig gewesen oder nicht lege artis durchgeführt worden sei. Derartige Beispiele ließen sich aus den durchgesehenen Gutachten beliebig weiter fortsetzen.

Insbesondere der Arztwechsel löst das Klagebegehren der Eltern aus!

Während im ersten Zeitraum mangelhafte Aufklärung über die voraussichtliche Entwicklung des Leidens sowie Behandlungsfehler bei Operationen vorgebracht wurden, richteten sich im zweiten Zeitraum die Vorwürfe eher gegen Behandlungsfehler infolge einer Fehldiagnose, mangelnde Sorgfalt bei den Vorsorgeuntersuchungen sowie gegen die Unterlassung notwendiger Röntgenaufnahmen; es treten auch die ersten Vorwürfe wegen Unterlassung der sonographischen Untersuchung auf. Im dritten Zeitraum wird vornehmlich die mangelnde Sorgfalt, die Unterlassung von Röntgen- und sonographischer Diagnostik vorgebracht, nun aber mit dem Hinweis darauf, daß bei frühzeitiger Erkennung des Hüftleidens konservative Behandlungsmaßnahmen ausgereicht hätten, um die Luxation auszuheilen. Der Aspekt der „Frühestdiagnose" rückt immer mehr in den Vordergrund des Klagebegehrens. Hinzu kommen diejenigen Fälle, die post partum diagnostiziert und behandelt wurden, bei denen der Zeitpunkt der Behandlungsausleitung korrekt war und sich später wider Erwarten eine „Restdysplasie" bemerkbar machte.

Beklagt wird:
- mangelhafte Aufklärung
- Behandlungsfehler
- Fehldiagnosen
- mangelnde Sorgfalt bei den Vorsorgeuntersuchungen
- Unterlassung notwendiger sonographischer oder röntgenologischer Untersuchungen

Regelmäßige Frage der Eltern: „Hätte durch Weiterführen, z. B. der Spreizhosentherapie, die spätere Azetabuloplastik vermieden werden können?"

In diesen Fällen lag der Zeitpunkt des Klagebegehrens zwischen dem 3. und 5. Lebensjahr jeweils vor der erforderlichen Azetabuloplastik. Von den Eltern wird regelmäßig gefragt: „Hätte durch Weiterführen der Spreizhosentherapie die spätere Azetabuloplastik vermieden werden können?"

Schmerzensgeld, materielle Ansprüche

Um Schmerzensgeld und andere materielle Ansprüche geltend zu machen, werden von den Rechtsberatern alle nur erdenklichen Argumentationen geliefert!

Die Ansprüche werden im wesentlichen von den Rechtsberatern vorgetragen; folgende Argumentationen sind geläufig:

- Durch die verzögerte Diagnosestellung müsse nun im Alter von einem Jahr eine Behandlung mit einem „Spreizgürtel" erfolgen, was eine starke Behinderung für das Kind darstelle.
- Infolge des verspäteten Laufbeginns bestehe eine besondere Beeinträchtigung der motorischen Entwicklung, z. B. wesentliche Erschwernisse beim Laufen.
- Wäre die Diagnose eher gestellt worden, hätte die operative Therapie eher erfolgen können und es wäre nicht zu der großen Narbenbildung gekommen.
- Infolge der verspäteten Diagnose habe das Kind 6 Monate lang einen Hüftgips tragen müssen, der jeweils in Vollnarkose angelegt wurde. Dadurch ergäben sich für das Kind und auch für die Mutter erhebliche Beeinträchtigungen.
- Die Nachtruhe des Kindes sowie der Mutter sei über die Maßen gestört. Da das Kind nicht gewickelt werden kann, muß ständig kontrolliert werden, ob Stuhl oder Urin abgegangen ist, damit der Gips nicht naß wird und womöglich vor der jeweiligen Frist von 6 Wochen erneuert werden muß.

Die Schmerzensgeldregelung ist nicht Aufgabe der Gutachterkommission. Die Juristen errechnen durchschnittlich 30–40.000 DM. Zusätzlich ist derjenige Schaden zu ersetzen, der durch den Behandlungsfehler in Zukunft noch bestehen wird.

Der materielle Schaden wird z. B. folgendermaßen vorgebracht:

- Die Mutter wollte nach Beendigung des Mutterschutzes wieder ihrem Beruf nachgehen. Sie hatte auch bereits eine Kinderfrau eingestellt. Diese war jedoch nicht bereit, das Kind im Gips zu pflegen, so daß die Mutter das Arbeitsverhältnis kündigen mußte, da andernfalls die Betreuung des Kindes nicht sichergestellt wäre.

Die hier aufgeführten Argumentationen der Rechtsberater bzw. der Eltern lassen sich beliebig fortsetzen.

Gutachterliche Äußerungen

Röntgendiagnostik

Alle Gutachter im ersten Zeitraum (1977–1984) sind sich darüber einig, daß die Röntgendiagnostik innerhalb der ersten vier Lebensmonate nicht möglich sei, da die „knöchernen Strukturen" fehlen. Außerdem bedeute die Röntgendiagnostik für das Kleinkind eine hohe Strahlenbelastung. Nur bei strenger Indikation und bei begründetem Verdacht sei eine Indikation gegeben. Bei fehlender Anamnese oder fehlenden auffälligen klinischen Befunden bestehe grundsätzlich keine Indikation zur Röntgendiagnostik. Die Gutachtermeinung veränderte sich jedoch im Laufe der Zeit, so daß im letzten betrachteten Zeitraum folgendermaßen geurteilt wurde: „Die fälschlich vermiedene Röntgenstrahlenbelastung ist somit Ursache der verspäteten Luxationsdiagnose geworden."

Die gutachterlichen Äußerungen weisen innerhalb eines Gebietes und insbesondere gebietsübergreifend (z. B. zwischen Kinderarzt und Orthopäde) unterschiedliche Auffassungen über Indikationen der Sonographie, der Röntgendiagnostik als auch zu operativen Maßnahmen auf

Sonographie

Die Beurteilung sonographischer Untersuchungen beginnt erst im zweiten Zeitraum (1986–1989). Es wird festgestellt, daß sich die Sonographie in den 80er Jahren noch im Stadium der Entwicklung befunden habe und somit kein „obligatorisches Rüstzeug" für den niedergelassenen Orthopäden oder Kinderarzt gewesen sei. Zudem sollte die sonographische Untersuchung ebenfalls nur bei begründeten Verdachtsmomenten durchgeführt werden.

Auch im dritten Zeitraum (1991–1993) wird beispielsweise noch angegeben, daß die Sonographie nicht allgemeiner Standard und daher nicht obligatorisch sei. Die Sonographie sei nur bei Luxationsanamnese oder bei klinischen Verdachtsmomenten indiziert. Außerdem habe die KV „Schranken gesetzt", zudem zähle die Sonographie nicht zu den erstattungsfähigen Vorsorgeuntersuchungen (kinderärztliches Gutachten 1993!).

Doch kinderärztliche Gutachter stellen andererseits auch fest: „Die Sonographie wäre heutzutage (1988!) zwingend notwendig gewesen."

Operative Therapie

Im ersten Zeitraum (1977–1984) äußern sich die Gutachter insbesondere zu den operativen Behandlungsmaßnahmen bei der Luxation. Hinsichtlich der Operationsindikation und der Operationsergebnisse wird festgestellt, daß in allen Behandlungsphasen entsprechend allgemein gültiger Behandlungsrichtlinien für die Hüftgelenksdysplasie vorgegangen worden sei. „Wenn die jeweilige Operation nicht zu der gewünschten vollständigen Ausheilung der Hüftdysplasie geführt hat, wird auf Beobachtungen verwiesen, bei denen klinisch und röntgenologisch gleiche Fälle, die auch der gleichen Altersstufe angehören, bei gleicher Behandlung zu unterschiedlichen Resultaten führten. Auch gibt es trotz rechtzeitiger Diagnose und korrekter Spreizbehandlung immer wieder Hüftgelenke, bei denen es zu Luxationen kommt."

Unsicherheiten der Gutachter gibt es bei der Beurteilung unterschiedlicher Dysplasieverläufe und deren Klassifikationen. Nicht jede „persistierende" oder „Restdysplasie" kann dem Therapeuten angelastet werden!

Der Erfolg oder Mißerfolg einer Behandlung sei auf die „Schwere der Anlagestörung" bzw. auf den „biologischen Wert" des Hüftgelenkes zurückzuführen. Insbesondere wird bereits damals (1978) darauf hingewiesen, daß der Ablauf der Ossifikation nicht nur von der normalen Funktion, sondern auch von uns nicht beeinflußbaren „endogenen Faktoren" abhängig ist. Das „endogene Krankheitspotential" einer Luxationshüfte gibt sich erst im „weiteren Verlauf der Behandlung" zu erkennen. Wenn die eigenen retinierenden Kräfte zu klein sind, entwickeln sich frühzeitig eine ausgeprägte Coxa valga und eine verstärkte Antetorsion des Schenkelhalses, so daß die primäre Dysplasie mit Belastungsbeginn beim Gehen und Stehen in eine Dysplasie mit Dislokation übergehe. Der Gutachter erklärt anschließend, daß bedauerlicherweise „die den Hüftgelenken innewohnende, endogene, stark pathologische Fehlwachstumstendenz" zu einem ungünstigen Verlauf mit der Notwendigkeit mehrfacher Operationen geführt hat.

Diese bereits im ersten Zeitraum von orthopädischen Gutachtern (Schlegel u. Chicote-Campos 1977) ausführlich dargestellten Zusammenhänge mit zahlreichen Literaturangaben werden sicherlich als Orientierungshilfe für weitere zu erwartende forensische Auseinandersetzungen von erheblicher Bedeutung sein.

Im dritten Zeitraum (1991–1993) entscheiden die Gutachter dahingehend, daß die „endogene" Verlaufsform mit zunehmender Pfannendachdysplasie dem behandelnden Arzt nicht anzulasten ist, wenn die Behandlung zuvor korrekt erfolgt ist (Matthiessen 1993, 1997).

Restdysplasie

Der Begriff „Restdysplasie" wird neu definiert, um den sich für den Therapeuten negativ auswirkenden Aspekt zu eliminieren

Neben fragwürdigen Gutachterstatements, die offensichtlich „pro medico" initiiert wurden, gab allein der Ausdruck „Restdysplasie" den juristischen Beratern der Eltern Anlaß, eine Fehlbehandlung zu unterstellen. Die Restdysplasie war bis dato nicht definiert.

Maronna (1994) hat eine Definition der „Restdysplasie" erarbeitet. „Bei der Restdysplasie handelt es sich um ein nach vorausgegangener konservativer oder operativer Behandlung einer Hüftluxation oder Dysplasie verbleibendes Defizit in der Pfannenentwicklung, besonders am Pfannendach bei regelrechter, das heißt zentrierter Position des Hüftkopfes."

Tschauner (1997) versteht unter dem Begriff „Restdysplasie" einen „bei Wachstumsabschluß von der Norm abweichenden Fehlbau auf der Grundlage einer Hüftreifungsstörung. Dabei kann es sich:

- einerseits um eine erst zu Wachstumsende als röntgenologischer Zufallsbefund oder aufgrund von Schmerzen erstmals entdeckte – vorher nicht bekannte und daher auch nicht behandelte – ‚Restdysplasie' handeln, oder
- andererseits um einen Restzustand nach im Säuglingsalter und in der Kindheit vorbehandelter Hüftreifungsstörung. Der Begriff der ‚Restdysplasie' bedeutet in diesem Zusammenhang keineswegs, daß die Vorbehand-

lung nicht lege artis durchgeführt worden ist, sondern ist in der Regel Ausdruck eines schweren patho-anatomischen Ausgangsbefundes oder von im Laufe der Behandlung aufgetretenen Wachstumsstörungen."

Tschauner (1997) spricht damit die schicksalhaft „ererbte Materialqualität" der Gelenkkörper und perikapsulären Gewebe an, die in ihrer Wertigkeit dem „endogenen Dysplasiefaktor" im Entwicklungsalter entspricht.

Insbesondere aus forensischen Gründen (Matthiessen 1996) sollte der sich für den Therapeuten negativ auswirkende Aspekt in der Definition der Restdysplasie wie folgt eleminiert werden:

„Bei der Restdysplasie handelt es sich - trotz adäquater und konsequenter Behandlung von Hüftdysplasien oder Hüftluxationen - immer um ein verbleibendes Defizit in der Pfannenentwicklung bei zentrierter Position des Hüftkopfes. Dieses Defizit trotz korrekter Behandlung muß als Ausdruck des 'endogenen' Dysplasiefaktors bewertet werden."

Kasuistik eines „endogenen" Dysplasieverlaufes

Im Alter von 3 Monaten wurde die Hüftluxation mit einem AC-Winkel beidseits von 44° diagnostiziert (Abb. 21.1 a). Im Alter von 4 Monaten Behandlungsbeginn mit Hoffmann-Daimler-Luxationsbandage, später mit Hoffmann-Daimler-Spreizschiene. Mit 1,10 Jahren gutes konservatives Behandlungsergebnis: AC-Winkel rechts 24°, links 22°. Ausbildung einer Coxa valga et antetorta mit beginnender Lateralisation des Hüftkopfes gegenüber der proximalen Femurwachstumsfuge (Abb. 21.1 b). Im Alter von 2,3 Jahren zunehmende Valgisierung des Schenkelhalses mit scherkraftinduzierter Verschlechterung des AC-Winkels auf 25° beidseits (Abb. 21.1 c). Im Alter von 2,6 Jahren Zustand nach Drehvarisationsosteotomie (DVO) im Alter von 2,4 Jahren (Abb. 21.1 d) findet sich ein AC-Winkel rechts von 18° und links von 26°. Nach Materialentfernung im Alter von 3,6 Jahren zeigte sich mit 6,5 Jahren unter Revalgisierung der Schenkelhälse besonders linksseitig erneut eine Pfannendachdysplasie mit AC-Winkeln rechts von 25°, links von 32° (Abb. 21.1 e). Den Eltern wurde eine pfannendachverbessernde operative Therapie empfohlen, die jedoch nicht erfolgte. Zwölf Jahre später erschien das Mädchen in meiner Praxis und klagte über linksseitige „Beinschmerzen". Es bestand eine Hüftdysplasie rechts sowie eine Hüftsubluxation links (Abb. 21.1 f). Weitere Recherchen ergaben, daß auch bei der Mutter und der Schwester eine Hüftdysplasie besteht. Nach Durchsicht der Krankenunterlagen der behandelnden Klinik wurden niemals neuromuskuläre Dysbalancen oder weitere Auffälligkeiten beschrieben, so daß bei positiver familiärer Dysplasieanamnese der „endogene" Dysplasieverlauf gesichert war. Die Behandlung erfolgte durch Dreifachosteotomie nach Tönnis einschließlich Trochanterdistalisation im Alter von 19,4 Jahren.

Der Verlauf veranschaulicht, daß bei damals (1973!) recht „früher" Diagnose der Hüftluxation unter konservativen Behandlungsmaßnahmen mit Beginn des 4. Lebensmonats ein gutes Ergebnis erzielt werden konnte. Der „endogene" Verlauf hat sich jedoch mit Valgisierung und zunehmend additiv wirkenden „exogenen" Scherkräften erneut mit dysplastischer Verschlechterung durchgesetzt. Auch die DVO vermochte mit nachfolgender Revalgisierung den endogenen Luxationsverlauf nicht zu beeinflussen

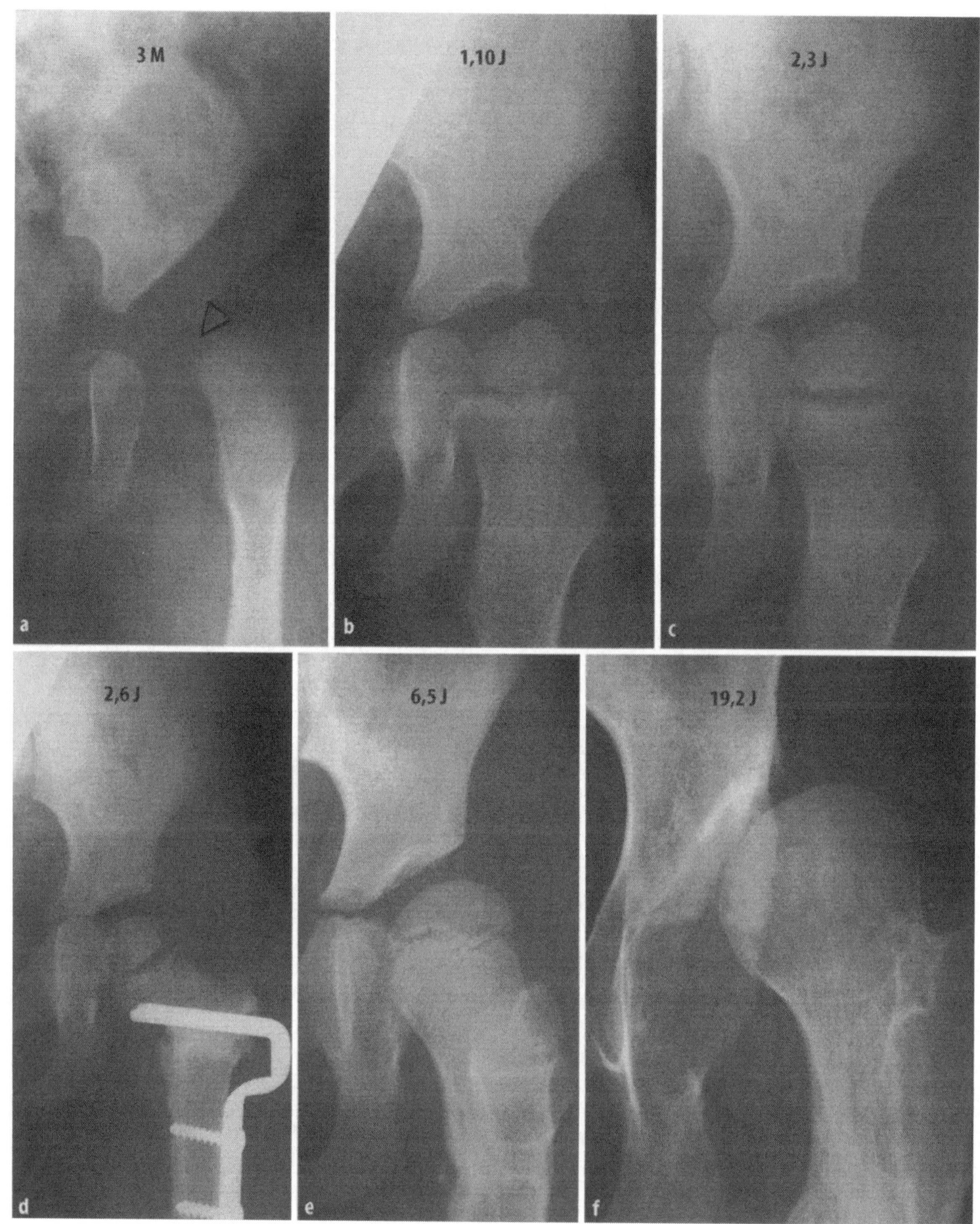
3 M
1,10 J
2,3 J
2,6 J
6,5 J
19,2 J
a
b
c
d
e
f

Fazit

In der Behandlung von Hüftdysplasien oder Luxationen sollte bei unbefriedigendem Therapieerfolg sofort nach einer möglichen Ursache gefahndet werden (Matthiessen 1997). Kann über eine „protrahierte Entwicklungsverzögerung" die Verlaufsform einer „endogenen" Dysplasie gesichert werden, empfehle ich ein ausführliches Gespräch mit den Eltern zum Wohle des uns anvertrauten Kindes und um den aufwendigen Schriftverkehr mit den Gutachterkommissionen zu vermeiden. Die „endogene" Verlaufsform kann dem Therapeuten grundsätzlich nicht angelastet werden, das „Nichterkennen" birgt jedoch ausreichend Zündstoff!

Weiterführende Literatur

Gutachterkommissionen und Schlichtungsstellen: Rund 5000 Beschwerden verhandelt. Deutsches Ärzteblatt 93 (1996) 2305

Maronna U.: Restdysplasie: Operative Therapie versus Spontanheilung. In: Hoffstetter I., J. Jerosch (Hrsg): Kontroverses in der Orthopädie, Münsteraner Frühjahrs-Symposium, Mai 1994. Shaker, Aachen 1995

Matthiessen H. D.: Die „endogene" Hüftdysplasie. In: Schilt M., C. Lüdin (Hrsg): Angeborene Hüftdysplasie und -luxation vom Neugeborenen bis zum Erwachsenen, Proceedings Symposium Uni Zürich 1993. SGUMB-SVUPP-Eigenverlag, Zürich 1993 (S. 117–133)

Matthiessen H. D.: Forensische Probleme bei der Behandlung von Hüftdysplasien und -luxationen. Z. Orthop. 134 (1996) 0a 10–12

Matthiessen H. D.: Das Problem der „endogenen" Dysplasie. In: Tschauner C. (Hrsg): Die Hüfte. Enke, Stuttgart 1997 (S. 45–57)

Schlegel K. F., F. Chicote-Campos: Wissenschaftlich begründetes Gutachten im Auftrag der Gutachterkommission für ärztliche Behandlungsfehler der Ärztekammer Nordrhein vom 15.12.1977

Tschauner C. (Hrsg): Die Hüfte. Enke, Stuttgart 1997

Abb. 21.1. Kasuistik eines „endogenen" Dysplasieverlaufes (M. N. geb. 24.10.1972). Die linke Hüfte ist im Wachstum dargestellt. (Erläuterungen siehe Text). **a** Mädchen, 3 Monate, Hüftluxation beidseits, AC-Winkel 44° beidseits. **b** 1,10 Jahre, nach konservativer Behandlung AC-Winkel rechts 24°, links 22°, Coxa valga et antetorta. **c** 2,3 Jahre, zunehmende Valgisierung des Schenkelhalses, Verschlechterung des AC-Winkels 25° beidseits. **d** 2,6 Jahre, Zustand nach Drehvarisationsosteotomie im Alter von 2,4 Jahren. **e** 6,5 Jahre, Revalgisierung der Schenkelhälse mit erneuter Dysplasie, empfohlene Pfannendachplastik wurde von den Eltern nicht wahrgenommen. **f** 19,2 Jahre, Pfannendachdysplasie rechts, Hüftsubluxation links. Behandlung erfolgte mit Dreifachosteotomie nach Tönnis.

Operative Therapie

22 Offene Repositionsverfahren im Säuglings- und Kleinkindalter

F. Hefti

Bleibt ein Hüftgelenk über längere Zeit hinweg luxiert, so kommt es zu sekundären Veränderungen, welche die Reposition des Kopfes in die Pfanne erschweren. Die Gelenkkapsel wird durch das Höhertreten des Femurkopfes ausgezogen. Obwohl sie als Ganzes ausgeweitet wird, kann die Verbindungsstrecke zum Azetabulum zu einem engen Schlauch schrumpfen. Das Azetabulum selber kann sich bei fehlender Funktion nicht regelrecht entwickeln. Die Knorpelschicht bleibt allerdings lange erhalten. Im unbenutzten Hohlraum lagern sich Fett- und Bindegewebe ab. Das Ligamentum transversum acetabuli, welches die Gelenkpfanne medio-kaudal abschließt, verkürzt sich und verkleinert so den Pfannendurchmesser. Das Labrum kann breit ausgewalzt, aber auch nach kaudal gedrückt sein, wodurch es ebenfalls zu einer Verengung des azetabulären Hohlraumes kommt. Ein weiteres Hindernis für ein tiefes Eintreten des Hüftkopfes kann auch das Ligamentum capitis femoris sein. Durch das Höhertreten des Femurkopfes ist es verlängert und breit ausgewalzt, so daß es nach einer Reposition zuviel Raum im Azetabulum einnimmt. Meist sind in diesem Zustand bei älteren Luxationen die Gefäße verödet. Der M. iliopsoas wird durch das Höhertreten des Femurs ebenfalls verzogen. Er windet sich schlingenförmig um die Kapsel. Da er einen längeren Weg machen muß, ist er straffer gespannt und engt daher meist die Gelenkkapsel ein. Mit der Zeit verkürzen sich alle Muskeln und Weichteile, welche vom Becken an das Femur ziehen, da durch das Höhertreten des Femurs der Weg kürzer geworden ist.

Sekundäre Veränderungen nach Hüftluxation:

- Ausziehung der Gelenkkapsel
- Azetabulum zu klein
- Bindegewebe im Azetabulum
- Verkürzung des Lig. transversum
- Verdickung des Lig. capitis femoris
- Labrum ausgewalzt
- Verkürzung des M. iliopsoas

In diesem Zustand ist eine geschlossene Reposition nur mit erheblichem Kraftaufwand oder gar nicht mehr möglich.

Erste Versuche, solche Hüften offen zu reponieren, führte der Italiener A. Poggi ab 1888 durch. Weitere Pioniere der offenen Reposition waren A. Lorenz, der 1892 über 100 Fälle berichtete sowie A. Hoffa, der diese Operation bei über 700 Patienten durchführte (1892). Der übliche Zugangsweg für diese Repositionen war antero-lateral. K. Ludloff beschrieb 1908 den medialen Zugang zur offenen Einrenkung des Hüftgelenkes. Die Idee, bei hoher Luxation zur Verbesserung der Repositionsmöglichkeit eine verkürzende Femurosteotomie durchzuführen, geht auf Ombrédanne zurück (1932).

Indikation

Mögliche Prinzipien zur Indikationsstellung zur offenen Reposition:
- Offene Reposition nur nach mißlungenem geschlossenem Repositionsversuch
- ab einem bestimmten Alter immer offene Reposition
- Indikation aufgrund von arthrographischen Befunden

Je länger die Luxation besteht, desto schwieriger wird es, geschlossen zu reponieren. Es herrscht jedoch weltweit keine Einigkeit, wann geschlossen und wann offen zu reponieren ist.

Grundsätzlich kann für die Indikationsstellung zur offenen Reposition nach folgenden Prinzipien vorgegangen werden:
- offene Reposition nur nach mißlungenem geschlossenen Repositionsversuch
- offene Reposition immer ab einem bestimmten Alter
- Indikation aufgrund von arthrographischen Befunden

In vielen Kliniken wird die Indikation zur blutigen Reposition erst gestellt, wenn der Versuch einer unblutigen Einrichtung mißlungen ist. In einer großen Sammelstatistik wurde jedoch nachgewiesen, daß die Hüftkopfnekroserate nach erfolgloser konservativer Vorbehandlung und nachträglicher operativer Einstellung mit 28% sehr hoch war gegenüber 8,4% bei Hüfteinstellung ohne Vorbehandlung (außer Längsextension) (Tönnis 1977). Zwar waren in dieser Sammelstudie zahlreiche ältere Fälle mit sehr traumatisierenden Einrenkungsverfahren und Repositionsstellungen enthalten, dennoch ist der große Unterschied in der Nekroserate doch bedenklich.

Das Alter ist weltweit das am häufigsten verwendete Kriterium zur Indikationsstellung für eine offene Reposition. Allerdings ist man sich über die Altersgrenze keineswegs einig. Die Altersgrenze wird bei einigen Autoren bei 1 Jahr (Berkeley et al. 1984; Dhar et al. 1990; Fengler u. Tomaschewski 1976; Machacek u. Salzer 1977), bei anderen bei 2 Jahren (Ferguson 1973; Mau et al. 1971, 1987), bei 2,5 Jahren (Catterall 1990) oder gar bei 3 Jahren (Gabuzda u. Renshaw 1992) gezogen.

Arthrographische Befunde
- Einengung der Gelenkkapsel zwischen Lig. transversum und dem knorpeligen Pfannenrand
- Form des knorpeligen oberen Pfannenrandes
- Ligamentum transversum
- Weichteile im Azetabulum
- Tiefe der Einstellung des Femurkopfes
- Stabilität der Einstellung

Da die Altersgrenze für die Indikation einer offenen Reposition fast immer oberhalb des 1. Lebensjahres liegt, kann der Ultraschallbefund nicht zur Indikationsstellung hinzugezogen werden (Graf 1984, 1992). Die Idee, die Indikation zur offenen Einstellung aufgrund des Arthrographiebefundes zu stellen, stammt von Leveuf und Bertrand (1937). Tönnis et al. haben 1984 eine differenzierte Indikationsstellung zur Methodenwahl und Risikobeurteilung aufgrund des Arthrographiebefundes vorgestellt.

Auf den Arthrographiebildern können folgende Faktoren beurteilt werden:
- Einengung der Gelenkkapsel zwischen Ligamentum transversum und dem oberen knorpeligen Pfannenrandwulst
- Form des knorpeligen oberen Pfannenrandes (nach oben ausgezogen oder in die Pfanne zurückgedrängt?)

- Ligamentum transversum
- Weichteile im Azetabulum (Ligamentum teres?)

Wird unter arthrographischer Kontrolle ein Repositionsversuch gemacht, so muß beurteilt werden, ob
- der Femurkopf tief in die Gelenkpfanne eingestellt werden kann und
- ob der Femurkopf stabil in der Gelenkpfanne bleibt.

Unsere eigenen Indikationsprinzipien für die geschlossene respektive offene Reposition lauten wie folgt:
- Unter 12 Monaten: prinzipiell geschlossene Reposition (Ausnahme: teratologische Luxation und Dislokation bei Arthrogrypose bzw. Larsen-Syndrom).
- 12 bis 24 Monate: bei hoher Luxation (obere Begrenzung der Femurmetaphyse ist auf dem Röntgenbild auf Höhe der Y-Fuge oder kranial davon) kein geschlossener Repositionsversuch. Hier erfolgt zuerst eine Arthrographie. Bestätigt sich die Tatsache, daß ein Repositionshindernis und/oder ein Luxationsgrad 3–4 nach Tönnis (1984) vorliegt, so führen wir die offene Reposition durch. Steht die obere Begrenzung der Metaphyse jedoch unterhalb der Y-Fuge, so applizieren wir eine *Overheadextension.* Wir extendieren bis zu einer Abduktion von 60° und einer Flexion von mehr als 90°. Ist diese Stellung erreicht, so erfolgt die Arthrographie. Ist keine ausreichend tiefe und stabile geschlossene Reposition zu erzielen, so erfolgt die offene Einrichtung.
- Ab 24 Monate: primär offene Reposition nach Längsextension.

Eigene Indikationsprinzipien:
- Unter 12 Monaten: geschlossene Reposition
- 12 bis 24 Monate: bei hoher Luxation kein geschlossener Repositionsversuch. Obere Begrenzung der Metaphyse unterhalb der Y-Fuge: geschlossener Repositionsversuch
- Ab 24 Monate: primär offene Reposition nach Längsextension

Für die Beurteilung der Repositionshindernisse im Arthrogramm ist die Einteilung der Luxationsgrade nach Tönnis nützlich (1984) (Abb. 22.1).

Vorbehandlung

Auch wenn (beim älteren Kind) kein geschlossener Repositionsversuch geplant ist, wurden verschiedene Vorbehandlungen zur Dehnung der verkürzten Weichteile vorgeschlagen:
- Längsextension
- Overheadextension
- Adduktorentenotomie

- Längsextension
- Overheadextension
- Adduktorentenotomie

Meist kommen diese Methoden zum Einsatz, wenn primär eine geschlossene Reposition versucht wird. Ab dem 3. Lebensjahr halten wir den geschlossenen Repositionsversuch für nicht mehr sinnvoll. Dennoch wenden wir die Längsextension an. Der Nutzen einer solchen Zugbehandlung für die Dauer von 10 bis 14 Tage ist allerdings nicht eindeutig geklärt (Kahle et al. 1990; Quinn et al. 1994; Szepesi et al. 1995; Tavares et al. 1994). Mancherorts wird die Extension bis zu 4 Wochen durchgeführt (MacEwen 1987). Die Adduktorentenotomie wenden wir als vorbereitende Maßnahme nicht an.

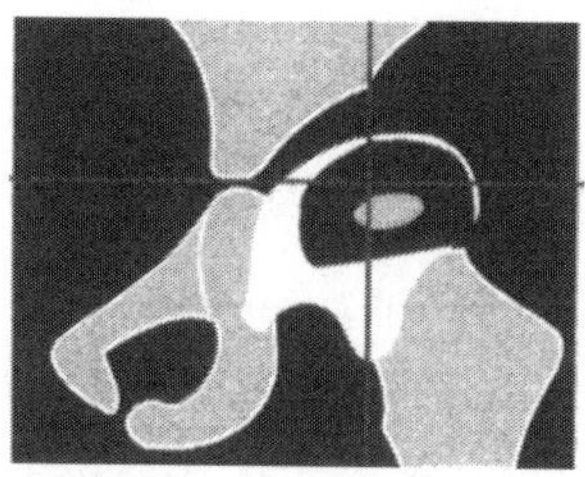

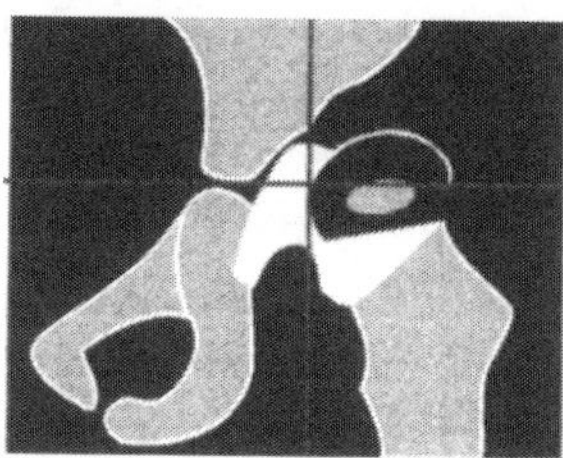

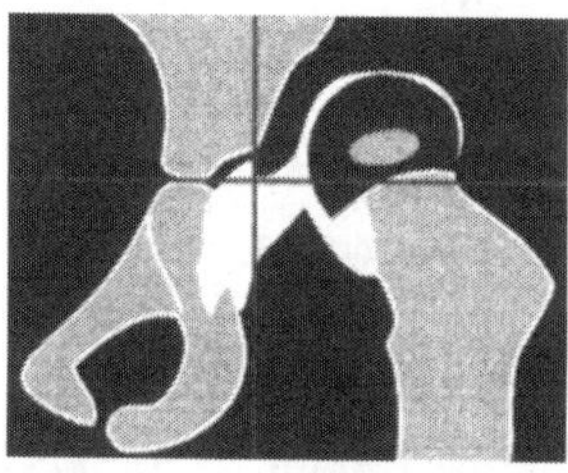

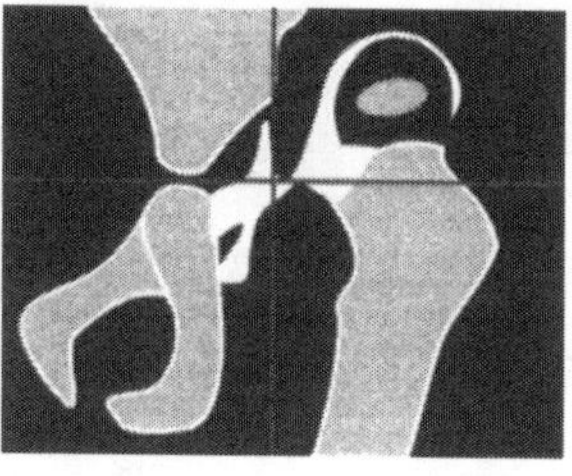

Abb. 22.1. Arthrographische Luxationsgrade nach Tönnis. *Grad 1*: Knorpeliger Femurkopf um weniger als 2/3 seiner Breite nach lateral verschoben, Labrum ausgezogen, bedeckt den Kopf. *Grad 2*: Femurkopf um mehr als 2/3 der Breite lateralisiert, aber um nicht mehr als 1/3 der Höhe nach kranial verschoben. *Grad 3*: Femurkopf um mehr als 1/3 der Höhe nach kranial verschoben. *Grad 4*: Femurkopf voll luxiert, dünner Kapselschlauch trennt ihn vom Azetabulum.

Zugangswege

- medial
- ventral
- dorsal
- ventro-lateral
- lateral

Zur offenen Reposition des Hüftgelenkes stehen folgende operative Zugänge zur Verfügung (Abb. 22.2 a, b):

- medialer Zugang nach Ludloff
- vorderer Zugang durch Leistenschnitt
- vorderer Zugang nach Smith-Petersen
- dorsaler Zugang
- ventro-lateraler Zugang
- lateraler Zugang

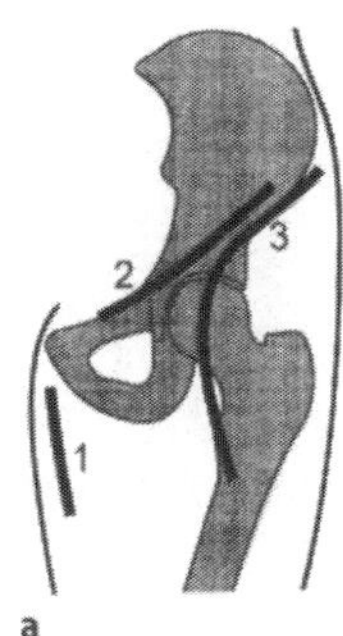

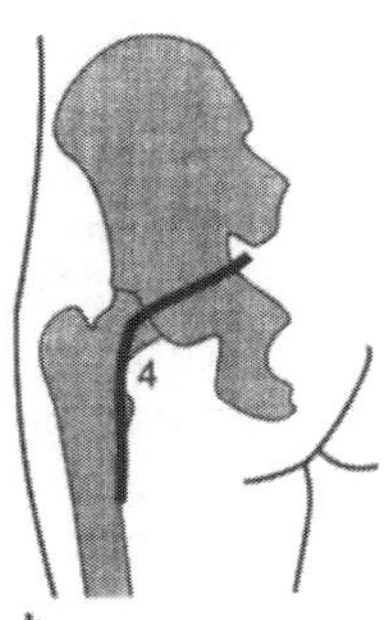

Abb. 22.2. Die verschiedenen Zugangswege für die offene Reposition des Hüftgelenkes bei kongenitaler Luxation **a** von ventral: 1 medialer Zugang nach Ludloff; 2 Leistenschnitt; 3 ventraler Zugang nach Smith-Petersen. **b** von dorsal: 4 dorsaler Zugang nach Moore.

Medialer Zugang nach Ludloff

Der auch heutzutage recht häufig angewendete mediale Zugang nach Ludloff wird an der Innenseite des Oberschenkels durchgeführt. Die mediale Gelenkkapsel kann hier gut dargestellt werden

Der von Ludloff 1908 beschriebene mediale Zugang ist auch heute noch recht weit verbreitet (Diepstraten 1985; Kalamchi et al. 1982; Mankey et al. 1993; Mau et al. 1971, 1987; O'Hara et al. 1988; Sosna u. Rejholec 1992). Er wird heutzutage meist in einer von Salzer und Zuckriegel 1967 angegebenen Modifikation ausgeführt. Das Kind wird in Rückenlage mit im Hüftgelenk flektiertem und abduziertem Bein operiert. Der Hautschnitt beginnt am Leistenband am ventralen Rand des M. adductor longus, etwa 8 cm nach distal ziehend. Die Faszie wird durchtrennt und die Adduktoren werden nach medial kaudal gedrängt. Man geht am Vorderrand der Adduktoren ein. In der Tiefe geht man stumpf zwischen M. pectineus und M. iliopsoas, der lateral bleibt, ein. Auch die großen Gefäße werden lateral belassen. Man beachte, daß auf dem M. pectineus die oberflächlichen Äste der A. circumflexa femoris medialis liegen. Unter dem M. pectineus wird die Gelenkkapsel sichtbar. Hier müssen die Hauptäste der A. circumflexa geschont werden. Die Gelenkkapsel kann hier recht gut dargestellt werden. Sie wird T-förmig bis vor den lateral stehenden Hüftkopf eröffnet. Für die Hindernisse im Azetabulum besteht eine ausgezeichnete Übersicht. Allerdings wird der Zugang problematisch, wenn sich der Hüftkopf außerhalb und kranial der Pfanne befindet. Die Gefahr der Verletzung der A. circumflexa ist bei diesem Zugang größer als beim antero-lateralen Zugang. Auch sollte die Gelenkkapsel nach der Reposition nicht genäht werden. Sie läßt sich oft nur unter Spannung schließen und drückt dann den Kopf wieder nach lateral (Abb. 22.2 a).

Ventraler Zugang

Der ventrale Zugang ist der gebräuchlichste. Wir verwenden einen zum Leistenband parallelen Schnitt kranial davon

Dieser Zugang ist der gebräuchlichste. In der Regel wird der von Smith-Petersen angegebene Schnitt verwendet (1917). Wir selber verwenden allerdings nicht den von der Mitte des Leistenbandes kaudal in Längsrichtung über den ventralen Oberschenkel gezogenen Schnitt. Die Hautspannung am Oberschenkel ist relativ groß, die Narbe wird meist breit und häßlich und ist auch in Badekleidern sehr gut sichtbar. Für die offene Hüftreposition ist der kaudale Anteil des Schnittes nicht notwendig. Wir verwenden einen Schnitt parallel zum Leistenband ca. 1 cm kranial davon, den wir etwas stärker gegen die Symphyse ziehen (Abb. 22.2a). Da die Hautspannung hier klein ist, wird die Narbe meist sehr schön (man kennt dies auch von den Leistenhernien her), zudem ist sie unter der Badehose versteckt. Von diesem Schnitt aus kann man gleichzeitig die offene Reposition wie auch Maßnahmen am Pfannendach durchführen. Der Leistenschnitt wurde erstmals von Salter (1961) beschrieben. Tönnis (1984) legte den Schnitt genau in die Beugefalte, um die kaudalen Strukturen besser zu erreichen.

Wir gehen zwischen M. tensor fasciae latae und M. sartorius ein. Der Ansatz des M. rectus femoris wird dargestellt. Die Gelenkkapsel wird lateral wie auch medial des M. psoas dargestellt und eröffnet

Nach Anlegen des Leistenschnittes 1 cm kranial des Leistenbandes, beginnend ca. 2 cm proximal der Spina iliaca anterior superior bis etwa zwei Querfinger lateral der Symphyse, stellen wir die Spina iliaca anterior superior dar. Kaudal davon palpieren wir die Delle zwischen dem M. tensor fasciae latae und dem M. sartorius. Durch einen kleinen Längsschnitt spalten wir die Faszie. Nun wird der N. cutaneus femoris lateralis sichtbar. Dieser wird angeschlungen. Der M. tensor fasciae latae und der M. sartorius werden am Beckenkamm abgelöst. Falls kein Eingriff am Pfannendach geplant ist, muß die Beckenkammapophyse nicht gespalten und die Muskulatur medial und lateral der Beckenschaufel nicht abgelöst werden. Die an der Spina ansetzende Muskulatur wird nach distal gezogen. Nun wird der Ansatz des M. rectus femoris dargestellt. Auch die quer verlaufende Rectussehne wird über der Gelenkkapsel präpariert. Anschließend wird der M. rectus femoris mit beiden Ansätzen abgelöst und angeschlungen. Die nach lateral verzogene Gelenkkapsel wird mit dem Raspatorium freipräpariert. Der M. gluteus medius wird abgelöst. Zur besseren Übersicht gehen wir zusätzlich medial des M. iliopsoas auf das Gelenk ein. Der N. femoralis wird auf dem M. iliopsoas belassen, wir gehen lateral der A. femoralis (d.h. zwischen Arterie und Nerv) auf die Gelenkkapsel ein. Damit ist der kraniale Bereich der Gelenkkapsel sowohl lateral wie medial dargestellt. Der M. iliopsoas wird von der Gelenkkapsel getrennt bzw. untertunnelt. So wird eine sehr gute Übersicht erreicht.

Dorsaler Zugang

Der dorsale Zugang erlaubt eine gute Übersicht über das Azetabulum, hinterläßt aber eine häßliche Narbe und ist in Europa nicht gebräuchlich

Der dorsale Zugang hat vorwiegend für das Einsetzen von Endoprothesen eine große Verbreitung gefunden. Er wurde 1868 von Von Langenbeck erstmals beschrieben. Die Veröffentlichungen von Gibson (1950) machten ihn vor allem im angelsächsischen Sprachraum sehr populär. Für den Zugang zur Gelenkkapsel müssen die Hüftaußenrotatoren (Mm. gemelli, M. obturatorius internus und M. quadratus femoris) durchtrennt werden. Die daraus resultierende Narbenbildung in der Nähe des N. ischiadicus ist sehr ungünstig. Zudem hinterläßt der Zugang eine häßliche Narbe am Gesäß. Die Übersicht über das Azetabulum ist recht gut. Mir ist kein Behandlungszentrum in Europa oder Nordamerika bekannt, in welchem dieser Zugang für die offene Hüftgelenkreposition verwendet wird. Hingegen habe ich mehrfach Kinder aus Afrika, aus dem nahen Osten wie auch aus Asien gesehen, bei denen die Hüftgelenkreposition durch diesen Schnitt erfolgt war (Abb. 22.2b).

Ventrolateraler Zugang

Bei diesem Zugang geht man von vorne zwischen dem M. gluteus medius und dem M. tensor fasciae latae ein. Die Gelenkkapsel wird von lateral her dargestellt und eröffnet. Von lateral her wird auch der M. rectus femoris von der Kapsel abgelöst. Dieser Zugang ist nur von historischer Bedeutung, da er keine gute Übersicht über das Azetabulum gibt. Er wurde von Hoffa (1892) und Lorenz (1892) verwendet und ist heute vor allem unter dem Namen Watson-Jones (1936) bekannt.

Dieser Zugang ist nur von historischer Bedeutung, da er keine gute Übersicht über das Azetabulum gibt

Lateraler Zugang

Laterale Zugänge, die über einen U-förmigen Bogenschnitt oder einen Längsschnitt über der Glutealmuskulatur in der Verlängerung des Trochanter major eröffnet werden, haben heute keine praktische Bedeutung mehr, da sie gegenüber dem ventralen und dem medialen Zugang keine Vorteile, aber allerlei Nachteile aufweisen. Der Zugang war Anfang dieses Jahrhunderts gebräuchlich (Lexer 1916). Er bietet eine schlechte Übersicht über das Azetabulum, und die Durchtrennung der Glutealmuskulatur (oder gar die Ablösung am Trochanter major) führt zu Verklebungen und Wachstumsstörungen.

Laterale Zugänge haben heute keine praktische Bedeutung mehr, da sie gegenüber dem ventralen und medialen Zugang keine Vorteile aufweisen

Reposition und Retention

Die Hüftgelenkkapsel kann entweder V- oder T-förmig eröffnet werden (Abb. 22.3 a, b). Beide Methoden lassen eine spätere Raffung der Gelenkkapsel mit Verkleinerung des Innenraumes zu. Bei der T-förmigen Eröffnung ist die Übersicht etwas besser, die Gefahr der Verletzung von wichtigen Ästen der A. circumflexa femoris ist jedoch größer, da der Schnitt näher an die Basis des Schenkelhalses geführt wird. Ventral ist diese Gefahr kleiner als lateral, medial oder dorsal (Abb. 22.4).

Die Hüftgelenkkapsel kann entweder V- oder T-förmig eröffnet werden

Nach Eröffnung der Gelenkkapsel wird lateral der Femurkopf sichtbar. Wir lösen das Ligamentum teres am Femurkopf ab. Das darin enthaltene Gefäß ist fast immer obliteriert. Das Ligament führt uns in die Tiefe des Azetabulums. Hier wird es ebenfalls abgelöst. Nun werden die Weichteile aus dem Azetabulum entfernt. Das Ligamentum transversum acetabuli muß eingekerbt werden. Falls die Psoassehne stark verkürzt ist, führen wir eine aponeurotische Verlängerung des M. iliopsoas durch. Manchmal wird auch ein großer Pfannenrandwulst zum Repositionshindernis. In solchen Fällen muß das Labrum vor der Reposition eingekerbt und nach außen gedrückt werden.

Das Lig. teres wird am Femurkopf abgelöst. Die Psoassehne wird aponeurotisch verlängert. Evtl. muß das Labrum eingekerbt werden

Bei kleineren Kindern mit noch nicht allzu hoher Luxation bereitet es in der Regel keine Schwierigkeiten, den Kopf aus seiner luxierten Stellung in die Pfanne zu bringen. Anschließend wird der bei der Eröffnung angelegte laterale Lappen der Gelenkkapsel nach medial unter dem Psoas hindurchgezogen und möglichst weit medial am Pfannenrand vernäht. Dadurch wird der Innenraum in der Gelenkkapsel verkleinert. Ist damit keine stabile Repo-

Nach der Reposition wird die Gelenkkapsel gerafft. Ist damit keine stabile Repositionsstellung zu erreichen, so kann die Reposition mit einem in das Azetabulum eingebrachten Kirschner-Draht temporär gesichert werden

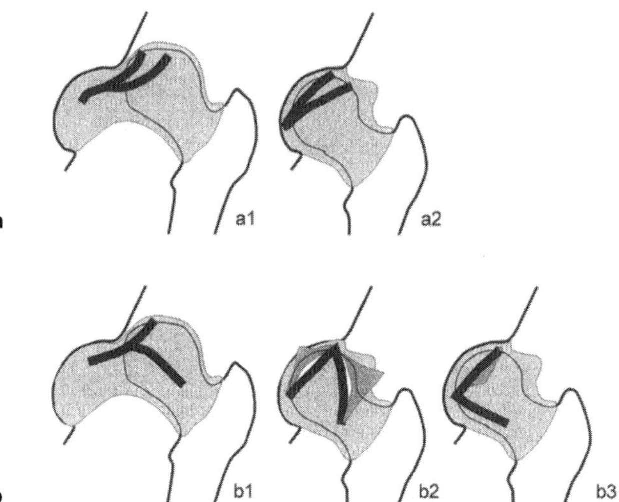

Abb. 22.3. Eröffnung und Raffung der Hüftgelenkkapsel. **a** V-förmig: Ein Lappen mit lateraler Basis wird gebildet, dieser wird nach der Reposition nach medial gezogen. **b** T-förmig: Die Gelenkkapsel wird von ventral T-förmig eröffnet, nach der Reposition wird der mediale Lappen nach lateral und der laterale Lappen nach medial genäht, die Kapsel wird somit gedoppelt.

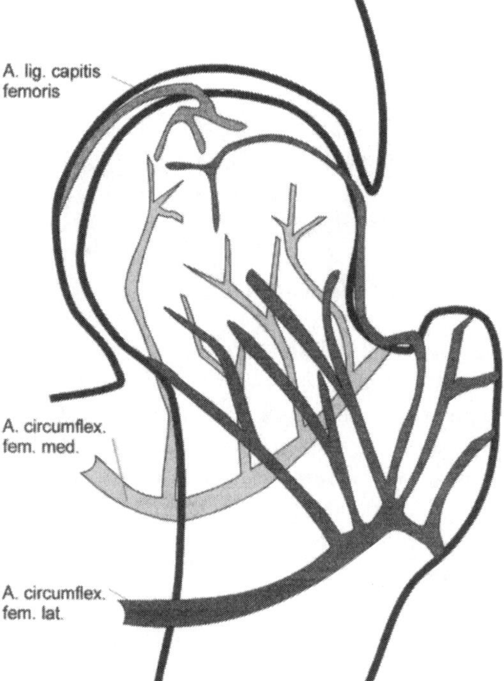

Abb. 22.4. Gefäßversorgung des Femurkopfes: Die A. circumflexa femoris lateralis versorgt die Vorderseite des Schenkelhalses und den Trochanter major, die A. circumflexa femoris medialis ist im wesentlichen für die Ernährung des Femurkopfes verantwortlich. Die A. lig. capitis femoris hat eine untergeordnete Bedeutung für die Durchblutung des Femurkopfes.

sitionsstellung zu erreichen, so kann die Reposition mit einem von lateral vom Trochanter major her durch Schenkelhals und Femurkopf in das Azetabulum eingebrachten Kirschner-Draht temporär gesichert werden. Der Draht darf nicht länger als 6 Wochen im Becken-Bein-Gips belassen werden. Einzelne Autoren erachten die Kapselraffung als unnötig (Lejmann et al. 1995).

Postoperativ legen wir für zweimal 6 Wochen einen Becken-Bein-Gips in der von Fettweis (1968) angegebenen Stellung an. Anschließend ist für weitere 3 Monate eine Schienen-Behandlung notwendig.

Postoperativ Becken-Bein-Gips während zweimal 6 Wochen

Mit dem beschriebenen operativen Verfahren ist bei hohen Luxationen – trotz vorangehender Extensionsbehandlung – eine Reposition oft nur dann möglich, wenn erheblicher Druck angewendet wird. Aus diesem Grund hat Ombrédanne 1932 die Verkürzungsosteotomie vorgeschlagen. Wir führen diese Osteotomie stets durch, wenn der Oberrand der Femurmetaphyse höher steht als die Y-Fuge. Die Osteotomie sollte subtrochanter im proximalen Drittel des Femurschaftes durchgeführt werden. Intertrochanter ist nur eine minimale Verkürzung möglich, ansonsten werden die Gefäße gefährdet. Der Trochanter minor sollte nicht entfernt werden, da sonst die Insertion des M. psoas wegfällt. In dieser Region darf die Verkürzungsosteotomie nur durchgeführt werden, wenn gleichzeitig mit der Reposition der M. psoas verlagert wird, was wir in der Regel nur bei neurogenen Hüftluxationen tun. Die Fixation kann entweder mit einer (Säuglings-)Winkelplatte oder in seltenen Fällen auch mit einem *Fixateur externe* erfolgen. Eine gleichzeitige Varisation ist nicht sinnvoll. Meist besteht keine extreme Coxa valga und der CCD-Winkel stellt sich mit dem Wachstum ohnehin spontan ein. Bei extremer Coxa antetorta kann eine mäßige Derotation sinnvoll sein. Wir führen die Derotation jedoch nur im Zusammenhang mit der Verkürzungsosteotomie durch. Eine alleinige Derotationsosteotomie bei Reposition einer Hüftgelenkluxation ist selten indiziert. Sie kommt eher beim älteren Kind in Frage, dessen Hüfte nicht nach kranial gewandert ist.

Steht der Oberrand der Femurmetaphyse höher als die Y-Fuge, so führen wir eine subtrochantere Verkürzungsosteotomie durch

Bei sehr kleiner Gelenkpfanne wurde früher von Codivilla (1901) und später von Colonna (1938) ein Verfahren zur Vertiefung der Gelenkpfanne angegeben. Diese Methode wurde vor allem unter dem Namen „Colonna" bekannt. Dabei wurde die Gelenkpfanne ausgefräst oder mit Meißel und Messer vertieft. Es erstaunt nicht, daß es nach dieser Operation zu Wachstumsstörungen kam und langfristig das Azetabulum nicht normal geformt wird. Dieses Verfahren wird deshalb heute nicht mehr angewendet.

Colonna hat eine Methode zur Vertiefung der Gelenkpfanne angegeben

Zusätzliche operative Verfahren

Pfannendachplastische Eingriffe

Verschiedene Autoren (Dega 1959; Pemberton 1965; Salter 1961) haben Verfahren zur Verbesserung des Pfannendaches gleichzeitig mit der Hüftgelenkreposition angegeben. Die Durchführung solcher pfannendachplastischer Eingriffe mit der offenen Reposition in einer Sitzung halten wir bei Kindern unter 2 Jahren nicht für sinnvoll (Hefti 1997, 1998). Sowohl die Azetabulo-

Pfannendachplastische Eingriffe (Azetabuloplastik, Salter-Osteotomie) führen wir erst bei Kindern ab 2 Jahren durch

plastik wie auch die Salter-Osteotomie erhöhen den Druck auf den Femurkopf. Sie kommen bei größeren Kindern in Frage, wenn gleichzeitig eine Verkürzungsosteotomie des Femurs durchgeführt wird. Wir warten mit pfannendachverbessernden Eingriffen in der Regel bis zum 3. Lebensjahr. Bis dahin kann die spontane Entwicklung des Azetabulums beobachtet werden. Einige Autoren (Barrett et al. 1986; Galpin et al. 1989; Uyttendaele et al. 1990) berichten über positive Erfahrungen der Kombination der offenen Reposition mit der Salter-Osteotomie. Sie stellen fest, daß weniger Sekundäroperationen notwendig waren. Allerdings sind dies keine vergleichenden Studien, und es ist denkbar, daß einige der Beckenosteotomien sekundär gar nicht hätten durchgeführt werden müssen. Eine andere Arbeit berichtet über besonders hohe Raten von Femurkopfnekrosen bei der Kombination der offenen Reposition mit der Salter-Osteotomie (Powell et al. 1986) (siehe Kapitel 23 und 24).

Nachbehandlung

Die Nachbehandlung erfolgt während zweimal 6 Wochen in einem Becken-Bein-Gips. Anschließend verwenden wir für weitere 3 Monate eine Tübinger Hüftbeuge-Schiene

Die Nachbehandlung erfolgt während zweimal 6 Wochen in einem Becken-Bein-Gips in Fettweis-Stellung (1968). Anschließend verwenden wir für weitere 3 Monate eine Schiene in derselben „physiologischen" Stellung, z.B. die Tübinger Hüftbeuge-Schiene. Szepesi (1995) berichtete über ein Verfahren mit funktioneller Nachbehandlung in einer Pavlik-Bandage oder in einer Abduktionsschiene. Sicher ist eine solche Nachbehandlung ohne starre Fixation ein Vorteil, wenn die Reposition genügend sicher gehalten werden kann. Wir haben damit keine persönliche Erfahrung. Bei guter Compliance ist die funktionelle Nachbehandlung sicher vorteilhaft, nicht immer kann man aber abschätzen, wie zuverlässig die verordneten Maßnahmen befolgt werden.

Komplikationen

Spezifische Komplikationen:
- Reluxation
- Femurkopfnekrose
- persistierende Hüftgelenkdysplasie

Nach offenen Hüftgelenkrepositionen sind folgende spezifische Komplikationen zu befürchten:
- Reluxation
- Femurkopfnekrose
- persistierende Hüftgelenkdysplasie

Allgemeine Komplikationen:
- Infektion
- Fraktur wegen Osteoporose

Zusätzlich muß man an die allgemeinen Komplikationen jeder Operation respektive Immobilisation denken. Hierbei fallen besonders ins Gewicht:
- Infektion
- Fraktur wegen Osteoporose

Die Reluxation ist auf eine ungenügende primäre Reposition zurückzuführen

Die Reluxation ist meist auf eine ungenügende primäre Reposition zurückzuführen. Bei einer Untersuchung (Fortin et al. 1992) von 72 Hüften, welche im Alter zwischen 3 und 41 Monaten reponiert worden waren, konnte für die Prognose kein Unterschied bezüglich Alter bei der Reposition, azetabulärem

Index, Luxationsgrad und durchgeführter oder nicht durchgeführter Adduktorentenotomie festgestellt werden. Hingegen hat die Medialisation nach der Reposition eine entscheidende prognostische Bedeutung. Die tiefe Reposition ist somit das wichtigste Element, und zwar sowohl für das Risiko der Reluxation wie auch für die Entwicklung einer persistierenden Dysplasie (Fortin et al. 1992). Die Reluxation wird zusätzlich durch die Kopf-in-Nacken-Lage und die hochgradige Antetorsion sowie die allgemeine Bandlaxität begünstigt. Insbesondere bei Kindern mit Bindegewebserkrankungen, wie dem Marfan-Syndrom, dem Ehlers-Danlos-Syndrom oder auch der Trisomie 21, kann es aufgrund der Bindegewebsschwäche immer wieder zu Reluxationen kommen. Das Problem der Antetorsion sollte außerdem stets beachtet werden. Aus einer neueren Arbeit geht hervor, daß bei Knaben die Prognose etwas schlechter ist als bei Mädchen (Borges et al. 1995).

Die Femurkopfnekrose ist ebenfalls eine gefürchtete Komplikation der offenen Reposition. Die Nekroserate ist zum Teil abhängig vom Zugang. Tönnis hat für den antero-lateralen Zugang eine Nekroserate von 8,2%, für den inguinalen von 9,6% und für den medialen Zugang nach Ludloff eine Nekroserate von 16,7% errechnet (Tönnis 1990). Besonders gut schnitt in diesem Bericht die offene Reposition ab, welche mit der Verkürzungsosteotomie kombiniert wurde: Nekroserate 5,5%. Die Kombination mit der Salter-Osteotomie oder der Azetabuloplastik erhöhte die Rate auf 10,3%, und eine zusätzliche intertrochantere Varisationsosteotomie war mit einer Nekroserate von 22% verbunden. In diese Studie wurden zwei größere Kollektive eingeschlossen. Besonders groß ist natürlich die Nekroserate nach Reluxationen mit den entsprechenden Folgeeingriffen (Bos u. Slooff 1984). Auch in einer amerikanischen Studie (Powell et al. 1986) schneidet die Kombination der Salter-Osteotomie mit der offenen Reposition bezüglich Nekroserate nicht gut ab. In einer anderen Arbeit (Mardam-Bey u. MacEwen 1982) wird diese Kombination allerdings günstig beurteilt. Bei alleiniger geschlossener Reposition fand man eine Nekroserate von 23,7%, bei zuerst geschlossener und dann offener Reposition war sie 45,5%, und bei primärer offener Reposition und Salter-Osteotomie betrug sie 13,6%. Die drei Kollektive sind aber schlecht miteinander vergleichbar. Wieder andere Autoren beurteilen den medialen Zugang relativ günstig (Castillo u. Shermann 1990; Mankey et al. 1993). Die offene Reposition selber ist für sich allein kein Risikofaktor für eine Hüftkopfnekrose (Thomas et al. 1989).

Die Nekroserate ist vom Zugang abhängig. Für den anterolateralen Zugang beträgt sie 8,2%, für den inguinalen 9,6%, und für den medialen (Ludloffschen) Zugang 16,7%

In einer Studie bei 33 redislozierten Hüften nach offener Reposition fand man eine Nekroserate von 50% (Kershaw et al. 1993). Als Gründe für die Redislokation wurden angegeben: die simultane Osteotomie des Femurs und des Beckens, die inadäquate Weichteilentfernung und die inadäquate Kapselraffung.

Fazit

Die geschlossene Reposition der Hüftgelenkluxation wird umso schwieriger und problematischer, je länger die Luxation besteht. Die Indikation für die offene Reposition kann nach verschiedenen Prinzipien gestellt werden:

- nur nach mißlungenem geschlossenem Repositionsversuch
- aufgrund einer starren Altersgrenze (12 oder 24 Monate)
- auf der Basis von arthrographischen Befunden

An unserer Klinik versuchen wir, bis zum Alter von 12 Monaten stets primär geschlossen zu reponieren, zwischen 12 und 24 Monaten richten wir uns nach dem arthrographischen Befund, jenseits des 2. Lebensjahres reponieren wir stets von Anfang an offen. Als Vorbehandlung führen wir eine Extension durch. Als Zugänge zum Hüftgelenk sind der mediale Zugang nach Ludloff sowie der vordere Zugang durch Leistenschnitt gebräuchlich. Die Gefahr der Verletzung der A. circumflexa femoris ist beim medialen Zugang größer, es wurde auch eine höhere Rate von Femurkopfnekrosen beobachtet. Wir benutzen deshalb nur den ventralen Zugang, den wir nicht in der von Smith-Petersen angegebenen Weise anwenden, sondern (aus kosmetischen Gründen) als reinen Leistenschnitt proximal des Leistenbandes. Für den Zugang wird die Muskulatur an der Spina iliaca anterior superior und inferior abgelöst, diejenige am Beckenkamm medial und lateral kann aber belassen werden. Die Gelenkkapsel kann T- oder V-förmig eröffnet werden. Die T-förmige Eröffnung erlaubt eine bessere Übersicht, die Gefahr der Gefäßverletzung ist aber etwas größer. Nebst der Resektion des Ligamentum teres muß das Ligamentum transversum acetabuli inzidiert werden, oft muß auch die Psoas-Sehne aponeurotisch verlängert und das Labrum vor der Reposition eingekerbt und nach außen gedrückt werden. Nur wenn es gelingt, den Femurkopf optimal zu zentrieren, kann das Risiko der ungenügenden Pfannenentwicklung minimiert werden. Bei hochstehendem Femurkopf (Oberrand der Femurmetaphyse höher als die Y-Fuge) sollte **immer** eine Verkürzungsosteotomie des Femurs durchgeführt werden. Nur so kann der Femurkopf ohne ungebührlichen Druck stabil reponiert werden. Hingegen sind wir mit pfannendachplastischen Eingriffen zum Zeitpunkt der Reposition eher zurückhaltend. Bei Kindern unter 2 Jahren lohnt es sich, die Pfannenentwicklung vorerst abzuwarten und allenfalls später einen pfannendachplastischen Eingriff durchzuführen. Die Nachbehandlung erfolgt während 12 Wochen in einem Becken-Bein-Gips in Fettweis-Stellung, anschließend während weiterer 3 Monate in einer Schiene. Als Komplikationen treten Reluxationen, Femurkopfnekrosen und persistierende Dysplasien der Gelenkpfanne auf. Bei optimaler Technik kann das Risiko dieser Komplikationen minimiert werden.

Weiterführende Literatur

Barrett W.P., L.T. Staheli, D.E. Chew: The effectiveness of the Salter innominate osteotomy in the treatment of congenital dislocation of the hip. J. Bone Jt. Surg. A 68 (1986) 79–87

Berkeley M.E., J.H. Dickson, T.E. Cain, M.M. Donovan: Surgial therapy for congenital dislocation of the hip in patients who are twelve to thirty-six month old. J. Bone Jt. Surg. A 66 (1984) 412–420

Borges J.L., S.J. Kumar, J.T. Guille: Congenital dislocation of the hip in boys. J. Bone Jt. Surg. A 77 (1995) 975–984

Bos C.F., T.J. Slooff: Treatment of failed open reduction for congenital dislocation of the hip, A 10-year follow-up of 14 patients. Acta orthop. scan. 55 (1984) 531–535

Castillo R., F.C. Sherman: Medial adductor open reduction for congital dislocation of the hip. J Pediatr. Orthop 10 (1990) 335–340

Catterall A.: Congenital dislocation of the hip: the indications and technique of open reduction. Acta orthop. belg. 56 (1990) 229–231

Codivilla A.: Ueber die operative Behandlung der angeborenen Hüftgelenksverrenkung. Z. Orthop Chir. 9 (1901) 123

Colonna P.C.: An arthroplastic procedure for congenital dislocation in children. J. Bone Jt. Surg. 20 (1938) 604

Dega W., L. Polakowski: Surgical treatment on congenital dislocation of the hip in children: A one-stage procedure. J. Bone Jt. Surg. A 41 (1959) 920–934

Dhar S., J.F. Taylor, W.A. Jones, R. Owen: Early open reduction for congenital dislocation of the hip. J. Bone Jt. Surg. B 72 (1990) 175–180

Diepstraten A.F.: Open reduction of congenital hip dislocation, advantages of the Ferguson medial approach. Acta orthop. scand. 56 (1985) 32–35

Fengler F., R. Tomaschewski: Unsere Erfahrungen mit der operativen Reposition der Hüftgelenksluxation nach Ludloff. Beitr. Orthop. Traumatol. 23 (1976) 208–215

Ferguson Jr. A.B.: Primary open reduction of congenital dislocation of the hip using a median adductor approach. J. Bone Jt. Surg. A 55 (1973) 671–689

Fettweis E.: Sitz-Hock-Stellungsgips bei Hüftgelenksdysplasien. Arch. orthop. traum. Surg. 63 (1968) 38–51

Forlin E., I.H. Choi, J.T. Guille, J.R. Brown, J. Glutting: Prognostic factors in congenital dislocation of the hip treated with closed reduction, The importance of arthrographic evaluation. J. Bone Jt. Surg. A 74 (1992) 1140–1152

Gabuzda G.M., T.S. Renshaw: Reduction of congenital dislocation of the hip, Current concept review. J. Bone Jt. Surg. A 74 (1992) 624–631

Galpin R.D., J.W. Roach, D.R. Wengler, J.A. Herring, J.G. Birch: One-stage treatment of congenital dislocation of the hip in older children, including femoral shortening. J. Bone Jt. Surg. A 71 (1989) 734–741

Gibson A.: Posterior exposure of the hip joint. J. Bone Jt. Surg. A 30 (1950) 183–189

Graf R.: Fundamentals of sonographic diagnosis of infant hip dysplasia. J. Pediatr. Orthop. 4 (1984) 735–740

Graf R.: Hip sonography – how reliable? Sector scanning versus linear scanning? Dynamic versus static examination? Clin. Orthop. 281 (1992) 18–21

Hefti F.: Offene Repositionsverfahren. Orthopäde 26 (1997) 67–74

Hefti F.: Kinderorthopädie in der Praxis. Springer, Berlin/Heidelberg (1998) 194–202

Hoffa A.: Zur operativen Behandlung der angeborenen Hüftverrenkung. Zentralbl. Chir. 19 (1892) 921

Kahle W.K., M.B. Anderson, J. Alpert, P.M. Stevens, S.S. Coleman: The value of preliminary traction in the treatment of congenital dislocation of the hip. J. Bone Jt. Surg. A 74 (1990) 1043–1047

Kalamchi A., T.L. Schmidt, G.D. MacEwen: Congenital dislocation of the hip, Open reduction by the medial approach. Clin. Orthop. 169 (1982) 127–132

Kershaw C.J., H.E. Ware, R. Pattinson, J.A. Fixsen: Revision of failed open reduction of congenital dislocation of the hip. J. Bone Jt. Surg. B 71 (1993) 744–749

Langenbeck B. von: Ueber die Schussfrakturen der Gelenke und ihre Behandlung. Hirschwald, Berlin 1868

Lejman T., M. Strong, P. Michno: Capsularrhaphy versus capsulectomy in open reduction of the hip develomental dysplasia. J. Pediatr. Orthop. 15 (1995) 98–100

Leveuf J., P. Bertrand: L'arthrographie dans la luxation congénitale de la hanche. Presse méd. 45 (1937) 437–444

Lexer E.: Die Verwertung der freien Fettgewebsverpflanzung zur Wiederherstellung und Erhaltung der Gelenksbeweglichkeit samt einem Beitrag zur Operation der angeborenen Hüftluxation. Dtsch. Z. Chir. 135 (1916) 389

Lorenz A.: Operative Therapie der angeborenen Hüftverrenkung. Zbl. Chir. 19 (1892) 633, 1041

Ludloff K.: Zur blutigen Einrenkung der angeborenen Hüftluxation. Z. Orthop. Chir. 22 (1908) 272–276

MacEwen G.D.: Treatment of congenital dislocation of the hip in older children. Clin. Orthop. 225 (1987) 86–92

Machacek F., M. Salzer: Ergebnisse der offenen Hüftgelenksreposition nach Ludloff. Beitr. Orthop. Traumatol. 24 (1977) 1–7

Mankey M.G., C.T. Arntz, L.T. Staheli: Open reduction through a medial approach for congenital dislocation of the hip. J. Bone Jt. Surg. A 75 (1993) 1334

Mardam-Bey T.H., G.D. MacEwen: Congenital hip dislocation after walking age. J. Pediatr. Orthop. 2 (1982) 478–486

Mau H., W.M. Dörr, L. Henkel, J. Lutsche: Open reduction of congenital dislocation of the hip by Ludloff's method. J. Bone Jt. Surg. A 53 (1971) 1281–1288

Mau H., A. Ode, J. Gekeler: Nachuntersuchungsergebnisse der offenen Hüftrepositionen nach Ludloff und der geschlossenen Repositionen angeborener Hüftverrenkungen. Z. Orthop. 125 (1987) 401–404

O'Hara J.N., A.A. Bernard, N.S. Dwyer: Early results of medial approach open reduction in congenital dislocation of the hip: use before walking age. J. Pediatr. Orthop. 8 (1988) 288–294

Ombrédanne L.: Précis clinique et opératoire de chirurgie infantile. Masson éditeurs Paris (1932)

Pemberton P.A.: Pericapsular osteotomy of the ilium treatment of congenital subluxation and dislocation of the hip. J. Bone Jt. Surg. A 47 (1965) 65–86

Poggi A.: Contributo alla cura cruenta lussazione congenita coxofemorale unilaterale. Arch. Orthop. 7 (1888) 105

Powell E.N., F.J. Gerratana, J.R. Gage: Open reduction for congenital hip dislocation: the risk of avascular necrosis with three different approaches. J. Pediatr. Orthop. 6 (1986) 127–132

Quinn R.H., T.S. Renshaw, P.A. De Luca: Preliminary traction in the treatment of developmental dislocation of the hip. J. Pediatr. Orthop. 14 (1994) 636–642

Salter R.: Innominate osteotomy in the treatment on congenital dislocation and subluxation of the hip. J. Bone Jt. Surg. B 43 (1961) 518–539

Salzer M., H. Zuckriegel: Die Operationstechnik der offenen Hüftgelenksreposition nach Ludloff. Z. Orthop. 103 (1967) 409–417

Smith-Petersen M.N.: A new supra-articular subperisteal approach to the hip joint. Am. J. Orthop. Surg. 15 (1917) 592

Sosna A., M. Rejholec M: Ludloff's open reduction of the hip: long-term results. J. Pediatr. Orthop. 12 (1992) 603–606

Szepesi K., B. Biro, K. Fazekas, G. Szücs: Preliminary results of early open reduction by an anterior approach for congenital dislocation of the hip. J. Pediatr. Orthop. B 4 (1995) 171–178

Tavares J.O., D.H. Gottwald, J.R. Rochelle: Guided abduction traction in the treatment of congenital hip dislocation. J. Pediatr. Orthop. 14 (1994) 643–649

Thomas I.H., A.J. Dunin, W.G. Cole, M.B. Menelaus: Avascular necrosis after open reduction for congenital dislocation of the hip: analysis of causative factors and natural history. J. Pediatr. Orthop. 9 (1989) 525–531

Tönnis D.: Statistische Auswertung der Hüftkopfnekroserate bei konservativer und operativer Behandlung der angeborenen Hüftluxation. Z. Orthop. 115 (1977) 653–658

Tönnis D., K. Itoh, A. Heinecke, K. Behrens: Die Einstellung der angeborenen Hüftluxation unter Arthrographiekontrolle, eine individuelle, risikoverringernde und zeitsparende Methode, Methodenwahl und Risikobeurteilung aufgrund des Arthrographiebefundes. Z. Orthop. 122 (1984) 50–61

Tönnis D.: Die angeborene Hüftdysplasie und Hüftluxation im Kindes- und Erwachsenenalter. Springer, Berlin/Heidelberg 1984

Tönnis D.: Surgical treatment of congenital dislocation of the hip. Clin. Orthop. 258 (1990) 33–40

Uyttendaele D., P. Burssens, H. Mortele, H. Claessens: Open reduction and innominate osteotomy in the treatment of CDH between 15 and 18 month of age. Acta Orthop. Belg. 56 (1990) 251–255

Watson-Jones R.: Fractures of the neck of the femur. Brit. J. Surg. 23 (1936) 787

23 Langzeitergebnisse nach offenen Repositionsverfahren

C. Melzer

Bis zum Alter von 12 Monaten sollte die geschlossene Reposition des Hüftgelenkes (Pavlik-Bandage, Extensionsreposition o.ä.) versucht werden. Bei erfolgloser geschlossener Reposition ergibt sich die Indikation zur Operation

Die enttäuschenden Ergebnisse der operativen Behandlung der angeborenen Hüftluxation führten um die Jahrhundertwende auf dem europäischen Kontinent und im angloamerikanischen Sprachraum zu zwei unterschiedlichen Entwicklungen (Tönnis 1984). In Europa setzte sich die von Paci (1888) und Lorenz (1895) entwickelte geschlossene Einrenkungstechnik durch, wobei eine hohe Hüftkopfnekroserate in Kauf genommen werden mußte.

Da die Ergebnisse der bisherigen operativen, aber auch die der geschlossenen Hüfteinstellung nicht befriedigend waren, wurde in Amerika die offene Reposition mit verbesserter Technik erneut aufgegriffen (Galloway 1920; Shermann 1905; Bradford 1909).

Mit dem Ende des 2. Weltkrieges hat sich eine Angleichung beider Standpunkte vollzogen (Bost et al. 1948; Colemann 1978; Gill 1948; Hepp 1950; Leveuf u. Bertrand 1946; Somerville 1953). Einigkeit besteht heute darüber, daß zunächst ein konservativer Behandlungsversuch unternommen werden sollte (Tönnis 1984). Erst nach dem Versagen geschlossener Einrenkungsverfahren sollte die Indikation zur operativen Reposition gestellt werden.

Krankengut

In den Jahren 1959 bis 1970 wurde bei 147 Säuglingen und Kleinkindern der Orthopädischen Klinik Annastift in Hannover eine operative Reposition des Hüftgelenkes durchgeführt. Das mittlere Alter zum Zeitpunkt der Diagnosestellung betrug 15,5 Monate. Die Vorbehandlung bzw. der Versuch einer konservativen Repositionsbehandlung erstreckten sich im Mittel über 10 Wochen. Das mittlere Alter zum Zeitpunkt der offenen Hüftreposition lag bei 1 Jahr und 8 Monaten.

Im Mittel 22 Jahre postoperativ konnten 67% der inzwischen erwachsenen Patienten anhand eines von uns entwickelten Hüft-Scores befragt werden (Tabelle 23.1). Soweit verfügbar wurde auch der röntgenologische Verlauf beurteilt.

Bei den 147 Patienten wurden insgesamt 173 operative Hüftrepositionen durchgeführt, in 19,6% der Fälle erfolgte die offene Hüfteinstellung als alleinige operative Maßnahme und in 14,5% in Kombination mit einer Azetabuloplastik. In allen anderen Fällen wurden die operativen Eingriffe zeitlich getrennt durchgeführt.

Tabelle 23.1. Hüft-Score

Schmerzen	0–35
Gehvermögen	0–25
Treppensteigen	0–15
Tägl. Verrichtungen	0–15
Gehhilfe	0–10
Maximum	100 Punkte

Tabelle 23.2. Hüft-Index

Hüft-Score	0–100
Hüftwert	0–60
Arthrose	0–20
Kongruenz	0–20
Maximum	200 Punkte

Die radiologische Bewertung berücksichtigt den Hüftwert und den Arthrosegrad nach Busse (Busse et al. 1972) sowie die Gelenkkongruenz nach Tönnis (1976).

Letztendlich hielten wir eine Gesamtbewertung unter Einbeziehung der Patientenangaben und des röntgenologischen Befundes für sinnvoll. Es wurde ein 200 Punkte umfassender Hüft-Index gebildet, der sich mit jeweils 100 Punkten aus den subjektiven Angaben und dem röntgenologischen Resultat zusammensetzt (Tabelle 23.2).

Eigene Ergebnisse

Die Reluxationsrate betrug beim Zugang nach Smith-Petersen 12,1% und beim Zugang nach Watson-Jones 6,7%. Hüftkopfnekrosen unterschiedlicher Schweregrade traten in 33 bis 62,5% der Fälle auf, wobei sich eine Abhängigkeit von der Anzahl der durchgeführten operativen Eingriffe bei gleicher Vorbehandlung und gleichem Ausgangsbefund ergab.

Eine deutliche Diskrepanz besteht zwischen der subjektiven Bewertung durch die Patienten und dem röntgenologischen Nachuntersuchungsergebnis. 68,6% der Patienten beurteilen das Ergebnis – im Mittel 22 Jahre nach offener Hüftreposition und größtenteils mit zusätzlichen operativen Eingriffen – als sehr gut.

Bei der röntgenologischen Auswertung ergibt sich in 42,9% ein normaler Hüftwert. Hinzu kommen in 72,9% der Fälle eine Arthrose unterschiedlicher Ausprägung und in 65,7% eine pathologische Kongruenz oder Inkongruenz. Faßt man die Patientenangaben und die verschiedenen röntgenologischen Parameter zusammen, so ergibt sich in 39% ein sehr gutes Ergebnis, in 29% ein gutes und in je 16% der Fälle ein mäßiges oder schlechtes Ergebnis.

Operationstechnik: Ventraler Zugang, Resektion des Lig. capitis femoris und des Lig. transversum acetabuli. Entfernung des hypertrophen Pulvinar acetabuli. Tiefe Einstellung des Hüftkopfes in das Azetabulum mit Ausrichtung auf den ischialen Pfannensektor. Bei ungenügender Ausbildung des Azetabulums ist neben der operativen Reposition ein pfannenverbessernder Eingriff (Azetabuloplastik, Salter-Osteotomie o. ä.) erforderlich

Vergleicht man die verschiedenen Operationsverfahren bzw. -kombinationen miteinander, so ergeben sich, bezogen auf den Hüft-Score, die besten Ergebnisse bei der offenen Hüftreposition in Verbindung mit einem pfannenverbessernden Eingriff. Nahezu gleich sind die Ergebnisse der offenen Reposition mit intertrochanterer Derotations-Varisierungsosteotomie und pfannenverbesserndem Eingriff. Am schlechtesten sind die Langzeitergebnisse nach alleiniger offener Reposition.

Auch auf den Hüftwert bezogen finden sich die besten Ergebnisse bei der offenen Reposition mit pfannenverbesserndem Eingriff. Zu gleichen röntgenologischen Resultaten führen die alleinige offene Hüfteinstellung und die Kombination mit einer intertrochanteren Derotations-Varisierungsosteotomie.

Im Vergleich dazu sind die Ergebnisse der offenen Reposition in Verbindung mit der intertrochanteren Derotations-Varisierungsosteotomie und einem pfannenverbessernden Eingriff schlechter zu bewerten.

Die besten Ergebnisse in der operativen Behandlung der Hüftgelenkluxation lassen sich durch die offene Hüfteinstellung in Kombination mit einem pfannenverbessernden Eingriff erzielen

In der Gesamtbewertung, basierend auf subjektiven und röntgenologischen Kriterien, lassen sich die besten Resultate durch eine offene Hüfteinstellung in Kombination mit einem pfannenverbessernden Eingriff erzielen (Abb. 23.1, 23.2).

Zu schlechteren Ergebnissen führt die offene Reposition in Kombination mit der intertrochanteren Derotations-Varisierungsosteotomie. Die schlechtesten Ergebnisse traten bei der offenen Reposition mit intertrochanterer Derotations-Varisierungsosteotomie und pfannenverbesserndem Eingriff und bei der alleinigen offenen Reposition auf (Abb. 23.3).

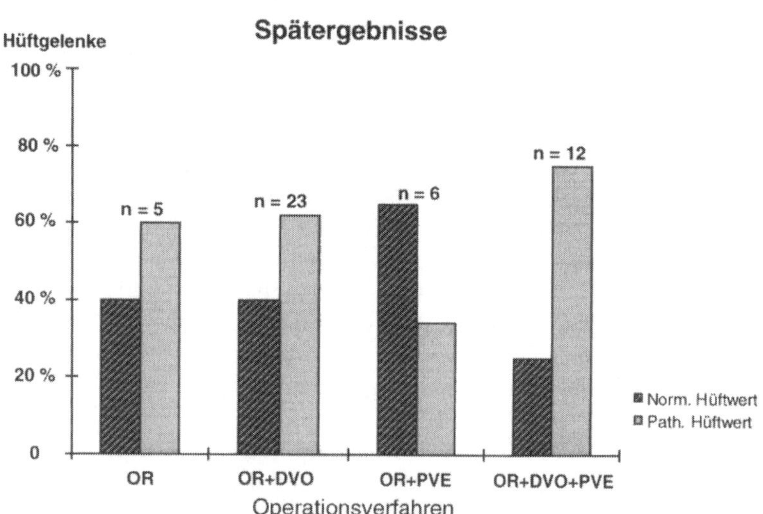

Abb. 23.1. Langzeitergebnisse der operativen Behandlung der angeborenen Hüftgelenkluxation in Abhängigkeit von verschiedenen Operationsverfahren (OR = op. Reposition, DVO = intertroch. Derotations-Varisierungsosteotomie, PVE = pfannenverbessernder Eingriff).

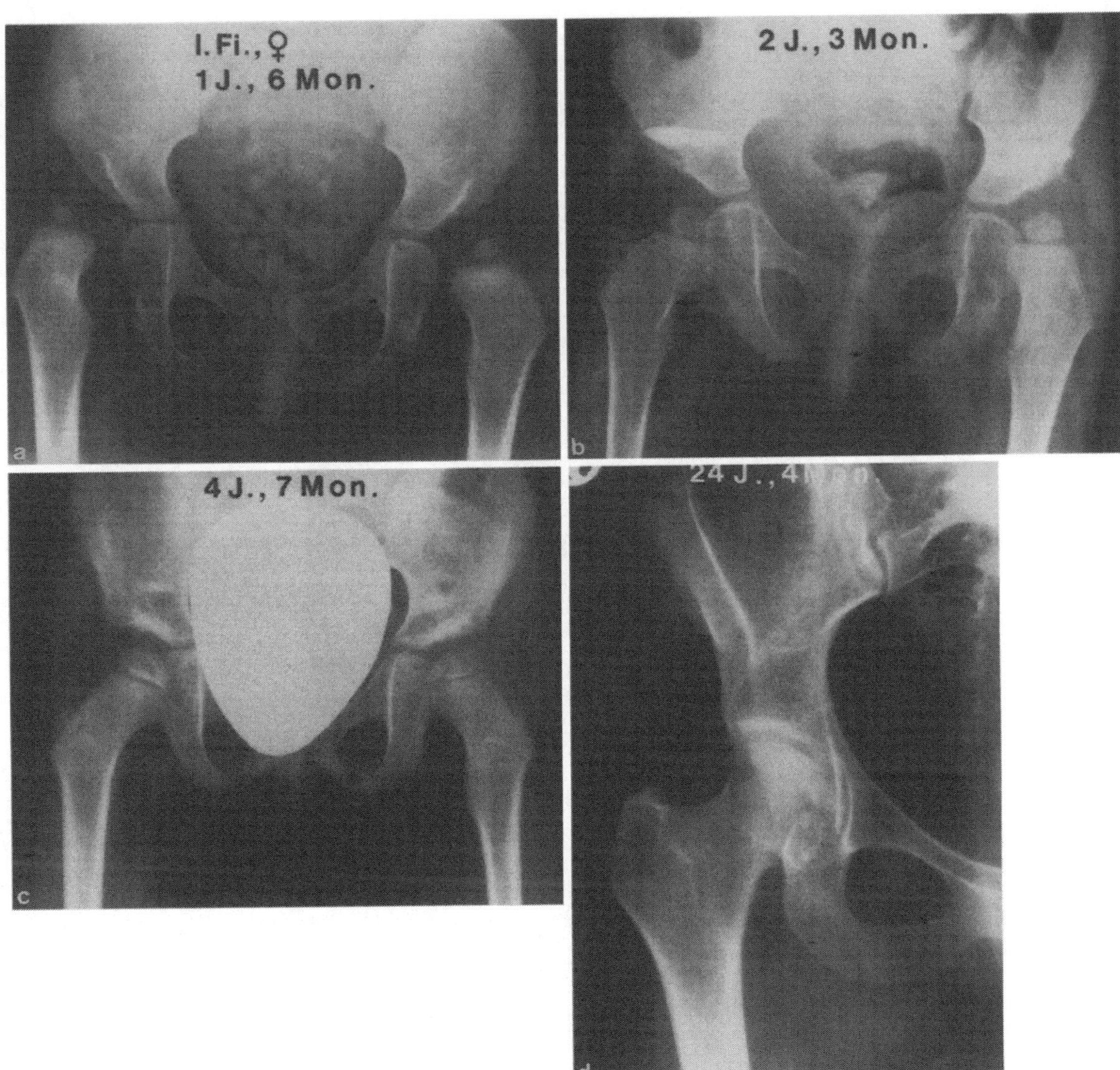

Abb. 23.2. Im Alter von 18 Monaten diagnostizierte beidseitige Hüftgelenkluxation. **a** Nach vierwöchiger Overheadextension operative Reposition rechts und **b** Azetabuloplastik beidseits im Alter von 2 Jahren. **c** Verlaufskontrolle im Alter von 4 Jahren und 7 Monaten. **d** Langzeitergebnis des rechten Hüftgelenkes nach 22 Jahren (Hüftwert im Normbereich, Hüft-Score mit 90 von 100 Punkten, Hüft-Index mit maximaler Punktzahl).

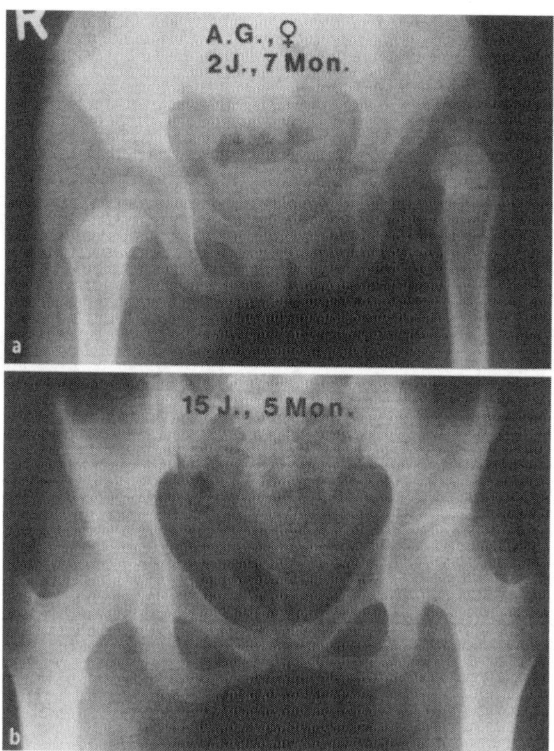

Abb. 23.3. a Linksseitige Hüftgelenkluxation. Längsextension über 5 Wochen, dann operative Reposition. **b** Mäßiges Behandlungsresultat 13 Jahre später (Hüftwert mit 21 schwer pathologisch, Hüft-Score 85 von 100 Punkten, Hüft-Index 120 von 200 Punkten).

Literaturvergleich

Eine vollständige Ergebnisanalyse nach operativer Hüftreposition muß Angaben zur Reluxationshäufigkeit, der Hüftkopfnekroserate, dem Auftreten von Gelenkkontrakturen, Angaben zur Kongruenz und der Entstehung einer Arthrose berücksichtigen. (Tönnis 1984). Zur Reluxationshäufigkeit finden sich nur wenige Literaturangaben. Scaglietto und Calandriello (1964) berichten in ihrem Krankengut über 1,7% vollständige Reluxationen und 15,7% Subluxationen. Immenkamp (1978) beobachtete beim Zugang nach Ludloff mit 11% eine wesentlich höhere **Reluxationsrate** im Vergleich zum Zugang nach Smith-Petersen mit einer Reluxationsrate von 3,3%. Im eigenen Krankengut konnten die Zugänge nach Smith-Petersen und Watson-Jones miteinander verglichen werden (Jones 1936; Smith-Petersen 1917): Die Reluxationsrate war beim Zugang nach Smith-Petersen doppelt so hoch wie beim Zugang nach Watson-Jones.

In Abhängigkeit von Art und Dauer einer eventuellen konservativen Vorbehandlung, dem gewählten operativen Zugang und zusätzlichen operativen Maßnahmen werden in der Literatur recht unterschiedliche Angaben zur

Hüftkopfnekroserate bei der offenen Hüftreposition mitgeteilt. Nach vorausgegangenem konservativen Behandlungsversuch betrug die Hüftkopfnekroserate bei Immenkamp (1978) 38% und bei Kalamchi et al. (1982) 67%. Mit einer Sammelstatistik des Arbeitskreises für Hüftdysplasie (Tönnis et al. 1976) konnte ebenso wie in der vorliegenden eigenen Untersuchung nachgewiesen werden, daß die Hüftkopfnekroserate mit der Anzahl zusätzlicher operativer Eingriffe zunimmt.

Bei einer durchschnittlichen Beobachtungszeit von 5,8 Jahren berichtet Tönnis (1984) bei Kindern und Jugendlichen in Abhängigkeit von verschiedenen Operationsmethoden über eine **pathologische Kongruenz bzw. Inkongruenz** und Arthroserate in 48%. Demgegenüber sahen wir in zwei Drittel unserer Fälle nach einem wesentlich längeren mittleren Nachbeobachtungszeitraum von 22 Jahren eine Arthrose des Hüftgelenkes unterschiedlicher Schweregrade. Eine pathologische Kongruenz oder Inkongruenz stellten wir in der gleichen Größenordnung fest wie Tönnis (1984).

Zur **Bewertung des Hüftgelenkes** stehen unterschiedliche Schemata und Punktsysteme zur Verfügung, die teilweise nur klinische oder nur röntgenolgische Kriterien zugrunde legen (Gade 1947; Larson 1983; Lindemann 1950; Melzer u. Sniezynski 1993; Scaglietti u. Calandriello 1962). Die subjektive Beurteilung durch den Patienten erscheint uns wichtig, und wir entwickelten zu diesem Zweck einen 100 Punkte umfassenden Hüft-Score (Melzer u. Sniezynski 1993).

Die Auswertung nach diesem Hüft-Score zeigt eine auffallende Diskrepanz zu den röntgenologischen Ergebnissen. Um diesen Unterschied auszugleichen, bildeten wir einen 200 Punkte umfassenden Hüft-Index, der die subjektiven Angaben und die röntgenologischen Befunde zu gleichen Teilen berücksichtigt. Wir hoffen, auf diese Weise einen Kompromiß zwischen einer rein subjektiven und ausschließlich röntgenologischen Bewertung gefunden zu haben. Darüber hinaus bietet ein zweigeteilter Index den Vorteil, die einzelnen Bereiche bei nachfolgenden Untersuchungen sowohl getrennt als auch kombiniert auswerten zu können.

Fazit

Unter Zugrundelegung einer auf Patientenangaben und röntgenolgischen Kriterien beruhenden Gesamtbeurteilung (**Hüft-Index**) ließen sich die besten Resultate durch die Kombination der offenen Hüfteinstellung mit einem pfannenverbessernden Eingriff erzielen. Zu schlechteren Ergebnissen führten die alleinige offene Reposition, die offene Reposition in Verbindung mit der intertrochanteren Derotations-Varisierungsosteotomie und die offene Reposition in Kombination mit einem pfannenverbessernden Eingriff und der intertrochanteren Derotations-Varisierungsosteotomie. Die besten Ergebnisse sind zu erzielen, wenn die operative Reposition des Hüftgelenkes im Alter zwischen 9 und 12 Monaten durchgeführt wird. Im Krankengut der Jahre 1959 bis 1970 lag das mittlere Alter zum Zeitpunkt der Operation bei 1 Jahr und 8 Monaten.

Weiterführende Literatur

Bost F.C., H. Hagey, E.D. Schottstaedt, L. Larsen: Results of treatment of congenital dislocation of the hip in infancy. J. Bone Jt. Surg. A 30 (1948) 454

Bradford E.H.: Congenital dislocation of the hip. Am. J. Orthop. Surg. 7 (1909) 57–84

Busse J., W. Gasteiger, D. Tönnis: Eine neue Methode zur röntgenologischen Beurteilung eines Hüftgelenkes – Der Hüftwert. Arch. orthop. traum. Surg. 72 (1972) 1–9

Colemann S.S.: Congenital dysplasia and dislocation of the hip. Mosby, St. Louis 1978

Crego C., J.R. Schwarzmann: Follow-up study of early treatment of congenital dislocation of the hip. J. Bone Jt. Surg. A 30 (1948) 428

Flöhr H.J.: Die Ergebnisse der Einrenkungsbehandlungen der angeborenen Hüftluxation nach Fettweis. Inauguraldissertation, Münster 1981

Gade H.G.: A contribution of the surgical treatment of the osteoarthritis of the hip joint. Grondahl, Oslo 1947

Galloway H.P.H.: The open operation for congenital dislocation of the hip. Am. J. Orthop. Surg. 18 (1920) 390–415

Gill A.B.: Early treatment of congenital dislocation of the hip. J. Bone Jt. Surg. A 30 (1948) 442

Hepp O.: Die blutige Einrenkung der angeborenen Hüftverrenkung, Verh. DGO 37. Kongreß 1949. Z. Orthop. (1950) 171–186

Immenkamp M.: Die operative Behandlung der sogenannten angeborenen Hüftluxation. Habilitationsschrift, Münster 1978

Jones R.W.: Fractures of the neck of the femur. Br. J. Surg. 23 (1936) 787–808

Kalamchi A., T.L. Schmidt, G.D. MacEwen: Congenital dislocation of the hip, Open reduction by the medial approach. Clin. Orthop. 169 (1982) 127–132

Larson C.B.: Rating sacale for hip disabilities. Clin. Orthop. 31 (1963) 85–93

Leveuv J., P. Bertand: Luxations et subluxations congénitales de la hanche. Dopin, Paris 1946

Lindemann K.: Über den Heilungsbegriff der angeborenen Hüftverrenkung und die Bewertung der Ergebnisse, Verh. DGO 37. Kongreß 1949. Z. Orthop. (1950) 116–120

Lorenz A.: Über die unblutige Behandlung der angeborenen Hüftverrenkung. Zentralbl. Chir. 22 (1895) 761–764

Melzer C., Sniezynski R.: Langzeitergebnisse der offenen Reposition der angeborenen Hüftluxation. Thieme, Stuttgart 1993

Merle d'Aubigne R., N. Postel: Functional results of hip arthroplasty with acrylic prosthesis. J. Bone Jt. Surg. A 36 (1954) 451–475

Paci A.: Studio ed osservazione sulla lussazione iliaca commune congenita e sua cura razionale, Genf 1888

Scaglietti O., B. Calandriello: Open reduction of congenital dislocation of the hip. J. Bone Jt. Surg. B 44 (1962) 257–283

Severin E.: Contribution on the knowledge of congenital dislocation of the hip joint. Acta chir. scand. (Suppl. 63) 84 (1944) 1–142

Shermann H.M.: An argument concerning the method of treatment of congenital dislocation of the hip. Am. J. Orthop. Surg. 2 (1905) 240–252

Smith-Petersen M.N.: A new supra-articular subperiostal approach to the hip joint. Am. J. Orthop. Surg. 15 (1917) 592–595

Somerville E.W.: Open reduction in congenital dislocation of the hip. J. Bone Jt. Surg. B 35 (1953) 363–371

Tönnis D.: Die angeborene Hüftdysplasie und Hüftluxation im Kindes- und Erwachsenenalter. Springer, Berlin/Heidelberg 1984

Tönnis D. (Hrsg): Die operative Behandlung der Hüftdysplasie, Technik und Ergebnisse, 2. Sammelstatistik des Arbeitskreises für Hüftdysplasie der DGOT, Bücherei des Orthopäden, Band 44. Enke, Stuttgart 1976

Yamaguchi M., S. Izumida: Pfannendachbildender Effekt verschiedener operativer Eingriffe in der Behandlung der sogenannten kongenitalen Hüftluxation. Z. Orthop. 114 (1976) 156–161

24 Beckenosteotomien und operative Korrektur des proximalen Femurs im Kleinkind- und Vorschulalter

L. Jani, P. Arnold

Dank Frühdiagnose der Hüftdysplasie sind operative Korrekturen heute selten notwendig

Die operative Korrektur einer persistierenden Hüftdysplasie ist im Kleinkind- und Vorschulalter heute nur noch in seltenen Fällen erforderlich. Durch die Frühdiagnose der Erkrankung mittels Ultraschall in den ersten Wochen, besser in den ersten Tagen nach der Geburt, normalisiert sich bei entsprechender Frühbehandlung die dysplastische Gelenkpfanne; operationswürdige Fehlstellungen des proximalen Femurs entstehen wesentlich seltener als früher. Aber auch wenn der optimale Zeitpunkt für die Frühdiagnose in den ersten Wochen nach der Geburt verpaßt wurde, ist nach der dann zwar wesentlich aufwendigeren Repositions- und Retentionsbehandlung immer noch eine spontane Korrektur der dysplastischen Pfanne möglich; dies gilt insbesondere für Hüftluxationen und/oder Pfannendysplasien (Abb. 24.1 a–d), die vor dem 6. Lebensmonat diagnostiziert wurden. Bei der Diagnosestellung nach dem 1. Lebensjahr ist dagegen trotz optimal gelungener Reposition des Hüftkopfes die Chance der spontanen Korrektur einer dysplastischen Pfanne ge-

Bei verspäteter Diagnose Gefahr der persistierenden Pfannendysplasie

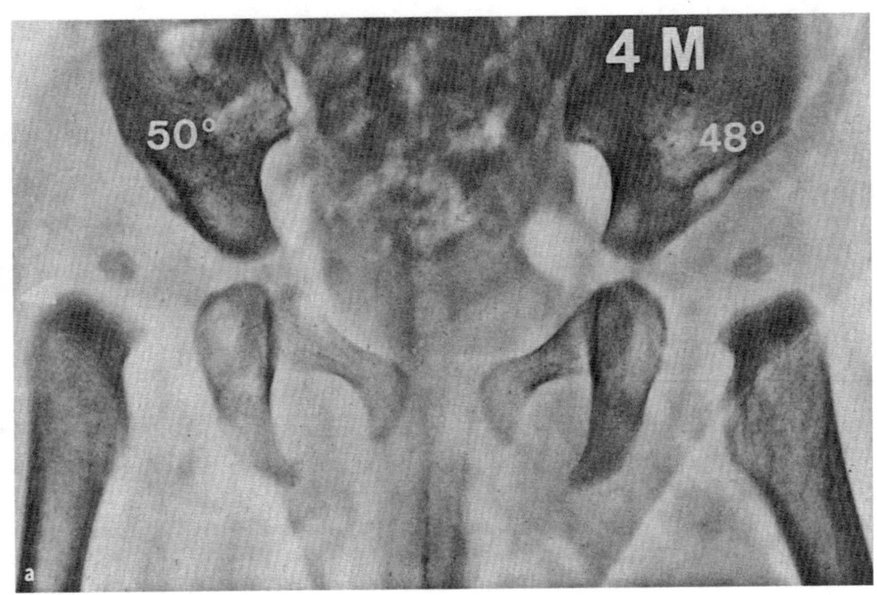

Abb. 24.1. **a** 4 Monate altes Mädchen mit beidseitiger Hüftluxation (Forts. S. 446).

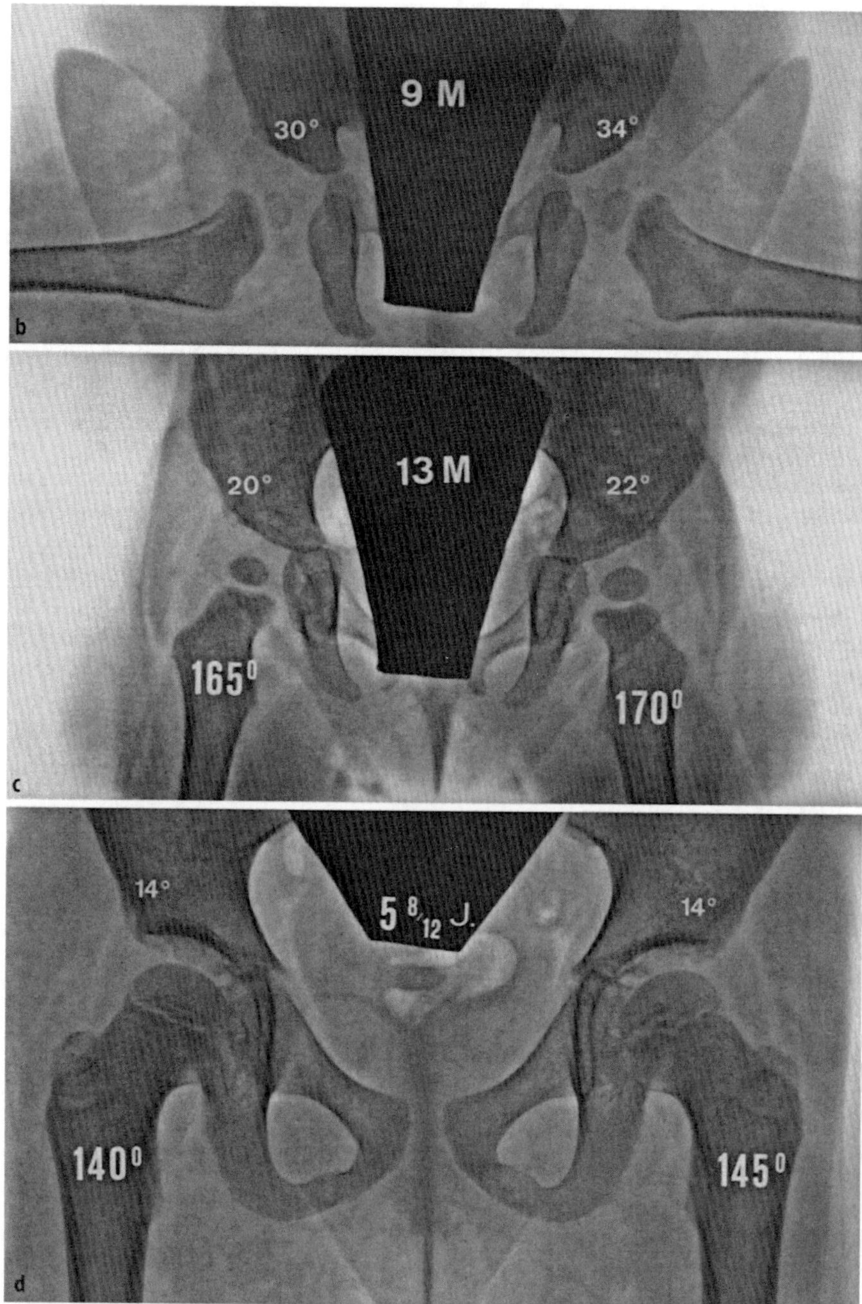

Abb. 24.1. (Forts.); **b** nach Overheadextension und Retentionstherapie in der Browne-Schiene bereits deutliche spontane Korrektur der dysplastischen Pfannen im Alter von 9 Monaten. **c** Im Alter von 13 Monaten weist der AC-Winkel bereits weitgehend normale Werte auf; **d** im Alter von fast 6 Jahren normale Pfannendachwinkel, gute Kopfeinstellung und Korrektur der projizierten CCD-Winkel.

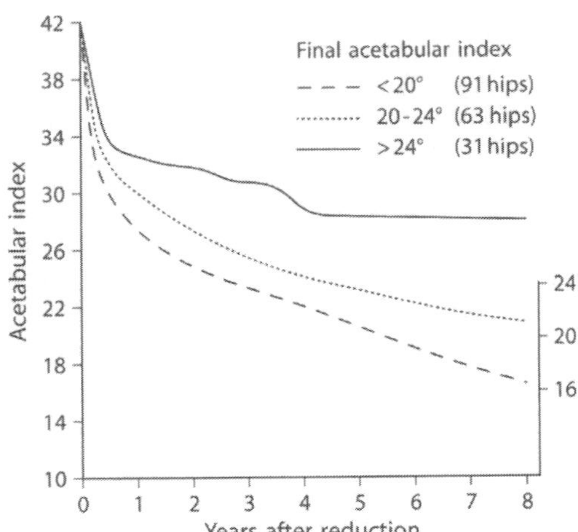

Abb. 24.2. Entwicklung der AC-Winkel nach Abschluß der konservativen Behandlung in Abhängigkeit vom Alter (nach Lindstrom).

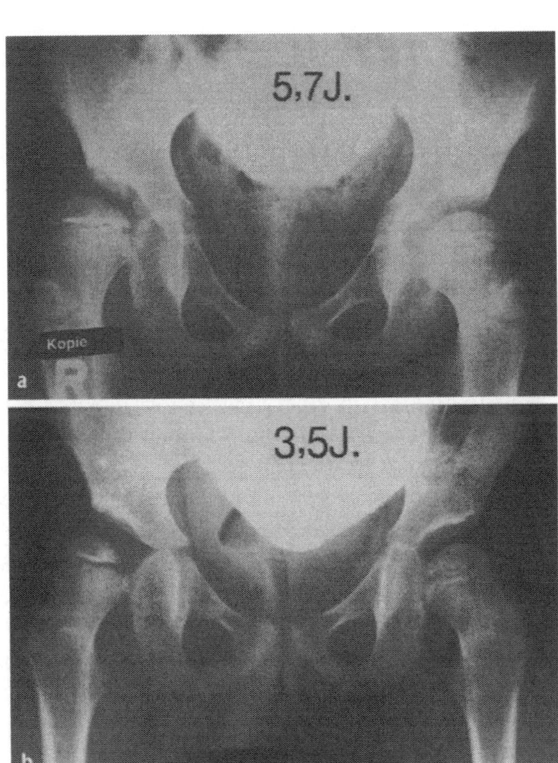

Abb. 24.3. a Röntgenbilder einer 6jährigen Patientin; deutlich dysplastische Pfanne rechts mit schlechter Einstellung des Hüftkopfes. **b** Die Röntgenbilder im Alter von 3,5 Jahren zeigten bereits die unbefriedigende Zentrierung des Hüftkopfes in der Pfanne bei einem AC-Winkel von 34 Grad rechts, so daß retrospektiv zu diesem Zeitpunkt die Indikation zur Operation günstiger gewesen wäre.

Chancen der spontanen Korrektur im Alter von 2–3 Jahren bei AC-Winkel um 30°

ringer. Dabei spielt das Ausmaß der nach Abschluß der Repositions- und Retentionsbehandlung noch persistierenden Pfannendysplasie eine wesentliche Rolle. Lindstrom (1979) konnte zeigen, daß Pfannendysplasien bei Kindern im Alter von 2 bis 3 Jahren in der Regel eine ausreichende spontane Korrektur im Laufe des weiteren Wachstums aufweisen, wenn der AC-Winkel nach Hilgenreiner bei etwa 30° liegt. Dies war bei deutlich über 30° liegenden Pfannendachwinkeln nicht der Fall (Abb. 24.2). Voraussetzung für eine spontane Korrektur der dysplastischen Pfanne ist allerdings eine stabile und zentrale Einstellung des Hüftkopfes in der Pfanne.

Bei verspäteter Diagnose entstehen Fehlstellungen des proximalen Femurs

Spontankorrekturen sind im Wachstumsalter möglich

Die Fehlstellung des proximalen Femurs, vor allem in Form einer pathologischen Coxa valga et antetorta (subluxans) entwickelt sich bekanntlich bei verspäteter Diagnose der Hüftdysplasie und entsprechend spät einsetzender Repositionsbehandlung. Auch diese Fehlstellung kann sich im Laufe des weiteren Wachstums allmählich und zumindest teilweise spontan korrigieren; dies jedoch nur, wenn sich das ursprünglich dysplastische Pfannendach entweder spontan normalisiert hat oder aber operativ korrigiert wurde. Eine subluxierende Coxa valga et antetorta mit einem CE-Winkel (Centrum-Ekkenwinkel nach Wiberg) deutlich unter 10° korrigiert sich in der Regel nicht spontan und bewirkt ihrerseits eine Zunahme, d.h. Verschlechterung, der Pfannendysplasie oder verhindert deren spontane Korrektur. In Kenntnis des Spontanverlaufes, insbesondere seiner Grenzen, ist die Indikation zur operativen Korrektur zu stellen (Abb. 24.3a–b).

Voraussetzung für operative Korrektur der Pfanne und des proximalen Femurs: tiefe Einstellung des Hüftkopfes in der Pfanne

Indikation zur Beckenosteotomie und proximalen Femurosteotomie. Für beide Eingriffe, ob sie isoliert oder kombiniert erfolgen, gilt als wichtige Voraussetzung die präoperativ anhand von Röntgenfunktionsaufnahmen erkennbare tiefe Einstellung des Hüftkopfes in der Pfanne. Im Zweifelsfall läßt sich mittels MRT, CT oder Arthrographie entscheiden, ob vor der Becken- oder Femurosteotomie eine operative Reposition des Kopfes erforderlich ist. Dieser Eingriff kann auch mit der Pfannen- und/oder Femurkorrektur kombiniert werden (siehe Kapitel 22).

Indikation und Operationsprinzipien der Beckenosteotomien

Indikation zur Beckenosteotomie bei AC-Winkel über 30° im Alter von 2–4 Jahren

Nach den bereits erwähnten Untersuchungen von Lindstrom über den Spontanverlauf der persistierenden Pfannendysplasie sollte die Indikation zur operativen Korrektur in der Regel nur erfolgen, wenn im Alter von 2 bis 4 Jahren der AC-Winkel mehr als 30° beträgt. Im Grenzbereich dieses Winkelwertes darf erfahrungsgemäß mindestens 6, längstens 12 Monate abgewartet werden, um zu sehen, ob die spontane Korrektur der Pfanne doch noch in Gang kommt; ist dies in diesem Zeitraum der Fall, darf entsprechend weiter abgewartet werden.

Geeignete Verfahren sind Beckenosteotomie nach Salter und Azetabuloplastiken (inkl. Beckenosteotomie nach Pemberton). Zahlreiche Modifikationen

Mit welchem der verschiedenen Operationsverfahren, die im Kleinkind- bzw. Vorschulalter zur Pfannenkorrektur empfohlen werden, am ehesten ein gutes Resultat zu erzielen ist, kann schon deshalb nicht gesagt werden, weil die hierzu erforderlichen prospektiven und randomisierten Studien fehlen.

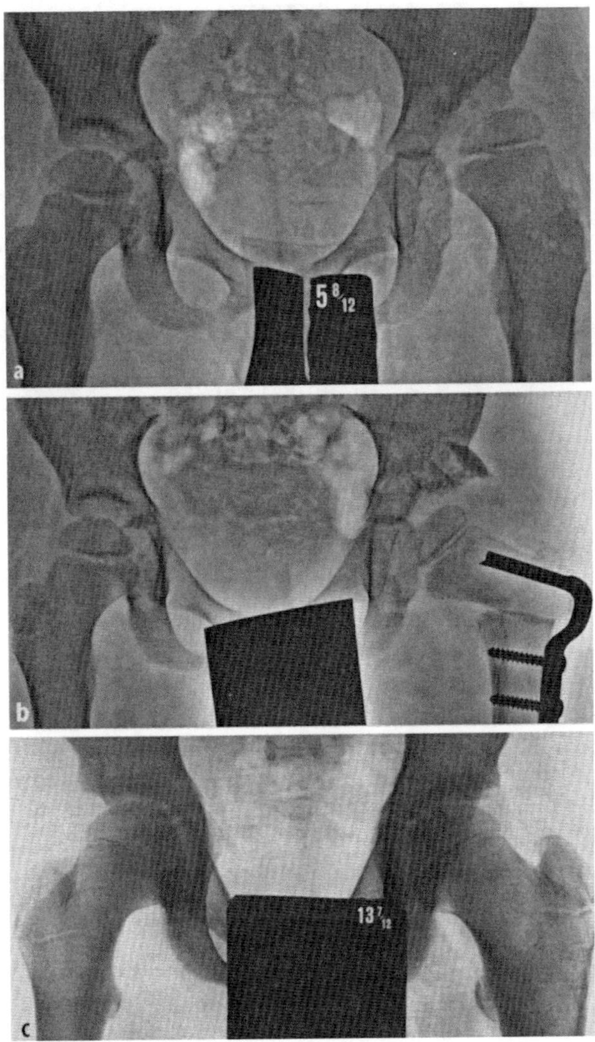

Abb. 24.4. a 6jähriger Junge mit schwerer Pfannendysplasie, AC-Winkel fast 50°. **b** Derotations-Varisationsosteotomie mit Azetabuloplastik, Osteotomiekeil als Interpositionskeil verwendet. **c** Kontrolle im Alter von 13,5 Jahren. Revalgisierung auf etwa 135° bei guter Überdachung des Hüftkopfes.

Persönliche Erfahrungen des Operateurs bei Methodenwahl oft ausschlaggebend

Da die Operationstechniken, auch der klassischen Verfahren, sehr unterschiedlich sind, und es eine Vielzahl von Modifikationen gibt, ist die Vergleichbarkeit erschwert (Abb. 24.4a–c). Die persönliche Erfahrung des orthopädischen Chirurgen spielt dabei eine nicht zu unterschätzende Rolle. Im wesentlichen kommen im Vorschulalter die Beckenosteotomie nach Salter mit ihren Modifikationen und die sogenannten Azetabuloplastiken mit ihren zahlreichen Verfahren, inklusive der Beckenosteotomie nach Pemberton, in Betracht. Jedes dieser Verfahren hat Vor- und Nachteile. Beide Verfahren haben den Vorteil, daß der Hüftkopf von hyalinem Pfannenknorpel überdacht

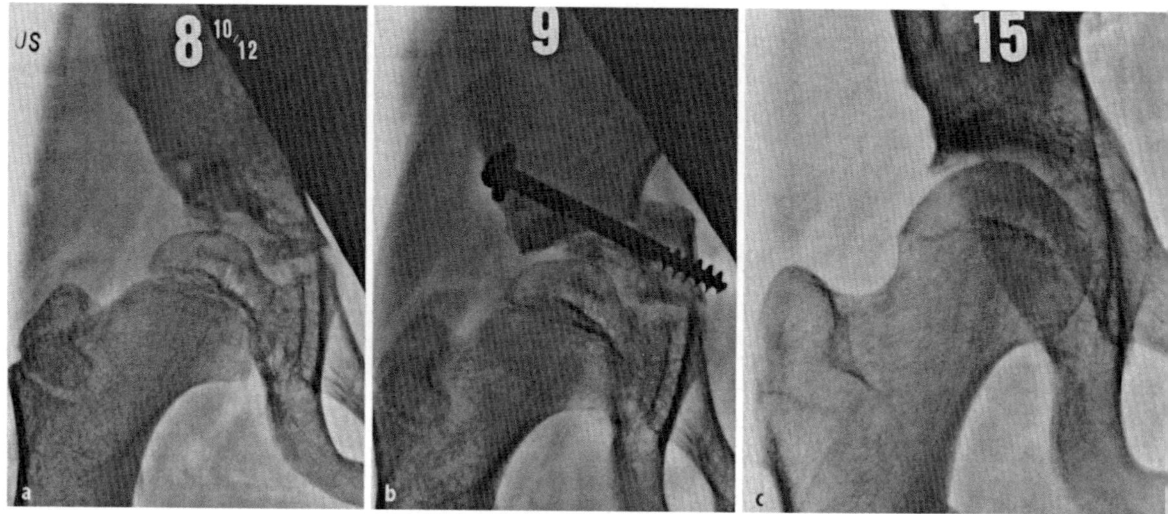

Abb. 24.5. **a** Fast 9jähriges Mädchen nach technisch nicht korrekter und fehlgeschlagener Azetabuloplastik im Vorschulalter; **b** Beckenosteotomie nach Chiari; **c** Kontrolle im Alter von 15 Jahren zeigt zufriedenstellende Überdachung des Hüftkopfes.

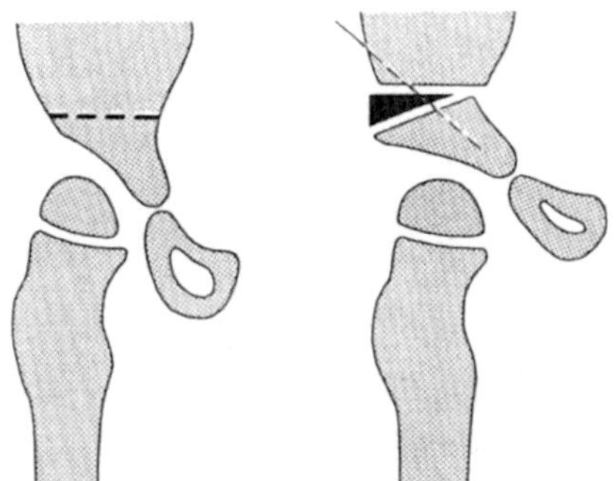

Abb. 24.6. Schema der Salter-Osteotomie.

Beckenosteotomie nach Chiari in der Regel erst nach Wachstumsabschluß; keine Überdachung mit hyalinem Knorpel

Vorteil der Beckenosteotomie nach Salter: Keine Verletzungsgefahr der Y-Fuge, da Drehpunkt in der Symphyse

Vorteil der Azetabuloplastiken primär größere Korrektur des AC-Winkels

wird, was bei der insbesondere in den 60er Jahren häufig durchgeführten **Beckenosteotomie nach Chiari** nicht der Fall ist, so daß dieser Eingriff, von ganz wenigen Ausnahmen abgesehen, im Wachstumsalter nicht mehr erfolgt (Abb. 24.5 a–c).

Das Prinzip der in der Linea innominata senkrecht zum Becken erfolgenden **Salter-Osteotomie** besteht darin, daß die ganze Pfanne mit Drehpunkt in der Symphyse nach lateral-ventral und nach kaudal gedreht und gekippt wird (Abb. 24.6). Die für das weitere Pfannenwachstum wichtige Y-Fuge bleibt bei der Beckenosteotomie nach Salter unberührt. Bei den **Azetabuloplastiken** ist die Y-Fuge in den Drehpunkt einbezogen; damit wächst die Gefahr, daß sie verletzt wird (Abb. 24.7). Dafür ist bei den Azetabuloplastiken die primäre Korrekturmöglichkeit der dysplastischen Pfanne größer als bei der Salter-Osteotomie, bei der es zumindest primär kaum gelingt, den AC-Winkel um mehr als 15° zu korrigieren. Im Laufe des weiteren Wachstums kommt es

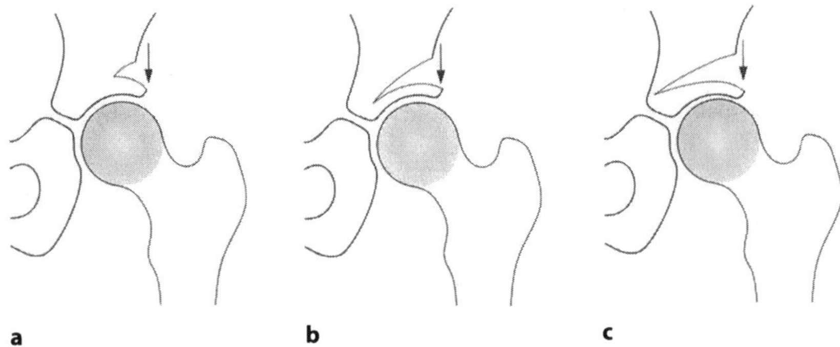

Abb. 24.7. Techniken verschiedener Azetabuloplastiken: **a** Technik nach Albee; **b** Technik nach Mittelmeier und Witt; **c** Technik nach Dega.

allerdings meistens zur Ausbildung normaler AC-Winkel. Bei uns hat sich insbesondere im Vorschulalter das folgende Procedere bewährt:

Eigenes Vorgehen: Beckenosteotomie nach Salter bis zum 6. Lebensjahr bei AC-Winkel unter 45°

Steilere AC-Winkel und ältere Kinder: Azetabuloplastik (inkl. Beckenosteotomie nach Pemberton). Nach dem 10. Lebensjahr Dreifachosteotomie (z. B. nach Tönnis)

Bei AC-Winkeln unter 45° bevorzugen wir die Beckenosteotomie nach Salter, bei steileren AC-Winkeln eine der verschiedenen Techniken der Azetabuloplastik. Nach dem 6. Lebensjahr ist wegen der deutlich reduzierten Elastizität der Symphyse in der Regel mit der Salter-Osteotomie keine ausreichende Korrektur der Pfannendysplasie mehr möglich. In dieser Altersgruppe ist eher die Azetabuloplastik geeignet, bei Kindern über 10 Jahren kommt die Dreifachosteotomie des Beckens in Betracht (siehe Kapitel 25).

Bei der Beckenosteotomie nach Salter, aber auch bei der Azetabuloplastik, sollte die erzielte Korrektur stabil genug sein, um einen postoperativen Korrekturverlust zu vermeiden. Hierzu ist zumindest bei der klassischen Beckenosteotomie nach Salter neben dem eingeklemmten Knochenspan eine zusätzliche Stabilisierung durch einen (selten zwei) Kirschner-Drähte erforderlich; dieser wird nach 6 Wochen zusammen mit dem Beckengips wieder entfernt.

Bei der **Pemberton-Osteotomie** wird das dysplastische Pfannendach um einen in der Y-Fuge gelegenen Drehpunkt nach vorne und lateral über den Hüftkopf geschwenkt (Abb. 24.8). Die unmittelbar perikapsuläre Osteotomie am Pfannendach ermöglicht bei stark dysplastischen Hüftgelenken, den AC-Winkel intraoperativ um 15 bis 18° zu bessern. Die obere Altersgrenze für die Pfannendachplastik ist durch die Verknöcherung des Y-Fugen-Knorpels gesetzt.

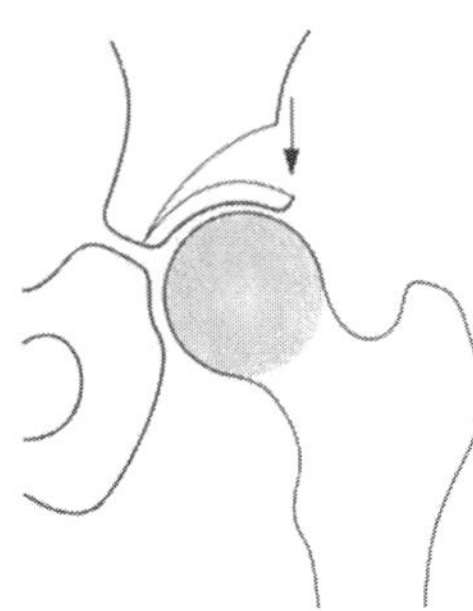

Abb. 24.8. Technik nach Pemberton.

Der Vorteil der Pemberton-Osteotomie ist, ebenso wie bei den Azetabuloplastiken, das bessere primäre Korrekturausmaß im Vergleich zur Salter-Osteotomie durch den gelenknahen Drehpunkt in der Y-Fuge; allerdings besteht dabei die Gefahr, daß die Wachstumsfuge verletzt wird und sich deshalb vorzeitig schließt.

Indikation und Operationsprinzipien der proximalen Femurosteotomie

Indikation zur intertrochanteren Femurosteotomie in der Regel nur bei subluxierender Coxa valga et antetorta CE-Winkel unter 10°

Noch in den 70er Jahren wurde die Indikation zur meist intertrochanteren Femurkorrektur vielfach zu häufig gestellt und als Hauptkriterium der pathologische CCD- und/oder AT-Winkel herangezogen und weniger der CE-Winkel. Nicht zuletzt der hohe Prozentsatz von teilweise massiven Revalgisierungen nach der gerade im Vorschulalter durchgeführten Korrekturosteotomie hat zur deutlichen Zurückhaltung bei der Indikation zu diesem Eingriff geführt. Aus heutiger Sicht wird die Indikation zur intertrochanteren Korrekturosteotomie nur noch bei den sehr schweren, vor allem subluxierenden Fehlstellungen des proximalen Femurs gestellt. Als „Richtschnur" ist der CE-Winkel geeignet; liegt er unter 10°, erscheint die Indikation zur Korrekturosteotomie am proximalen Femur gerechtfertigt. Da bei der Dysplasiehüfte eine solche Subluxation nur sehr selten ohne gleichzeitige, meist deutliche Pfannendysplasie vorliegt, empfiehlt es sich, bei der Operation als ersten Schritt die Pfannenkorrektur vorzunehmen, um danach intraoperativ unter dem Bildwandler die erzielte Überdachung des Hüftkopfes zu beurteilen. Liegt der CE-Winkel nach der Pfannenkorrektur über 10°, kann in der Regel auf eine gleichzeitige intertrochantere Korrektur verzichtet und – insbesondere im Vorschulalter – erst einmal der Spontanverlauf abgewartet werden. Für die subluxierende Coxa valga et antetorta mit nur geringer oder fehlender Pfannendysplasie ist dagegen die alleinige Korrektur des proximalen Femurs ausreichend. In diesen Fällen sind allerdings neuromuskuläre Erkrankungen differentialdiagnostisch auszuschließen.

Klinisch-funktioneller Befund bei Korrekturosteotomie beachten – keine Überkorrekturen anstreben

Bei der Indikationsstellung und der Planung des Korrekturausmaßes ist zu prüfen, ob der klinisch-funktionelle Befund die Korrektur zuläßt. So sollte das präoperative Bewegungsausmaß in der Regel etwa doppelt so groß sein wie die in der entsprechenden Ebene vorgesehene Korrektur. Bei der Korrektur sollten die altersentsprechenden CCD- und AT-Winkel erreicht und eine Überkorrektur nach Möglichkeit vermieden werden. Bei der präoperativen Planung der vorgesehenen Varisierung und/oder Derotation, ganz besonders aber bei der technischen Durchführung der Operation, muß die Art der vorgesehenen Osteosynthese (z.B. Kleinkinderwinkelplatte, K-Drähte) und deren ausreichender Abstand zur Trochanterepiphysenfuge berücksichtigt werden, um Verletzungen mit nachfolgenden Wachstumsstörungen zu vermeiden. Bei nur einseitig erforderlicher Korrektur ist die *Open-wedge*-Technik zu bevorzugen, um größere Beinlängendifferenzen zu verhindern.

Bei Osteosynthese Trochanterepiphysenfuge nicht verletzen

Komplikationen

Die Angaben in der Literatur über intra- und postoperative Komplikationen bei Beckenosteotomien und intertrochanteren Korrekturosteotomien schwanken erheblich. Dies trifft nicht zuletzt auf die besonders gefürchtete und auch spätere Ergebnisse nachteilig beeinflussende Hüftkopfnekrose zu. Die variierenden Angaben lassen sich nicht zuletzt auf unterschiedliche Kriterien bei der Datenerfassung zurückführen, z.B. ob der relativ harmlose Nekrosegrad I einbezogen wurde oder nicht, ob die Nekrose eher bei der primären, konservativ oder operativ erfolgten Repositionsbehandlung entstanden ist. Die diesbezügliche Auswertung der Sammelstatistik des Arbeitskreises Hüftdysplasie (Behrens u. Anders 1985) ergab für die Derotations-Varisationsosteotomie eine Nekroserate von 4,3% unter Einbeziehung der Nekrosegrade II–IV.

Gefürchtetste Komplikation ist die Hüftkopfnekrose; bei Beckenosteotomien bis zu 12,5%; bei Derotations-Varisationsosteotomien etwa 4%

Übrige Komplikationen selten

Bei der Beckenosteotomie schwankte die Nekroserate zwischen 4,0% bei den Azetabuloplastiken und 12,5% bei den Beckenosteotomien nach Chiari. Kombinationseingriffe hatten eine höhere Nekroserate als isolierte. Salter und Dubois berichten über fast 6% Kopfnekrosen, wenn die Beckenosteotomie mit der offenen Reposition kombiniert wurde. Im eigenen Krankengut von 40 in den 80er Jahren mittels Salter-Beckenosteotomie operierten Hüften zeigten zwei eine Kopfnekrose vom Grad II mit nachfolgender Coxa magna. Alle anderen Komplikationen, wie intraoperative Gefäß- und Nervenverletzungen, Korrekturverluste durch primär ungenügende oder später nachlassende Osteosynthesen, Pseudarthrosen, kleinere und größere Wundinfekte, lagen in der erwähnten Sammelstatistik dagegen nur knapp über 1%. Im eigenen Krankengut war, abgesehen von einer im postoperativen Verlauf aufgetretenen Spanabkippung, keine weitere Komplikation festzustellen.

Ergebnisse

Die Ergebnisbewertung der verschiedenen Arten der Beckenosteotomie, aber auch der intertrochanteren Korrekturosteotomie ist außerordentlich schwierig, insbesondere wenn man die einzelnen Verfahren untereinander kritisch bewerten möchte. Dies hat nicht zuletzt die Sammelstatistik des Arbeitskreises Hüftdysplasie gezeigt (Stegelmann u. Tönnis 1985). Dies hängt, zumindest bei dieser Statistik, einmal von der in den einzelnen Kliniken bei eigentlich gleichem Operationsverfahren unterschiedlich ausgeführten Operationstechnik ab, aber auch von der in den einzelnen Kliniken sehr unterschiedlich gehandhabten Primärindikationsstellung zur Operation. Sehr gute und gute Ergebnisse waren sowohl bei den Azetabuloplastiken wie auch bei der Beckenosteotomie nach Salter bei 87% der vor dem 3. Lebensjahr operierten Patienten zu erreichen. Die nach dem 14. Lebensjahr kontrollierten Patienten konnten bei beiden Eingriffen in knapp 75% mit einem guten oder sehr guten Resultat rechnen.

Ergebnisbewertung mit Vergleich der unterschiedlichen Operationsverfahren schwierig. Sehr gute und gute Resultate bei Beckenosteotomie nach Salter und Azetabuloplastiken bei 87% der vor dem 3. Lebensjahr Operierten

Bei Kontrolle nach Wachstumsabschluß nur 75% sehr gute oder gute Resultate

Im eigenen Krankengut der in den 80er Jahren mittels Beckenosteotomie nach Salter versorgten und durchschnittlich 8,2 Jahre später nachuntersuch-

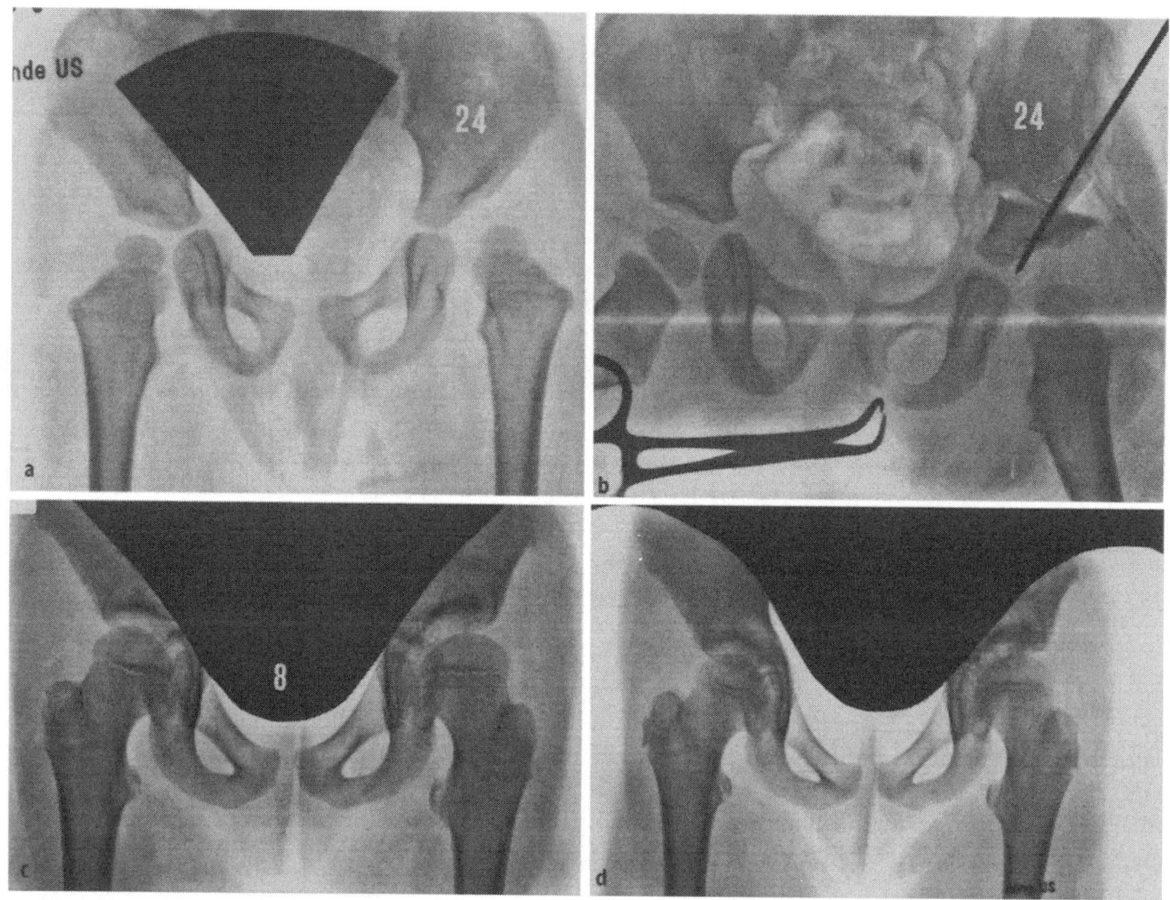

Abb. 24.9. a 2 Jahre altes Mädchen mit reponierter Hüftluxation links und persistierender Pfannendysplasie mit einem AC-Winkel von 44°; **b** isolierte Beckenosteotomie nach Salter, Korrektur des AC-Winkels auf 30°, der Hüftkopf erscheint ausreichend überdacht. **c** und **d** Kontrolluntersuchung im Alter von 8 und 11 Jahren läßt eine weitgehende Normalisierung des Pfannendaches erkennen bei ausreichender Überdachung des Hüftkopfes.

Ergebnisse des eigenen Krankengutes nach durchschnittlich 8,2 Jahren: 92% klinisch und radiologisch gut oder sehr gut

ten Patienten zeigten 92% gute und sehr gute klinische und röntgenologische Resultate, wenn man die Bewertungskriterien des Arbeitskreises Hüftdysplasie zugrundelegt (Abb. 24.9a–d). 40 von 45 operierten Hüften konnten nachuntersucht werden (88,0%). Bei fast drei Viertel der Hüften (n=27) erfolgte die alleinige Beckenosteotomie nach Salter, bei 7 Hüften war die offene Reposition des Hüftkopfes vorausgegangen oder die offene Reposition gleichzeitig mit der Beckenosteotomie erfolgt. Bei 6 Hüften wurde die Beckenosteotomie mit einer intertrochanteren Korrekturosteotomie kombiniert. Die durchschnittlich gemessenen Winkelwerte in diesen drei Gruppen sind aus den Graphiken (Abb. 24.10, 24.11) ersichtlich. Die Gruppen 2 und 3 hatten naturgemäß schlechtere Ausgangswinkel als die Gruppe 1. Die 6 Patienten aus der Gruppe 3 mit der kombinierten intertrochanteren Korrekturosteotomie waren

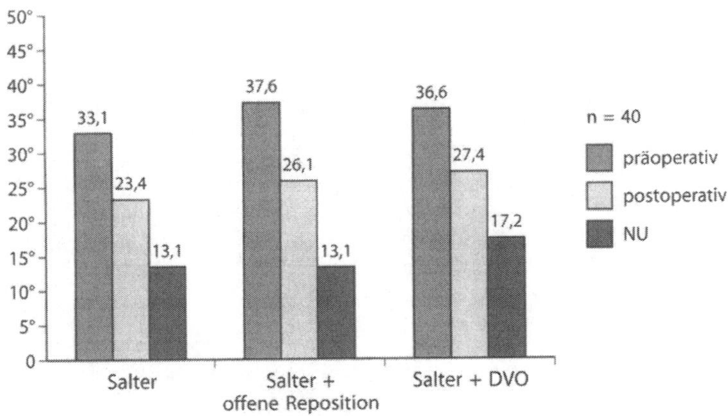

Abb. 24.10. Entwicklung des AC-Winkels im postoperativen Verlauf.

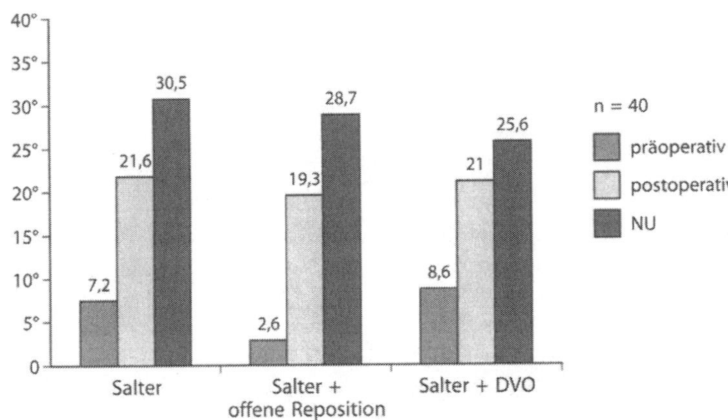

Abb. 24.11. Entwicklung des CE-Winkels im postoperativen Verlauf.

im Durchschnitt zwei Jahre älter als die Patienten der Gruppe 1. Bei 2 von 6 dieser Patienten war zudem 2 bis 3 Jahre zuvor eine offene Reposition vorausgegangen (Abb. 24.12 a–e).

Die Nachuntersuchung hat im wesentlichen unser Vorgehen bestätigt, bei einer persistierenden Pfannendysplasie zunächst einmal auf die zusätzliche Korrektur des proximalen Femurs zu verzichten – zumindest wenn nach durchgeführter Pfannenkorrektur unter dem Bildwandler eine ausreichende Überdachung des Hüftkopfes erkennbar ist. Nur einmal kam es in dieser Gruppe im postoperativen Verlauf zu einer Hüftkopfnekrose Grad II, die aber problemlos mit einer Coxa magna heilte. Bei 2 Hüften dieser Gruppe mit der alleinigen Beckenosteotomie mußte im weiteren Verlauf wegen einer persistierenden Coxa valga et antetorta nachträglich intertrochanter korrigiert werden. Die CE-Winkel dieser 2 Patienten lagen nach der Beckenosteotomie

Korrektur des proximalen Femurs nur noch bei ungenügender Überdachung des Hüftkopfes (CE-Winkel) trotz Beckenosteotomie oder Azetabuloplastik

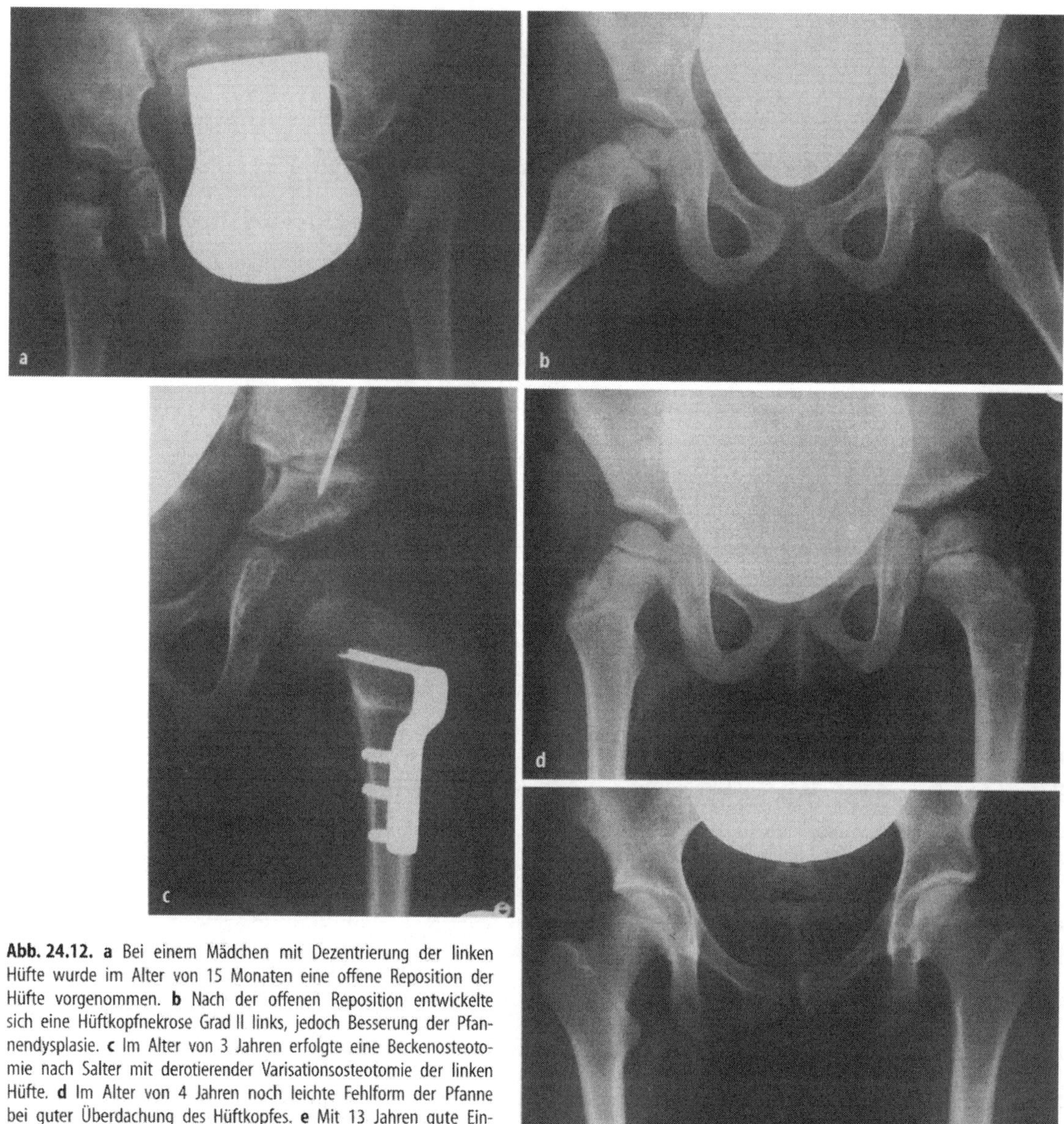

Abb. 24.12. **a** Bei einem Mädchen mit Dezentrierung der linken Hüfte wurde im Alter von 15 Monaten eine offene Reposition der Hüfte vorgenommen. **b** Nach der offenen Reposition entwickelte sich eine Hüftkopfnekrose Grad II links, jedoch Besserung der Pfannendysplasie. **c** Im Alter von 3 Jahren erfolgte eine Beckenosteotomie nach Salter mit derotierender Varisationsosteotomie der linken Hüfte. **d** Im Alter von 4 Jahren noch leichte Fehlform der Pfanne bei guter Überdachung des Hüftkopfes. **e** Mit 13 Jahren gute Einstellung des Hüftkopfes in der Pfanne und gute Ausbildung des Pfannendaches. Im Vergleich zur Gegenseite leichte Coxa magna und Verkürzung des Schenkelhalses.

über 15 °. Der durchschnittliche CCD-Winkel betrug in der Gruppe 1 bei der Nachuntersuchung 131 °, der durchschnittliche AT-Winkel lag bei 32 °, Werte also, die man durchaus noch im oberen Normbereich ansiedeln darf (Abb. 24.13).

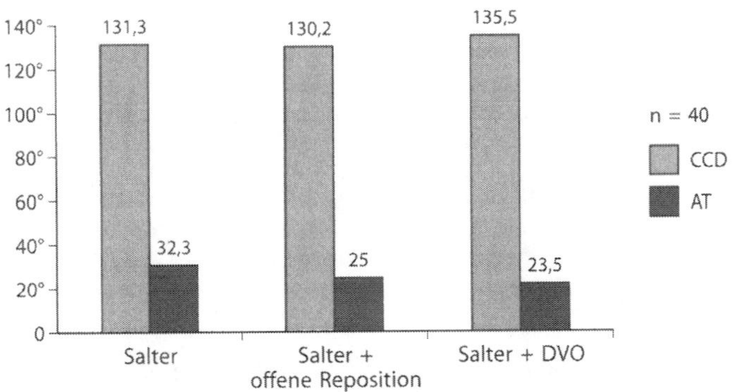

Abb. 24.13. CCD- und AT-Winkel bei der Nachuntersuchung.

Fazit

Die Sonographie erlaubt eine Frühdiagnose der Hüftreifungsstörung in der ersten Lebenswoche. Damit können konservative Repositions- und Retentionsmethoden frühzeitig und meist auch erfolgreich eingesetzt werden und spätere operative Korrekturen werden nur noch sehr selten notwendig. Darüber hinaus können wir heute aufgrund besserer Kenntnisse über den Spontanverlauf von persistierenden Pfannendysplasien und Fehlstellungen des proximalen Femurs die Indikation zu deren operativer Korrektur besser eingrenzen. Voraussetzung für die Korrektur einer persistierenden Pfannendysplasie wie auch die Korrektur einer Fehlstellung des proximalen Femurs ist die optimale Zentrierung des Hüftkopfes in der Pfanne; sollte dies nicht gegeben sein, muß nach Abklärung durch bildgebende Verfahren die operative Reposition des Kopfes erfolgen, meist kombiniert mit der Pfannenkorrektur. Bei optimaler Einstellung des Hüftkopfes ist die Pfannenkorrektur dann sinnvoll, wenn im Alter von 2 bis 3 Jahren der Pfannendachwinkel über 30° liegt. Die gleichzeitige Korrektur einer Fehlstellung des proximalen Femurs im Sinne einer Coxa valga et antetorta ist zunächst nur dann in Betracht zu ziehen, wenn unmittelbar nach der operativen Pfannenkorrektur unter Bildwandlerkontrolle keine ausreichende Überdachung des Hüftkopfes erkennbar ist, d.h. wenn der CE-Winkel unter 10° liegt. Bei ausreichender Überdachung kann die Derotations-Varisationsosteotomie zunächst zurückgestellt werden.

Liegt dagegen der Pfannendachwinkel in der Altersgruppe von 2 bis 3 Jahren bei 30° oder schon darunter, darf erst einmal abgewartet werden, wobei eine neuerliche Röntgenkontrolle nach ca. 6 bis 12 Monaten zeigen wird, ob tatsächlich eine weitere Spontankorrektur erkennbar und damit ein weiteres Zuwarten gerechtfertigt ist. Sofern eine operative Korrektur erforderlich wird, sind pfannendachplastische Eingriffe, wie z.B. die Beckenosteotomie nach Salter oder die verschiedenen Formen der sogenannten Azetabuloplastik, geeignete therapeutische Verfahren. Wir bevorzugen die Beckenosteotomie nach Salter bis zu einem AC-Winkel von 45° und einem Operationsalter bis zu 6 Jahren. Bei steileren Winkeln bzw. älteren Patienten wird von uns primär die Azetabuloplastik durchgeführt.

Weiterführende Literatur

Barrett W.P., L.T. Staheli, D.E. Chew: The effectiveness of the Salter innominate osteotomy in the treatment of congenital dislocation of the hip. J. Bone Jt. Surg. A 68 (1986) 79–87

Behrens K., G. Anders: Die Hüftkopfnekrose als Komplikation der Becken und intertrochanteren Detorsions-Varisierungsosteotomie und ihre Auswirkung auf die Entwicklung des Pfannendaches. In: Tönnis D. (Hrsg): Die operative Behandlung der Hüftdysplasie, Technik und Ergebnisse, 2. Sammelstatistik des Arbeitskreises für Hüftdysplasie der DGOT, Bücherei des Orthopäden, Band 44. Enke, Stuttgart 1985 (S. 283–288)

Haidar R.K., R.S. Jones, D.A. Vergroesen, G.A. Evans: Simultaneous open reduction and Salter osteotomy for developmental dysplasia of the hip. J. Bone Jt. Surg. B 78 (1996) 471–476

Hansson G., B. Althoff, P. Bylund, B. Jacobson, A.-M. Löfberg, T. Lönnerholm: The Swedish experience with Salter's innominate osteotomy in the treatment of congenital subluxation and dislocation of the hip. J. Pediatr. Orthop. 10 (1990) 159–162

Huang S.-C., J.-H.Wang: A comparative study of nonoperative versus operative treatment of developmental dysplasia of the hip in patients of walking age. J. Pediatr. Orthop. 17 (1997) 181–188

Jani L.: Die operative Behandlung der präarthrotischen Deformitäten der Hüftgelenkspfanne beim Jugendlichen und Erwachsenen. Z. Orthop. 112 (1974) 605–609

Jani L.: Die introchantere Derotations-Varisationsosteotomie bei der congenitalen Hüftluxation. In: Schreiber A.: Behandlungsergebnisse bei der congenitalen Hüftluxation, Vorabdruck Jahreskongress, Schweiz. Orthop. Gemeinschaft 1973

Jani L.: Differenzierte Indikationsstellung zu den verschiedenen pfannendachplastischen Eingriffen. Tagungsband 76, Gesellschaft für Orthopädie der DDR. Magdeburg 1976 (S. 193)

Jani L., U. Schwarzenbach, K. Afifi, P. Scholder, P. Gisler: Spontanverlauf der idiopathischen Coxa antetorta. Z. Orthop. 8 (1979) 5–11

Jani L.: Die Beckenosteotomie nach Salter. In: Tönnis D. (Hrsg): Die operative Behandlung der Hüftdysplasie, Technik und Ergebnisse, Bücherei des Orthopäden, Band 44. Enke, Stuttgart 1985 (S. 283–288)

Lindstrom J.R., I.V. Ponseti, D.R. Wenger: Azetabular development after reduction in congenital dislocation of the hip. J. Bone Jt. Surg. A 61 (1979) 112–118

McKay D.W.: A comparison of the innominate and the pericapsular osteotomy in the treatment of congenital dislocation of the hip. Clin. Orthop. 98 (1974) 124–132

Rab G.T.: Biomechanical aspects of Salter osteotomy. Clin. Orthop. 132 (1978) 82–87

Salter R.: Innominate osteotomy in the treatment of congenital dislocation and subluxation of the hip. J. Bone Jt. Surg. B 43 (1961) 518–539

Salter R.B., J.P. Dubois: The first fifeteen years personal experience with innominate osteotomy in the treatment of congenital dislocation and subluxation of the hip. Clin. Orthop. 98 (1974) 72–103

Stegelmann U., D. Tönnis: Die Gesamtbeurteilung der klinischen und röntgenologischen Behandlungsergebnisse nach Abweichungsgraden vom Normalen. In: Tönnis D. (Hrsg): Die operative Behandlung der Hüftdysplasie, Technik und Ergebnisse, Bücherei des Orthopäden, Band 44. Enke, Stuttgart 1985 (S. 283–288)

Tönnis D. (Hrsg): Die operative Behandlung der Hüftdysplasie, Technik und Ergebnisse, Bücherei des Orthopäden, Band 44. Enke, Stuttgart 1985

Tönnis D.: Die angeborene Hüftdysplasie und Hüftluxation im Kindes- und Erwachsenenalter. Springer, Berlin/Heidelberg 1984

25 Hüftpfannenschwenkung durch Dreifachosteotomie des Beckens nach Tönnis

R. Krauspe

Bei der Behandlung der Hüftdysplasie sind wesentliche Fortschritte, vor allem durch die sonographische Frühdiagnose mit konsekutiver Frühtherapie, erzielt worden. Hüftgelenkdysplasien finden sich heute bei Kleinkindern oder Kindern

- ohne sonographische Diagnostik,
- mit inadäquat durchgeführter oder fehlinterpretierter Sonographie,
- bei spätem Behandlungsbeginn und/oder unzureichendem Therapieeffekt,
- rezidivierender Dysplasie nach adäquater und effektiver Primärbehandlung und
- bei *Non-respondern.*

Bei Patienten ohne adäquaten Erfolg bei ordnungsgemäß durchgeführter Therapie, bei Rezidiven und bei familiärer Belastung muß nach Matthiessen (1997) an eine „endogene Dysplasie" gedacht werden (siehe Kapitel 3). Eine „schleichend verminderte Formdifferenzierung des knöchernen Pfannendaches" begründet auch bei adäquater Therapie das Ausbleiben des Therapieerfolges. Es empfiehlt sich, weiter zu beobachten und ggfs. eine operative Korrektur des Pfannendaches vor Schluß der Y-Fuge vorzunehmen (Matthiessen 1997).

Im Kindesalter sind einfache, uniplanare Beckenosteotomien geeignet, das Azetabulum ausreichend zu reorientieren

Im Kleinkind- und Grundschulalter sind einfache pfannenverbessernde Operationen zur Behandlung der Hüftgelenkdysplasie geeignet, um:

- das Hüftgelenk zu stabilisieren,
- das Azetabulum ausreichend zu reorientieren und
- durch Änderung der Wachstumsrichtung (Salter 1961) postoperativ eine weitere Verbesserung der Hüftkopfüberdachung zu induzieren (siehe Kapitel 24).

Nach der knöchernen Fusion der Y-Fuge ist eine vollständige Reorientierung des Azetabulums zur Behandlung der Hüftgelenkdysplasie notwendig, da keine wachstumsbedingte spontane postoperative Nachbesserung mehr eintritt

Nach dem Y-Fugenschluß kann bei einfachen Osteotomien nur noch die Symphyse als Drehpunkt für die Schwenkung der Pfanne dienen. Das Ausmaß der Verbesserung, z.B. des CE-Winkels durch die Beckenosteotomie nach Salter beträgt im Durchschnitt 15° ohne weitere spontane Nachbesserung nach dem 8. Lebensjahr (Krauspe und Korn 1993). Diese einschränkenden Parameter haben mehrere Autoren veranlaßt, Beckenosteotomien zu entwickeln, die eine vollständige Reorientierung der Hüftpfanne mit optimaler Überdachung des Hüftkopfes gewährleisten. Andere Techniken zielen durch Knochenappositionsplastiken (*shelf procedures, slotted acetabular augmenta-*

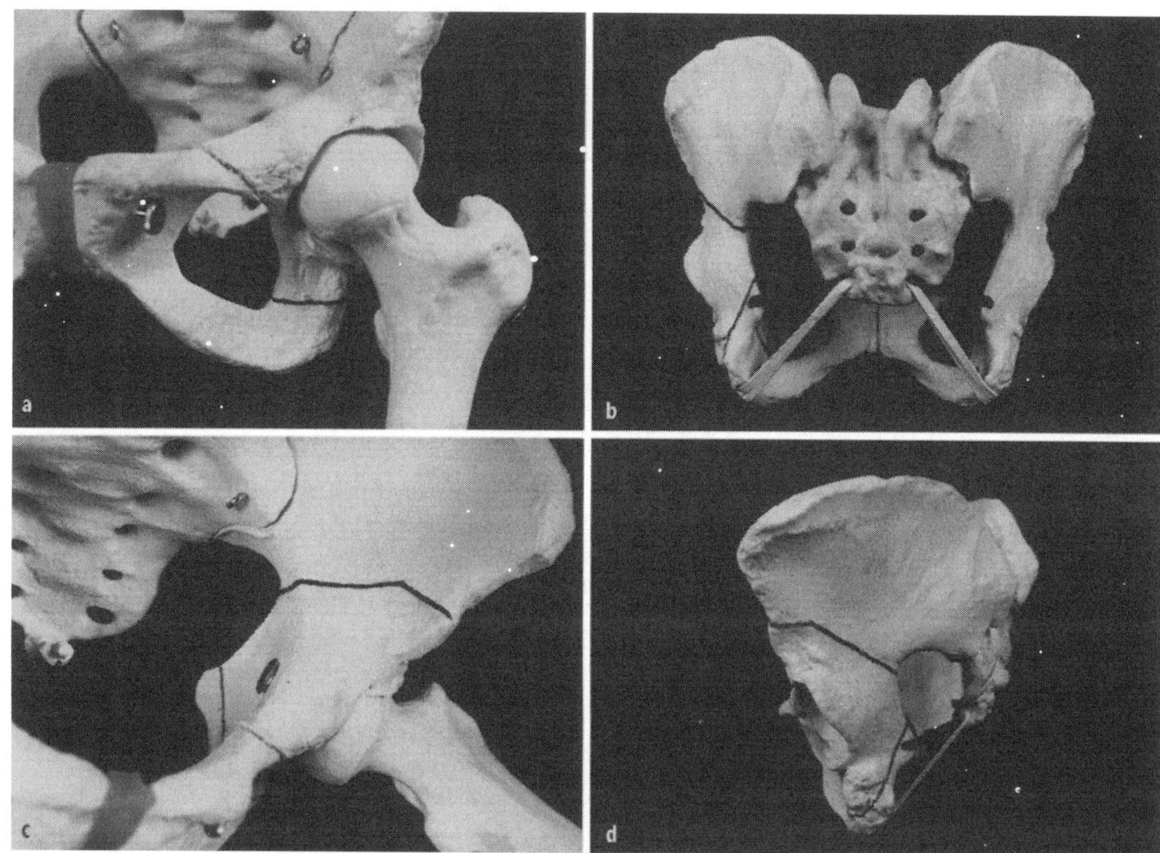

Abb. 25.1. a Schematische Darstellung der Osteotomieflächen bei einer Dreifachosteotomie links, in der Ansicht von ventral, **b** von dorsal, **c** von kranial und **d** von schräg dorsal. Idealerweise soll die Sitzbeinosteotomie lang und 20°–30° nach ventral gerichtet sein. Sie erreicht fast den tiefsten Punkt des Foramen obturatum. Das Ligamentum sacro-spinale schematisch als schwarzes Band und das Ligmantum sacro-tuberale schematisch als weißes Band dargestellt verbleiben am Beckenring (vgl. Abb. 25.7, S. 473).

tion) oder mittels Osteotomie nach Chiari auf eine bessere Überdachung des Hüftkopfes (Chiari 1953; Staheli 1981). Allerdings wird bei diesen Methoden ein Pfannendach ohne tragenden Gelenkknorpel additiv über den Hüftkopf respektive über die Gelenkkapsel gebracht. Die Triple- oder Dreifachosteotomie und die Reorientierung des Azetabulums erlauben die optimale Überdachung des Hüftkopfes mit hyalinem Gelenkknorpel.

Die Dreifachosteotomie von Carlioz und Mitarbeitern (1982) und nach Tönnis (1979) unterscheidet sich von den Osteotomien nach Steel oder Hopf durch die Lage der Osteotomieflächen (Abb. 25.1). Die straffen Bänder zum Os sacrum bleiben am Becken fixiert, die Osteotomien liegen nah am Azetabulum, so daß die Pfanne in allen Ebenen des Raumes geschwenkt und auch nach medial umgelagert werden kann.

Die Berner periazetabuläre Osteotomie nach Ganz (1988) erlaubt identische Korrekturen unter Erhaltung des dorsomedialen Os ilium und der straffen Bänder zum Os sacrum. Allerdings werden die Osteotomien mit speziellen Meißeln teilweise ohne direkte Sicht auf den in der Tiefe zu durchtrennenden Knochen durchgeführt. Ein möglicher vaskulärer Schaden mit nachfolgender Nekrose des Azetabulums ist in Einzelfällen beschrieben. Eine Azetabulum-Fragmentnekrose führt rasch zu hochgradigen Funktionsstörungen des Gelenkes und ist für die spätere Fixation eines alloarthroplastischen Gelenkersatzes höchst problematisch.

Übersicht der Mehrfach-Beckenosteotomien

In den letzten Jahren sind mehrere Techniken zur Reorientierung der dysplastischen Pfanne beschrieben worden: Bei der Triple-Osteotomie nach LeCoeur (1965) werden Os pubis und Os ischii nahe der Symphyse durchtrennt. Die anhaftenden Muskeln und Bandverbindungen zum Kreuzbein limitieren das Schwenken des Fragmentes und damit die Korrekturmöglichkeiten; desweiteren resultiert regelmäßig eine Beckenasymmetrie.

Die anatomische Lage der Osteotomieflächen unterscheidet die verschiedenen Operationsverfahren

Sutherland und Greenfield (1977) haben die Osteotomien von Scham- und Sitzbein derart nah an die Symphyse gelegt, daß eine gemeinsame Durchtrennung resultiert und in Kombination mit der Darmbeinosteotomie von einer *double osteotomy* gesprochen wird. Die gelenknahe Doppelosteotomie nach Hopf (1966) mit dem hohen Risiko einer avaskulären Schädigung der Pfanne über einen ventralen Zugang (Smith-Petersen) sowie deren Modifikation haben keine weitere Verbreitung gefunden. Die Modifikation von Steel (1973) beschreibt weitere Abstände der Osteotomien vom Azetabulum über drei separate Zugänge und ähnelt der von LeCoeur.

Die periazetabuläre Osteotomie nach Ganz erlaubt wie die Dreifachosteotomie nach Tönnis eine optimale Schwenkung der Pfanne

Die periazetabuläre Osteotomie nach Ganz (1988) wird über einen ilioinguinalen Zugang (Smith-Petersen) durchgeführt. Das Azetabulum wird über vier Osteotomieflächen aus seiner knöchernen Umgebung gelöst und mit supraazetabulären Manipulationsschrauben armiert. Durch Mobilisation der Pfanne an den Schanz-Schrauben soll der nicht osteotomierte Knochen an definierter „Sollbruchstelle“ frakturieren. Das Azetabulum kann in alle Richtungen bewegt und optimal über den Hüftkopf reorientiert werden. Der dorsale innere Beckenring bleibt intakt und damit die Primärstabilität des Beckens erhalten. Diese Form der periazetabulären Osteotomie ist technisch anspruchsvoll, es werden Regionen ohne direkte Sicht osteotomiert und damit steigen die operativen Risiken. Fehlorientierungen mit intraartikulärer Lage der Osteotomie sind zwar seltene, aber methodentypische Komplikationen. Als weitere Gefahren sind Überkorrekturen mit dorsalem Überdachungsdefizit und ungünstige, nach lateral verlagerte Drehpunkte des Gelenkes – wie bei anderen Dreifachosteotomien auch – zu nennen. Die Korrekturmöglichkeiten und Ergebnisse sind überzeugend (Ganz et al. 1988; Trousdale et al. 1995).

Neben den linearen sind sphärische, gelenknahe Osteotomien beschrieben, die technisch noch schwieriger und für die Schwenkung vor allem nach ventral sowie für die Durchblutung des Pfannenfragmentes problematischer sind

Neben den linearen Osteotomien sind sphärische, gelenknahe Osteotomien (Yano et al. 1990), insbesondere diejenige nach Wagner (1965) zur Behandlung der Hüftgelenkdysplasie eingeführt worden. Eine Verlagerung des Gelenkdrehpunktes ist dabei nicht möglich und die Verbesserung der ventralen

Klare Osteotomieflächen, freie Schwenkbarkeit der Hüftpfanne bei übersichtlicher anatomischer Präparation zeichnen die Osteotomie nach Tönnis aus

Überdachung äußerst schwierig. Zudem besteht ein sehr hohes Risiko einer avaskulären Nekrose des Fragmentes.

Wir sehen bei kritischer Würdigung der dargestellten Beckenosteotomien Vorteile in der von Tönnis entwickelten Dreifach-Beckenosteotomie (Tönnis u. Kalchschmidt 1998) und wenden diese seit zehn Jahren an. Die Osteotomieflächen liegen nah am Azetabulum, sämtliche Knochendurchtrennungen werden unter Sicht durchgeführt und die Korrekturmöglichkeiten entsprechen denjenigen der periazetabulären Osteotomie. Der noch 1988 von Ganz herausgestellte Nachteil einer zusätzlichen externen Stabilisation (Gipsverband) ist durch mehrere Modifikationen der Osteosynthese entfallen. Die Dortmunder Gruppe verwendete anfangs Kirschner-Drähte, heute Spongiosa-Zugschrauben in Kombination mit einer Zuggurtung über dem Schambein (Tönnis et al. 1994); Lenz (1997) gibt sogenannte Zug-Stellschrauben-Osteosynthesen an, und wir verwenden stabile Gewindestäbe von 4, 5 oder 6 mm Durchmesser, je nach anatomischen Verhältnissen.

Morphologische Aspekte der Hüftgelenkdysplasie

Der Hüftkopf wird bei normalen Gelenken zu etwa 70% von der Hüftgelenkpfanne überdacht (Klaue et al. 1988). Bei der Hüftdysplasie kann dieser Wert durch

1. ein ventro-lateral zu steiles Pfannendach,
2. eine steile kurze Pfanne,
3. eine ventro-lateral zu steile Pfanne mit Retroversion sowie
4. durch eine Kombination der genannten Dysplasiefaktoren deutlich reduziert sein.

Die horizontale Einstellung der Hüftgelenkpfanne (Tragfläche) mit optimaler Überdachung des Hüftkopfes (Normalwert ca. 70%) und gegebenenfalls gleichzeitige Korrektur der Schenkelhalsantetorsion sind Grundprinzipien der Hüftgelenkrekonstruktion bei der Hüftgelenkdysplasie

Die horizontale Einstellung der Belastungszone der Hüftgelenkpfanne, die Sklerosierungslinie im Röntgen-Beckenübersichtsbild (*weightbearing area*, Bombelli 1981), und die optimale Größe der Hüftpfanne mit bestmöglicher Kraftverteilung können als „Antiarthrosefaktoren" des Hüftgelenkes herausgestellt werden. Bei einer Triple-Osteotomie darf die kurze steile Pfanne nicht zu weit nach ventral geschwenkt werden, um nicht etwa ein dorsales Überdachungsdefizit einzustellen. Für die optimale Planung der Beckenosteotomie sind diese Parameter grundlegend. Ihre Bestimmung wird regelmäßig anhand von Röntgen- und/oder CT-Bildern durchgeführt, um die individuellen Winkel der Schwenkung nach ventral und lateral sowie die Medialisierung des Azetabulums zur Erhaltung des Drehpunktes zu definieren. Neben diesen Daten der Hüftgelenkpfanne selbst muß die Antetorsion bzw. deren Abweichung von der Norm bei zu starker oder reduzierter Antetorsion klinisch (Rotation in 45°-Hüftbeugung sowie in Hüftstreckung) und bei Auffälligkeiten röntgenologisch bestimmt und ggf. operativ korrigiert werden.

Für alle Dreifach-Beckenosteotomien gelten weitgehend übereinstimmende Indikationsbereiche. Man kann bei gut erhaltener Kongruenz auch bei ausgeprägter Dysplasie eine gute Korrektur der Hüftgelenkpfanne erzielen. Bei Instabilität und ausgeprägter Subluxation kann die Triple-Osteotomie als *salva-*

ge procedure sinnvoll sein. Die Einzelfallentscheidung muß mit dem Patienten in Abhängigkeit vom Gelenkbefund, von den Erwartungen des Patienten und vom Lebensalter getroffen werden.

Für die operative Behandlung der Hüftgelenkdysplasie stehen für das Kleinkind- und Grundschulalter einfache Osteotomien des Os ilium (Lance, Dega, Pemberton, Salter, Azetabuloplastik) und für das Adoleszenten- und Erwachsenenalter Dreifachosteotomien zur Verfügung (Tönnis 1984) (siehe Kapitel 24).

Symptomatik

Die stabile Hüftgelenkdysplasie führt erst bei beginnender Arthrose zu Schmerzen. Bei einer Hüftgelenkdysplasie mit Instabilität wird das Labrum acetabulare in besonderer Weise pathologisch belastet und zeigt frühzeitige, degenerativ bedingte, meist schmerzhafte Läsionen

Die Hüftdysplasie ist im Kindesalter asymptomatisch. Bei beginnender Instabilität kann eine Beinverkürzung mit Beckenschiefstand, eine Insuffizienz der Abduktoren mit Kraftverlust und ein Duchenne-Hinken auftreten. Derartige Zeichen sind abhängig vom Schweregrad. Bei einer Instabilität mit Subluxationsprozeß wird das Labrum acetabulare pathologisch belastet und es wird bei persistierender Dysplasie rupturieren. Dieser Prozeß, Ruptur des Labrum acetabulare mit möglichen Einklemmungen, ist der wesentliche pathogenetische Faktor für ein *giving way syndrome* des Hüftgelenkes: Die Patienten berichten sowohl über belastungsabhängige, aber auch plötzliche, aus heiterem Himmel einschießende Schmerzen und Blockierungen mit Funktionsverlust der betroffenen Seite als Standbein. Die Schmerzen werden meist in der Leiste, gelegentlich peritrochantär, aber auch nicht selten in der Knieregion als ausstrahlende Schmerzen lokalisiert. Als weitere Symptome sind Ermüdung bei längerem Gehen, Belastungs- und Bewegungsschmerzen, besonders bei Beugung in Innenrotation, z. B. bei sportlicher Betätigung, zu nennen. Bei gezielter Anamneseerhebung lassen sich schon wichtige Hinweise aus der Symptomatik erfassen, die auf eine Hüftgelenkdysplasie hinweisen (siehe Kapitel 15).

Die klinische Untersuchung zielt auf die Erkennung von Bewegungseinschränkungen und Bewegungsschmerzen des Hüftgelenkes sowie auf mögliche Becken- oder Wirbelsäulenasymmetrien

Bei der klinischen Untersuchung werden Wirbelsäulen- und Beckengeradstand beurteilt und die Hüftgelenkbeweglichkeit gemessen. Die Rotation soll sowohl in 45°-Beugung als auch in Streckung in Bauchlage geprüft werden. Besonders bei reduzierter oder aufgehobener Innenrotation als Konsequenz aus einer reduzierten Antetorsion des Schenkelhalses und/oder reduzierter Anteversion der Hüftgelenkpfanne führt die Einwärtsdrehung des Hüftgelenkes zu einem schmerzhaften *impingement* und bei degenerativem Gelenkverschleiß zu progredienten Schmerzen. Bei bestehender Labrumläsion sind das *Impingement*-Zeichen und der Hüftgelenk-*Apprehension*-Test positiv: Eine forcierte passive Flexions-Adduktions-Innenrotationsbewegung, ggf. unter Kompression, führt zu einem *impingement* des Gelenkes und zu einer meist schmerzhaften Zug-Scher-Belastung des Labrum acetabulare. Eine forcierte passive Hyperextension und Außenrotation führt zu einer schmerzhaften ventralen Subluxation im Bereich des gerissenen Labrum acetabulare. Dabei spüren die Patienten oft ein schmerzhaftes Schnappen. Es sind sowohl mögliche Druckschmerzen über dem Trochanter major als auch über der Leiste zu erfassen.

Basisdiagnostik

Zur Basisdiagnostik bei der Hüftgelenkdysplasie bei Jugendlichen und Erwachsenen gehört die Röntgen-Beckenübersichtsaufnahme im Stehen und eine zweite Ebene der Hüftgelenkpfanne (*Faux-profil*-Aufnahme im Stehen)

Neben Anamnese und Befunderhebung sind Röntgenaufnahmen unabdingbar. Die Beckenübersichtsaufnahme sollte unter Belastung im Stehen angefertigt werden, um die Zentrierung oder ein eventuelles Höhertreten des Hüftkopfes beurteilen zu können. Der projizierte CCD-Winkel, der CE-Winkel, der Tragflächenwinkel (Bombelli 1981) und die vordere und hintere Kontur des Azetabulums werden bestimmt. Bei ausgeprägter Subluxation sollte die Reponierbarkeit durch eine Funktionsaufnahme in Innenrotation und Abduktion nachgewiesen werden (Abb. 25.2), um die Indikation zur Operation zu bestätigen oder aber bei fixierter Subluxation die Indikation zu relativieren

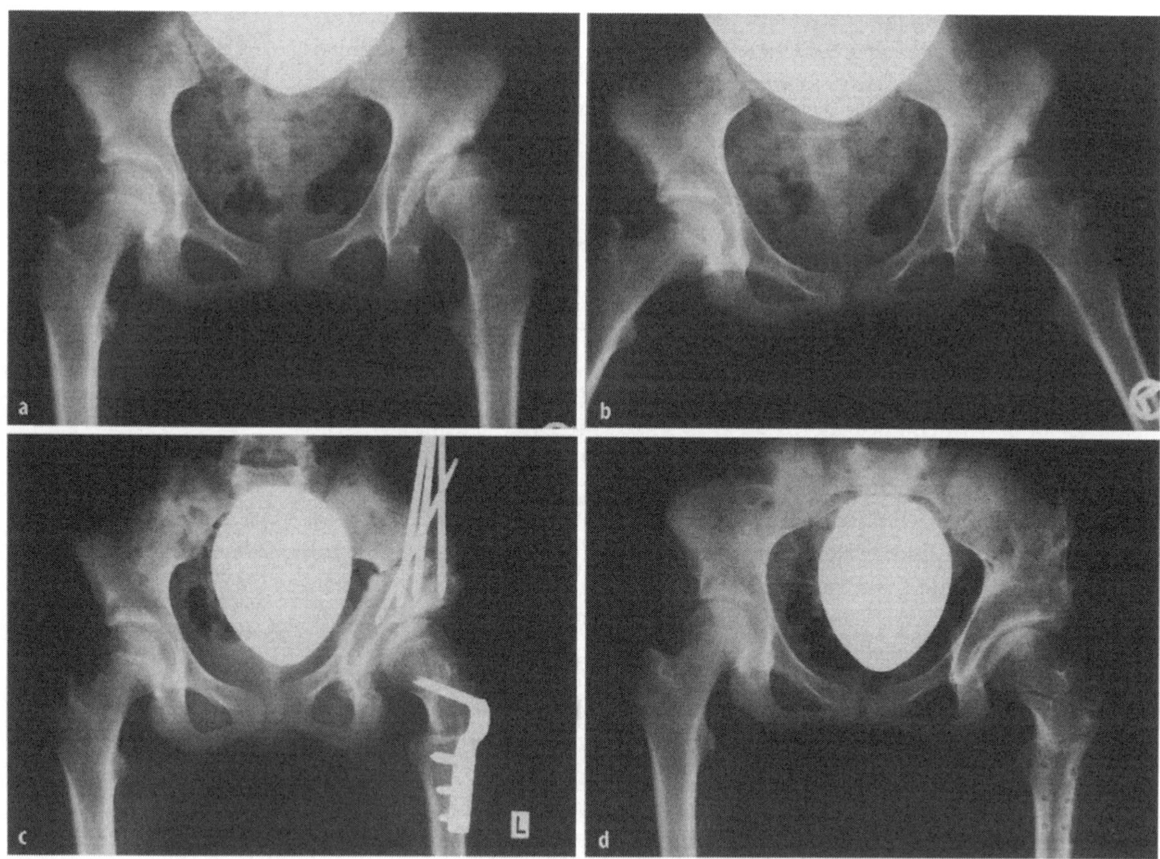

Abb. 25.2. **a** Röntgen-Beckenübersichtsaufnahme eines 13jährigen Mädchens im Stehen **b** und Beckenübersichtsaufnahme in Innenrotation/Abduktion. Die Funktionsaufnahme zeigt eine nicht vollständig bis zur Tränenfigur reichende Zentrierung des dysplastischen subluxierenden Gelenkes. **c** Nach Dreifachosteotomie und intertrochanterer Korrekturosteotomie Rezentrierung des Gelenkes bei noch geringgradiger Restdysplasie. **d** Nach 18 Monaten postoperativ hat sich der Hüftkopf tief eingestellt und das Gelenk mit bestmöglicher Kongruenz remodelliert. Deutliche Remodellierung der subchondralen Sklerose (vgl. Abb. 25.2 a, b mit Abb. 25.2 d) und Wiederherstellung der Shenton-Menard-Linie. Klinisch stabiles und frei bewegliches Hüftgelenk, die Patientin ist beschwerdefrei.

und ggf. Zusatzeingriffe, wie eine offene Reposition und/oder eine proximale Femurosteotomie, zu planen.

Die Bedeutung der *Faux-profil*-Aufnahme nach Lequesne und de Sèze (1965) wird unterschiedlich bewertet. Zur Bestimmung des VCA-Winkels soll der Endpunkt der hellen röntgenologischen Kreisbogenlinie der ventralen Pfannenbegrenzung herangezogen werden. Dieser VCA-Winkel läßt sich jedoch bei unscharfer Konturierung des ventralen Pfannenrandes nur schwer exakt bestimmen. Wir erstellen dennoch routinemäßig neben der Beckenübersichtsaufnahme auch die *Faux-profil*-Aufnahme als zweite Ebene zur Beurteilung der Stellung der Hüftpfanne im Raum, sowohl prä- als auch postoperativ.

Eine deutlich reduzierte (<20°) oder aufgehobene Innenrotation bei vermehrter (>60°) Außenrotation erfordert neben der klinischen Bestimmung der Beweglichkeit des Hüftgelenkes in Rücken- und Bauchlage eine Röntgenuntersuchung (Rippstein 1+2) zur Messung des projizierten CCD- und AT-Winkels und eine Bestimmung des reellen CCD- und AT-Winkels. Intraoperativ kann unter Bildverstärkerkontrolle das *impingement* des Hüftgelenkes nachgewiesen werden (Abb. 25.3). Bei sorgfältiger Röntgenanalyse der Beckenübersichtsaufnahme und der zweiten Ebene des proximalen Femurs sieht man in diesen Fällen Reaktionen der Kortikalis am Schenkelhals mit Verdikkung und Sklerosierung des Knochens (Abb. 25.3).

Bei reduzierter Innen- oder Außenrotation werden zusätzlich Antetorsionsaufnahmen zur Bestimmung des reellen CCD- und AT-Winkels gefertigt

Die Laboruntersuchungen (Tabelle 25.1) dienen zum Ausschluß entzündlicher Hüftgelenkerkrankungen. Die seitenvergleichende Sonographie soll Weichteilschwellungen, z.B. bei einer Bursitis iliopectinea, oder einen Hüftgelenkerguß darstellen und kann in der konservativen Behandlungsphase zur Verlaufskontrolle dienen.

Tabelle 25.1. Laboruntersuchungen zur Basisdiagnostik

Blutbild
Differentialblutbild
Alkalische Phosphatase
C-reaktives Protein
Rheumafaktor
Blutkörperchensenkungsgeschwindigkeit

Wichtige weiterführende Diagnostik. Eine Computertomographie ist bei zweifelhaften Röntgenbefunden und bei Gelenkinkongruenzen indiziert und kann für die 3D-Rekonstruktion und Simulation der Pfannenreorientierung notwendig sein (Klaue et al. 1988). Eine kernspintomographische Untersuchung, einschließlich MRI-Arthrographie unter Verwendung von Gadolinium intraartikulär, läßt Labrumläsionen erkennen und kann bei der Entscheidung zu einer offenen Gelenkrevision hilfreich sein (Czerny et al. 1996) (siehe Kapitel 15).

Computer- und/oder Magnetresonanztomographien sind für eine 3D-Darstellung (3D-Rekonstruktion) oder zum Nachweis einer Labrumläsion mit Kontrastmittel geeignet

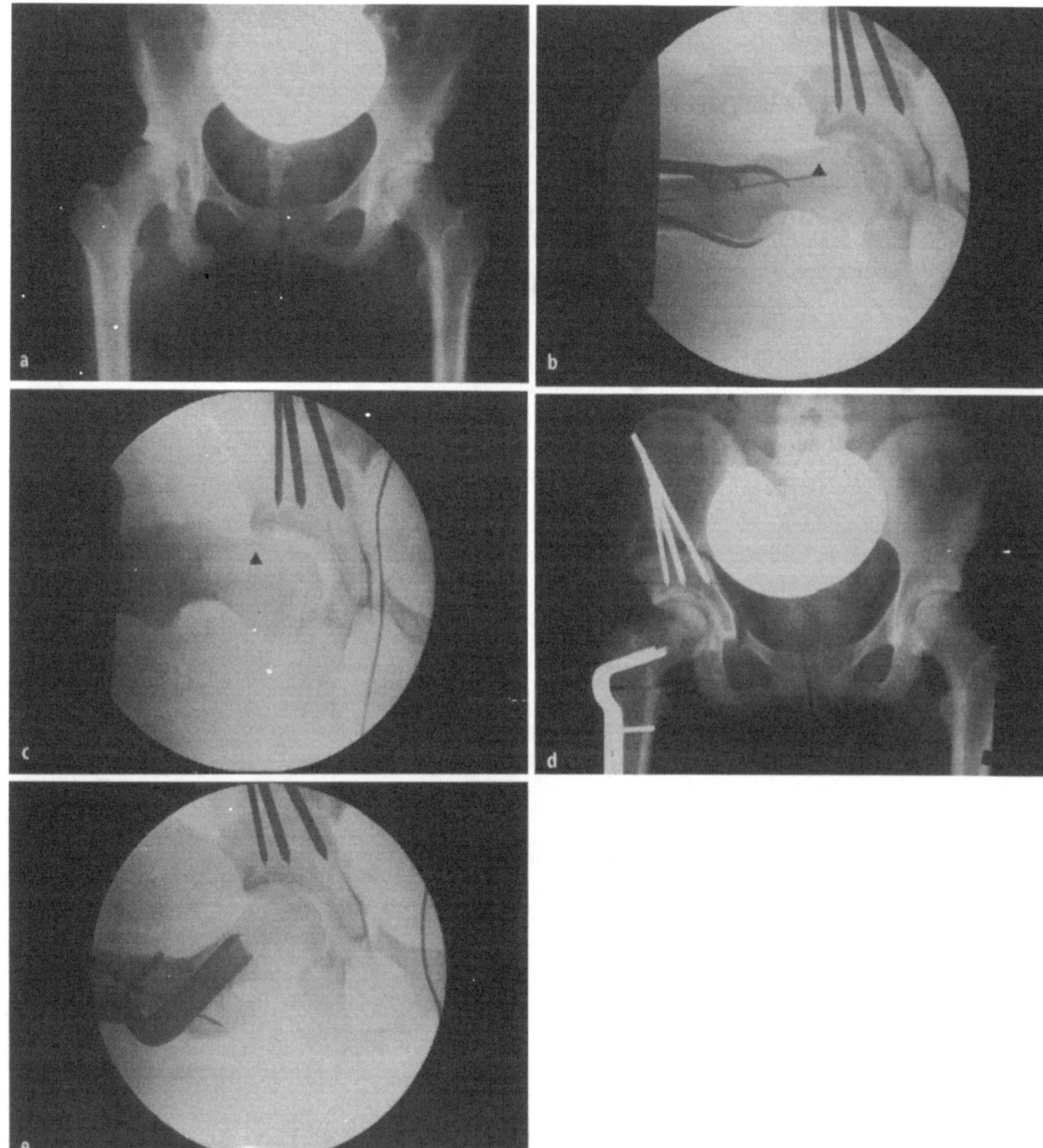

Abb. 25.3. **a** Beckenübersichtsaufnahme einer 18jährigen Patientin mit einer Hüftgelenkdysplasie und den klinischen Zeichen einer Labrumläsion rechts. **b** Die intraoperativen Durchleuchtungsbilder zeigen in Beugung und **c** in Beugung/Innenrotation das *impingement* bei verminderter Antetorsion. Reaktive Verdickung der Kortikalis des Schenkelhalses (siehe Pfeil). **d** Nach Dreifachosteotomie und intertrochantärer Osteotomie mit **e** Wiederherstellung der Antetorsion zeigte sich eine freie Beweglichkeit mit symmetrischer Rotation und Beschwerdefreiheit.

Therapieentscheidungen, Indikationen, Kontraindikationen

Bei asymptomatischen geringen Dysplasien und mäßigen Dysplasien mit sicherer Gelenkstabilität kann der Spontanverlauf beobachtet werden. In 1- bis 2 jährigen Intervallen wird anhand der Beckenübersichtsaufnahme im Stehen der Befund kontrolliert. Sollten Schmerzen, vor allem Rotationsschmerzen als Zeichen einer Labrumläsion auftreten, so werden diese als Indikator für eine pathologische Hüftgelenkbelastung mit initialem intraartikulären Verschleiß gewertet und eine Korrekturosteotomie der Hüftgelenkpfanne empfohlen.

Asymptomatische Hüftgelenkdysplasien ohne Instabilität können in regelmäßigen Abständen kontrolliert und beobachtet werden

Die Indikation zu einer Dreifachosteotomie wird in Abhängigkeit von Alter, Beschwerden und röntgenologisch meßbarem Ausmaß der Dysplasie gestellt.

Bei einer Gelenkinstabilität oder symptomatischer Hüftgelenkdysplasie ist eine Triple-Osteotomie indiziert

Die **ideale Indikation** ist bei schwerer Hüftgelenkdysplasie sowie bei mäßiger Hüftgelenkdysplasie mit nachgewiesener Instabilität oder Zeichen einer Labrumläsion (*acetabular rim syndrome*) gegeben. Ein möglicher Verschleiß sollte den Arthrosegrad I nach Tönnis (1984) nicht überschreiten.

Eine **relative Indikation** besteht bei fixierter Subluxation (s. u.) oder dem Arthrosegrad II. Zur Optimierung der Reposition und Verbesserung der Kongruenz sind ggf. weitere Eingriffe (offene Reposition, Femurosteotomie) einzuplanen.

Bei fixierter Subluxation oder dem Arthrosegrad II besteht eine relative Indikation; es muß eine besondere Aufklärung des Patienten mit Darstellung realistischer Erwartungen erfolgen

Kontraindikationen bestehen bei einem Arthrosegrad III. Jüngste Ergebnisse von Trousdale et al. (1995) haben gezeigt, daß die Reorientierung der Hüftgelenkpfanne in diesen Fällen nur bei wenigen Patienten den gewünschten Erfolg bringt.

Besondere Indikationen: Beim Dezentrierungsgrad 3 kann eine Verbesserung der Hüftgelenkeinstellung und der Stabilität durch Schwenkung der Sekundärpfanne erzielt werden. Allerdings darf die Pfanne in diesen Fällen nicht horizontal eingestellt werden, da eine mediale Instabilität mit der Möglichkeit einer medialen Luxation (Luxatio obturatoria) resultieren könnte (Tönnis et al. 1994).

Bei einem Arthrosegrad III mit Zysten und ausgeprägter Gelenkspaltverschmälerung ist die Indikation zu einer Pfannenschwenkoperation allenfalls in Ausnahmen – bei sehr jungen Patienten zu stellen; in der Regel besteht bei derartigen Gelenkbefunden eine Kontraindikation

Durchführung der Dreifachosteotomie

Vorbereitung des Patienten

Bei gegebener Indikation spenden die Patienten präoperativ Eigenblut (zwei bis drei Erythrozytenkonzentrate), da bei der Triple-Osteotomie gelegentlich und bei kombinierten Becken- und Femurosteotomien häufig ein Transfusionsbedarf entsteht. Intraoperativ wird routinemäßig die maschinelle Autotransfusion genutzt. Die übliche kardiopulmonale Untersuchung des Patienten sowie Bestimmung der Laborparameter (Blutbild, Gerinnung, Leber- und Nierenwerte) werden präoperativ vom Hausarzt veranlaßt.

Vorbereitung des Operateurs

Die Operationsplanung ggf. Simulation am Präparat sowie Hospitation in geeigneten Kliniken werden empfohlen

Die Durchführung einer Dreifachosteotomie erfordert umfassende Kenntnisse über die Erkrankung, die Zugangswege, die pathologische Anatomie sowie den Umgang mit möglichen Komplikationen. Aus den Osteotomien kann ein deutlicher Blutverlust eintreten, so daß eine intra- und postoperative Blutrückgewinnung angewendet werden sollte. Operationssimulationen am Präparat sind sehr empfehlenswert, da sie die Sicherheit des Operateurs vergrößern. Hospitationen und Assistenzen an Kliniken mit größerer Erfahrung mit der Dreifach-Beckenosteotomie sind für diese in drei Dimensionen zu planende und durchzuführende schwierigere Operation ratsam (Tönnis, persönl. Mitteilung).

Operationsvorbereitung

Instrumentarium. Neben dem Standardinstrumentarium für Beckenosteotomien sind längere, zweifach gebogene, vorn breite und stumpfe Hohmann-Hebel zum Schutz der Weichteile hilfreich.

Die Operation kann in Bauch- und Rückenlage erfolgen oder in Seitenlage jeweils mit intraoperativer Umlagerung des Patienten

Lagerung. Es gibt zwei Vorgehensweisen, welche beide Vor- und Nachteile haben:

- Bei der sterilen Abdeckung des Patienten in Seitlage ist die anfängliche Bauchlage und (durch intraoperative Umlagerung) die spätere Rückenlage innerhalb der sterilen Abdeckung möglich. Dabei sind Lagerungsschäden und akzidentelle Unsterilitäten unbedingt zu vermeiden. Die Durchleuchtung in halbschräger Bauch- und Rückenlage erfordert einige Erfahrung, um präzise orthograde Bilder zu erstellen. Nach Umlagerung auf den Rükken sollte die gegenseitige Beckenhälfte mit gefalteten Tüchern unterlegt werden, um eine optimale Lagerung und Bildverstärkerprojektion zu bekommen.
- Bei der zweimaligen Abdeckung, zunächst in Bauchlage und im zweiten Schritt in Rückenlage, verliert man mehr Zeit, die Lagerung aber ist in allen Phasen stabil und die Durchleuchtung wesentlich einfacher.

Operationstechnik am Sitzbein

Im ersten Schritt wird das Sitzbein übersichtlich dargestellt und osteotomiert

Wir bevorzugen die zweimalige Abdeckung und haben nur ausnahmsweise OP-Zeiten von mehr als 150 bis 180 Minuten. Der dorsale Zugang erfolgt über einen bogenförmigen Schnitt, der parallel der Rima ani beginnt und über dem Sitzbein bogenförmig nach lateral geführt wird. Der M. glutaeus maximus wird im Faserverlauf über dem tastbaren Lig. sacrospinale gespalten. Nach Spaltung der Faszie über diesem Ligament sind der M. gemelli inferior und der M. obturatorius internus dargestellt. Diese Muskeln werden abgeschoben, ihre Sehnen an der Unterseite ggf. inzidiert. Das Sitzbein ist

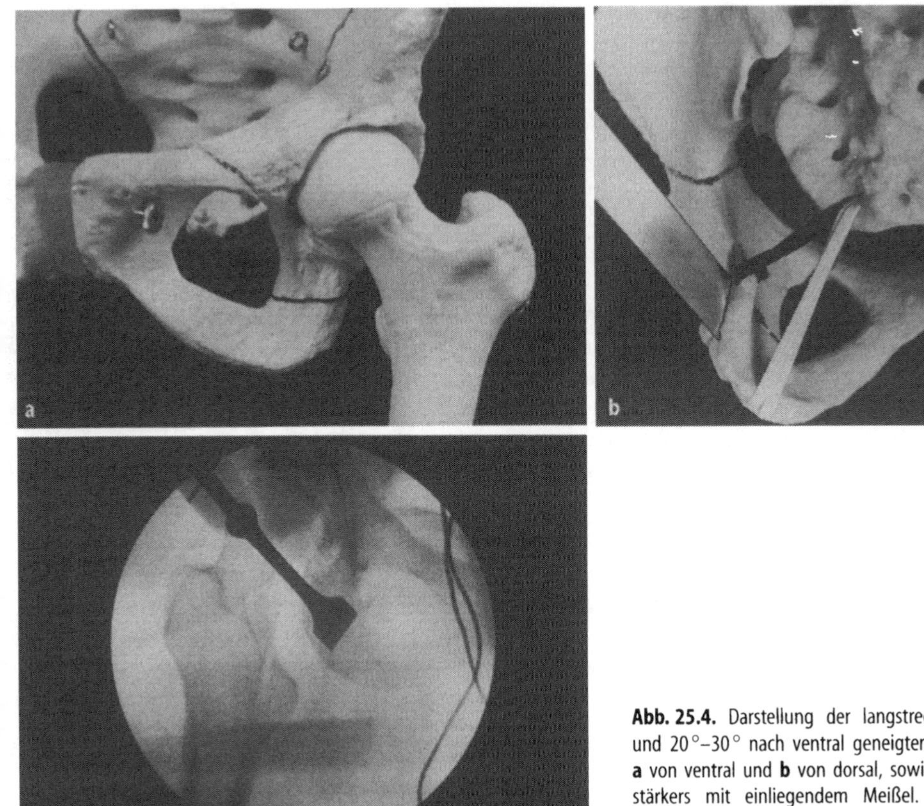

Abb. 25.4. Darstellung der langstreckig im Knochen verlaufenden und 20°–30° nach ventral geneigten Sitzbeinosteotomie am Modell **a** von ventral und **b** von dorsal, sowie **c** im Röntgenbild des Bildverstärkers mit einliegendem Meißel. Die Osteotomie soll doppelt schräg verlaufen und das Foramen obturatum etwa an seinem tiefsten Punkt erreichen (vgl. Abb. 25.1 und 25.7).

nun übersichtlich dargestellt. Stumpfe Hohmann-Hebel besonderer Form werden lateral und medial am Sitzbein eingesetzt und umfahren dieses bis in das Foramen obturatum. Medial kann man den Hohmann-Hebel unterhalb oder oberhalb des Lig. sacrospinale einsetzen. Wir bevorzugen die Lage unterhalb des Ligamentes direkt am Knochen. Kranial der Spina ischiadica wird ebenfalls ein stumpfer Hohmann-Hebel in die Incisura ischiadica eingesetzt, um die Weichteile und die Spina selbst bei der Osteotomie zu schützen. Über dem Hüftgelenk, lateral der Spina ischiadica, werden die Weichteile einschließlich des N. ischiadicus nach lateral retrahiert und ein spitzer Hohmann-Hebel in den Knochen eingesetzt. Die Osteotomie erfolgt von lateral-kranial nach kaudal-medial und muß das Foramen obturatum erreichen. Sie kann nach Aufspreizung mit einem Knochenspreizer mit einem Dissektor auf Vollständigkeit überprüft werden (Abb. 25.4). Die Wunde wird gespült und in Schichten über einer tiefen, bevorzugt *Low-vacuum*-Drainage verschlossen. Wird hier keine Drainage eingelegt (Sorge wegen Infektionsgefahr), so wird diese Region später von ventral über eine Drainage mitversorgt.

Fehler und Gefahren

Bei zu kleinen Zugängen erzielt man vor allem bei adipösen Patienten keine ausreichende Übersicht. Die Spina ischiadica muß geschützt und die Osteotomie etwa einen Zentimeter lateral plaziert werden, da andernfalls die Spina frakturieren und damit die Bandverbindung instabil werden kann. Dabei empfiehlt es sich, mit dem tastenden Finger die Richtung des Meißels zu kontrollieren. Der Meißel muß für die korrekte Lage der Osteotomie nicht nur in kranio-kaudaler Richtung um 20 bis 30°, sondern auch in dorsoventraler Richtung um etwa 20 bis 30° geneigt werden und zielt auf die sich im Foramen obturatum überlappenden Hohmann-Hebel. Bei zu steilem Verlauf erreicht man das Foramen obturatum nicht und bei zu horizontalem Verlauf läuft man Gefahr, in das Hüftgelenk hinein zu osteotomieren.

Operationstechnik am Schambein

Im zweiten Schritt werden Scham- und Darmbein osteotomiert

Nach Umlagerung des Patienten kann man einen ilioinguinalen Zugang und einen zweiten zum Schambein wählen oder beide Regionen über einen erweiterten ilioinguinalen Zugang freilegen. Bei getrennten Zugängen bleibt eine mögliche Wundinfektion auf die einzelne Region beschränkt. Das Os pubis wird als erstes dargestellt und osteotomiert, da es sehr „spröde" ist, haben sich Schnitte mit einer schmalen wassergekühlten Säge bewährt. Je größer das Korrekturausmaß ist, um so weiter medial beginnt die doppelt-schräge Schambeinosteotomie. Der Knochen wird subperiostal freigelegt, und man setzt Hohmann-Hebel geeigneter Größe ein. Der knochennahe Verlauf der A. und V. obturatoria sowie des N. obturatorius müssen beachtet werden. Es hat sich gezeigt, daß die Schwenkung und Medialisierung der Pfanne erleichtert wird, wenn die Osteotomie von kaudal-lateral nach kranial-medial verläuft (Abb. 25.1 und 25.5).

Fehler und Gefahren

Bei umgekehrter Osteotomierichtung von kranial-medial nach lateral-kaudal können Läsionen der femoralen oder obturalen Leitungsbahnen auftreten, daher muß die korrekte Osteotomierichtung beachtet werden. Die Femoralgefäße werden nach lateral mittels Langenbeck-Haken geschützt. Der Meißel soll in korrekter Breite, je nach Größe der zu osteotomierenden Knochen gewählt werden. Bei Verwendung einer oszillierenden Säge gelten identische Vorsichtsmaßnahmen.

Operationstechnik am Darmbein

Nach Präparation des N. cutaneus femoris lateralis und des N. iliohypogastricus wird das Os ilium freigelegt. Die abgelösten Muskeln werden armiert, und nach subperiostaler Freilegung werden Hohmann-Hebel von medial und

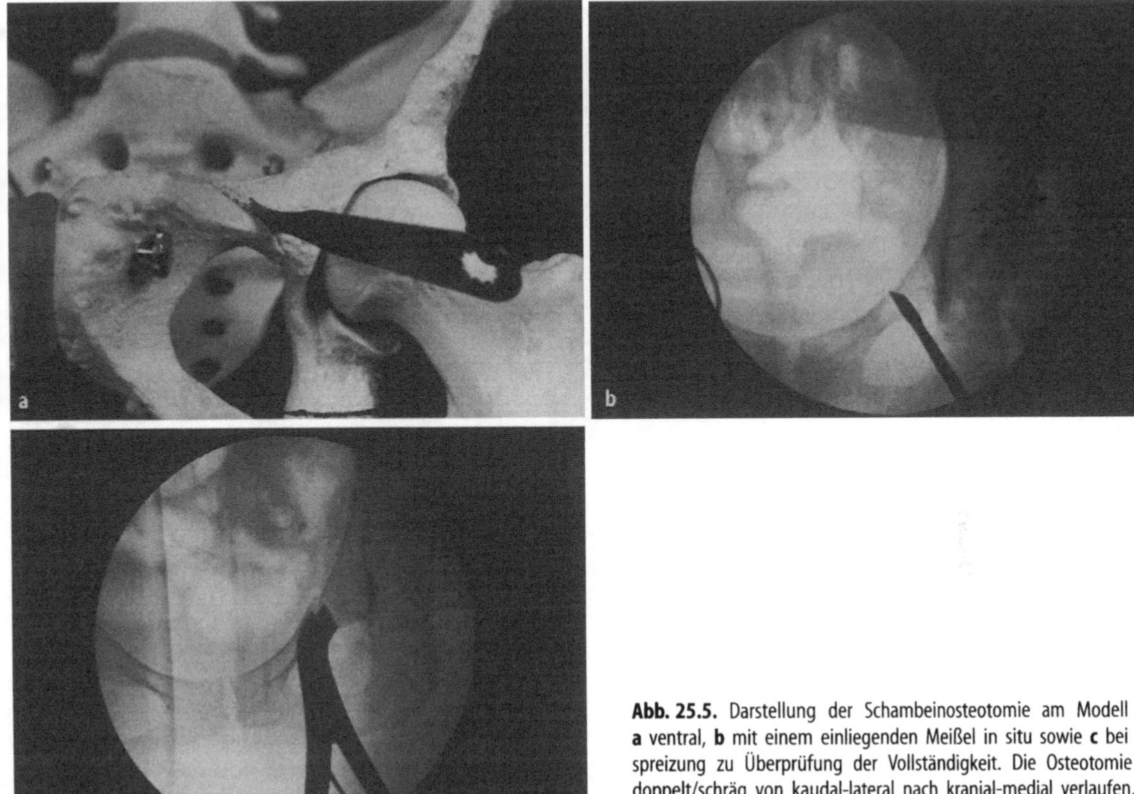

Abb. 25.5. Darstellung der Schambeinosteotomie am Modell von **a** ventral, **b** mit einem einliegenden Meißel in situ sowie **c** bei Aufspreizung zu Überprüfung der Vollständigkeit. Die Osteotomie soll doppelt/schräg von kaudal-lateral nach kranial-medial verlaufen, um ein einfaches Schwenken der Pfanne zu ermöglichen (vgl. Abb. 25.1 und 25.7).

lateral in die Incisura ischiadica eingeführt. Zu diesem Zeitpunkt plazieren wir zwei Schanz-Schrauben ca. 1 cm oberhalb des Gelenkes. Bei Subluxation muß dieser Schritt sorgfältig mit dem Bildverstärker kontrolliert werden. Wiederum 1,5 bis 2 cm oberhalb der Schrauben wird das Os ilium von ventral-lateral-kranial nach dorsal-medial-kaudal osteotomiert (Abb. 25.6). Wir zeichnen die Osteotomie mit einem Meißel an und durchtrennen den ventralen Anteil des Os ilium mit einer oszillierenden Säge. Der dorsale Anteil wird mit einer Gigli-Säge osteotomiert. Aus kaliberstärkeren intraossären Gefäßen können größere Blutungen auftreten, welche optimalerweise mit Knochenwachs gestillt werden.

Die mit Schanz-Schrauben armierte Hüftgelenkpfanne wird gemäß der präoperativen Planung optimal über den Hüftkopf, geschwenkt und die Osteotomien werden intern fixiert

Die vollständig isolierte Hüftpfanne kann nun in allen Ebenen des Raumes geschwenkt werden. Die Korrektur einer Hüftgelenkdysplasie ist schematisch am Modell in Abb. 25.7 dargestellt. Ein klinisches Beispiel zeigt Abb. 25.8: der CE-Winkel konnte von 8° auf 28° und der Tragflächenwinkel von 12° auf 1° korrigiert werden. Um die Korrektur zu präzisieren, kann man vor der Iliumosteotomie Kirschner-Drähte plazieren, welche das Winkelmaß der Schwenkung nach lateral und ventral einschließen. Diese Drähte sollten nach der Schwenkung parallel liegen. Es ist unbedingt ein laterales Verschieben

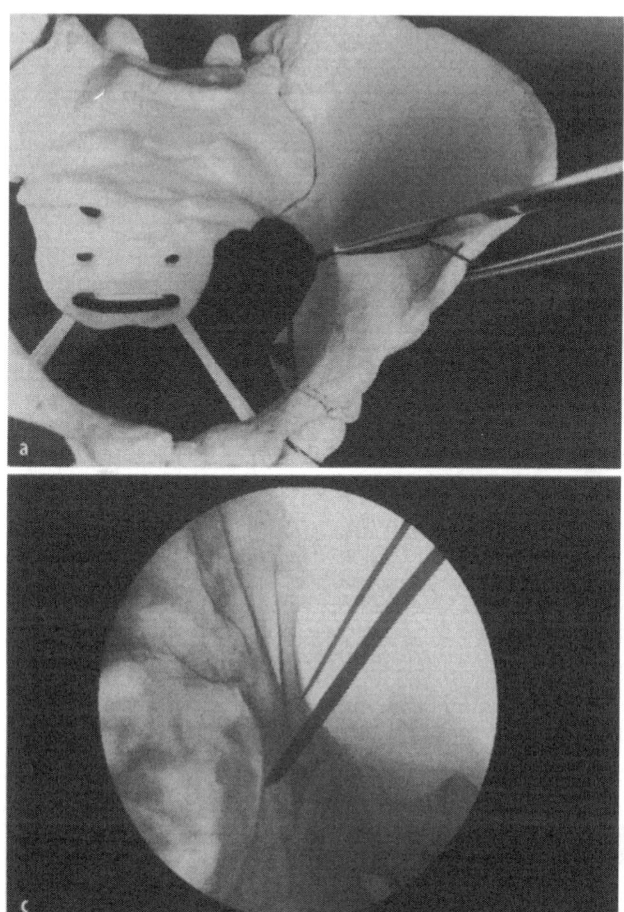

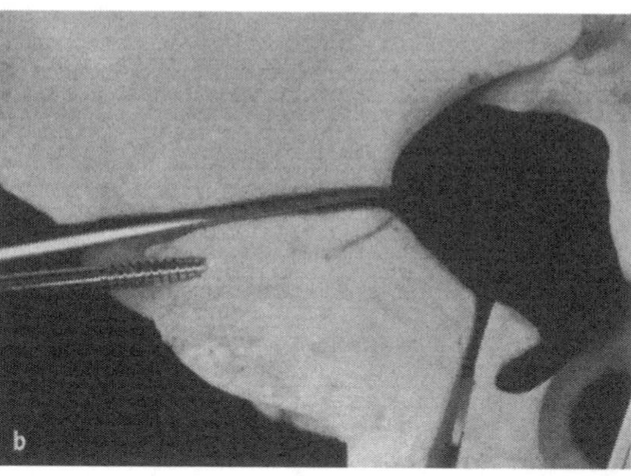

Abb. 25.6. Darstellung der Darmbeinosteotomie von **a** ventral am Modell in der Ansicht von vorn, **b** von hinten sowie **c** im Röntgenbild des Bildverstärkers nach Armierung der Pfanne mit Schanz-Schrauben, eigene Modifikation (vgl. Abb. 25.7).

des Gelenkdrehpunktes zu vermeiden, da ansonsten die Abduktorenkraft reduziert wird.

Eine intraoperative Röntgen-Beckenübersichtsaufnahme ist obligat

Wir kontrollieren die Lage der Osteotomie und das Korrekturergebnis mit dem Bildverstärker. Nach optimaler Korrektur und Osteosynthese wird **immer** eine intraoperative Röntgenaufnahme des gesamten Beckens angefertigt, um die Korrektur der Neigungswinkel und das Drehzentrum des Gelenkes zu dokumentieren. Die Durchleuchtungsbilder der operierten Beckenhälfte sind hierfür nicht ausreichend, da Lagerung und Projektion ein Anlegen der Rumpfvertikalen und der Hilgenreiner-Linie nicht erlauben. Über- oder Unterkorrekturen werden bei ausschließlicher röntgenologischer Beurteilung der operierten Beckenhälfte nicht erkannt!

Um die Abduktoren zu schonen, kann das Os ilium nur medial freigelegt und osteotomiert werden. Dazu bedarf es einiger Erfahrung, außerdem erfordert es das transmuskuläre Einbringen der Manipulationsschrauben.

Für die Osteosynthese gibt es mehrere Optionen: Neben der Fixation des Os ilium mittels dicker Kirschner-Drähte und des Os pubis mittels Zuggur-

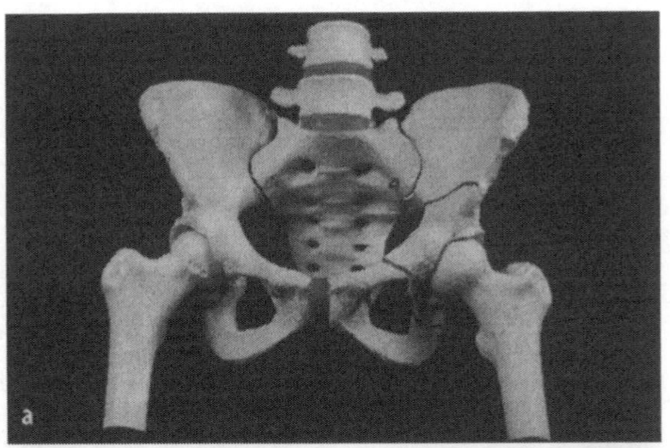

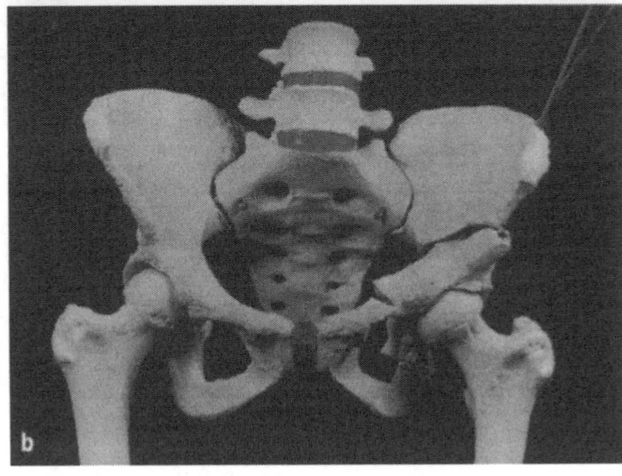

Abb. 25.7. Schematische Darstellung der Reorientierung der linken Hüftgelenkpfanne am Modell **a** vor und **b** nach Schwenkung. Es besteht Kontakt an allen Osteotomieflächen; am Modell wurden Gewindestäbe für die Osteosynthese verwendet. Der pfannennahe Anteil des Schambeins dreht nach proximal. Die schräg nach ventral verlaufende Osteotomiefläche des Sitzbeins kommt nach der Schwenkung in ihrem distalen Anteil zur Darstellung, hier schwarz punktiert markierte Fläche. Zur Kontrolle der Rotation der Hüftgelenkpfanne kann ein K-Draht supraazetabulär von ventral nach dorsal eingebracht werden.

tung (ursprüngliche Dortmunder Technik) werden heute Zug-Stellschrauben-Osteosynthesen (Tönnis et al. 1994; Lenz 1997) angewendet. Abgeleitet von der Osteosynthese bei der Salter-Beckenosteotomie bei Adoleszenten und jungen Erwachsenen mit 4, 5 oder 6 mm dicken Gewindestäben haben sich diese für die Osteosynthese bei der Dreifachosteotomie bestens bewährt. Das Einbringen wie auch die Entfernung erfolgen vom Beckenkamm aus: Unter Sicht werden die Gewindestäbe mittels Bohrmaschine bis zur Osteotomie und dann weiter in das Pfannenfragment eingebracht. Mit drei oder vier Implantaten, von denen eines bevorzugt lateral in Höhe der Spina iliaca anterior inferior plaziert wird, ist eine übungsstabile Osteosynthese gegeben.

Die Osteotomien können mit K-Drähten, Zug-Stell-Schrauben, Zuggurtungen oder dicken Gewindestäben fixiert werden

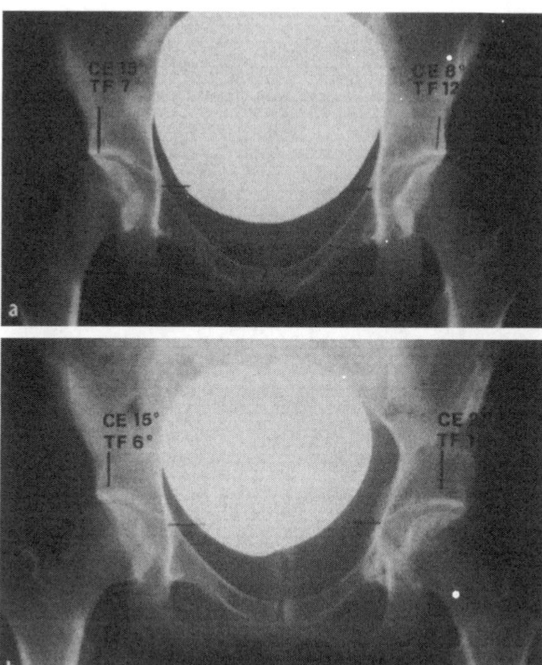

Abb. 25.8. Hüftgelenkdysplasie links mehr als rechts bei einer 20jährigen Frau **a** prä- und **b** postoperativ. Der CE-Winkel wurde von 8° auf 28° und der Tragflächenwinkel (Bombelli) von 12° auf 1° verbessert. Postoperativ war die Patientin frei beweglich und schmerzfrei.

Fehler und Gefahren

Durch sorgfältige Planung und Durchführung der Operation sowie intraoperative Röntgenaufnahmen können Über- und Unterkorrekturen vermieden werden

Der N. cutaneus femoris lateralis und der N. iliohypogastricus müssen in ihren Verläufen dekomprimiert werden und sind am besten, mit Gummibändchen (*vessel loop*) angeschlungen, zu schonen. Der Umgang mit den Weichteilen, insbesondere mit den Abduktoren soll schonend sein, entsprechend sind Langenbeck-Haken und Hohmann-Hebel einzusetzen. Das Pfannenfragment sollte mindestens 3 cm hoch sein, der Abstand der Schanz-Schrauben zum Gelenk sollte mindestens 1 cm und derjenige zur Osteotomie mindestens 2 cm betragen. Bei geringeren Abständen wird die Knochenbrücke zu schwach und kann frakturieren. Eine zu weite Schwenkung der Pfanne nach ventral mit dorsalem Überdachungsdefizit und möglicher Einschränkung der Hüftgelenkbeugung muß ebenso vermieden werden wie eine Lateralisierung des Drehzentrums oder eine Überkorrektur des Tragflächenwinkels. Eine intraoperative laterale Durchleuchtung kann die ventrale Überdachung darstellen und somit das Korrekturausmaß in dieser Ebene zeigen. Damit können Über- und Unterkorrekturen vermieden werden. Zur Kontrolle der Rotation ist es hilfreich, vor der Osteotomie einen Kirschner-Draht von vorn vertikal in das Pfannenfragment zu plazieren.

In die Knochenlücke des Os ilium wird ein lokal entnommenes Knochentransplantat aus dem Os ilium eingebracht und mit einem oder zwei der Gewindestäbe fixiert. Die Bauchwandmuskulatur und die pelvitrochantäre Muskulatur wie auch der M. sartorius und M. tensor fasciae latae werden sorgfältig transossär mit kräftigem Nahtmaterial am Beckenkamm refixiert. Wir legen regelmäßig eine tiefe *Low-vacuum*-Drainage ein. Wenn der dorsale Zugang von ventral drainiert werden soll, legt man je eine mediale und eine laterale Drainage tief an das Os ilium.

Nachbehandlung

Postoperativ wird das Bein für eine Woche schwebend in *slings and springs* gelagert. Alle Patienten haben diese Lagerung als sehr angenehm und schmerzarm empfunden. Nach Entfernung der Drainage am zweiten bis drittem postoperativen Tag beginnt die Mobilisation: Sitzen am Bettrand, Stehen, Gehen an Unterarmgehstützen. Nach Abschluß der Wundheilung belasten die Patienten das Bein mit ca. 20 kg bis zur sicheren Durchbauung der Osteotomie nach etwa 12 bis 14 Wochen. Nach 2 bis 3 Wochen stationärer Behandlung wird die physikalische Therapie, vor allem die Krankengymnastik, ambulant fortgesetzt. Bei röntgenologisch nachgewiesener Durchbauung der Osteotomien wird die Belastung gesteigert. Die Entfernung der Schrauben kann nach etwa sechs Monaten erfolgen.

Eine postoperative Immobilisation im Gipsverband ist nicht erforderlich. Es erfolgt eine frühfunktionelle Übungsbehandlung ohne Belastung

Resultate

Es wurden 48 Jugendliche und Erwachsene im Alter von 9 bis 43 Jahren an 52 Hüftgelenken operiert. Ein jugendlicher Patient hatte eine Coxa magna mit Hüftgelenkdysplasie nach Morbus Perthes, und ein weiterer Adoleszenter hatte eine Hüftgelenkdysplasie mit ausgeprägter Instabilität bei Trisomie 21. Alle anderen Patienten hatten eine „klassische“ residuelle oder bisher nicht erkannte Hüftgelenkdysplasie.

Bei zwei Patientinnen bestand eine deutliche Subluxation mit unvollständiger Reponierbarkeit nach zweimaliger bzw. dreimaliger Voroperation, einschließlich einer Beckenosteotomie nach Chiari. Bei beiden Patientinnen wurde die Dreifachosteotomie als *salvage procedure* bis heute mit befriedigendem Erfolg durchgeführt. Präoperativ bestand bei beiden ein negativer CE-Winkel, postoperativ war der CE-Winkel auf 25°, respektive 28° korrigiert. Die präexistente Inkongruenz besteht fort, und beide Patientinnen haben Restbeschwerden (belastungsabhängige Schmerzen, eine auf 0° reduzierte Innenrotation und eine auf 90°, respektive 100° reduzierte Hüftgelenkbeugung). Bei einer dieser Patientinnen mußte eine Spongiosaplastik wegen einer Sitzbeinpseudarthrose durchgeführt werden, da 10 Monate postoperativ Schmerzen und Funktionsstörungen bei ausbleibender Heilungstendenz vorlagen. Bei Reduktion der Innenrotation und Beugung kann die Reorientierung der Pfanne zu weit nach ventral oder in Außenrotation erfolgt sein. Bei intraoperativer Prüfung der Bewegung sollte die Pfanne derart geschwenkt sein, daß die Rotation und Beugung erhalten bleiben.

Diese *Salvage*-Operationen bei ausgeprägter Subluxation führen wir nur ausnahmsweise nach umfassender Beratung der Patienten durch.

Bei idealer Indikation überwiegend gute Ergebnisse

Bei den anderen 44 Patienten (13 Adoleszente und 31 Erwachsene) konnten bei idealer Indikation, Restdysplasie oder Restdysplasie mit Subluxation jedoch guter Rezentrierung in den Funktionsaufnahmen, gute Ergebnisse erzielt werden. Es waren 7 männliche und 37 weibliche Patienten. Die rechte Seite war 24 mal, die linke 16 mal betroffen und 4 Patienten wurden beidseits operiert. Bei 6 Gelenken wurden kombinierte Becken- und Femurosteotomien durchgeführt.

Bei den Adoleszenten klagten nur 4 Patienten präoperativ über gelegentliche belastungsabhängige Schmerzen. Alle Patienten waren postoperativ schmerzfrei bei guter Gelenkbeweglichkeit.

Von den erwachsenen Patienten hatte alle Symptome: Leistenschmerz, peritrochantäre Schmerzen sowie Hinken nach längerer Belastung (Gehstrecke über 1000 m). Hinweise auf eine Labrumpathologie ergaben sich bei 19 Patienten. Die Reorientierung der Hüftgelenkpfanne führte bei 29 von 31 Patienten zu Schmerzfreiheit und voller Belastbarkeit. Die Zufriedenheit der Patienten drückt sich besonders dadurch aus, daß die vier jetzt beidseits Operierten als Konsequenz aus dem guten Ergebnis der 1. Operation schon bei geringen Symptomen von seiten der bekannt dysplastischen Gegenseite eine Korrekturoperation gewünscht hatten. „Jetzt kenne ich den Verlauf und weiß, was bei der operativen Behandlung auf mich zukommt. Mit dieser Erfahrung möchte ich nicht warten, bis stärkere Beschwerden auftreten." Die Bewertung durch die Patienten bestätigt die Methode und hilft in manchen Fällen, andere Patienten zu informieren und zu überzeugen.

Zwei Patientinnen hatten Restbeschwerden: Bei einer Patientin mit persistierenden Leistenschmerzen und bei Verdacht auf eine Pseudarthrose des Os pubis wurde diese Region revidiert und eine Spongioplastik bei klinisch guter Durchbauung durchgeführt. Postoperativ trat eine tiefe Beinvenenthrombose auf (einzige Thrombose in dieser Serie). Die Knochenheilung war schließlich nach weiteren 8 Monaten röntgenologisch nachweisbar, die belastungsabhängigen Leistenschmerzen persistieren.

Die zweite Patientin klagte nach komplikationslosem Verlauf über Restbeschwerden und eine Rotationseinschränkung mit Innen-/Außenrotation von 0°/10°/40° nach der Neutral-Null-Methode.

Tiefe Infektionen, persistierende neurovaskuläre Schäden, Pseudarthrosen oder Thrombosen sind seltene, aber aufklärungsrelevante Komplikationen

Es traten keine größeren Komplikationen wie tiefe Infektion, persistierende neurovaskuläre Schäden sowie Fragmentfrakturen oder -nekrosen auf. Eine Patientin hatte regrediente Beschwerden im Innervationsgebiet des N. cutaneus femoris lateralis, eine andere Patientin eine vollständig rückläufige Innervationsstörung des N. peroneus communis (möglicherweise Druckschaden in Höhe des N. ischiadicus). Die Implantation einer Totalendoprothese war bisher bei keinem der 48 Patienten erforderlich.

Fazit

Die detaillierte Analyse des Krankheitsbildes und der operativen Korrektur mittels Dreifachosteotomie hat das Verständnis für das ventrale Überdachungsdefizit verbessert. Die bildgebende Diagnostik (CT, MRI) - einschließlich 3-dimensionaler Rekonstruktion und Simulation der Operation - wird weitere Verbreitung finden und damit darf eine noch größere Präzision, aber auch eine Kostensteigerung erwartet werden. Die Operationstechnik ist in adäquater Zeit erlernbar und basiert auf sehr klaren pathologisch-anatomischen Parametern; die Ergebnisse sind bei verschiedenen Arbeitsgruppen reproduzierbar gut (Lenz 1997). Langzeitergebnisse nach mehr als zehn Jahren werden den Stellenwert der Beckenosteotomien und Reorientierung der Hüftgelenkpfanne darlegen. Als *salvage procedure* bei Gelenkinkongruenz oder unvollständiger Reponierbarkeit kann eine relative Verbesserung der Symptomatik und eine morphologische Verbesserung des knöchernen Lagers für eine spätere Totalendoprothese erzielt werden.

Da wir bei der weit überwiegenden Zahl der Patienten (alle 13 Adoleszenten und 29 von 31 Erwachsenen) - auch bei deutlichem *giving way syndrome* und starken Innenrotations-Kompressionsschmerzen - mit der Reorientierung der Pfanne Beschwerdefreiheit erzielen konnten, sehen wir derzeit keine Indikation zu einem zusätzlichen intraartikulären Eingriff (Labrum-Chirurgie) (siehe Kapitel 15).

Diagnostik und Therapie der Hüftgelenkdysplasie erfordern alters- und befundabhängige Entscheidungen. Die Reorientierung der dysplastischen Pfanne gehört unabdingbar zum therapeutischen Repertoire. Die ideale Indikation sehen wir bei Hüftgelenkdysplasien mit oder ohne Subluxation, wenn eine sichere Reposition in den Funktionsaufnahmen nachweisbar ist. Die Dreifachosteotomie nach Tönnis (mit einigen Modifikationen) wie auch die periazetabuläre Osteotomie nach Ganz haben sich an mehreren Behandlungszentren sehr bewährt.

Weiterführende Literatur

Bombelli R.: Radiological Pattern of the Normal Hip Joint and its Biomechanical Meaning. In: Draenert K., A. Rütt (Hrsg): Morphologie und Funktion der Hüfte, Histo-Morph Bewegungsapp 1. Art and Science, München 1981

Carlioz H., N. Khouri, P. Hulin: Osteotomie triple juxtacotyloidienne. Rev. chir. orthop. 68 (1982) 497-501

Chiari K: Beckenosteotomie zur Pfannendachplastik. Wien. med. Wschr. 103 (1953) 707-713

Chiari K: Ergebnisse mit der Beckenosteotomie als Pfannendachplastik. Z. Orthop. 87 (1956) 14-26

Czerny C., S. Hofmann, A. Neuhold, C. Tschauner, A. Engel, M.P. Recht, J. Kramer: Lesions of the Azetabular Labrum: Accuracy of MR Imaging and MR Arthrography in Detection and Staging. Radiology 200 (1996) 225-230

Ganz R., K. Klaue, T.S. Vinh, J.W. Mast et al.: A new periacetabular osteotomy for the treatment of hip dysplasia. Clin. Orthop. 232 (1988) 26-36

Hopf A.: Eine biologische Methode zur Pfannengestaltung bei der Hüftdysplasie der Jugendlichen und Erwachsenen, Verh. 52. DGOT-Kongreß (1966) 420-423

Klaue K., A. Wallin, R. Ganz: CT-Evaluation of Coverage and Congruency of the Hip prior to Osteotomy. Clin. Orthop. 323 (1988) 15–25

Krauspe R., S. Korn: Die Entwicklung des Azetabulums nach Beckenosteotomie im Wachstumsalter. Orthop. Prax. 29 (1993) 126–130

Le Coeur P.: Correction des défauts d'orientation de l'articulation coxo-fémorale par ostéotomie de l'isthme iliaque. Rev. Clin. Orthop. 51 (1965) 211–212

Lenz G.P.: Operative Therapie im Kindesalter. In: Tschauner C. (Hrsg): Die Hüfte. Enke, Stuttgart 1997 (S. 78–91)

Lequesne M., S. de Sèze: Le faux profil bassin, Nouvelle incidence radiographique pur l'étude de la hanche. Rev. Rhum. 28 (1961) 643–652

Matthiessen H.D.: Das Problem der „endogenen" Dysplasie. In: Tschauner C. (Hrsg): Die Hüfte. Enke, Stuttgart 1997 (S. 45–57)

Pemberton P.A.: Pericapsular osteotomy of the ilium treatment of congenital subluxation and dislocation of the hip. J. Bone Jt. Surg. A 47 (1965) 65–86

Rippstein J.: Zur Bestimmung der Antetorsion des Schenkelhalses mittels zweier Röntgenaufnahmen. Z. Orthop. 86 (1955) 345–360

Salter R.: Innominate osteotomy in the treatment of congenital dislocation and subluxation of the hip. J. Bone Jt. Surg. B 43 (1961) 518–539

Schulitz K.P., G. Roggenland: Triple osteotomy of the pelvis in dysplastic hip joints in children and adults. Z. Orthop. 129 (1991) 209–216

Staheli L.T.: Slotted acetabular augmentation. J. Pediatr. Orthop. 1 (1981) 321–327

Steel H.H.: Triple osteotomy of the innominate bone. J. Bone Jt. Surg. A 55 (1973) 343–350

Sutherland D.H., R. Greenfield: Double innominate osteotomy. J. Bone Jt. Surg. A 59 (1977) 1082–1091

Tönnis D.: Eine neue Form der Hüftpfannenschwenkung durch Dreifachosteotomie zur Ermöglichung späterer Hüftprothesenversorgung. Orthop. Prax. 15 (1979) 1003–1005

Tönnis D., K. Behrens, F. Tscharani: Eine neue Technik der Dreifachosteotomie zur Schwenkung dysplastischer Hüftpfannen bei Jugendlichen und Erwachsenen. Z. Orthop. 119 (1981) 253–263

Tönnis D.: Die angeborene Hüftdysplasie und Hüftluxation im Kindes- und Erwachsenenalter. Springer, Berlin/Heidelberg 1984

Tönnis D., A. Arning, M. Bloch, A. Heinecke, K. Kalchschmidt: Triple Pelvic Osteotomy. J. Pediatr. Orthop. B 3 (1994) 54–67

Tönnis D., K. Kalchschmidt: Die Hüftpfannenschwenkung durch dreifache Beckenosteotomie. In: Grifka J., J. Ludwig (Hrsg): Kindliche Hüftdysplasie. Thieme, Stuttgart 1998 (S. 191–214)

Trousdale R.T., A. Ekkernkamp, R. Ganz, S.L. Wallrichs: Periacetabular and intertrochanteric osteotomy for the treatment of osteoarthrosis in dysplastic hips. J. Bone Jt. Surg A 77 (1995) 73–85

Wagner H.: Korrektur der Hüftgelenksdysplasie durch die sphärische Pfannendachplastik. In: Chapchal G. (Hrsg): Beckenosteotomie – Pfannendachplastik, Int. Symposium. Thieme, Stuttgart 1965 (S. 68–69)

Yano H., S. Sano, Y. Nagata, K. Tabuchi, S. Okinagi, H. Seki, T. Suyama: Modified rotational acetabular osteotomy (RAO) for advanced osteoarthritis of the hip joint in the middle-aged person, First report. Arch. orthop. traum. Surg. 109 (1990) 121–125

Fazit der Herausgeber

- „Hüftreifungsstörungen" beginnen oft schon in utero, entwickeln sich rasch in den ersten Lebenswochen und kommen erst mit dem endgültigen Wachstumsabschluß zu ihrem morphologischen Endpunkt („DDH").
- Die Formdifferenzierung (Entwicklungsphase) verläuft im ersten Quartal sehr rasch („exponentiell"), nach dem 3. Lebensmonat überwiegt ein weitgehend proportionales Größenwachstum von Hüftkopf und Hüftpfanne (Reifungsphase).
- Der goldene Standard der Diagnostik im ersten Lebenshalbjahr ist die Hüftsonographie in der standardisierten Technik nach R. Graf.
- Die Frühestdiagnostik ist deshalb so wichtig, damit die „sonographiegesteuerte" Therapie noch in der Phase der Formdifferenzierung (1. Quartal) zur Wirkung kommen kann.
- In Deutschland wird die Hüftsonographie derzeit als „generelles" Screening bei der U3 und bei entsprechender Indikation als sogenanntes „Risiko"-Screening bei der U2 angeboten.
- Für den Therapieerfolg ist in der Regel der frühe Behandlungsbeginn wertvoller als die Schwere des Ausgangsbefundes.
- In der sonographiegesteuerten Therapie können in Abhängigkeit von der Pathomorphologie (sogenannter Hüfttyp nach Graf) drei biomechanische Behandlungsphasen unterschieden werden:
  1. Die Reposition dezentrierter (Typ IV, III, D),
  2. die Retention instabiler (Typ IIc instabil), und
  3. die Nachreifung verknöcherungsverzögerter (Typ IIc stabil, IIa minus, IIb) stabiler Hüftgelenke.

  Das jeweils angewandte Therapiemittel muß „phasengerecht" eingesetzt werden, d.h. das biomechanische Prinzip der jeweils vorliegenden Behandlungsphase muß wirkungsvoll und risikoarm umgesetzt werden.
- In der Diagnostik gewinnt nach dem 6. Lebensmonat die Röntgen-Beckenübersichtsaufnahme mit Beurteilung des AC-Winkels als Basis der Bildgebung und des Reifungszustandes zunehmend an Bedeutung.
- Spezielle bildgebende Techniken (CT, MRT, MR-Arthrographie) bleiben speziellen Fragestellungen vorbehalten.
- Unter „Restdysplasie" versteht man ein pathomorphologisch relevantes Reifungsdefizit zum Wachstumsende, das biomechanisch als „präarthrotische Deformität" gewertet werden muß. In der Entstehung der Restdysplasie spielen neben unerkannter, zu spät eingeleiteter oder inadäquat durch-

geführter Frühbehandlung auch „endogene“ Einflüsse eine nicht zu unterschätzende Rolle.

- Tritt eine nachholende Pfannenentwicklung nicht spontan ein, ist im Kindes- und Vorschulalter eine operative Pfannenkorrektur indiziert. Liegt eine ausgeprägte Fehlstellung am proximalen Femur vor, so ist auch hier ein operatives Vorgehen erforderlich.
- Da die Restdysplasie vorwiegend in einer dreidimensional-räumlichen Fehlorientierung der Pfanne besteht, ist das chirurgische Behandlungsprinzip nach Schluß der Y-Fuge in der Regel eine azetabuläre Reorientierungs-Osteotomie in einer der heute gängigen Operationstechniken (z. B. Operation in der Technik nach Ganz, Tönnis, Wagner).

Sachverzeichnis